【中医珍本文库影印点校】珍藏版

鲟溪医案选摘要

陆咏娈 撰

《鲟溪医案选摘要》四卷。近人陆咏娈选辑，为《鲟溪陆氏医述》之一种。刊于1920年。陆咏娈，字佩珣，江苏吴县人。近代名医陆晋笙之女。自幼随父耳濡目染于医，年长遂精岐黄。临诊之余，协助其父整理医案医话。作者广览历代名医医案，采其精要辑为本书，以窥心妙悟而穷病症之千变万化。全书汇百家证治医论于一册，比连而观，可触类旁通。所选医案，多出自历代名家之手，且节录要语，使人一目了然。是书对指导临症用药和研究历代名医之学术经验颇有参考价值。

山西出版传媒集团
山西科学技术出版社

图书在版编目（CIP）数据

鲟溪医案选摘要 / 陆咏婺撰 .— 太原 : 山西科学技术出版社 , 2013.1
（2021.8 重印）
（中医珍本文库影印点校：珍藏版）
ISBN 978-7-5377-4310-5

Ⅰ . ①鲟… Ⅱ . ①陆… Ⅲ . ①医案—汇编—中国—近代 Ⅳ . ① R249.2

中国版本图书馆 CIP 数据核字 (2012) 第 263996 号

校注者：

李　东　李玉喜　张永康　韩文红　廖文忠　周红梅　刘　亮
马红亮　马有力　吴文海　武新梅　武文波　胡双元　董亮平
杨东明　杨慧平　宋建香　刘有明　廖喜明　周　宏　陆　亮

鲟溪医案选摘要经

出 版 人　阎文凯
撰　　者　陆咏婺
责任编辑　杨兴华
封面设计　吕雁军

出版发行　山西出版传媒集团 · 山西科学技术出版社
地址：太原市建设南路 21 号　邮编　030012
编辑部电话　0351-4922078
发行部电话　0351-4922121
经　　销　全国新华书店
印　　刷　山东海印德印刷有限公司

开　　本　890mm × 1230mm　1/32
印　　张　18.25
字　　数　458 千字
版　　次　2013 年 1 月第 1 版
印　　次　2021 年 8 月山东第 2 次印刷

书　　号　ISBN 978-7-5377-4310-5
定　　价　60.00 元

目录

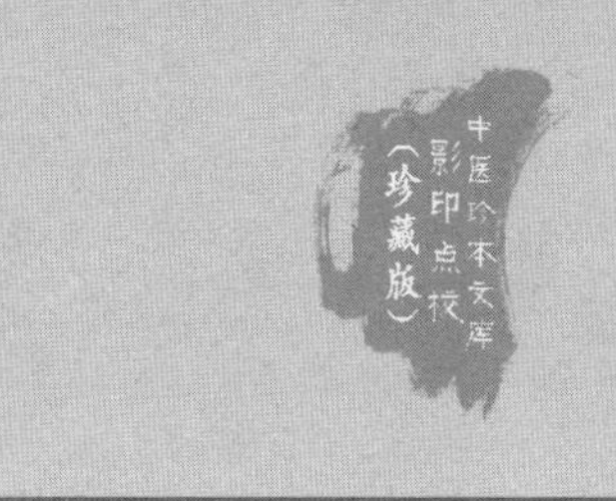

序

鲟溪医案选为医述各种之一，前贤、时贤佳案甚多，就所见者，仅辑其半，已卷帙浩繁，其未曾选者，尚拟增其已选而病症治法相同者，又拟删其案中闲文冗句，亦拟节既非完帙，亦非定本，加以付印，不赀难于出版。兹奉　严命，就已选各案节录要语，摘其病原、病状以为目，复抉诸贤得窍所在，摘其辨证以为注。更摘原方，附以鄙见，为用药之准，则名曰摘要。复由家君鉴定，约分门类，比连而观，可以触类旁通。按其姓名，又可检阅原书，于此似同实异处研究，不啻群贤会讲一堂，启我智识也。此书或有裨于临症乎？吴郡女士咏嫛陆佩珣谨志，缘起于平陵寓次。

序

鰐溪醫案選爲醫述各種之一前賢時賢佳案甚多就所見者僅輯其半已卷帙浩繁其未曾選者尚擬增其已選而病症治法相同者又擬刪其案中閒文冗句亦擬節既非完帙亦非定本加以付印不貲難於出版茲奉　嚴命就已選各案節錄要語摘其病原病狀以爲目復抉諸賢得竅所在摘其辨證以爲注更摘原方附以鄙見爲用藥之準則名曰摘要復由　家君鑒定約分門類比連而觀可以觸類旁通按其姓名又可檢閱原書於此似同實異處研究不啻羣賢會講一堂啓我智識也此書或有裨於臨症乎吳郡女士詠嫛陸佩珣謹誌緣起於平陵寓次

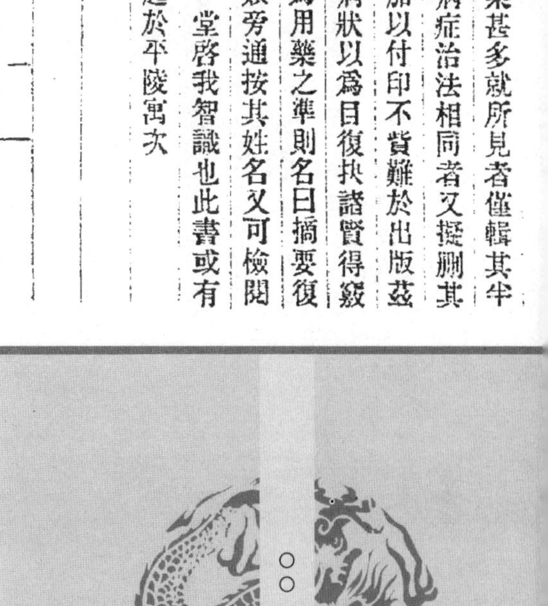

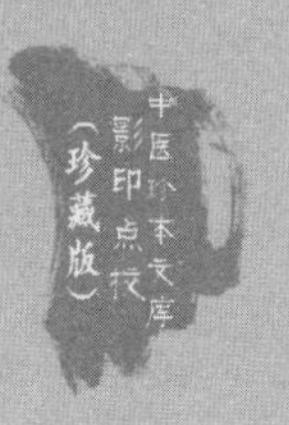

凡例

一是書與醫方選相輔而行醫方選道其常而病情變化無窮故醫案可以窺名哲之靈心妙悟選是書者所以窮其變焉

一是書與醫方選體例相同同一以病原病狀列爲正文同一以兼證辨證列爲旁註同一以方藥列入下行而其實不同醫方選先選方藥之精當重在方藥是書則重在辨證由辨證而識病原初稿本無方藥狥吳中醫友之請重爲加入故方藥有失錄者有欠當者閱者審之

一是書亦有並無辨證處而亦採選者以見證同而病原異與前後類列各條互參可以知見此證候不僅其他所列原因尚有此層原因也

凡例

一、是书与医方，选相辅而行，医方选道其常而病情变化无穷。故医案可以窥名哲之灵心妙悟。选是书者，所以穷其变焉。

一、是书与医方选体例相同，同一以病原、病状，列为正文。同一以兼证，辨证列为旁注。同一以方药，列入下行，而其实不同。医方选先选方药之精当，重在方药。是书则重在辨证，由辨证而识病原，初稿本无方药。狥吴中医友之请，重为加入，故方药有失，录者有欠当者，阅者审之。

一、是书亦有并无辨证处，而亦采选者，以见证同而病原异，与前后类列各条互参。可以知见此证候，不仅其他所列原因尚有此层原因也。

鲟溪医案选摘要总目

卷一

卷二

中医珍本文库影印点校（珍藏版）

鱘溪醫案選摘要總目

卷一

卷二

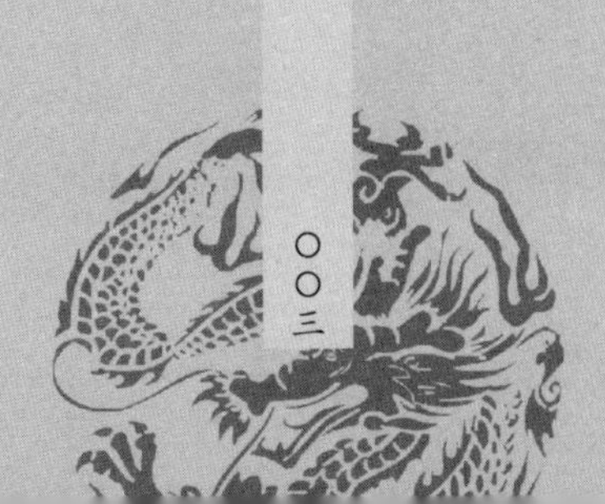

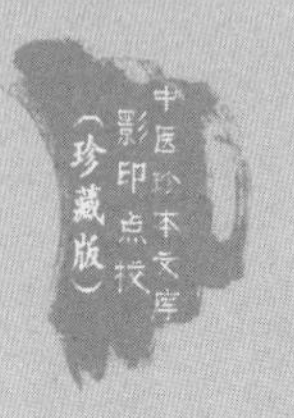

卷三

卷三

卷四

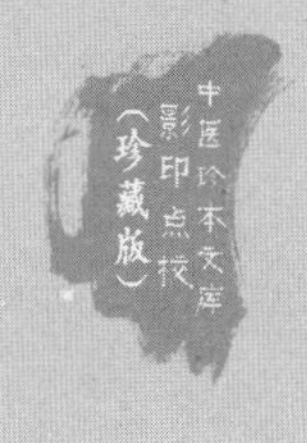

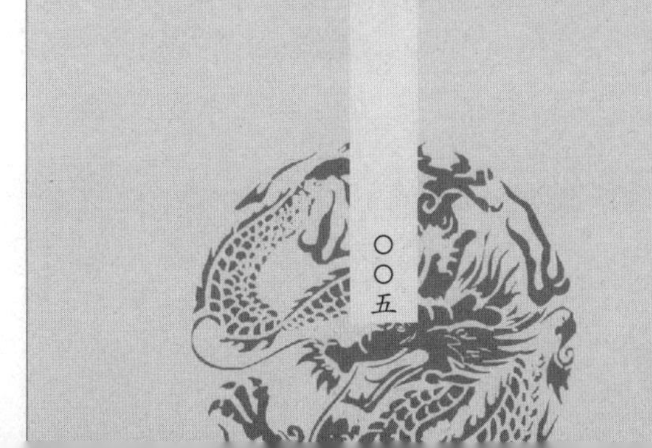

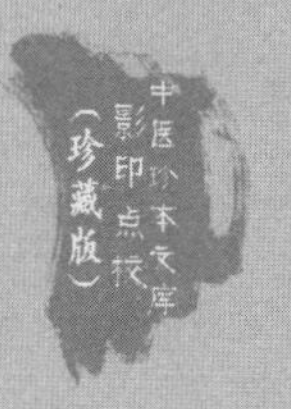

痘類

外症類

痘类

外症类

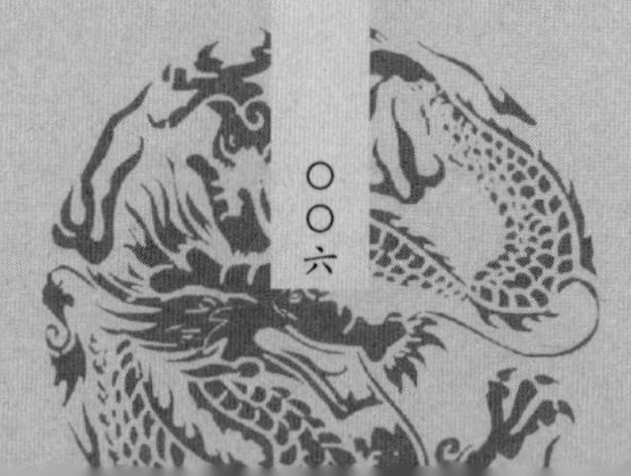

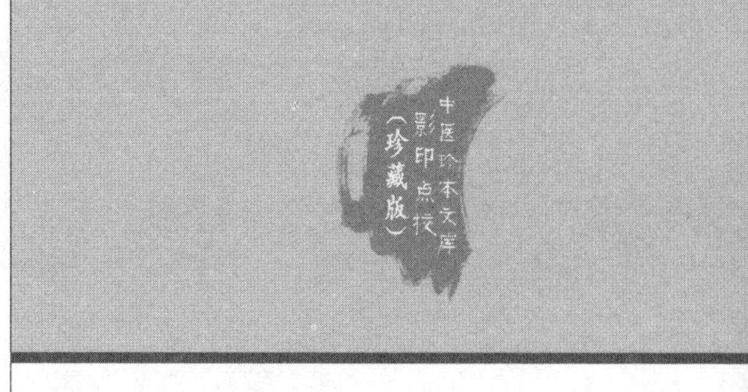

鲟溪医案选摘要卷一

吴郡陆晋笙先生鉴定
女士陆婺佩珣辑

医究非仙，何以良医独烛照如神，无他能，四诊互勘，抉其独别处而得真相耳。故治病以辨症为要，辨症以辨证为先。症为全体证属一端，然必于望、问、闻、切四者，先知种种见证之种种原因，汇列而互参，乃能知症之何。属古今医案，多就已明之症，分门别类，未有将散见之证，依类编次者，实则明此病之证何理由，即可明他病之证何理由，亦能触类旁通。如万密斋治痘症，身痒而于伤寒，正理论，悟其故，张仲华治湿温流入少阴，发热而于《伤寒论》，寒邪入少阴，反发热，悟其故，诸如此类。可见理本触处皆通，正不必胶柱鼓瑟。膈症必求诸膈门，泻病必泥用泻方也。知此证之因乎，是又知此证之因乎，彼更

鱘溪醫案選摘要卷一

吳郡陸晉笙先生鑒定　　女士陸詠婺佩珣輯

醫究非仙何以良醫獨燭照如神無他能四診互勘抉其獨別處而得眞相耳故治病以辨症爲要辨症以辨證爲先症爲全體證屬一端然必於望問聞切四者先知種種見證之種種原因彙列而互參乃能知症之何屬古今醫案多就已明之症分門別類未有將散見之證依類編次者實則明此病之證何理由卽可明他病之證何理由亦能觸類旁通如萬密齋治痘症身癢而於傷寒正理論悟其故張仲華治溼溫流入少陰發熱而於傷寒論寒邪入少陰反發熱悟其故諸如此類可見理本觸處皆通正不必膠柱鼓瑟膈症必求諸膈門瀉病必泥用瀉方也知此證之因乎是又知此證之因乎彼更

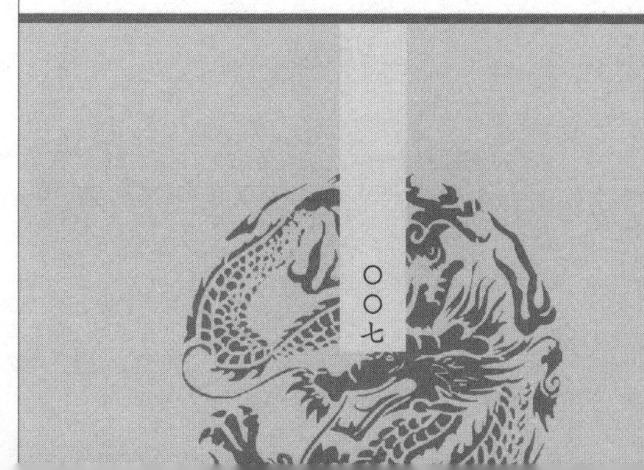

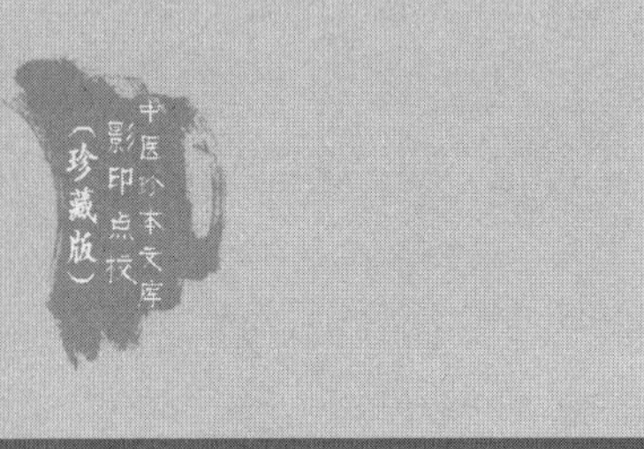

足以悟證同而原多不同如昏譫之或由熱或由溼或由體虛不食之或爲積或爲痰或爲胃虛諸如此類非四診互勘諸證環質不能得其眞諦眞諦既得自能以此病之方移而治他病亦不必刻舟求劍痘症必檢諸痘門嗽病必套用嗽方也前輯外候答問病症辨異即本此旨今將醫案重爲選編而摘其要非欲別開生面但求可爲臨證之助云爾其有何證何因爲各案所無者復參閱外候辨異兩種已大致全備世有欲爲良醫者乎盍於辨證上細心研究毋徒記某方治某病爲也

暴脫猝中僵仆類 凡脫症中症如大汗亡陽脫陰見鬼角弓反張口眼歪斜等散載各類

氣隨血脫 辨諸在大吐血後脈無根或一動一止或二三動一止證見喘促因前吐時心發熱故用寒降　張壽甫

保元寒降湯 生山藥 台野參 生赭石 知母

足以悟证同而原多不同。如昏谵之，或由热，或由湿，或由体虚不食之，或为积，或为痰，或为胃虚，诸如此类，非四诊互勘诸证环质，不能得其真谛。真谛既得，自能以此病之方移而治他病，亦不必刻舟求剑。痘症必检诸痘门，嗽病必套用嗽方也。前辑外候答问病症，辨异即本此旨。今将医案重为选编，而摘其要，非欲别开生面，但求可为，临证之助云尔。其有何证何因，为各案所无者，复参阅外候，辨异两种，已大致全备。世有欲为良医者乎，尽于辨证上细心研究，毋徒记某方治某病为也。

暴脱猝中僵仆类。凡脱症中症，如大汗、亡阳、脱阴、见鬼、角弓反张、口眼歪斜等，散载各类

气随血脱。辨诸在大吐血后，脉无根，或一动一止，或二三动一止，证见喘促，因前吐时，心发热，故用寒降。　张寿甫

保元寒降汤。生山药、台野参、生赭石、知母、生杭芍、牛蒡子、三七末，冲。

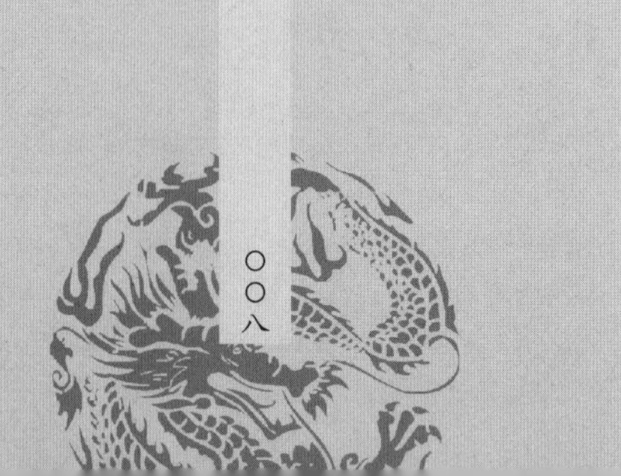

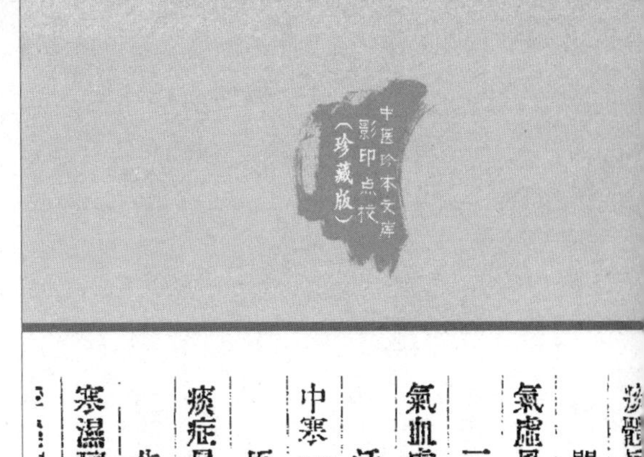

痰体真中风闭证。辨诸身温，知非中寒。口眼㖞斜，属风而脉浮、滑，知外风而非内风，牙关紧闭，知闭症而非脱症。　雷少逸

开关散，擦牙龈随化，苏合香丸灌下，痰沸以鹅翎蘸之使涌。

气虚风邪乘之卒中。证见六脉沈（沉）伏　漏名

三生饮加人参

气血虚，风邪中络辨诸高年口眼㖞斜，脉直长，左部兼涩。　雷少逸

活血祛风法，加首乌、阿胶、天麻、红枣。归、芎、芍、艽、桑叶、橘络、鸡血藤胶。

中寒辨诸时令，严寒早起出行，体强直，身冷无汗。　漏名

原方失录。珣按：可用麻、桂、葱、姜以散寒，大致中寒者，体多阳虚，用理中以治本，甚者加附子。

痰症暴中。辨诸身肥白，喉如曳锯，脉弦滑，右甚于左，属痰。又身体僵直，属实症，因水饮不入，故灌鼻。　虞恒德

先以藜芦末梢加麝香灌鼻窍，续用小续命汤，二陈加姜汁、竹沥。

寒温酿痰骤中。辨诸脉沈（沉）[1]细而涩，知非风邪。　薛立斋

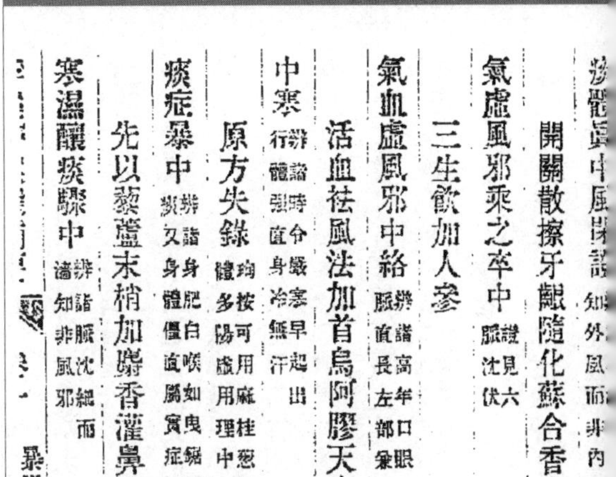

痰體眞中風閉證 知外風而非內風牙關緊閉知閉症而非脫症　雷少逸

開關散擦牙齦隨化蘇合香丸灌下痰沸以鵝翎蘸之使湧

氣虛風邪乘之卒中 證見六脈沈伏　漏名

三生飲加人參

氣血虛風邪中絡 辨諸高年口眼喎斜脈直長左部兼澀　雷少逸

活血祛風法加首烏阿膠天麻紅棗 歸芎芍艽桑葉橘絡雞血藤膠

中寒 辨諸時令嚴寒早起出行體強直身冷無汗　漏名

原方失錄 珣按可用麻桂葱薑以散寒大致中寒者體多陽虛用理中以治本甚者加附子

痰症暴中 辨諸身肥白喉如曳鋸脈弦滑右甚於左屬痰又身體僵直屬實症因水飲不入故灌鼻　虞恆德

先以藜蘆末梢加麝香灌鼻竅續用小續命湯二陳加薑汁竹瀝

寒溫釀痰驟中 辨諸脈沈細而澀知非風邪　薛立齋

暴脫猝中偏仆　二

①编者加，下同

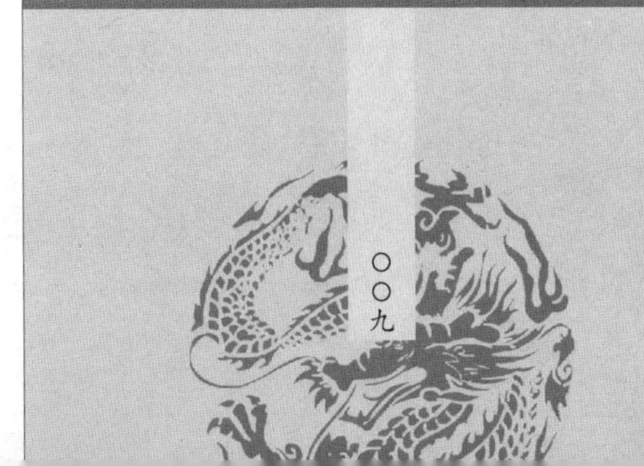

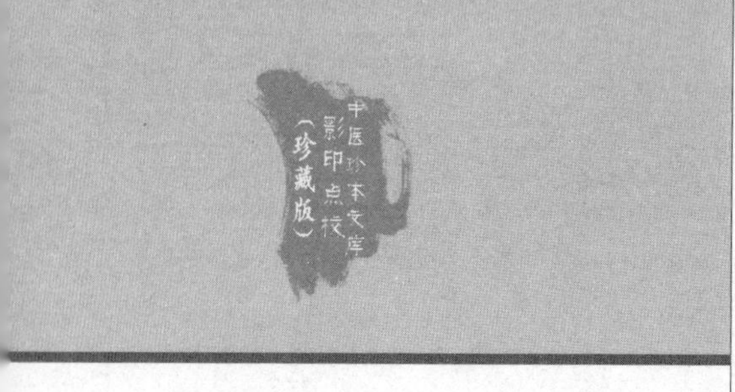

薑汁調膽星白附子烏頭末如仍神昏磨至寶丹沖五積散

痰阻氣逆卒中辨諸體肥素性多怒 朱丹溪

二陳加薑炒黃連天麻羌活殭蠶南星荊芥獨活薑汁竹瀝

陽虛中痰中氣辨諸發怒後陡發口角流涎脈遲弦小水多身冷肢麻無力 曹仁伯

六君子湯加川附白芍竹油蝎梢參朮苓草橘半

中溼忽倒辨諸時令雨溼脈沈細苔白滑而證不兼吐瀉腹痛知非中寒肢不冷知非中氣口眼不喎斜知非中風 雷少逸

宣竅導痰法加竹瀝薑汁竺菖遠杏志蔞殭蠶皂炭

土虛而潰卒仆辨諸久泄後體冷肚縮脾虛則肝侮故證兼眩暈肢搦口歪唇動面青 李修之

人參熟附煨薑

鬱怒積食交患氣中忽然僵仆辨諸詢得大怒未發脈沈弦面赤屬怒鬱唇紫便閉屬食積 王漢皐

歸芍貝母川芎桂枝蘇子厚朴柴胡生薑神麯陳皮蜂蜜

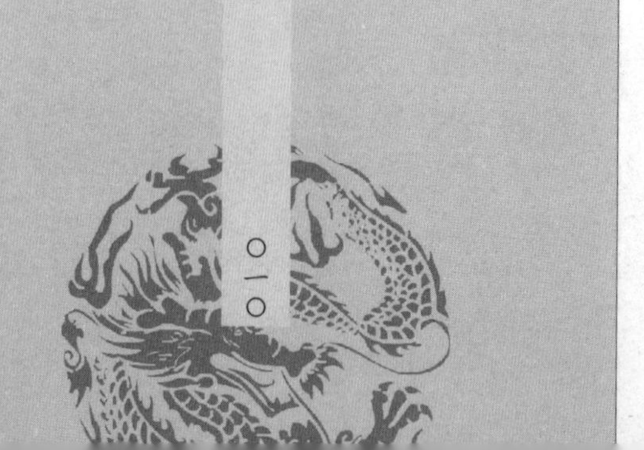

姜汁调胆星、白附子、乌头末，如仍神昏，磨至宝丹，冲五积散。

痰阻气逆，卒中。辨诸体肥，素性多怒。 朱丹溪

二陈加姜炒黄连、天麻、羌活、僵蚕、南星、荆芥、独活、姜汁、竹沥。

阳虚中痰中气。辨诸发怒后，陡发口角流涎，脉迟、弦，小水多，身冷，肢麻无力。 曹仁伯

六君子汤加川附、白芍、竹油、蝎梢参、术、苓、草、橘、半

中湿忽倒。辨诸时令，雨湿，脉沈（沉）细，苔白滑而证不兼吐泻，腹痛，知非中寒。肢不冷，知非中气。口眼不㖞斜，知非中风。

雷少逸

宣窍导痰法，加竹沥、姜汁。竺、菖、远、杏、志、蒌、僵、蚕、皂、炭

土虚而溃，卒仆。辨诸久泄后，体冷，肚缩。脾虚则肝侮，故证兼眩晕，肢搦，口歪，唇动，面青。 李修之

人参、熟附、煨姜。

郁怒积食交患气中，忽然僵仆。辨诸询得大怒未发，脉沉弦，面赤，属怒郁。唇紫，便闭，属食积。 王汉皋

归、芍、贝母、川芎、桂枝、苏子、厚朴、柴胡、生姜、神曲、陈皮、蜂蜜。

阳虚，风袭荣卫，痹涩，陡然仆中。证见舌强不语，神识不清，右肢不用，痰涌嗜卧，辨诸舌淡白腻。

丁甘仁

麻黄、熟附、桂枝、甘草、归、芎、半夏、杏仁、姜汁、竹沥、再造丸。

水不涵木，风生痰涌，窍隧阻塞，陡然仆中。证见舌强不语，神昏，左肢不用，诸舌质灰红。　丁甘仁

羚羊、麦冬、元参、半夏、川贝、竺黄、天麻、胆星、竹茹、姜汁、竹沥、至宝丹。

暑风类中。辨诸汗多，六脉滑数无力。　江应宿

人参白虎汤加胆星、僵蚕、秦艽、天麻、姜汁、竹沥。知、膏、粳、草、参。

中暑辨诸畏暑贪凉得病，自觉形寒无汗，扪之身热，舌赤而垢。

漏名

原方失录。

【按】此寒包暑也，拟用白虎汤加薄荷、青蒿、荆芥。

中暍。辨诸天气亢热，道路奔波，暴倒途旁。

石林老

大蒜，道上热土。杂研烂，新水和之，去渣抉齿灌之。

食闭暴中。辨诸本壮实无病，忽然而来，得之陪客饮食后，及投苏合香丸不效。

王节斋

陽虛風襲榮衛痹澀陡然仆中 證見舌強不語神識不清右肢不用痰涌嗜臥辨諸舌淡白膩　丁甘仁

麻黃熟附桂枝甘草歸芎半夏杏仁薑汁竹瀝再造丸

水不涵木風生痰湧竅隧阻塞陡然仆中 證見舌強不語神昏左肢不用辨諸舌質灰紅　丁甘仁

羚羊麥冬元參半夏川貝竺黃天麻膽星竹茹姜汁竹瀝至寶丹

暑風類中 辨諸汗多六脈滑數無力　江應宿

人參白虎湯加膽星殭蠶秦艽天麻薑汁竹瀝 知膏粳草參

中暑 辨諸畏暑貪凉得病自覺形寒無汗捫之身熱舌赤而垢　漏名

原方失錄 按此寒包暑也擬用白虎湯加薄荷青蒿荆芥

中暍 辨諸天氣亢熱道路奔波暴倒途旁　石林老

大蒜道上熱土雜研爛新水和之去渣抉齒灌之

食閉暴中 辨諸本壯實無病忽然而來得之陪客飲食後及投蘇合香丸不效　王節齋

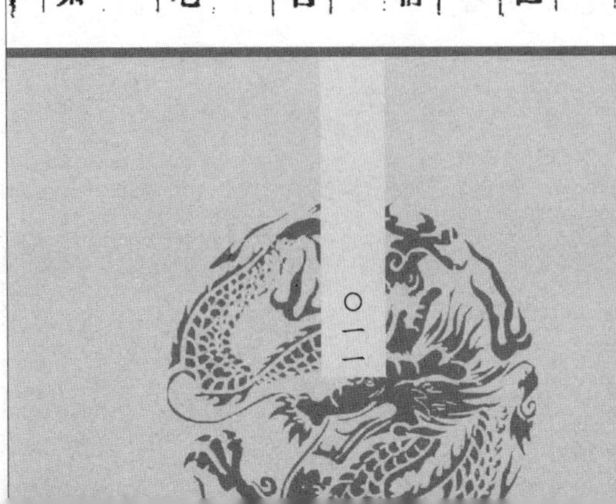

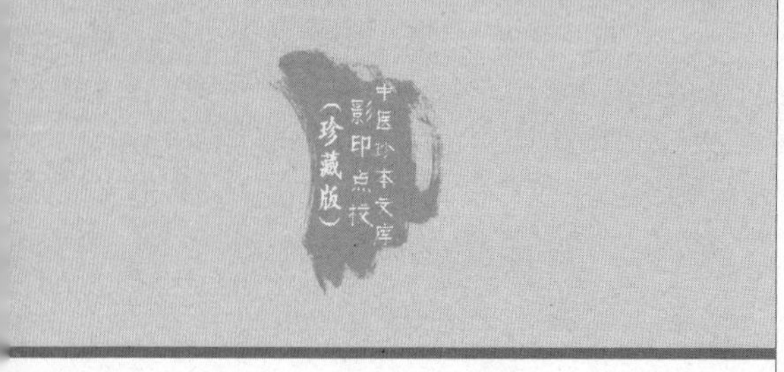

生薑淡鹽湯多飲探吐之

食中 辨諸按胸眉皺按腹體舉方飽食後發病已服開竅疏風藥無效 陸養愚

先以生薑淡鹽湯探吐又稜莪檳枳橘麴木香白蔻菔子潤字丸

客忤惡中 辨諸入古廟暴厥體冷口噤 漏名

原方失錄

腎水虧心火盛火中 辨諸面赤舌乾絳昏冒 漏名

原方失錄

水不涵木熱極動風類中 辨諸時當春令煩勞過度病先眩暈肝脈弦上魚際 張仲華

蘇子烏藥旋覆甘菊鈎勾杏仁蒺藜竹瀝繼用化痰熄風毓陰

怒木挾痰直升肺寒似中 證見身硬目張淚流口開舌縮語無聲辨諸神不昏非中胸悶二便澀亦非脫 王孟英

紫菀白前馬兜鈴射干菖蒲枇杷葉絲瓜絡白豆蔻

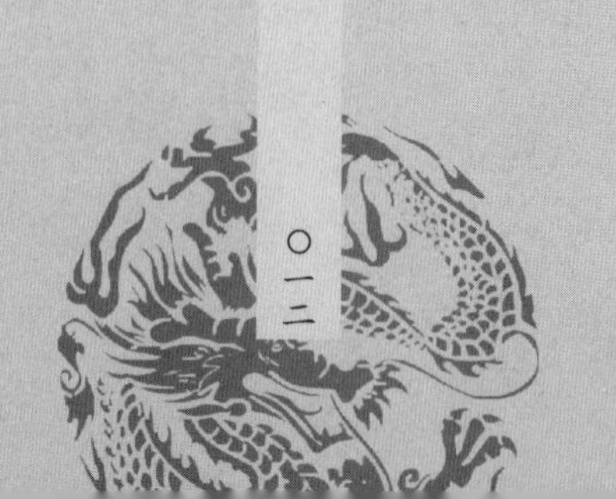

生姜淡盐汤，多饮，探吐之。

食中。辨诸按胸眉皱，按腹体举，方饱食后发病，已服开窍疏风药无效。

陆养愚

先以生姜淡盐汤探吐，又棱、莪、槟、枳、橘、麹、木香、白蔻、菔子、润字丸。

客忤恶中。辨诸入古庙暴厥，体冷口噤。　漏名

原方失录。

肾水亏，心火盛火中。辨诸面赤舌干绛昏冒。　漏名

原方失录。

水不涵木，热极动风，类中。辨诸时，当春令，烦劳过度，病先眩晕，肝脉弦，上鱼际。　张仲华

苏子、乌药、旋覆、甘、菊、钩勾、杏仁、蒺藜、竹沥，继用化痰熄风毓阴。

怒木挟痰直升，肺寒似中。证见身硬目张，泪流口开，舌缩语无声，辨诸神不昏，非中胸闷，二便涩，亦非脱。　王孟英

紫苑（菀）、白前、马兜铃、射干、菖蒲、枇杷叶、丝瓜络、白豆蔻。

阳气虚，夜卧遇鬼暴僵。

王汉皋

原案无方，但云宜补中，佐开。拟用补中益气汤，酌下苏合香丸。

寒厥暴僵辨诸身冷而强气息微。　　许道人

炽炭薪于坑中，俟极热，覆坑，施荐卧其上。

产后血闷暴僵。胸膈微热者，生意未尽　　陆严

红花煎汤熏。

中半夏毒暴僵。辨诸平素嗜食竹鸡。　　梁新

生姜汁温热灌。

误服水银肢体僵冰。

葛可久

白金煎汤浴，后坐川椒汤上熏下体。

飞尸症，忽昏仆不省人事。辨诸在送殡时。　　漏名

陽氣虛夜臥遇鬼暴僵　　王漢皋

原案無方但云宜補中佐開 擬用補中益氣湯酌下蘇合香丸

寒厥暴僵 辨諸身冷而强氣息微　　許道人

熾炭薪於坑中俟極熱覆坑施薦臥其上

產後血悶暴僵 胸膈微熱者生意未盡　　陸嚴

紅花煎湯熏

中半夏毒暴僵 辨諸平素嗜食竹雞　　梁新

生薑汁溫熱灌

誤服水銀肢體僵冰　　葛可久

白金煎湯浴後坐川椒湯上熏下體

飛尸症忽昏仆不省人事 辨諸在送殯時　　漏名

暴脫猝中僵仆　四

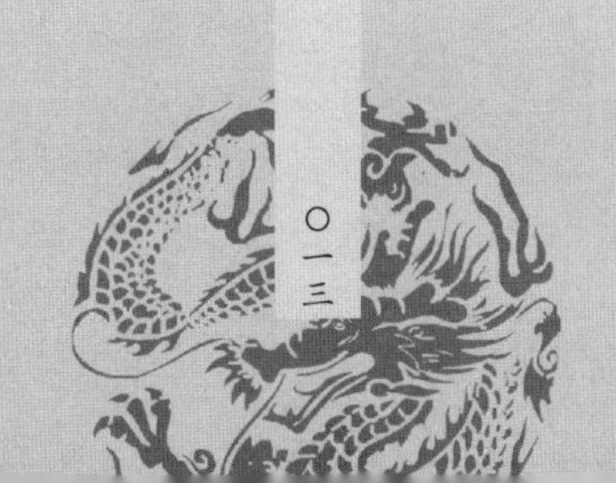

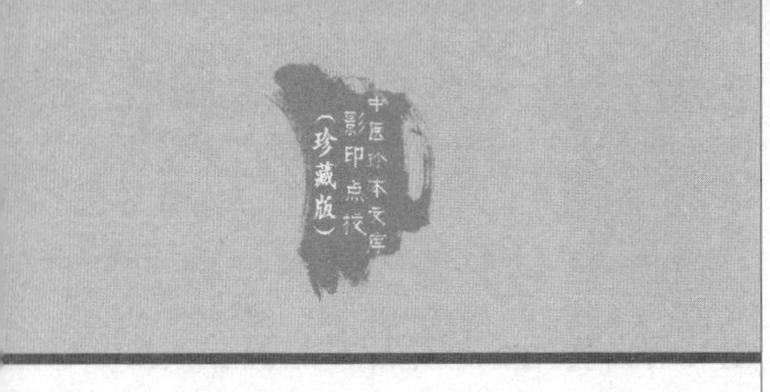

蘇合香丸研灌 蘇合香油、丁香、安息香、青木香、白檀香、沉香、蓽撥、香附子、訶子、犀角屑、硃砂、薰陸香、龍腦、麝香

痰迷心竅昏仆 證見口眼俱合，手足不動，喉無痰聲，毫無所知 萬密齋

東垣安神丸去地黃加茯神遠志菖蒲南星珠粉爲小丸燈心湯下

氣虛卒中昏仆 辨諸體肥，眼合遺尿，知非閉症。其痰潮如鋸，係脾不統攝，腎不歸藏，忌用小續命湯 李修之

六君子湯加黃芪白芍桂枝鈎藤竹瀝薑汁 參、朮、苓、草、橘、半

氣閉卒中昏仆 辨諸角弓反張，牙關緊急，兩拳固握，與上條虛實相反，可對勘 漏名

小續命湯 麻黃、桂枝、防風、防己、參、附、芎、芍、杏、芩、甘草、薑、棗

虛體中暑忽然昏仆 證兼嘔噦，辨諸暑日長途，脈沈細虛豁 汪希說

人參白虎湯 知、膏、粳、草、參

中暑昏倒道路 辨諸時令酷暑，脈皆洪大 雷少逸

先以通關散吹鼻甦後六和湯去參朮厚朴加滑石通草

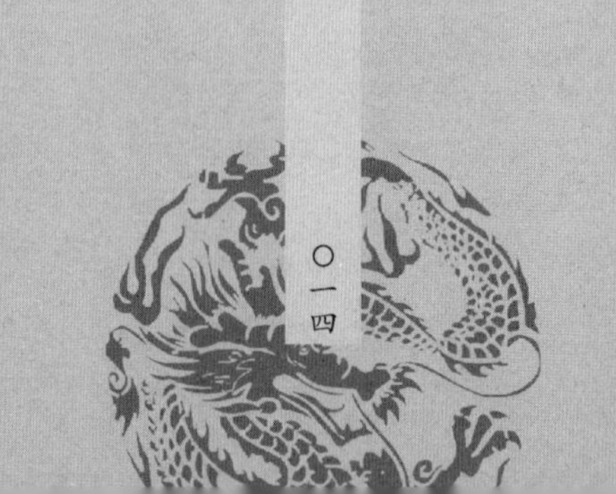

苏合香丸研灌。苏合香油，丁香、安息香、青木香、白檀香、沉香、荜拨、香附子、诃子、犀角屑、朱砂、熏陆香、龙脑、麝香。

痰迷心窍昏仆。证见口眼俱合，手足不动，喉无痰声，毫无所知。　万密斋

东垣安神丸去地黄，加茯神、远志、菖蒲、南星、珠粉，为小丸，灯心汤下。

气虚卒中昏仆。辨诸体肥，眼合遗尿，知非闭症。其痰潮如锯，系脾不统摄，肾不归藏，忌用小续命汤。

李修之

六君子汤加黄芪、白芍、桂枝、钩藤、竹沥、姜汁。参、术、苓、草、橘、半。

气闭卒中昏仆。辨诸角弓反张，牙关紧急，两拳固握，与上条虚实相反，可对勘。

漏名

小续命汤。麻黄、桂枝、防风、防已、参、附、芎、芍、杏、芩、甘草、姜、枣。

虚体中暑，忽然昏仆。证兼呕哕，辨诸暑日长途，脉沈（沉）细虚豁。汪希说

人参白虎汤。知、膏、粳、草、参。

中暑昏倒道路。辨诸时令酷暑，脉皆洪大。雷少逸

先以通关散吹鼻，苏后，六和汤去参、术、厚朴，加滑石、通草。

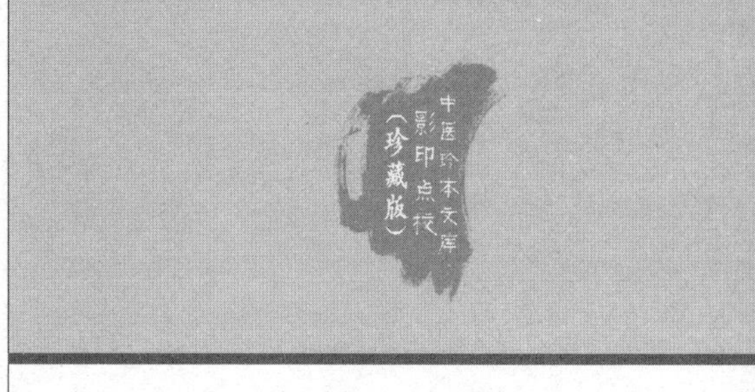

土虚木侮，风痰内涌，忽仆。证见肢强眼斜，舌蹇不语。　王孟英

六君子汤加蝎梢、羚角、胆星、石菖蒲、姜汁、竹沥。参、术、苓、草、橘、半。

风火痰相并上逆，猝仆。辨诸脉浮弦而滑。　王孟英

羚角、牡蛎、胆星、石菖蒲、丹参、茯苓、钩藤、桑叶、贝母、橘红、蒺藜。

痰气食相并上逆卒仆。辨诸脉弦滑大。　王孟英

先以乌梅擦开牙关，灌淡盐姜汤，随以鹅翎探吐，吐后调气和中。

阴虚，阳暴绝，昏仆。辨诸久痢，亡阴后手撒，目上视，小溲注，汗多，喉如拽锯，脉大无伦　朱丹溪

灸气海穴，服人参膏。穴在脐下一寸半。

脉类脉总，左右脉比较。左脉、右脉。凡病莫不须以脉参证。无案无脉多不胜载，兹就人所易惑，易忽者登之。

食动风，辛热物积肠胃，阳匿于下，脉无。辨诸尺后，有脉实数有力，发言声厉，以下脉总。　易思兰

三黄汤，继以四苓合凉膈散，加元明粉。上方芩、连、大黄；中方猪茯、术泻下。方见本类风热条。

土虛木侮風痰內涌忽仆（證見肢强眼斜舌蹇不語）　王孟英

六君子湯加蠍梢羚角胆星石菖蒲姜汁竹瀝（參朮苓草橘半）

風火痰相併上逆猝仆（辨諸脉浮弦而滑）　王孟英

羚角牡蠣胆星石菖蒲丹參茯苓鈎籐桑葉貝母橘紅蒺藜

痰氣食相併上逆卒仆（辨諸脉弦滑大）　王孟英

先以烏梅擦開牙關灌淡鹽薑湯隨以鵝翎探吐吐後調氣和中

陰虛陽暴絕昏仆（辨諸久痢亡陰後手撒目上視小溲注汗多喉如拽鋸脉大無倫）　朱丹溪

灸氣海穴服人參膏（穴在臍下一寸半）

脉類（脉總左右脉比較左脉右脉凡病莫不須以脉參證無案無脉多不勝載茲就人所易惑易忽者登之）

食動風辛熱物熱積腸胃陽匿於下脉無（辨諸尺後有脉實數有力發言聲厲以下脉總）　易思蘭

三黃湯繼以四苓合涼膈散加元明粉（上方芩連大黃中方猪茯朮瀉下方見本類風熱條）

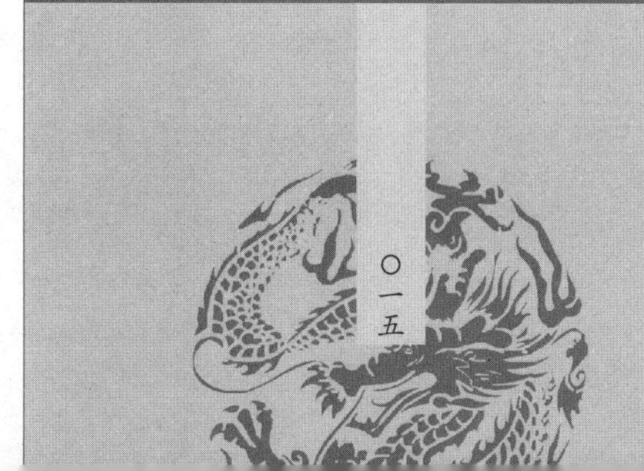

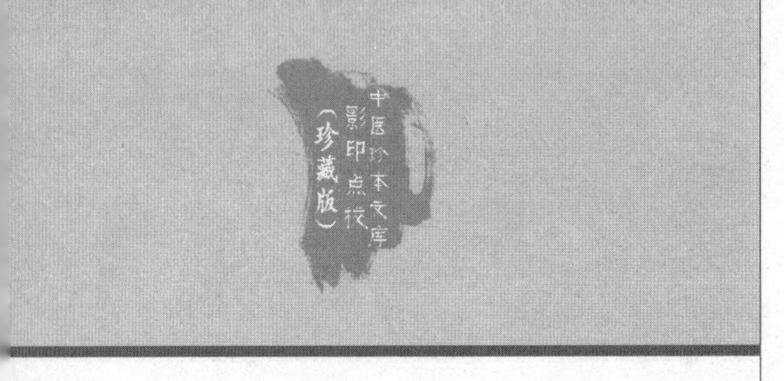

腹有燥糞脈道不通脈無辨諸趺陽有脈實數　李士材

大承氣湯枳朴硝黃案趺陽脈實數尚難定其確有燥糞必腹痛脹硬拒按乃用此湯

暑邪深入陽明經府脈伏辨諸狂渴便秘知非脈絕　徐澹安

竹葉石膏湯加生大黃參麥粳草竹石半

暑熱爲冷飲冰伏大氣不能轉旋脈伏證兼肢冷易誤陰厥證須辨　王孟英

六一散以淡鹽湯攪澄清下紫雪丹上方滑石甘草下方

風熱之極火盛兩手脈伏非陽證見陰脈大忌升提　壺仙翁

涼膈散加重連翹翹薄梔芩草硝黃

壯火食氣脈隱不見辨諸前日診視脈數面赤渴飲涼水　汪石山

通脈四逆湯乾薑附子甘草葱白按此湯欠當不可用而就病證推病原確有此病脈宜用白虎湯或加人參

欲戰汗脈不至可與下欲戰汗脈細欲止條互參　張路玉

腹有燥粪，脉道不通，脉无。辨诸趺阳有脉实数。

李士材

大承气汤。枳、朴、硝、黄。

【案】：趺阳脉实数，尚难定，其确有燥粪，必腹痛胀硬拒按，乃用此汤。

暑邪深入阳明经府，脉伏。辨诸狂，渴，便秘，知非脉绝。　徐澹安

竹叶石膏汤加生大黄。参、麦、粳、草、竹、石、半。

暑热，为冷饮，冰伏，大气不能转旋，脉伏。证兼肢冷，易误，阴厥证须辨。

王孟英

六一散，以淡盐汤搅澄清，下紫雪丹。上方滑石、甘草，下方。

风热之极，火盛，两手脉伏。非阳证见阴脉，大忌升提。　壶仙翁

凉膈散加重连翘。翘、薄、栀、芩、草、硝、黄。

壮火食气，脉隐不见。辨诸前日，诊视脉数，面赤，渴饮凉水。　汪石山

通脉四逆汤。干姜、附子、甘草、葱白。

【按】此汤欠当，不可用，而就病证推病原，确有此病脉，宜用白虎汤，或加人参。

欲战汗，脉不至。可与下，欲战汗，脉细欲止条互参。　张路玉

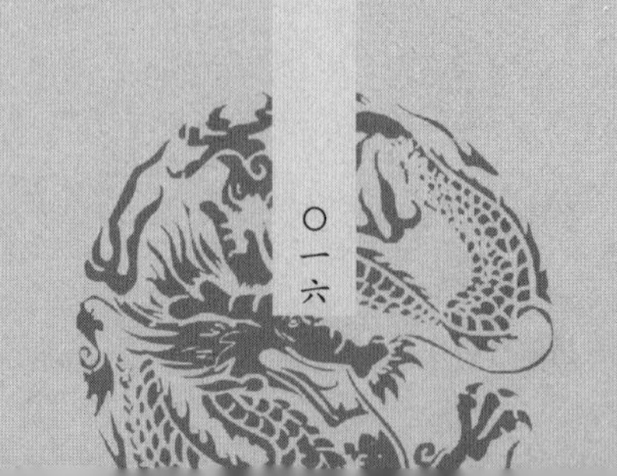

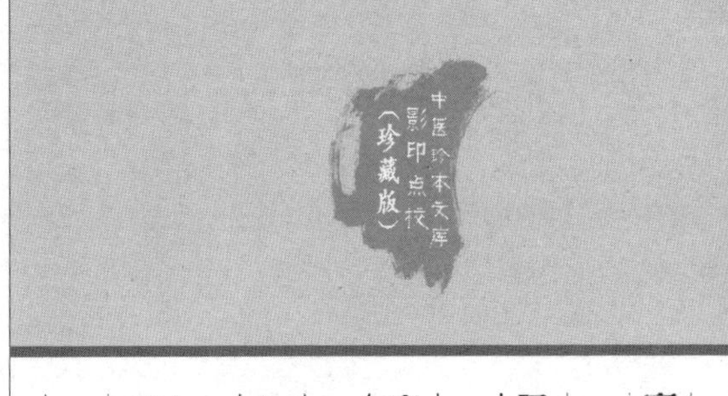

勿药，但与热姜汤。

【按】此系外感风寒，若温症，亦有战汗。脉伏者，可饮芦根汤，忌姜汤。

禀赋独异，脉素不见。问而知之胎中，或襁褓中，臂挫脉道伤致此，无关生长。　汪石山

原案无方，可就证用药。

胃脘当心痛剧时，右脉无，左虽有，微欲绝。痛甚而伏，痛定自出。患肝气痛者，每有此脉。　失名

痛时勿必服药。

痰壅，脉道艰通，脉沉滞，似无似有。辨诸体肥，舌腻。　陆祖愚

二陈加蔻仁、苏子、黄连、白芥子、贝母、石菖蒲。橘、半、茯、草、生姜。

饱食填息，气道不通，脉似有如无。辨诸心中按痛，舌灰有芒刺。　张路玉

凉膈散。方见本类风热之极条。

药食并壅，大实若羸，不食神惫，脉如丝。辨诸便闭，口渴喜饮。　沈明生

大黄、黄芩、白芍、朴硝。

勿藥但與熱薑湯 按此係外感風寒若温症亦有戰汗脈伏者可飲蘆根湯忌薑湯

稟賦獨異脉素不見 問而知之胎中或襁褓中臂挫脈道傷致此無關生長　汪石山

原案無方可就證用藥

胃脘當心痛劇時右脉無左雖有微欲絕 痛甚而伏痛定自出患肝氣痛者每有此脈　失名

痛時勿必服藥

痰壅脈道艱通脈沉滯似無似有 辨諸體肥舌膩　陸祖愚

二陳加蔻仁蘇子黃連白芥子貝母石菖蒲 橘半茯草生薑

飽食塡息氣道不通脈似有如無 辨諸心中按痛舌灰有芒刺　張路玉

涼膈散 方見本類風熱之極條

藥食並壅大實若羸不食神憊脈如絲 辨諸便閉口渴喜飲　沈明生

大黃黃芩白芍朴硝

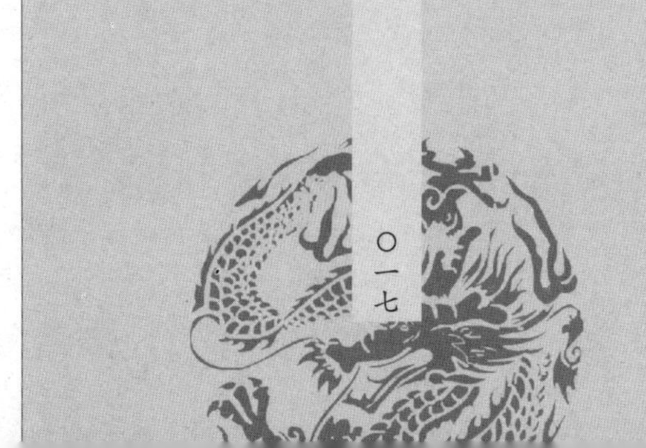

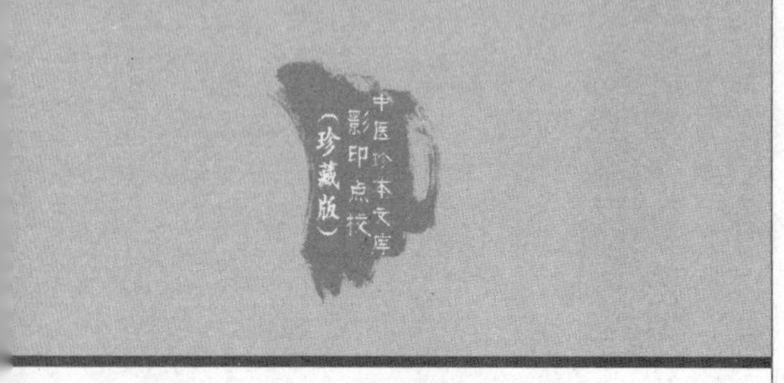

熱鬱脈如蛛絲　魏玉橫

原方失錄擬用生地豆豉同搗生草薄荷生石膏三末拌加牛蒡俾自肝而胃而肺助液達邪

邪熱蒸液爲痰氣阻脈道不通脈不應指證兼神昏唇燥舌黑身汗如油　張希白

黃連膽星枳實菖蒲竹瀝半夏陳皮

三陽合病蓄熱內聚脈道不利應浮大而反沉細證兼發熱而垢遺尿自汗身重　張希白

白虎湯生石膏生甘草知母粳米

欲戰汗脈沉細欲止易誤敗症須辨如誤用補劑病便反復矣可與上欲戰汗脈不至條互參　朱心農

石斛蔞皮川貝鬱金生棗仁黑梔姜炒竹茹陳皮得汗進清米飲

胃家火熾液乾脈弱而小　沈堯封

原方失錄擬用蘆根生甘草肥知母

邪滅正虛數大脈變虛小無力證見心中覺空若熱勢加而脈虛小又屬邪盛正虛之重候　王旭高

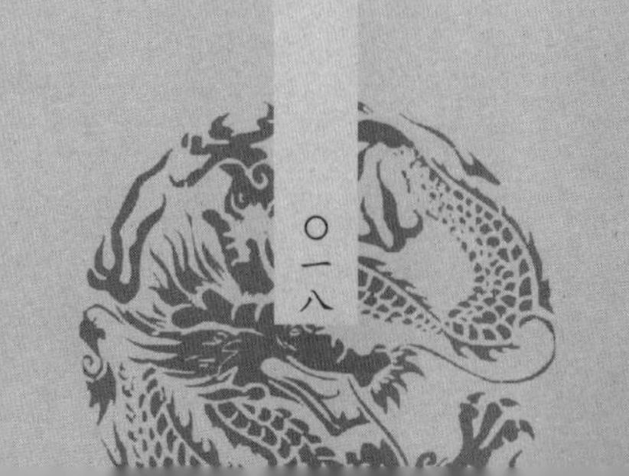

热郁，脉如蛛丝。

原方失录。拟用生地、豆豉同捣生草、薄荷、生石膏，三末拌加牛蒡，俾自肝而胃而肺，助液达邪。

邪热蒸液为痰，气阻，脉道不通，脉不应指。证兼神昏唇燥，舌黑，身汗如油。

张希白

黄连、胆星、枳实、菖蒲、竹沥、半夏、陈皮。

三阳合病，蓄热内聚，脉道不利，应浮大而反沉细。证兼发热而垢，遗尿自汗，身重。　张希白

白虎汤。生石膏、生甘草、知母、粳米。

欲战汗，脉沉细欲止。易误败症，须辨。如误用补剂，病便反复矣。可与上欲战汗，脉不至条互参。

朱心农

石斛、蒌皮、川贝、郁金、生枣仁、黑栀、姜炒竹茹、陈皮，得汗进清米饮。

胃家火炽液干，脉弱而小　沈尧封

原方失录。拟用芦根、生甘草、肥知母。

邪减正虚，数大脉变虚小无力。证见心中觉空，若热势加而脉虚小，又属邪盛正虚之重候。　王旭高

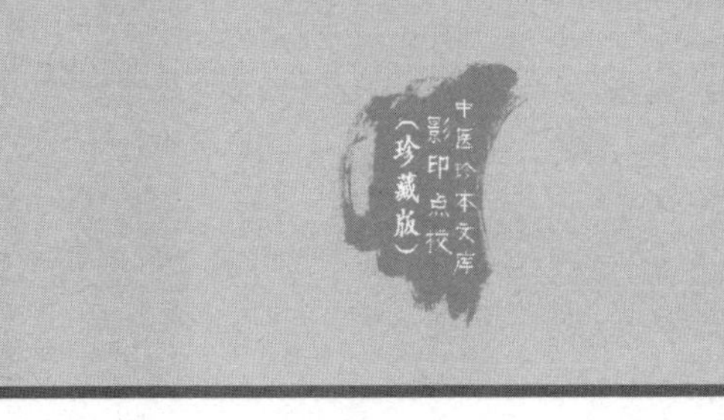

青蒿、沙参、赤芍、川贝、香豉、郁金、黑栀、竹茹、稻草、金橘饼。

邪热内壅，阻遏脉道，脉迟无力。辨诸面红，舌燥黑，胸腹痛难近。　陈三农

解毒承气汤。芩、连、柏、栀、枳、朴硝、黄。

痰阻气机，脉时歇。辨诸体肥，善啖，平素吐痰。

【按】下选三方，视症轻重用之，而王氏两方为宜。　张路玉

倒仓法。

【按】此法未可轻试，王孟英治顾云垞，用桃仁承气汤送礞石滚痰丸，治许太夫人用旋、贝、杏、蒌、苑(菀)、枳、白前、兜铃、枇叶。

怒激火炽，脉三五不调，或数或止。辨诸问，得曾动怒，按痰阻与气滞，皆有此脉。　汪石山

木香调气散，用淡酒调服。木、丁、檀、藿四香，白蔻、砂仁、甘草。

一脏绝脉，不满四十动而止。　李膺元

辛甘复阳，可暂活，复病仍死，以一脏已绝也。此阳虚症，如阴虚脏绝，亦有此脉，宜甘咸寒法。

邪祟附身，脉时大时小，时有时无，时数时迟。鬼脉亦如此。　李冠仙

犀角、羚角、琥珀、朱砂、龙齿、虎骨、龟板、鹿角，以羊肉汤作引。

青蒿沙參赤芍川貝香豉鬱金黑梔竹茹稻草金橘餅

邪熱內壅阻遏脈道脈遲無力 辨諸面紅舌燥黑胸腹痛難近　陳三農

解毒承氣湯 芩連柏梔枳朴硝黃

痰阻氣機脈時歇止 辨諸體肥善啖平素吐痰 按下選三方視症輕重用之而王氏兩方爲宜　張路玉

倒倉法 按此法未可輕試王孟英治顧雲垞用桃仁承氣湯送礞石滾痰丸治許太夫人用旋貝杏蔞菀枳白前兜鈴枇葉

怒激火熾脈三五不調或數或止 辨諸問得曾動怒按痰阻與氣滯皆有此脈　汪石山

木香調氣散用淡酒調服 木丁檀藿四香白蔻砂仁甘草

一臟絕脈不滿四十動而止　李膺元

辛甘復陽可暫活復病仍死以一臟已絕也 此陽虛症如陰虛臟絕亦有此脈宜甘鹹寒法

邪祟附身脈時大時小時有時無時數時遲 鬼脈亦如此　李冠仙

犀角羚角琥珀硃砂龍齒虎骨龜板鹿角以羊肉湯作引

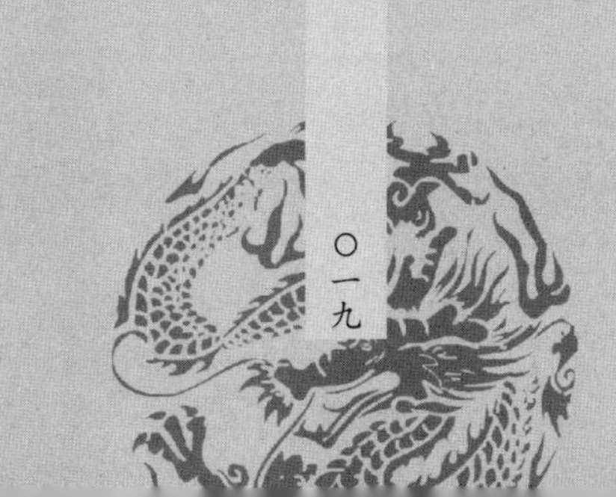

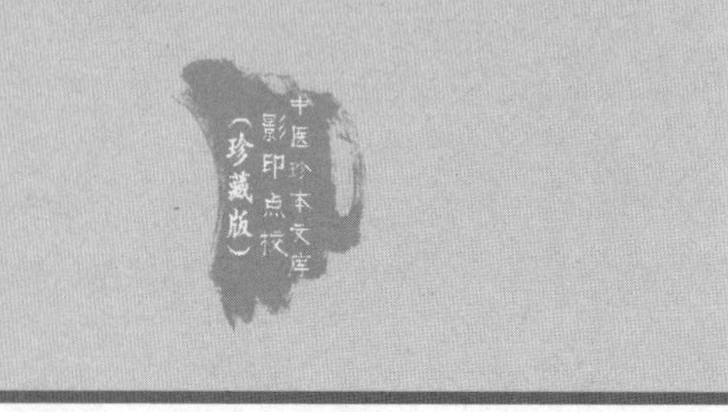

傳尸癆蟲脈不甚細數而大小疏數不一 辨諸問其家曾瘵死數人凡蟲症亦多此脈 李冠仙

鰻魚煎湯飲勿令病人知是鰻魚 按古方用獺肝更佳亦勿令病人知是何藥物

痰症脈大小遲數前後不齊 辨諸體肥痰多係水土體質 朱丹溪

六君子湯 參朮苓草橘半 按此治脾陽虛生溼釀痰若熱痰亦有此脈勿投是湯

氣血虛前後脈象不同變動無常 汪石山

參耆麥冬歸身貝母遠志酸棗仁丹皮茯神石菖蒲甘草

內火時熾時衰脈時大時小 何書田

加童便於應用方中

虛弱脈昨今異狀 辨諸久病形色脆白此大小遲數不同也有昏時脈結止甦時脈虛浮亦虛症 汪石山

人參歸身黃耆黃柏枳實甘草白朮麥冬

汛愆似孕實由痰挾風陽脈弦數以滑 脈滑似孕辨諸因悲而厥因厥而溫補乃至汛愆 王孟英

传尸痨虫，脉不甚细数，而大小疏数不一。辨诸问，其家曾瘵死数人。凡虫症，亦多此脉。 李冠仙

鳗鱼煎汤饮，勿令病人知是鳗鱼。

【按】古方用獭肝更佳，亦勿令病人知是何药物。

痰症，脉大小迟数，前后不齐。辨诸体肥痰多，系水土体质 朱丹溪

六君子汤。参、术、苓、草、橘、半。

【按】此治脾阳虚生湿酿痰。若热痰亦有此脉，勿投是汤。

气血虚，前后脉象不同，变动无常。 汪石山

参、耆、麦冬、归身、贝母、远志、酸枣仁、丹皮、茯神、石菖蒲、甘草。

内火时炽时衰，脉时大时小。 何书田

加童便于应用方中。

虚弱，脉昨今异状。辨诸久病，形色脆白，此大小迟数不同也。有昏时脉结止，苏时脉虚浮，亦虚症。

汪石山

人参、归身、黄耆、黄柏、枳实、甘草、白术、麦冬。

汛愆似孕，实由痰挟风阳，脉弦数以滑。脉滑似孕，辨诸因悲而厥，因厥而温补，乃至汛愆。 王孟英

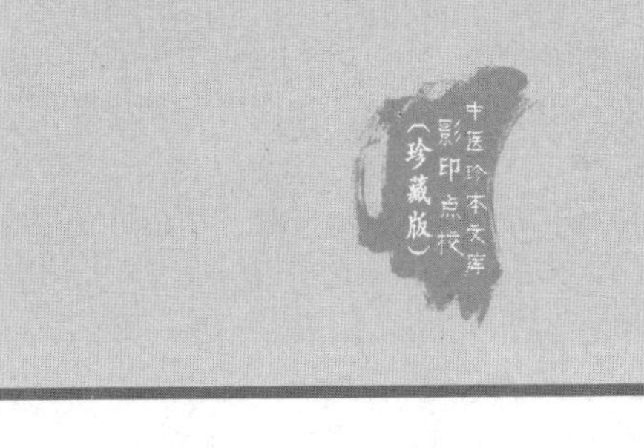

原案无方，但云大剂蠲痰息风，舒郁清营之剂。

病不能春，六脉皆数，见于水令。　王孟英

原案无方。

阳陷于阴，寸弱尺强。　顾晓澜

原案云：法宜和阴升阳，未出方。

肾亏作呛，寸静尺动。辨诸自觉气从下焦上冲，劳动则甚。　尤在泾

熟地、牡蛎、茯苓、杞子、萸肉、五味子。

病象服药见效，终不能起，尺脉甚乱。　王孟英

尺乱本实先拨矣，故不治。

肾气上冲，脉来上部大，下部小。　李冠仙

都气丸加紫衣胡桃肉。地萸、苓药、丹、泻、五味。

原案無方但云與大劑蠲痰息風舒鬱清營之劑

病不能春六脈皆數見於水令　王孟英

原案無方

陽陷於陰寸弱尺强　顧曉瀾

原案云法宜和陰升陽未出方

腎虧作嗆寸靜尺動 辨諸自覺氣從下焦上衝勞動則甚　尤在涇

熟地牡蠣茯苓杞子萸肉五味子

病象服藥見效終不能起尺脈甚亂　王孟英

尺亂本實先撥矣故不治

腎氣上冲脈來上部大下部小　李冠仙

都氣丸加紫衣胡桃肉 地萸苓藥丹瀉五味

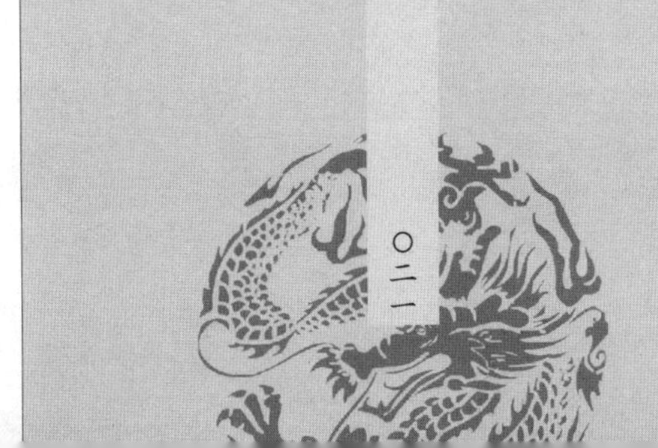

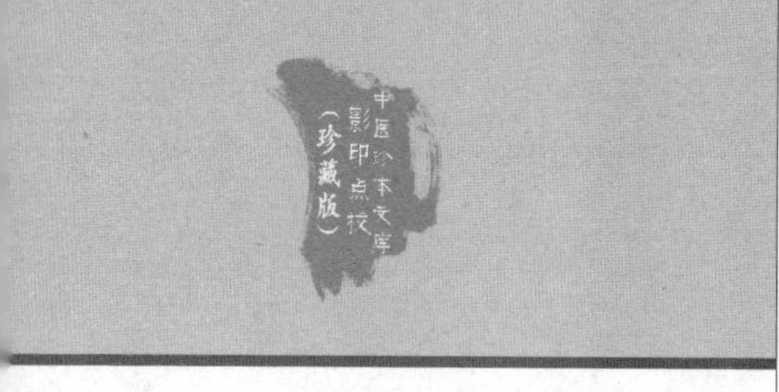

肝臟眞脈現弦大搏擊 證兼四肢戰搖身反張汗如雨昏暈一日二十餘度 江應宿

大劑參耆加附朮陳皮天麻麻黃根 按此治陽氣虛者如陰液不足宜滋肝斂肝

下元虛損衝氣上逆脈弦而有力 辨諸直上直下與實症有力之有起伏帶滑利者異 毛仙閣

半夏赭石白芍生牡蠣人參 本係吐血症於應用方中加此五味

津液生化之源絕大解後脈本弦不轉柔和 先本舌枯痿難伸解後亦不轉潤澤 王孟英

不治之症 按既屬不治而輯入者以醫家亦不可不知也

吐瀉裏虛汗多表虛脈不爲衰仍洪數 按此必洪數而沈按無力故可用參耆朮草等 汪石山

參耆白朮乾薑甘草茯苓陳皮

痛嘔後土憤木張脈當和緩而反搏大 證兼頭暈胸滿不食神倦欲臥凡汗下後亦如此 尤在涇

茯苓廣皮白風米鉤藤竹茹枇杷葉鮮佛手半夏 柳谷孫云宜加白芍木瓜

胃津已竭脈形堅强短澀至如丸泥 徐澹安

肝脏真脉现，弦大搏击。证兼四肢战摇，身反张，汗如雨，昏晕一日二十余度。 江应宿

大剂参耆，加附、术、陈皮、天麻、麻黄根。

【按】此治阳气虚者，如阴液不足，宜滋肝敛肝。

下元虚损，冲气上逆，脉弦而有力。辨诸直上直下，与实症有力之，有起伏带滑利者异。 毛仙阁

半夏、赭石、白芍、生牡蛎、人参。本系吐血症，于应用方中加此五味。

津液生化之源绝，大解后脉本弦，不转柔和。先本舌枯痿难伸，解后亦不转润泽。 王孟英

不治之症。

【按】既属不治，而辑入者，以医家亦不可不知也。

吐泻里虚，汗多表虚，脉不为衰，仍洪数。

【按】此必洪数而沈（沉）。按无力，故可用参、耆、术、草等。 汪石山

参、耆、白术、干姜、甘草、茯苓、陈皮。

痛呕后，土愤木张，脉当和缓，而反搏大。证兼头晕胸满不食，神倦欲卧。凡汗下后亦如此。 尤在泾

茯苓、广皮、白风米、钩藤、竹茹、枇杷叶、鲜佛手、半夏。柳谷孙云：宜加白芍、木瓜。

胃津已竭，脉形坚强短涩，至如丸泥。 徐澹安

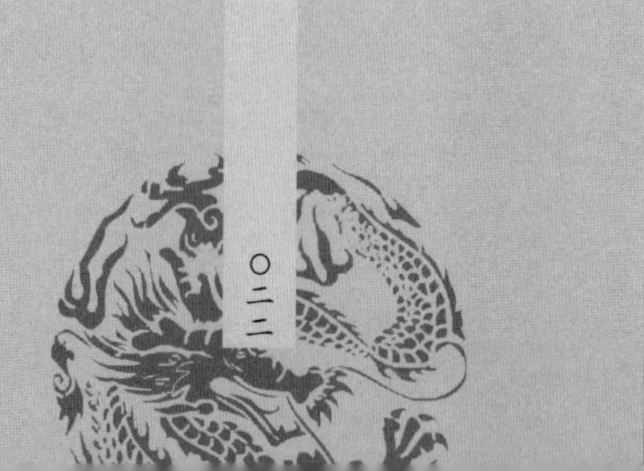

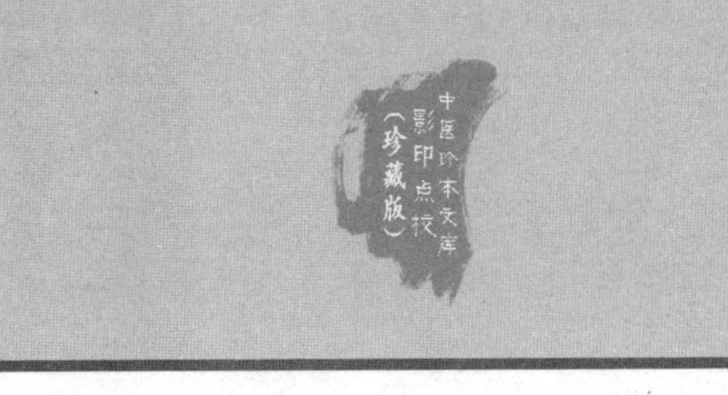

难治之症

阴虚阳越，脉左沈（沉）右浮。（以下左右脉比较） 顾晓澜

原方失录。

胎脉，为男左强，于右为女，右强于左。 顾晓澜

此审脉以辨胎之男女有病，仍对证发药。

血热，脉因左洪，遂觉右弱，其弱非病。 汪石山

生地、白术、黄芩、阿胶、归身、白芍、陈皮、香附、川芎、椿根皮、茯苓、甘草。

阴亏痰喘，气不潜纳，左脉弦细而虚，右脉皆数。证兼盗汗舌绛，知非肾阳虚，气不纳。 王孟英

熟地、苁蓉、坎板、胡桃、百合、石英、冬虫夏草。

【按】方佳在不杂，者术助气，桂附却阴。

肝肾气上冲肺，两寸浮大，关尺沈（沉）小。证见喘咳多痰，此症下虚上实，宜治下，勿清上。 尤在泾

十味肾气丸。地、萸、苓、药、丹、泻、附、桂、车前、牛膝。

難治之症

陰虛陽越脈左沈右浮（以下左右脈比較） 顧曉瀾

原方失錄

胎脈爲男左強於右爲女右強於左 顧曉瀾

此審脈以辨胎之男女有病仍對證發藥

血熱脈因左洪遂覺右弱其弱非病 汪石山

生地白朮黃芩阿膠歸身白芍陳皮香附川芎椿根皮茯苓甘草

陰虧痰喘氣不潛納左脈弦細而虛右脈皆數（證兼盜汗舌絳知非腎陽虛氣不納） 王孟英

熟地蓯蓉坎板胡桃百合石英冬蟲夏草（按方佳在不雜蓍朮助氣桂附刼陰）

肝腎氣上衝肺兩寸浮大關尺沈小（證見喘咳多痰此症下虛上實宜治下勿清上） 尤在涇

十味腎氣丸（地萸苓藥丹瀉附桂車前牛膝）

脈 九

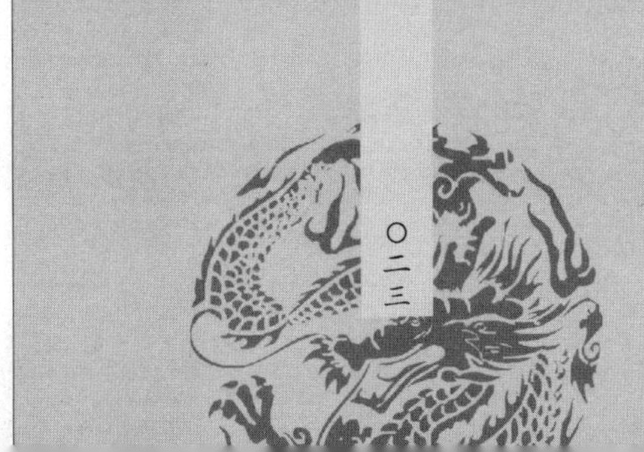

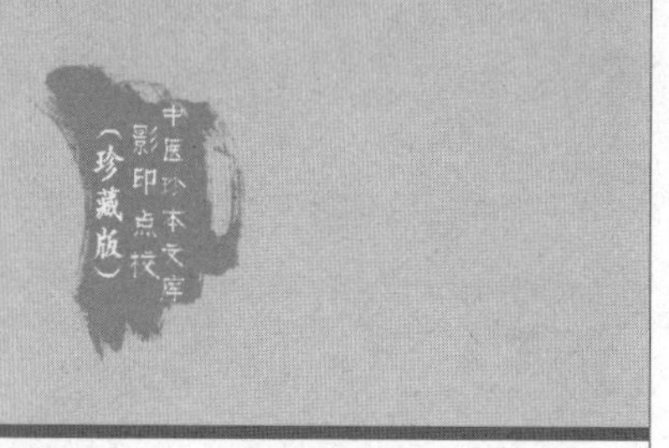

君相二火上升左寸關大兩尺俱伏 林珮琴

生地山梔連翹白芍杏仁貝母百合茯神甘草蓮心燈心阿膠

孕候右尺左寸較强餘脉平平 王漢皋

此審脉以辨孕之有無

心腎不交左寸小兩尺浮 辨諸問得讀書攻苦 曹仁伯

歸脾湯 參朮芪草當歸棗仁龍眼茯神遠志木香薑棗

胎脉尺脉搏指兩寸獨別 林珮琴

此審脉辨胎之有無原方因腹脹用行氣和血藥就病處方也

陰虧虛陽上僭脉虛兩寸獨大 證兼耳鳴舌胖心煩易怒異於心肺有餘症 失名

金石斛西洋參生地阿膠麥冬棗仁白芍炙草茯神柿餅

土虛木勝內風暗動兩關成粒厥厥動搖 證兼頭眩面麻左…… 王旭高

君相二火上升，左寸关大，两尺俱伏。 林佩琴

生地、山栀、连翘、白芍、杏仁、贝母、百合、茯神、甘草、莲心、灯心、阿胶。

孕候，右尺左寸较强，余脉平平。 王汉皋

此审脉，以辨孕之有无。

心肾不交，左寸小，两尺浮。辨诸问，得读书攻苦。 曹仁伯

归脾汤。参、术、芪、草、当归、枣仁、龙眼、茯神、远志、木香、姜、枣。

胎脉，尺脉搏指，两寸独别。 林佩琴

此审脉辨胎之有无，原方因腹胀，用行气和血药，就病处方也。

阴亏，虚阳上僭，脉虚，两寸独大。证兼耳鸣舌胖，心烦易怒，异于心肺有余症。 失名

金石斛、西洋参、生地、阿胶、麦冬、枣仁、白芍、炙草、茯神、柿饼。

土虚木胜，内风暗动，两关成粒，厥厥动摇。证兼头眩面麻，左半身麻木不仁。 王旭高

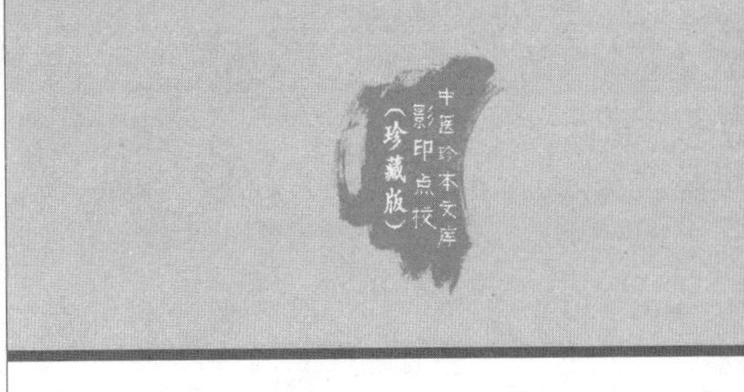

当归、首乌、白芍、茯苓、陈皮、秦艽、菊花、天麻、决明、钩钩、刺蒺藜、桑枝。

木乘土位，虚风动，两关洪滑鼓指。　　顾晓澜

生冬、术、生白芍、羚角、生地、桑叶、竹茹。

肝阳肆横，木乘土位，左关脉弦、长、牢、实、旋，右亦弦劲。辨诸左胁隐痛，头眩肢麻。　　林佩琴

白芍、木瓜、乌梅、萸肉、五味、金橘、枣仁、醋煅牡蛎、橘络、木香、茯神、桑枝。

孕妇子悬，两尺沉绝。辨诸舌不青，知非胎死。

陈良甫

紫苏饮。参、芍、归、芎、陈皮、腹皮、苏叶、甘草、姜。

肾失闭藏，两尺皆浮。两尺皆浮，似肾家阴阳并亏。下方则治阴亏火炎者。

王孟英

三甲、二至、二地、螵蛸、黄柏。龟、鳖、蛎、女贞、旱莲、生熟地。

妇人宜男之脉，两尺大而有力，余脉和缓。江应宿

此于未孕时辨，能否得孕，如得此脉而仍无子，由于男精不充矣。

當歸首烏白芍茯苓陳皮秦艽菊花天麻決明鈎鈎刺蒺藜桑枝

木乘土位虛風動兩關洪滑鼓指　顧曉瀾

生冬朮生白芍羚角生地桑葉竹茹

肝陽肆橫木乘土位左關脉弦長牢實旋右亦弦勁辨諸左脇隱痛頭眩肢麻　林珮琴

白芍木瓜烏梅萸肉五味金橘棗仁醋煅牡蠣橘絡木香茯神桑枝

孕婦子懸兩尺沉絕辨諸舌不青知非胎死　陳良甫

紫蘇飲參芍歸芎陳皮腹皮蘇葉甘草薑

腎失閉藏兩尺皆浮兩尺皆浮似腎家陰陽並虧下方則治陰虧火炎者　王孟英

三甲二至二地螵蛸黃柏龜鱉蠣女貞旱蓮生熟地

婦人宜男之脉兩尺大而有力餘脉和緩　江應宿

此於未孕時辨能否得孕如得此脉而仍無子由於男精不充矣

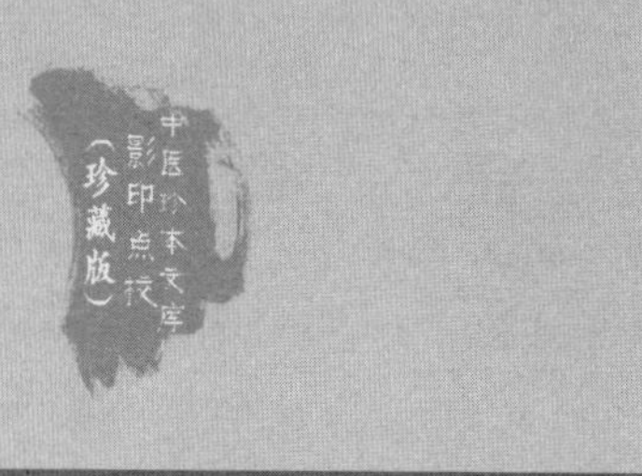

病後女勞復右尺洪大左尺細數而芤證兼昏沉欲寐是少陰症見證　王孟英

原案無方但云大劑滋陰清熱藥加蠶沙猳鼠矢

天氣不降地道亦窒患吐二便秘兩尺脉絕　喻嘉言

原案云法宜補氣降氣勿急通便

經閉瘀阻尺脉堅搏　林珮琴

原案係未血崩前斷此脉爲瘀未出方

心陰虧心陽亢左寸獨大證兼口乾辨諸易汗（以下左脉）　尤在涇

犀角地黄湯加茅根甘草山梔犀地丹芍

心火内亢左寸數疾餘皆爽大　王孟英

原案無方

心脉真臓見左寸如鉤餘脉督督如羹上肥真氣散漫難收矣　王孟英

病后女劳复，右尺洪大，左尺细数而芤。证兼昏沉欲寐，是少阴症见证。　王孟英

原案无方，但云大剂滋阴清热药，加蚕沙、猳鼠矢。

天气不降，地道亦窒，患吐，二便秘，两尺脉绝。

喻嘉言

原案云：法宜补气降气，勿急通便。

经闭瘀阻，尺脉坚搏。

林佩琴

原案系未血崩前，断此脉为瘀未出方。

心阴亏，心阳亢，左寸独大。证兼口干，辨诸易汗（以下左脉）。　尤在泾

犀角地黄汤加茅根、甘草、山栀。犀、地、丹、芍。

心火内亢，左寸数疾，余皆奭大。　王孟英

原案无方。

心脉真脏见，左寸如钩。余脉瞥瞥如羹上肥，真气散漫难收矣。　王孟英

法在不治，病不能夏。

阴虚，木火上亢，左寸关弦数，尺中如无。证见心如悬旌，火升面赤，汗出肢凉。　王孟英

元参、黄连、牡蛎、地、冬、生草、女贞、旱莲、百合、石英、小麦、红枣、青盐。

热邪传里，阳证见阴脉，沈细如线，左寸关微弦不数。辨诸感暑发热，昏谵舞蹈。　何书田

黄连泻心汤加瓜蒌、枳实。黄连、木通、地黄、归、芍、荆防、连翘。

肝火刑金，病痰欬，左关独弦。　曹仁伯

四阴煎加贝母、知母、羚羊角，另服琼玉膏。

脉象应时，非因有病，左关独弦。辨诸时交春令。经谓：春脉如弦也，推之三时，俱可知矣。　何书田

原案无方。

肝火下吸肾阴，左关独大侵尺。　尤在泾

知柏八味丸，龟板、杞子、天冬。地、萸、苓、药、丹、泻、知、柏。

【按】杞萸性热，助肝火，拟易女贞、白芍。

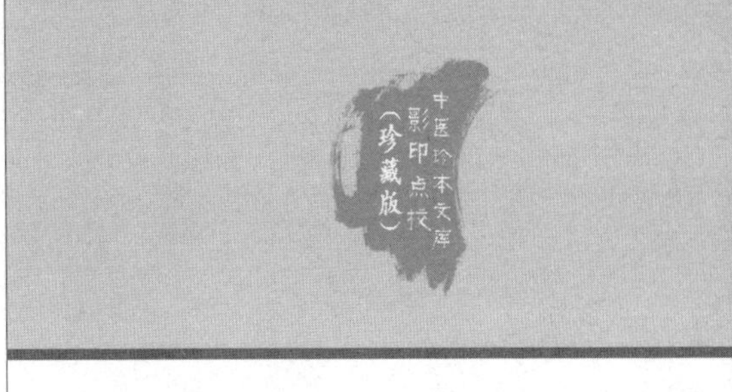

法在不治病不能夏

陰虛木火上亢左寸關弦數尺中如無證見心如懸旌火升面赤汗出肢涼　王孟英

元參黃連牡蠣地冬生草女貞旱蓮百合石英小麥紅棗青鹽

熱邪傳裏陽證見陰脉沈細如綫左寸關微弦不數辨諸感暑發熱昏譫舞蹈　何書田

黃連瀉心湯加瓜蔞枳實黃連木通地黃歸芍荆防連翹

肝火刑金病痰欬左關獨弦　曹仁伯

四陰煎加貝母知母羚羊角另服瓊玉膏

脈象應時非因有病左關獨弦辨諸時交春令經謂春脈如弦也推之三時俱可知矣　何書田

原案無方

肝火下吸腎陰左關獨大侵尺　尤在涇

知柏八味丸加龜板杞子天冬地萸苓藥丹瀉知柏按杞萸性熱助肝火擬易女貞白芍

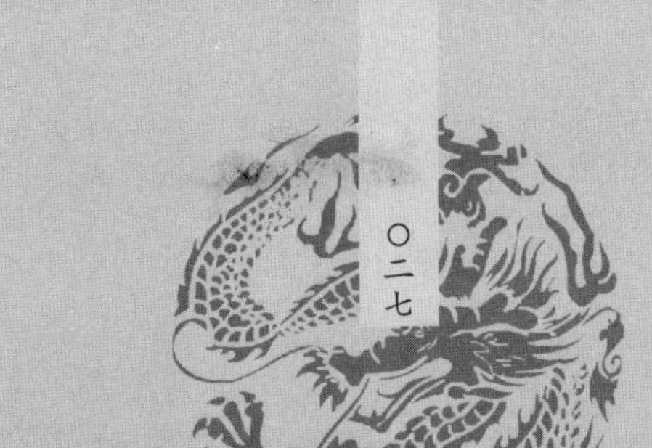

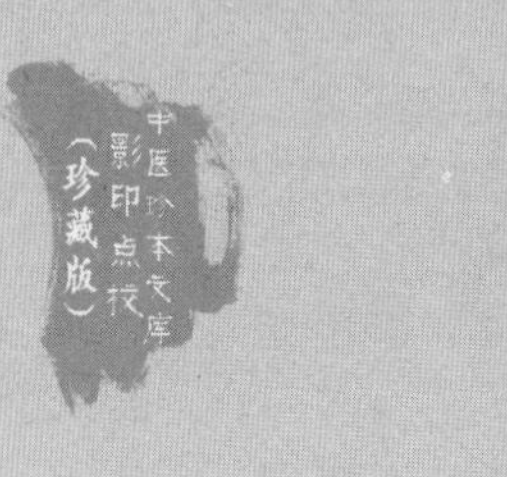

眞陰已傷壽難久享左尺堅搏　王孟英

原案無方　按可用六味地黃湯加減常服

中焦積熱右關獨大而搏指　辨諸口苦自覺喉間熱氣上升舌苔白燥（以下右脈）　尤在涇

葛根茯苓石膏木香藿香茅朮　按苔燥擬去蒼朮木香氣升擬去葛根加蘆根生苡米生草

土虛木賊右關獨弦按之弱　病有賓主此因脾虛而肝侮非肝強而脾衰治脾治肝配合有輕重也　王孟英

參朮苓草山藥扁豆蓮子烏梅木瓜芍橘蒺藜石脂餘糧　係久瀉症

陽明痰熱右關獨弦大滑數　證兼欬嗽臭痰左寸小數肺痿之候乃肺虛胃實症　曹仁伯

麥冬桑皮地骨皮阿膠苡仁忍冬藤川貝蛤殼橘紅茯苓炙草

邪合於胃脈本右不暢左弦今變右關獨弦　曹仁伯

原案云法宜通胃

真阴已伤，寿难久享，左尺坚搏。　王孟英

原案无方。

【按】可用六味地黄汤加减常服。

中焦积热，右关独大而搏指。辨诸口苦，自觉喉间热气上升，舌苔白燥（以下右脉）。　尤在泾

葛根、茯苓、石膏、木香、藿香、茅、术。

【按】苔燥、拟去苍术、木香。气升拟去葛根，加芦根、生苡米、生草。

土虚木贼，右关独弦，按之弱。病有宾主，此因脾虚而肝侮，非肝强而脾衰，治脾治肝配合有轻重也。

王孟英

参、术、苓、草、山药、扁豆、莲子、乌梅、木瓜、芍、橘、蒺藜、石脂、余粮。系久泻症。

阳明痰热，右关独弦大滑数。证兼欬嗽臭痰，左寸小数，肺痿之候，乃肺虚胃实症。　曹仁伯

麦冬、桑皮、地骨皮、阿胶、苡仁、忍冬藤、川贝、蛤壳、橘红、茯苓、炙草。

邪合于胃脉，本右不畅左弦，今变右关独弦。

曹仁伯

原案云：法宜通胃。

相火内炽，右尺沈洪。

陆成一

黄柏、知母、泽泻、穞豆皮，反佐以细辛少许。

相火上浮，右尺虚大。

陆成一

龟板、龟甲、女贞子、黑大豆、元精石、灵磁石、童便。

病愈后，脉静合时，右尺沉如石。辨诸时当冬令，勿误认命门火衰。　何书田

原案无方。

【按】春弦夏洪，秋毛冬石，皆应时之脉。

气类

邪祟似虚，身倦气怯。辨知询无家难证而神情丧败，面色时赤时黄，睡流白沫。又曾服温补不应，知非虚症。

喻嘉言

犀角、羚角、龙齿、虎威骨、牡蛎、鹿角霜、人参、黄耆，合末，羊肉汁下。

寒饮凝结，常觉短气。证见饮食减少，日羸，脉弦细欲无。辨诸吐稀涎，自觉有物杜塞胃口，气不上达，知非气虚。　张寿甫

理饮汤于术、干姜、桂枝尖、炙草、茯苓、生芍、橘红、川厚朴。

火郁不伸，呵欠时作。虚症有之，须辨。　易思兰

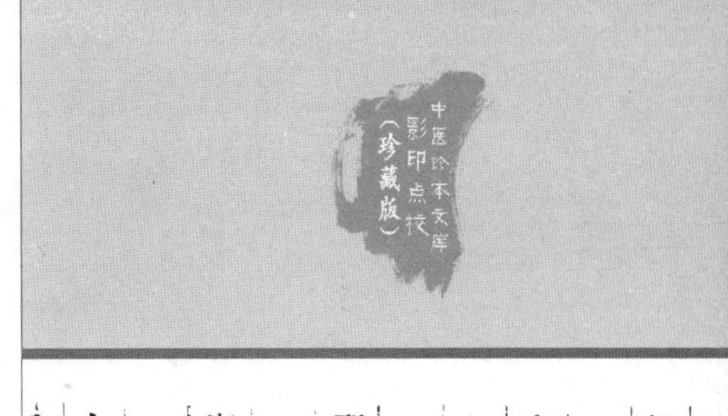

黃柏知母澤瀉穭豆皮反佐以細辛少許

相火上浮右尺虛大　陸成一

龜板龜甲女貞子黑大豆元精石靈磁石童便

病愈後脈靜合時右尺沉如石 辨諸時當冬令勿誤認命門火衰　何書田

原案無方 按春弦夏洪秋毛冬石皆應時之脈

氣類

邪祟似虛身倦氣怯 辨知詢無家難証而神情喪敗面色時赤時黃睡流白沫又曾服溫補不應知非虛症　喻嘉言

犀角羚角龍齒虎威骨牡蠣鹿角霜人參黃耆合末羊肉汁下

寒飲凝結常覺短氣 證見飲食減少日羸脈弦細欲無辨諸吐稀涎自覺有物杜塞胃口氣不上達知非氣虛　張壽甫

理飲湯 於朮乾薑桂枝尖炙草茯苓生芍橘紅川厚朴

火鬱不伸呵欠時作 虛症亦有之須辨　易思蘭

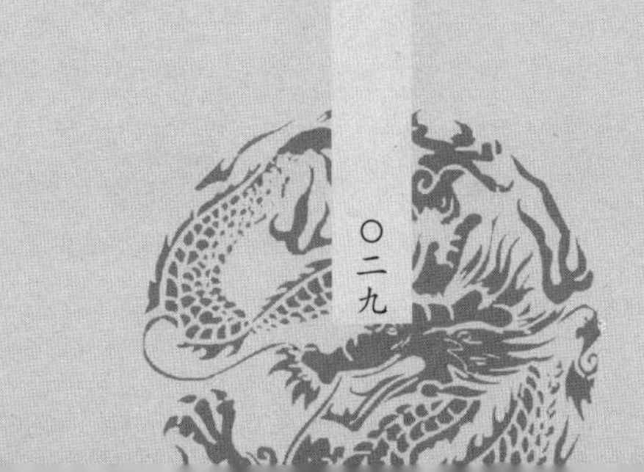

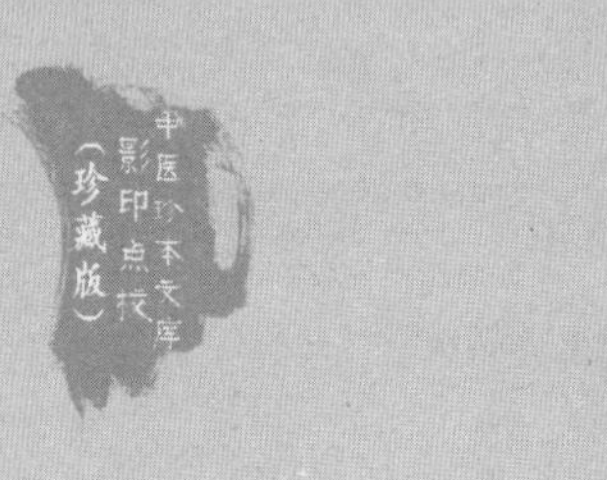

原方失錄擬用細地赤芍丹皮青黛

虛火上升自覺冷氣從耳出　汪石山

人參茯苓白朮黃連甘草枳實貝母歸身白芍麥冬

陰陽兩脫氣從衆竅望出　吳橋

原案無方但云大劑溫補按宜先塞各竅急投固補

因驚血菀於上氣結不下臥時若失坐起即面赤氣奔　王孟英

代赭石龍膽蘆薈黃連丹皮赤芍牡蠣龍骨猪胆汁

中焦寒濕痰阻塞脾不能運能呼不能吸辨諸誤服地黃膩膈乃身硬脈伏目定口呆　周慎齋

重用橘紅佐以沉香蘇梗磁石遠志附子茯神

腎氣上冲痰湧氣急辨諸脈滑數而重按空大　李冠仙

砂仁炒熟地炭萸肉山藥丹皮澤瀉茯苓沙參杏仁胡桃橘皮

原方失录，拟用细、地、赤芍、丹皮、青黛。

虚火上升，自觉冷气从耳出。　汪石山

人参、茯苓、白术、黄连、甘草、枳实、贝母、归身、白芍、麦冬。

阴阳两脱，气从众窍坌出。　吴桥

原案无方，但云大剂温补。

【按】宜先塞各窍，急投固补。

因惊血菀于上，气结不下，卧时若失，坐起即面赤气奔。　王孟英

代赭石、龙胆、芦荟、黄连、丹皮、赤芍、牡蛎、龙骨、猪胆汁。

中焦寒湿，痰阻塞脾不能运，能呼不能吸。辨诸误服地黄腻膈，乃身硬脉伏，目定口呆。　周慎斋

重用橘红，佐以沉香、苏梗、磁石、远志、附子、茯神。

肾气上冲，痰涌气急。辨诸脉滑数而重按空大。

李冠仙

砂仁、炒熟地炭、萸肉、山药、丹皮、泽泻、茯苓、沙参、杏仁、胡桃、橘皮。

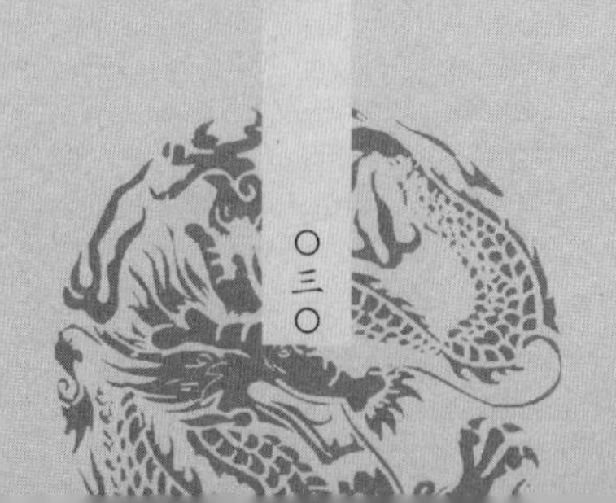

外邪内闭气急。证兼胸闷咯不出，辨诸初病寒热咳嗽，服止欬药而转变，脉虽沈细，而重按数且搏指。

王一仁

麻杏石甘汤。即此四味。

【按】肺为寒闭，胃复热郁，无汗喘急，俗名寒包火，始可用此方。否则误用，必汗脱。

肝火气机不舒，似喘似逆，似太息，似虚促，似短，似闷。　王孟英

黄连、黄芩、栀子、楝实、鳖甲、羚角、旋覆、赭石、海蛇、地栗、当归、龙荟丸。

丹田不纳，冲脉不靖气促。辨诸自脐下起，亥子阳升时剧。　林佩琴

苏子、橘红、枳壳、蒌仁、杏仁、降香，继用青铅、坎炁、五味、熟地炭、山药。

伏暑，误用升提，肺失顺降，气促。辨诸服柴、葛羌、防后变病。　王孟英

泻白散合清燥救肺汤。上方桑皮、骨皮、竹叶、粳草。下方参、麦、阿胶、桑、杏、石、甘、枇叶、胡麻。

痰热阻遏气机，自觉胸腹痞闷，有冷气上冲。辨诸频吐稠粘痰，苔黄腻，脉沈而滑数。　王孟英

原案云：与大剂苦寒药，以芦菔汤煎。

胆热，气自脐下冲心，随即昏乱。　失名

外邪內閉氣急 欬藥而轉變脈雖沈細而重按數且搏指　王一仁

麻杏石甘湯 即此四味 按肺爲寒閉胃復熱鬱無汗喘急俗名寒包火始可用此方否則誤用必汗脫

肝火氣機不舒似喘似逆似太息似虛促似短似悶　王孟英

黃連黃芩梔子楝實鱉甲羚角旋覆赭石海蛇地栗當歸龍薈丸

丹田不納衝脈不靖氣促 辨諸自臍下起亥子陽升時劇　林珮琴

蘇子橘紅枳殼蔞仁杏仁降香繼用青鉛坎炁五味熟地炭山藥

伏暑誤用升提肺失順降氣促 辨諸服柴葛羌防後變病　王孟英

瀉白散合淸燥救肺湯 上方桑皮骨皮竹葉粳草下方參麥阿膠桑杏石甘枇葉胡麻

痰熱阻遏氣機自覺胸腹痞悶有冷氣上衝 辨諸頻吐稠粘痰苔黃膩脈沈而滑數　王孟英

原案云與大劑苦寒藥以蘆菔湯煎

膽熱氣自臍下衝心隨卽昏亂　失名

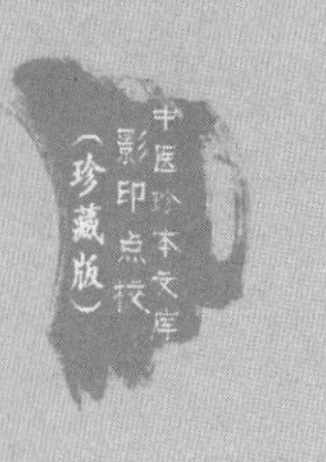

竹茹溫膽湯

風邪襲腎腎氣上逆氣升 辨諸入暮尤甚 王旭高

五苓散加陳皮細辛晚服都氣丸鹽湯送 上方猪茯朮瀉肉桂下方地萸苓藥丹瀉五味

腎氣不納氣升痰上 辨諸臥着方平以臥平則氣歸腎也 王九峯

熟地茯神澤瀉芡實枸杞橘紅料豆

肝氣化火左升脹痛有形散復無形 證兼口苦乾燥 曹仁伯

化肝煎 芍貝丹瀉梔子青陳皮

胃虛風生從其類而入肝自覺氣向左攻 與上條互參一病在肝一病在胃而肝侮之 喻嘉言

原方失錄擬補胃以敵肝

筋骨類

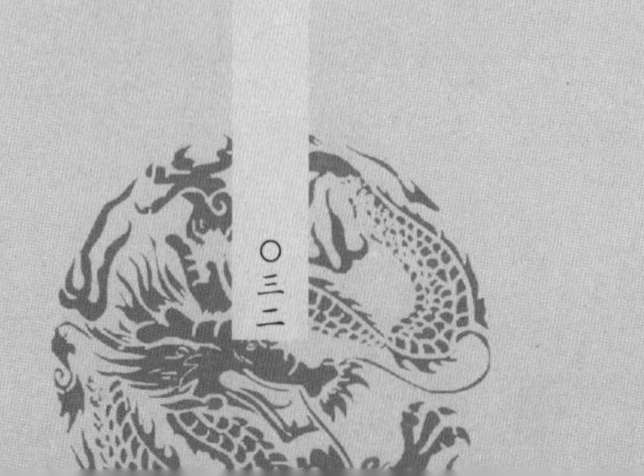

竹茹温胆汤

风邪袭肾，肾气上逆气升。辨诸入暮尤甚。 王旭高

五苓散加陈皮、细辛，晚服都气丸，盐汤送。上方猪、茯、术、泻、肉桂，下方地、萸、苓、药、丹、泻、五味。

肾气不纳，气升痰上。辨诸卧着方，平以卧平，则气归肾也。 王九峰

熟地、茯神、泽泻、芡实、枸杞、橘红、料豆。

肝气化火左升，胀痛有形，散复无形。证兼口苦干燥。 曹仁伯

化肝煎。芍、贝、丹、泻、栀子、青陈皮。

胃虚风生，从其类而入肝，自觉向左攻。与上条互参，一病在肝，一病在胃，而肝侮之。 喻嘉言

原方失录，拟补胃以敌肝。

筋骨类

癖欲散而为臌，青筋渐露。 曹仁伯

枳实消痞丸，加归、芍、牡蛎、鳖甲、鸡内金。参、术、苓、草、枳、连、朴、半、麦芽、生姜。

血不养筋，虚风走络筋，脉跳跃。　　王旭高

何首乌、白蒺藜、半夏、茯神、羚角、决明、天麻、枣仁、紫石英、竹沥、姜汁。

寒霍乱后，津液伤，无以养筋转筋。在服补中回阳，病减后，辨诸脉微甚，耳聋目陷，汗出肢冷，肌削。

王孟英

参、术、芍、苓、木瓜、苡仁、扁豆、莲实。前服此方，有姜、附、桂，阳已回，忌再投刚烈伤液，去三味，加黄耆、石斛。

寒湿霍乱转筋。辨诸嗜冷物生水，脉沈细。

【案】原案有舌红、伏热见证，但寒湿外束，所用外治方，系治寒湿，用以标题。　　周小农

外治用烧酒浸艾叶，青布蘸醋搽之。

伏暑，兼肝阳吐泻转筋。辨诸病，先五心烦热，视物作红色，脉驶，与上两条对勘。　　王孟英

白虎合三黄，加木瓜、威灵仙。上方知、耆、粳、草，下方苓、连、大黄。

血少而寒，筋挛抽掣。辨诸面色青黄不泽，脉沈细而紧。　　来天培

归芍六君加炮姜。参、术、苓、草、橘、半、归、芍。

枳實消痞丸加歸芍牡蠣鱉甲雞內金 朴半麥芽生薑

血不養筋虛風走絡筋脈跳躍　王旭高

何首烏白蒺藜半夏茯神羚角決明天麻棗仁紫石英竹瀝薑汁

寒霍亂後津液傷無以養筋轉筋 在服補中回陽病減後辨諸脈微甚耳聾目陷汗出肢冷肌削　王孟英

參朮芍苓木瓜苡仁扁豆蓮實 前服此方有薑附桂陽已回忌再投剛烈傷液去三味加黃耆石斛

寒溼霍亂轉筋 辨諸嗜冷物生水脈沈細案原案有舌紅伏熱見證但寒溼外束所用外治方係治寒溼用以標題　周小農

外治用燒酒浸艾葉青布蘸醋搽之

伏暑兼肝陽吐瀉轉筋 辨諸病先五心煩熱視物作紅色脈駛與上兩條對勘　王孟英

白虎合三黃加木瓜威靈仙 上方知耆粳草下方芩連大黃

血少而寒筋攣抽掣 辨諸面色青黃不澤脈沈細而緊　來天培

歸芍六君加炮薑 參朮苓草橘半歸芍

血虛而熱筋脈攣急 辨諸脈數 繆宜亭

生地阿膠當歸人乳木瓜牛膝炭

肝火盛筋攣 薛立齋

六味地黃丸按熟地換生地萸肉換生白芍為佳 地萸苓藥丹瀉

陽虛入夜陰旺血因凝滯左邊筋掣痛 辨諸右脈浮軟而大左脈虛軟而小 汪石山

原案無方但云服參朮助陽之藥

血虧筋燥筋絡抽痛 辨諸手熱常欲浸以冷水脈疾弦 魏玉橫

養清湯加女貞當歸米仁蔞仁

痰邪襲入隧絡周身絡脹時欲敲扑 辨諸脈弦澀而數右寸關弦軟以滑 王孟英

沙參貝母旋斛梔楝蘭草絲瓜絡冬瓜子茅根

濕氣入筋筋縮生如龍眼樣小骨疼痛 按是筋非骨與…… 蔣仲芳

血虚而热，筋脉挛急。辨诸脉数。 缪宜亭

生地、阿胶、当归、人乳、木瓜、牛膝炭。

肝火盛，筋挛。 薛立斋

六味地黄丸。

【按】熟地换生地，萸肉换生白芍为佳。地、萸、苓药丹泻。

阳虚，入夜阴旺，血因凝滞左边，筋掣痛。辨诸右脉浮软而大，左脉虚软而小。

汪石山

原案无方，但云服参术助阳之药。

血亏，筋燥筋络抽痛。辨诸手热，常欲浸以冷水，脉疾弦。 魏玉横

养清汤加女贞、当归、米仁、蒌仁。

痰邪袭入隧络，周身络胀，时欲敲扑。辨诸脉弦涩而数，右寸关弦软以滑。

王孟英

沙参、贝母、旋、斛、栀、楝、兰草、丝瓜络、冬瓜子、茅根。

湿气入筋，筋缩，生如龙眼样小，骨疼痛。

【按】是筋，非骨与颈疬硬核同。 蒋仲芳

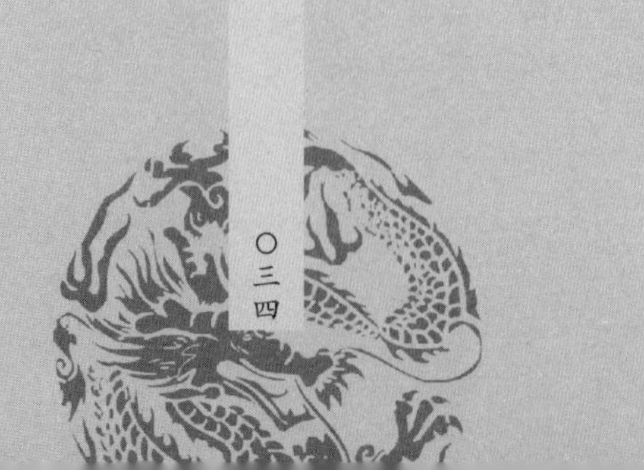

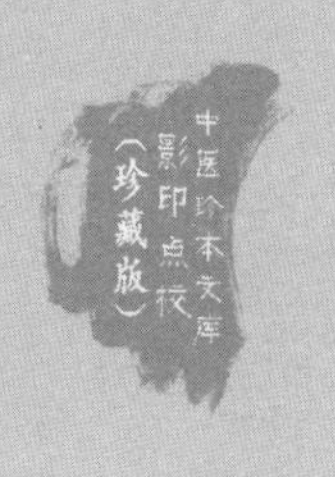

生地、当归、白术、秦艽、桂枝、羌活、米仁、牛膝、姜。

阴气虚，不能流通，骨痠。　　陆成一

炙虎骨、油松节、连须、当归、补骨脂、穞豆衣。

内风不潜，骨楚。辨诸右脉弦数。　　何元长

羚角、蒺藜、海风藤、归身、钩藤、木瓜、首乌、桑叶、杜仲、十大功劳露。

伏邪化热从肾出，骨节痛。辨诸天气热，壮热微寒，属温邪，骨属肾。又在里寒热，而骨痛属邪自肾出。

陈莲舫

石膏、知母、青蒿、元参、半夏、连翘壳、金银花。

病后津液未充，骨节时痠。　　顾晓澜

原案失录。

寒湿外袭，遍体历节疼痛。证兼胸满呕痰。　王旭高

川、附、茯苓、南星、半夏、陈皮、木瓜、竹沥、姜汁。柳谷孙云：可加桂枝、独活。

陰氣虛不能流通骨痠　陸成一

炙虎骨油松節連鬚當歸補骨脂穭豆衣

內風不潛骨楚 辨諸右脈弦數　何元長

羚角蒺藜海風藤歸身鈎藤木瓜首烏桑葉杜仲十大功勞露

伏邪化熱從腎出骨節痛 辨諸天氣熱壯熱微寒屬溫邪骨屬腎又在裏寒熱而骨痛屬邪自腎出　陳蓮舫

石膏知母青蒿元參半夏連翹殼金銀花

病後津液未充骨節時痠　顧曉瀾

原案失錄

寒濕外襲遍體歷節疼痛 證兼胸滿嘔痰　王旭高

川附茯苓南星半夏陳皮木瓜竹瀝薑汁 柳谷孫云可加桂枝獨活

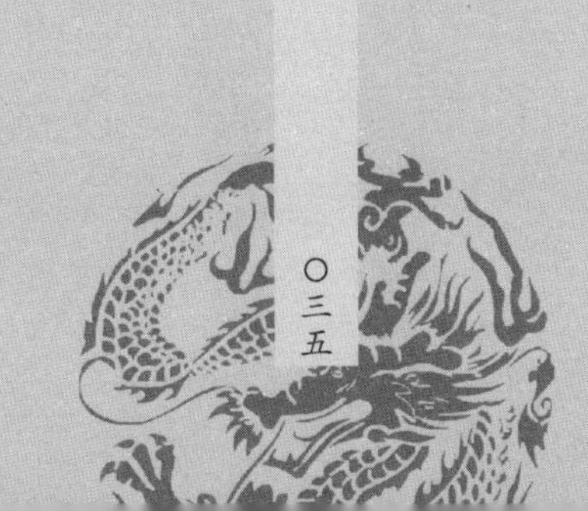

風寒濕痺阻骨間骨節痠痛 辨諸冬令起病 王旭高

杜仲五加皮生地地骨皮當歸續斷牛膝萆薢茯苓秦艽 按生地骨皮不妥

血虧絡澀節骱痠痛骨熱 辨諸產後失血過多 何鴻舫

生芪歸身秦艽山梔生草冬朮玉竹牛膝陳皮桑葉瓜絡

痰飲流注經絡關節腫痛此愈彼劇 辨諸酒客胸悶 朱丹溪

二陳湯加威靈仙澤瀉葛根酒炒黃芩蒼朮羌活 橘半苓草生薑

痢止邪戀經絡筋骨腫痛 辨諸痢後知非歷節鶴膝風等症 孫文垣

防風熟地參耆白芍當歸杜仲白朮羌活牛膝甘草茴香川芎薑

梅瘡後餘毒遺留經絡骨髓筋骨疼痛 辨諸詳問 陸養愚

用清養血解熱毒之劑再重加土茯苓

中輕粉毒通身筋骨疼痛 失名

风、寒、湿痹阻骨间，骨节痠痛。辨诸冬令起病。

王旭高

杜仲、五加皮、生地、地骨皮、当归、续断、牛膝、萆薢、茯苓、秦艽。

【按】生地骨皮不妥。

血亏络涩，节骱痠痛，骨热。辨诸产后失血过多。

何鸿舫

生芪、归身、秦艽、山栀、生草、冬、术、玉竹、牛膝、陈皮、桑叶、瓜络。

痰饮流注经络，关节肿痛，此愈彼剧。辨诸酒客胸闷。 朱丹溪

二陈汤加威灵仙、泽泻、葛根、酒炒黄芩、苍术、羌活。橘、半、苓、草、生姜。

痢止，邪恋经络，筋骨肿痛。辨诸痢后，知非历节鹤膝风等症。 孙文垣

防风、熟地、参、耆、白芍、当归、杜仲、白术、羌活、牛膝、甘草、茴香、川芎、姜。

梅疮后，余毒遗留经络骨髓，筋骨疼痛。辨诸详问。

陆养愚

用清养血解热毒之剂，再重加土茯苓。

中轻粉毒，通身筋骨疼痛。 失名

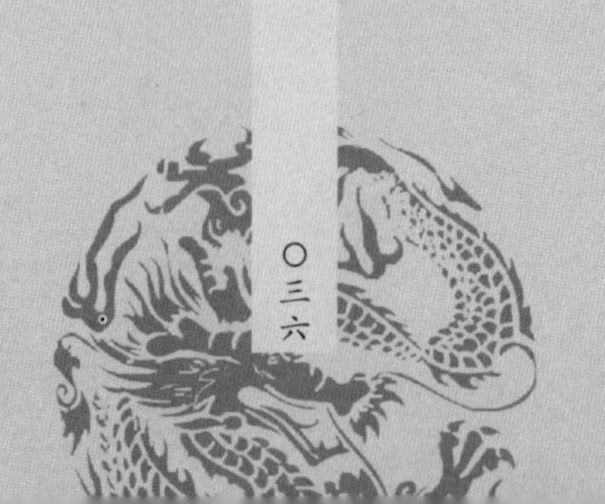

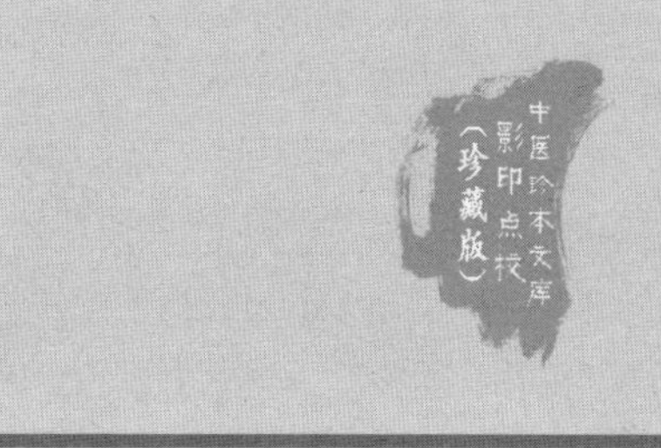

原案无方，但云药味不过数品，每贴入铅五钱，打扁同煎。

身体类 全身、黄疸、半身、左半、右半、下半。

气虚湿盛，身肥肉柔，肌白。然则形瘦肉坚，肌苍，为阴虚火盛可知。　王旭高

六君子汤加苡米。参、术、苓、草、橘、半。

毒水瘴，身软黄胖。

陈三农

平胃正气散，病愈，以益气六君调补之。

肾虚，骨无气，以自举身重。辨诸舌黑足冷。

冯楚瞻

人参、熟地、麦冬、白术、牛膝、五味、附子。

外感风湿，身重。辨诸汗出疼痛，脉浮缓。 叶天士

桂枝附子汤。桂、附、芍草、生姜、大枣。

阳气不通，身冷。

陆成一

原案無方但云藥味不過數品每貼入鉛五錢打扁同煎

身體類 全身 黄疸 半身 左半 右半 下半

氣虛濕盛身肥肉柔肌白 然則形瘦肉堅肌蒼爲陰虛火盛可知　王旭高

六君子湯加苡米 參朮苓草橘半

毒水瘴身軟黃胖　陳三農

平胃正氣散病愈以益氣六君調補之

腎虛骨無氣以自舉身重 辨諸舌黑足冷　馮楚瞻

人參熟地麥冬白朮牛膝五味附子

外感風濕身重 辨諸汗出疼痛脈浮緩　葉天士

桂枝附子湯 桂附芍草生薑大棗

陽氣不通身冷　陸成一

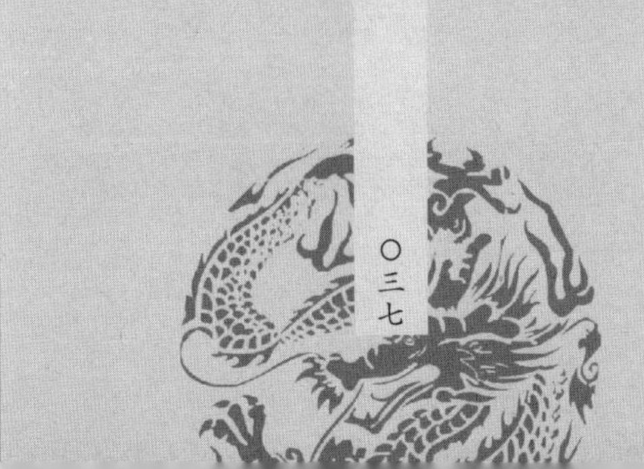

川桂枝連皮黃耆五加皮葱薑

冷風入骨肢冷漸至遍身 辨諸問知在水閣受風雨得病 蔣仲芳

理中湯加附子 參朮薑草

熱深厥深遍體如冰 辨諸前日喜覆地臥服熱藥後變症滿目紅絲 費蘭泉

西瓜汁西洋參生石膏知母生草粳米麥冬五味子鮮石斛生地

濕痰身有冰冷處數塊 辨諸素多飲茶食粥 杜壬

八物湯去地黃加薑汁竹瀝橘紅 芪朮苓草歸芎地芍

產後敗血兼痰阻住陰陽道路一身左冷右熱 沈堯封

澤蘭山查蘇木桃仁琥珀二陳白芥子薑汁竹瀝等藥

陰陽俱虛土木相侵左半身熱右半身冷 辨諸脈無兩關稍勝證兼嗽喘 江汝潔

先用石膏款花官桂甘草末喘平用朮芍香附黃耆陳皮甘草

川桂枝、连皮黄耆、五加皮、葱、姜。

冷风入骨，肢冷渐至遍身。辨诸问，知在水阁受风雨得病。 蒋仲芳

理中汤加附子。参、术、姜、草。

热深厥深，遍体如冰。辨诸前日喜覆地卧，服热药后变症，满目红丝。 费兰泉

西瓜汁、西洋参、生石膏、知母、生草、粳米、麦冬、五味子、鲜石斛、生地。

湿痰，身冰冷处数块。辨诸素多饮茶食粥。 杜壬

八物汤去地黄，加姜汁、竹沥、橘红。芪、术、苓、草、归、芎、地、芍。

产后败血，兼痰阻住阴阳道路，一身左冷右热。

沈尧封

泽兰、山查（楂）、苏木、桃仁、琥珀、二陈、白芥子、姜汁、竹沥等药。

阴阳俱虚，土木相侵，左半身热，右半身冷。辨诸脉无，两关稍胜，证兼嗽喘。

江汝洁

先用石膏、款花、官桂、甘草末，喘平用术、芍、香附、黄耆、陈皮、甘草。

因惊，血菀心包，身飘如在浮云。证见举目旋转，持身不定，肢痠软似虚。辨诸左脉涩，神色不变。

戴元礼

原案无方，云大实似羸，下血如漆而愈。

【案】宜与神志类，产后虚弱条对勘。

肾气怯，身战掉，欲倒地。　　孙文垣

真武汤附、术、苓、芍、生姜。

热厥，浑身战栗，证见神昏肢冷。辨诸初发热口渴，鼻干便秘，渐至发厥，与直中阴经，一起便厥，唇面白，口不渴者异。　　喻嘉言

调胃承气汤。硝、黄、炙草。

【按】便不闭者缓用。

误汗，筋惕肉瞤，振振身摇。证兼昏谵，汗漏，惊悸不寐。　　许叔微

先以真武汤救逆，继用清心丸、竹叶汤。上方见前条中方，黄柏、冰片下方。

肾败，以手掩面，身下窜。　　万密斋

原方失录，拟大剂温补下元。

肝虚气厥，身躯忽然后挺。辨诸病在恼怒后，左关虚浮，证见气息即断，一日数次。与痉厥门互参。

韩厘廷

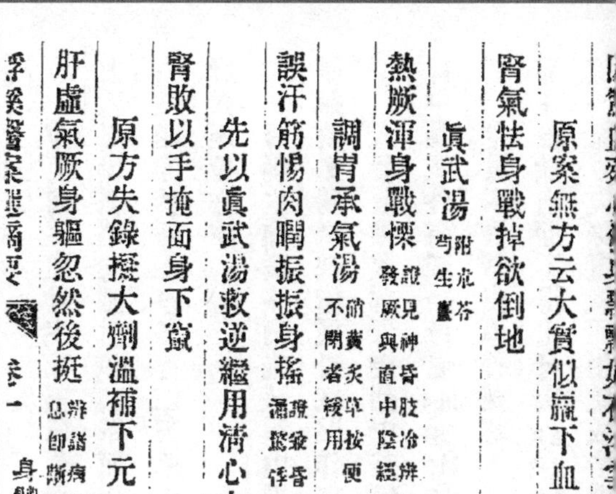

原案無方云大實似羸下血如漆而愈 案宜與神志類產後虛弱條對勘

腎氣怯身戰掉欲倒地　孫文垣

眞武湯 附朮苓芍生薑

熱厥渾身戰慄 證見神昏肢冷辨諸初發熱口渴鼻乾便秘漸至發厥與直中陰經一起便厥唇面白口不渴者異　喻嘉言

調胃承氣湯 硝黃炙草 按便不閉者緩用

誤汗筋惕肉瞤振振身搖 證兼昏譫汗漏驚悸不寐　許叔微

先以眞武湯救逆繼用清心丸竹葉湯 上方見前條中方黃柏冰片下方

腎敗以手掩面身下竄　萬密齋

原方失錄擬大劑溫補下元

肝虛氣厥身軀忽然後挺 辨諸病在惱怒後左關虛浮證見氣息即斷一日數次與痙厥門互參　韓釐廷

卷一　身體　十七

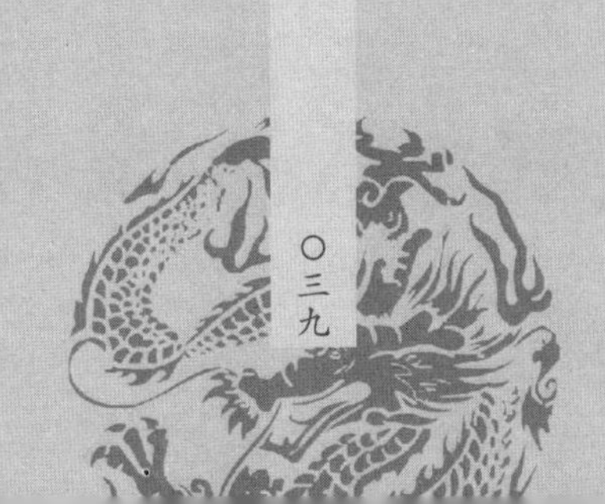

淨萸肉生龍骨生牡蠣白芍用三家磨刀水煎

血虛風燥脈絡失滋肌體熱痒而痛　張夢廬

西洋參阿膠麥冬杏仁炙草蜜炙石膏大生地桑葉

肝火遍身作痒 辨諸平素善怒　薛立齋

芍藥生地黃芩白朮茯苓山梔歸身生甘草

寒氣收斂陽氣被鬱遍身紅點作癢 辨諸每交秋冬發病　薛立齋

人參敗毒散解表接補中益氣湯實裏 上方參苓芎草羌獨前柴桔枳薄姜下方見本類陽虛條

胃中濁氣外溢經絡身癢 辨諸右關獨湧飽脹時噯　黃錦芳

半夏木香廣皮厚朴茯苓

邪在表欲出而不得出身癢 異於陽明肌肉虛皮中如蟲行　萬密齋

原方失錄擬就症用藥或辛溫或辛涼以解表邪

净萸肉、生龙骨、生牡蛎、白芍，用三家磨刀水煎。

血虚风燥，脉络失滋，肌体热痒而痛。　　张梦庐

西洋参、阿胶、麦冬、杏仁、炙草、蜜炙石膏、大生地、桑叶。

肝火遍身，作痒。辨诸平素善怒。　　薛立斋

芍药、生地、黄芩、白术、茯苓、山栀、归身、生甘草。

寒气收敛，阳气被郁，遍身红点作痒。辨诸每交秋冬发病。　　薛立斋

人参败毒散解表，接补中益气汤实里。上方参、苓、芎、草、羌、独、前、柴、桔、枳、薄、姜。下方见本类阳虚条。

胃中浊气外溢经络，身痒。辨诸右关独涌，饱胀时嗳。　　黄锦芳

半夏、木香、广皮、厚朴、茯苓。

邪在表欲出，而不得出，身痒。异于阳明，肌肉虚，皮中如虫行。　　万密斋

原方失录，拟就症用药，或辛温，或辛凉，以解表邪。

湿热成疸，熏蒸于外，周身奇痒。证兼溲黄，嗜食易饥。　　袁镜人

茵陈蒿汤加白蒺藜、白藓皮、苦参、蝉衣、滑石。茵、栀、大黄。

阳虚，身如虫行。辨诸面色白。　　汪石山

补中益气汤略佐黄柏。参、耆、术、草、归、橘、升、柴、生姜、大枣。

脾虚风动，身如虫行。辨诸体软，臂软，口涎自出。　　薛立斋

补中益气汤加神曲、半夏、茯苓。方见上条。

血虚而热，身痒，搔之热，肉磊如豆。辨诸形瘦，色苍紫。　　汪石山

生地、白蒺藜、归、芎、耆、芍、黄芩、甘草、陈皮、元参。

表湿，身如芒刺。辨诸连日感受两湿，两脉浮濡，知非湿火。　　朱丹溪

苍术为君，附子佐之。

病后气虚，不能流通机关，营虚不能滋养筋骨，体软随处痛。辨无他病。

陈莲舫

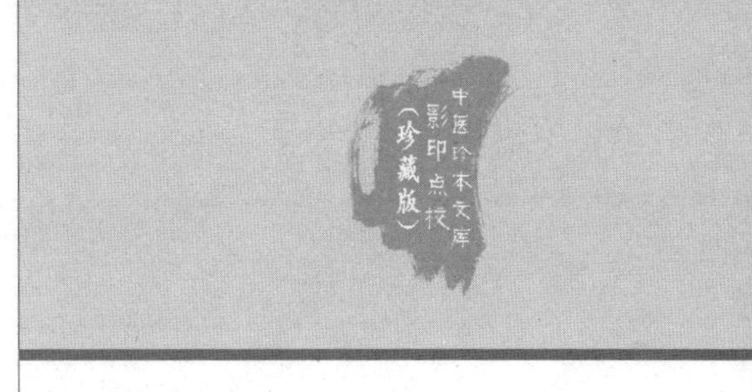

濕熱成疸薰蒸於外周身奇痒 嗜食易飢　袁鏡人

茵陳蒿湯加白蒺藜白蘚皮苦參蟬衣滑石 茵梔大黃

陽虛身如蟲行 辨諸面色白　汪石山

補中益氣湯略佐黃柏 參耆朮草歸橘升柴生薑大棗

脾虛風動身如蟲行 辨諸體軟臂軟口涎自出　薛立齋

補中益氣湯加神麯半夏茯苓 方見上條

血虛而熱身癢搔之熱肉磊如豆 辨諸形瘦色蒼紫　汪石山

生地白蒺藜歸芎耆芍黃芩甘草陳皮元參

表濕身如芒刺 辨諸連日感受兩濕兩脈浮濡知非濕火　朱丹溪

蒼朮爲君附子佐之

病後氣虛不能流通機關營虛不能滋養筋骨體軟隨處痛 辨無他病　陳蓮舫

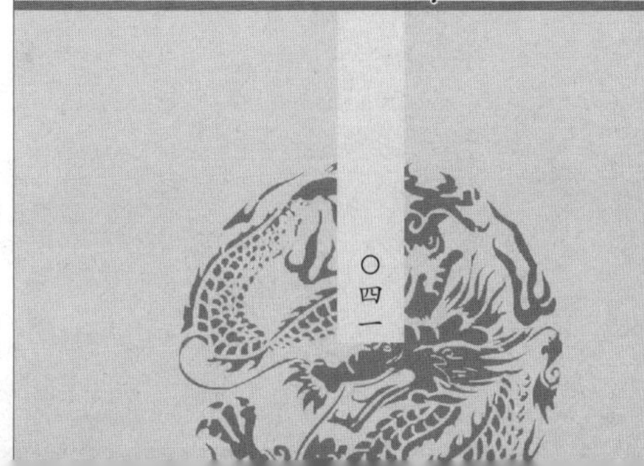

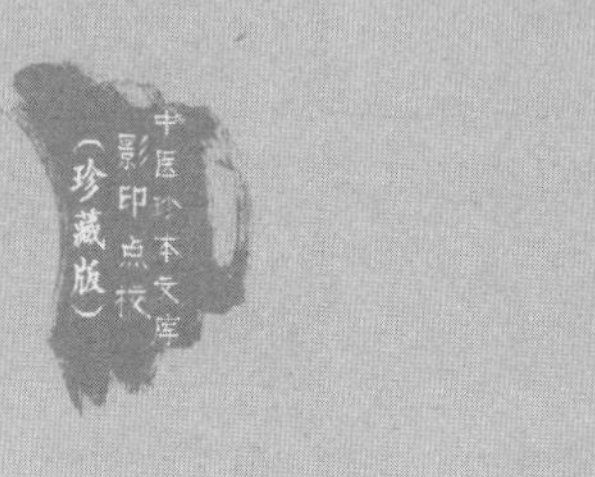

遼參於朮龜板木瓜茯神生芪阿膠橘皮歸鬚橘絡桑枝功勞露

血氣凝滯遍身痛　周離亨

白當歸肉桂延胡索末溫酒調服

熱天著刺毛蟲遍身痛 辨諸問得曾在樹下納涼　王起雲

濃煎甘草湯浴之

胃熱壅閉周身掣痛 辨諸口燥胸滿痛右關獨大　馬元儀

調胃承氣湯加黃連秦艽大便暢行後改用清胃和中 硝黃炙草

勞倦傷中周身掣痛 辨諸脈虛　馬元儀

參耆當歸炙草桂枝紅花秦艽

憂思傷脾氣鬱遍身走痛 辨諸病發必嘔食盡乃快　汪石山

人參黃連甘草砂仁黃耆歸身川芎乾薑香附

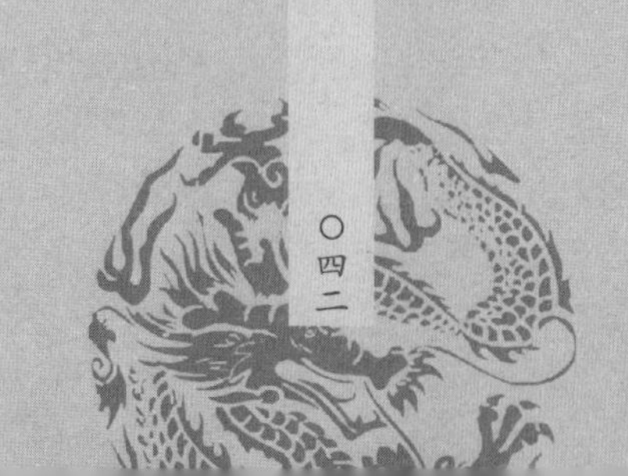

辽参、于术、龟板、木瓜、茯神、生芪、阿胶、橘皮、归须、橘络、桑枝、功劳露。

血气凝滞，遍身痛。

周离亨

白当归、肉桂、延胡索末，温酒调服。

热天著，刺毛虫，遍身痛。辨诸问，得曾在树下纳凉。　王起云

浓煎甘草汤浴之。

胃热壅闭，周身掣痛。辨诸口燥，胸满痛，右关独大。　马元仪

调胃承气汤加黄连、秦艽。大便畅行后，改用清胃和中。硝、黄、炙草。

劳倦伤中，周身掣痛。辨诸脉虚　马元仪

参、耆、当归、炙草、桂枝、红花、秦艽。

忧思伤脾，气郁遍身，走痛。辨诸病，发必呕食，尽乃快。　汪石山

人参、黄连、甘草、砂仁、黄耆、归身、川芎、干姜、香附。

痰症，遍体刺痛。其症痛甚，身寒战，战罢发热，热退无汗。辨诸脉沈滑而实，多恶梦。　　张希白

涤痰丸。参、苓、橘、半、枳、茹、胆星、菖蒲、甘草。

阳虚体质，风邪乘虚伤卫，周身刺痛。证兼鼻塞，辨诸脉虚浮。　　李修之

补中益气汤。参、耆、术、草、归、橘、升、柴、生姜、大枣。

血虚，有湿热，遍身痛如锥刺。辨诸左脉微，右脉数，天阴则发。　　龚子才

当归拈痛汤去参，加生白芍、黄柏。参、苓、归、草、二术、苦参、茵陈、知、苓、羌、防、升、葛、泽泻、猪苓。

历节风遍身痛如虫啮。辨诸游走无定，昼静夜剧。

许叔微

麝香丸。麝香、龙脑、牛黄、龙胆草、黄连、木香、瓜蒂、蝉蜕。

寒凉凝结，身上多孔大如钱，色黯肉僵流水。辨诸水不腥秽，不痛痒，知非热症。　　余听鸿

原案无方，但云从金匮肾气法。后服温通气血之品。

肝火血燥，肢体结核如榛如豆。辨诸作渴，日晡发热。　　薛立斋

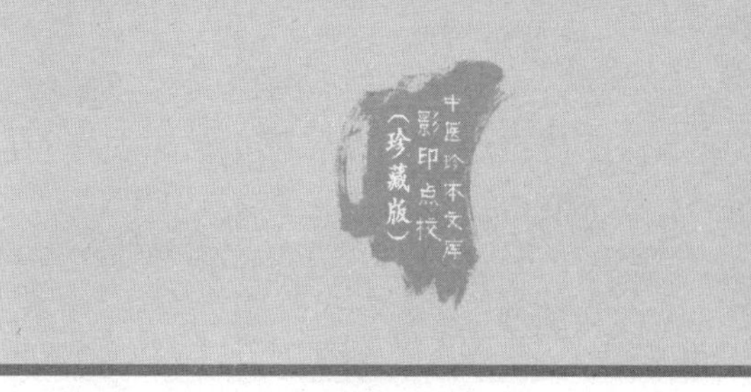

痰症遍體刺痛 無汗辨諸脈沈滑而實多惡夢 張希白

滌痰丸 參苓橘半枳茹膽星菖蒲甘草

陽虛體質風邪乘虛傷衛周身刺痛 證兼鼻塞辨諸脈虛浮 李修之

補中益氣湯 參耆朮草歸橘升柴生薑大棗

血虛有濕熱遍身痛如錐刺 辨諸左脈微右脈數天陰則發 龔子才

當歸拈痛湯去參加生白芍黃柏 參苓歸草二朮苦參茵陳知苓羌防升葛澤瀉豬苓

歷節風遍身痛如蟲嚙 辨諸游走無定晝靜夜劇 許叔微

麝香丸 麝香龍腦牛黃龍膽草黃連木香瓜蒂蟬蛻

寒涼凝結身上多孔大如錢色黯肉殭流水 辨諸水不腥穢不痛癢知非熱症 余聽鴻

原案無方但云從金匱腎氣法後服溫通氣血之品

肝火血燥肢體結核如榛如豆 辨諸作渴日晡發熱 薛立齋

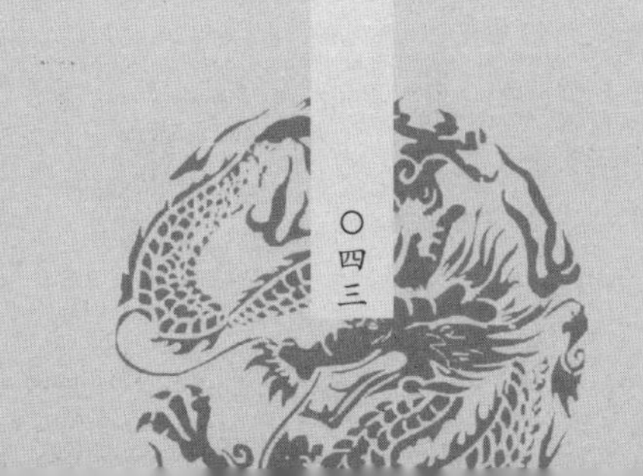

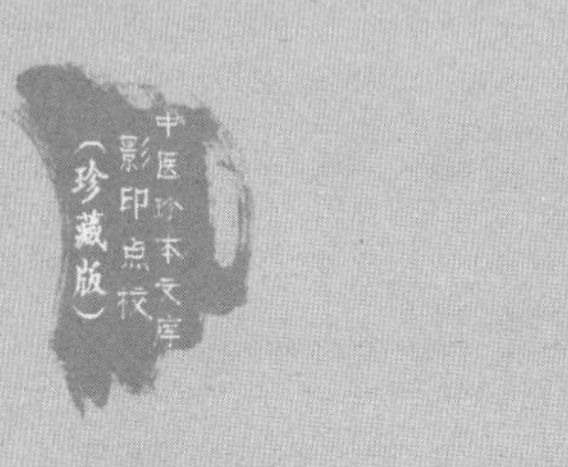

清肝益榮湯 地芍歸芎苓朮柴梔龍胆木瓜甘草

痰症遍身是塊　朱丹溪

二陳加白芥姜炒黃連 橘半苓草生薑

陰液充而餘邪自尋出路身發風塊瘙痒異常 液虧無以化邪服甘潤藥而發塊　王孟英

原案無方但云再與輕清藥數貼

風邪化蟲遍體生㾦　陳斗嵓

蛇床子百部草烏頭楝樹葉煎湯洗

濕邪瀰漫三焦鬱而不宣發黃 辨諸胸脘悶塞難堪　魏百泉

茵蔯杏苡仁豬赤苓滑石寒水石 此濕熱陽黃方如寒濕發黃瀰漫三焦亦復胸悶須溫化

濕停熱聚身黃 目亦黃此實症最多　尤在涇

茵蔯厚朴豆豉木通猪苓橘紅茯苓黑梔

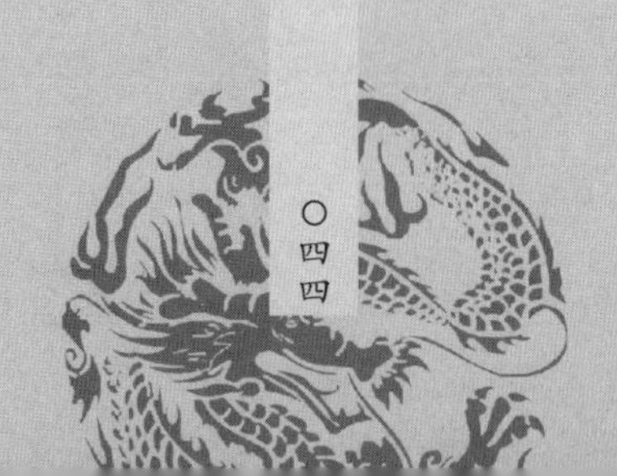

清肝益荣汤。地、芍、归、芎、苓、术、柴、栀、龙胆、木瓜、甘草。

痰症遍身是块　朱丹溪

二陈加白芥、姜炒黄连。橘、半、苓、草、生姜。

阴液充而余邪自寻出路，身发风块，瘙痒异常。液亏无以化邪，服甘润药而发块。　王孟英

原案无方，但云再与轻清药数贴。

风邪化虫，遍体生瘖。　陈斗嵓

蛇床子、百部、草乌头、楝树叶，煎汤洗。

湿邪弥漫三焦，郁而不宣，发黄。辨诸胸脘闷塞，难堪。　魏百泉

茵陈、杏苡仁、猪赤苓、滑石、寒水石。此湿热阳黄，方如寒湿发黄，弥漫三焦，亦复腹闷，须温化。

湿停，热聚身黄。目亦黄，此实症最多。　尤在泾

茵陈、厚朴、豆豉、木通、猪苓、橘红、茯苓、黑栀。

寒凝湿聚身黄。辨诸振寒战慄，欲近火，脐下恶寒，身重如山。　　张仲文

理中加苓汤。参、术、姜、草。

寒湿成疸。辨诸自觉脘中若藏井底泥，米饮至前辄哕，服茵陈平胃散，皆不效。　　吕楪村

五苓散加附子。术、茯、猪、泻、桂枝。

中焦畜血发黄。辨诸妄言如狂，胸痛手不可近。　　薛立斋

桃仁承气汤。桃、桂、硝、黄、草。

伤寒发汗不透，留热发黄。辨诸食不减，知非食黄。　　失名

山茵陈、山栀皮、秦艽、升麻。

过服下药，转虚患黄。即辨诸在大下后及脉沈细迟无力。　　王海藏

初服茵陈茯苓汤，继服茵陈橘皮汤，再服茵陈附子汤。

劳伤脾元，发黄，辨诸食减，气少面晦。　　林佩琴

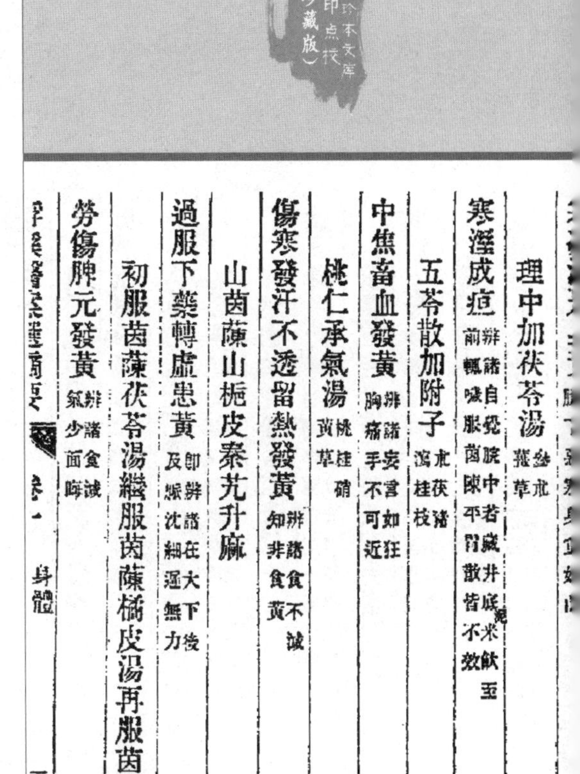

理中加茯苓湯 參朮薑草

寒溼成疸 辨諸自覺脘中若藏井底泥米飲至前輒噦服茵陳平胃散皆不效　呂楪村

五苓散加附子 朮茯猪瀉桂枝

中焦畜血發黃 辨諸妄言如狂胸痛手不可近　薛立齋

桃仁承氣湯 桃桂硝黃草

傷寒發汗不透留熱發黃 辨諸食不減知非食黃　失名

山茵蔯山梔皮秦艽升麻

過服下藥轉虛患黃 即辨諸在大下後及脈沈細遲無力　王海藏

初服茵蔯茯苓湯繼服茵蔯橘皮湯再服茵蔯附子湯

勞傷脾元發黃 辨諸食減氣少面晦　林珮琴

卷一 身體 二十

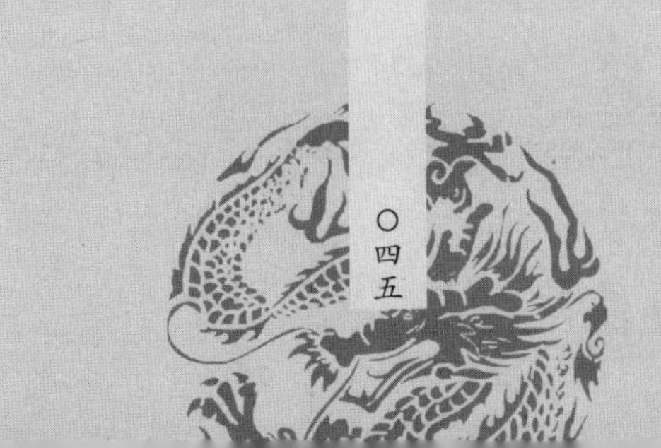

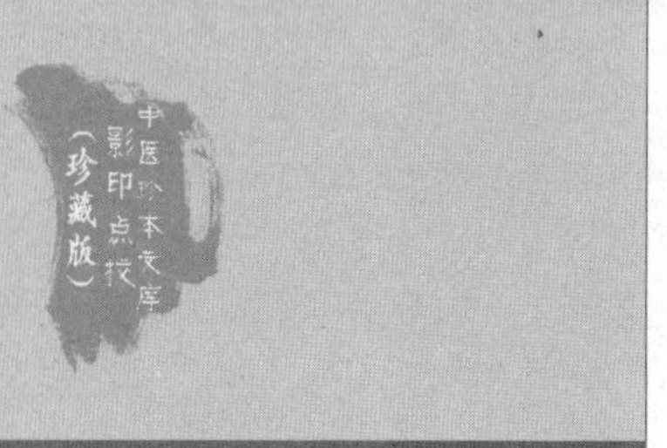

黃耆建中湯去桂參調入參苓白朮散 上方見下風症條下方參苓朮草蓮藥扁荳橘桔砂仁

肝脾兩傷虛黃 辨諸煩渴腹滿脈左弦數右空大 馬元儀

人參白朮白芍黃連山梔歸身丹皮茵蔯秦艽柴胡炙草半夏麵

脾腎兩虧虛黃 辨諸脈軟面額黑暗腹大臍突便溏食少動則氣促 魏玉橫

熟地山藥杞子棗仁米仁

虛黃身體盡黃 辨諸中無痞悶小便自利與上三條皆虛黃以虛在何藏辨證各異故並選入 尤在涇

黃耆白芍茯苓生薑炙草大棗桂枝

風症半身麻木（以下半身）原案未載明左右故但云半身 羅謙甫

黃耆建中湯加白朮 耆草桂芍薑棗飴

臟腑陽中半身不遂 辨諸不語耳聾神昏屬藏偏中屬府面紅頰赤屬陽 羅謙甫

先用三化湯次用至寶丹加龍骨南星 上方羌活厚朴枳實大黃下

黄耆建中汤去桂、参，调入参苓白术散。上方见下风症条。下方参、苓、术、草、莲、药、扁、荳、橘、桔、砂仁。

肝脾两伤，虚黄。辨诸烦渴腹满，脉左弦数，右空大。

马元仪

人参、白术、白芍、黄连、山栀、归身、丹皮、茵陈、秦艽、柴胡、炙草、半夏面。

脾肾两亏，虚黄。辨诸脉软，面额黑暗，腹大脐突，便溏食少，动则气促。

魏玉横

熟地、山药、杞子、枣仁、米仁。

虚黄，身体尽黄。辨诸中，无痞闷，小便自利，与上三条皆虚黄，以虚在何藏，辨证各异，故并选入。

尤在泾

黄耆、白芍、茯苓、生姜、炙草、大枣、桂枝。

风症，半身麻木（以下半身）原案未载明左右，故但云半身。

罗谦甫

黄耆建中汤加白术。耆、草、桂、芍、姜、枣、饴。

脏腑阳中，半身不遂。辨诸不语，耳聋神昏，属藏偏中，属府，面红颊赤，属阳。

罗谦甫

先用三化汤，次用至宝丹，加龙骨、南星。上方羌活、厚朴、枳实、大黄。下方载声音类，醉卧当风条。

痰中伏而未化，并不吐痰，半身不遂。证兼颧赤音微，舌蹇便涩。辨诸苔黄厚，脉弦缓而滑。　　王孟英

犀、羚、茹、贝、菖、夏、花粉、知母、白薇、豆卷、桑枝、丝瓜络等。

寒体痰郁，左半身冷（以下左半身）。　　吴东旸

附子为君，苓、泽为臣，温脾暖肾，降痰佐之。

寒饮，左半身无汗。辨诸舌滑，便溏，胁下一片常冷。　　马元仪

外用川乌、白芥子末拌姜渣，炙热熨，内服五积散，继用六君、姜、附。

血虚风乘，身痛偏左。　　尤在泾

秦艽、归身、广皮、茯苓、丹参、川断、炙草、半夏。

内伤肝郁，外感风湿，卫闭营郁，左半偏废。　　李冠仙

温胆汤加薄荷、青蒿、淡芩、前胡、苡仁、泽泻、滑石，继进驱风通络药。

气虚于血，伤风暗动，右半身不用，辨诸右脉虚弦（此条右半身）。　　顾晓澜

痰中伏而未化並不吐痰半身不遂（辨諸苔黃厚脈弦緩而滑）　王孟英

犀羚茹貝菖夏花粉知母白薇豆卷桑枝絲瓜絡等

寒體痰鬱左半身冷（以下左半身）　吳東暘

附子爲君苓澤爲臣溫脾煖腎降痰佐之

寒飲左半身無汗（辨諸舌滑便溏脇下一片常冷）　馬元儀

外用川烏白芥子末拌薑渣炙熱熨內服五積散繼用六君薑附

血虛風乘身痛偏左　尤在涇

秦艽歸身廣皮茯苓丹參川斷炙草半夏

內傷肝鬱外感風濕衛閉營鬱左半偏廢　李冠仙

溫膽湯加薄荷青蒿淡芩前胡苡仁澤瀉滑石繼進驅風通絡藥

氣虛於血偏風暗動右半身不用（辨諸右脈虛弦此條右半身）　顧曉瀾

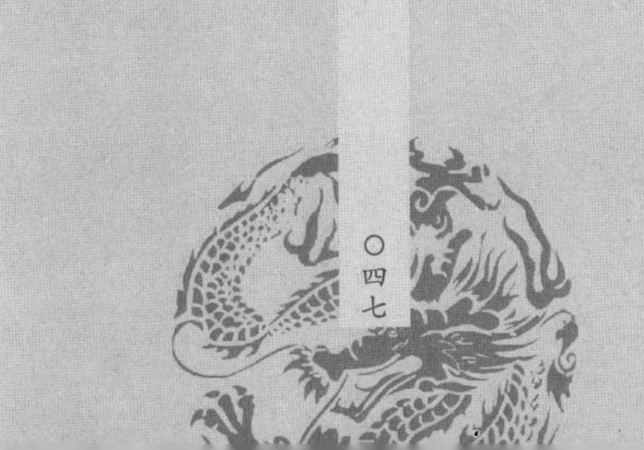

炙芪焦朮歸鬚白芍甘草防風天麻生地酒炒桑枝桂枝

火旺土燥上身至頭面起塊作癢刺痛辨諸脈數（此條上半身） 江汝潔

生地白芍參耆連翹丹皮麥冬生甘草黃連又渣內加黃連洗

腎陽虛下體惡寒（以下下半身） 沈堯封

原方失錄

下元虛下體麻痺辨諸兩尺獨虛氣急 尤在涇

熟地沙苑杞子丹皮茯苓桑椹牛膝山藥柳谷孫云可參用腎氣法溫攝之

風寒濕入絡成痺腰髀胯腹連及作痛辨諸依肝氣入絡血不養筋治皆不應 丁甘仁

丹參茯苓當歸白芍桂枝防風杜仲牛膝熟附細辛半夏獨活吳萸

受濕下體浮腫 雷少逸

兩解太陽法羌防桂枝

炙芪、焦术、归须、白芍、甘草、防风、天麻、生地、酒炒桑枝、桂枝。

火旺土燥，上身至头面起块，作痒刺痛。辨诸脉数（此条上半身）。 江汝洁

生地、白芍、参、耆、连翘、丹皮、麦冬、生甘草、黄连，又渣内加黄连，洗。

肾阳虚，下体恶寒（以下，下半身）。 沈尧封

原方失录。

下元虚，下体麻痹。辨诸两尺独虚气急 尤在泾

熟地、沙苑、杞子、丹皮、茯苓、桑椹、牛膝、山药。柳谷孙云：可参用肾气法温摄之。

风、寒、湿入络成痹，腰髀胯腹连及作痛。辨诸依肝气入络，血不养筋，治皆不应。 丁甘仁

丹参、茯苓、当归、白芍、桂枝、防风、杜仲、牛膝、熟附、细辛、半夏、独活、吴萸。

受湿，下体浮肿。

雷少逸

两解太阳法。羌、防、桂枝、桔、苡、苓、泻。

湿热流窜隧络，下身肿。辨诸膝上下内外凹凸，与脾虚下陷，粗细一律异。

王孟英

知、柏、贝母、花粉、旋覆、橘络、瓜络、楝实、葱须、豆卷、苡仁、竹沥。

肾虚湿着，太阳经气滞，行下全重着。辨诸腰半以下，肾所主阴晦之日病加。

马培之

苍术、当归、牛膝、苡仁、五加皮、丹参、萆薢、续断、防已、黄柏、瓜络、桑枝。

燥结下体，腰尻脊胯俱痛。辨诸身痒肤涩，脉劲如张絙，大便八九日一次，结硬如弹。　　张子和

大承气汤加牵牛头末。枳、朴、硝、黄。

肺热叶焦，下体酸软无力。辨诸咳嗽，肤热溺黄，素患鼻衄。　　曹仁伯

清燥汤去白术、柴胡、绿升麻，加炒白芍、茅花、枇杷叶。

肝肾血脉不荣，腿胯腰股强硬难动。辨诸先腰股作痛数年，或轻或剧，久病属虚。　　马培之

生地、女贞子、秦艽、酒炒木瓜、络石、当归、牛膝、白芍、续断、狗脊、桑枝。

湿热下流筋脉，腰股腿足僵难屈伸。辨诸脉滑数，遇重寒不觉冷。　　马培之

濕熱流竄隧絡下身腫 與脾虛下陷粗細一律異　王孟英

知柏貝母花粉旋覆橘絡瓜絡楝實葱鬚豆卷苡仁竹瀝

腎虛濕着太陽經氣滯行下體重着 辨諸腰半以下腎所主陰晦之日病加　馬培之

蒼朮當歸牛膝苡仁五加皮丹參萆薢續斷防已黃柏瓜絡桑枝

燥結下體腰尻脊胯俱痛 辨諸身癢膚澀脈勁如張絙大便八九日一次結硬如彈　張子和

大承氣湯加牽牛頭末 枳朴硝黃

肺熱葉焦下體痠軟無力 辨諸咳嗽膚熱溺黃素患鼻衄　曹仁伯

清燥湯去白朮柴胡綠升麻加炒白芍茅花枇杷葉

肝腎血脈不榮腿胯腰股強硬難動 辨諸先腰股作痛數年或輕或劇久病屬虛　馬培之

生地女貞子秦艽酒炒木瓜絡石當歸牛膝白芍續斷狗脊桑枝

濕熱下流筋脈腰股腿足僵難屈伸 辨諸脈滑數遇重寒不覺冷　馬培之

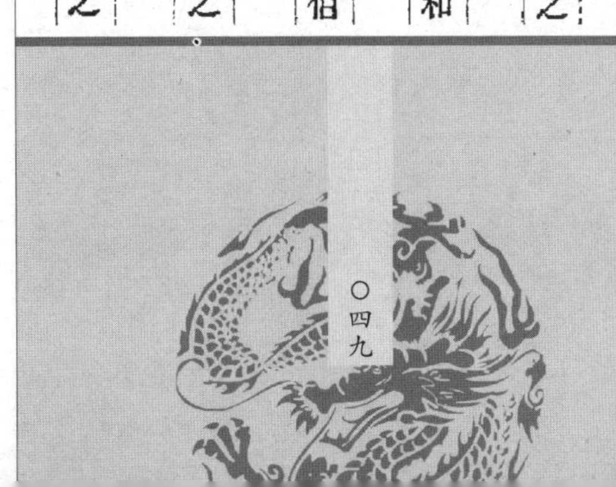

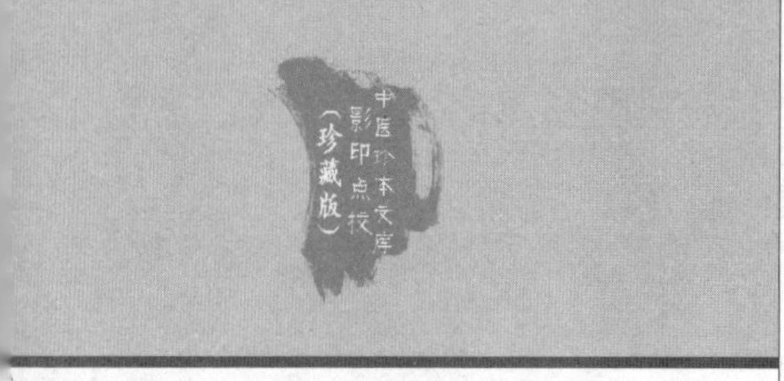

蒼耳子苡仁秦艽牛膝木瓜女貞五加皮桑寄生川桂枝

皮膚肌肉類

初生兒失受土氣身無全膚 辨諸孕後居舟按常樓居者亦有此 葛可久

置兒土坎中隔衾覆以細土 按用白米粉乾撲候生皮亦可

蟲症皮膚黃燥觸手枯燥如樹皮 辨諸毛髮皆潤美面色亦光澤知非燥症 倉公

芫花一撮

小腸癰皮膚甲錯 辨諸左腿不能伸小腹痞腫按之痛小便數似淋發熱時自汗出復惡寒脈遲緊知膿未成 林珮琴

桃仁承氣湯 桃仁桂枝硝黃甘草如脈洪數是膿已成宜大黃牡丹湯

血燥皮膚坼裂搔之屑起 辨諸身瘦秋燥時久晴不雨得病 虞天民

生地熟地二冬當歸蔞仁桃仁紅花便結加麻仁郁李仁

多食煎炒致病每旦脫白皮升許 缺名

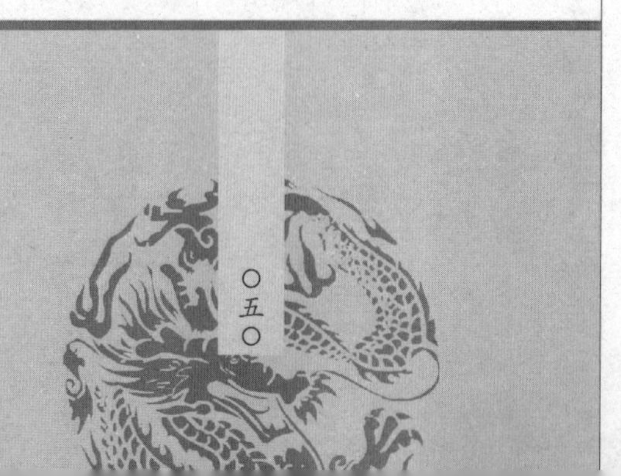

苍耳子、苡仁、秦艽、牛膝、木瓜、女贞、五加皮、桑寄生、川桂枝。

皮肤肌肉类

初生儿失受土气，身无全肤。辨诸孕后居舟。

【按】常楼居者，亦有此。　　葛可久

置儿土坎中，隔衾覆以细土。

【按】用白米粉干扑，候生皮亦可。

虫症，皮肤黄燥，触手枯燥如树皮。辨诸毛发皆润，美面色，亦光泽，知非燥症。　　仓公

芫花一撮。

小肠痈，皮肤甲错。辨诸左腿不能伸，小腹痞肿，按之痛，小便数。似淋，发热时，自汗出，复恶寒，脉迟紧，知脓未成。　林佩琴

桃仁承气汤。桃仁、桂枝、硝、黄、甘草，如脉洪数，是脓已成，宜大黄牡丹汤。

血燥，皮肤坼裂，搔之屑起。辨诸身瘦，秋燥时，久晴不雨，得病。　虞天民

生地、熟地、二冬、当归、蒌仁、桃仁、红花，便结加麻仁、郁李仁。

多食煎炒致病，每旦脱白皮升许。　　缺名

解毒雄黄丸。

气奔症，皮里有声如波浪，作痒，抓之血出。

汪石山

人参、杜牛膝、青盐、细辛。

肺风，肤出脓水，其证身碎痒，似疥瘰，心中烦热。

王旭高

象贝、荆芥、杭菊、蒺藜、马勃。柳谷孙云：此湿热走入血络，拟加归须、丹皮、赤芍、忍冬藤。

劳苦伤阳，又病于酒虱从皮肤出。　　王孟英

原案无方，但云补气药中加杉木、桑枝。

嗜食鲜发腥膻浸淫，肌肉间生虱从肤出。淫秽过甚，浸淫肌肉而化者亦有之。

张仲华

白矾少许，滴醋两三匙，泡汤代茶。

肾气伤病，黑疸、肌肤发黑。辨诸阳痿，腰软不耐坐，足冷，舌质黑，指黯，湿热流入肾经亦如此，与此虚实异。　　张仲华

制附、黄蘖、兔丝、茯苓、牡蛎、茵陈、杜仲、熟地、枸杞，另猪油熬发，饮油。

解毒雄黃丸

氣奔症皮裏有聲如波浪作癢抓之血出　汪石山

人參杜牛膝青鹽細辛

肺風膚出膿水 其證身碎癢似疥瘰心中煩熱　王旭高

象貝荆芥杭菊蒺藜馬勃 柳谷孫云此濕熱走入血絡擬加歸鬚丹皮赤芍忍冬藤

勞苦傷陽又病於酒蝨從皮膚出　王孟英

原案無方但云補氣藥中加杉木桑枝

嗜食鮮發腥羶浸淫肌肉間生蝨從膚出 淫穢過甚浸淫肌肉而化者亦有之　張仲華

白礬少許滴醋兩三匙泡湯代茶

腎氣傷病黑疸肌膚發黑 辨諸陽痿腰軟不耐坐足冷舌質黑指黯濕熱流入腎經亦如此與此虛實異　張仲華

製附黄蘗菟絲茯苓牡蠣茵陳杜仲熟地枸杞另猪油熬髮飲油

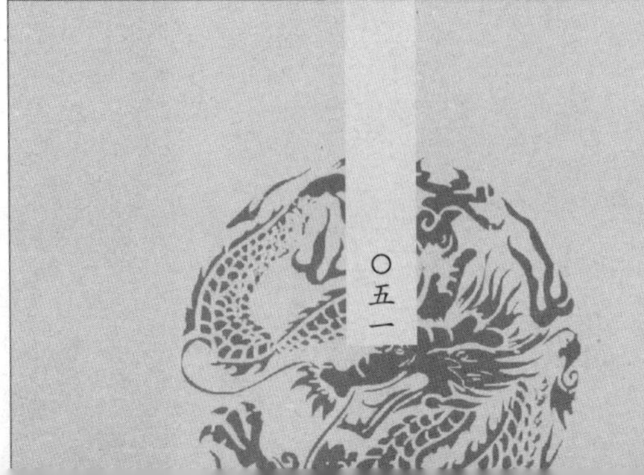

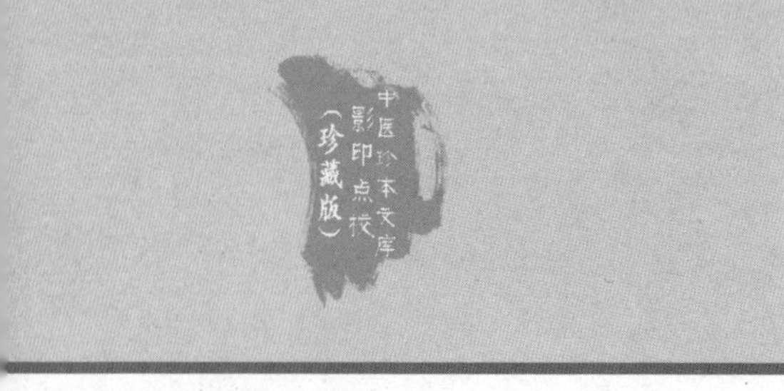

誤汗汗不止肉瞤振振動搖 辨諸初病微汗脈弱惡風不可發汗而誤用麻黃 許叔微

眞武湯繼以清心丸竹葉湯 上方附朮苓芍薑中方黃柏冰片

肝鬱失暢入絡肌肉刺痛 辨諸口中作酸脈左關沈弦 林珮琴

香附鬱金白芍茯苓金橘皮山梔皮當歸鬚苡仁

麻木類 更就部位分載各類可參看

風火鼓痰入竅入絡頭右半畔麻至舌尖 辨諸目紅齒痛 林珮琴

鈎藤石斛杞子茯神白芍牡蠣磁石羚角山梔甘菊

氣血凝遏左偏麻木 辨諸當風受涼起病天寒更甚 葉天士

當歸川芎松節於朮海桐皮薑黃黃耆桂枝羌活沒藥虎脛骨

營虛氣無所附身足麻木 辨諸脈細數不和 何鴻舫

生芪歸身生地白芍川芎麥芽茯苓鮮竹茹青皮枳殼

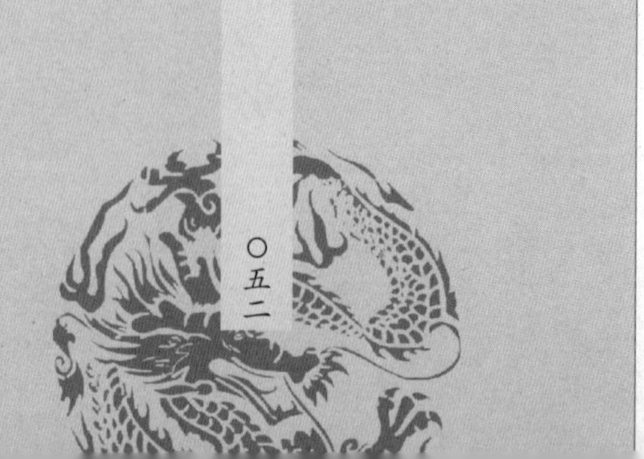

误汗，汗不止，肉瞤，振振动摇。辨诸初病，微汗脉弱，恶风，不可发汗，而误用麻黄。 许叔微

真武汤，继以清心丸、竹叶汤。上方附、术、苓、芍、姜。中方黄柏、冰片。

肝郁失畅，入络，肌肉刺痛。辨诸口中作酸，脉左关沈弦。 林佩琴

香附、郁金、白芍、茯苓、金橘皮、山栀皮、当归须、苡仁。

麻木类 更就部位分载各类，可参看。

风火鼓痰入窍入络，头右半畔麻至舌尖。辨诸目红，齿痛。 林佩琴

钩藤、石斛、杞子、茯神、白芍、牡蛎、磁石、羚角、山栀、甘菊。

气血凝遏，左偏麻木。辨诸当风受凉起病，天寒更甚。 叶天士

当归、川芎、松节、于术、海桐皮、姜黄、黄耆、桂枝、羌活、没药、虎胫骨。

营虚，气无所附，身足麻木。辨诸脉细数不和。 何鸿舫

生芪、归身、生地、白芍、川芎、麦芽、茯苓、鲜竹茹、青皮、枳壳。

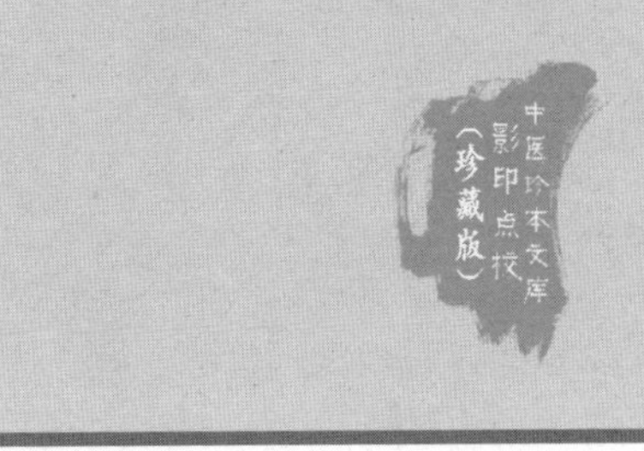

气虚痰滞，卧则欹侧之处，便觉麻木不仁。辨诸体肥脉濡。　　马培之

半夏、橘络皮、茯神、蒺藜、竹茹、佛手、桑枝。

阳衰气滞，目闭，浑身麻木，目开渐退。即辨诸开目，阳气行，闭目，阳道闭而不行。　　李东垣

补气升阳和中汤。黄芪、人参、白芍、炙草、佛耳草、陈皮、当归、白术、草豆蔻、苍术、生甘草、黄柏、茯苓、泽泻、升麻、柴胡。

阳虚气不行，合眼则觉麻木。辨诸食入反出。

江篁南

当归附子汤。

痰袭包络，开眼则遍体麻木。辨诸昼甚夜轻，知病在上焦阳位，与上二条闭目发麻虚实异。　　张路玉

原案无方，但云理痰清火，因未除根，后发病，于原方加紫雪。

热客经络，身体热麻。辨诸臂曾燃香，火邪内留，观此可知灸难妄施。　李东垣

黄柏、知母、生耆、五味、当归、生草、炙草、柴胡、升麻。

气虚不行，一身俱麻。

朱丹溪

氣虛痰滯臥則欹側之處便覺麻木不仁肥脈濡

半夏橘絡橘皮茯神蒺藜竹茹佛手桑枝

陽衰氣滯目閉渾身麻木目開漸退即辨諸開目陽氣行閉目陽道閉而不行　李東垣

補氣升陽和中湯黃芪人參白芍炙草佛耳草陳皮當歸白朮草豆蔻蒼朮生甘草黃柏茯苓澤瀉升麻柴胡

陽虛氣不行合眼則覺麻木辨諸食入反出　江篁南

當歸附子湯

痰襲包絡開眼則遍體麻木辨諸晝甚夜輕知病在上焦陽位與上二條閉目發麻虛實異　張路玉

原案無方但云理痰清火因未除根後發病於原方加紫雪

熱客經絡身體熱麻辨諸臂曾燃香火邪內留觀此可知灸難妄施　李東垣

黃柏知母生耆五味當歸生草炙草柴胡升麻

氣虛不行一身俱麻　朱丹溪

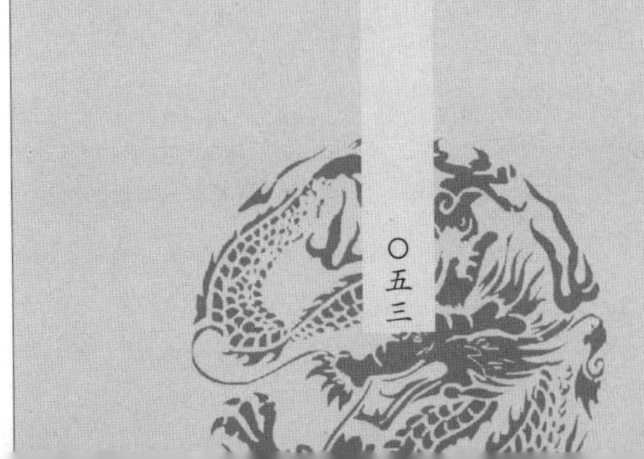

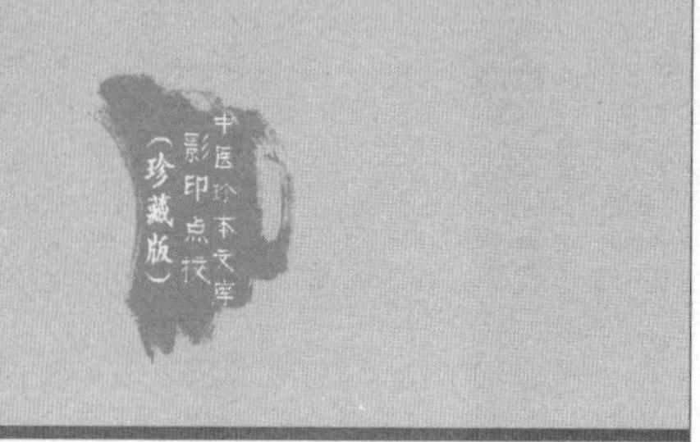

烏藥順氣散加人參白朮麥冬川芎當歸

液少風動氣虛衛疏麻木不仁　葉天士

天冬地黃人參桑葉胡麻生首烏

氣血兩虛麻木 辨諸大汗後加病　陸養愚

十全大補湯 參朮苓草地芍歸芎芪桂

氣血兩虛麻木 辨諸高年久病屢解表而更甚　李修之

神效黃耆湯加肉桂麻木止以還少丹調理 上方參耆芍草陳皮蔓荊

抽搐痙厥類 四肢厥逆另載四肢類又與筋類互參

風寒外客頻搐 辨諸搐不已為外感非若時搐時止其搐稀者為內藏發病難治　錢仲陽

大青膏不可多服

產後瘀入經絡晝搐辨諸小腹按之急痛入夜譫語而

乌药顺气散加人参、白术、麦冬、川芎、当归。

液少风动，气虚卫疏，麻木不仁。　　叶天士

天冬、地黄、人参、桑叶、胡麻、生首乌。

气血两虚，麻木。辨诸大汗后加病。　　陆养愚

十全大补汤参、术、苓、草、地、芍、归、芎、芪、桂。

气血两虚麻木。辨诸高年久病，屡解表而更甚。

李修之

神效黄耆汤加肉桂、麻木止，以还少丹调理。上方参、耆、芍、草、陈皮、蔓荆。

抽搐痉厥类 四肢厥逆，另载四肢类，又与筋类互参。

风寒外客，频搐。辨诸搐不已，为外感，非若时搐时止，其搐稀者，为内藏发病难治。　　钱仲阳

大青膏，不可多服。

产后瘀入经络，昼搐。辨诸小腹按之急痛，入夜谵语而搐止。又昼搐，夜不搐，知非有风。　　吴茭山

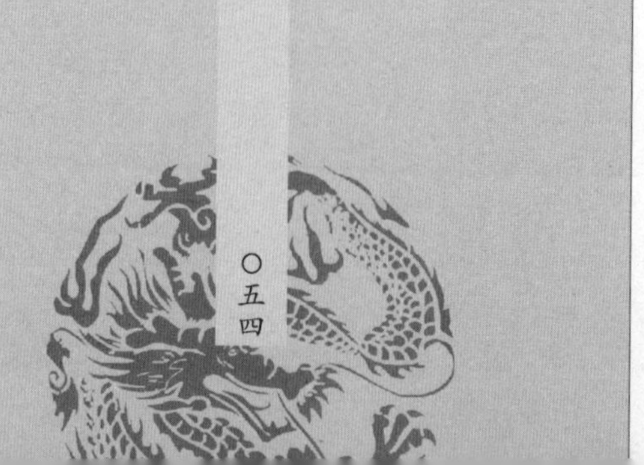

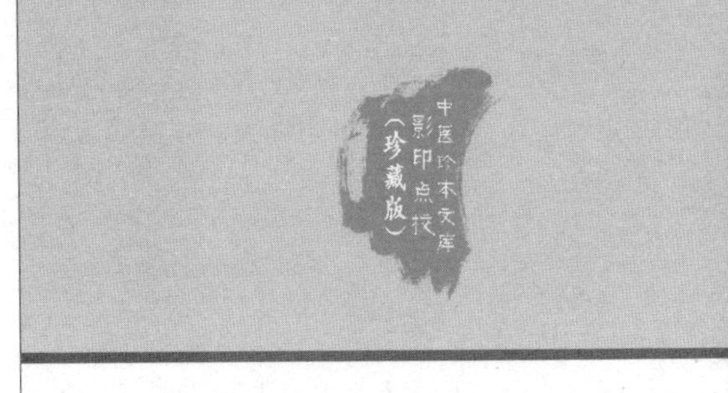

大调经散倍入琥珀

产后风寒外侵，手足瘈疭。证兼身热头痛，两目反视，此名蓐风。　俞子容

荆芥于新瓦上焙研末，豆淋酒调下。

春温过汗，化燥筋急，风动瘈疭。辨诸舌黄燥无津，脉弦滑有力。　雷少逸

祛热宣窍法，加羚角、钩藤，犀、菖、翘、贝、牛黄至宝。

【按】别无邪入心包见证，此方忌用。

肝风鼓激，痰湿入少阳经，左半筋脉肢节蠕动。辨诸苔白滑，口腻，喷秽气，溲浑。　马培之

姜半夏、蒺藜、橘络、竹茹、杭菊花、晚蚕沙、秦艽、赤芍、桑枝、天麻。

肝风掀动，挟痰发痉。

王旭高

羚角、钩勾、半夏、陈皮、茯苓、石决明、山栀、菊花、元参、竹茹。

中气伤，土虚木乘，发痉。证见肢掣口噤、齿龂、目上视。辨诸在吐泻后，又脉沈细不数，舌淡红不绛，知非血热。　王一仁

附子理中汤合黄芪建中汤。上方参、术、姜、草、附，下方耆、芍、桂、草、姜、枣、饴。

大調經散倍入琥珀

產後風寒外侵手足瘈瘲證兼身熱頭痛兩目反視此名蓐風　俞子容

荊芥於新瓦上焙研末豆淋酒調下

春溫過汗化燥筋急風動瘈瘲辨諸舌黃燥無津脈弦滑有力　雷少逸

祛熱宣竅法加羚角鈎籐犀菖翹貝牛黃至寶按別無邪入心包見證此方忌用

肝風鼓激痰濕入少陽經左半筋脈肢節蠕動辨諸苔白滑口膩噴穢氣溲渾　馬培之

姜半夏蒺藜橘絡竹茹杭菊花晚蠶沙秦艽赤芍桑枝天麻

肝風掀動挾痰發痙　王旭高

羚角鈎勾半夏陳皮茯苓石決明山梔菊花元參竹茹

中氣傷土虛木乘發痙證見肢掣口噤齒齘目上視辨諸在吐瀉後又脈沈細不數舌淡紅不絳知非血熱　王一仁

附子理中湯合黃芪建中湯上方參朮薑草附下方耆芍桂草薑棗飴

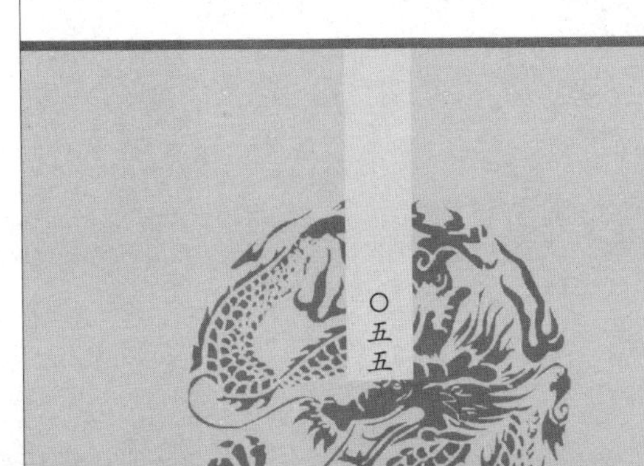

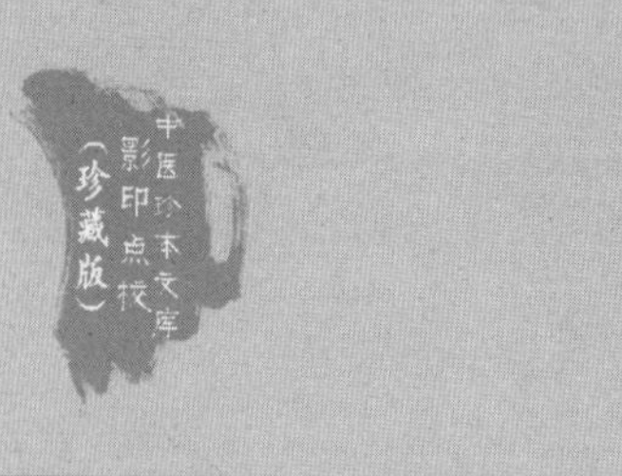

肝陰不榮筋脈溫邪擾之發痙 證兼齘齒　尤在涇

鈎籐羚角茯苓貝母阿膠鮮菖蒲竹瀝

風邪弓背反張 證兼戴眼　杜壬

獨活湯 活葛麻黃地芎桂草薑 按熱極液涸生風者忌用

痰火角弓反張 辨諸體肥吐痰出口稀白澄清唾地久漸變極稠　陸養愚

貝母芩連桔梗花粉前胡膽星瓜蔞薑汁竹瀝下潤字丸

肝腎陰虛而初受胎氣逆連厥不止 以脈三部俱應無病證可據姑用滋肝　沈堯封

青鉛化烊傾水內煎生地石斛甘草石菖蒲天冬

痰厥 辨諸病在怒後脈左弦滑數右沈實有力　陸祖愚

天花粉皂莢陳皮貝母膽星黃芩黃連枳實瓜蔞桔梗薑汁竹瀝

痰閉火衝發厥 辨諸平素事不如

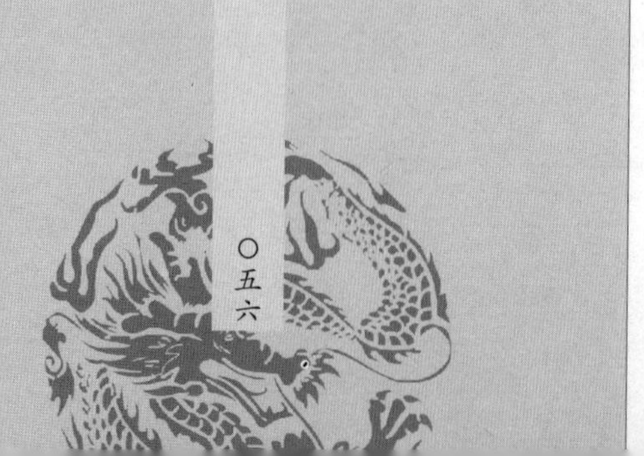

肝阴不荣筋脉，温邪扰之，发痉。证兼骱齿。

尤在泾

钩藤、羚角、茯苓、贝母、阿胶、鲜菖蒲、竹沥。

风邪，弓背反张。证兼戴眼　杜壬

独活汤。活葛、麻黄、地、芎、桂、草、姜。

【按】热极液涸，生风者忌用。

痰火，角弓反张。辨诸体肥，吐痰出口稀白澄清，唾地久渐变极稠。　陆养愚

贝母、芩、连、桔梗、花粉、前胡、胆星、瓜蒌、姜汁、竹沥，下润字丸。

肝肾阴虚，而初受胎，气逆连厥不止。以脉三部俱应，无病证可据，姑用滋肝。

沈尧封

青铅化烊，倾水内，煎生地、石斛、甘草、石菖蒲、天冬。

痰厥。辨诸病在怒后，脉左弦滑数，右沈实有力。

陆祖愚

天花粉、皂荚、陈皮、贝母、胆星、黄芩、黄连、枳实、瓜蒌、桔梗、姜汁、竹沥。

痰闭火冲发厥。辨诸平素事不如意，又忿怒大叫后。

江应宿

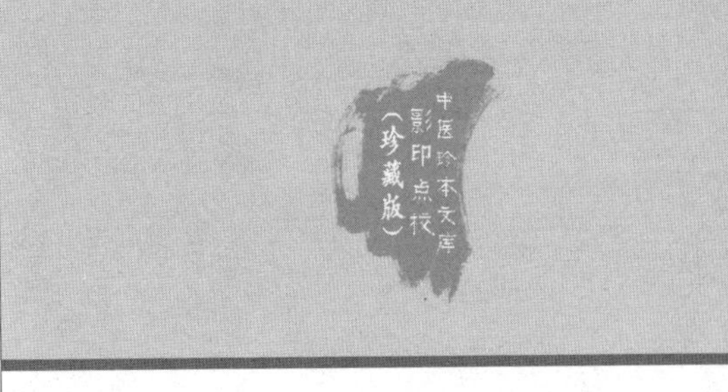

急煎姜汤，磨紫金锭服，厥回，再进平胃加姜炒黄连、半夏、香附米。

痰闭火冲发厥。辨诸多怒，事不如意。忽然大叫而厥。此与上条病状病原皆同，因方药各异，故并选。

滑伯仁

香附、生甘草、童便、炒川芎、青黛、人中白。

相火挟痰上升，陡厥。辨诸厥每发于小便后。

曹仁伯

乌梅、青盐、龙齿、查（楂）炭、神曲、莱菔子、川楝子、青皮、川椒。

热病两旬，大便不行，下不通，反乎上忽厥。法宜下，而体又素虚，故预备补剂，便下即进。　蒋仲方

芒硝、桃仁、当归、大黄，便通后，接进人参。

气夹痰食，闭住胃口，气不得行，仆厥。辨诸食时，暴怒，脉沈伏而重按滑。

庄一生

急以鹅翎蘸桐油启齿，探喉取吐，候自知油臭，推拒接服枳橘。

食满，胸中升降，气室晕厥。辨诸脉伏，而气口独见微动。　李士材

陈皮、砂仁，姜盐煎汤服，以指探吐。

痰閉火衝發厥辨諸多怒事不如意忽然大叫而厥此與上條病狀病原皆同因方藥各異故並選　滑伯仁

香附生甘草童便炒川芎青黛人中白

相火挾痰上升陡厥辨諸厥每發於小便後　曹仁伯

烏梅青鹽龍齒查炭神麯萊菔子川楝子青皮川椒

熱病兩旬大便不行下不通反乎上忽厥法宜下而體又素虛故預備補劑便下即進　蔣仲芳

芒硝桃仁當歸大黄便通後接進人參

氣夾痰食閉住胃口氣不得行仆厥辨諸食時暴怒脈沈伏而重按滑　莊一生

急以鵝翎蘸桐油啓齒探喉取吐候自知油臭推拒接服枳橘

食滿胸中升降氣窒暈厥辨諸脈伏而氣口獨見微動　李士材

陳皮砂仁薑鹽煎湯服以指探吐

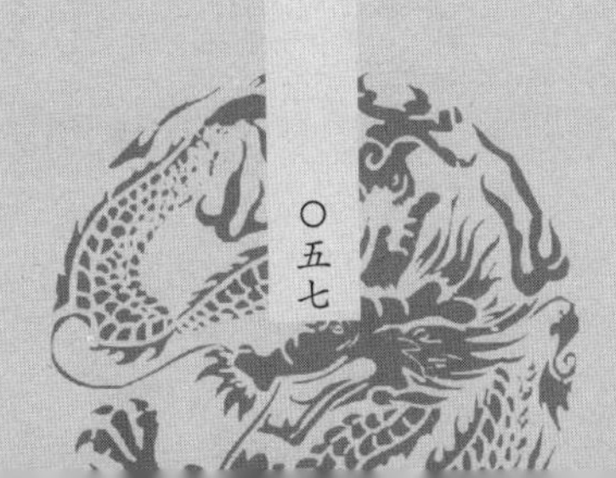

產後暑邪乘虛傷心暈厥（辨諸酷暑樓小人多） 沈明生

一味黃連（王孟英曰惡露未去必須佐清瘀之品）

中暍陡然狂叫昏厥（證兼壯熱大汗面赤遺尿） 朱心農

生石膏知母生草粳米

肝鬱氣滯脾鬱痰生氣道壅閉昏厥 闕名

蒺藜半夏丹參菖蒲竹茹橘紅鬱金香附天麻茯苓枳殼生薑

虛寒昏厥不省人事（辨諸舌苔淡白脈細） 王一仁

四逆湯合吳茱萸湯（上方附薑炙草下方參萸薑棗）

肺虛肝火上逆火極似風昏厥（辨諸鼻煽環口青） 魏玉橫

先灌獨參湯再以米飲參湯和服（按此方欠妥以參助肝火也擬用洋參生地）

产后暑邪，乘虚伤心，晕厥。辨诸酷暑，楼小人多。

沈明生

一味黄连。王孟英曰：恶露未去，必须佐清瘀之品。

中暍，陡然狂叫昏厥。证兼壮热大汗，面赤遗尿。

朱心农

生石膏、知母、生草、粳米。

肝郁气滞，脾郁痰生，气道壅闭昏厥。 阙名

蒺藜、半夏、丹参、菖蒲、竹茹、橘红、郁金、香附、天麻、茯苓、枳壳、生姜。

虚寒昏厥，不省人事。辨诸舌苔淡白，脉细。

王一仁

四逆汤合吴茱萸汤。上方附、姜、炙草，下方参、萸、姜、枣。

肺虚，肝火上逆，火极似风，昏厥。辨诸鼻煽环口青。 魏玉横

先灌独参汤，再以米饮参汤和服。

【按】 此方欠妥，以参助肝火也。拟用洋参、生地。

阳证昏厥，身战肢冷。辨诸初起鼻干口渴，便秘，渐至发厥，知非直中之寒症。

喻嘉言

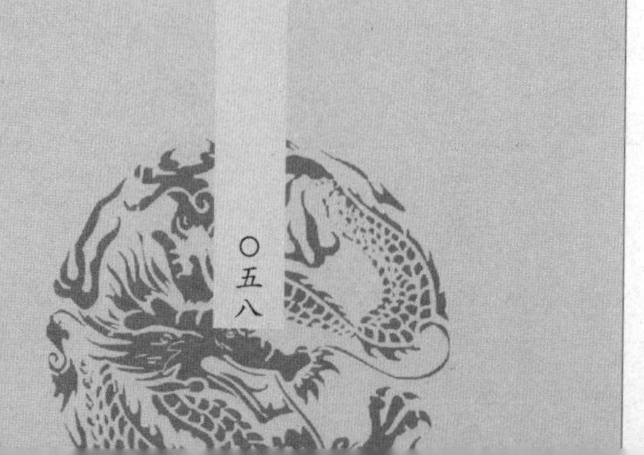

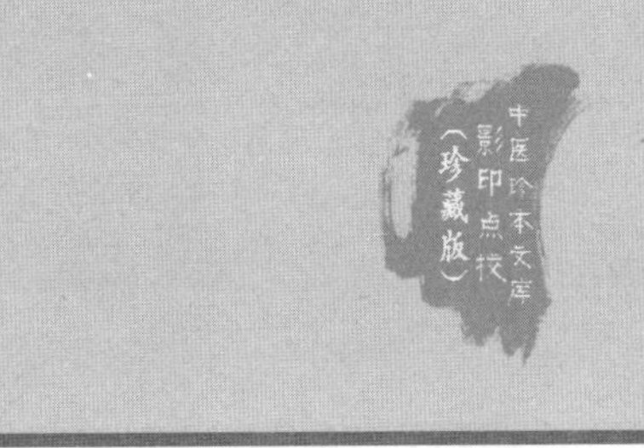

调胃承气汤热饮，继用大柴胡汤。上方硝、黄、炙草，下方柴、芩、芍、半、枳实、大黄。

水涸木枯，肝厥。辨诸夙患臁疮，三阴不足，胁痛，面死白杀青，牙龈凝紫血。

魏玉横

熟地、沙参、麦冬、枸杞子、蒌仁。

浊阴自下犯上，肾厥。辨诸由腰脊升发，吐沫，喉暴痛。 叶天士

炮附子、淡干姜、胡芦巴、川椒、半夏、茯苓，姜汁泛丸。

寒乘下焦，倏不知人，肝肾寒厥。辨诸左关尺紧劲，不满四十动而止。 吕元膺

辛甘复阳可暂活，然一脏已绝，不久当复病死。

下元阴亏，龙雷火炽，阳乘阴位，肝肾热厥。辨诸病作前必嗜卧一日，嗜卧属肝肾病。 马培之

归、芍、丹参、半夏、橘红、蒺藜、茯神、郁金、炙草，厥醒后服。

肿胀类

浮肿、肿、肿满、胀、肿胀同见，臌。

湿郁，脾阳气窒，浮肿。辨诸时令雨湿太过，小溲不利（以下浮肿）。 叶天士

水涸木枯肝厥（辨諸夙患臁瘡三陰不足脇痛面死白殺青牙齦凝紫血） 魏玉璜

熟地沙參麥冬枸杞子蔞仁

濁陰自下犯上腎厥（辨諸由腰脊升發吐沫喉暴痛） 葉天士

炮附子淡乾薑胡蘆巴川椒半夏茯苓薑汁泛丸

寒乘下焦倏不知人肝腎寒厥（辨諸左關尺緊勁不滿四十動而止） 呂元膺

辛甘復陽可暫活然一臟已絕不久當復病死

下元陰虧龍雷火熾陽乘陰位肝腎熱厥（辨諸病作前必嗜臥一日嗜臥屬肝腎病） 馬培之

歸芍丹參洋參半夏橘紅蒺藜茯神鬱金炙草厥醒後服

腫脹類（浮腫腫腫滿脹腫脹同見臌）

濕鬱脾陽氣窒浮腫（辨諸時令雨濕太過小溲不利（以下浮腫）） 葉天士

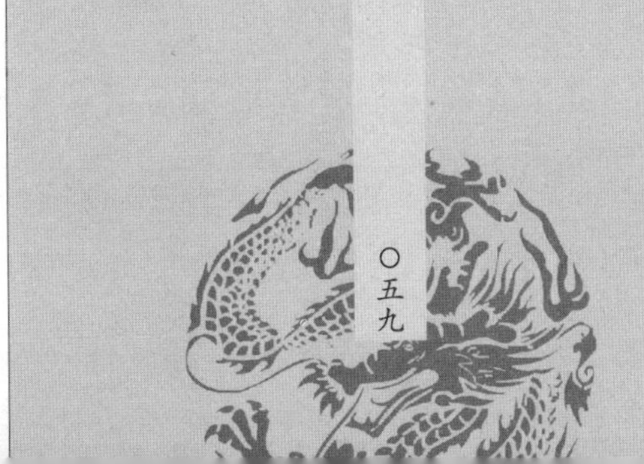

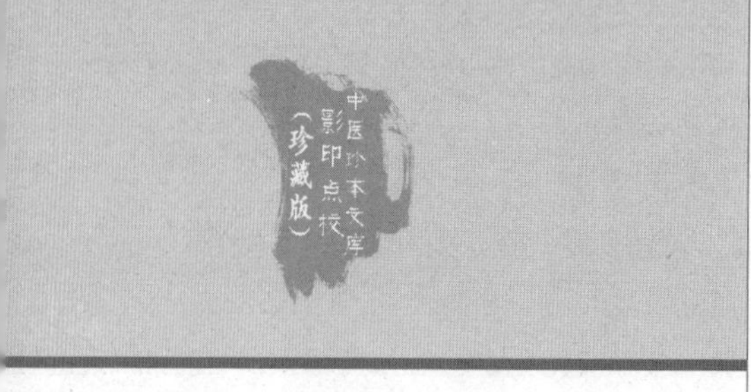

生白朮茯苓皮生益智仁椒目厚朴廣皮澤瀉猪苓

血藏虛寒氣塞不通浮腫辨諸手足寒而不咳嗽小便利知非水氣　杜壬

丹皮散

病後脾虛氣滯浮腫辨諸食少便溏泄　王旭高

黨參茯苓澤瀉木香冬朮炮薑苡仁神麯砂仁穀芽

外風內溼合病頭面肢體浮腫辨諸證兼欬嗽　王旭高

羌活防風枳殼菔子杏仁橘紅川朴茯苓澤瀉腹皮桑皮薑皮葱

溼氣勝面目肢體浮腫辨諸時令淫雨便溏　羅謙甫

平胃散加白朮茯苓草豆蔻仁身腫退肢猶腫改導滯通經湯

陰虛肝熱面目肢體浮腫辨諸舌絳口乾溲少而腫處赤痛宜與上條互參　王孟英

白頭翁湯加金鈴銀花梔子元參丹皮綠豆芩連秦皮白頭翁

生白术、茯苓皮、生益智仁、椒目、厚朴、广皮、泽泻、猪苓。

血脏虚寒，气寒不通，浮肿。辨诸手足寒而不咳嗽，小便利，知非水气。　杜壬

丹皮散。

病后脾虚，气滞浮肿。辨诸食少，便溏泄。　王旭高

党参、茯苓、泽泻、木香、冬、术、炮姜、苡仁、神曲、砂仁、谷芽。

外风内湿合病，头面肢体浮肿。辨诸证兼欬嗽。

王旭高

羌活、防风、枳壳、菔子、杏仁、橘红、川朴、茯苓、泽泻、腹皮、桑皮、姜皮、葱。

湿气胜，面目肢体浮肿。辨诸时令淫雨便溏　罗谦甫

平胃散加白术、茯苓、草豆蔻仁。身肿退，肢犹肿，改导滞通经汤。

阴虚肝热，面目肢体浮肿。辨诸舌绛口干，溲少而热肿处赤痛，宜与上条互参。

王孟英

白头翁汤加金铃、银花、栀子、元参、丹皮、绿豆。芩、连、秦皮、白头翁。

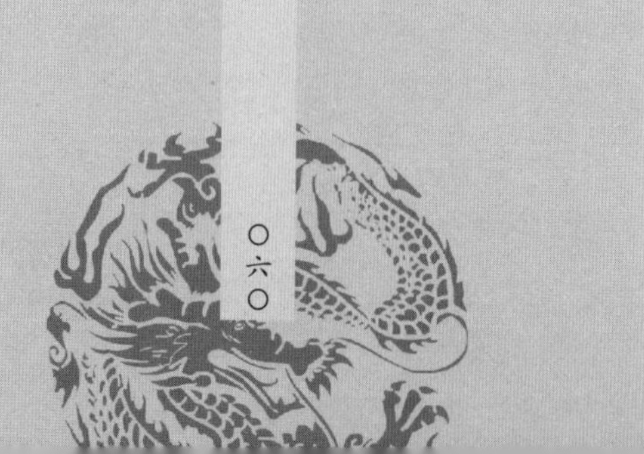

阴虚肝热，郁火不得宣，而目肢体浮肿。辨诸肿处赤痛腹胀，脉沈细数，舌绛口干，溺少而热。　　王孟英

白头翁汤加楝实、银花、元参、丹皮、绿豆皮、栀子、冬瓜皮。

寒湿外袭，面目通身浮肿。证兼气喘，不能平卧。辨诸由汗出落水得病。

王一仁

麻杏苡米甘草汤合五苓、五皮。上方即此四味。下方白术、猪、泻、桂枝、腹皮、桑皮、橘皮、生姜皮、连皮苓。

阴虚体质，肺胃痰热未清，身面浮肿。证先龈疼，辨诸脉左洪数，右弦滑，知非虚，亦非湿。　　王孟英

白虎加沙参、花粉、冬瓜子、枇杷叶、竹茹、芦根，肿消，接服滋阴。

营虚，气无所附，周体浮肿。辨诸脉细数不和，另有肿胀门互参。　　何鸿舫

生芪、生归尾、生地、白芍、桑皮、腹皮、川芎、骨皮、青皮、麦芽、茯苓、荆芥。

外感风湿，遍身浮肿。辨诸寒热体疼（以下肿）。

雷少逸

两解太阳法，去米仁、泽泻、茯苓用皮，加陈皮、厚朴、香附、郁金。见身类受湿条。

受湿，下身浮肿，即辨诸仅肿，下体湿邪先从下受也。更即辨诸其肿浮，知病仅在膀胱之表，引动膀胱之府也。　　雷少逸

白頭翁湯加楝實銀花元參丹皮綠豆皮梔子冬瓜皮

寒溼外襲面目通身浮腫 證兼氣喘不能平臥辨諸由汗出落水得病 王一仁

麻杏苡米甘草湯合五苓五皮 上方即此四味下方白朮豬瀉桂枝腹皮桑皮橘皮生薑皮連皮苓

陰虛體質肺胃痰熱未清身面浮腫 證先齦疼辨諸脈左洪數右弦滑知非虛亦非溼 王孟英

白虎加沙參花粉冬瓜子枇杷葉竹茹蘆根腫消接服滋陰

營虛氣無所附周體浮腫 辨諸脈細數不和另有腫脹門互參 何鴻舫

生芪生歸尾生地白芍桑皮腹皮川芎骨皮青皮麥芽茯苓荆芥

外感風溼遍身浮腫 辨諸寒熱體疼（以下腫） 雷少逸

兩解太陽法去米仁澤瀉茯苓用皮加陳皮厚朴香附鬱金 見身類受溼條

受溼下身浮腫 即辨諸僅腫下體溼邪先從下受也更即辨諸其腫浮知病僅在膀胱之表引動膀胱之府也 雷少逸

两解太阳法。羌、防、桂枝、苓、苡、桔、泻。

【按】表湿必夹风，同感亦必引动内湿，肿在下半，湿胜于风，羌防分量宜轻，苓、苡，泻宜重。

病后血未足，气暴，复肢体浮肿。辨诸脉证俱平，食加别无所苦。　吴又可

原案无方，但云宜轻剂养血，忌投行气利水。

风湿身肿。证兼骨节掣痛，不能屈伸（以下肿）。

吴孚先

胃苓汤。二术、橘、朴、猪、泽泻、桂枝、甘草。

土虚不制肾水，患肿。辨诸先肿，肾囊气逆，属肾水上泛；便溏，属脾虚；小便清长，知通利无功。

王孟英

原案无方，但云与大剂参术。

琉璃胎，孕妇身肿。此病将产一月前，必饮食大进，产即肿消。　郭大生

原案无方。

【按】观于饮食大进，非胃虚，即胃火，察体气何偏，调理之。

孕妇遍身肿，既产不消。证兼向里床卧，终日昏迷，有时少醒，又狂躁。　老医媪

陈年白鲞向病人前炙热，以米醋沃之，使闻香气。

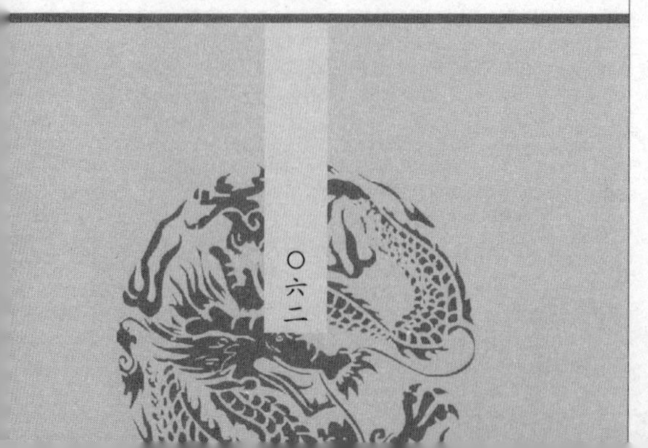

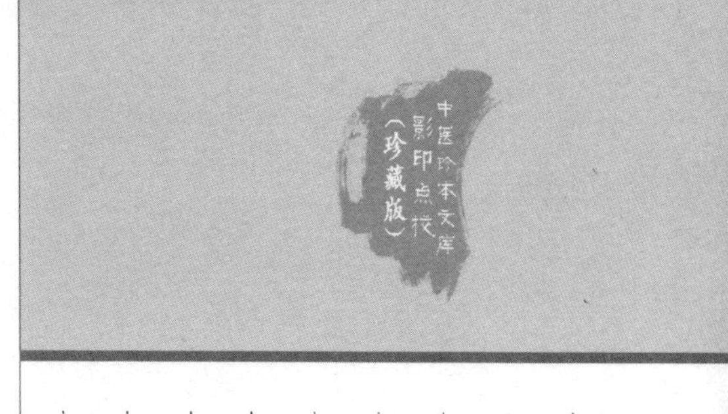

肺气不降，水溢高源，面目肢体皆肿。辨诸欬频溺少　　林佩琴

五皮饮合茯苓导水汤，去白术、木瓜、槟榔、腹皮，加杏仁、苏梗、蒌皮。

产后停瘀化水，浸淫皮肤面目，周身俱肿。证兼少腹坚痛，溲少，辨诸恶露不行。　　魏筱泉

生化汤合失笑散，加泽兰、琥珀、二苓、泽泻。上方归、芎、桃仁、姜、益母。下方蒲黄、灵脂。

肺热失降，水道不调，旁溢皮肤，头面体皆肿。辨诸初病欬呛，继囊足肿，溲无。　　张希白

麦冬、琥珀、淡竹叶、通草、白粳米。

血化为水，溢于皮肤，肢体尽肿。病名血分，辨诸先经断，而后肿，小腹硬痛拒按，溲清长。　　陆成一

紫草、泽兰、马鞭草，加红蓝花汁。

外风引动内湿，鼓行经隧，遍体肿。辨诸身热无汗，因风而退，溲闭，舌白，不思饮，肤色明。　　张仲华

麻黄、杏仁、赤苓、苏子、桂、木、苡仁、紫苑（菀）椒目、浮萍、大腹皮。

湿热流窜经隧，下身肿。辨诸膝上下内外凹凸，与脾虚下陷之粗细一律者异。

王孟英

肺氣不降水溢高源面目肢體皆腫　辨諸欬頻溺少　林佩琴

五皮飲合茯苓導水湯去白朮木瓜檳榔腹皮加杏仁蘇梗蔞皮

產後停瘀化水浸淫皮膚面目周身俱腫　證兼少腹堅痛溲少辨諸惡露不行　魏筱泉

生化湯合失笑散加澤蘭琥珀二苓澤瀉　上方歸芎桃仁薑益母　下方蒲黃靈脂

肺熱失降水道不調旁溢皮膚頭面肢體皆腫　辨諸初病欬嗆繼囊足腫溲無　張希白

麥冬琥珀淡竹葉通草白粳米

血化爲水溢於皮膚肢體盡腫　病名血分辨諸先經斷而後腫小腹硬痛拒按溲清長　陸成一

紫草澤蘭馬鞭草加紅藍花汁

外風引動內濕鼓行經隧遍體腫　辨諸身熱無汗因風而退溲閉舌白不思飲膚色明　張仲華

麻黃杏仁赤苓蘇子桂木苡仁紫苑椒目浮萍大腹皮

濕熱流竄經隧下身腫　辨諸膝上下內外凹凸與脾虛下陷之粗細一律者異　王孟英

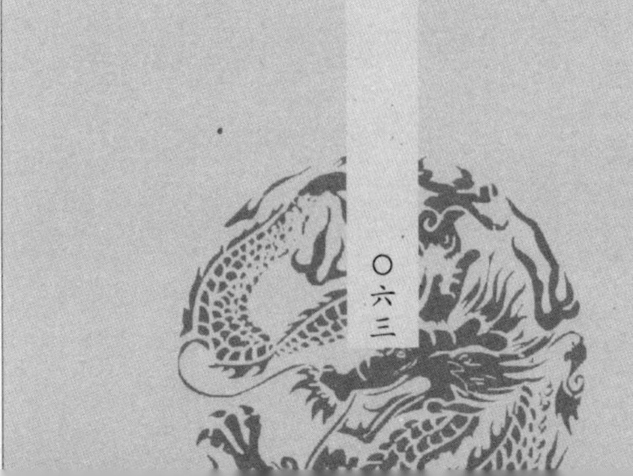

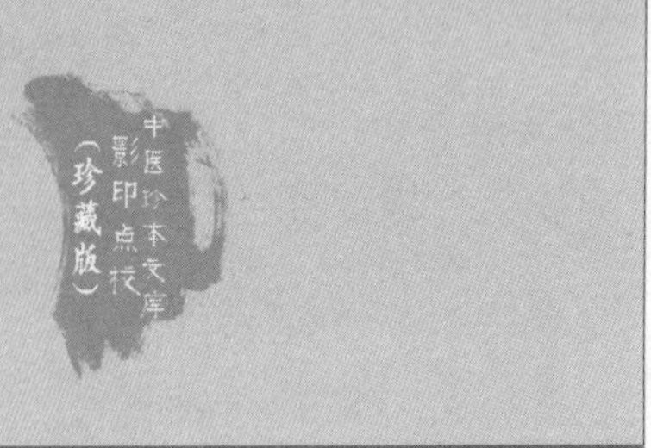

知柏貝母花粉旋覆橘絡瓜絡楝實葱鬚豆卷苡仁竹瀝

陰虛體質肝氣橫逆熱腫 證見身灼熱溲不行氣逆辨諸素易怒脈弦數苔乾紅　周小農

旋覆知母鬱金橘絡瓜絡梔楝丹皮紫菀決明乾蟾胡連猪膽汁

腎水虧水極似土患水腫 辨諸脈緩濡兩尺尤弱忌通利　汪石山

六味地黃丸再以四物湯加黃柏木通厚朴陳皮參朮間服

表虛水聚皮裹膜外水腫 此必水土體質證見二便皆閉氣喘　許珊林

黃芪四兩秫米二兩

陰虛不能化陽溲閉因而水腫 此必木火體質證見二便皆閉　高夷清

白芍二兩阿膠二兩 案芍利小便膠滑大便如大便尚通者單獨重用白芍亦可或加綠豆更佳

陰虛有熱小便不利因患水腫　張壽甫

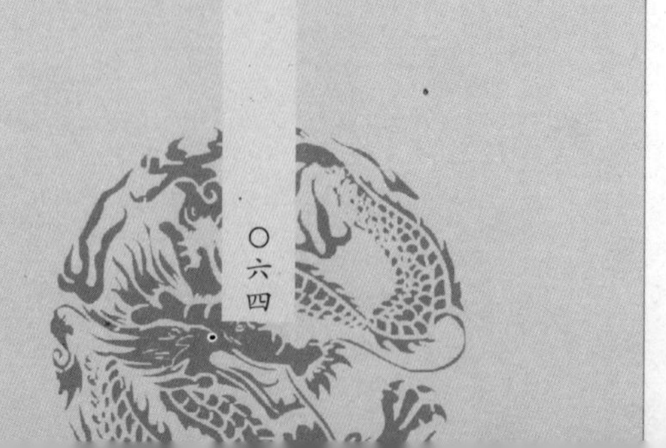

知、柏、贝母、花粉、旋覆、橘络、瓜络、楝实、葱须、豆卷、苡仁、竹沥。

阴虚体质，肝气横逆，热肿。证见身灼热，溲不行，气逆。辨诸素易怒，脉弦数，苔干红。　周小农

旋覆、知母、郁金、橘络、瓜络、栀、楝、丹皮、紫苑（菀）、决明、干蟾、胡连、猪胆汁。

肾水亏，水极似土，患水肿。辨诸脉缓濡，两尺尤弱，忌通利。　汪石山

六味地黄丸，再以四物汤加黄柏、木通、厚朴、陈皮、参、术，间服。

表虚，水聚皮里膜外，水肿。此必水土体质，证见二便皆闭，气喘　许珊林

黄芪四两，秫米二两。

阴虚不能化阳，溲闭因而水肿。此必木火体质，证见二便皆闭。　高夷清

白芍二两，阿胶二两。

【案】芍利小便，胶滑大便，如大便尚通者，单独重用白芍，亦可，或加绿豆更佳。

阴虚有热，小便不利，因患水肿。　张寿甫

鲜茅根煎浓汁。

中虚湿积，上肿下消，下肿上消。辨诸大疮之后。

顾晓澜

黄芪、党参、冬、术、茯苓皮、生粉草、防风、苡仁、木瓜、牛膝、桑枝、陈皮。

肝肾水邪流行上下，身肿，昼夜随时消长异状。此病推阴肿不消，又溺湿可辨。

万密斋

五苓散、平胃散加生姜皮、茯苓皮、防己。上方术、苓、猪、泻、桂。下方苍、朴、橘、草。

水肿自下而起，上至咽喉。法宜从上泻下。王旭高

葶苈、杏仁、川朴、陈皮、茯苓、椒目、姜、枣。另控涎丹，姜汤送。甘遂、大戟、白芥子。

脾湿不行，上侵于肺，肿满。辨诸喘欬（以下肿满）

尤在泾

茯苓、陈皮、白芍、泽泻、厚朴、当归、苏梗、杏仁。

五藏相贼，肝再传脾，肿满。辨诸由肿泄而笑厥，而胁痛，而食少，腹满，足肿。知非食气，水血等因。

尤在泾

白术、木瓜、广皮、椒目、茯苓、白芍。

脾阳衰，寒湿停滞，腹满。曹仁伯

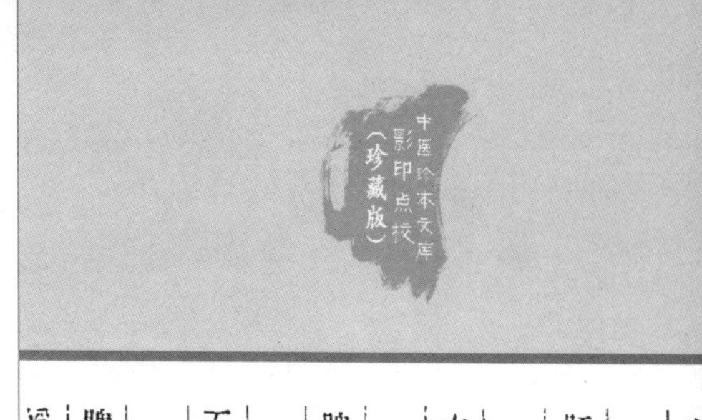

中虛濕積上腫下消下腫上消 辨諸大瘡之後 顧曉瀾

黃芪黨參冬朮茯苓皮生粉草防風苡仁木瓜牛膝桑枝陳皮

肝腎水邪流行上下身腫晝夜隨時消長異狀 此病推陰腫不消又溺濕可辨 萬密齋

五苓散平胃散加生薑皮茯苓皮防已 上方朮苓豬瀉桂下方蒼朴橘草

水腫自下而起上至咽喉 法宜從上瀉下 王旭高

葶藶杏仁川朴陳皮茯苓椒目薑棗另控涎丹薑湯送 甘遂大戟白芥子

脾濕不行上侵於肺腫滿 辨諸喘欬（以下腫滿） 尤在涇

茯苓陳皮白芍澤瀉厚朴當歸蘇梗杏仁

五藏相賊肝再傳脾腫滿 辨諸由腫泄而笑厥而脇痛而食少腹滿足腫知非食氣水血等因 尤在涇

白朮木瓜廣皮椒目茯苓白芍

脾陽衰寒濕停滯腹滿 曹仁伯

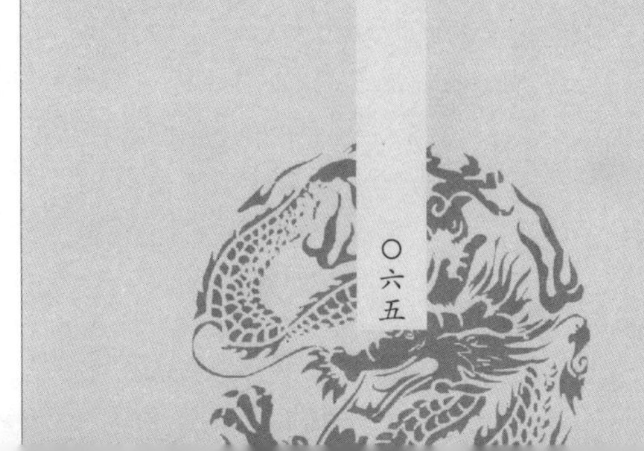

附子理中湯加川朴大腹皮澤瀉猪苓 參朮薑草附

風邪濕熱壅阻三焦腹滿 辨諸欬嗽苔黃乾苦囊腫便溏溺短知非虛滿 曹仁伯

桑皮骨皮苓皮蔞皮大腹皮薑皮防己杏仁蘇子葶藶子車前子

太陰寒濕腹滿 辨諸下體不溫口乾不欲飲 曹仁伯

附子茅朮治中湯加川朴半夏

正氣傷中滿如鐵石 辨諸愈攻愈劇 曹仁伯

治中湯合五苓散

陽虛腹脹 辨諸便瀉溲清長（以下脹） 曹仁伯

四君子湯加黃耆當歸桂枝附子陳皮肉果沈香乾薑牡蠣龜甲

蟯瘕腹脹 辨諸皮黃色光如鏡面 賨材

先炙牛肉令食後用生麻油調輕粉服蟲下後服安蟲散

附子理中汤加川朴、大腹皮、泽泻、猪苓。参、术、姜、草、附。

风、邪、湿、热壅阻三焦，腹满。辨诸欬嗽，苔黄，干苦，囊肿便溏，溺短，知非虚满。　曹仁伯

桑皮、骨皮、苓皮、蒌皮、大腹皮、姜皮、防己、杏仁、苏子、葶苈子、车前子。

大阴寒湿腹满。辨诸下体不温，口干不欲饮。

曹仁伯

附子茅术治中汤加川朴、半夏。

正气伤中，满如铁石。辨诸愈攻愈剧。　曹仁伯

治中汤合五苓散。

阳虚腹胀。辨诸便泻，溲清长（以下胀）。　曹仁伯

四君子汤加黄耆、当归、桂枝、附子、陈皮、肉果、沈香、干姜、牡蛎、龟甲。

蛲瘕腹胀辨诸皮黄色，光如镜面。　寊材

先炙牛肉，令食后用生麻油调轻粉服，虫下后，服安虫散。

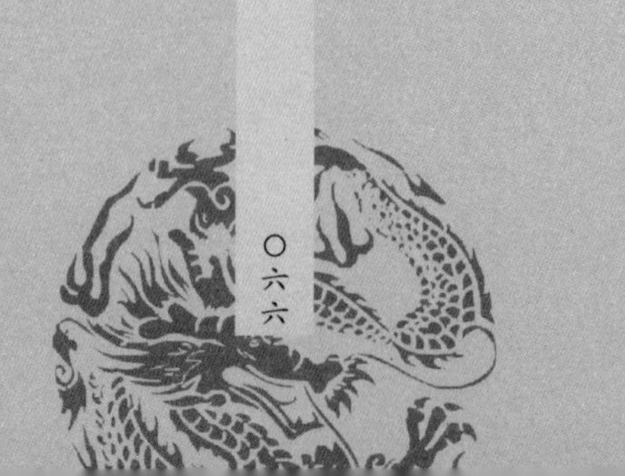

误补气滞成胀。辨诸误泛愆为孕，多服补剂后成胀。又气逆碍卧。　王孟英

黄连、厚朴、山查(楂)、鸡内金、橘皮、大腹、枳实、茯苓、栀子、楝实、旋覆、杏仁。

湿热陷脾成胀。　尤在泾

茅术、川蘖、厚朴、陈皮、桑皮、木通、泽泻、大腹皮、草果仁。

阴虚热胀。证见服温补相安似虚。辨诸腹胀不碍食，温补不助胀，知病不在气分。形日瘦，脉日数，舌色干红，知阴亏生热。　王孟英

原案无方，但云以极苦泄热，微辛通络。

【按】此暗指用通关滋肾丸也。

痰湿渗入膜外，气道不清，病胀。　曹仁伯

归芎六君汤去参、草，加白芥子、莱菔子、车前子、川朴、腹皮、竹沥。

阳气不布，水道阻塞，腹胀。辨诸起病，小便不利，病成又小便不禁。　王旭高

四苓去猪苓，加腹皮、陈皮、桑皮、川朴、乌药、桂枝、鸡内金，另肾气丸。

浊阴上攻，腹渐胀大。辨诸便溏溺少，脉微迟。

尤在泾

誤補氣滯成脹 ……後成脹又氣逆礙臥　王孟英

黃連厚朴山查雞內金橘皮大腹枳實茯苓梔子楝實旋覆杏仁

濕熱陷脾成脹　尤在涇

茅朮川蘖厚朴陳皮桑皮木通澤瀉大腹皮草果仁

陰虛熱脹 證見服溫補相安似虛辨諸腹脹不礙食溫補不助脹知病不在氣分形日瘦脈日數舌色乾紅知陰虧生熱　王孟英

原案無方但云以極苦泄熱微辛通絡 按此暗指用通關滋腎丸也

痰濕滲入膜外氣道不清病脹　曹仁伯

歸芎六君湯去參草加白芥子萊菔子車前子川樸腹皮竹瀝

陽氣不布水道阻塞腹脹 辨諸起病小便不利病成又小便不禁　王旭高

四苓去猪苓加腹皮陳皮桑皮川朴烏藥桂枝雞內金另腎氣丸

濁陰上攻腹漸脹大 辨諸便溏溺少脈微遲　尤在涇

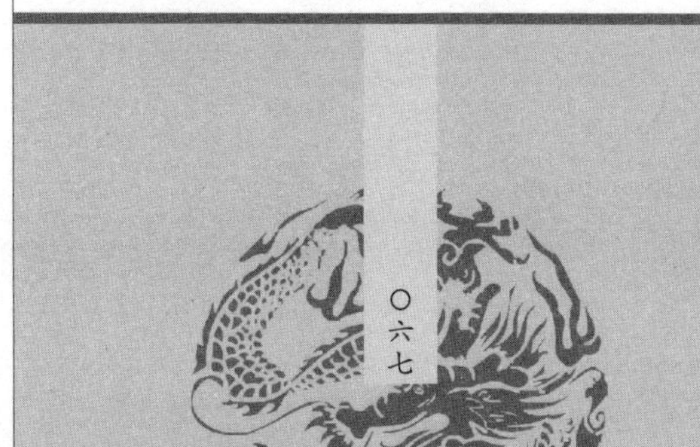

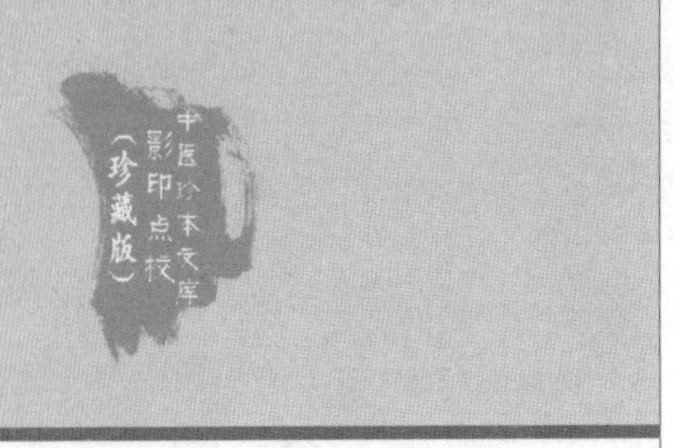

熟附子遠志椒目小茴香澤瀉茯苓

中藏虛寒腹脹 辨諸面色不華肢體倦怠脈微弱無神 馬元儀

加桂理中湯 參朮薑草桂

血虛及氣胸腹脹 辨諸起初每在五鼓發病漸漸早至二鼓作於夜而日間不脹 聶久吾

先用四物湯接用八物湯加二陳 上方歸芎地芍中方芪朮苓草歸芎地芍下方橘半苓草生薑

肝尅脾困氣血阻於臟腑之外胸腹脹硬 辨諸飲食便溺如常知病不在裏 馬培之

黨參白芍三棱乾蟾皮烏藥青皮黑丑乾薑當歸香櫞鬱金楝皮

氣搏血不行腹痛脹如鼓 辨諸脈氣結而弦血聚而滑又先以爲娠爲蟲爲瘀治之不效 項彥章

先投蘇合香丸俟越日腰作痛時用大黃芒硝 丸方載僵仆類飛尸症條

思慮鬱怒損傷肝脾臟寒腹脹痛 辨諸面色㿠白帶痿黃舌青黃胖滑知脈之洪盛非實候 楊乘六

養榮湯倍人參加附子

熟附子、远志、椒目、小茴香、泽泻、茯苓。

中藏虚寒，腹胀。辨诸面色不华，肢体倦怠，脉微弱无神。 马元仪

加桂理中汤。参、术、姜、草、桂。

血虚及气胸腹胀。辨诸起初，每在五鼓发病，渐渐早至二鼓，作于夜而日间不胀。 聂久吾

先用四物汤，接用八物汤加二陈。上方归、芎、地、芍。中方芪、术、苓、草、归、芎、地、芍。下方橘、半、苓、草、生姜。

肝克脾困，气血阻于脏腑之外，胸腹胀硬。辨诸饮食便溺如常，知病不在里。 马培之

党参、白芍、三棱、干蟾皮、乌药、青皮、黑丑、干姜、当归、香橼、郁金、楝皮。

气搏血不行，腹痛胀如鼓。辨诸脉气结而弦，血聚而滑。又先以为娠，为虫，为瘀，治之不效。 项彦章

先投苏合香丸，俟越日腰作痛时。用大黄、芒硝。丸方载僵仆类，飞尸症条。

思虑郁怒，损伤肝脾，脏寒腹胀痛。辨诸面色㿠白，带痿黄，舌青黄胖滑，知脉之洪盛，非实候。 杨乘六

养荣汤倍人参，加附子。

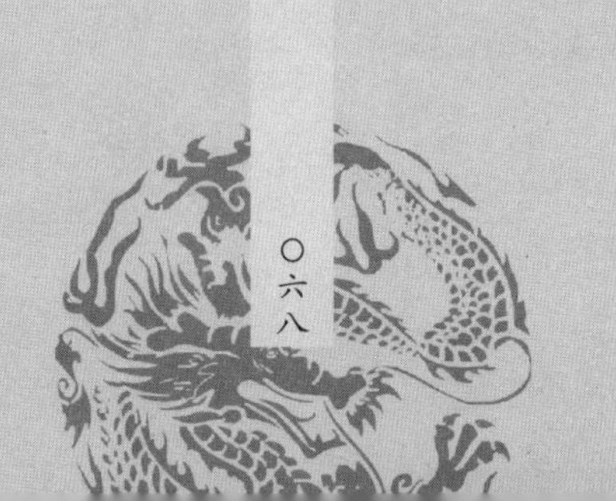

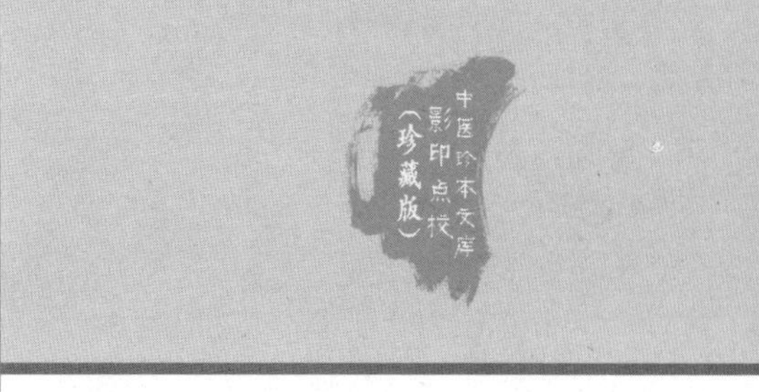

脾湿，腹大胀满。辨诸右关独大而濡，不思食，食亦不化。　　柴屿青

胃苓汤。二术、二苓、朴、橘、桂、泻、草。

肝强，脾弱胀满。辨诸食入不消，时时攻逆有声。

尤在泾

人参、茯苓、川楝子、查（楂）核、甘草、木瓜、白芍、吴萸、橘核。

血瘀鼓胀。辨诸产后误补，恶露未畅，青筋环腹，小腹硬拒按，溲清，知非腹软溲涩，重按不痛之脾虚症。

李修之

归尾、赤芍、香附、青皮、泽兰、厚朴、枳实、肉桂、延胡、生姜，下椒仁丸。

湿热郁脾，大腹胀满。辨诸纳少而黄，便溏溺赤。

曹仁伯

越鞠丸合鸡金散，加赤苓、青蒿、黄芩、川朴。

湿热，大腹胀满。辨诸溺黄，口干，得食而剧。

曹仁伯

廓清饮去芥、枳，加黑栀、猪苓、苏梗、川连、香附。

脾阳虚，无力运湿，大腹胀满。辨诸便溏，舌苔冷白，喜热饮。　　曹仁伯

不思食食亦不化　柴嶼青

胃苓湯 二朮二苓朴橘桂瀉草

肝强脾弱脹滿 辨諸食入不消時時攻逆有聲　尤在涇

人參茯苓川楝子查核甘草木瓜白芍吳萸橘核

血瘀鼓脹 辨諸產後誤補惡露未暢青筋環腹小腹硬拒按溲清知非腹軟溲澀重按不痛之脾虛症　李修之

歸尾赤芍香附青皮澤蘭厚朴枳實肉桂延胡生薑下椒仁丸

濕熱鬱脾大腹脹滿 辨諸納少而黃便溏溺赤　曹仁伯

越鞠丸合雞金散加赤苓青蒿黃芩川樸

濕熱大腹脹滿 辨諸溺黃口乾得食而劇　曹仁伯

廓清飲去芥枳加黑梔豬苓蘇梗川連香附

脾陽虛無力運濕大腹脹滿 辨諸便溏舌苔冷白喜熱飲　曹仁伯

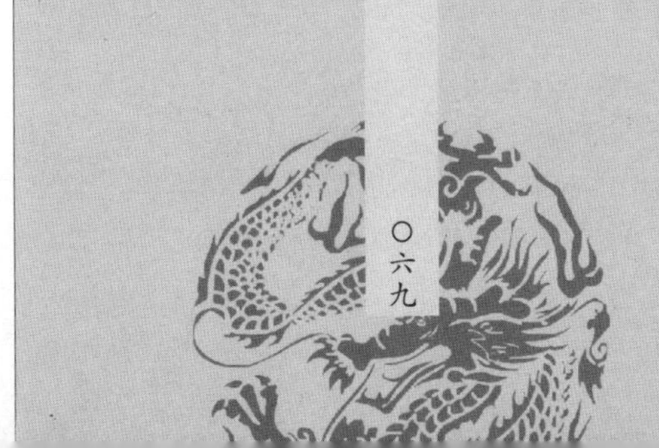

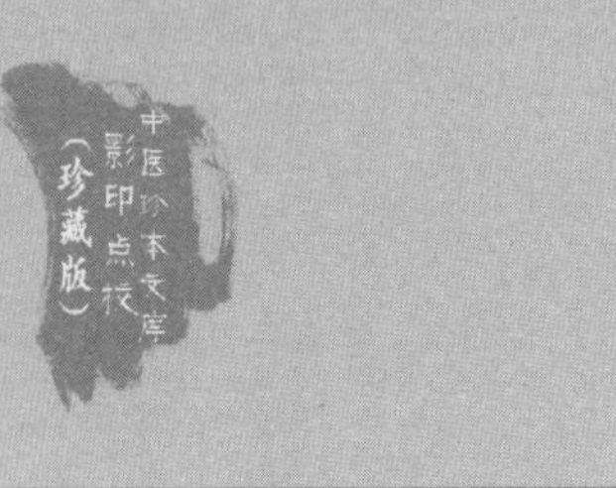

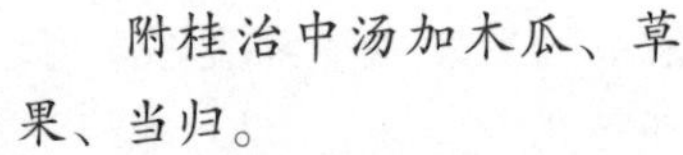

附桂治中湯加木瓜草果當歸

寒濕內鬱脘腹膨脹 辨諸舌苔白厚膩肢軟經絡痠痛 曹仁伯

茅朮川芎香附黑梔神麯腹皮川樸赤苓澤瀉脹消服香砂六君

脾腎氣虛單腹脹 辨諸便溏而病久及腎 曹仁伯

附桂理中湯加肉果當歸牡蠣木瓜茯苓生脈散

木鬱土中脾氣滯而化火單腹脹 辨諸口作酸小溲多 喻嘉言

連理湯

絡瘀單腹脹 辨諸久病諸治不效 葉天士

歸鬚桃仁延胡山甲蜣螂䗪蟲靈脂山查丸服

濕熱交阻於脾先腫後脹 辨諸膚熱微汗口渴而紅小便深黃（以下腫脹） 曹仁伯

附桂治中汤加木瓜、草果、当归。

寒湿内郁，脘腹膨胀。辨诸舌苔白厚腻，肢软，经络痠痛。　曹仁伯

茅术、川芎、香附、黑栀、神曲、腹皮、川朴、赤苓、泽泻，胀消，服香砂六君。

脾肾气虚，单腹胀。辨诸便溏而病久及肾。　曹仁伯

附桂理中汤加肉果、当归、牡蛎、木瓜、茯苓，生脉散。

木郁土中，脾气滞而化火，单腹胀。辨诸口作酸，小溲多。　喻嘉言

连理汤。

络瘀，单腹胀。辨诸久病，诸治不效。　叶天士

归须、桃仁、延胡、山甲、蜣螂、䗪虫、灵脂　山查（楂），丸服。

湿热交阻于脾，先肿后胀。辨诸肤热，微汗口渴而红，小便深黄（以下肿胀）。　曹仁伯

防己、茯苓、石膏、腹皮、陈皮。

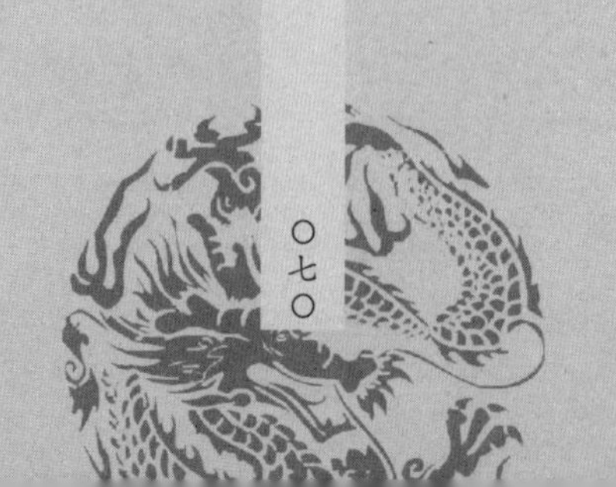

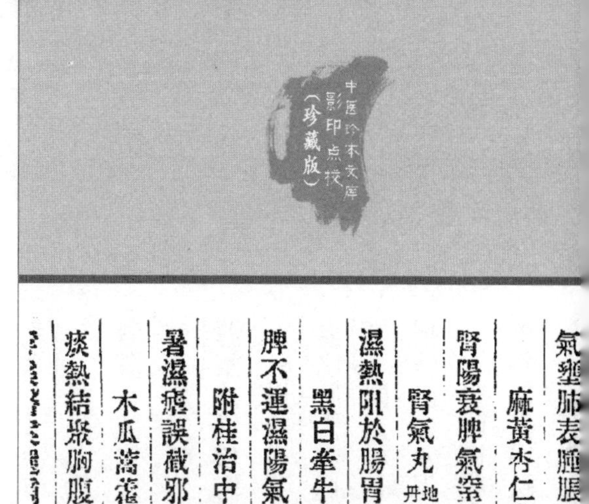

气壅肺表，肿胀。辨诸卧则喘息有音。　　尤在泾

麻黄、杏仁、薏仁、甘草。

肾阳衰，脾气室，肿胀。辨诸肢冷气喘，及二便如常，知非湿郁。　　尤在泾

肾气丸。地、萸、苓、药、丹、泻、附、桂。

湿热阻于肠胃，溢于膜原，肿胀。　　王旭高

黑白牵牛，莱菔子，砂仁，装入陈葫芦，再加陈酒，隔汤炖透，研末服。

脾不运湿，阳气大伤，肿胀。辨诸肿自足跗起，胀处如石。　　曹仁伯

附桂治中汤，加肉果、当归、防己、牛膝，另肾气丸。

暑湿疟，截误，邪阻转成肿胀。辨诸胀，在截疟后骤起，小便短，脉虽钝而沈，取强。　　雷少逸

木瓜、蒿、藿、苓、苍、通草、青皮、厚朴、杏仁、槟榔、莱菔子、鸡内金。

痰热结聚，胸腹肿胀。辨诸可揉按之热如火，脉沈弦滑。　　陆祖愚

氣壅肺表腫脹 辨諸臥則喘息有音　　尤在涇

麻黃杏仁薏仁甘草

腎陽衰脾氣窒腫脹 辨諸肢冷氣喘及二便如常知非溼鬱　　尤在涇

腎氣丸 地萸苓藥丹瀉附桂

溼熱阻於腸胃溢於膜原腫脹　　王旭高

黑白牽牛萊菔子砂仁裝入陳葫蘆再加陳酒隔湯燉透研末服

脾不運溼陽氣大傷腫脹 辨諸腫自足跗起脹處如石　　曹仁伯

附桂治中湯加肉果當歸防巳牛膝另腎氣丸

暑溼瘧誤截邪阻轉成腫脹 辨諸脹在截瘧後驟起小便短脈雖鈍而沈取强　　雷少逸

木瓜蒿藿苓蒼通草青皮厚朴杏仁檳榔萊菔子雞內金

痰熱結聚胸腹腫脹 辨諸可揉按之熱如火脈沈弦滑　　陸祖愚

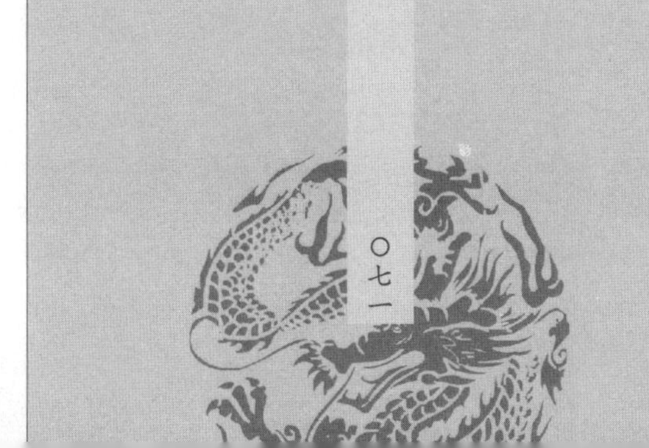

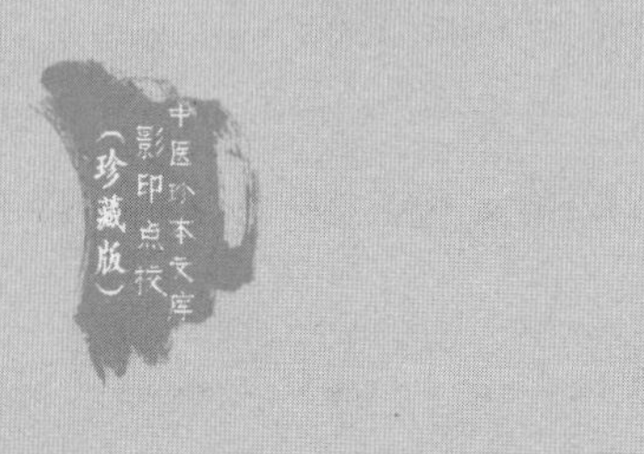

滾痰丸徐徐投之礞石沈香大黃黃芩百藥煎

酒傷身腫腹脹辨諸素嗜酒便滑溲澀　虞恆德

原案無方但云參朮爲君加利水道制肝木淸肺金等藥

濕熱挾氣塡塞太陰腹暴脹足腫辨諸納食脹益甚　王旭高

川朴赤苓大腹皮靑皮澤瀉枳殼查炭黑丑麵煨甘遂通草薑皮

血臌肢體盡腫少腹脹大辨諸兩脇刺痛吐瘀盈碗　魏筱泉

歸尾桃仁紅花乳香沒藥旋覆花鬱金

痢後陽虛水濕不化面浮腹脹足腫辨諸面色靑黃脈細　王旭高

川附肉桂白朮澤瀉茯苓猪苓川朴陳皮通草冬瓜皮

濕熱內鬱爲臌一以下臌一　曹仁伯

鄺淸飲去芥加蘇葉香附冬朮另小溫中丸朝暮服

滚痰丸徐徐投之。礞石、沈香、大黄、黄芩、百药煎。

酒伤，身肿腹胀。辨诸素嗜酒，便滑溲涩　虞恒德

原案无方，但云参术为君，加利水道，制肝木，清肺金等药。

湿热挟气，填塞太阴，腹暴胀，足肿。辨诸纳食，胀益甚。　王旭高

川朴、赤苓、大腹皮、青皮、泽泻、枳壳、查（楂）炭、黑丑、面煨甘遂、通草、姜皮。

血臌，肢体尽肿，少腹胀大。辨诸两胁刺痛，吐瘀盈碗。　魏筱泉

归尾、桃仁、红花、乳香、没药、旋覆花、郁金。

痢后阳虚，水湿不化，面浮腹胀，足肿。辨诸面色青黄，脉细。　王旭高

川附、肉桂、白术、泽泻、茯苓、猪苓、川朴、陈皮、通草、冬瓜皮。

湿热内郁为臌（以下臌）。　曹仁伯

廓清饮去芥，加苏叶、香附、冬术，另小温中丸朝暮服。

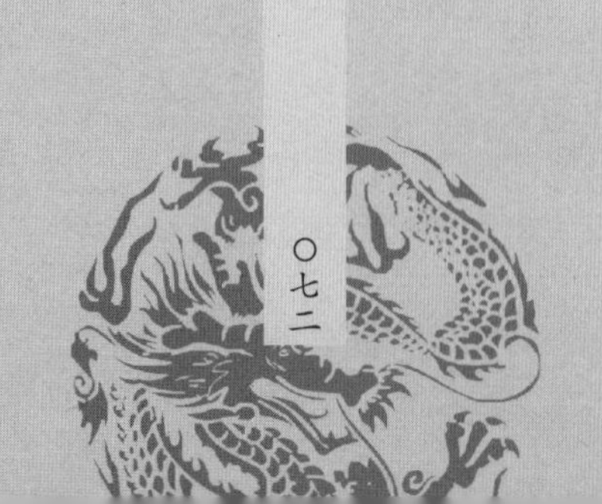

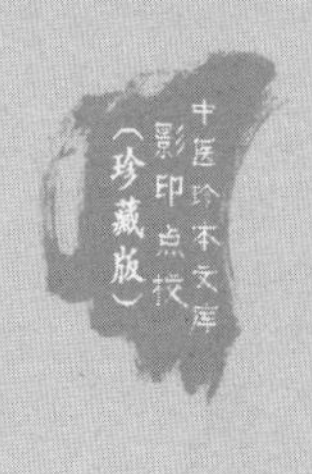

疟转为臌　　　　蒋宝素

难治之症，姑用明雄黄、夜明砂、朱砂、山甲、鳖甲、醋、常山、乌梅、姜、枣。

元气虚，痰瘀实胁，癖痛散为臌。辨诸癖散，腹渐满为虚，而吐痰带瘀，便出红垢，食下脘痛，属实。

曹仁伯

香圆皮、人中白、桃仁泥、鸡内金、炙鳖甲、射干、牡蛎、川贝、陈皮、砂仁。

肝木乘脾，湿热不运，癖散成臌。辨诸口干溲短，脉细弦。　　王旭高

五苓散加姜汁、炒川连、川朴、青陈皮、大腹皮、木香、车前，另厚朴散。

斑疹痦类 更就部位，分载各类案不同，可互参。

胃气虚，火浮于外，出斑疹。辨诸但微见红。

洪吉人

补中益气汤加归芎。参、芪、术、草、归、橘、升、柴、生姜、大枣。

胃虚，无根失守之火游行于外，发斑。阴虚阳虚，皆有之，与实斑异。　汪石山

原方失录。

難治之症姑用明雄黃夜明砂朱砂山甲鱉甲醋常山烏梅姜棗

元氣虛痰瘀實脅癖痛散爲臌 辨諸癖散腹漸滿爲虛而吐痰帶瘀便出紅垢食下脘痛屬實　曹仁伯

香圓皮人中白桃仁泥雞內金炙鱉甲射干牡蠣川貝陳皮砂仁

肝木乘脾濕熱不運癖散成臌 辨諸口乾溲短脈細弦　王旭高

五苓散加姜汁炒川連川朴青陳皮大腹皮木香車前另厚朴散

斑疹痦類 更就部位分載各類案不同可互參

胃氣虛火浮於外出斑疹 辨諸但微見紅　洪吉人

補中益氣湯加歸芎 參芪朮草歸橘升柴生薑大棗

胃虛無根失守之火游行於外發斑 陰虛陽虛皆有之與實斑異　汪石山

原方失錄

卷一　斑疹痦　三十四

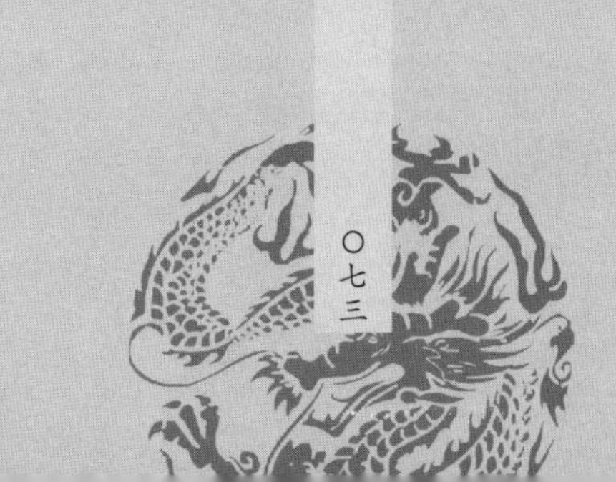

陰毒發斑 證見脈沈細肩背胸脇斑出數點隨出隨隱旋更發出辨諸肌表雖熱按之須臾冷透如冰 許叔微

原案無方但云與薑附等藥 按可用下條方

陽爲陰逼內寒外熱斑出十數點 辨諸脈極沈細肌熱而久按覺冷 許叔微

薑附等藥及理中丸 參朮薑草

中焦陽氣失職周身斑紅中脘斑白 由於過服苦寒 張路玉

犀角連翹山梔人中黃

陰凝陽越遍體紅斑 辨諸脈微欲絕舌白潤而灰 余聽鴻

黨參茯神棗仁桂枝白芍炙草炒淮麥五味煨薑紅棗人參牡蠣

火熾胃中液乾發紅斑 面色不枯聲音尚清爲腎水未竭者可治若斑轉紫黑難治 喻嘉言

如神白虎湯

阴毒发斑。证见脉沈细，肩背胸胁斑出数点，随出随隐，旋更发出。辨诸肌表虽热，按之须臾冷透如冰。

许叔微

原案无方，但云与姜附等药。

【按】可用下条方。

阳为阴逼，内寒外热，斑出十数点。辨诸脉极沈细，肌热而久按觉冷。 许叔微

姜、附等药及理中丸。参、术、姜、草。

中焦阳气失职，周身斑红，中脘斑白。由于过服苦寒。 张路玉

犀角、连翘、山栀、人中黄。

阴凝阳越，遍体红斑。辨诸脉微欲绝，舌白润而灰。

余听鸿

党参、茯神、枣仁、桂枝、白芍、炙草、炒淮麦、五味、煨姜、红枣、人参、牡蛎。

火炽，胃中液干，发红斑。面色不枯，声音尚清，为肾水未竭者可治。若斑转紫黑，难治。 喻嘉言

如神白虎汤

孕妇温毒，发紫斑。辨诸脉数身热，舌苔焦黄，及误服辛温补养而斑见。

雷少逸

石膏、芦根、黄芩、鲜地、连翘、生甘草、荷叶。

温邪入营，紫斑如锦纹。

尤在泾

犀角、豆豉、赤芍、元参、牛蒡、丹皮、黄芩、甘草。

胃经血热，胸腹发紫斑。证兼神昏谵语，耳聋。辨诸舌苔黑刺高，六脉洪大。

李修之

竹叶石膏汤。参、麦、粳、草、橘、竹、石膏。

暑热入营，发紫黑蓝斑。证兼龈腐，是外感发斑险症。

王旭高

羚羊角、犀角、黑栀、丹皮、银花、连翘、鲜石斛、鲜生地、知母、芦根。

肾水上泛，面色黧黑，满起黑斑。 马省三

原方失录。

阳症误服热药，遍身锦斑如钱。辨诸烦渴，利下臭恶，舌黑无津。又因热邪里厥，证反见脉伏，肢冷。

魏筱泉

化斑汤合竹叶石膏汤。

【按】化斑汤甚多，此当是《张氏医通》为宜。方为荆、防、翘、蒡、柴、枳、元参、竹叶、木通、蝉蜕、灯心草。

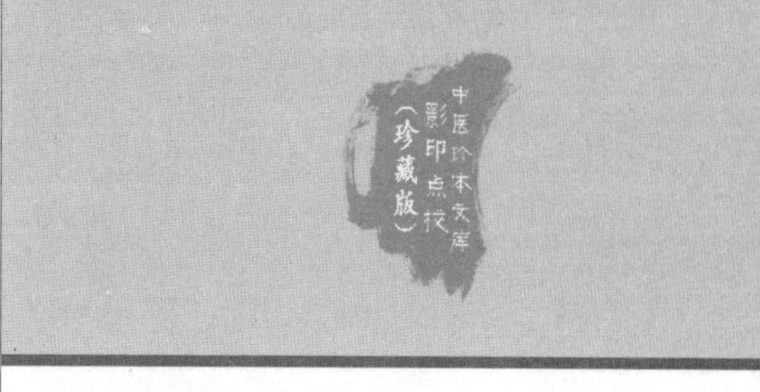

石膏蘆根黃芩鮮地連翹生甘草荷葉

溫邪入營紫斑如錦紋 尤在涇

犀角豆豉赤芍元參牛蒡丹皮黃芩甘草

胃經血熱胸腹發紫斑 證兼神昏譫語耳聾辨諸舌苔黑刺高六脈洪大 李修之

竹葉石膏湯 參麥粳草橘竹石膏

暑濕入營發紫黑藍斑 證兼齦腐是外感發斑險症 王旭高

羚羊角犀角黑梔丹皮銀花連翹鮮石斛鮮生地知母蘆根

腎水上泛面色黧黑滿起黑斑 馬省三

原方失錄

陽症誤服熱藥遍身錦斑如錢 辨諸煩渴利下臭惡舌黑無津又因熱邪裏厥證反見脈伏肢冷 魏筱泉

化斑湯合竹葉石膏湯 按化斑湯甚多此當是張氏醫通爲宜方爲荊防翹蒡柴枳元參竹葉木通蟬蛻燈心草

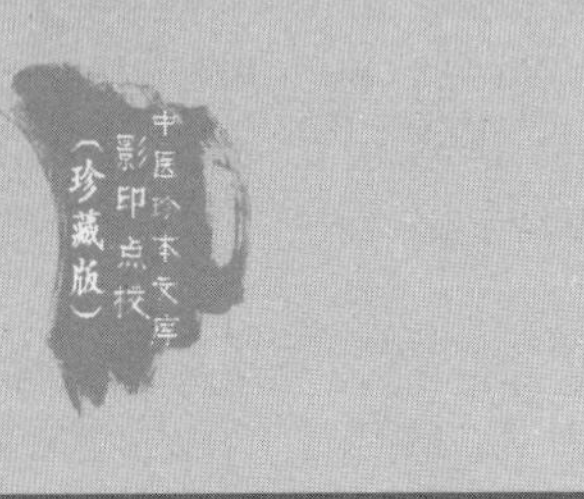

肺受風熱發紅疹（辨諸病起咳嗽發熱脈浮數）　沈明生

原案云初當涼解次當寒潤

濕鬱爲熱邪得外達遍身發紅丹如癮疹（辨諸墜水得病服平胃加味後見此）　虞恆德

茯苓滲濕湯倍白朮

餘邪外達發白痦（發於戰汗熱退膚涼後明而不枯）　朱心農

原方失錄宜甘和之劑

肺蘊暑邪得泄痦疹密佈明如水晶（服白虎葦莖天水等暑邪得化後）　王孟英

原案無方但云又服甘涼濡潤二十餘劑

暑邪未透氣液已虧發白痦（辨諸痦枯燥如石灰無晶光及脈虛數舌紅苔薄）　周小農

霍斛沙參天冬生草蘆根青蒿荷花露野薔薇露（案此症不治早佐甘潤十或救一）

汗類

肺受风热，发红疹。辨诸病起，咳嗽发热，脉浮数。

沈明生

原案云：初当凉解，次当寒润。

湿郁为热，邪得外达，遍身发红丹如瘾疹。辨诸坠水得病，服平胃加味后见此。

虞恒德

茯苓渗湿汤倍白术。

余邪外达，发白痦发于战汗热退肤凉后，明而不枯。

朱心农

原方失录，宜甘和之剂。

肺蕴暑邪得泄，痦疹密布，明如水晶。服白虎苇茎天水等，暑邪得化后。

王孟英

原案无方，但云又服甘凉濡润二十余剂。

暑邪未透，气液已亏，发白痦。辨诸痦枯燥如石灰，无晶光，及脉虚数，舌红苔薄。　周小农

霍、斛、沙参、天冬、生草、芦根、青蒿、荷花露、野蔷薇露。

【案】此症不治，早佐甘润，十或救一。

汗类

饮澼成囊，右边有汗，左边无汗。辨诸每夜饮，酒积五七日，必呕去酸水乃快。　　许叔微

苍术去皮为末，芝麻研汁，大枣煮烂，和丸服，觉膈燥，间进山栀末。

伤暑，自汗如雨。辨诸时当夏令，面赤身热，口燥心烦，舌黄，虽汗多而不畏寒。　　滑伯仁

人参、石膏、黄连。

【按】方中用参者，以脉虽洪数而虚也。

虚火扰心觉后火升，自汗不止。辨诸口苦，心神恍惚，静寐汗止。　　张路玉

生脉散加百合、茯苓、龙齿，稍佐茱连。另服鲜百合汤。人参、麦冬、五味子。

产后阴血暴亡，心无所养，自汗不止。辨诸素禀有火，知非气虚。又服固表无效，知宜治心。　　缪仲淳

炒枣仁、五味、枸杞、牛膝、阿胶、牡蛎、龙眼肉、生地、白芍、麦冬。

阴虚阳暴绝，自汗不止。辨诸询得连日纵欲后起病，面赤如妆，脉微。　　马元仪

先服人参、附子，接服人参、生首乌、甘草、橘红、黄芩、知母。

阳气欲脱，自汗不收。辨诸肢背皆冷，气息奄奄，脉微无神。　　王孟英

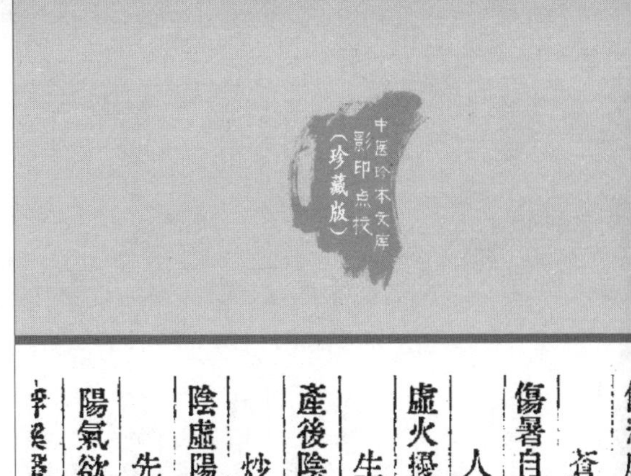

日必嘔去酸水乃快

蒼朮去皮爲末芝蔴研汁大棗煑爛和丸服覺膈燥間進山梔末

傷暑自汗如雨 辨諸時當夏令面赤身熱口燥心煩舌黃雖汗多而不畏寒　滑伯仁

人參石膏黃連 按方中用參者以脈雖洪數而虛也

虛火擾心覺後火升自汗不止 辨諸口苦心神恍惚靜寐汗止　張路玉

生脈散加百合茯苓龍齒稍佐茱連另服鮮百合湯 人參麥冬五味子

產後陰血暴亡心無所養自汗不止 辨諸素稟有火知非氣虛又服固表無效知宜治心　繆仲淳

炒棗仁五味枸杞牛膝阿膠牡蠣龍眼肉生地白芍麥冬

陰虛陽暴絕自汗不止 辨諸詢得連日縱慾後起病面赤如粧脈微　馬元儀

先服人參附子接服人參生首烏甘草橘紅黃芩知母

陽氣欲脫自汗不收 辨諸肢背皆冷氣息奄奄脈微無神　王孟英

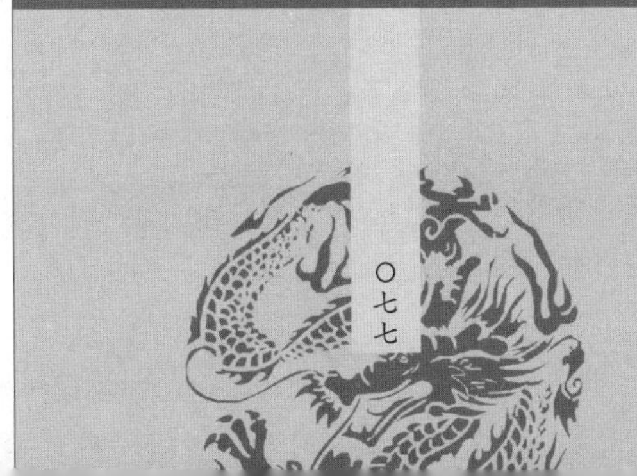

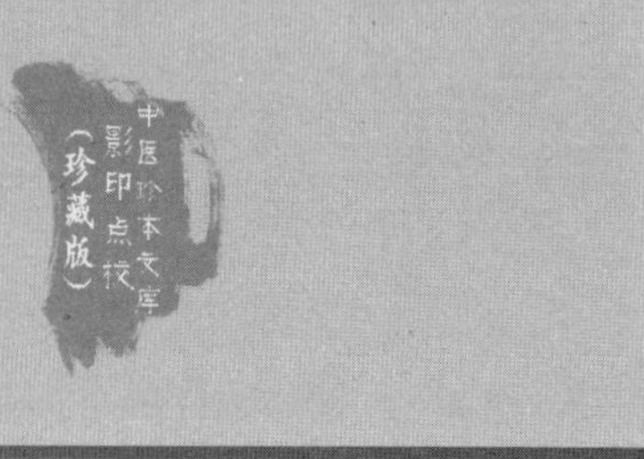

救逆湯加參者勢定繼以補氣生津

肺熱未清盜汗如蒸　證見病後時微熱偶嗽形瘦口乾似勞怯辨諸頸面熱甚脈右大如服養陰必弄假成真　王孟英

芩梔骨皮桑葉苡仁枇杷葉冬瓜皮梨皮葦莖

君相二火逼腎液外行盜汗　王海藏

先用涼膈散繼用三黃丸　上方翹梔薄芩硝黃甘草下方芩連大黃按大便本通硝黃宜酌

心熱盜汗　辨諸夢多神煩　周小農

辰麥冬炒棗仁辰茯神淮小麥蓮子青心牡蠣硃砂安神丸

外用五倍子末乳汁調塗臍中白水膏掩之　白水膏藥店中有現成者桐油熬成無藥

腎陰虧肝陽旺肺金受尅氣不衛外盜汗　辨諸咳嗆內熱蓋肺氣主管攝一身衛分也　王九峯

麥冬沙參山藥茯苓女貞料豆蛤粉沙苑牡蠣川貝百合

心營虧耗陰虛陽越盜汗　辨諸平日

救逆汤加参者，势定，继以补气生津。

肺热未清，盗汗如蒸。证见病后时微热，偶嗽，形瘦口干，似劳怯。辨诸颈面热甚，脉右大，如服养阴，必弄假成真。　王孟英

芩、栀、骨皮、桑叶、苡仁、枇杷叶、冬瓜皮、梨皮、苇茎。

君相二火逼肾液外行，盗汗。　王海藏

先用凉膈散，继用三黄丸。上方翘、栀、薄、芩、硝、黄、甘草，下方芩、连、大黄。

【按】大便本通，硝黄宜酌。

心热盗汗。辨诸梦多，神烦。　周小农

辰麦冬、炒枣仁、辰茯神、淮小麦、莲子青心，牡蛎，朱砂安神丸。

外用五倍子末，乳汁调涂，脐中白水膏掩之。白水膏药店中有现成者，桐油熬成，无药。

肾阴亏，肝阳旺，肺金受克，气不冲外，盗汗。辨诸咳呛，内热。盖肺气主管摄一身卫分也。　王九峰

麦冬、沙参、山药、茯苓、女贞、料豆、蛤粉、沙苑、牡蛎、川贝、百合。

心营亏耗，阴虚阳越，盗汗。辨诸平日用心过度。

徐澹安

洋参、熟地、枣仁、牡蛎、麦冬、白芍、阿胶、丹皮、淮麦、茯神。

肺气耗散，呛则汗出。法宜补中，佐敛，忌辛散。

王旭高

人参、沈香末、拌炒熟地、蜜炙耆、粟壳、大枣、炙草、五味子、阿胶。

阳气欲脱，汗出。辨诸忽然全身冷，气怯神疲。

王孟英

女佩姜、参、耆、术、草。

心阴不足，心阳易动，汗多。辨诸善惊。　尤在泾

生地、甘草、麦冬、川连、柏子仁、元参、小麦、大枣、茯神。

木盛克土，汗多。辨诸面青腹痛，脉弦。　孙文垣

白芍、甘草、桂枝、大枣、饴糖。魏玉横因脉弦不退，须滋水生木。

阳气大虚，不能冲外，汗多不止。辨诸脉浮缓，重按无力，知非心火逼液外泄之汗多。　王一仁

桂枝加附子汤，添生芪皮、糯稻根须。桂、芍、附子、姜、枣、草。

洋參熟地棗仁牡蠣麥冬白芍阿膠丹皮淮麥茯神
肺氣耗散嗆則汗出 法宜補中佐歛忌辛散 王旭高
人參沈香末拌炒熟地蜜炙耆粟殼大棗炙草五味子阿膠
陽氣欲脫汗出 辨諸忽然全身冷氣怯神疲 王孟英
女佩薑參耆朮草
心陰不足心陽易動汗多 辨諸善驚 尤在涇
生地甘草麥冬川連柏子仁元參小麥大棗茯神
木盛克土汗多 辨諸面青腹痛脉弦 孫文垣
白芍甘草桂枝大棗飴糖 魏玉橫因脉弦不退須滋水生木
陽氣大虛不能衛外汗多不止 辨諸脉浮緩重按無力知非心火逼液外泄之汗多 王一仁
桂枝加附子湯添生芪皮糯稻根鬚 桂芍附子薑棗草
汗　三十七

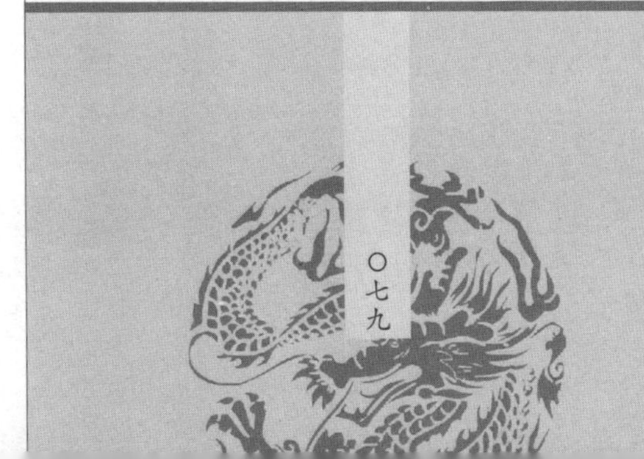

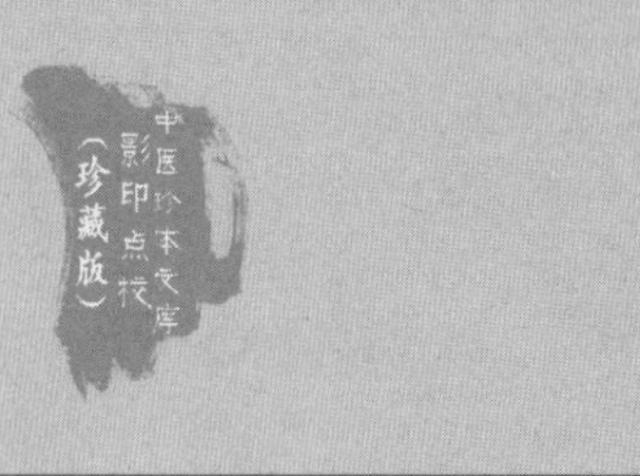

君相二火入於胃絡頭面至胸汗淋辨諸面浮齒痛食入汗至　魏玉横

玉女煎加杞子川連地麥知膏牛膝

溫病解後汗出淋漓身涼如水辨諸神氣清呼吸勻脈安靜知非脫症　雷少逸

穭豆衣柏子茯神沙參細地米仁甘草浮小麥蔞皮

經閉橫從皮毛間透出汗出如蒸籠氣水易誤作虛怯症非即虛怯也失治則轉虛　喻嘉言

龍薈丸

陰虛陽越大汗濕透衣衾辨諸脈弦數而細勿誤陽虛誤投附桂　王孟英

先熏醋炭撲蠣粉服二冬二至三甲元參丹參童便二至女貞旱蓮三甲龜鱉蠣

元氣欲脫身熱大汗熱解旋又熱又汗辨諸病後脈微細按之即無證見目上竄不露黑睛　張壽甫

先煎服淨萸肉接用來復湯淨萸肉生龍骨生牡蠣生杭芍野台參蜜炙甘草

胃火內動大汗似雨辨諸善啖嫌飢脈洪數有……　魏玉横

君相二火入于胃络，头面至胸汗淋。辨诸面浮齿痛，食入汗至。　魏玉横

玉女煎加杞子、川连。地、麦、知、膏、牛膝。

温病解后，汗出淋漓，身凉如水。辨诸神气清，呼吸匀，脉安静，知非脱症。

雷少逸

穞豆衣、柏子、茯神、沙参、细、地、米仁、甘草、浮小麦、蒌皮。

经闭，横从皮毛间透出，汗出如蒸笼气水。易误作虚怯症，非即虚怯也。失治则转虚。　喻嘉言

龙荟丸。

阴虚阳越，大汗湿透衣衾。辨诸脉弦数而细，勿误阳虚，误投附桂。　王孟英

先熏醋炭，扑蛎粉，服二冬、二至、三甲、元参、丹参、童便。二至、女贞、旱莲、三甲、龟、鳖、蛎。

元气欲脱，身热大汗，热解，旋又热，又汗。辨诸病后，脉微细，按之即无，证见目上窜，不露黑睛。

张寿甫

先煎服净萸肉，接用来复汤。净萸肉、生龙骨、生牡蛎、生杭芍、野台参、蜜炙甘草。

胃火内动，大汗似雨。辨诸善啖，嫌饥，脉洪数有力，服固表收涩药更甚。

魏玉横

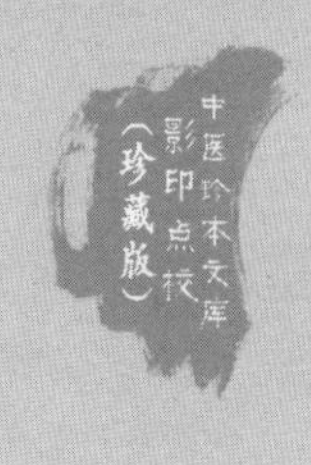

生地、石膏、黄连、蒌仁、麦冬。

温症得清，阴气复，邪气解，大汗如雨。辨诸神清脉静。　　王孟英

原方失录。

【按】 此时万不可乱投重剂，致邪复聚。可用上雷少逸温病解后，汗出身凉方。

虚体感暑，汗出如雨，作粉红色。辨诸经停，肌削餐减，素体怯弱，而肌肤壮热烙指。　　王孟英

白虎汤加西洋参、元参、竹叶、荷梗、桑叶。知、膏、粳、草。

热郁汗出不止。辨诸面赤口臭，小便短赤，脉沈，知非虚阳上脱。　　余听鸿

黄柏、木通、栀皮、郁金、苡仁、通草、苓皮、竹叶、滑石、杏仁、藿香。

寒体食冷，冷汗自出。辨诸面色青黄不泽，口鼻气冷，腹冷痛，热熨觉适，汗出在食冷后。　　罗谦甫

熟艾铺腹上置葱，慢火熨之。

寒痰积胸，身出冷汗。辨诸关尺沈而搏指。又湿症本多冷汗。　　孙兆

半夏、干姜、生姜、陈皮。

溫症得清陰氣復邪氣解大汗如雨　辨諸神清脈靜　　王孟英

原方失錄　按此時萬不可亂投重劑致邪復聚可用上雷少逸溫病解後汗出身涼方

虛體感暑汗出如雨作粉紅色　辨諸經停肌削餐減素體怯弱而肌膚壯熱烙指　　王孟英

白虎湯加西洋參元參竹葉荷梗桑葉　知膏粳草

熱鬱汗出不止　辨諸面赤口臭小便短赤脈沈知非虛陽上脫　　余聽鴻

黃栢木通梔皮鬱金苡仁通草苓皮竹葉滑石杏仁藿香

寒體食冷冷汗自出　辨諸面色青黃不澤口鼻氣冷腹冷痛熱熨覺適汗出在食冷後　　羅謙甫

熟艾鋪腹上置葱慢火熨之

寒痰積胸身出冷汗　辨諸關尺沈而搏指又濕症本多冷汗　　孫兆

半夏乾薑生薑陳皮

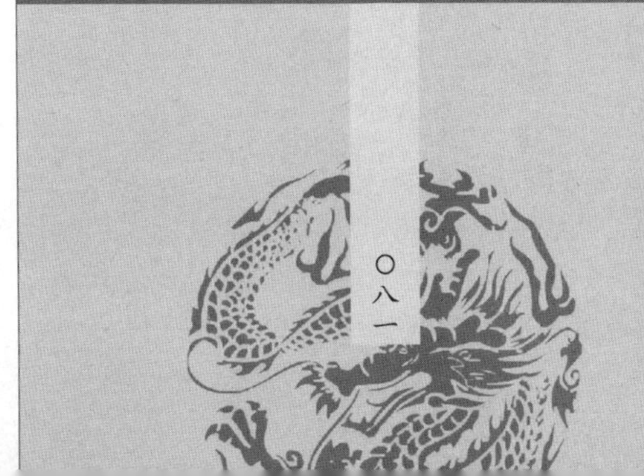

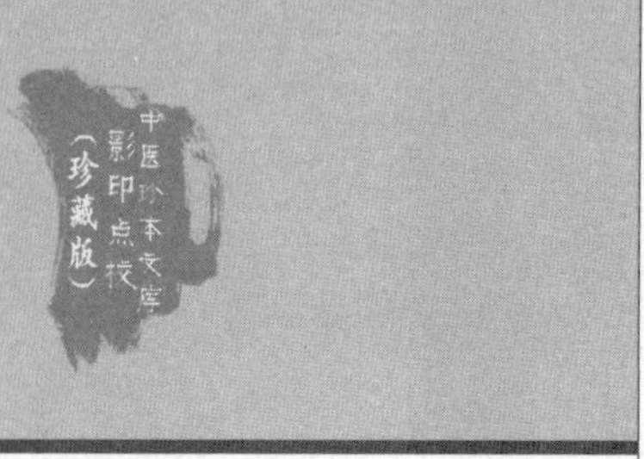

起居類

風痰內鬱喜在暗處（證兼妄語易誤虛症更易誤鬼祟症須再以他候參辨（以下起居總））　朱丹溪

冰片麝香巴豆霜牛黃辰砂膩粉金箔黃臘蜜丸針穿孔冷水服

心脾火盛欲自投水（證兼肢冷係熱厥易誤陰竭發躁症）　橘泉翁

原案無方但云用瀉火解毒之劑

濕邪下受足不能行治愈勉能起立（初治方見四肢類因可類推引用故載此）　周小農

調理方（冬朮歸芎黃柏可加防已玉竹菟絲萆薢赤白苓苡仁澤瀉骨碎補川斷松節白茄皮牛膝寄生首烏以雞血藤和丸）

腎精虛髓空骨痿足膝枯細難步（辨諸兩尺脈洪大重按皆絕）　李修之

人參白朮當歸地黃茯苓肉桂鹿茸鼈甲萎蕤牛膝

酒色過度坐不能起　張三錫

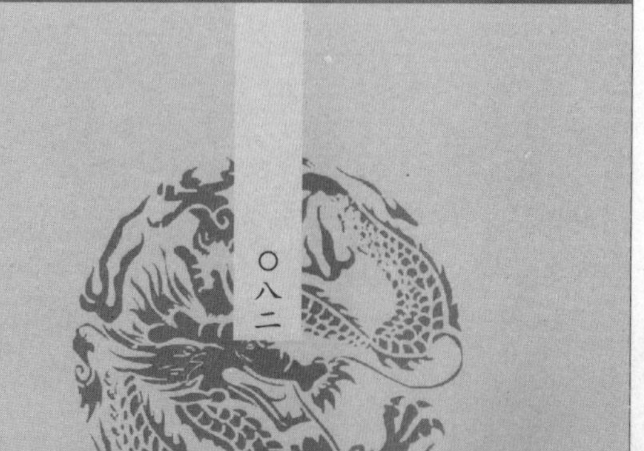

起居类

风痰内郁，喜在暗处。证兼妄语，易误虚症，更易误鬼祟症，须再以他候参辨（以下起居总）。　朱丹溪

冰片、麝香、巴豆霜、牛黄、辰砂、腻粉、金箔，黄腊蜜丸，针穿孔，冷水服。

心脾火盛，欲自投水。证兼肢冷，系热厥，易误阴竭发躁症。　橘泉翁

原案无方，但云用泻火解毒之剂。

湿邪下受，足不能行，治愈勉能起立。初治方见四肢类，因可类推引用，故载此。　周小农

调理方。冬、术、归、芎、黄柏，可加防已、玉竹、菟丝、萆薢、赤白苓、苡仁、泽泻、骨碎补、川断、松节、白茄皮、牛膝、寄生、首乌，以鸡血藤和丸。

肾精虚，髓空骨痿，足膝枯细难步。辨诸两尺脉洪大，重按皆绝。　李修之

人参、白术、当归、地黄、茯苓、肉桂、鹿茸、龟甲、萎蕤、牛膝。

酒色过度，坐不能起。

张三锡

丹溪加味四物汤，愈后服鹿角胶调理。

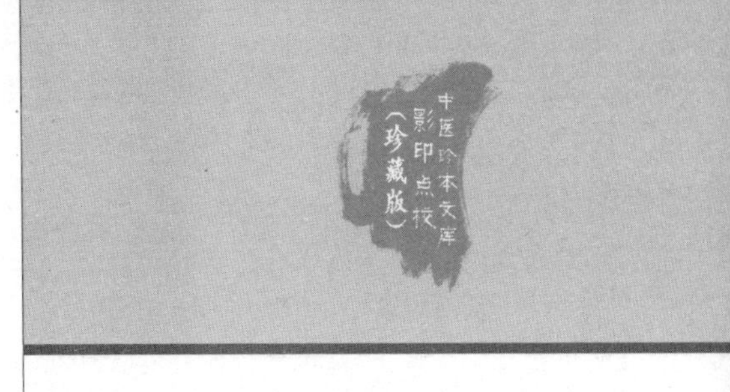

厥颠疾卧，若无恙坐起，即面赤气奔。其证溲便更贲逆欲死。　　王孟英

原案无方，但云仿喻氏治厥颠疾法。

【按】喻方用赭石、龙胆、芦荟、黄连、丹皮、赤芍、牡蛎、龙骨、猪胆汁。

过表汗多，病退，气血两伤，肢骸失养，不能起坐。证见能食，似瘫。辨诸脉微，舌亮无苔。　　王孟英

参、耆、归、术、熟地、杜、杞、兔丝、牛膝、山药、木瓜、萸肉、萎蕤、续断、桑枝。

食积蒸痰，邪热化火，蒙蔽神明，起卧如狂。辨诸脉沈实，舌苔黄厚腻，知己（已）胃实　　王旭高

柴胡、川朴、枳实、半夏、蒌仁、黄芩、大黄。

虚体而挟湿热，患痢，行步如跨马，坐亦作楚。非痢症而湿热下流，亦有此候。　　吴孚先

人参、当归、黄芩、黄连、生地、槐角、查（楂）肉、升麻、川芎。

虚极昏愦，不知身所在，卧如云浮，行如风飘。身体类血菀心包，身如在浮云条，须对勘。　　汪石山

参、耆、当归、白术、肉桂、附子。

病后神未复元，虚阳浮越，坐卧恍在波浪中。　　顾晓澜

厥顛疾臥若無恙坐起即面赤氣奔其證溲便更賁逆欲死　王孟英

原案無方但云仿喻氏治厥顛疾法　按喻方用赭石龍胆蘆薈黄連丹皮赤芍牡蠣龍骨猪胆汁

過表汗多病退氣血兩傷肢骸失養不能起坐　證見能食似癱辨諸脈微舌亮無苔　王孟英

參耆歸朮熟地杜杞兔絲牛膝山藥木瓜萸肉萎蕤續斷桑枝

食積蒸痰邪熱化火蒙蔽神明起臥如狂　辨諸脈沈實舌苔黄厚膩知己胃實　王旭高

柴胡川朴枳實半夏蔞仁黄芩大黄

虛體而挾濕熱患痢行步如跨馬坐亦作楚　非痢症而濕熱下流亦有此候　吳孚先

人參當歸黄芩黄連生地槐角查肉升麻川芎

虛極昏憒不知身所在臥如雲浮行如風飄　身體類血菀心包身如在浮雲條須對勘　汪石山

參耆當歸白朮肉桂附子

病後神未復元虛陽浮越坐臥恍在波浪中　顧曉瀾

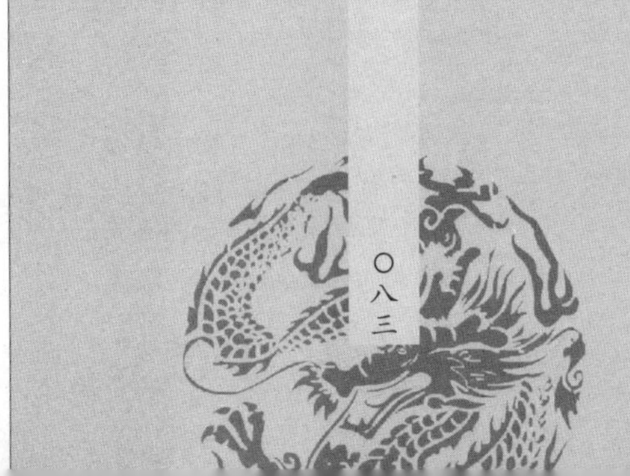

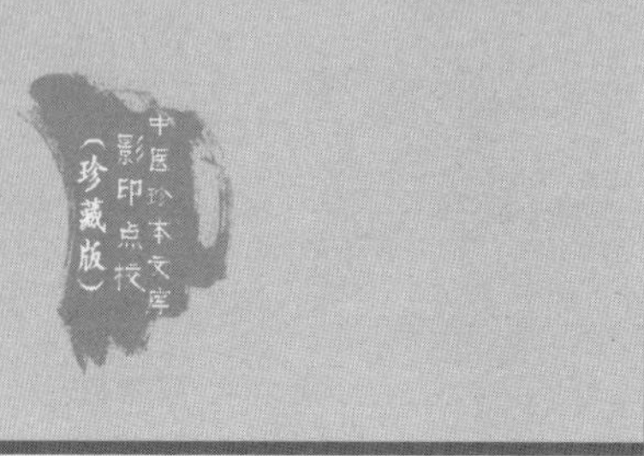

熟地湖蓮芡實綫膠淡菜茯神山藥龜板麥冬猪脊髓爲丸

濕熱誤補灼液成痰氣機阻塞坐卧不甯 辨諸口甜膩便溺澀滯臭濁 王孟英

溫膽湯小陷胸湯加薤白梔子豆豉蘭草 上方橘半枳茹苓草下方栝蔞實黃連半夏

痰涎閉塞火氣衝逆晝夜扶立不能坐卧 辨諸在大怒後 江應宿

原方失錄

痰阻氣鬱仰卧不能反側坐起氣逆如奔 辨諸脈沈而弦病由肝熱脇痛誤服溫運而變 王孟英

旋覆代赭薤白蔞仁連夏茹貝枳實紫菀加雪羹湯 海蛇荸薺

離魂覺自形作兩並卧（以下眠卧夢魘） 許叔微

硃砂人參茯苓 按木火體質宜眞珠母丸去參勿用此方

濁痰迷閉清陽寐中坐起而不自知 證見日間靜則磕睡辨諸體肥 王旭高

熟地、湖莲、芡实、线胶、淡菜、茯神、山药、龟板、麦冬，猪脊髓为丸。

湿热误补，灼液成痰，气机阻塞，坐卧不宁。辨诸口甜腻，便溺涩滞臭浊。

王孟英

温胆汤，小陷胸汤，加薤白、栀子、豆豉、兰草。上方橘、半、枳、茹、苓、草。下方栝蒌实、黄连、半夏。

痰涎闭塞，火气冲逆，昼夜扶立不能坐卧。辨诸在大怒后。 江应宿

原方失录。

痰阻气郁，仰卧不能反侧，坐起气逆如奔。辨诸脉沈而弦，病由肝热胁痛，误服温运而变。 王孟英

旋覆、代赭、薤白、蒌仁、连、夏、茹、贝、枳实、紫苑（菀），加雪羹汤。海蜇、荸荠。

离魂觉自形作两并卧（以下眠卧梦魇）。 许叔微

朱砂、人参、茯苓。

【按】 木火体质，宜真珠母丸去参，勿用此方。

浊痰迷闭清阳，寐中坐起而不自知。证见日间静则瞌睡，辨诸体肥。 王旭高

川贝、茯苓、陈皮、枳实、半夏、党参、远志、菖蒲、陈胆星。

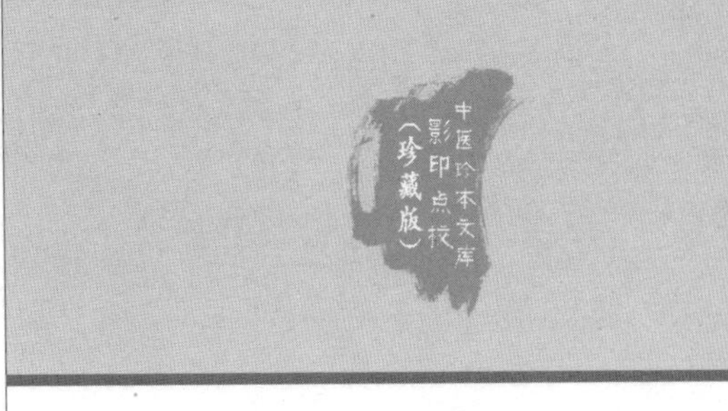

水亏，阴阳不交，离明当午而睡。　　薛生白

半夏、酸枣仁、生地、生甘草、糯米、茯苓、米仁、去油乳香。

阴分虚，心阳旺，寤寐，均非其时。　　曹仁伯

丹参、元参、麦冬、旋覆、冬、术、生地、胆星、枣仁、茯神，另真珠母丸。

肝胆邪热，少寐，交子时寤。即辨诸寤在子时，以子丑血注于肝也。　　曹仁伯

丹参、元参、麦冬、旋覆、川连、橘、杷、小麦、枣仁、茯神、川贝、炙草、竹茹。

风木不静，少寐，寅卯时必醒。肝木旺于寅卯也。右关滑者，兼有痰。　　顾晓澜

地、斛、党参、茯神、甘草、水浸远志、枣仁、盐决明、醋磁石、二陈、桑麻丸。

虚火上升，睡熟被嗽而寤。　　汪石山

原方失录。

阴虚生热，津不上，朝寤必口干。　　林佩琴

半夏酸棗仁生地生甘草糯米茯苓米仁去油乳香

陰分虛心陽旺寤寐均非其時　　曹仁伯

丹參元參麥冬旋覆冬朮生地膽星棗仁茯神另真珠母丸

肝胆邪熱少寐交子時寤　即辨諸寤在子時以子丑血注於肝也　　曹仁伯

丹參元參麥冬旋覆川連橘杷小麥棗仁茯神川貝炙草竹茹

風木不靜少寐寅卯時必醒　肝木旺於寅卯也右關滑者兼有痰　　顧曉瀾

地斛黨參茯神甘草水浸遠志棗仁鹽決明醋磁石二陳桑麻丸

虛火上升睡熟被嗽而寤　　汪石山

原方失錄

陰虛生熱津不上朝寤必口乾　　林珮琴

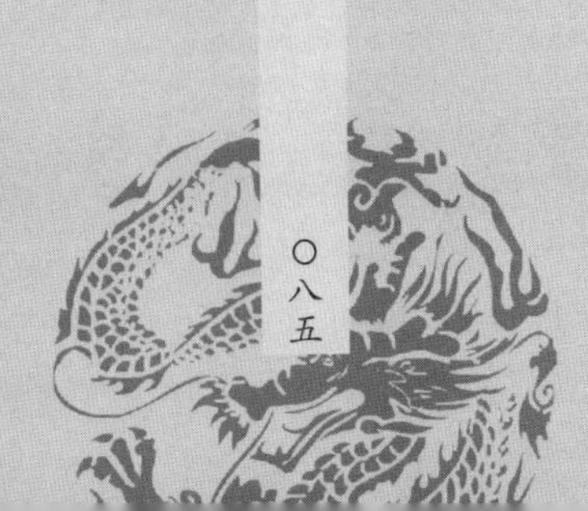

熟地炭棗仁白芍貝母生苡麥冬五味蔗漿

脾氣心血交虧好睡睡中兼驚　薛立齋

補中益氣湯及六味丸加鹿茸 上方參耆朮草歸橘升柴薑棗下方地萸苓藥丹瀉

小兒飲乳母酒乳嗜臥 辨諸詳問及頰赤右關稍數而身不熱六脈和平知非有病　呂滄洲

枳椇子葛花 按張子和案同而藥用甘草砂仁貫仲

曠婦思想氣結向裏困睡如癡 辨諸肝脈弦出寸口　朱丹溪

原案無方但云先激使怒哭再誘使喜悅

溫邪傳腎善寐 辨諸舌乾喉痛顴赤脈細如絲而沈數有力　吳東暘

生地元參麥冬白芍知母天冬滑石淡苓花粉竹葉蔗皮

痰熱未清沈臥不醒 辨諸病起黑斑苔穢面垢投涼膈便通脘鬆脈轉洪滑數知非神不守舍之虛症　王孟英

熟地炭、枣仁、白芍、贝母、生苡、麦冬、五味、蔗浆。

脾气心血交亏，好睡，睡中兼惊。　薛立斋

补中益气汤及六味丸加鹿茸。上方参、耆、术、草、归、橘、升、柴、姜、枣。下方地、萸、苓、药、丹、泻。

小儿饮乳母酒乳嗜卧。辨诸详问及颊赤，右关稍数而身不热，六脉和平，知非有病。　吕沧洲

枳椇子、葛花。

【按】张子和案同，而药用甘草、砂仁、贯仲。

旷妇思想气结，向里困睡如痴。辨诸肝脉弦出寸口。　朱丹溪

原案无方，但云先激使怒哭，再诱使喜悦。

温邪传肾，善寐。辨诸舌干喉痛，颧赤，脉细如丝而沈数有力。　吴东旸

生地、元参、麦冬、白芍、知母、天冬、滑石、淡芩、花粉、竹叶、蔗皮。

痰热未清，沈卧不醒。辨诸病起黑斑，苔秽面垢，投凉膈便通，脘松，脉转洪滑数，知非神不守舍之虚症。　王孟英

原案云：仍用大剂凉润清肃之药。

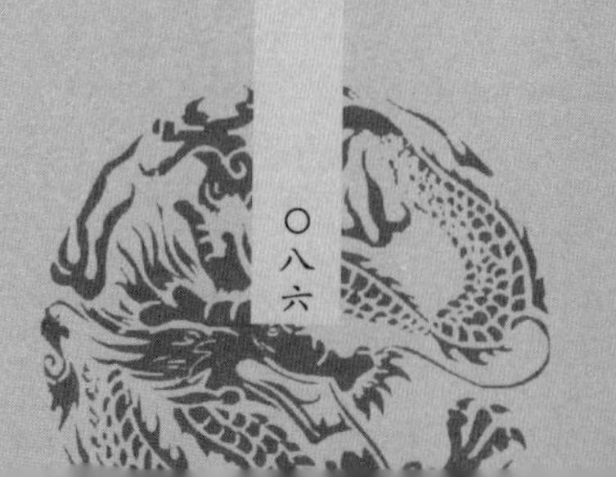

阴虚热扰肾，嗜卧不休。

【按】少阴症但欲卧，虚实皆有此候证，遇嗜卧须察是否肾病。　　黄锦芳

熟地、丹皮、龟板、防风、阿胶、桂枝、山药。

病后女劳复，昏沈欲寐。辨诸左尺芤细，右尺洪大。

王孟英

原案无方，但云大剂滋阴清热药，吞猳鼠矢。

脾胃热，喜覆卧。燥热湿热均有此候。辨诸体质，分凉润与苦、辛、寒，曾治两人，用药不同，择录要药。

陆成一

拟燥热用天花粉、芦根、西瓜汁等，湿热用条芩、石膏、知母等。

郁火成痰，不能仰卧，卧则气涌。辨诸因悲起病，胸胁胀痛，欲搥背，关脉沈滑。　　陆肖愚

调气养荣汤加白芥子、霞天曲。

心肾不交，能侧卧，不能仰卧。以仰则肾气不能上承，而心气愈浮也。　王孟英

三才合枕中丹，加黄连、肉桂。上方天冬、地黄、人参。下方龟板、龙骨、远志、九节菖蒲。

真气虚散，上干清道，不能仰睡。　　喻嘉言

熟地丹皮龜板防風阿膠桂枝山藥

病後女勞復昏沈欲寐 辨諸左尺芤細右尺洪大　王孟英

原案無方但云大劑滋陰淸熱藥吞猳鼠矢

脾胃熱喜覆臥 燥熱濕熱均有此候辨諸體質分涼潤與苦辛寒曾治兩人用藥不同擇錄要藥　陸成一

擬燥熱用天花粉蘆根西瓜汁等濕熱用條芩石膏知母等

鬱火成痰不能仰臥臥則氣涌 辨諸因悲起病胸脇脹痛欲搥背關脈沈滑　陸肖愚

調氣養榮湯加白芥子霞天麯

心腎不交能側臥不能仰臥 以仰則腎氣不能上承而心氣愈浮也　王孟英

三才合枕中丹加黃連肉桂 上方天冬地黃人參下方龜板龍骨遠志九節菖蒲

眞氣虛散上干淸道不能仰睡　喻嘉言

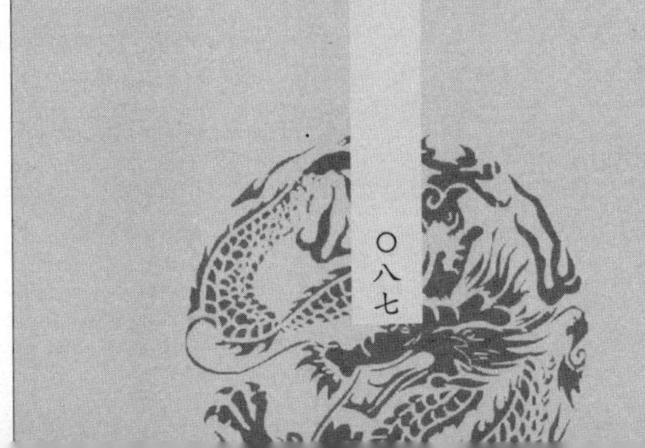

原方失錄

怒火傷肝肝葉燥張支脹不能側臥 辨諸因怒起病左脇塊痛食下更甚脈弦急　魏玉橫

生地沙參麥冬蔞仁米仁杞子川楝子

痰喘側則肺系緩而痰益壅不能側臥　林珮琴

原方失錄

情志修肝不能左側 辨諸脇痛證兼久欬者氣逆犯肺也　尤在涇

旋覆花丹皮鬱金猩絳甘草牛膝白芍

肺虛痰貯於絡臥難偏左 辨諸右寸軟滑按肺病理應臥難偏右今在左或誤姑誌以待參考　王孟英

葦莖瓜絡生蛤粉貝母冬瓜子茯苓葳蕤枇杷葉燕窩梨肉

脾虛濕聚不能右臥 辨諸氣促吐稀痰便溏兩腿漸腫至膝　汪石山

原方失录。

怒火伤肝，肝叶燥，张支腋，不能侧卧。辨诸因怒起病，左胁块痛，食下更甚，脉弦急。　　魏玉横

生地、沙参、麦冬、蒌仁、米仁、杞子、川楝子。

痰喘，侧则肺系缓而痰益壅，不能侧卧。　林佩琴

原方失录。

情志修肝，不能左侧。辨诸胁痛证，兼久欬者，气逆犯肺也。　　尤在泾

旋覆花、丹皮、郁金、猩绛、甘草、牛膝、白芍。

肺虚，痰贮于络，卧难偏左。辨诸右寸软滑。

【按】肺病理应卧，难偏右，今在左，或误，姑志以待参考。　　王孟英

苇茎、瓜络、生蛤粉、贝母、冬瓜子、茯苓、葳蕤、枇杷叶、燕窝、梨肉。

脾虚，湿聚不能右卧。辨诸气促，吐稀痰，便溏，两腿渐肿至膝。　　汪石山

人参、黄耆、酸枣仁、甘草、白术、茯苓、陈皮、东壁土。

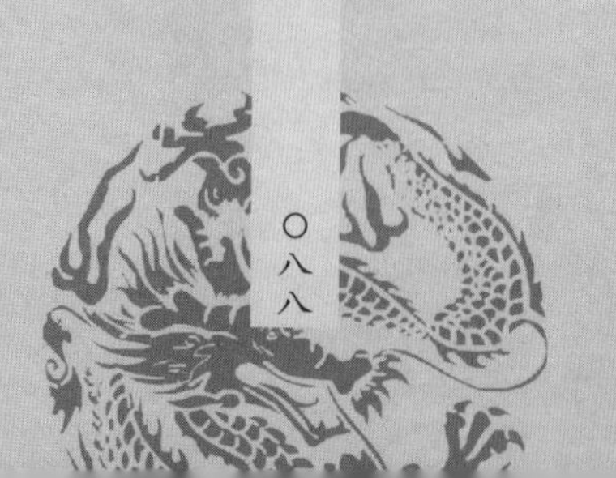

脾肾两亏，损及肺藏，气急不得右卧。辨诸年老久患痰嗽　　王旭高

砂仁、炒熟地、橘、半、茯苓、阿胶、款冬、术、归身、川贝、五味子、炮姜。

肝阳独行。乏阴和协，魂不藏，寐不安。辨诸左寸关弦劲甚锐，证兼眩晕

叶天士

人参、生地、元参、桔梗、川连、茯神、枣仁、远志、白芍、柏仁、羚羊角，蜜丸。

肝火郁伏于胃，不得安卧。辨诸左关沈数。

【按】肝火郁胃，亦有嗜卧者，大致火动则卧不安，火定则卧沈耳。　　陆养愚

柴胡、丹皮、栀子、甘草、桂枝、白芍。

胆虚袭风不得睡，睡则心悸。辨诸左关浮而虚。

吕沧洲

禁方：乌梅汤下抱胆丸。

寒涎沃胆，胆寒肝热，心悸不寐。　　柳谷孙

十味温胆汤。参、地、枣仁、苓、草、远志、橘、半、枳、茹。

脾肾两虚，肺气亦伤，喘不得卧。辨诸神气疲惫，属虚。　　王旭高

砂仁炒熟地橘半茯苓阿膠款冬朮歸身川貝五味子炮薑

肝陽獨行乏陰和協魂不藏寐不安（辨諸左寸關弦勁甚鋭證兼眩暈）　葉天士

人參生地元參桔梗川連茯神棗仁遠志白芍栢仁羚羊角蜜丸

肝火鬱伏於胃不得安臥（辨諸左關沈數按肝火鬱胃亦有嗜臥者大致火動則臥不安火定則臥沈耳）　陸養愚

柴胡丹皮梔子甘草桂枝白芍

膽虛襲風不得睡睡則心悸（辨諸左關浮而虛）　呂滄洲

禁方烏梅湯下抱膽丸

寒涎沃膽膽寒肝熱心悸不寐　柳穀孫

十味溫膽湯（參地棗仁苓草遠志橘半枳茹）

脾腎兩虛肺氣亦傷喘不得臥（辨諸神氣疲憊屬虛）　王旭高

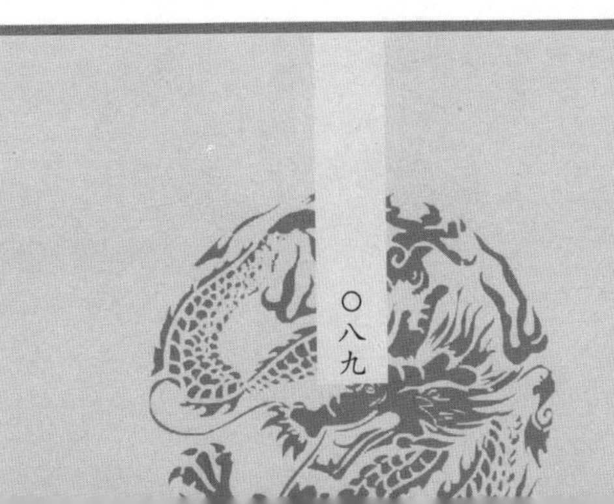

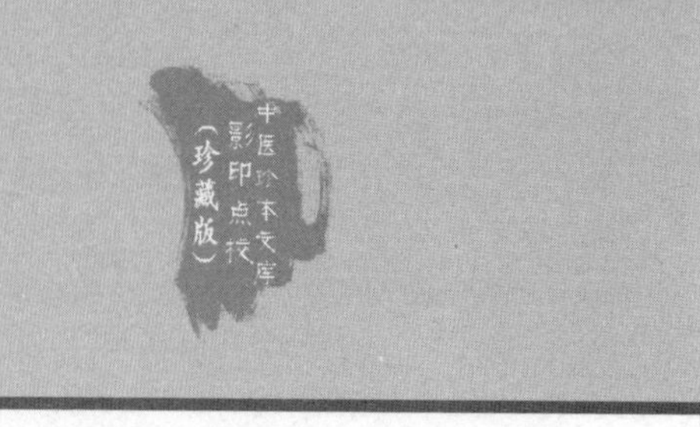

地冬茯神五味胡桃沙苑山藥蛤殼紫石英補骨脂黑錫丹 黑鉛[illegible]

陰虛火動喘難就枕 證兼面赤自汗辨諸六脈細數 龔子才

先服河東地黃丸繼用清離滋坎丸加竹瀝姜汁童便頻服

驚苦積勞膽虛痰滯虛煩不得臥 證兼膽怯善驚 繆長文

半夏竹茹陳皮茯苓甘草枳實棗仁薑棗

肝腎陰虧衝陽不攝陽氣不入於陰臥不成寐 證兼面油紅腹中動氣上及心腹 馬培之

生熟首烏南北沙參川連肉桂生炙甘草生熟棗仁龍齒百合

熱陷濕中擾動營氣夜不成寐 辨諸夜發熱 楊素園

原案無方但云芳香化濕甘淡滲濕

涎飲壅寒經絡陽明逆不從其道不得臥 辨諸體肥嗜厚味 陸養愚

先服獨聖散又浴後用[illegible]

地、冬、茯神、五味、胡桃、沙苑、山药、蛤壳、紫石英、补骨脂、黑锡丹。黑铅、硫黄。

阴虚火动，喘难就枕。证兼面赤自汗，辨诸六脉细数。　龚子才

先服河东地黄丸，继用清离滋坎丸加竹沥、姜汁、童便，频服。

惊苦积劳，胆虚痰滞，虚烦不得卧。证兼胆怯善惊。　缪长文

半夏、竹茹、陈皮、茯苓、甘草、枳实、枣仁、姜、枣。

肝肾阴亏，冲阳不摄，阳气不入于阴，卧不成寐。证兼面油红，腹中动气，上及心腹。　马培之

生熟首乌、南北沙参、川连、肉桂、生炙甘草、生熟枣仁、龙齿、百合。

热陷湿中，扰动营气，夜不成寐。辨诸夜发热。　杨素园

原案无方，但云芳香化湿，甘淡渗湿。

涎饮壅寒经络，阳明逆不从其道，不得卧。辨诸体肥，嗜厚味。　陆养愚

先服独圣散。又浴后用麻黄、干葛、防风、紫苏、叶、半夏、千里水取汗。

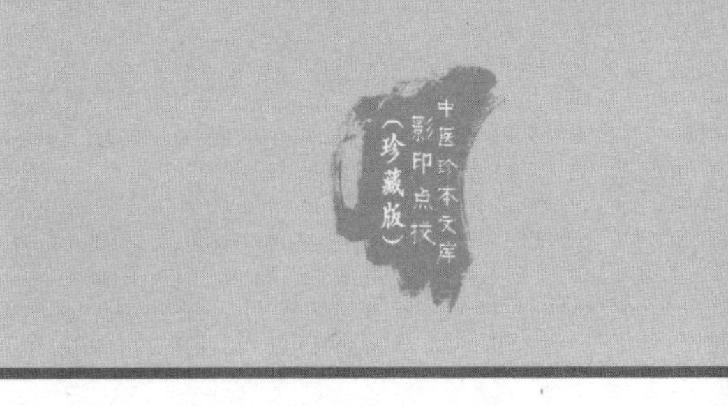

肝叶倒竖，骤病，能直立，不能卧。辨诸忿急后暴得。　　李冠仙

小温胆汤加龙胆草，金器猪胆汁。

胶痰固结，阻塞气机，不寐。辨诸向吐痰，今无痰，曾服滋补，脉上中沈闭，而两尺小数有根，知非虚症。

李冠仙

孩儿参、半夏、竹沥、姜汁、白蜜、长流水。

肝木亢，冲气不纳，不寐。辨诸左腹有气上冲，按之不止，至胸方散，顿觉周身牵引不舒。脉皆洪大。

周小农

金铃盐、香附、山栀、茯神、炒枣仁、生地、磁石、牡蛎、珠母、龟甲心、金器。

因气动肝，肝阳升不潜，连夜不寐。证见头胀痛，辨诸病由有失意事，心怀闷郁而起，脉弦急左甚。周小农

地、芍、麦冬、茯神、枣仁、砂、磁、秫、蛎、珠母、交藤、百合心、金器、莲青心。

胆火不潜，彻夜不寐。辨诸因惊起病。　　马省三

原方失录。

三尸虫为患，不寐。辨诸脉大小疏数，前后不一。

李冠仙

小溫膽湯加龍膽草金器猪膽汁

膠痰固結阻塞氣機不寐 辨諸向吐痰今無痰曾服滋補脈上中沈閉而兩尺小數有根知非虛症　李冠仙

孩兒參半夏竹瀝薑汁白蜜長流水

肝木亢衝氣不納不寐 辨諸左腹有氣上衝按之不止至胸方散頓覺周身牽引不舒脈皆洪大　周小農

金鈴鹽香附山梔茯神炒棗仁生地磁石牡蠣珠母龜甲心金器

因氣動肝陽升不潛連夜不寐 證見頭脹痛辨諸病由有失意事心懷悶鬱而起脈弦急左甚　周小農

地芍麥冬茯神棗仁砂磁秫蠣珠母交藤百合心金器蓮青心

胆火不潛徹夜不寐 辨諸因驚起病　馬省三

原方失錄

三尸蟲爲患不寐 辨諸脈大小疏數前後不一　李冠仙

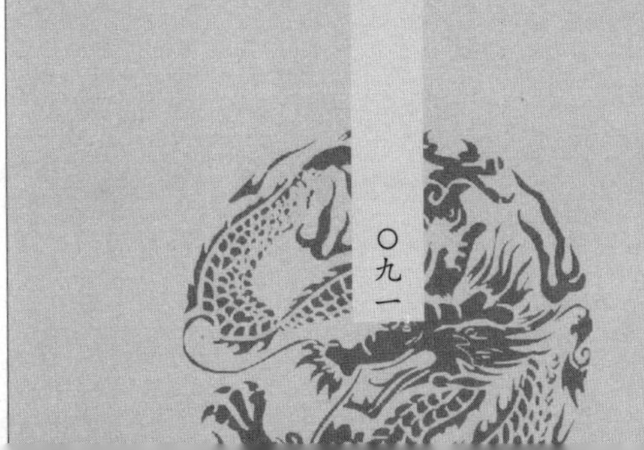

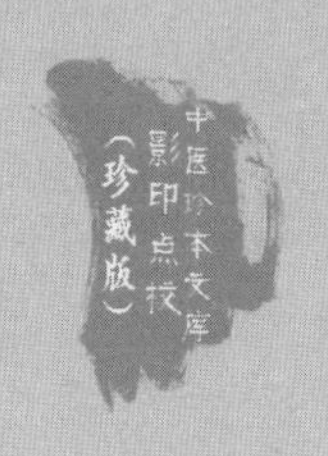

原案無方但云殺三尸蟲藥加鎮邪寧心之品勿使病人知何藥

產後失血多心神失養不寐　林珮琴

原方失錄

病後胃陰虛不寐 辨諸病家小心太過思食猶禁穀脈右關虛大　林珮琴

潞參白芍歸身麥冬茯神棗仁石斛半夏麴甘草香稻葉肥玉竹

熱鬱氣滯飲阻經月不眠 此懸飲成囊　王思中

一味荷葉蒂七枚

陰虛挾痰夜來大魘 辨諸內熱吐痰脈滑數　曹仁伯

十味溫膽湯加麥冬歸身 參地棗仁橘半枳茹遠志苓草

肝虛邪襲驚悸多魘　許叔徵

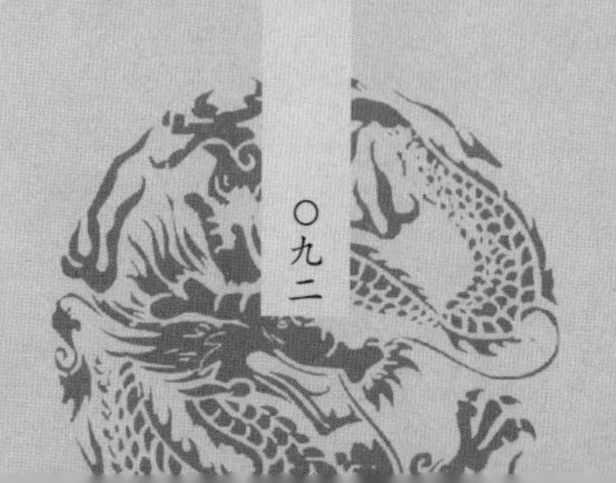

原案无方，但云杀三尸虫药加镇邪宁心之品，勿使病人知何药。

产后失血，多心神失养，不寐。　林佩琴

原方失录。

病后胃阴虚，不寐。辨诸病家小心太过，思食犹禁谷，脉右关虚大。　林佩琴

潞参、白芍、归身、麦冬、茯神、枣仁、石斛、半夏曲、甘草、香稻叶、肥玉竹。

热郁气滞，饮阻，经月不眠。此悬饮成囊。　王思中

一味荷叶蒂七枚。

阴虚挟痰，夜来大魇。辨诸内热吐痰，脉滑数。

曹仁伯

十味温胆汤，加麦冬、归身。参、地、枣仁、橘、半、枳、茹、远志、苓草。

肝虚邪袭，惊悸多魇。

许叔微

原方失录。

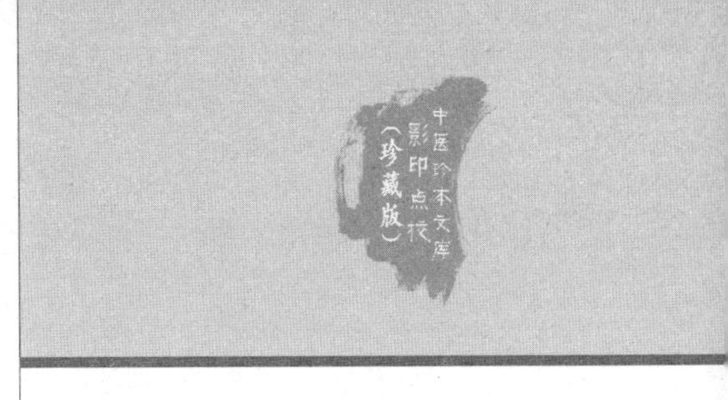

三尸虫为患，卧后欲动，喊而不得，多恶梦。辨诸独宿空房起病，脉大小疏数不一。　李冠仙

黄精、犀角、羚角、龙虎骨、鹿霜、龙齿、龟板、雷丸、朱砂、琥珀、箭羽、桃奴。

肝郁疏泄之令不尽行，梦多。　王汉皋

于应用方中加桂芍泄肝。

【按】热症亦有郁于肝，梦多者忌用桂，宜丹皮、青黛。

肝气郁遏，常作恼怒之梦，怒极或哭醒。　张寿甫

原案云：稍用柴胡、薄荷舒肝，龙胆、楝子泻肝，佐以柏子仁、生阿胶养肝，生牡蛎、生龙骨镇肝。本系血症，因吐未止，加大黄、肉桂末。

痰症，时梦亡友，必大哭而醒。辨诸脉沈滑而实，痰多，奇症，每似邪祟　张希白

先用涤痰丸，不应改礞石滚痰丸。上方参、草、苓、茹、橘、半、枳、菖、胆星。下方礞石、沈香、大黄、黄芩、百药煎。

痰阻，肝火内郁，梦与鬼交。非真有鬼，夙有所思耳。　阙名

原方失录。

痰热，梦役行赤日中。《内经》论梦多条，可见病人之梦，能推病情。　张涟水

黃精犀羚角龍虎骨鹿霜龍齒龜板雷丸朱砂琥珀箭羽桃奴

肝鬱疏泄之令不盡行夢多　王漢皋

於應用方中加桂芍泄肝　按熱症亦有鬱於肝夢多者忌用桂宜丹皮青黛

肝氣鬱遏常作惱怒之夢怒極或哭醒　張壽甫

原案云　稍用柴胡薄荷舒肝龍胆楝子瀉肝佐以柏子仁生阿膠養肝生牡蠣生龍骨鎮肝本係血症因吐未止加大黃肉桂末

痰症時夢亡友必大哭而醒　辨諸脈沈滑而實痰多奇症每似邪祟　張希白

先用滌痰丸不應改礞石滾痰丸　上方參草苓茹橘半枳菖胆星下方礞石沈香大黃黃芩百藥煎

痰阻肝火內鬱夢與鬼交　非眞有鬼夙有所思耳　闕名

原方失錄

痰熱夢役行赤日中　內經論夢多條可見病人之夢能推病情　張漣水

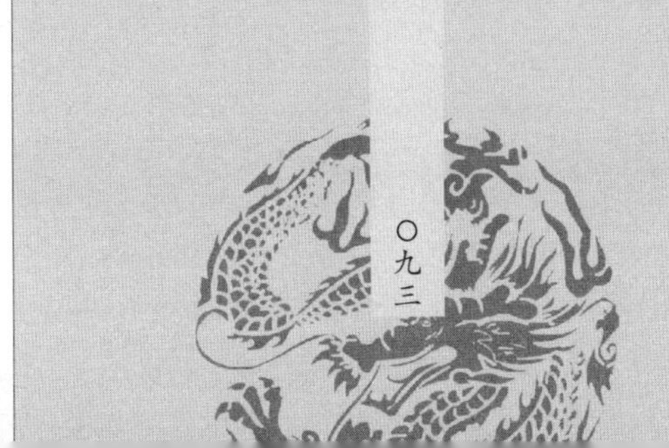

半夏百部

相火熾於腎夢在水中 即辨諸夢及陽強不痿溲短數夢遺便時泄精 葉指發

知柏八味丸 地萸苓藥丹瀉知柏 按經云厥氣客於腎則夢沒居水中擬加穭豆衣及細辛少許以發客氣

胸中痰實夢神鬼舟橋 證兼中滿足腫 張子和

原案無方但云三涌三泄三汗

心脾得安夢老嫗小兒稱愈 蕭君捷程感溫襲肝爛喉夢猴蹲林外乘涼甚適猴爲申金肺邪出肝也 林珮琴

原案云脾神黃婆心神嬰兒病爲肝邪鎮肝而心神得安也

內濕神氣疲倦 證兼納少不耐煩勞辨諸胸不舒知非脾虛舌白滑面隱黃亦非陰虛(以下疲倦) 雷少逸

增損胃苓法加秦艽茵蔯查肉雞金 蒼朮橘朴豬茯滑石藿香澤瀉

濕留氣阻神疲 證兼肢軟辨諸自疑爲體虧餌棗加腹脹納食尤劇 雷少逸

半夏、百部。

相火炽于肾，梦在水中。即辨诸梦及阳强不痿，溲短数，梦遗，便时泄精。

叶指发

知柏八味丸。地、萸、苓、药、丹、泻、知柏。

【按】经云：厥气客于肾，则梦没居水中，拟加穞豆衣及细辛少许，以发客气。

胸中痰实，梦神鬼舟桥。证兼中满足肿。　　张子和

原案无方，但云三涌三泄三汗。

心脾得安，梦老妪、小儿称愈。萧君捷程，感温袭肝，烂喉，梦猴蹲林外，乘凉甚适，猴为申金，肺邪出肝也。　　林佩琴

原案云：脾神黄婆心神婴儿病，为肝邪镇肝，而心神得安也。

内湿，神气疲倦。证兼纳少，不耐烦劳，辨诸胸不舒，知非脾虚。舌白滑，面隐黄，亦非阴虚（以下疲倦）。　　雷少逸

增损胃苓法，加秦艽、茵陈、查（楂）肉、鸡金。苍术、橘、朴、猪、茯、滑石、藿香、泽泻。

湿留，气阻神疲。证兼肢软，辨诸自疑为体亏，饵枣，加腹胀，纳食尤剧。

雷少逸

蓬术、槟榔、青皮、莱菔子、干姜、官桂、厚朴、鸡内金。

肝火郁于胃，形神困倦。辨诸木火体质，知非湿困。

陆成一

生地、赤芍、竹茹、芦根、天花粉、青黛、丹皮。

肺火耗伤精神，浑身倦怠。辨诸口干饮冷。易思兰

姜汁、炒山栀仁，研末。麦冬、乌梅，略佐人参，煎汤下。

言语声音类

亡阳谵语。辨诸下体恶寒，如见鬼状，服发散药增剧。沈尧封

先服肾气丸，随以茯蓉易桂附。桂、附、地、萸、苓、药、丹、泻。

痰蒙火郁、谵语。辨诸便泄臭水，小便热痛，中脘按痛，舌白。王旭高

羚角、竺黄、菖蒲、胆星、石斛、茯神、橘红、郁金、竹沥、姜汁，滚痰丸。

真寒假热谵语。证兼目直耳聋，口渴便秘，油汗如珠，撮空。辨诸舌虽焦黄，而形全胖，脉虽洪躁，而重按无。杨乘六

养荣汤。

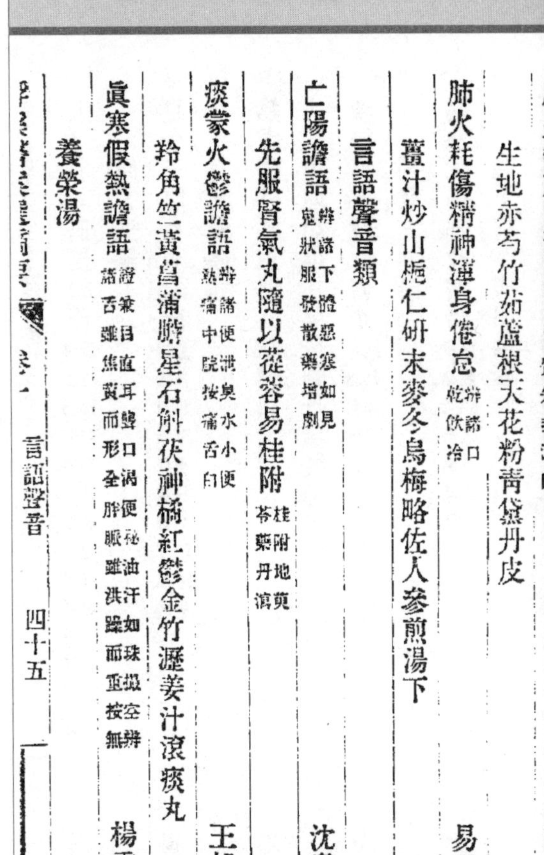
生地赤芍竹茹蘆根天花粉青黛丹皮

肺火耗傷精神渾身倦怠 辨諸口乾飲冷 易思蘭

薑汁炒山梔仁研末麥冬烏梅略佐人參煎湯下

言語聲音類

亡陽譫語 辨諸下體惡寒如見鬼狀服發散藥增劇 沈堯封

先服腎氣丸隨以茯蓉易桂附 桂附地萸苓藥丹瀉

痰蒙火鬱譫語 辨諸便泄臭水小便熱痛中脘按痛舌白 王旭高

羚角竺黃菖蒲膽星石斛茯神橘紅鬱金竹瀝薑汁滾痰丸

真寒假熱譫語 證兼目直耳聾口渴便秘油汗如珠撮空辨諸舌雖焦黃而形全胖脈雖洪躁而重按無 楊乘六

養榮湯

言語聲音 四十五

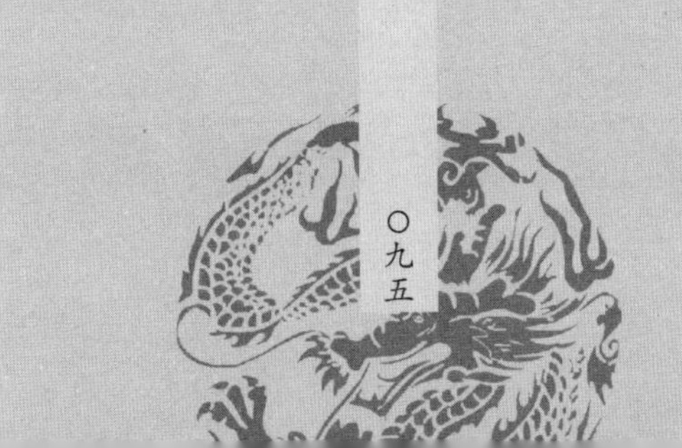

患瘧邪入血室譫語 辨諸經來未暢即止晝間明了脈左勝右知非邪入心包亦非胃家實 雷少逸

原方失錄

夏令三陽合病譫語 辨諸面垢身重自汗遺尿忌汗忌下更忌開泄心包 漏名

白虎湯 知膏粳草

陰虛體外感重傷其陰譫語 馬元儀

生地知母甘草茯神丹參貝母花粉

產後痰迷發狂譫語 辨諸惡露仍通知非瘀衝 金尚陶

蠲飲六神湯

熱邪化燥刦液譫語 辨諸舌苔黑燥而厚脈洪數有力 雷少逸

潤下救津法加紫雪

患疟，邪入血室，谵语。辨诸经来未畅即止，昼间明了，脉左胜右，知非邪入心包，亦非胃家实。　　雷少逸

原方失录。

夏令三阳合病，谵语。辨诸面垢身重，自汗遗尿，忌汗忌下，更忌开泄心包。　　漏名

白虎汤。知、膏、粳、草。

阴虚体，外感重伤其阴，谵语。　　马元仪

生地、知母、甘草、茯神、丹参、贝母、花粉。

产后痰迷，发狂谵语。辨诸恶露仍通，知非瘀冲。　　金尚陶

蠲饮六神汤

热邪化燥劫液，谵语。辨诸舌苔黑燥而厚，脉洪数有力。　　雷少逸

润下救津法，加紫雪。

产后感暑，误服温补，谵语不休。　　孙文垣

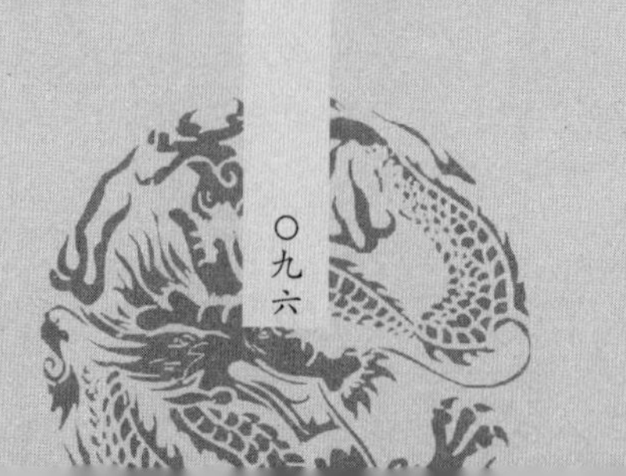

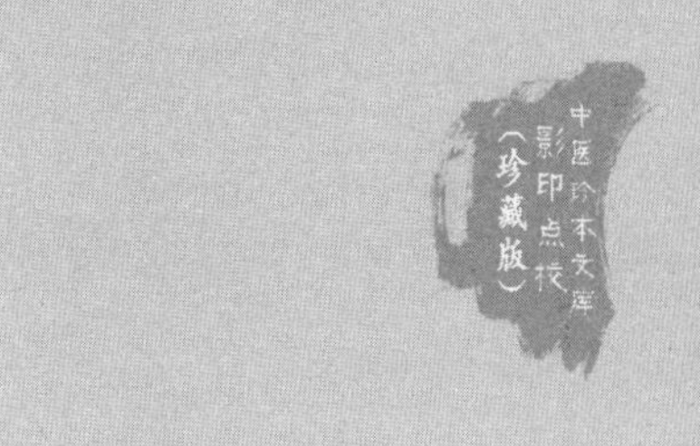

益元散加山查（楂）、红曲、泽兰、橘红、半夏曲、茯苓、三棱。

热闭渐开不语，转为谵语。　王孟英

白虎汤去米、草，加石菖蒲、花粉、竹叶、竺黄、竹沥。知、膏、粳、草。

痰迷心窍，语言谵妄。辨诸寸脉浮滑。　吴孚先

二陈汤加苏、防、前、葛、枳、桔、桑、杏。橘、半、苓、草、生姜。

胃气虚，妄语。辨诸时作时止。　朱丹溪

参、耆、归、术、陈皮、炙甘草、附子。

湿温化燥，粪结阳明，妄言。辨诸舌苔干黑，脉实有力，欲更衣而不得。　雷少逸

润下救津法。

惊恐悒郁，神志失常，语言错妄。　马元仪

瓜蒌仁、紫苑（菀）、枳壳、桔梗、杏仁、苏子、秦艽、胆星。

熱閉漸開不語轉爲譫語　王孟英

白虎湯去米草加石菖蒲花粉竹葉竺黃竹瀝 知膏粳草

痰迷心竅語言譫妄 辨諸寸脈浮滑　吳孚先

二陳湯加蘇防前葛枳桔桑杏 橘半苓草生薑

胃氣虛妄語 辨諸時作時止　朱丹溪

參耆歸朮陳皮炙甘草附子

濕溫化燥糞結陽明妄言 辨諸舌苔乾黑脈實有力欲更衣而不得　雷少逸

潤下救津法

驚恐悒鬱神志失常語言錯妄　馬元儀

瓜蔞仁紫苑枳殼桔梗杏仁蘇子秦艽胆星

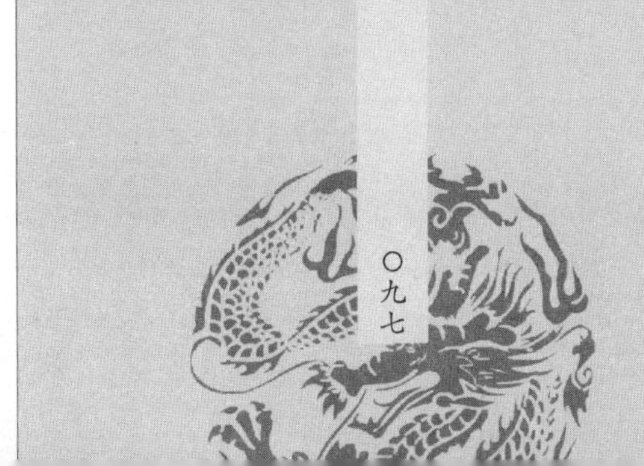

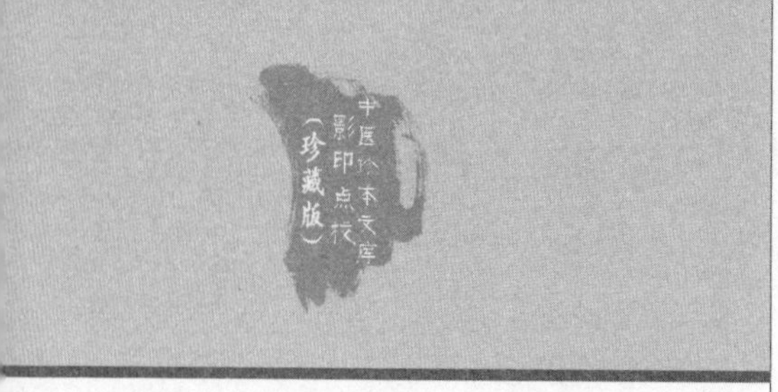

產後肝失血養燥火入胃狂言妄語 辨諸晨間了了知非敗血上衝晝夜熱狂症 魏玉橫

生熟地杞子麥冬

包絡膽經痰熱擾動神魂亂語 辨諸面青脈洪滑夜半劇 孫文垣

溫膽湯加菖蒲酒芩天麻棗仁丹皮 橘半苓草枳茹

暑邪入包絡昏言身受縲紲 辨諸酷熱樓居入包絡則昏言入渾身絡則言受縛非有祟也 王孟英

先移榻清涼地方以新汲水調灌紫雪丹

陰陽兩虛妄言見鬼 辨諸初僅自言自語發散後病劇脈澀弱 陸養愚

補中益氣加附子姜棗 參耆朮草歸橘升柴

中虛挾痰作鬼言 此痰糊神明非真有鬼 吳橋

參耆加安神寧志藥

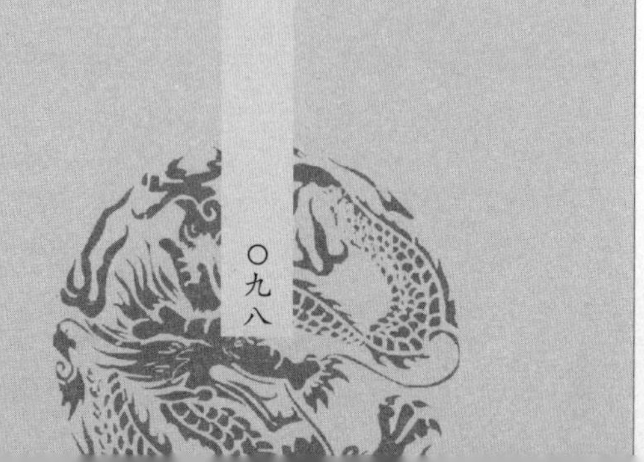

产后肝失血养，燥火入胃，狂言妄语。辨诸晨间了了，知非败血上冲，昼夜热狂症。　魏玉横

生熟地、杞子、麦冬。

包络胆经痰热，扰动神魂，乱语。辨诸面青，脉洪滑，夜半剧。　孙文垣

温胆汤加菖蒲、酒芩、天麻、枣仁、丹皮。橘、半、苓、草、枳、茹。

暑邪入包络，昏言，身受缧绁。辨诸酷热，楼居入包络，则昏言，入浑身络，则言受缚，非有祟也。

王孟英

先移榻清凉地方，以新汲水调灌紫雪丹。

阴阳两虚，妄言见鬼。辨诸初仅自言自语，发散后病剧，脉涩弱。　陆养愚

补中益气加附子、姜、枣。参、耆、术、草、归、橘、升、柴。

中虚挟痰，作鬼言。此痰糊神明，非真有鬼。　吴桥

参耆加安神宁志药。

丧家遇鬼，神识如蒙，所言皆与已亡人语。此条真有鬼，与上条互参。　余听鸿

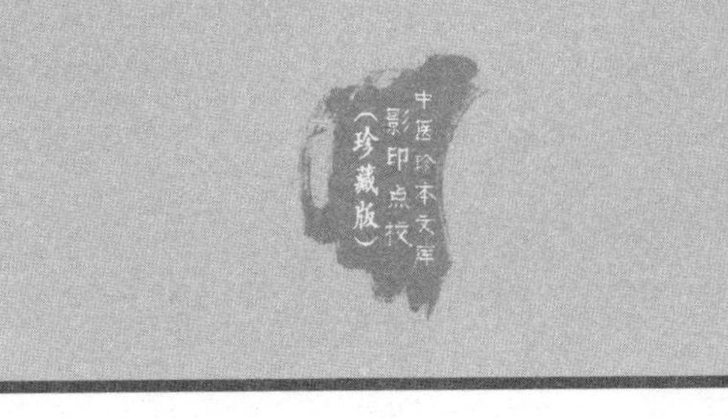

苏合香丸末吹耳鼻中，再调涂膏肓间。饮苏合汁、龙齿、箭羽等。

肝火挟宿瘀，上犯胞络，言语如颠。辨诸前年产后瘀未畅，腹结块，脉弦搏。

王旭高

丹参、延胡、五灵脂、川连、川贝、赤苓、蒲黄、黑栀、茺蔚子、香附、回生丹。

心营肝阴并亏，虚阳挟痰乘蒙清窍，语言无次。辨诸烦躁，口干苦，脉弦细

徐澹安

胡连、牡蛎、生地、麦冬、白芍、牛膝、丹皮、麻仁、茯神、姜汁、竹沥。

血郁心胸，心窍蒙闭，善忘，言谈不知终始。辨诸素有郁怒作噫。　陆养愚

桃仁承气汤。桃、桂、硝、黄、草。

痰热内郁，自言自语。辨诸脉滑，舌苔白腻。

曹仁伯

原方失录。

郁怒伤肝，自语不休。辨诸所语皆平日记忆之事，知非少阴之独语。　张意田

原方失录。

肝火挾宿瘀上犯胞絡言語如顛辨諸前年產後瘀未暢腹結塊脈弦搏　王旭高

丹參延胡五靈脂川連川貝赤苓蒲黃黑梔茺蔚子香附回生丹

心營肝陰並虧虛陽挾痰乘蒙清竅語言無次辨諸煩躁口乾苦脈弦細　徐澹安

胡連牡蠣生地麥冬白芍牛膝丹皮麻仁茯神姜汁竹瀝

血鬱心胸心竅蒙閉善忘言談不知終始辨諸素有鬱怒作噫　陸養愚

桃仁承氣湯桃桂硝黃草

痰熱內鬱自言自語辨諸脈滑舌苔白膩　曹仁伯

原方失錄

鬱怒傷肝自語不休辨諸所語皆平日記憶之事知非少陰之獨語　張意田

原方失錄

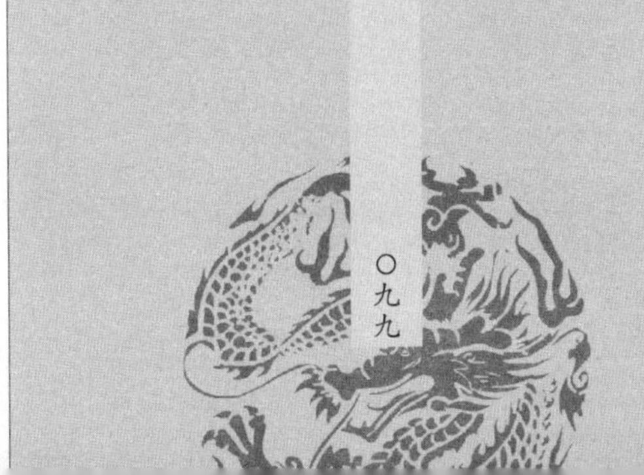

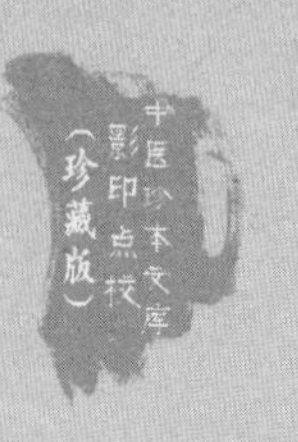

心經蘊熱自言自答喋喋不休　王孟英

於應用方中加木通 按藏病導之從府出也

勞思傷神心氣不攝言語蹇澀 辨諸左寸細數無力　何鴻舫

生芪歸身枸杞龍齒棗仁炙草遠志辰砂拌茯神薑炒竹茹菖蒲

木火常亢心液多耗言語蹇澀 辨諸兩關弦數無度　何鴻舫

犀角生地山梔知母花粉元參遠志辰砂拌茯神生草竹茹龍胆

濕熱挾痰上阻語言不清 辨諸脈右大舌黃不渴吐黏痰　尤在涇

厚朴茯苓滑石陳皮竹葉蔻仁菖蒲根汁

氣血虛語言不清 辨諸瘧後脚浮腫誤藥加病脈堅弦而久按無　馮楚瞻

當歸白朮白芍煨天麻熟地茯苓牛膝銀花秦艽熟附子

心经蕴热，自言自答，喋喋不休。　王孟英

于应用方中加木通。

【按】藏病导之，从府出也。

劳思伤神，心气不摄，言语蹇涩。辨诸左寸细数无力。　何鸿舫

生芪、归身、枸杞、龙齿、枣仁、炙草、远志、辰砂、拌茯神、姜炒竹茹、菖蒲。

木火常亢，心液多耗，言语蹇涩。辨诸两关弦数无度。　何鸿舫

犀角、生地、山栀、知母、花粉、元参、远志、辰砂、拌茯神、生草、竹茹、龙胆。

湿热挟痰上阻，语言不清。辨诸脉右大，舌黄不渴，吐黏痰。　尤在泾

厚朴、茯苓、滑石、陈皮、竹叶、蔻仁、菖蒲根汁。

气血虚，语言不清。辨诸疟后，脚浮肿，误药加病，脉坚弦而久按无。　冯楚瞻

当归、白术、白芍、煨天麻、熟地、茯苓、牛膝、银花、秦艽、熟附子。

肺热，啼哭有声，言浊不清。　万密斋

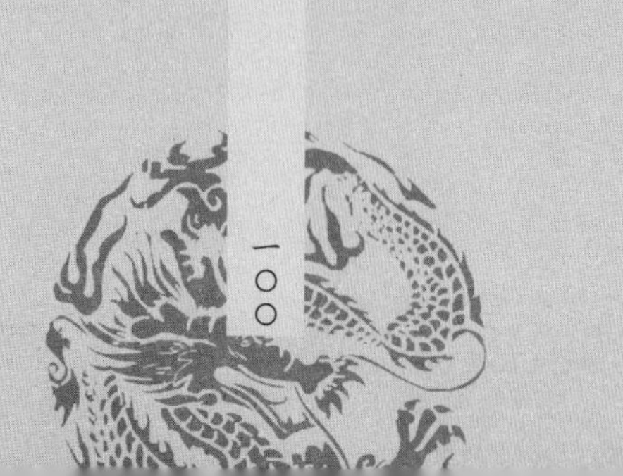

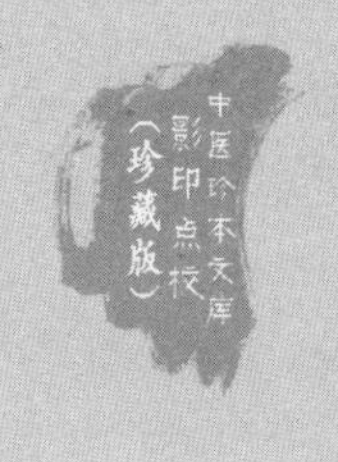

原方失录。

气分湿热郁痹，音若在瓮。辨诸面色晦黯，头如裹，溲短赤，便溏，舌白糜腐。

叶天士

羚角、茵陈、银花、连翘、通草、大腹皮、茯苓皮、猪苓、泽泻、至宝丹。

胃有燥屎，气不舒，懊憹怫郁，时发叹息声。

许叔微

承气汤。大黄、厚朴、枳实。

痰闭火郁，郁气欲舒时，作声长号。法宜吐。 戴元礼

原案云：重剂涌之。

伤寒阳证，入夜叫呼不绝。辨诸脉沈数六七至，喜饮冷，大便秘。 罗谦甫

大黄、炙草、芒硝。

伤寒过汗、扰动阳气，忽作伸冤声。 喻嘉言

白术、人参。

氣分濕熱鬱痹音若在甕 辨諸面色晦黯頭如裹溲短赤便溏舌白糜腐 葉天士

羚角茵陳銀花連翹通草大腹皮茯苓皮猪苓澤瀉至寶丹

胃有燥屎氣不舒懊憹怫鬱時發嘆息聲 許叔微

承氣湯 大黃厚朴枳實

痰閉火鬱鬱氣欲舒時作聲長號 法宜吐 戴元禮

原案云重劑涌之

傷寒陽證入夜叫呼不絕 辨諸脈沈數六七至喜飲冷大便秘 羅謙甫

大黃炙草芒硝

傷寒過汗擾動陽氣忽作伸寃聲 喻嘉言

白朮人參

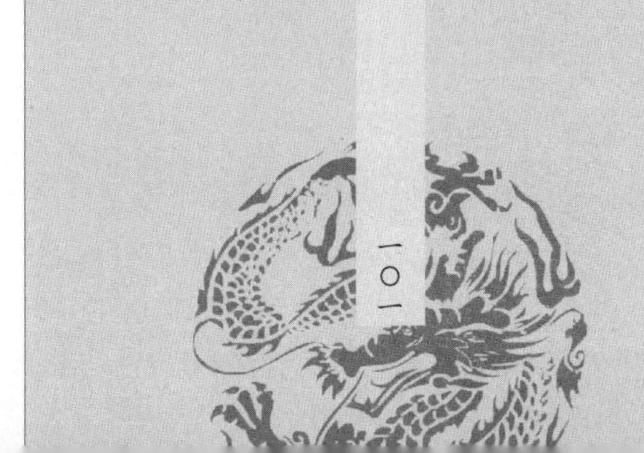

小兒心火旺好作貓聲 證兼見人笑　萬密齋

導赤散 生地 木通 草梢 淡竹葉

蟲症初呀呷漸咿唔如母雞啼水蛙鳴舟人打號變易不常 蜜炙生薑　張路玉

原方失錄 按宜以百部榧子使君子爲主藥

產後陽脫神氣不寧語言如抖出 辨諸瀉泄後脈虛細數有七至　金大文

附子炮姜炙甘草白芍童便胆汁

悞汗氣液兩傷語言短怯　林觀子

人參首烏茯苓白芍丹皮甘草廣皮半夏麯

伏暑在肺氣失肅降氣促音微 易誤虛陽脫症　王孟英

原方失錄

胃陽氣餒失音 辨諸脈微

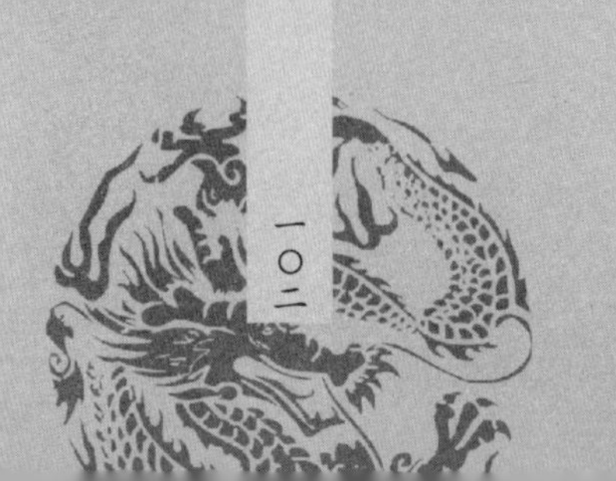

小儿心火旺，好作猫声。证兼见人笑。　万密斋

导赤散。生地、木通、草梢、淡竹叶。

虫症，初呀呷，渐咿唔，如母鸡啼、水蛙鸣、舟人打号，变易不常。蜜炙生姜。　张路玉

原方失录。

【按】宜以百部、榧子、使君子为主药。

产后阳脱，神气不宁，语言如抖出。辨诸泻泄后，脉虚细数，有七至。　金大文

附子、炮姜、炙甘草、白芍、童便、胆汁。

误汗，气液两伤，语言短怯。　林观子

人参、首乌、茯苓、白芍、丹皮、甘草、半夏曲。

伏暑在肺，气失肃降，气促音微。易误虚阳脱症。　王孟英

原方失录。

胃阳气馁失音。辨诸脉微小，形寒。　尤在泾

蜜炙生姜、炙草、黄耆、白术、大枣。

水竭金枯，失音。辨诸脉左部向内极微而涩。

缪宜亭

海参、梨汁、紫苑（菀）、蝉衣、鸡子清、麦冬、川贝、败叫子，临睡食煮烂猪肺。

经后血去，心虚舌萎，失音。 万密斋

原方失录。

冬温化热，痰阻喉痒，呛咳失音。辨诸脉洪搏指。

林佩琴

杏仁、桑皮、蒌皮、川贝、橘红、竹叶。

痰壅肺窍，失音。辨诸素嗜酒多怒，助火生痰。脉左关弦大，右寸累如薏珠。虽证见咳嗽，吐血溲血，知非肺痿。 孙东宿

滑石、青蒿、贝母、郁金、栀子、杏仁、桔梗、丹皮、丹参、小蓟、甘草。

虚火升降，卧起声哑，饭后稍开。 汪石山

原方失录。

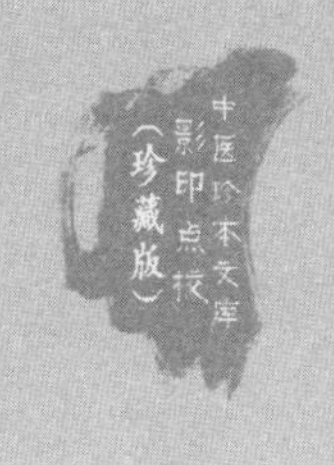

水竭金枯失音 辨諸脈左部向内極微而澁 繆宜亭

海參梨汁紫苑蟬衣雞子清麥冬川貝敗叫子臨睡食煑爛猪肺

經後血去心虛舌萎失音 萬密齋

原方失錄

冬溫化熱痰阻喉痒嗆咳失音 辨諸脈洪搏指 林珮琴

杏仁桑皮蔞皮川貝橘紅竹葉

痰壅肺竅失音 辨諸素嗜酒多怒助火生痰脈左關弦大右寸累如薏珠雖證見咳嗽吐血溲血知非肺痿 孫東宿

滑石青蒿貝母鬱金梔子香附杏仁桔梗丹皮丹參小薊甘草

虛火升降臥起聲啞飯後稍開 汪石山

原方失錄

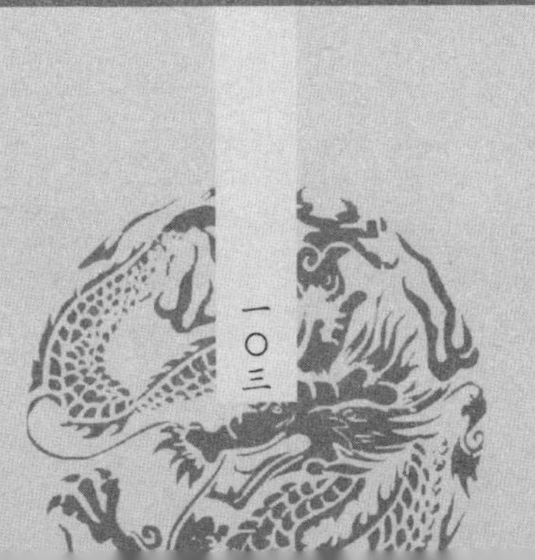

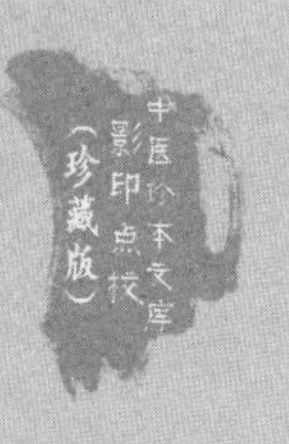

小兒心熱忽作鴉聲旋又音啞 辨諸唇乾舌燥知非陰症　蔣仲芳

芩連石膏麥冬五味山梔元參花粉知母甘草薄荷燈心竹葉

脾濕襲肺音漸啞 辨諸酒客面腫氣喘　葉天士

蘆根苡仁滑石赤苓杏仁厚朴

胸中痰火交壅忽然聲啞 辨諸素耽厚味酒醴性多怒　陸肖愚

神麯山查杏仁橘紅桃仁鬱金山梔生草滑石車前

外感風熱肺閉聲啞 此必暴得　尤在涇

阿膠杏仁桔梗貝母牛蒡元參甘草秔米馬兜鈴

風寒久伏傷肺成癆音瘖 辨諸久咳見血　尤在涇

阿膠杏仁馬兜鈴牛蒡苡仁貝母糯米

風痰襲肺肺脹音啞 辨諸氣喘急　王旭高

小儿心热，忽作鸦声，旋又音哑。辨诸唇干舌燥，知非阴症。　蒋仲芳

芩、连、石膏、麦冬、五味、山栀、元参、花粉、知母、甘草、薄荷、灯心、竹叶。

脾湿袭肺，音渐哑。辨诸酒客面肿气喘。　叶天士

芦根、苡仁、滑石、赤苓、杏仁、厚朴。

胸中痰火交壅，忽然声哑。辨诸素耽厚味酒醴，性多怒。　陆肖愚

神曲、山查（楂）、杏仁、橘红、桃仁、郁金、山栀、生草、滑石、车前。

外感风热，肺闭声哑。此必暴得。　尤在泾

阿胶、杏仁、桔梗、贝母、牛蒡、元参、甘草、粳米、马兜铃。

风寒久伏伤肺，成痨，音瘖。辨诸久咳见血。

尤在泾

阿胶、杏仁、马兜铃、牛蒡、苡仁、贝母、糯米。

风痰袭肺，肺胀音哑。辨诸气喘急，痰声喘咯。

王旭高

麻黄、杏仁、射干、桔梗、枳壳、菖蒲、前胡、白前、紫苑（菀）、桑白皮、莱菔汁。

外感风寒，误用凉药，遏抑声哑。　　聂久吾

杏仁、甘草、羌活、桔梗、防风、生姜。

热伤肺经气分，声哑。辨诸素禀阴虚多火，交冬天暖。　　张路玉

猪肤汤。

瘀痰塞肺，声哑。辨诸体肥色润，误服滋阴多剂后，胸中气塞。　　张路玉

导痰汤加人中黄、泽泻、橘、半、苓、枳、胆星、姜、草。

寒包热，邪伤犯肺络，声瘖。辨诸受寒得病，而形丰，饮啖如常。　　张路玉

原方失录。

痰火为风寒外束，不得发越，声哑。辨诸饱食新蒜炒肉，又冒风寒得病。

孙文垣

蒌仁、橘红、桔梗、甘草、薄荷、桑皮、骨皮、葛根、前胡、甘草。

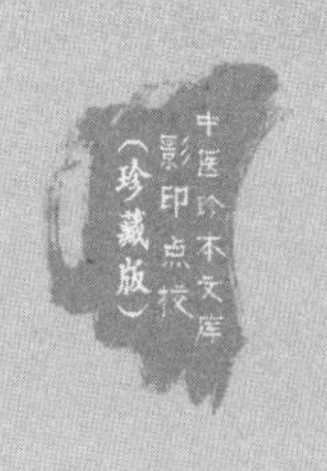

麻黄杏仁射干桔梗枳殼菖蒲前胡白前紫苑桑白皮萊菔汁

外感風寒悞用涼藥遏抑聲啞　聶久吾

杏仁甘草羌活桔梗防風生薑

熱傷肺經氣分聲啞 辨諸素稟陰虛多火交冬天暖　張路玉

猪膚湯

瘀痰塞肺聲啞 辨諸體肥色潤誤服滋陰多劑後胸中氣塞　張路玉

導痰湯加人中黃澤瀉 橘半苓枳膽星薑草

寒包熱邪傷犯肺絡聲瘖 辨諸受寒得病而形豐飲啖如常　張路玉

原方失錄

痰火爲風寒外束不得發越聲啞 辨諸飽食新蒜炒肉又冒風寒得病　孫文垣

蔞仁橘紅桔梗甘草薄荷桑皮骨皮葛根前胡甘草

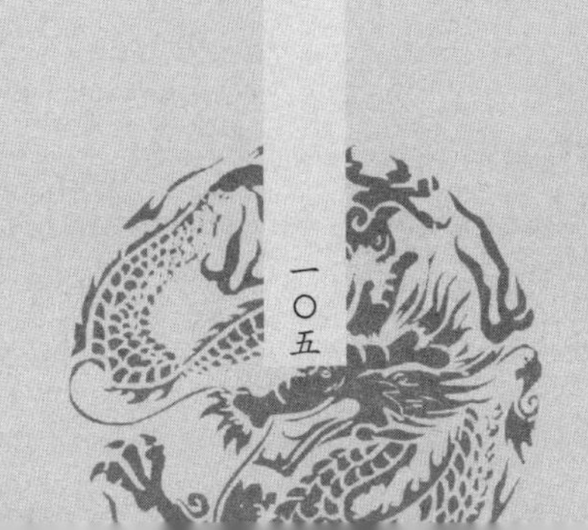

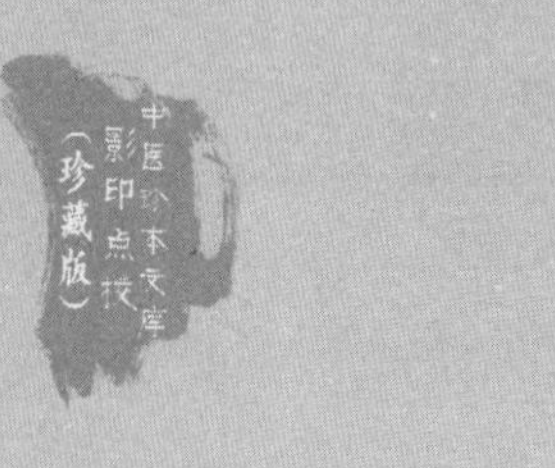

肺脾虛聲瘖 辨諸瀉不止不能食右臂難動脈虛微欲脫 張飛疇

參粥

酒傷肺咽啞 問而知之證兼咳喘脈弦數 江應宿

四物去生地加貝母丹皮阿膠麥冬五味蔗汁姜汁 歸芎地芍

腎虛不納音啞 辨諸失血後氣升則欲咳 王旭高

熟地阿膠麥冬沙參川貝紫石英元參藕

溫邪化燥聲啞 辨諸嗌乾溺黃便鞕 林珮琴

生地麥冬竹葉沙參貝母玉竹山梔甘草枇杷膏

火炎金燥聲啞 辨諸面色蒼赤溺渾 林珮琴

元參生地麥冬丹皮貝母龜甲茯苓遠志土茯苓竹葉

水虧火炎金受火灼氣急聲啞 辨諸久嗽吐血後

肺脾虚，声瘖辨诸泻不止，不能食，右臂难动，脉虚微欲脱。 张飞畴

参粥。

酒伤肺，咽哑。问而知之，证兼咳喘，脉弦数。

江应宿

四物去生地，加贝母、丹皮、阿胶、麦冬、五味、蔗汁、姜汁。归、芎、地、芍。

肾虚不纳，音哑。辨诸失血后，气升则欲咳。

王旭高

熟地、阿胶、麦冬、沙参、川贝、紫石英、元参、藕。

温邪化燥，声哑。辨诸嗌干，溺黄，便鞕。 林佩琴

生地、麦冬、竹叶、贝母、玉竹、山栀、甘草、枇杷膏。

火炎金燥，声哑。辨诸面色苍赤，溺浑。 林佩琴

元参、生地、麦冬、丹皮、贝母、龟甲、茯苓、远志、土茯苓、竹叶。

水亏火炎，金受火灼，气急声哑。辨诸久嗽吐血后，入夜嗽，劳则喉痛。 林佩琴

熟地、山药、白芍、百合、洋参、枣仁、阿胶、贝母、龟板、女贞、牛膝、五味。

孕妇外感燥气，音哑。辨诸时当燥令，孕方七月，肺经司胎，知非子瘖。

雷少逸

原方失录。

逢月事，精血下注，肺枯音哑。肝肾之络俱上连肺故也。　　沈尧封

地黄、天冬、肉苁蓉、归身等，加细辛五分。细辛能通厥少之络。

小儿感受风热音嘎。证见夜啼，辨诸微热搐搦。

王孟英

蚱蝉三枚，煎饮。

阴虚木火击金，肺失清肃，久咳音哑。辨诸脉弦数。

王九峰

生地、杏仁、沙参、茯苓、山药、牛蒡、桔梗、阿胶、炙草、芥菜汁。

脾湿渍肺，久咳音哑。辨诸痰多面色黄。　　王九峰

款冬花、苡仁、半夏、牛蒡、生甘草、酒芩、地骨皮、茯苓、橘红。

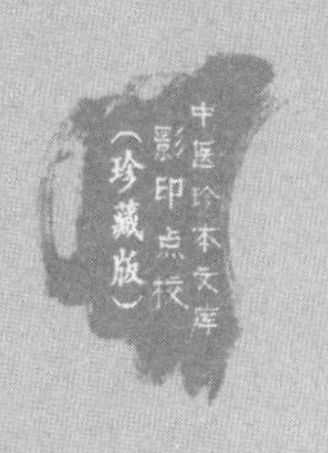

孕婦外感燥氣音啞 辨諸時當燥令孕方七月肺經司胎知非子瘖　雷少逸

原方失錄

逢月事精血下注肺枯音啞 肝腎之絡俱上連肺故也　沈堯封

地黃天冬肉蓯蓉歸身等加細辛五分 細辛能通厥少之絡

小兒感受風熱音嗄 證見夜啼辨諸微熱搐搦　王孟英

蚱蟬三枚煎飲

陰虛木火擊金肺失清肅久咳音啞 辨諸脈弦數　王九峯

生地杏仁沙參茯苓山藥牛蒡桔梗阿膠炙草陳芥菜汁

脾濕漬肺久咳音啞 辨諸痰多面色黃　王九峯

款冬花苡仁半夏牛蒡生甘草酒芩地骨皮茯苓橘紅

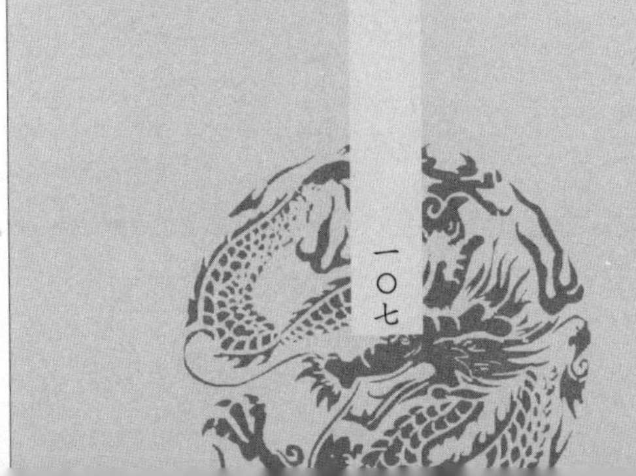

因勞傷肺音啞　汪石山

人參黃耆麥冬貝母石菖蒲 按上兩味補肺氣中兩味滋肺液末一味開肺竅補必兼疏也

痰滯肺絡音啞有年 證兼氣升作嗆辨諸脈寸關浮大而滑痰咯不出　馬培之

前胡橘紅蔞皮射干竹茹桔梗南沙參杏仁茯苓蘇子瓜子殼杷葉

醉臥當風風中廉泉成瘖 辨諸脈右關浮滑再問而知之　呂元膺

竹瀝下至寶丹 犀角硃砂雄黃琥珀玳瑁安息香西牛黃麝香龍腦金銀箔

胃傷氣壅脾傷氣陷脾不能行胃津液言語難出 脾脈連舌本辨諸飢飽勞倦　高鼓峯

補中益氣湯 按原案無脾虛見證且在飽食後得病難免有滯姑選以備參考

痰阻氣鬱音瘖不能出聲 證兼仰臥不能反側坐起氣逆如奔便溺不行湯飲不進病由肝熱誤溫所致　王孟英

旋覆赭石薤白蔞仁連夏茹貝枳實紫苑海蜇荸薺

肝腎氣厥音不出聲 證兼足躄

因劳伤肺，音哑。

人参、黄耆、麦冬、贝母、石菖蒲，按上两味补肺氧中，两味滋肺液，末一味开肺窍，补必兼疏也。

痰滞肺络，音哑有年。证兼氧升作呛。辨诸脉寸关浮大而滑，痰咯不出。

马培之

前胡、橘红、蒌皮、射干、竹茹、桔梗、南沙参、杏仁、茯苓、苏子、瓜子壳、杷叶。

醉卧当风，风中廉泉，成瘖。辨诸脉右关浮滑，再问而知之。　吕元膺

竹沥下至宝丹。犀角、硃砂、雄黄、琥珀、玳瑁、安息香、西牛黄、麝香、龙脑、金银箔。

胃伤气壅，脾伤气陷，脾不能行胃津液，言语难出。脾脉连舌本，辨诸饥饱劳倦。

高鼓峰

补中益气汤。

【按】原案无脾虚见证，且在饱食后得病，难免有滞，姑选备参考。

痰阻气郁，音瘖不能出声。证兼仰卧不能反侧，坐起气逆如奔，便溺不行，汤饮不进，病由肝热误温所致。

王孟英

旋覆、赭石、薤白、蒌仁、连、夏、茹、贝、枳实、紫苑（菀）、海蜇、荸荠。

肝肾气厥，瘖不出声。证兼足躄，不堪行动。

尤在泾

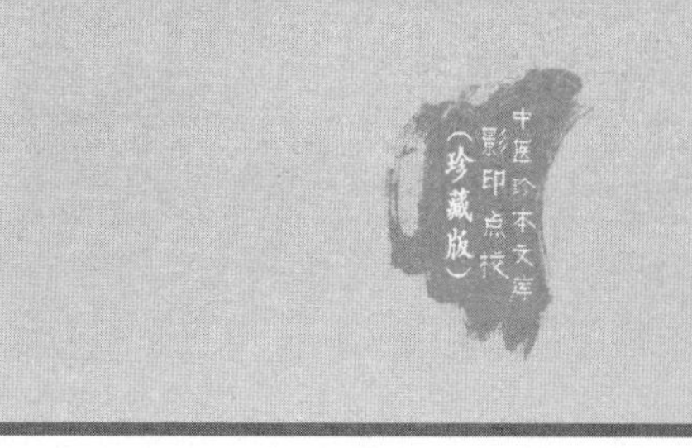

熟地、萸肉、牛膝、锁阳、虎骨、龟版。

惊气入心络，瘖不能言。　　孙文垣

茶调密陀僧。

【案】药峻慎用。

孙文垣

薯蓣丸加细辛、川芎。

肺肾不足，儿至五岁不能言。　　龚子才

六味丸加五味、鹿茸及补中益气汤，加五味。上方地、萸、苓、药、丹。下方参、芪、术、草、归、橘、升、柴。

中毒扒床拉席，指心抓舌口不能言。辨诸本无病。又病于饮食后骤发。　王孟英

绿豆急火煎清汤，澄冷，灌服。

虚风内动，阳浮欲脱，不能言。辨诸四肢麻，头晕，知风动汗淋，知阳浮，目垂遗溺，浑身冷，脉如无，知欲脱。　　王孟英

东洋参、附子、黄耆、龙牡、桂枝、甘草、茯苓、木瓜，急煎频灌。

熟地萸肉牛膝鎖陽虎骨龜版

驚氣入心絡瘖不能言　孫文垣

茶調密陀僧 案藥峻慎用

心虛濕乘瘖不能言 辨諸素胆怯新遷陰濕未散之宅大醉竟鬧　孫文垣

薯蕷丸加細辛川芎

肺腎不足兒至五歲不能言　龔子才

六味丸加五味鹿茸及補中益氣湯加五味 上方地萸苓藥丹下方參芪朮草歸橘升柴

中毒扒床拉席指心抓舌口不能言 辨諸本無病又病於飲食後驟發　王孟英

菉豆急火煎清湯澄冷灌服

虛風內動陽浮欲脫不能言 辨諸四肢麻頭暈知風動汗淋知陽浮目垂遺溺渾身冷脈如無知欲脫　王孟英

東洋參附子黃耆龍牡桂枝甘草茯苓木瓜急煎頻灌

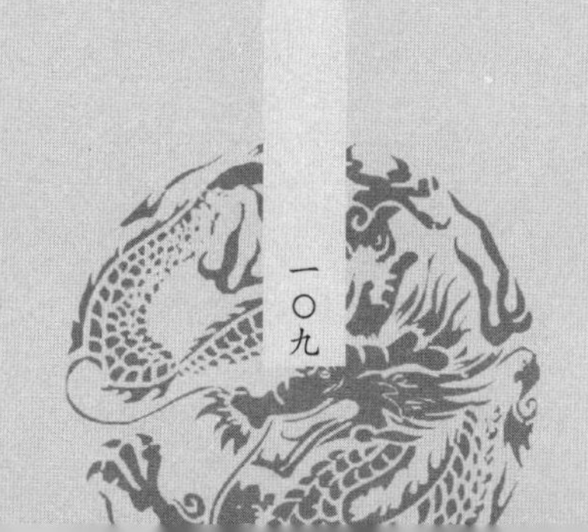

痰症不言。证兼手足左瘫，辨诸形神壮健。 朱丹溪

淡盐汤、韭汁涌吐。

阴虚风动，不言。辨诸连堕胎后，唇焦舌黑，偏左头痛，筋掣，法宜滋阴，勿开泄。 王孟英

地黄饮子。地、冬、石斛、巴戟、萸、苁、桂、附、茯苓、菖、志、五味。

中蜈蚣毒，不语。辨诸脉证不应，询查而得之

黄启东

原案无方。

被惊神出舍空，痰涎袭入，不语。问而知之，证兼心悸神呆，善忘。 曹仁伯

茯苓、香附、沉香、半夏、橘红、远志、胆星、牛膝。

暑风中心包络，不语。辨诸面垢，气促，口眼㖞斜。

曾世荣

五苓散加宽气饮、姜汁。

湿热蒸蒙心包络，不语。辨诸舌苔黄厚，脉沈滑。

朱心农

羚角、菖蒲、赤豆皮、半夏曲、金汁银花露、通草、川贝。

邪走心络，猝然不语。辨诸肩背牵引，知邪在络与入心包者，有问。　尤在泾

菖蒲、远志、甘草、木通、当归、丹皮、丹参、茯苓。

火土两虚，舌瘖不语。辨诸注视食物，食后神旺，便后神疲，脉空大。　沈明生

参、附。

痰热贮胃乘心，不语。证见舌不能伸，目不交睫，遗溺便秘。辨诸脉滑数，舌苔黄腻，服犀角、地黄、牛黄清心，无效。　王孟英

白虎汤去米、草，加菖蒲、犀角、花粉、杏仁、竹叶、竺黄、竹沥。转谵语，是愈期。

煤毒袭肺、痰涎乘之，不语。辨诸痰，体为煤熏晕，清后无他病，知煤气外来，必先犯肺。肺主声，病属肺室。　吴霞赤

马兜铃、旋覆花、紫苑(菀)、蒌壳、海带菜、连皮白萝菔汁。

产后血虚，暑袭心营，不语。辨诸类热汗出，脉软数。

【按】心脉系舌本，络舌，旁邪乘则舌系缩。

林佩琴

生脉散加生地、石斛、丹皮、甘草、藕汁。上方参、冬、五味，拟加竹卷心，鲜荷梗、扁豆花、西瓜翠皮，以清暑。

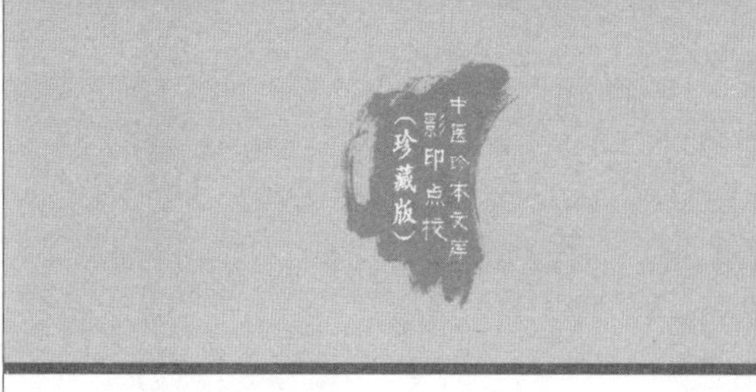

羚角菖蒲赤豆皮半夏麯金汁銀花露通草川貝

邪走心絡猝然不語　辨諸肩背牽引知邪在絡與入心包者有問　尤在涇

菖蒲遠志甘草木通當歸丹皮丹參茯苓

火土兩虛舌瘖不語　辨諸注視食物食後神旺便後神疲脈空大　沈明生

參附

痰熱貯胃乘心不語　證見舌不能伸目不交睫遺溺便秘辨諸脈滑數舌苔黃膩服犀角地黃牛黃清心無效　王孟英

白虎湯去米草加菖蒲犀角花粉杏仁竹葉竺黃竹瀝　轉譫語是愈期

煤毒襲肺痰涎乘之不語　辨諸痰爲煤熏暈清醒後無他病知煤氣外來必先犯肺肺主聲病屬肺室　吳霞赤

馬兜鈴旋覆花紫菀蔞殼海帶菜連皮白蘿菔汁

產後血虛暑襲心營不語　辨諸類熱汗出脈軟數按心脈繫舌本絡舌旁邪乘則舌系縮　林珮琴

生脈散加生地石斛丹皮甘草藕汁　上方參冬五味擬加竹捲心鮮荷梗扁豆花西瓜翠皮以清暑

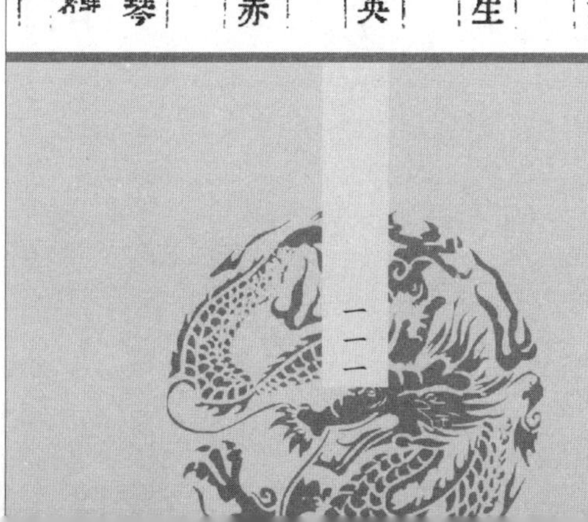

腹中生蟲言輒應聲 漏名

小藍煎

外感類 風寒暑濕燥五氣外感無見證部位可分者另立此類外感必有寒熱故列於寒熱類之前

感冒屢散肺氣爲虛旋愈旋感 法宜用補爲主而佐以散邪 吳孚先

黄耆防風

中虛陽衰體質傷風 證見鼻塞周身刺痛辨諸脈浮而虛按此症僅是脈虛末足爲中虛的據大約神形亦異 李修之

補中益氣湯 參耆朮草歸橘升柴生薑大棗

陰虛體質感冒風寒發散無汗 辨諸脈沈澀知血少不能作汗 吳孚先

當歸熟地羌防芎蘇 按重用當歸即景岳歸柴飲意發少陽用柴此則病在太陽故用羌防

氣血虛正傷寒發之無汗 辨諸脈沈細知血少氣弱 王漢臯

當歸 按原案祗此一味

腹中生虫，言辄应声。

漏名

小蓝煎。

外感类 风、寒、暑、湿、燥五气，外感无见证部位可分者，另立此类。外感必有寒热，故列于寒热类之前。

感冒屡散肺气为虚，旋愈旋感。法宜用补为主，而佐以散邪。 吴孚先

黄耆、防风。

中虚阳衰体质，伤风。证见鼻塞，周身刺痛，辨诸脉浮而虚。

【按】此症仅是脉虚末足，为中虚的据，大约神形亦异。 李修之

补中益气汤。参、耆、术、草、归、橘、升、柴、生姜、大枣。

阴虚体质，感冒风寒，发散无汗。辨诸脉沈涩，知血少不能作汗。 吴孚先

当归、熟地、羌、芎、苏。

【按】重用当归，即景岳归柴饮意，发少阳用柴，此则病在太阳，故用羌防。

气血虚，正伤寒，发之无汗。辨诸脉沈细，知血少气弱。 王汉皋

当归。

【按】原案只此一味，拟加连皮芪、防风。

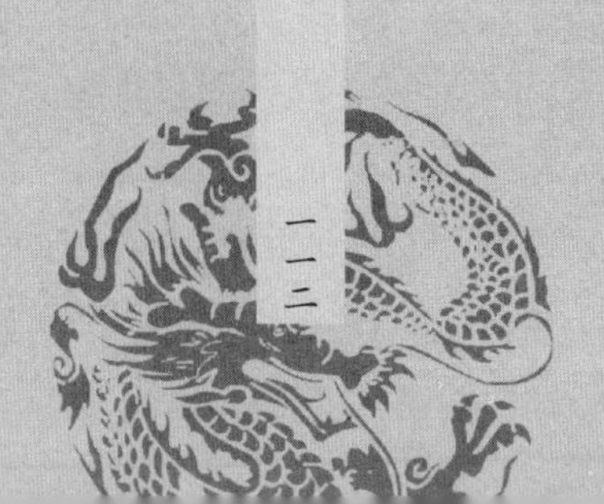

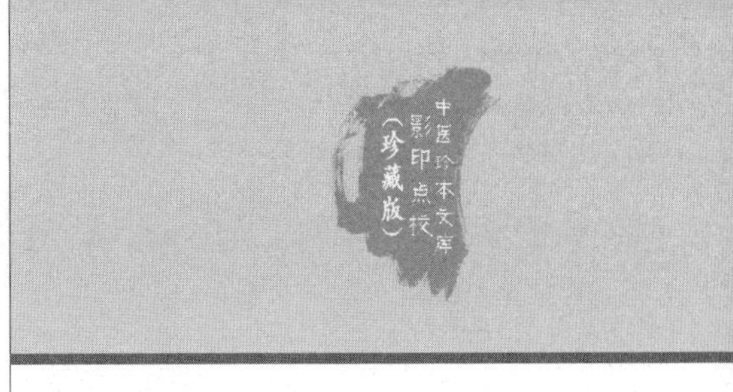

阳证似阴，伤寒。辨诸便秘溺赤，舌燥足暖，虽身寒，逆冷战慄，神昏，脉沈伏，知非阴症。　　吴孚先

原案云：苦寒之剂热饮。

阴盛格阳，伤寒。辨诸二便清利，虽身热烦躁，口渴咽干，脉浮数六七至，而按之空，知非阳症。陆养愚

参、术、姜、附、麦冬、五味、甘草、白芍，煎浓冷服。

伤寒外假热，内真寒。证见身热，目赤大躁，卧地求入井。辨诸索水到前，不欲饮。　　喻嘉言

附子、干姜、人参、甘草，冷服。

暑邪在气，未入血分，误用生地，邪热胶固病革。

【按】今医治温，率犯早用滋腻之戒。　　王孟英

原案无方。

【按】书云：温病，顾津液，存津液，不曰生津液，谓戒用辛温，非谓早用二冬、二地。也引邪入营，固可虑，易燥为痰，亦不宜。

发热恶寒类 单发热，单恶寒，寒热并见

漏风发热。证兼头痛汗多，辨诸问得醉后，当风卧得病（以下单发热）。

江少微

白术、泽泻，酒煎，如热退，汗不止，归脾汤加麻黄根、桂枝。汤载脉类心肾不交条。

陽證似陰傷寒 逆冷戰慄神昏脈沈伏知非陰症　吳孚先

原案云苦寒之劑熱飲

陰盛格陽傷寒 辨諸二便清利雖身熱煩躁口渴咽乾脈浮數六七至而按之空知非陽症　陸養愚

參朮薑附麥冬五味甘草白芍煎濃冷服

傷寒外假熱內眞寒 證見身熱目赤大躁臥地求入井辨諸索水到前不欲飲　喻嘉言

附子乾薑人參甘草冷服

暑邪在氣未入血分誤用生地邪熱膠固病革 按今醫治溫率犯早用滋膩之戒　王孟英

原案無方 按書云溫病顧津液存津液不曰生津液謂戒用辛溫非謂早用二冬二地也引邪入營固可慮易燥爲痰亦不宜

發熱惡寒類 單發熱單惡寒寒熱並見

漏風發熱 證兼頭痛汗多辨諸問得醉後當風臥得病以下單發熱　江少微

白朮澤瀉酒煎如熱退汗不止歸脾湯加麻黃根桂枝 湯載脈類心腎不交條

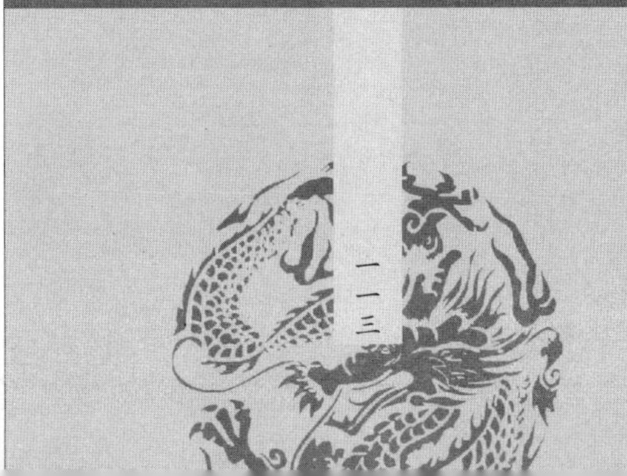

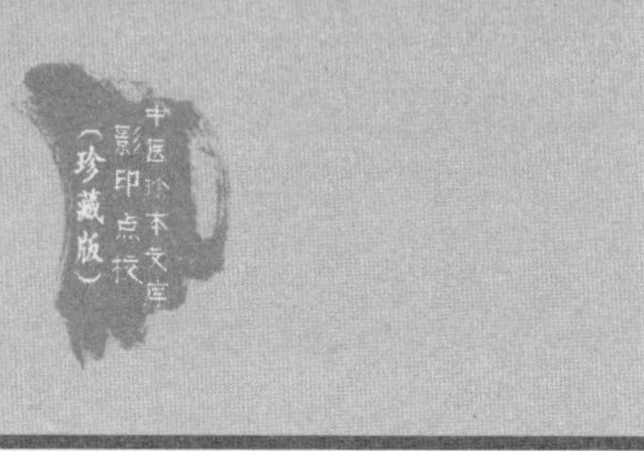

虛體外感風寒發熱 辨諸面色浮皖懶言氣怯欬聲微脈微弱 來天培
補中益氣湯去升麻柴胡加川芎炮薑附子 參耆朮草歸橘升柴薑棗
溫邪內發發熱 辨諸初起即發渴及齒板舌乾脣燥目微紅面油亮 葉天士
連翹淡芩鬱金汁竹葉心天花粉橘紅苦杏仁飛滑石
產後內傷飲食外感風寒發熱 辨諸詢得飲食不節脈氣浮大有力如因產後用溫補誤矣 李季虬
原案無方但云用疏風消食之劑
因怒發熱 辨諸問得病從怒起及左關脈弦硬鼓指 沈堯封
龍膽草山梔丹皮羚角蘆薈甘草歸身黃芩
肝火鬱脾發熱 辨諸詢得懷抱不舒脈弦數而細左大於右 張路玉
加味逍遙散加桂枝
心火外浮發熱 辨諸攻苦科名縈懷舌絳口乾脈虛輭而數 王孟英

虚体外感风寒发热。辨诸面色浮皖，懒言气怯，欬声微，脉微弱。　来天培

补中益气汤去升麻、柴胡，加川芎、炮姜、附子。参、耆、术、草、归、橘、升、柴、姜、枣。

温邪内发，发热。辨诸初起即发渴，及齿板舌干，唇燥，目微红，面油亮。

叶天士

连翘、淡芩、郁金汁、竹叶心、天花粉、橘红、苦杏仁、飞滑石。

产后内伤，饮食外感寒，发热。辨诸询得饮食不节，脉气浮大有力，如因产后用温补误矣。　李季虬

原案无方，但云用疏风消食之剂。

因怒发热。辨诸问得病从怒起，及左关脉弦硬鼓指。

沈尧封

龙胆草、山栀、丹皮、羚角、芦荟、甘草、归身、黄芩。

肝火郁脾，发热。辨诸询得怀抱不舒，脉弦数而细，左大于右。　张路玉

加味逍遥散加桂枝。

心火外浮发热。辨诸攻苦科名荣怀，舌绛口干，脉虚软而数，与热邪传心，彼则内陷属实，此则外越属虚。

王孟英

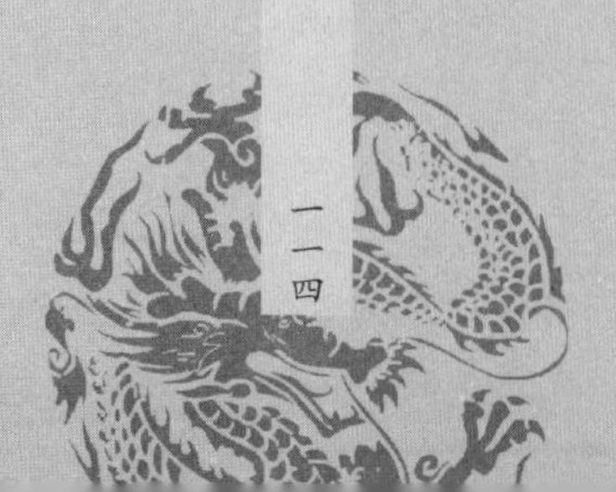

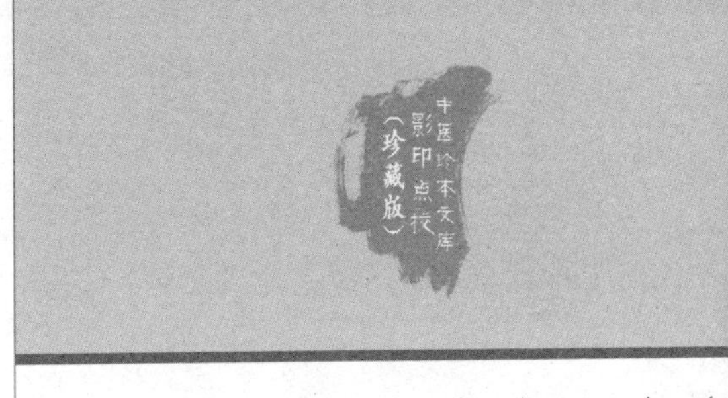

干地黄、甘草、麦冬、枸杞、盐水炒黄连、紫石英、龟板、龙齿、珍珠。

瘀血化热，内蒸发热。辨诸曾举重物，胸胁痞痛拒按，吐痰如橘色，证似结胸，服陷胸不应。　　张意田

当归、生地、丹参、桃仁、大黄、枳实、芒硝、甘草。

元阳浮越于表，发热。辨诸平素积劳，脉细数而重按无力。　　冯楚瞻

熟地、白术、牛膝、五味子、附子、人参、麦冬。

脾胃内伤，发热。辨诸误作伏暑，投凉解，遂呕吐自汗，肢凉神疲，脉微弱。

王孟英

黄耆建中去饴，加龙骨、生姜、茯苓皮，续加参术。芪、芍、桂、草、姜、枣、饴。

儿生九月，变蒸发热。辨诸计日为变蒸期，并无呵欠，惊悸项急，烦闷咳嚏，吐泻昏睡，身凉见证，知非发痘。　　万密斋

原案无方，不必服药自愈。

痘症将出，发热。辨诸身热面黄，耳凉足凉。

【按】可与上条互参。

万密斋

原案无方，但云适其寒温，调其饮食。

瘀血化熱內蒸發熱 辨諸曾舉重物胸脇痞痛拒按吐痰如橘色證似結胸服陷胸不應　　張意田

當歸生地丹參桃仁大黃枳實芒硝甘草

元陽浮越於表發熱 辨諸平素積勞脉細數而重按無力　　馮楚瞻

熟地白朮牛膝五味子附子人參麥冬

脾胃內傷發熱 辨諸誤作伏暑投涼解遂嘔吐自汗肢涼神疲脉微弱　　王孟英

黃耆建中去飴加龍骨生薑茯苓橘皮續加參朮 芪芍桂草薑棗飴

兒生九月變蒸發熱 辨諸計日為變蒸期並無呵欠驚悸項急煩悶咳嚏吐瀉昏睡身涼見證知非發痘　　萬密齋

原案無方不必服藥自愈

痘症將出發熱 辨諸身熱面黃耳涼足涼按可與上條互參　　萬密齋

原案無方但云適其寒溫調其飲食

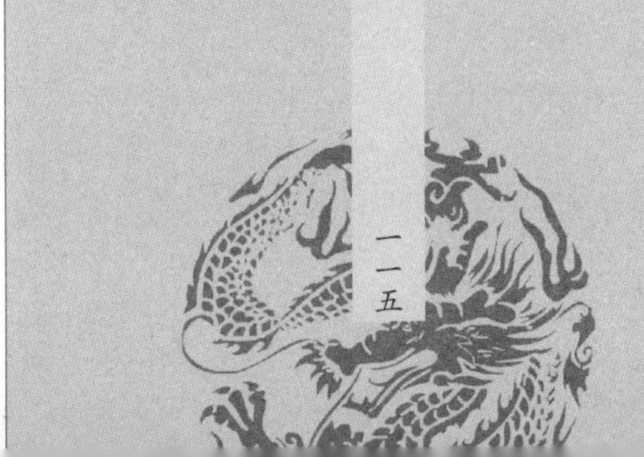

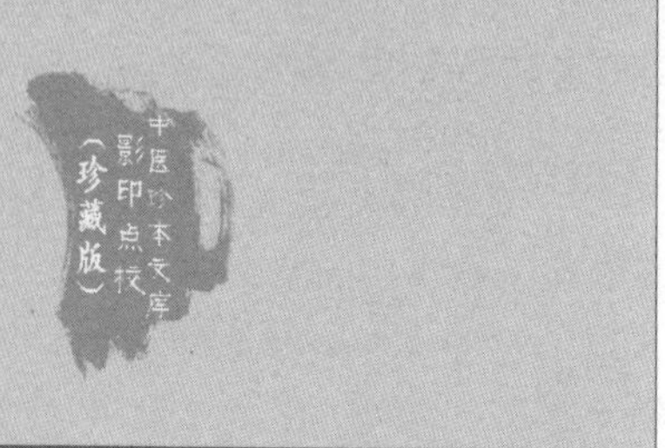

产后停瘀，发热。证兼少腹微痛，辨诸解表补血，皆不应而瘀行甚少。 魏筱泉

枳实芍药散加泽兰、丹参、桃仁、青皮。

产后血虚火浮，发热。辨诸舌色红润，脉形空数。

王孟英

熟地、当归、酒炒白芍、炙甘草、茯苓、炮姜。

血气不足，病伤寒，麻黄证发热而难发汗。因尺脉迟弱。 许叔微

先用建中汤加当归、黄耆冷饮，候尺脉应指，乃投麻黄汤。与景岳归柴饮同意

湿热疫邪壅遏膜原，壮热陡发。辨诸舌垢腻厚布，脘腹痞硬，自汗面热。

张仲华

大黄、黄芩、枳实、厚朴、槟榔、草果、知母、陈皮。

【按】腹硬拒按，频转矢气，故可用先里后表法。

寒疫壮热。辨诸无汗，舌苔满白，脉似切绳转索。

雷少逸

辛温解表法，去桔梗，加芎、芷、干姜、黑荆芥、黑豆。葱、豉、防、桔、杏、橘。

伏暑身热。辨诸秋暑正酷，脉数，苔黄面赤，口渴，虽属新婚，而足不冷，阳未缩，知非夹阴。 周小农

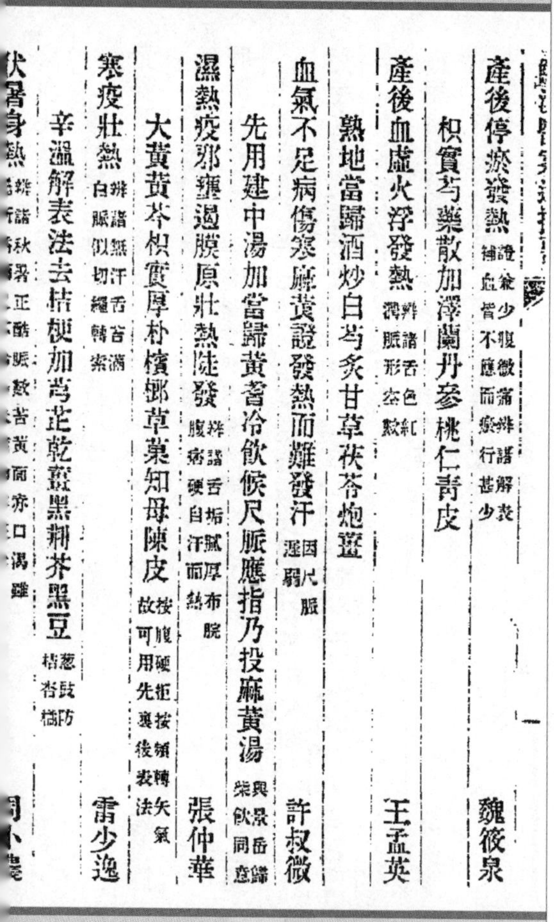
產後停瘀發熱 證兼少腹微痛辨諸解表補血皆不應而瘀行甚少 魏筱泉
枳實芍藥散加澤蘭丹參桃仁青皮
產後血虛火浮發熱 辨諸舌色紅潤脈形空數 王孟英
熟地當歸酒炒白芍炙甘草茯苓炮薑
血氣不足病傷寒麻黃證發熱而難發汗 因尺脈遲弱 許叔微
先用建中湯加當歸黃耆冷飲候尺脈應指乃投麻黃湯 與景岳歸柴飲同意
濕熱疫邪壅遏膜原壯熱陡發 辨諸舌垢膩厚布脘腹痞硬自汗面熱 張仲華
大黃黃芩枳實厚朴檳榔草菓知母陳皮 按腹硬拒按頻轉矢氣故可用先裏後表法
寒疫壯熱 辨諸無汗舌苔滿白脈似切繩轉索 雷少逸
辛溫解表法去桔梗加芎芷乾薑黑荊芥黑豆 葱豉防桔杏橘
伏暑身熱 辨諸秋暑正酷脈數苔黃面赤口渴雖

青蒿、郁金、通草、连翘、荷叶、银花、栀、芩、竹茹、滑石、芦根、白菊花、苡仁。

暑伤元气，身热如燔。辨诸时令炎蒸，湿郁恶热，头痛如破，自汗如浴，面垢口渴，心烦而气短。脉虚，背觉寒，神倦。　　蒋宝素

生石膏、白知母、人参、麦冬、炙甘草、粳米、五味子、青荷叶。

伤食发热不止。辨诸问，得食粽即睡。　　江应宿

消导剂中加炒酒曲。

【按】用酒曲以消粽，是酿酒法，再以粽炙灰服，更佳。

气分外感湿温，发热不已。辨诸脉形右部胜左，舌苔黄泽，胸闷汗多。　雷少逸

清宣温化法，加厚朴、蝉衣、通草。翘、杏、蒌壳、橘、半、芩、草、佩兰、荷叶。

阳明伏暑未泄，发热不已。证兼口渴，烦躁。辨诸从未得汗，脉数有次，右大于左，舌微白。　　何书田

人参白虎汤。知、膏、粳、草、参。

虫症发热不退。辨诸腹痛而唇红好啖。

【按】虫症好啖者多，亦有虫症，不思饮食者。

孙一奎

阿魏积气丸。

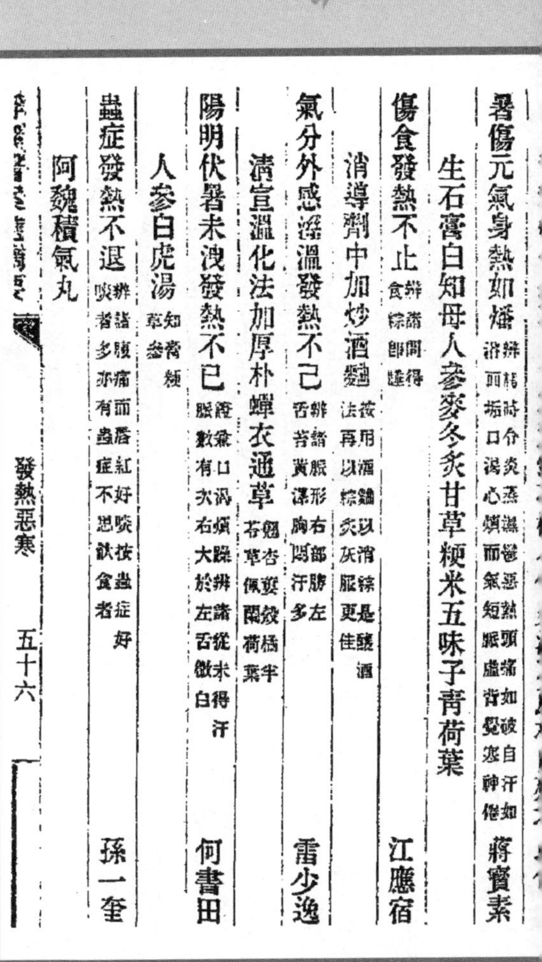

暑傷元氣身熱如燔 辨諸時令炎蒸濕鬱惡熱頭痛如破自汗如浴面垢口渴心煩而氣短脈虛背覺寒神倦 蔣寶素

生石膏白知母人參麥冬炙甘草粳米五味子青荷葉

傷食發熱不止 辨諸問得食粽即睡 江應宿

消導劑中加炒酒麯 按用酒麯以消粽是釀酒法再以粽炙灰服更佳

氣分外感溼溫發熱不已 辨諸脈形右部勝左舌苔黃澤胸悶汗多 雷少逸

清宣溫化法加厚朴蟬衣通草 翹杏蔞殼橘半芩草佩蘭荷葉

陽明伏暑未洩發熱不已 證兼口渴煩躁辨諸從未得汗脈數有次右大於左舌微白 何書田

人參白虎湯 知膏粳草參

蟲症發熱不退 辨諸腹痛而唇紅好啖按蟲症好啖者多亦有蟲症不思飲食者 孫一奎

阿魏積氣丸

發熱惡寒　五十六

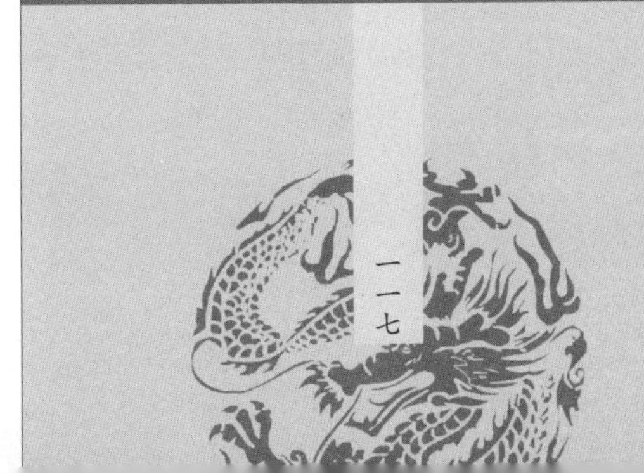

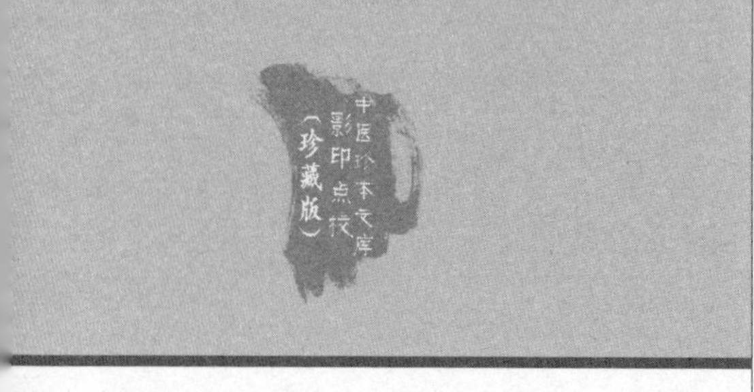

時邪誤藥虛陽上浮發熱不休 辨諸溲清便溏不欲飲脈上部浮大尺細欲絕 李冠仙

真武湯 术芍苓薑附

表裏虛實變化發熱屢退屢復 辨諸寒熱無汗爲表寒便秘爲裏滯溲赤爲心熱脈已和爲陽浮表 錢仲陽

初發汗繼四順飲解裏生氣湯解心熱末六神散加烏梅收陽氣

溼鬱氣分成熱汗出熱解復熱 辨諸脈緩身痛 葉天士

飛滑石腹皮茯苓皮白蔻仁淡芩猪苓通草

濕温餘邪流入少陰發熱汗時膚涼汗收熱灼 辨諸尺脈獨滑 張仲華

熟地枸杞炭獨活茯苓五味子細辛牛膝丹皮

風入太陽隧閉瘀阻發熱汗多不解 辨諸遍體骨楚脈浮爲風房勞經後得病少腹拒按爲瘀 丁甘仁

桂枝熟附白芍清炙草茯苓砂仁查炭五靈脂酒浸兩頭尖生薑

虛怯症胃氣已弱潮熱 辨諸骨蒸聞藥氣便惡不能下咽 徐澹安

时邪误药，虚阳上浮，发热不休。辨诸溲清，便溏不欲饮，脉上部浮大，尺细欲绝。 李冠仙

真武汤。术、芍、苓、姜、附。

表里虚实变化发热，屡退屡复。辨诸寒热无汗，为表寒便秘，为里滞溲赤，为心热，脉已和，为阳浮表。 钱仲阳

初发汗，继四顺饮，解里生气汤，解心热。末六神散，加乌梅，收阳气。

湿郁气分，成热，汗出热解，复热。辨诸脉缓，身痛。 叶天士

飞滑石、腹皮、茯苓皮、白蔻仁、淡芩、猪苓、通草。

湿温余邪流入少阴，发热，汗时肤凉，汗收热灼。辨诸尺脉独滑。 张仲华

熟地、枸杞炭、独活、茯苓、五味子、细辛、牛膝、丹皮。

风入太阳，隧闭瘀阻，发热，汗多不解。辨诸遍体骨楚，脉浮为风，房劳，经后得病，少腹拒按为瘀。 丁甘仁

桂枝、熟附、白芍、清炙草、茯苓、砂仁、查(楂)[①]炭、五灵脂、酒浸两头尖、生姜。

虚怯症，胃气已弱，潮热。辨诸骨蒸，闻药气便恶，不能下咽。 徐澹安

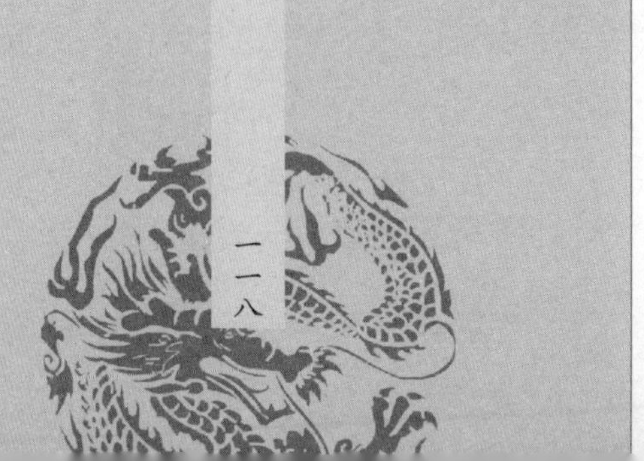

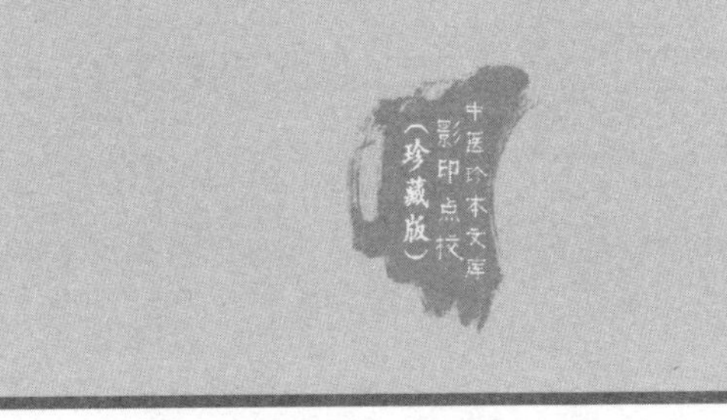

乌骨鸡、蒿、鳖骨皮、功劳叶、地、冬、洋参、芪、麦、阿胶、女贞、鲜稻叶、蒸露。

气亏表弱，不时发热，阳气易浮。即辨诸时热时愈，属虚，及右脉虚大无力。

何元长

党参、于术、茯神、山药、橘白。

肾虚火游周流，身热。证见卯辰上半热，申酉中半热，亥子下半热，至足底大热，周而复始。辨诸脉微，右尺沈伏。　王孟英

童溺、炙鳖板、熟地、枸杞、麦冬、萸肉、附子、黄柏，子时服。

劳倦伤脾，气虚，上午发热。即辨诸热在上午，昼热夜凉，为气虚，与下杨乘六案下午更甚条互参。

王旭高

补中益气汤加神曲、茯苓。参、芪、术、草、归、橘、升、柴、生姜、大枣。

虚体，心脾气郁，因痰滞瘀留，巳午间发热。巳属脾，午属心，辨诸因怫意起病，脉沈涩。　朱丹溪

参、术、茯苓、红花、带白陈皮，食前服神佑丸，减轻粉、牵牛，细丸，间进。

脾虚盗母气以自养，当午发热。午热属心虚，辨诸脚肿，便溏气促，如无脾虚见证，则单为心病。　汪石山

参、耆、甘草，治脾虚加酸枣仁，以安心神。

氣虧表弱不時發熱陽氣易浮（即辨諸時熱時愈屬虛及右脈虛大無力）　何元長

黨參於朮茯神山藥橘白

腎虛火游周流身熱（證見卯辰上半熱申酉中半熱亥子下半熱至足底大熱周而復始辨諸脈微右尺沈伏）　王孟英

童溺炙鼈板熟地枸杞麥冬萸肉附子黃栢子時服

勞倦傷脾氣虛上午發熱（即辨諸熱在上午晝熱夜涼為氣虛與下楊乘六案下午更甚條互參）　王旭高

補中益氣湯加神麯茯苓（參芪朮草歸橘升柴生薑大棗）

虛體心脾氣鬱因痰滯瘀留巳午間發熱（巳屬脾午屬心辨諸因拂意起病脈沈澀）　朱丹溪

參朮茯苓紅花帶白陳皮食前服神佑丸減輕粉牽牛細丸間進

脾虛盜母氣以自養當午發熱（午熱屬心虛辨諸脚腫便溏氣促如無脾虛見證則單為心病）　汪石山

參耆甘草治脾虛加酸棗仁以安心神

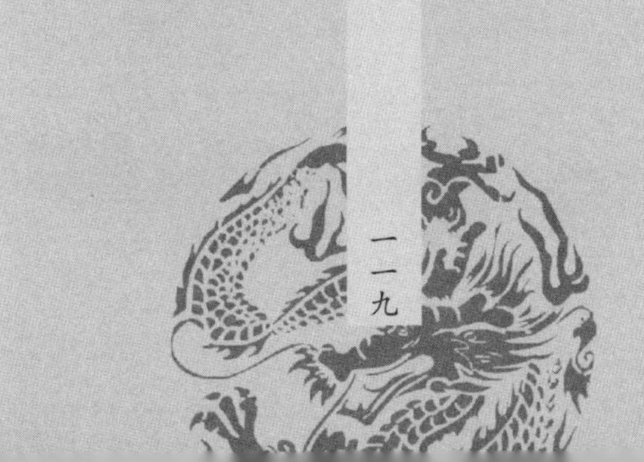

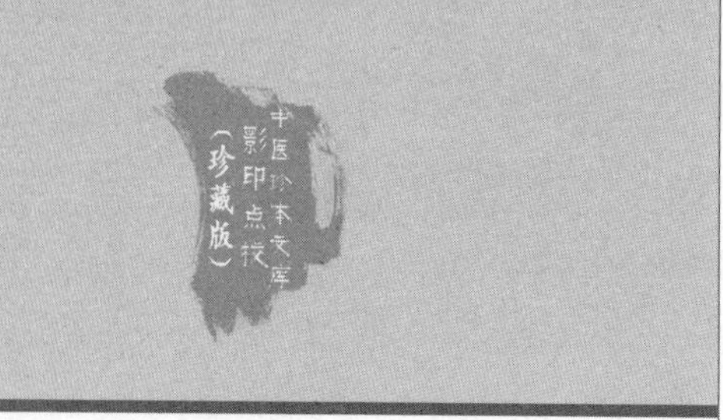

病後餘邪入絡午後身燒 證見腹熱上升耳面紅自汗解辨諸時升時降非龍火脈不洪口不渴非胃熱 高春江

絲瓜絡荷葉絡忍冬籐絡石籐 擬加歸鬚竹瀝以養絡中之液

木火鬱每午發熱至天明夜甚 辨諸脇脹痛投參朮痛益增又辨諸夜甚為肝邪 孫文垣

瓜蔞黃連半夏麴前胡青皮夜服當歸龍薈丸

勞倦傷脾氣虛發熱下午更甚 辨諸面皖白眼光散大舌滑白胖 楊乘六

人參熟地白朮炮薑附子赤石脂禹餘糧炙草

肺虛每日西潮熱 即辨諸日西為肺氣用事時 錢仲陽

益黃散阿膠散

宿食蒸胃火動日晡發熱 易誤陰虛火動 程明祐

原案無方但云宣泄輸瀉之

氣血護養胎元不滋肌膚日晡潮熱 辨諸脈滑利嘔噁用通經[illegible] 李修之

病后余邪入络，午后身烧。证见腹热上升，耳面红，自汗解。辨诸时升时降，非龙火，脉不洪，口不渴，非胃热。　　高春江

丝瓜络、荷叶络、忍冬藤、络石藤。拟加归须、竹沥，以养络中之液。

木火郁，每午发热至天明，夜甚。辨诸胁胀痛，投参术，痛益增。又辨诸夜甚，为肝邪。　　孙文垣

瓜蒌、黄连、半夏曲、前胡、青皮，夜服当归龙荟丸。

劳倦伤脾，气虚发热，下午更甚。辨诸面晄白，眼光散大，舌滑白胖。　杨乘六

人参、熟地、白术、炮姜、附子、赤石脂、禹余粮、炙草。

肺虚，每日西潮热。即辨诸日西为肺气用事时。

钱仲阳

益黄散，阿胶散。

宿食蒸胃火动，日晡发热。易误阴虚火动。　程明佑

原案无方，但云宣泄输泻之。

气血护养胎元，不滋肌肤，日晡潮热。辨诸脉滑利，呕恶，用通经药寒热愈甚，知非经闭。　　李修之

原案无方。

肝肾阴亏，阳浮于上，晡时热升。证兼颧红，多烦躁。　　尤在泾

都气丸加天冬、女贞、枸杞。地、萸、苓、药、丹、泻、五味。

痰饮内结，晡热夜甚。辨诸欬则胁下引痛，为饮邪。又六脉沈数而滑，右关更有力，为痰热。　　陆养愚

润字丸料加甘遂为丸。

痰块内郁，晚间发热。辨诸热起右胁，有柔块如碗。又辨诸脉歇止。凡痰阻食滞瘀结，脉道皆不利，非即虚也。　　陆养愚

醋制香附，稍加巴豆同炒，至豆黑去之，面和丸，米饮下。

食积痰滞，互结蒸热，发热暮甚。辨诸以阴虚，治以劳瘵，治益剧，病人自觉大肠不通利。　　陈日新

导痰汤加大黄、芒硝。橘、半、枳、苓、胆星、姜、枣。

热病后，余邪未净，肺气不肃，夜热。证兼咳嗽，勿误损症。　　王孟英

原案无方，但云先清表肺气，以补胃津，治节行始可用甘润浓厚。

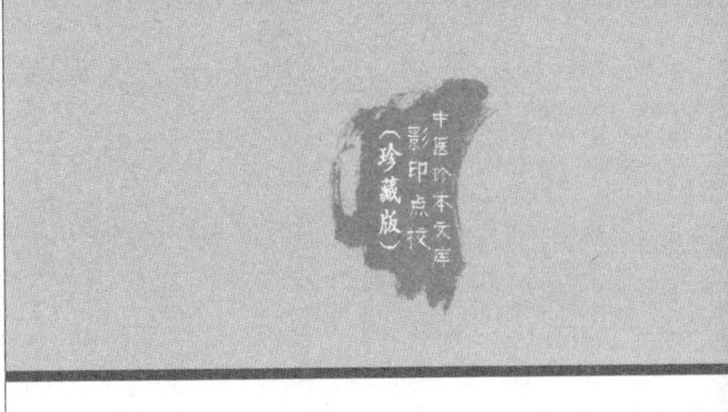

肝腎陰虧陽浮於上晡時熱升 證兼顴紅多煩躁　　尤在涇

都氣丸加天冬女貞枸杞 地萸苓藥丹瀉五味

痰飲內結晡熱夜甚 辨諸欬則脇下引痛為飲邪又六脈沈數而滑右關更有力為痰熱　　陸養愚

潤字丸料加甘遂為丸

痰塊內鬱晚間發熱 辨諸熱起右脇有柔塊如碗又辨諸脈歇止凡痰阻食滯瘀結脈道皆不利非即虛也　　陸養愚

醋製香附稍加巴豆同炒至豆黑去之麵和丸米飲下

食積痰滯互結蒸熱發熱暮甚 辨諸以陰虛治以勞瘵治益劇病人自覺大腸不通利　　陳日新

導痰湯加大黃芒硝 橘半枳苓膽星薑棗

熱病後餘邪未淨肺氣不肅夜熱 證兼咳嗽勿誤損症　　王孟英

原案無方但云先清肺氣以補胃津治節行始可用甘潤濃厚

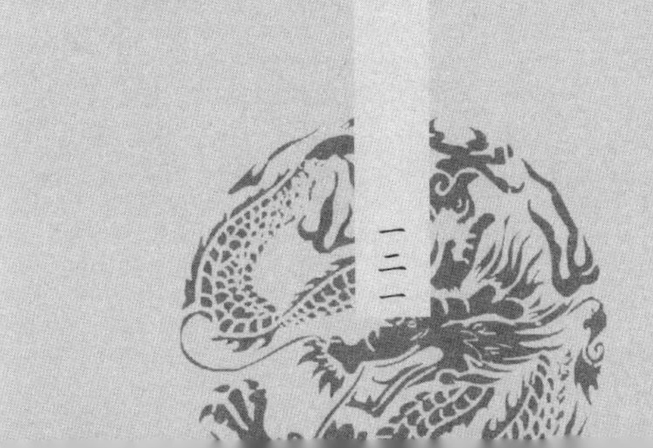

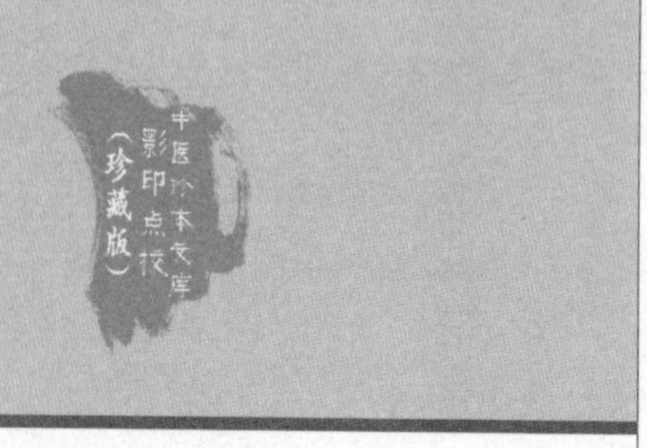

伏熱在肺夜熱（證見痰嗽辨諸脉右大口渴苔黃小溲過多誤作損服溫補病益甚）　王孟英

滑石知母花粉桑葉杷葉茅根蘆根冬瓜子杏仁

肝胆鬱熱發熱盛於寅卯（辨諸脉弦數又即辨諸木火旺於寅卯）　王旭高

胆汁浸炒柴胡川連白芍前胡烏梅麥冬黨參秋石炙草薤白

脾陽下陷陰火上乘內熱（辨諸手心亦熱力少神倦便泄脉濡）　曹仁伯

補中益氣湯加鱉甲（參芪朮草歸橘升柴生薑大棗）

損怯已極陰虛內熱　趙海仙

去腸團魚前胡柴胡川貝杏仁知母煎飲渣晒乾研末丸服

陰虧血乾骨蒸內熱（辨諸經閉三年形瘦脉數口乾小溲頻數刺痛）　王一仁

乾地當歸白芍萸肉首烏山藥阿膠丹皮雲苓萆薢通關滋腎丸

邪熱內伏逼陰于外……

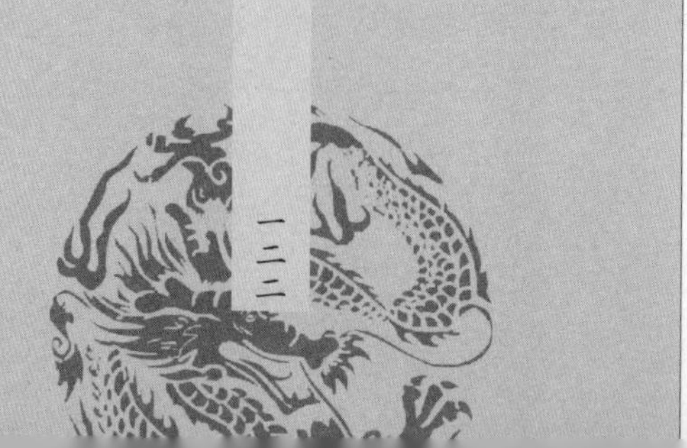

伏热在肺，夜热。证见痰嗽，辨诸脉右大，口渴苔黄，小溲过多，误作损服温补，病益甚。　王孟英

滑石、知母、花粉、桑叶、杷叶、茅根、芦根、冬瓜子、杏仁。

肝胆郁热，发热盛于寅卯。辨诸脉弦数。又即辨诸木火旺于寅卯。　王旭高

胆汁浸炒柴胡、川连、白芍、前胡、乌梅、麦冬、党参、秋石、炙草、薤白。

脾阳下陷，阴火上乘，内热。辨诸手心亦热，力少神倦，便泄脉濡。　曹仁伯

补中益气汤加鳖甲。参、芪、术、草、归、橘、升、柴、生姜、大枣。

损怯已极，阴虚内热。

赵海仙

去肠团鱼、前胡、柴胡、川贝、杏仁、知母，煎饮，渣晒干研末，丸服。

阴亏血干，骨蒸内热。辨诸经闭三年，形瘦脉数，口干，小溲频数刺痛。

王一仁

干地、当归、白芍、萸肉、首乌、山药、阿胶、丹皮、云苓、萆薢，通关滋肾丸。

邪热内伏，逼阴于外，肌表恶寒。辨诸面赤口燥，胸满（以下单恶寒）。

马元仪

防风、苏桔梗、枳壳、杏仁、薄荷，表解，再用大黄、元明粉、甘草。因脉转滑实，故用下。

热伏深锢，气机郁阻，恶寒，炉裘嫌冷。辨诸便坚溲少，口气重，脉极沉重，按至骨弦滑隐然。　王孟英

犀角、硝黄。

火极似水，盛夏畏寒。辨诸脉沈实有力，脐下拒按，食胡椒煮鸡，病更剧。

戴原礼

先以大承气汤下之，继用黄连导痰汤加竹沥。上方枳、朴、硝、黄。

心阳过扰，热伏厥阴，恶寒。辨诸舌本紫，而滑泽无苔，溲频数而浓赤不禁，茎缩手紫黯，虽无热，勿误寒症。　王孟英

葱、豉、茹、芩、栀、微、桑叶、通草。原案云：服此一剂，始发热，再剂微汗而解。

痰饮壅塞，阳郁恶寒。辨诸服附子百余贴而益甚，脉弦缓。　尤在泾

江茶、生姜汁、香油调饮取吐。又一案，苦参、赤小豆末、姜水调饮取吐，继用南星、川芎、苍术、黄芩，酒和丸。

阳气不达于表，恶寒特甚。证见盛暑衣皮，昼夜坐卧床褥，而饮食如常，别无所苦，诸药皆无效。　漏名

玉屏风散，大锅大剂煎水，熏蒸令汗出透。黄芪、白术、防风。

熱伏深錮氣機鬱阻惡寒爐裘嫌冷（辨諸便堅溲少口氣重脈極沈重按至骨弦滑隱然）　王孟英

犀角硝黃

火極似水盛夏畏寒（辨諸脈沈實有力臍下拒按食胡椒煮雞病更劇）　戴原禮

先以大承氣湯下之繼用黃連導痰湯加竹瀝（上方枳朴硝黃）

心陽過擾熱伏厥陰惡寒（辨諸舌本紫而滑澤無苔溲頻數而濃赤不禁莖縮手紫黯雖無熱勿誤寒症）　王孟英

葱豉茹芩梔微桑葉通草（原案云服此一劑始發熱再劑微汗而解）

痰飲壅塞陽鬱惡寒（辨諸服附子百餘貼而益甚脈弦緩）　尤在涇

江茶生薑汁香油調飲取吐（又一案苦參赤小豆末薑水調飲取吐繼用南星川芎蒼朮黃芩酒和丸）

陽氣不達於表惡寒特甚（證見盛暑衣皮晝夜坐臥床褥而飲食如常別無所苦諸藥皆無效）　漏名

玉屏風散大鍋大劑煎水薰蒸令汗出透（黃芪白朮防風）

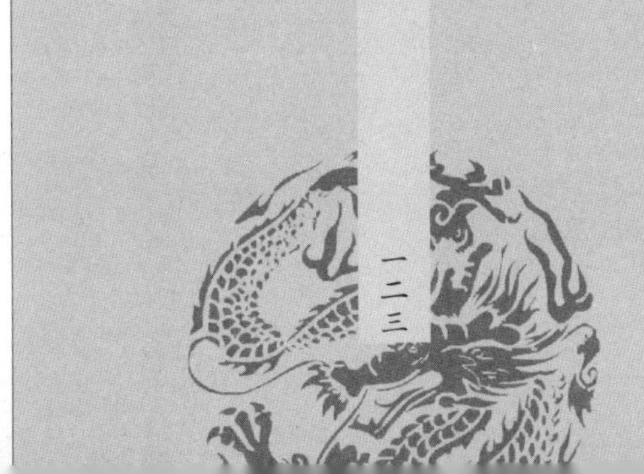

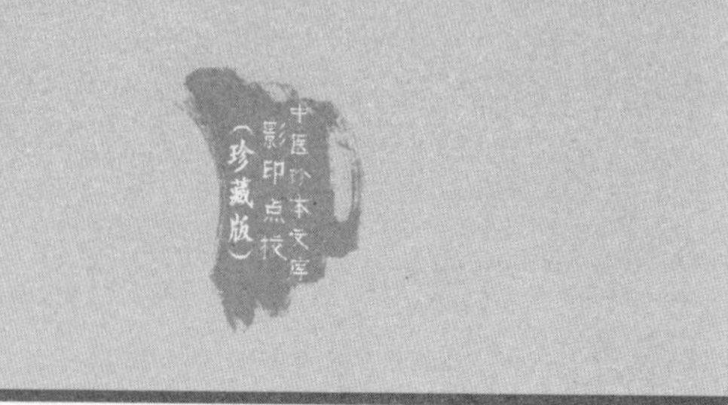

體虛受寒戰慄惡寒 證兼手背出冷汗辨諸脈沈微　滑伯仁

真武湯 朮芍苓薑附

鬱火內伏戰慄惡寒 辨諸不喜飲熱湯脈沈按堅搏　李士材

金花湯加柴胡甘草生薑熱飲

吸受冷氣營衛不行戰慄形寒 法宜溫和脾胃　葉天士

歸芍桂枝炙草大棗煨薑

斑疹痧痘將發惡冷 證見頭痛嘔吐肢冷似惡寒辨諸舌絳脈數　王孟英

原案無方但云與清透藥次日果出痘

春溫熱鬱陽明周身發冷 辨諸脈沈伏重按有力苔黃厚溺赤澀證見投溫補冷益甚欲作寒戰　張壽甫

鮮白茅根煎飲身轉熱繼用白虎湯加連翹 知膏粳草

体虚受寒，战慄恶寒。证兼手背出冷汗，辨诸脉沈微。　　滑伯仁

直武汤。术、芍、苓、姜、附。

郁火内伏，战慄恶寒。辨诸不喜饮热汤，脉沈按坚搏。　　李士材

金花汤加柴胡、甘草、生姜热饮。

吸受冷气，营卫不行，战慄形寒。法宜温和脾胃。　　叶天士

归、芍、桂枝、炙草、大枣、煨姜。

斑疹痧痘将发，恶冷。证见头痛呕吐，肢冷，似恶寒，辨诸舌绛，脉数。　　王孟英

原案无方，但云与清透药，次日果出痘。

春温热郁阳明，周身发冷。辨诸脉沈伏，重按有力，苔黄厚溺赤涩，证见投温补，冷益甚，欲作寒战。张寿甫

鲜白茅根煎饮，身转热，继用白虎汤加连翘。知、膏、粳、草。

正伤寒发热，恶寒。辨诸时令严寒，脉紧，舌白滑，无汗（以下寒热并见）。　　朱心农

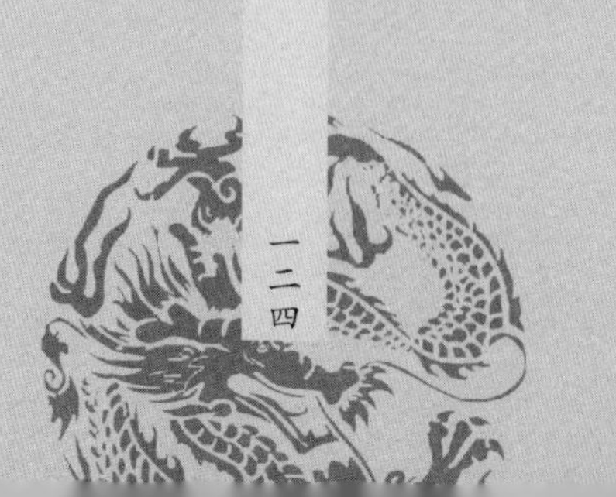

麻黄、桂枝、炙草、杏仁、川朴、枳壳、桔梗、白蔻仁。

正伤寒发热恶寒。辨诸旷野营墓得病，头项强痛，无汗，脉浮紧，与上条因见证可辨者异，故并选。

张仲华

麻、桂、杏、防、甘草、羌活、石膏、姜、枣。

【按】 系南人在南方病此，邪易入胃化火，故用石膏，然过虑也。

感冒，春寒畏寒，身热。辨诸虽已仲春，天气甚寒，不得因时令而误作风温。又舌白，口不渴，右脉紧，知非伏温。 雷少逸

苏羌饮加神曲、豆豉。

寒湿相搏，发热畏寒。辨诸阴水起病，身重汗多。

徐澹安

桂枝、白术、生草、木防己、猪苓、赤苓。

外风引动内火，畏寒发热。辨诸在春末夏初脉浮、滑、洪、数，舌苔薄白，而舌质边红尖赤。 吴东旸

薄荷、青蒿、前胡、白芍、元参、连翘、麦冬、丹皮、生草。

暑月中寒，暴发寒热。辨诸□肥白饮冷水，卧阴地，脉细紧而伏，虽在夏令，知非中暍。 吴球

附子理中汤。参、术、姜、草、附，此舍时从证法。

正傷寒發熱惡寒 辨諸曠野營墓得病頭項強痛無汗脈浮緊與上條因見證可辨者異故並選 張仲華

麻桂杏防甘草羌活石膏薑棗 按係南人在南方病此邪易入胃化火故用石膏然過慮也

感冒春寒畏寒身熱 辨諸雖已仲春天氣甚寒不得因時令而誤作風溫又舌白口不渴右脈緊知非伏溫 雷少逸

蘇羌飲加神麯豆豉

寒濕相搏發熱畏寒 辨諸陰水起病身重汗多 徐澹安

桂枝白朮生草木防已豬苓赤苓

外風引動內火畏寒發熱 辨諸在春末夏初脈浮滑洪數舌苔薄白而舌質邊紅尖赤 吳東暘

薄荷青蒿前胡白芍元參連翹麥冬丹皮生草

暑月中寒暴發寒熱 辨諸□肥白飲冷水臥陰地脈細緊而伏雖在夏令知非中暍 吳球

附子理中湯 參朮薑草附此舍時從證法

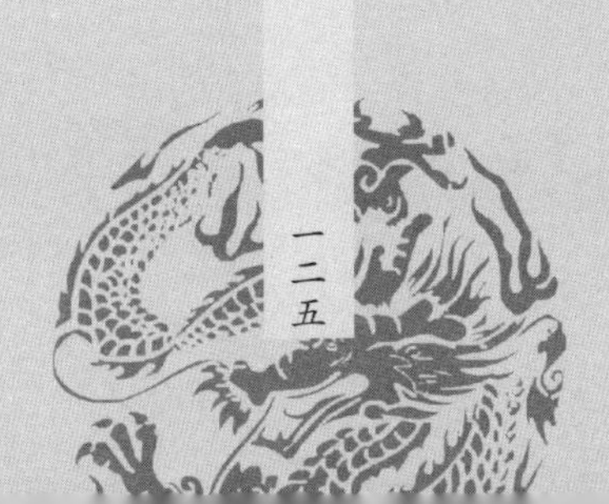

外感涼燥微寒微熱 辨諸咳而無痰舌苔薄白 雷少逸

蘇葉蟬衣淡豉薑皮杏仁象貝前胡

痰食互滯發熱惡寒 辨諸素嗜酒麵又服補病劇知其飲食不進人事不省大便閉乃氣機阻塞 盛文紀

二陳湯加大黃 橘半苓草薑

木鬱土衰惡寒發熱 辨諸倦怠懶言神氣怯弱脈虛弦按外感無不寒熱而寒熱不盡屬外感最宜細辨 馬元儀

柴胡歸芍白朮茯苓陳皮炙草

內傷脾氣不足惡寒發熱 辨諸右脈大於左脈而軟 薛立齋

補中益氣湯 參芪朮草歸橘升柴薑棗

悲哀傷神勞倦傷脾虛陽上越發熱惡寒 辨諸失恃過哀過勞脈微無力 馬元儀

人參加桂理中湯 參朮薑草肉桂

外感凉燥，微寒微热。辨诸咳而无痰，舌苔薄白。

雷少逸

苏叶、蝉衣、淡豉、姜皮、杏仁、象贝、前胡。

痰食互滞，发热恶寒。辨诸素嗜酒面，又服补病剧，知其饮食不进，人事不省，大便闭，乃气机阻塞。

盛文纪

二陈汤加大黄。橘、半、苓、草、姜。

木郁土衰，恶寒发热。辨诸倦怠懒言，神气怯弱，脉虚弦。

【按】外感无不寒热，而寒热不尽，属外咸，最宜细辨。 马元仪

柴胡、归、芍、白术、茯苓、陈皮、炙草。

内伤，脾气不足，恶寒发热。辨诸右脉大于左脉而软。 薛立斋

补中益气汤。参、芪、术、草、归、橘、升、柴、姜、枣。

悲哀伤神，劳倦伤脾，虚阳上越，发热恶寒。辨诸失恃，过哀过劳，脉微无力。

马元仪

人参加桂理中汤。参、术、姜、草、肉桂。

营卫两虚，恶寒发热。

王旭高

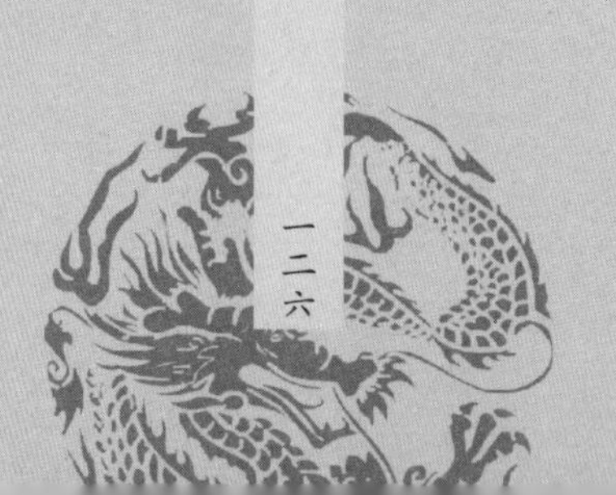

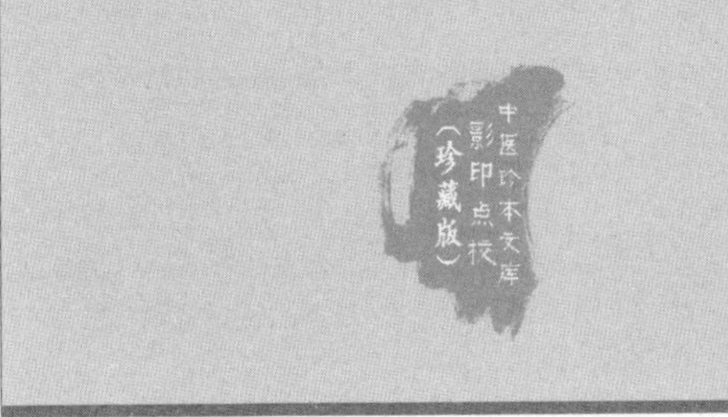

党参、冬、术、当归、川贝、黄耆、茯苓、白芍、陈皮、玫瑰花。

精血两亏，阴阳相乘，恶寒发热。辨诸经来过多，下体恶寒甚，即愦时，亦牵被敛衣。　沈尧封

先服肾气丸，随以肉苁蓉易桂附，改煎剂。地、萸、苓、药、丹、泻、附、桂。

邪在半表半里，阴阳相乘，乍寒乍热。辨诸不头痛，知非表症。不渴便溺利，知非里症。　万密斋

小柴胡汤合栀子、豆豉。柴、芍、苓、半、参、草、姜、枣。

外感风湿寒热。辨诸天气春雨多，口虽渴，不甚引饮，舌黄滑。脉弦缓，勿因其时厥，阴主气，误作风温。　雷少逸

平胃、神术、葱豉三方合剂。上方苍、朴、橘、草；中方苍、防、葱、姜、草；下方葱、豉。

外感湿热寒热。辨诸时令霉雨多，面目浮肿，肌黄，胸闷，舌黄腻，脉濡。　雷少逸

芳香化浊法。藿、橘、半、姜，炒朴、腹皮、荷叶。

外湿引动内湿，寒热。辨诸时令暑湿嗜酒，汗多，脘闷呕恶，渴不多饮。　叶天士

半夏、茵陈、白蔻、厚朴、广皮、茯苓、六一散、鲜菖蒲、杏仁。滑石、甘草。

精血兩虧陰陽相乘惡寒發熱辨諸經來過多下體惡寒甚即慣時亦牽被斂衣　沈堯封

先服腎氣丸隨以肉蓯蓉易桂附改煎劑地萸苓藥丹瀉附桂

邪在半表半裏陰陽相乘乍寒乍熱辨諸不頭痛知非表症不渴便溺利知非裏症　萬密齋

小柴胡湯合梔子豆豉柴芍苓半參草薑棗

外感風溼寒熱辨諸天氣春雨多口雖渴不甚引飲舌黃滑脈弦緩勿因其時厥陰主氣誤作風溫　雷少逸

平胃神朮葱豉三方合劑上方蒼朴橘草中方蒼防葱薑草下方葱豉

外感溼熱寒熱辨諸時令霉雨多面目浮腫肌黃胸悶舌黃膩脈濡　雷少逸

芳香化濁法藿橘半薑炒朴腹皮荷葉

外溼引動內溼寒熱辨諸時令暑溼嗜酒汗多脘悶嘔惡渴不多飲　葉天士

半夏茵陳白蔻厚朴廣皮茯苓皮六一散鮮菖蒲杏仁滑石甘草

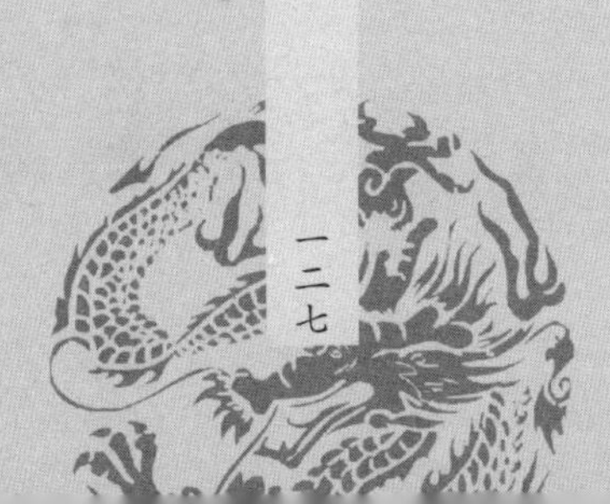

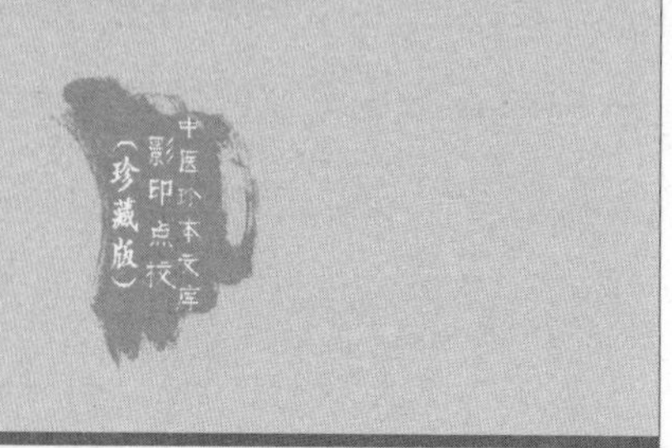

產後秋涼觸動伏暑寒熱辨諸無汗而大渴引飲又惡露勻行腹無脹痛知非瘀阻蒸熱　雷少逸

青蒿秦艽荆芥當歸川芎敗醬草白芷

液虧體氣肺脾感燥寒熱辨諸時令燥熱乾嗽　林珮琴

生地熟地麥冬石斛甘草茯神枇杷葉五味子杞子杏仁梨肉

腎虛受寒太陽少陰同病發熱微寒辨諸遍體痠楚腰痛如折尺脈弱寸關浮　丁甘仁

桂枝蘇梗葉細辛杜仲絲瓜絡葱頭酒炒黃芩豆豉

濕甚於熱寒熱辨諸嗜酒飲冷舌膩胸悶便瀉　林珮琴

枳殼半夏赤苓車前石斛苡仁陳皮燈心砂仁蘆根通草

脾腎陽虛寒熱辨諸足冷如冰汗出如注脈虛微證兼煩躁虛陽欲脫也　馬元儀

附子理中湯參朮薑草附

产后秋凉，触动伏暑，寒热。辨诸无汗而大渴引饮。又恶露匀行，腹无胀痛，知非瘀阻蒸热。　雷少逸

青蒿、秦艽、荆芥、当归、川芎、败酱草、白芷。

液亏体气，肺脾感燥寒热。辨诸时令燥热干嗽。　林佩琴

生地、熟地、麦冬、石斛、甘草、茯神、枇杷叶、五味子、杞子、杏仁、梨肉。

肾虚受寒，太阳少阴同病，发热微寒。辨诸遍体痠楚，腰痛如折，尺脉弱，寸关浮。　丁甘仁

桂枝、苏梗叶、细辛、杜仲、丝瓜络、葱头、酒炒黄芩、豆豉。

湿甚于热，寒热。辨诸嗜酒饮冷，舌腻胸闷，便泻。　林佩琴

枳壳、半夏、赤苓、车前、石斛、苡仁、陈皮、灯心、砂仁、芦根、通草。

脾肾阳虚，寒热。辨诸足冷如冰，汗出如注，脉虚微，证兼烦躁，虚阳欲脱也。　马元仪

附子理中汤。参、术、姜、草、附。

阳维脉虚，阳失维护，寒热。　林佩琴

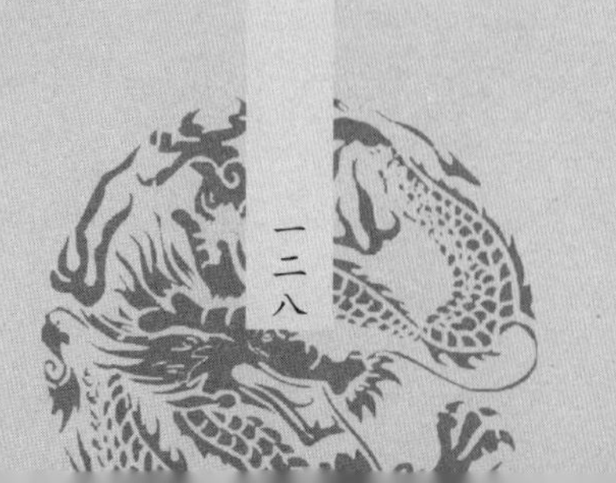

黄耆建中汤去姜，加参、苓、山药、橘白。芪、芍、桂、草、姜、枣、饴。

营阴亏，八脉虚，阳维为病，苦寒热。辨诸误服清解，遂神疲自汗，肢麻且软，舌赤苔微，溺频便溏。

王孟英

龟板、鹿角霜、当归、枸杞、白薇、紫石英、甘草、大枣、小麦、牡蛎。

奇经失养，肾寒肝热，阳维为病作寒热。辨诸前年大病后未调理，脉弦软而微数。 王孟英

苁蓉、枸杞、当归、白薇、青蒿、茯苓、竹茹、鳖甲、楝实、藕。

阴阳两虚迭相交，并寒热互发。辨诸自汗吐泻，小便不独行，知非实症。

汪石山

参、耆、白术、升麻、茯苓、猪苓、泽泻、苍术、香附、归身、麦冬。

溢饮湿痰，寒热时作。辨诸卧湿地得病，脉弦滑。

吴茭山

服控涎丹，又厚被围坐，用干棉子燃熏取汗。甘遂、大戟、白芥子。

肝郁寒热无期。即辨诸无期及少腹痛。 尤在泾

加味逍遥散。

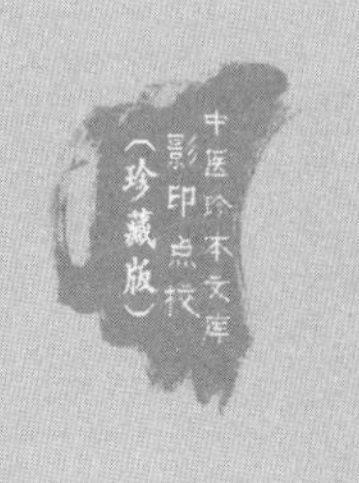

營陰虧八脈虛陽維爲病苦寒熱 辨諸誤服清解遂神疲自汗肢麻且軟舌赤苔微溺頻便溏 王孟英

龜板鹿角霜當歸枸杞白薇紫石英甘草大棗小麥牡蠣

奇經失養腎寒肝熱陽維爲病作寒熱 辨諸前年大病後未調理脈弦軟而微數 王孟英

蓯蓉枸杞當歸白薇青蒿茯苓竹茹鱉甲楝實藕

陰陽兩虛迭相交併寒熱互發 辨諸自汗吐瀉小便不獨行知非實症 汪石山

參耆白朮升麻茯苓猪苓澤瀉蒼朮香附歸身麥冬

溢飲溼痰寒熱時作 辨諸臥溼地得病脈弦滑 吳茭山

服控涎丹又厚被圍坐用乾棉子燃薰取汗 甘遂大戟白芥子

肝鬱寒熱無期 即辨諸無期及少腹痛 尤在涇

加味逍遙散

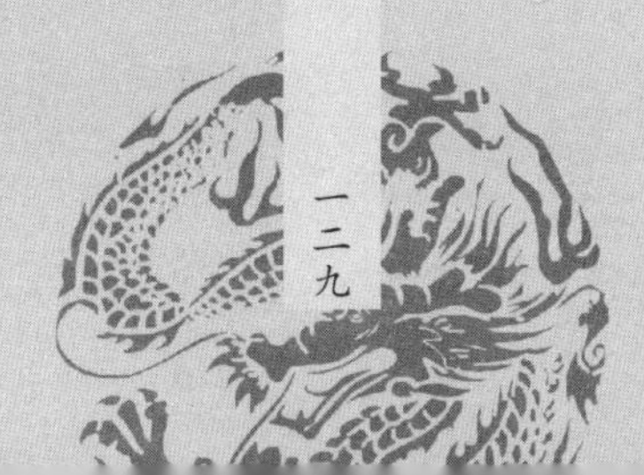

慾火爲患乍寒乍熱 辨諸爲少尼肝脉弦長上魚際面赤心宕自汗 許少微

地芎柴胡秦艽黃芩爲丸烏梅湯下

陽陷入陰臨晚寒熱時減時增 法宜養腎陰透肝邪 尤在涇

地芎茯苓丹皮山藥柴胡炙草鱉甲

陽虛汗後寒戰寒後火熱熱後大汗三者繼作 右脉陽浮洪陰虛小左脉浮軟 虞恆德

補中益氣湯倍參者減升麻加尿浸生附黃柏乾薑薄桂大棗 湯見本類

胃火熾胃液燥熱多寒少 辨諸舌黃燥齒有乾血乾嘔 沈堯封

白虎湯加生地麥冬 知膏粳草

產後血虛陽浮發熱或時作寒 辨諸脣舌白面無血色脉浮似數重按芤 楊乘六

十全大補湯加炮薑 魏玉橫曰宜二冬二地枸杞養營不宜氣血兼補雜以薑附剛劑按宜察體質之燥溼

欲火为患，乍寒乍热。辨诸为少尼，肝脉弦长上鱼际，面赤心宕自汗。许少微

地、芎、柴胡、秦艽、黄芩为丸，乌梅汤下。

阳陷入阴，临晚寒热时减时增。法宜养肾阴，透肝邪。尤在泾

地、芎、茯苓、丹皮、山药、柴胡、炙草、鳖甲。

阳虚，汗后寒战，寒后火热，热后大汗，三者继作。右脉阳浮洪，阴虚小，左脉浮软。虞恒德

补中益气汤倍参耆，减升麻，加尿浸生附、黄柏、干姜、薄桂、大枣。汤见本类。

胃火炽胃液，燥热多寒少。辨诸舌黄燥，齿有干血，干呕。沈尧封

白虎汤加生地、麦冬。知、膏、粳、草。

产后血虚，阳浮发热，或时作寒。辨诸唇舌白，面无血色，脉浮似数，重按芤。杨乘六

十全大补汤加炮姜。魏玉横曰：宜二冬、二地、枸杞养营，不宜气血兼补，杂以姜附刚剂。

【按】宜察体质之燥湿。

热伏血脉，如热无热，如寒无寒。证兼昏昏默默，虚烦不耐，即百合病。

吴孚先

百合煎汤和入生地汁。

痰热内结，外恶寒，须覆重衾，内觉热饮不解渴。证见仍能安谷，便溺皆行。 王孟英

旋、蒡、贝、茹、黑栀、白薇、丹皮、花粉。

阴阳两虚，寒在肢背，热在心腹。辨诸产后阴先伤气，因精虚，法宜补精以化气。 叶天士

熟地炭、龙骨、湘莲、紫石英、五味子、人参、芡实、茯神。

湿遏热伏，晡冷夜热。是症由误下，脾胃阳伤，值午后阳衰，故发冷。热陷湿中，扰其营气，故黄昏热至天明。 章虚谷

原方未善。杨素园曰：宜用渗淡之品，加芳香醒脾之药。

阴阳两虚，日间恶寒，夜间发热。 曹仁伯

桂枝加厚朴杏仁汤，加附子、干姜、冬、术、半夏、橘红。桂、芍、姜、枣、草、朴、杏。

肾火旺，每申酉时，始微寒，继大热。辨诸左尺洪数有力，有时遗精。又《八法流注》云：申酉属膀胱肾。 易思兰

六味地黄汤加重丹皮、泽泻，加黄柏、地、萸、苓药、丹、泻。

【按】分量改过便是泻中寓补之泻剂，宜玩索。

痰熱內結外惡寒須覆重衾內覺熱飲不解渴 證見仍能安穀便溺皆行 王孟英

旋蒡貝茹黑梔白薇丹皮花粉

陰陽兩虛寒在肢背熱在心腹 辨諸產後陰先傷氣因精虛法宜補精以化氣 葉天士

熟地炭龍骨湘蓮紫石英五味子人參芡實茯神

溼遏熱伏晡冷夜熱 是症由誤下脾胃陽傷值午後陽衰故發冷熱陷溼中擾其營氣故黃昏熱至天明 章虛谷

原方未善 楊素園曰宜用滲淡之品加芳香醒脾之藥

陰陽兩虛日間惡寒夜間發熱 曹仁伯

桂枝加厚朴杏仁湯加附子乾薑冬朮半夏橘紅 桂芍薑棗草朴杏

腎火旺每申酉時始微寒繼大熱 辨諸左尺洪數有力有時遺精又八法流注云申酉屬膀胱腎 易思蘭

六味地黃湯加重丹皮澤瀉加黃柏 地萸苓藥丹瀉 按分量改過便是瀉中寓補之瀉劑宜玩索

虛症鬱火寒熱起未申而終子亥 辨諸委頓不能起坐脈細數而按之欲絕 呂東莊

白朮炮薑當歸白芍人參陳皮甘草肉桂

溼鬱憎寒壯熱似瘧非瘧 辨諸墜水起病證兼肢節煩疼 虞恆德

平胃散倍蒼朮加半夏茯苓白朮川芎香附木通砂仁羌活防風

脾陽虧寒熱似瘧 辨諸身倦肢冷食少便瀉面色痿黃神疲脈沈 林佩琴

先用理中湯少加附子後用異功散加蓮棗 上方參朮薑草下方參朮苓草橘

陰陽兩虧互往乘之寒熱似瘧 辨諸心悸恍惚尺虛澀屬血虛汗出如注寸空大屬氣虛 馬元儀

當歸補血湯加人參肉桂黃連廣皮炙草 歸二錢芪八錢寶鑑方與證治準繩方異

水不涵木木火爍金寒熱如瘧 辨諸形瘦屬火體面黧腎病脅痛肝病痰嗽肺病 王孟英

葦莖湯加沙參熟地桑葉丹皮海石旋覆貝母枇杷葉

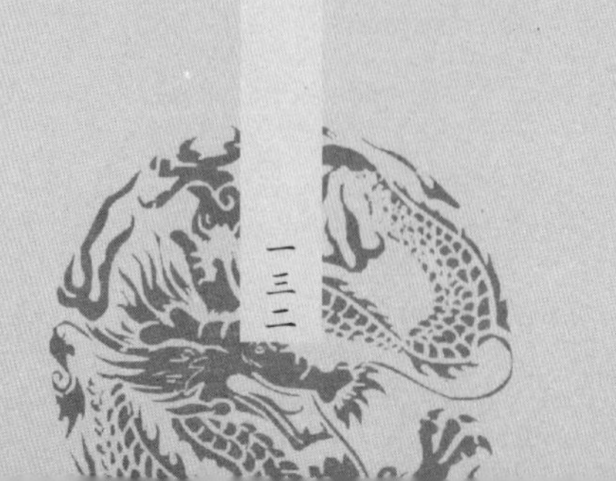

虚症郁火，寒热起未申，而终子亥。辨诸委顿，不能起坐，脉细数，而按之欲绝。 吕东庄

白术、炮姜、当归、白芍、人参、陈皮、甘草、肉桂。

湿郁憎寒，壮热似疟非疟。辨诸坠水起病，证兼肢节烦疼。 虞恒德

平胃散倍苍术，加半夏、茯苓、白术、川芎、香附、木通、砂仁、羌活、防风。

脾阳亏，寒热似疟。辨诸身倦肢冷，食少便泻，面色痿黄，神疲脉沈。 林佩琴

先用理中汤，少加附子，后用异功散加莲枣。上方参、术、姜、草。下方参、术、苓、草、橘。

阴阳两亏，互往乘之，寒热似疟。辨诸心悸恍惚，尺虚涩，属血虚，汗出如注，寸空大，属气虚。 马元仪

当归补血汤加人参、肉桂、黄连、广皮、炙草。归二钱，芪八钱。《宝鉴》方与《证治准绳》方异。

水不涵木，木火烁金，寒热如疟。辨诸形瘦，属火体，面黧，肾病胁痛，肝病痰嗽肺病。 王孟英

苇茎汤加沙参、熟地、桑叶、丹皮、海石、旋覆、贝母、枇杷叶。

阳虚作寒，阴虚作热，似疟非疟。 冯楚瞻

熟地、白术、北五味、牛膝、麦冬、附子，另煎人参浓汤冲服。

虚火似疟，寒热间日一发。证兼汗多带多，脉散。 孙文垣

生耆皮、白芍、甘草、阿胶、鳖甲、桂枝、乌梅，候汗止，脉敛，加首乌、石斛。

疟类与发热恶寒类参看

温疟。辨诸先热后寒，苔燥黄，口渴喜饮。 雷少逸

清凉透邪，法加鲜生地。翘、豉、芦、膏、绿衣竹叶。

阴虚热疟。辨诸时令燥热，寒少热多，解时无汗，渴欲饮冷，舌赤无苔，溲赤如血。 李冠仙

大生地、白当归、柴胡、黄芩、赤芍、赤苓、甘草、会皮。

暑疟。辨诸寒少热多，汗出方解。 缪仲淳

石膏、麦冬、牛膝、知母、贝母、花粉、橘红、鳖甲、竹叶。王孟英曰：牛膝、鳖甲，初起邪未入营，忌用。

暑疟。辨诸汗多口渴饮，脉弦滑，舌苔微黄。 雷少逸

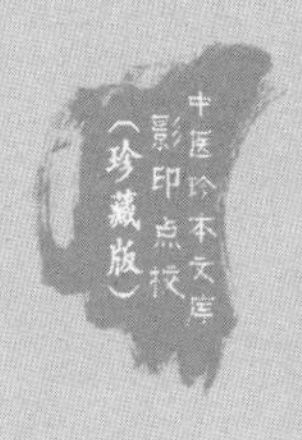

虛火似瘧寒熱間日一發 證兼汗多帶多脈散 孫文垣

生耆皮白芍甘草阿膠鱉甲桂枝烏梅候汗止脈斂加首烏石斛

瘧類 與發熱惡寒類參看

溫瘧 辨諸先熱後寒苔燥黃口渴喜飲 雷少逸

清涼透邪法加鮮生地 翹豉蘆膏綠衣竹葉

陰虛熱瘧 辨諸時令燥熱寒少熱多解時無汗渴欲飲冷舌赤無苔溲赤如血 李冠仙

大生地白當歸柴胡黃芩赤芍赤苓甘草會皮

暑瘧 辨諸寒少熱多汗出方解 繆仲淳

石膏麥冬牛膝知母貝母花粉橘紅鱉甲竹葉 王孟英曰牛膝鱉甲初起邪未入營忌用

暑瘧 辨諸汗多口渴飲脈弦滑舌苔微黃 雷少逸

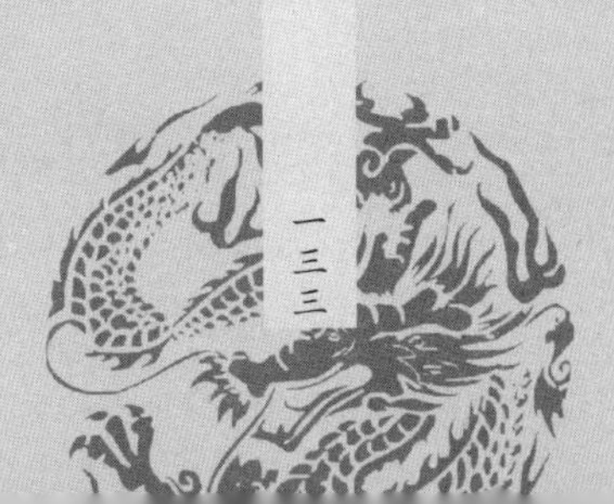

清營捍瘧法 蒿翹竹葉黄芩扁衣青皮木賊西瓜翠皮

陽明暑瘧 辨諸脉洪大滑數 王孟英

竹葉石膏湯 竹石參麥半草粳

暑瘧又熱中厥陰 辨諸途受酷暑驟昏肢抽善笑脈躁急 李冠仙

犀角地黄湯加羚角生地竹葉西瓜翠皮竹茹 犀地丹芍

暑風相搏發瘧 辨諸時令 尤在涇

半夏杏仁通草藿香厚朴廣皮竹葉

濕瘧 辨諸浣衣度日身浮腫而疼 雷少逸

羌活勝濕湯加草果厚朴 二活防芎藁本蔓荊甘草

中虛寒濕成瘧 證見跗腫痰多時嘔吐辨諸便溏食少間有鄭聲脈微弱不渴無苔小便不赤 王孟英

清营捍疟法。蒿、翘、竹叶、黄芩、扁衣、青皮、木贼、西瓜翠皮。

阳明暑疟。辨诸脉洪大滑数　　王孟英

竹叶石膏汤。竹、石、参、麦、半、草、粳。

暑疟，又热中厥阴。辨诸途受酷暑，骤昏肢抽，善笑，脉躁急。　　李冠仙

犀角地黄汤加羚角、生地、竹叶、西瓜翠皮、竹茹。犀、地、丹、芍。

暑风相搏，发疟。辨诸时令　　尤在泾

半夏、杏仁、通草、藿香、厚朴、广皮、竹叶。

温疟。辨诸浣衣度日，身浮肿而疼。　　雷少逸

羌活胜湿汤加草果、厚朴。二活、防、芎、藁本、蔓荆、甘草。

中虚寒湿成疟。证见跗肿，痰多时呕吐。辨诸便溏食少，间有郑声，脉微弱，不渴，无苔，小溲不赤。

王孟英

六君子去草，加桂枝、苡仁、白芍、吴萸。参、术、苓、草、橘、半。

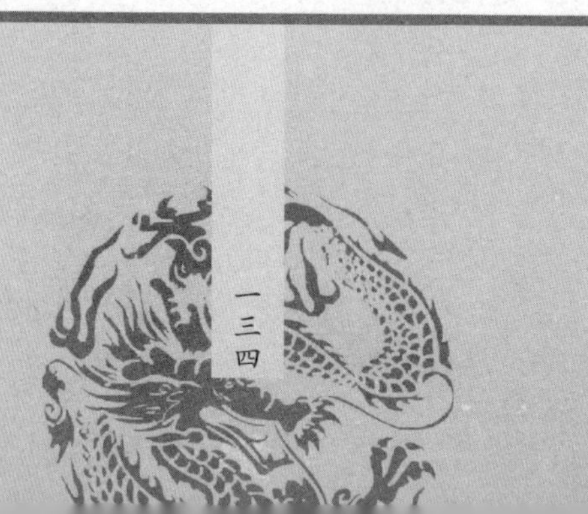

寒湿酿痰成疟。发于薄暮，先微寒，后微热，渐渐神识昏闷。辨诸两手脉弦，及病发乃昏闷。　　雷少逸

二陈汤加蔻仁、藿香、杏仁、草果、潞参、姜汁。橘、半、苓、草、姜。

湿热酿痰成疟。辨诸舌苔老黄，渴思冷饮。　魏步宽

蒌贝温胆汤去半夏，加桑、丹、栀子。

鬼疟。辨诸发于午后，寒不甚寒，热不甚热，妄言见鬼，脉不调。　　雷少逸

驱邪避祟法，去龙骨，加草果、常山。苍术、茯苓、木香、柏仁、菖蒲、桃叶、雄黄、龙骨。

阴伤阳气，独发瘅疟。辨诸热不寒，肌削舌燥，渴饮。　　雷少逸

甘寒生津法，加西洋参，紫雪丹。地、麦、北沙、翘、膏、竹叶、芦浆、梨汁。

肝肾阴亏，瘅疟。辨诸单热不寒，脉弦数，阴不化汗，从未有汗。　　李冠仙

归柴饮加生地。

牡疟。辨诸得寒不热。

王旭高

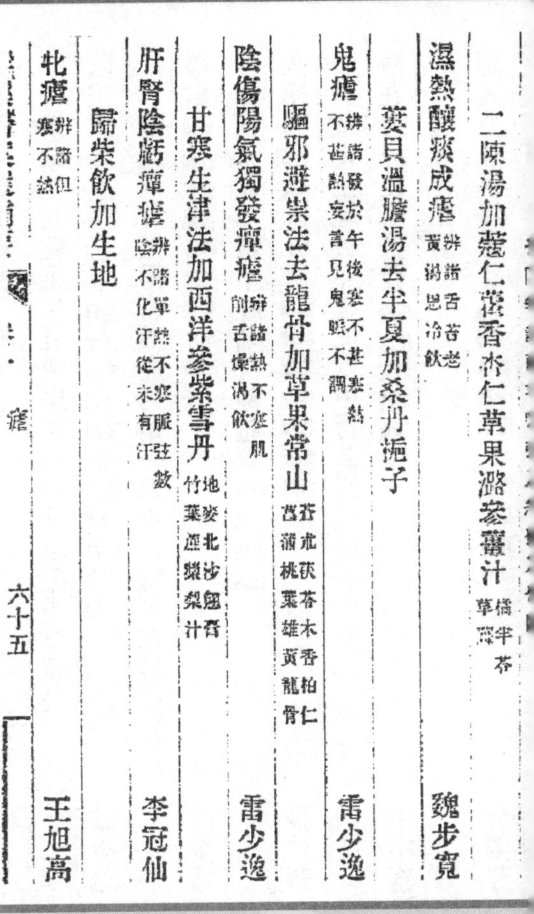

二陳湯加蔻仁藿香杏仁草果潞參薑汁 橘半苓草薑

濕熱釀痰成瘧 辨諸舌苔老黃渴思冷飲　魏步寬

蔞貝溫膽湯去半夏加桑丹梔子

鬼瘧 辨諸發於午後寒不甚寒熱不甚熱妄言見鬼脈不調　雷少逸

驅邪避祟法去龍骨加草果常山 蒼朮茯苓木香柏仁菖蒲桃葉雄黃龍骨

陰傷陽氣獨發癉瘧 辨諸熱不寒肌削舌燥渴飲　雷少逸

甘寒生津法加西洋參紫雪丹 地麥北沙翹膏竹葉蘆漿梨汁

肝腎陰虧癉瘧 辨諸單熱不寒脈弦數陰不化汗從未有汗　李冠仙

歸柴飲加生地

牝瘧 辨諸寒不熱但　王旭高

瘧　六十五

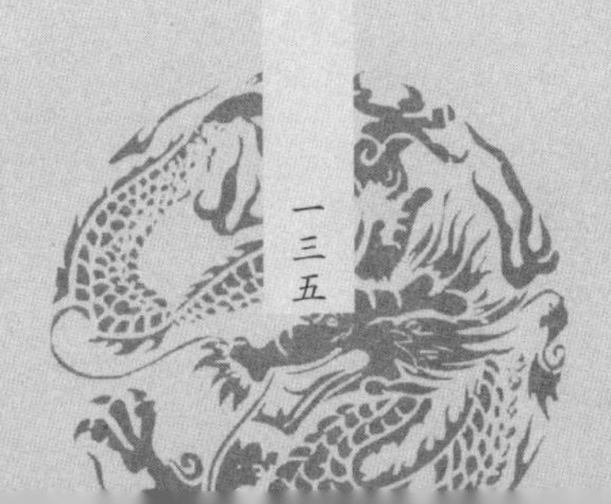

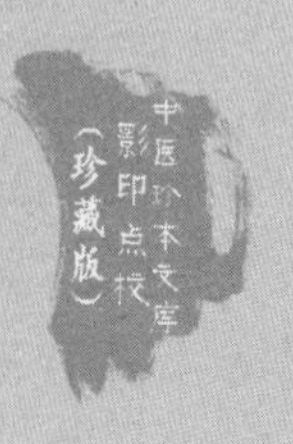

柴胡桂枝乾薑半夏陳皮茯苓川朴草果炙草薑棗

陰損及陽虛瘧三年 辨諸申酉時濕寒烘熱身尫便溏舌淡不榮脈微無力 雷少逸

首烏附片鱉甲青蒿鹿角霜羌活東洋參炙草薑棗

勞瘧 辨諸夙患夢遺盜汗遇勞則發食減神疲脈小澀 雷少逸

何人飲加鱉甲牡蠣茯神龍骨 首烏參歸橘皮生薑

久瘧傷陰延成勞瘧 辨諸瘧止復發發不歸期形瘦從無汗泄 張仲華

柴胡生地黃芩骨皮鱉甲青蒿歸鬚細辛丹皮

熱在血分夜間瘧發 辨諸發時大小便俱下血 王宇泰

桂枝桃仁湯

邪入血分夜靜瘧發 辨諸每在夜又發時喃喃錯語肝中主知邪在肝經 黃錦芳

柴胡、桂枝、干姜、半夏、陈皮、茯苓、川朴、草果、炙草、姜、枣。

阴损及阳，虚疟三年。辨诸申酉时，湿寒烘热，身尪便溏，舌淡不荣，脉微无力。　雷少逸

首乌、附片、鳖甲、青蒿、鹿角霜、羌活、东洋参、炙草、姜、枣。

劳疟。辨诸夙患梦遗，盗汗，遇劳则发，食减神疲，脉小涩。　雷少逸

何人饮加鳖甲、牡蛎、茯神、龙骨。首乌、参、归、橘皮、生姜。

久疟伤阴，延成劳疟。辨诸疟止复发，发不归期，形瘦，从无汗泄。　张仲华

柴胡、生地、黄芩、骨皮、鳖甲、青蒿、归须、细辛、丹皮。

热在血分，夜间疟发。辨诸发时大小便俱下血。

王宇泰

桂枝桃仁汤。

邪入血分，夜静疟发。辨诸每在夜又发时，喃喃错语，肝中主，知邪在肝经。

黄锦芳

当归、川芎、熟地、知母、酒炒红花、升麻。

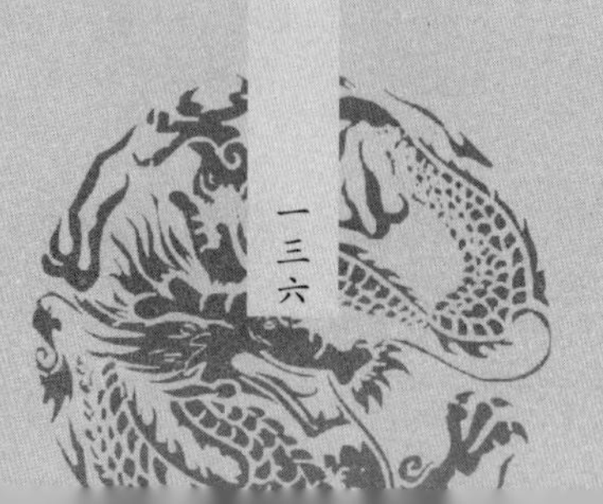

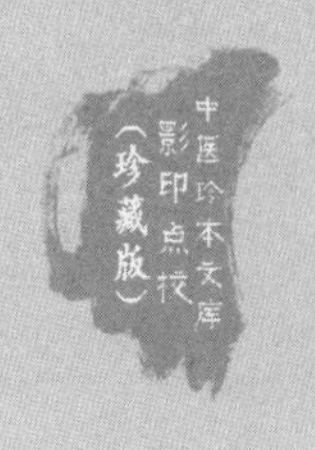

邪在太阳经，患三疟，夜发。辨诸遍身痛，背脊尤甚。　漏名

麻黄、桂枝、白芍、甘草、知母、陈皮、贝母、姜、枣。

风袭皮毛，间日肺疟。辨诸询得因浴后当风得病，及咳嗽，右膊痛，脉浮。　林佩琴

柴胡汤合二陈，去黄芩，加防风、苏叶、桑皮、杏仁、姜、枣。

足太阴寒湿疟。辨诸寒由四末扰中。　叶天士

炒半夏、淡吴萸、生益智、荜拨、干姜、茯苓。

下焦精亏寒疟，由太阳袭入少阴。辨诸寒从背起，得汗不解。　叶天士

人参、鹿茸、桂枝、细辛、杞子炭、归身炭、生姜。

足少阴三日疟。辨诸腰痛。　缪宜亭

鹿角霜、杜仲、续断、半夏、生鳖甲、生姜。

足少阴虚寒疟。辨诸畏寒而不甚热，面色痿黄，腰如两截，带下淋漓。　雷少逸

麻黃桂枝白芍甘草知母陳皮貝母薑棗

風襲皮毛間日肺瘧 辨諸詢得因浴後當風得病及咳嗽右膊痛脈浮　林珮琴

柴胡湯合二陳去黃芩加防風蘇葉桑皮杏仁薑棗

足太陰寒濕瘧 辨諸寒由四末擾中　葉天士

炒半夏淡吳萸生益智蓽撥乾薑茯苓

下焦精虧寒瘧由太陽襲入少陰 辨諸寒從背起得汗不解　葉天士

人參鹿茸桂枝細辛杞子炭歸身炭生薑

足少陰三日瘧 辨諸腰痛　繆宜亭

鹿角霜杜仲續斷半夏生鱉甲生薑

足少陰虛寒瘧 辨諸畏寒而不甚熱面色痿黃腰如兩截帶下淋漓　雷少逸

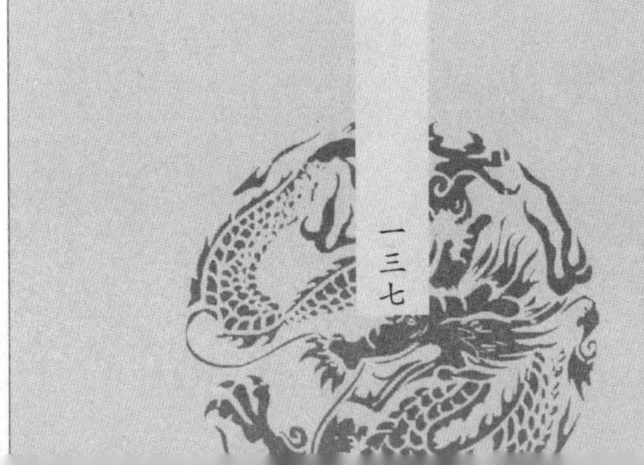

金匱腎氣湯去萸肉丹皮加乾薑蒼朮 地萸苓藥丹瀉附桂

足少陰熱瘧間二日發 辨諸尺脈弦細數口乾嗜飲形遲瘦作於子夜可知三陰亦有熱症 王孟英

元參生地知母丹皮地骨皮天冬龜板茯苓石斛桑葉

足少陰暑瘧 辨諸尺脈沈數舌色光絳大渴溺滴澀兩腰收痛如錐刺 王孟英

龜板元參石斛地骨皮桑皮丹皮知母花粉銀花大劑頻飲

厥陰暑瘧 辨諸溲熱如火脈弦數證見搐搦欲嘔 王孟英

犀羚元參梔菊木通知楝花粉銀花

胃傷間日瘧 辨諸間日輕重食減肌削體倦噯氣 黃錦芳

理中湯 參朮薑草

隔日寒瘧 辨諸先寒後熱舌苔薄白便溏時令秋涼 雷少逸

金匮肾气汤去萸肉、丹皮，加干姜、苍术。地、萸、苓药、丹、泻、附、桂。

足少阴热疟，间二日发。辨诸尺脉弦细数，口干嗜饮，形迟瘦，作于子夜，可知三阴亦有热症。　王孟英

元参、生地、知母、丹皮、地骨皮、天冬、龟板、茯苓、石斛、桑叶。

足少阴暑疟。辨诸尺脉沈数，舌色光绛，大渴溺滴涩，两腰收痛，如锥刺。

王孟英

龟板、元参、石斛、地骨皮、桑皮、丹皮、知母、花粉、银花，大剂频饮。

厥阴暑疟。辨诸溲热如火，脉弦数，证见搐搦欲呕。

王孟英

犀、羚、元参、栀、菊、木通、知、楝、花粉、银花。

胃伤间日疟。辨诸间日轻重，食减肌削，体倦嗳气。

黄锦芳

理中汤。参、术、姜、草。

隔日寒疟。辨诸先寒后热，舌苔薄白，便溏，时令秋凉。　雷少逸

附子理中汤加柴胡、草果、藿香、陈皮。参、术、姜、草、附。

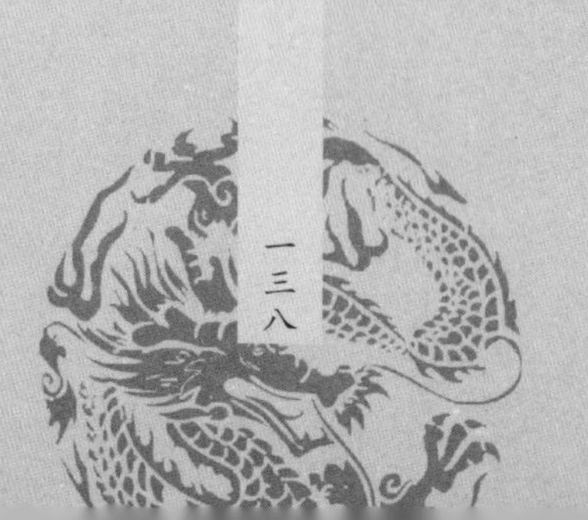

胆络风火升越，间日疟来。辨诸偏头痛，胆络行身侧也。　　林佩琴

鳖甲、山栀、丹皮、麦冬、黄芩、连翘、盐半夏、夜交藤、钩藤。

寒邪闭伏募原，间日疟发。辨知时令秋凉，知受寒，证兼呕吐，知邪在募原。　　来天培

柴、葛、羌活、川芎、藿香、陈皮、半夏、枳壳、桔梗、白蔻仁、桂枝。

寒湿体，间日寒疟。辨诸体肥嗜茶，按时恶寒，不发热，口不干，苔腻白，脉迟缓

【按】此足太阴寒湿疟，与上叶案同参。　　雷少逸

平胃合二陈，加白蔻仁、干姜、草果。上方苍、朴、橘、草。下方橘、半、苓、草、生姜。

脾阳不运，湿浊凝聚募原，间日久疟。辨诸大腹时满，纳少便溏，舌苔薄腻。　　丁甘仁

熟附、干姜、白术、连皮苓、泽泻、软柴胡、半夏、葛根、厚朴、腹皮、神曲。

早用截剂，邪入厥阴，延成三疟。辨诸沫吐青色，呃逆，头汗冷，法宜通阳泄浊。　　林佩琴

吴茱萸汤加丁香、干姜、制半夏、青皮、茯苓。参、萸、姜、枣。

虚邪入奇经，成三疟。辨诸背如负重，腰如两截，面枯无营，舌淡无苔。　　雷少逸

鱉甲山梔丹皮麥冬黃芩連翹鹽半夏夜交藤鈎藤

寒邪閉伏募原間日瘧發 辨知時令秋涼知受寒證兼嘔吐知邪在募原　　來天培

柴葛羌活川芎藿香陳皮半夏枳殼桔梗白蔻仁桂枝

寒濕體間日寒瘧 辨諸體肥嗜茶按時惡寒不發熱口不乾苔膩白脈遲緩按此足太陰寒濕瘧與上葉案同參　　雷少逸

平胃合二陳加白蔻砂仁乾薑草果 上方蒼朴橘草下方橘半苓草生薑

脾陽不運濕濁凝聚募原間日久瘧 辨諸大腹時滿納少便溏舌苔薄膩　　丁甘仁

熟附乾薑白朮連皮苓澤瀉軟柴胡半夏葛根厚朴腹皮神麯

早用截劑邪入厥陰延成三瘧 辨諸沫吐青色呃逆頭汗冷法宜通陽洩濁　　林珮琴

吳茱萸湯加丁香乾薑製半夏青皮茯苓 參萸薑棗

虛邪襲入奇經成三瘧 辨諸背如負重腰如兩截面枯無營舌淡無苔　　雷少逸

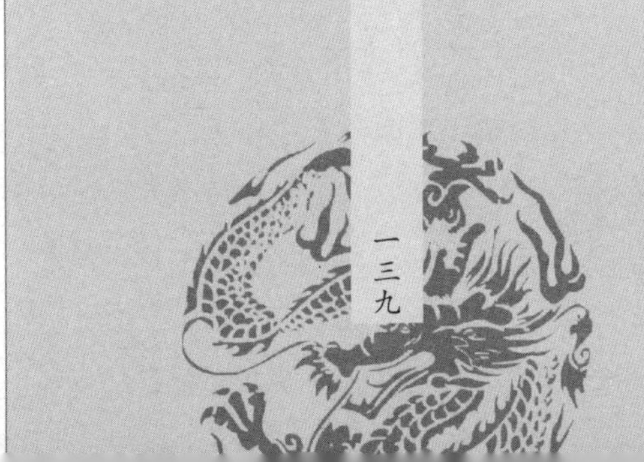

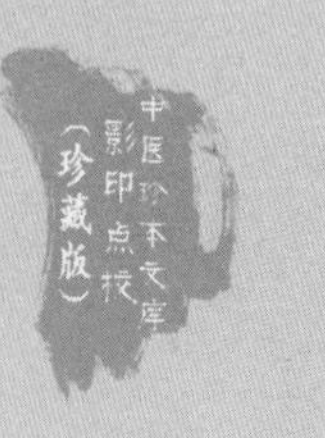

東參牡蠣熟地鹿霜狗脊龜板炙耆桂枝

陰分風寒三陰瘧 辨諸脈沈弱右尤甚 顧曉瀾

補中益氣湯 按尤在涇治邪伏陰分三陰不止用參附歸枸鹿膠鹿茸沙苑茯苓亦升補以引邪至陽分而兼補陰血

暑濕痰滯盤踞中焦三陰脾瘧 蔣寶素

夜明沙塊朱砂透明雄黃九肋鱉甲醋煮常山銀柴胡草果烏梅

體氣虛寒邪伏不達三陰久瘧 辨諸寒熱短長無定神疲乏 徐澹安

十全大補湯加製附子 參朮苓草地芍歸芎黃芪肉桂

燥熱傷液陰火不靖三陰久瘧 辨諸時令燥熱乾嘔色悴口渴 林珮琴

生地知母麥冬石斛花粉白芍阿膠

氣血兩虧三日久瘧 辨諸食少神疲 雷少逸

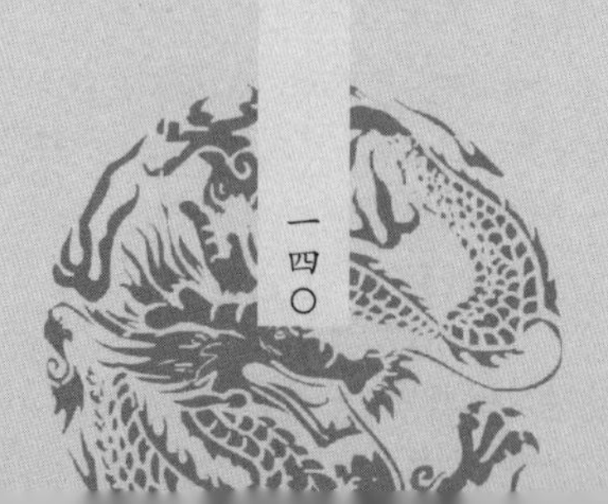

东参、牡蛎、熟地、鹿霜、狗脊、龟板、炙耆、桂枝。

阴分风寒，三阴疟。辨诸脉沈弱，右尤甚。 顾晓澜

补中益气汤。

【按】尤在泾治邪伏阴分，三阴不止，用参、附、归、枸、鹿胶、鹿茸、沙苑、茯苓，亦升补，以引邪至阳分，而兼补阴血。

暑湿痰滞，盘踞中焦，三阴脾疟。 蒋宝素

夜明沙、块朱砂、透明雄黄、九肋鳖甲、醋煮常山、银柴胡、草果、乌梅。

体气虚寒，邪伏不达，三阴久疟。辨诸寒热，短长无定，神疲乏。 徐澹安

十全大补汤加制附子。参、术、苓、草、地、芍、归、芎、黄芪、肉桂。

燥热伤液，阴火不靖，三阴久疟。辨诸时令燥热，干呕，色悴口渴。 林佩琴

生地、知母、麦冬、石斛、花粉、白芍、阿胶。

气血两亏，三日久疟。辨诸食少神疲。 雷少逸

党参、首乌、鳖甲、鹿霜、干姜、附片。

疟邪内陷，肝脾厥痛，腹胀。辨诸汗出则疼胀暂止。

尤在泾

原案无方。

肝邪疟后结痞不消，作胀。辨诸积在胁下，下连少腹。　　　　尤在泾

柴胡、青皮、桃仁、茯苓、半夏、甘草、牡蛎、生姜。柳谷孙云：腹胀乃肝邪下陷，加川楝、延胡。

阴虚邪伏，疟后胁癖作疼。辨诸夜热口干溺赤。

尤在泾

白芍、青皮、丹皮、首乌、柴胡、知母、炙草、鳖甲。

疟后余邪入肝，挟瘀血痰湿结块，胁下成疟母。

魏筱泉

柴胡、鳖甲、桃仁、三棱、莪术，俱醋制，合二陈汤加砂蔻衣。此方峻厉，体实者可用。

肾虚体质，胁左疟母渐大渐中，热将变蛊。辨诸眩晕遗精，盗汗，两尺弱。

雷少逸

桂附八味加龙骨、牡蛎、龟板、鳖甲。地、萸、苓、药、丹、泻、桂、附。

除疟误药，脾虚水溢。证见面浮腹肿，眼黄肌黄，便泻。　　　　林佩琴

瘧邪內陷肝脾厥痛腹脹 疼脹暫止　尤在涇

原案無方

肝邪瘧後結痞不消作脹 辨諸積在脇下連少腹　尤在涇

柴胡青皮桃仁茯苓半夏甘草牡蠣生姜 柳穀孫云腹脹乃肝邪下陷加川楝延胡

陰虛邪伏瘧後脇癖作疼 辨諸夜熱口乾溺赤　尤在涇

白芍青皮丹皮首烏柴胡知母炙草鱉甲

瘧後餘邪入肝挾瘀血痰濕結塊脇下成瘧母　魏筱泉

柴胡鱉甲桃仁三稜莪朮俱醋製合二陳湯加砂蔻衣 此方峻厲體實者可用

腎虛體質脇左瘧母漸大漸中勢將變蠱 辨諸眩暈遺精盜汗兩尺弱　雷少逸

桂附八味加龍骨牡蠣龜板鱉甲 地萸苓藥丹瀉桂附

陰瘧誤藥脾虛水溢 證見面浮腹腫眼黃肌黃便溺　林珮琴

酒茵陳半夏腹皮苡仁蘇梗茯苓陳皮穀芽枳殼砂仁厚朴車前

瘧疾服藥不得其時無效　繆仲淳

藥已對症因瘧來時服無效須計瘧先時一食頃服凡瘧皆然

瘧痢類

膽熱陷脾瘧變爲痢（辨諸瘧時寒輕熱重誤用攻下因而變痢）　李冠仙

當歸白芍甘草紅糖炒查肉木香廣皮川連黃芩柴胡

瘧邪挾積內陷爲痢下紅膩（證見舌苔黃）　王旭高

神麯川朴茯苓秦皮川連黃芩白頭翁柴胡白芍枳實炙草

風濕由表入裏瘧而兼痢（辨諸由冒雨起病脈浮緩舌苔白澤）　雷少逸

喻氏逆流挽舟法加木香荷葉（按審確邪從表入痢始可用此法如先痢而後寒熱忌用）

陰虧熱鬱有積患瘧熱多於寒兼痢白多於紅　魏玉橫

酒茵陈、半夏、腹皮、苡仁、苏梗、茯苓、陈皮、谷芽、枳壳、砂仁、厚朴、车前。

疟疾服药不得其时，无效。　缪仲淳

药已封症，因疟来时服无效，须计疟先时一食顷服，凡疟皆然。

疟痢类

胆热陷脾，疟变为痢。辨诸疟时寒轻热重，误用攻下，因而变痢。　李冠仙

当归、白芍、甘草、红糖炒查（楂）肉、木香、广皮、川连、黄芩、柴胡。

疟邪挟积，内陷为痢，下红腻。证见舌苔黄。

王旭高

神曲、川朴、茯苓、秦皮、川连、黄芩、白头翁、柴胡、白芍、枳实、炙草。

风湿由表入里，疟而兼痢。辨诸由冒雨起病，脉浮缓，舌苔白泽。　雷少逸

喻氏逆流挽舟法，加木香、荷叶。

【按】 审确邪从表入痢，始可用此法，如先痢而后寒热，忌用。

阴亏热郁有积，患疟热多于寒，兼痢白多于红。

魏玉横

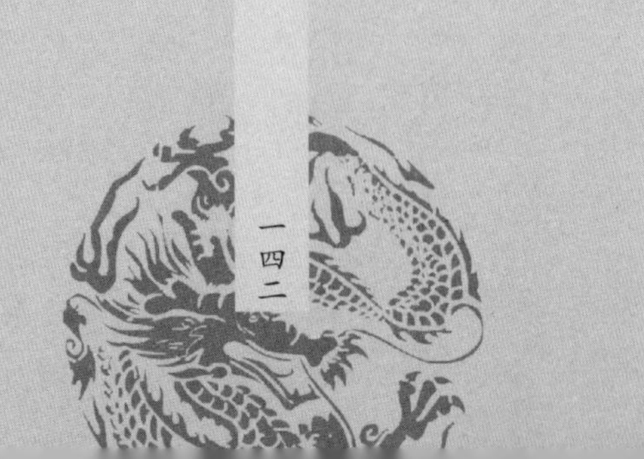

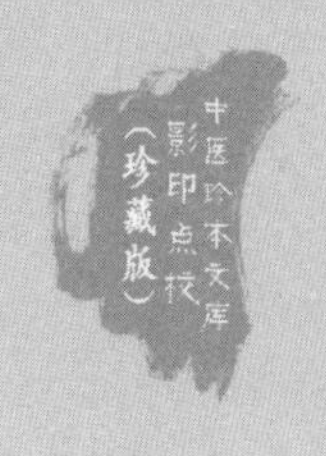

生地、杞子、麦冬、蒌仁、当归、木通、白芍、黄芩、枳壳、桔梗。

邪从阳枢入阴枢，而复外达，疟转痢，而疟止又来。痢红，肛门觉热，是热体。

王旭高

四逆散合异功散，黄芩汤加生熟谷芽。上方柴、枳、芍、草。中方参、术、苓、草、橘。下方芩、芍、草、枣。

暑热疟痢并作。先痰嗽，暑犯肺，误温纳胃，枢窒成疟，热甚，寒微再误，温化入大肠，痢赤白稠黏。辨诸口渴苔黄，溺热。　王孟英

苇茎汤加滑石、黄芩、竹茹、石膏、厚朴。

孕妇肝气为患，疟痢并作。辨诸溲闭，小腹袭起，胀痛胀甚，数欲大便。

【按】肝病每寒热似疟，勿误作外感。　沈尧封

川楝子、橘核、白通草、白芍、茯苓、甘草。

暑、湿、热留恋，脾肾累伤，久痢阴疟。　林佩琴

制厚朴、酒黄连、乌梅、炙黑甘草、白芍、赤苓、陈皮、黑荆芥、夜交藤。

卷一终

邪從陽樞入陰樞而復外達瘧轉痢而瘧止又來 痢紅肛門覺熱是熱體　王旭高

四逆散合異功散黃芩湯加生熟穀芽 上方柴枳芍草中方參朮苓草橘下方芩芍草棗

暑熱瘧痢並作 先痰嗽暑犯肺誤溫納胃樞窒成瘧熱甚寒微再誤溫化入大腸痢赤白稠黏辨諸口渴苔黃溺熱　王孟英

葦莖湯加滑石黃芩竹茹石膏厚朴

孕婦肝氣爲患瘧痢並作 辨諸溲閉小腹膜起脹痛脹甚數欲大便按肝病每寒熱似瘧勿誤作外感　沈堯封

川楝子橘核白通草白芍茯苓甘草

暑濕熱留戀脾腎累傷久痢陰瘧　林珮琴

製厚朴酒黃連烏梅炙黑甘草白芍赤苓陳皮黑荊芥夜交藤

卷一終

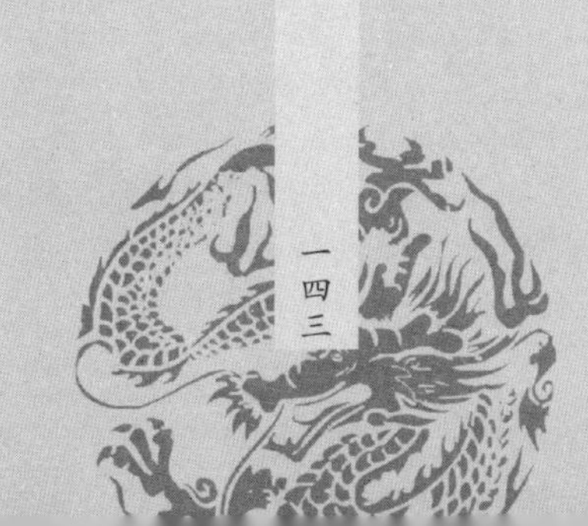

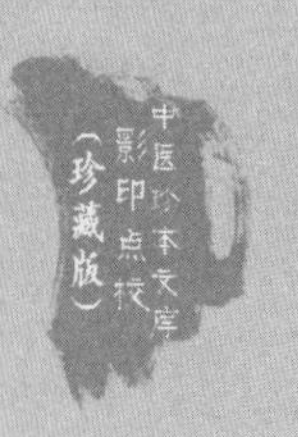

鱘溪醫案選摘要卷二

吳郡陸晉笙先生鑒定　女士陸詠嫈佩珣輯

頭面類

風邪上盛頭面腫痛（以下頭兼面部病同見）　尤在涇

荆芥杏仁桔梗牛蒡薄荷甘草馬勃蒼耳子

熱客心肺頭面腫盛 辨諸初病憎寒壯熱是外感舌乾口燥是熱　李東垣

芩連陳皮甘草元參連翹板藍根馬勃牛蒡白殭蠶桔梗

外濕引動內濕頭面大腫 辨諸霪雨兼旬素患泄瀉　陸肖愚

六君子湯加歸芎 按此方欠當

風溫成疫客於上焦頭面焮紅腫痛 證兼壯熱口乾溲赤便結　丁甘仁

薄荷山梔馬勃銀花豆豉牛蒡赤芍連翹桔梗板藍根生軍 便不閉去生軍

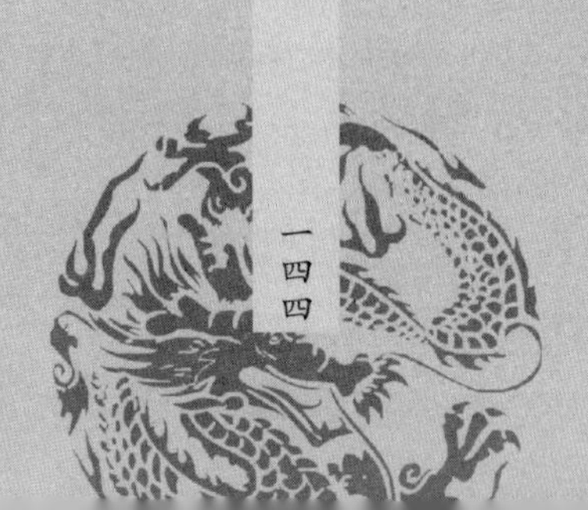

鲟溪医案选摘要卷二

吴郡陆晋笙先生鉴定
女士陆咏嫈佩珣辑

头面类

风邪上盛，头面肿痛（以下头兼面部病同见）。

尤在泾

荆芥、杏仁、桔梗、牛蒡、薄荷、甘草、马勃、苍耳子。

热客心肺，头面肿盛。辨诸初病憎寒，壮热，是外感，舌干口燥，是热。

李东垣

芩、连、陈皮、甘草、元参、连翘、板蓝根、马勃、牛蒡、白僵蚕、桔梗。

外湿引动内湿，头面大肿。辨诸霪雨兼旬，素患泄泻。　陆肖愚

六君子汤加归芎。

【按】此方欠当。

风温成疫，客于上焦，头面焮红肿痛。证兼壮热口干，溲赤便结。　丁甘仁

薄荷、山栀、马勃、银花、豆豉、牛蒡、赤芍、连翘、桔梗、板蓝根、生军。便不闭，去生军。

风温成疫，入胃化火伤阴，头面焮红，肿痛。证兼壮热头痛，辨诸嗜饮，舌灰糙，脉洪数。　　丁甘仁

鲜石斛、生草、银花、鲜竹叶、天花粉、薄荷、牛蒡、生石膏、马勃、大青叶。

儿饮嗜烧酒乳母之乳，热拥头面，生疡热赤。辨诸细问而知。　　程明佑

葛花一味。

心脾郁气，化火浮越，头面烘热。　　马培之

丹参、远志、怀山药、合欢皮、郁金、广皮、柏子仁、秫米、白芍。

胃气虚，头面不耐寒。辨诸夙持斋当风，行时身以前皆寒慄。　　罗谦甫

附子理中丸。参、术、姜、草、附。

热深伏，痰胶锢，头面汗出蓬蓬。辨诸脉沈取滑数，服苦剂则化燥而烦渴，甘剂则缓中，而闷滞不饥。

王孟英

白虎汤去草、米，加竹叶、竹茹、花粉、海蜇、荸荠、银花、绿豆，恣饮。知、膏、粳、草。

肺热得泄，头面瘖瘮如水晶。　　王孟英

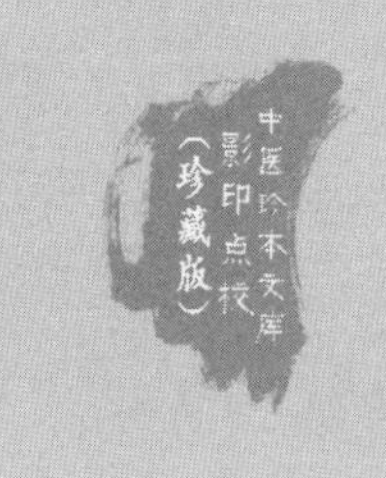

風溫成疫入胃化火傷陰頭面焮紅腫痛證兼壯熱頭痛辨諸嗜飲舌灰糙脈洪數　丁甘仁

鮮石斛生草銀花鮮竹葉天花粉薄荷牛蒡生石膏馬勃大青葉

兒飲嗜燒酒乳母之乳熱擁頭面生瘍熱赤辨諸細問而知　程明佑

葛花一味

心脾鬱氣化火浮越頭面烘熱　馬培之

丹參遠志懷山藥合歡皮鬱金廣皮柏子仁秫米白芍

胃氣虛頭面不耐寒辨諸夙持齋當風行時身以前皆寒慄　羅謙甫

附子理中丸參朮薑草附

熱深伏痰膠錮頭面汗出蓬蓬辨諸脈沈取滑數服苦劑則化燥而煩渴甘劑則緩中而悶滯不飢　王孟英

白虎湯去草米加竹葉竹茹花粉海蜇荸薺銀花綠豆恣飲知膏粳草

肺熱得泄頭面瘖瘮如水晶　王孟英

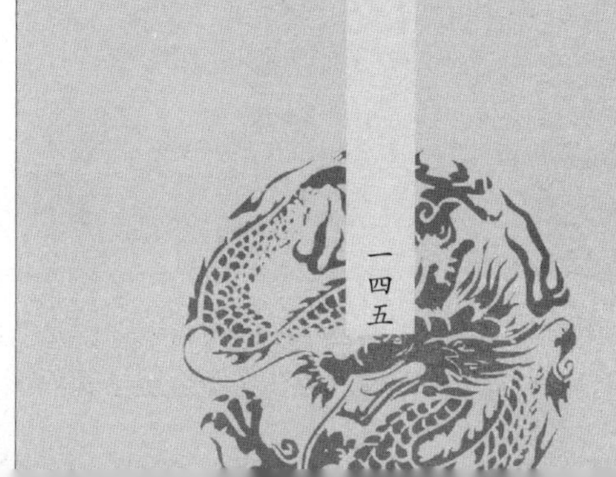

原案無方但云仍服甘涼濡潤之劑

痰飲頭眩目痛 辨諸臥則氣平而眩痛亦止乃痰飲隨氣上升則爲患也 馬培之

半夏陳皮蘇梗白蔻仁枇杷葉茯苓枳實蔞皮薤白竹茹沈香汁

肝家鬱熱成毒上升左部頭目面項紅腫 辨諸春令病偏左脈洪數不浮知非大頭天行 李冠仙

普濟消毒飲去升柴加犀羚角 參草芩連升柴翹桔勃殭蒡橘板藍元參

熱疫頭眼耳頰紅腫如斗 辨諸起病有寒熱知爲大頭天行 孫文垣

石膏柴胡赤芍天花粉甘草黑豆貫仲

燥邪化火淸竅不利頭痛目赤耳鳴口苦 辨諸時令秋燥 魏筱泉

翹荷湯加菊花夏枯草苦丁茶 翹薄梔桔綠草

上熱下寒頭連耳面腫痛 證兼身半以下冷足脛尤甚但非陰寒太盛逼陽上越症須辨 羅謙甫

芩連桔梗甘草連翹柴胡當歸大黃

原案无方，但云仍服甘凉濡润之剂。

痰饮，头眩目痛。辨诸卧则气平，而眩痛亦止。乃痰饮随气上升，则为患也。

马培之

半夏、陈皮、苏梗、白蔻仁、枇杷叶、茯苓、枳实、蒌皮、薤白、竹茹、沈香汁。

肝家郁热，成毒上升，左部头目面项红肿。辨诸春令病偏左，脉洪数不浮，知非大头天行。　　李冠仙

普济消毒饮去升、柴，加犀、羚角。参、草、芩、连、升、柴、翘、桔、勃、僵、蒡、橘、板蓝、元参。

热疫，头眼耳颊红肿如斗。辨诸起病有寒热，知为大头天行。　　孙文垣

石膏、柴胡、赤芍、天花粉、甘草、黑豆、贯仲。

燥邪化火，清窍不利，头痛目赤，耳鸣口苦。辨诸时令秋燥。　　魏筱泉

翘荷汤加菊花、夏枯草、苦丁茶。翘、薄、栀、桔、绿、草

上热下寒，头连耳面肿痛。证兼身半以下冷，足胫尤甚，但非阴寒太盛，逼阳上越，症须辨。　　罗谦甫

芩、连、桔梗、甘草、连翘、柴胡、当归、大黄。

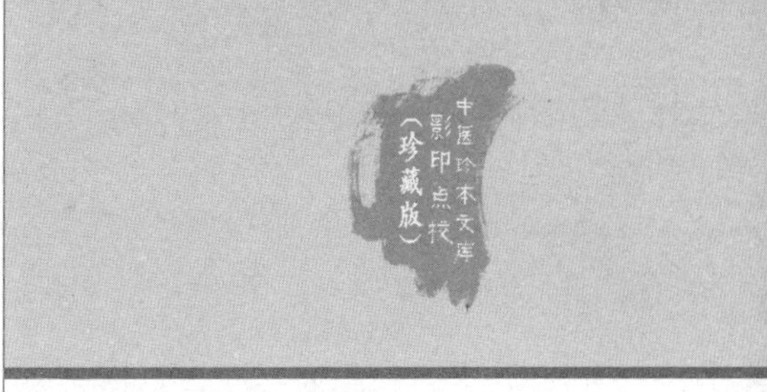

血虚，左偏头颅刺痛连耳后。辨诸过五旬，天癸未断，逢其肢抽痛，脉沈数而涩。　　顾晓澜

生熟地黄、川芎、归身、白芍、龟板、牛膝、菊炭、决明、炒黑枸杞、桑叶。

阳盛阴虚，有升无降，血溢上窍若涌泉。辨诸脉数大而弦（以下面部数处同见）。　　漏名

大生地、苏子、龟板、焦山栀、连翘、茜草根、炮姜、杏仁、藕节、童便。

过食荔枝，面目肿。证兼外肾肿　　王汉皋

荔枝壳。

【按】此系何食所伤原物消之之法。凡物均可炙灰服得，以类推。

脾肾湿热壅滞，目黄面黑。证兼腹满足肿、囊肿。　　尤在泾

苍术、大黄、厚朴、陈皮、木通、茵陈、猪苓、椒目、泽泻。

酒湿女劳，目黄面黑。证兼足寒至膝　　尤在泾

肾气丸。地、萸、苓、药、丹、泻、附、桂。

黑瘅，目黄面黑。证兼脉细溺少，如腹满者难治。　　王旭高

血虛左偏頭顱刺痛連耳後 辨諸過五旬天癸未斷逢期肢抽痛脈沈數而澀　顧曉瀾

生熟地黃川芎歸身白芍龜板牛膝菊炭決明炒黑枸杞桑葉

陽盛陰虛有升無降血溢上竅若湧泉 辨諸脈數大而弦（以下面部數處同見）　漏名

大生地蘇子龜板焦山梔連翹茜草根炮薑杏仁藕節童便

過食荔枝面目腫 證兼外腎腫　王漢皐

荔枝殼 按此係何食所傷原物消之法凡物均可炙灰服得以類推之

脾腎濕熱壅滯目黃面黑 證兼腹滿足腫囊腫　尤在涇

蒼朮大黃厚朴陳皮木通茵陳豬苓椒目澤瀉

酒濕女勞目黃面黑 證兼足寒至膝　尤在涇

腎氣丸 地萸苓藥丹瀉附桂

黑癉目黃面黑 證兼脈細溺少如腹滿者難治　王旭高

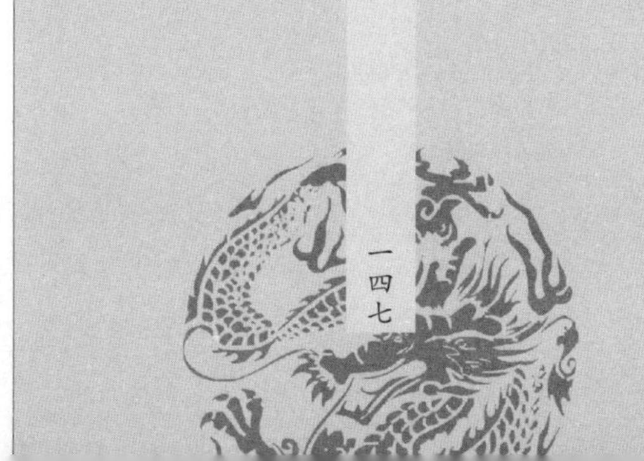

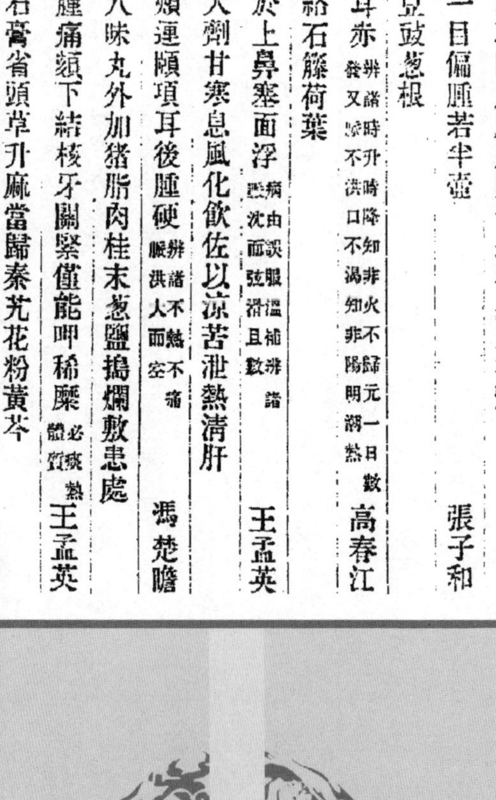

茵陳山梔赤苓滑石陳皮腹皮附子通草麥芽蔞殼

陽明風熱上乘面連一目偏腫若半壺　張子和

通聖散加生薑豆豉葱根

病後餘邪入絡面紅耳赤辨諸時升時降知非火不歸元一日數發又脉不洪口不渴知非陽明潮熱　高春江

絲瓜絡忍冬藤絡石藤荷葉

肝風煽痰陽氣盡逆於上鼻塞面浮病由誤服溫補辨諸脉沈而弦滑且數　王孟英

原案無方但云大劑甘寒息風化飲佐以凉苦泄熱清肝

元氣虧陰寒凝結右頰連頤項耳後腫硬辨諸不熱不痛脉洪大而空　馮楚瞻

空心生脉飲送八味丸外加猪脂肉桂末葱鹽搗爛敷患處

痰熱化風上壅右頰腫痛頦下結核牙關緊僅能呷稀糜必痰熱體質　王孟英

天麻殭蠶羚角石膏省頭草升麻當歸秦艽花粉黄芩

茵陈、山栀、赤苓、滑石、陈皮、腹皮、附子、通草、麦芽、蒌壳。

阳明风热上乘，面连一目偏肿若半壶。　　张子和

通圣散加生姜、豆豉、葱根。

病后余邪入络，面红耳赤。辨诸时升时降，知非火不归元，一日数发。又脉不洪，口不渴，知非阳明潮热。

高春江

丝瓜络、忍冬藤、络石藤、荷叶。

肝风煽痰，阳气尽逆于上，鼻塞面浮。病由误服温补，辨诸脉沈而弦滑且数。

王孟英

原案无方，但云大剂甘寒息风化饮，佐以凉苦泄热清肝。

元气亏，阴寒凝结，右颊连颐项耳后肿硬。辨诸不热不痛，脉洪大而空。

冯楚瞻

空心生脉饮送八味丸，外加猪脂、肉桂末。葱盐捣烂，敷患处。

痰热化风上壅，右颊肿痛，颏下结核，牙关紧，仅能呷稀糜。必痰热体质。

王孟英

天麻、僵蚕、羚角、石膏、省头草、升麻、当归、秦艽、花粉、黄芩。

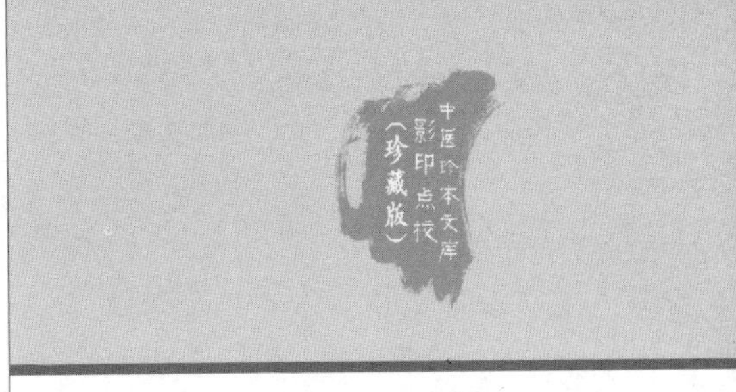

肺金大虚，肝木反侮，面额环口皆青。即辨诸色青，及目闭鼻煽，肢搐发厥。

魏玉横

米汤、人参、地黄、沙参、麦冬。

情郁怒木，挟痰直升堵肺窍，气不行，目难阖，口难闭。证兼舌难伸，语无声，身鞕。　王孟英

紫苑（菀）、白前、兜铃、射干、菖蒲、枇杷叶、丝瓜络、白豆蔻。

热伏于内，眼鼻时觉出火。即辨诸自觉如火出，及口苦，苔虽薄而黄腻。

王孟英

栀、连、桑、菊、茹、翘、芩、斛、银花、莲子心、丝瓜络。

外袭寒湿头痛。辨诸因浴冷水得病，脉紧（以下头）。　朱丹溪

苍术、麻黄、干葛、甘草、陈皮、川芎。

酒食酿痰发热，头痛。辨诸膈胀，右脉数。　孙兆

原案无方，但云消痰食，利胸膈。

食郁，阳明头痛。辨诸饱闷恶心，气口脉独盛。

张三锡

肺金大虛肝木反侮面額環口皆青即辨諸色青及目閉鼻煽肢搐發厥　魏玉横

米湯人參地黃沙參麥冬

情鬱怒木挾痰直升堵肺竅氣不行目難闔口難閉證兼舌難伸語無聲身鞭　王孟英

紫苑白前兜鈴射干菖蒲枇杷葉絲瓜絡白豆蔻

熱伏於內眼鼻時覺出火即辨諸自覺如火出及口苦苔雖薄而黃膩　王孟英

梔連桑菊茹翹芩斛銀花蓮子心絲瓜絡

外襲寒濕頭痛辨諸因浴冷水得病脈緊（以下頭）　朱丹溪

蒼朮麻黃乾葛甘草陳皮川芎

酒食釀痰發熱頭痛辨諸膈脹右脈數　孫　兆

原案無方但云消痰食利胸膈

食鬱陽明頭痛辨諸飽悶惡心氣口脈獨盛　張三錫

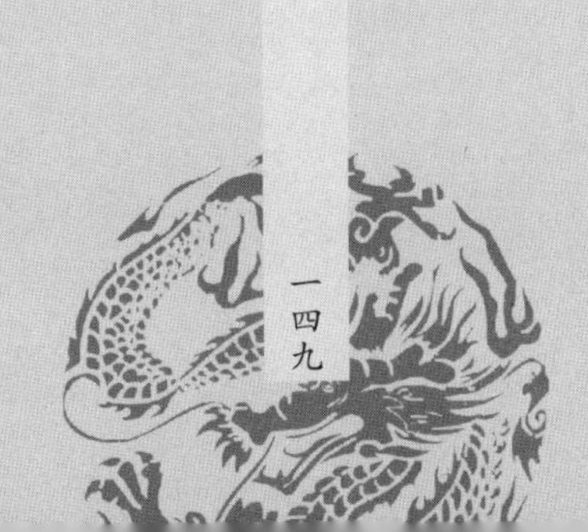

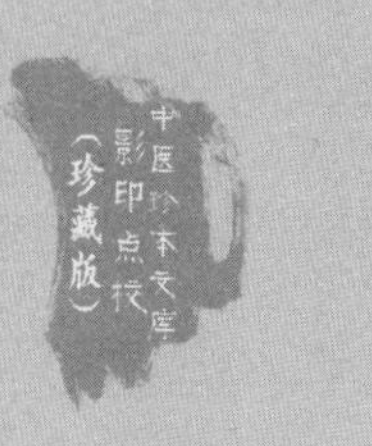

原案無方但云服消導藥

陽明痰火上攻頭痛 辨諸脈滑數　張三錫

二陳荆芥羌活酒芩石膏大黃 按便不閉者宜去大黃

陽明風熱內乘頭痛 辨諸右半面偏腫　張子和

通聖散加生薑葱根豆豉

肝脾合病風痰頭痛 辨諸面頰青黃身重兀兀欲吐　張潔古

局方玉壺丸

痰火交鬱頭痛 辨諸心下痞滿每飯後則發　尤在涇

竹茹茯苓橘紅半夏羚角石斛鈎鈎

厥陰風火在上頭疼 辨諸脈寸大尺小偏痛在左目不明　尤在涇

羚角生地生甘草菊花丹皮決明連翹薄荷

原案无方，但云服消导药。

阳明痰火上攻头痛。辨诸脉滑数。　张三锡

二陈、荆芥、羌活、酒芩、石膏、大黄。

【按】便不闭者，宜去大黄。

阳明风热，内乘头痛。辨诸右半面偏肿。　张子和

通圣散加生姜、葱根、豆豉。

肝脾合病，风痰头痛。辨诸面颊青黄，身重，兀兀欲吐。　张洁古

局方玉壶丸。

痰火交郁头痛。辨诸心下痞满，每饭后则发。　尤在泾

竹茹、茯苓、橘红、半夏、羚角、石斛、钩钩。

厥阴风火在上，头疼。辨诸脉寸大尺小，偏痛在左，目不明。　尤在泾

羚角、生地、生甘草、菊花、丹皮、决明、连翘、薄荷。

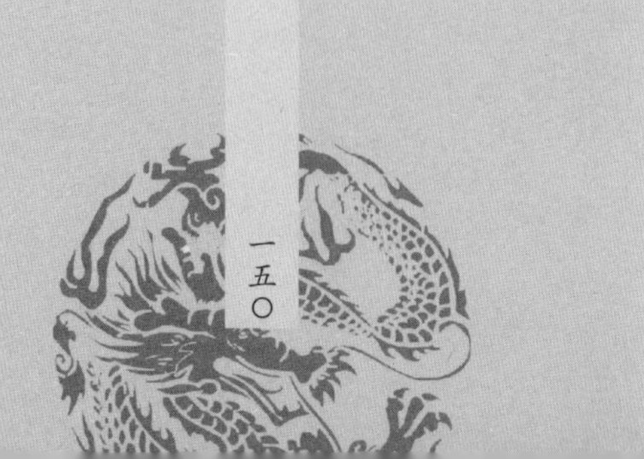

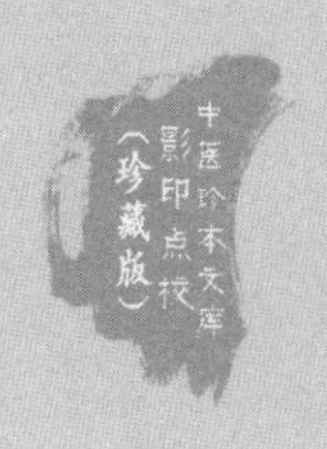

太阴痰厥，头疼。辨诸发必吐痰。　林佩琴

苍术半夏汤。

阳明湿热上逆，头痛。辨诸脉弦数大，苔厚中黄。

曹仁伯

大川芎汤合茶酒调散，二陈汤加首乌、归、芍。上方川芎、天麻。中方荆、防、羌、薄、芎、夷、芷、草。

暑热伏于厥阴，头痛。证见三日一发，发则恶寒。辨诸脉甚弦，重按则滑。

王孟英

左金加楝、芍、栀、桑、羚、丹、菊、橘，间进龙荟丸。

饮邪入络，上干头痛。

林佩琴

小半夏汤加桂枝。半夏、生姜。

阴虚疰夏，头痛。辨诸时作时止，知非外感，麦秋时令，呵欠频频，知为虚。

雷少逸

洋参、麦冬、五味、炙草、桑叶、穞豆衣、省头草。

液虚阳升，头痛。证见欬嗽，困卧略难起坐，减餐。辨诸寝汗口燥，脉虚弦软数，舌光赤无苔，知嗽亦由冲经上逆非感。　王孟英

太陰痰厥頭疼（辨諸發必吐痰）　林珮琴

蒼朮半夏湯

陽明濕熱上逆頭痛（辨諸脈弦數大苔厚中黃）　曹仁伯

大川芎湯合茶酒調散二陳湯加首烏歸芍（上方川芎天麻中方荊防羌薄芎夷芷草）

暑熱伏於厥陰頭痛（證見三日一發發則惡寒辨諸脈甚弦重按則滑）　王孟英

左金加楝芍梔桑羚丹菊橘間進龍薈丸

飲邪入絡上干頭痛　林珮琴

小半夏湯加桂枝（半夏生薑）

陰虛疰夏頭痛（辨諸時作時止知非外感麥秋時令呵欠頻頻知爲虛）　雷少逸

洋參麥冬五味炙草桑葉穭豆衣省頭草

液虛陽升頭痛（證見欬嗽困臥略難起坐減餐辨諸寢汗口燥脈虛弦軟數舌光赤無苔知嗽亦由衝經上逆非感）　王孟英

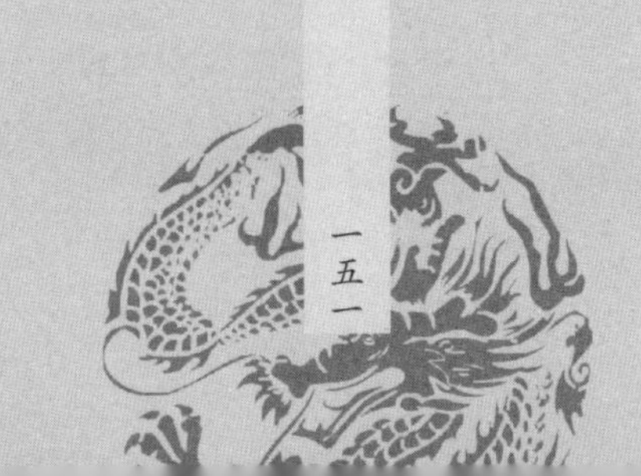

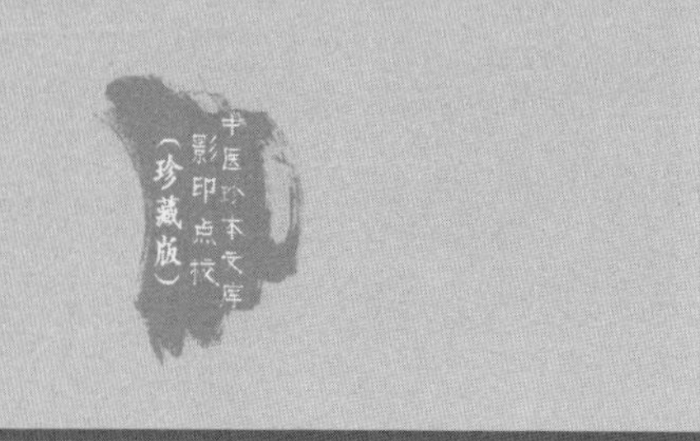

茯苓石英龜板茯苓冬蟲夏草牡蠣穭豆衣甘草小麥紅棗藕

肝腎不足陰虛陽越頭痛 辨諸忽發忽止年已十六人道未通脈左沈右浮 顧曉瀾

熟地龜板枸杞山藥牛膝菊炭茯苓歸身蛤粉炒鹿膠

寒襲少陰氣痰逆壅頭痛 辨諸脈沈細足寒氣逆 林珮琴

麻黃附子細辛湯 即此三味

中氣虛弱清陽不升濁陰不降累月頭痛 辨諸語言嫩怯肢體惡寒 馬元儀

補中益氣湯 參芪朮草歸橘升柴薑棗

氣血俱虛頭痛 辨諸年老病久脈遲而芤 俞子容

附子當歸

清氣不升頭痛 辨諸汗後痛加氣短促脈細微 羅謙甫

耆參草朮陳皮當歸白芍升麻柴胡細辛蔓荆子川芎

苁蓉、石英、龟板、茯苓、冬虫夏草、牡蛎、穞豆衣、甘草、小麦、红枣、藕。

肝肾不足，阴虚阳越，头痛。辨诸忽发忽止，年已十六，人道未通，脉左沈右浮。

顾晓澜

熟地、龟板、枸杞、山药、牛膝、菊炭、茯苓、归身、蛤粉、炒鹿胶。

寒袭少阴，气痰逆壅，头痛。辨诸脉沈细，足寒气逆。

林佩琴

麻黄附子细辛汤。即此三味

中气虚弱，清阳不升，浊阴不降，累月头痛。辨诸语言嫩怯，肢体恶寒。

马元仪

补中益气汤。参、芪、术、草、归、橘、升、柴、姜、枣。

气血俱虚，头痛。辨诸年老病久，脉迟而芤。

俞子容

附子、当归。

清气不升，头痛。辨诸汗后，痛加气短促，脉细微。

罗谦甫

耆、参、草、术、陈皮、当归、白芍、升麻、柴胡、细辛、蔓荆子、川芎。

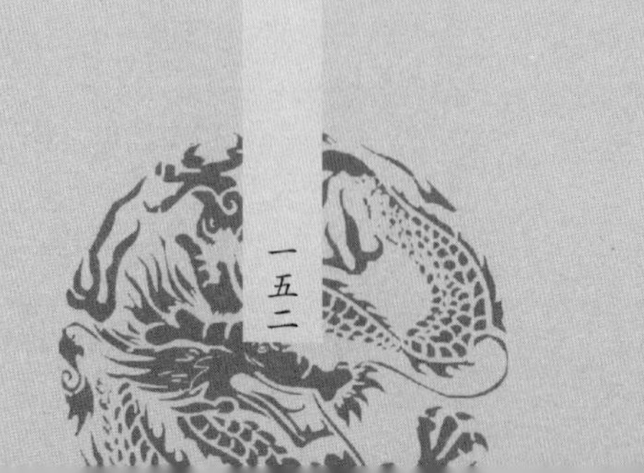

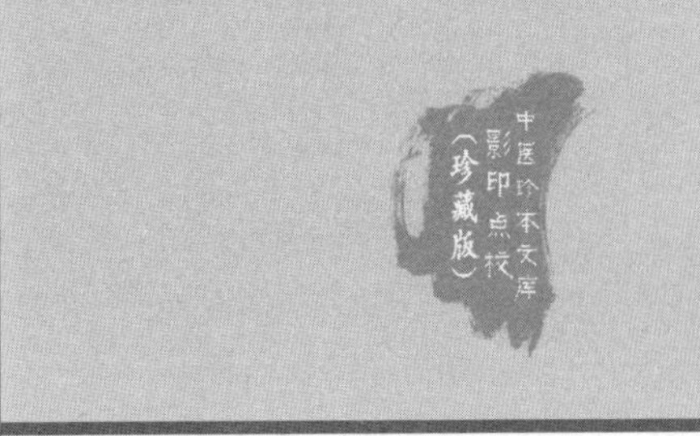

大失血后，阴气不守，阳孤泛越，头痛。辨兼身热，阳因阴而离散，法宜从阴收阳。　　叶天士

人参、熟地、茯神、龟板、紫石英、桑螵蛸、当归、秋石。

梅毒久病，头痛。辨诸服清肝息风，养阴滋肾，均不应。询得虽未自患花柳症，而宿梅毒新愈之妓后起病。

魏筱泉

结毒，紫金丹加银花、粉草、苡仁、木瓜。龟板、朱砂、石决明。

中焦湿邪上蒙，头痛不已。证见身痛鼻塞，辨诸素病黄。　　李成章

瓜蒂散一匕纳鼻中。

虫啖脑，头痛不可忍。

李成章

原案云：合杀虫药研末，吹鼻。

痰厥痛，头如破。辨诸胸膈饱闷，饮水停膈间不下，脉滑大有力。　　孙文垣

陈皮、白芷、薄荷、生姜、葱白、天麻、藁本、半夏。

外中风邪，清阳不得上升，头疼如破。证兼言语蹇涩　　朱丹溪

大失血後陰氣不守陽孤泛越頭痛 辨兼身熱陽因陰而離散法宜從陰收陽 葉天士

人參熟地茯神龜板紫石英桑螵蛸當歸秋石

梅毒久病頭痛 辨諸服清肝息風養陰滋腎均不應詢得雖未自患花柳症而宿梅毒新愈之妓後起病 魏筱泉

結毒紫金丹加銀花粉草苡仁木瓜 龜板硃砂石決明

中焦濕邪上蒙頭痛不已 證見身痛鼻塞辨諸素病黃 李成章

瓜蒂散一匕納鼻中

蟲啖腦頭痛不可忍 李成章

原案云合殺蟲藥研末吹鼻

痰厥痛頭如破 辨諸胸膈飽悶飲水停膈間不下脈滑大有力 孫文垣

陳皮白芷薄荷生姜葱白天麻藁本半夏

外中風邪清陽不得上升頭疼如破 證兼言語蹇澀 朱丹溪

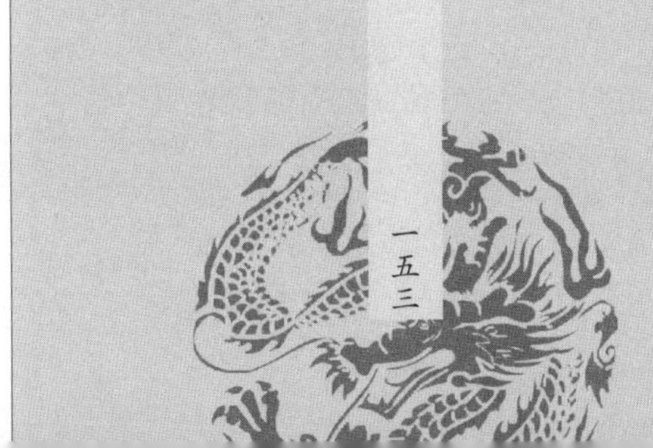

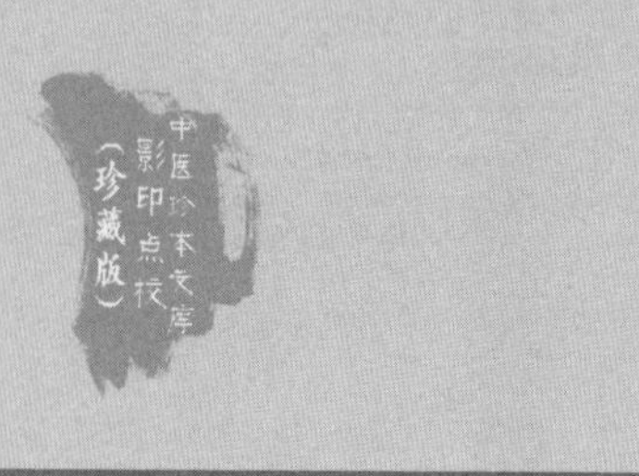

小續命湯加羌活 桂附參甘風已杏芩芎芍麻黃

勞倦中暑頭痛如破 辨諸口渴飲冷脈虛豁二三至一止 江應宿

人參白虎湯另以白蘿蔔汁滴鼻中 知膏粳草參

風陽上僭肺胃不清小溲時頭必大痛 證見必使人緊抱其頭重撳其顛始可略耐 王孟英

葦莖湯去桃仁加百合白微元參竹葉瓜翠皮菊葉蓮子心童溺

水不足涵養心肝氣火上升巔頂作痛 證兼頭目眩暈 馬培之

生地川貝石決牡蠣芝麻茯神菊花沙參丹參白芍柏子仁

火不歸元虛陽上浮頭皮作痛手不能近 證兼面赤辨諸便溏溲清少腹痛尺細欲絕 李冠仙

眞武湯 附朮苓芍生薑

風濕熱鬱滯頭角偏痛 辨諸便結目赤腫脈急數有力頭角爲三焦相火之經 張子和

大承氣湯 枳朴硝黃

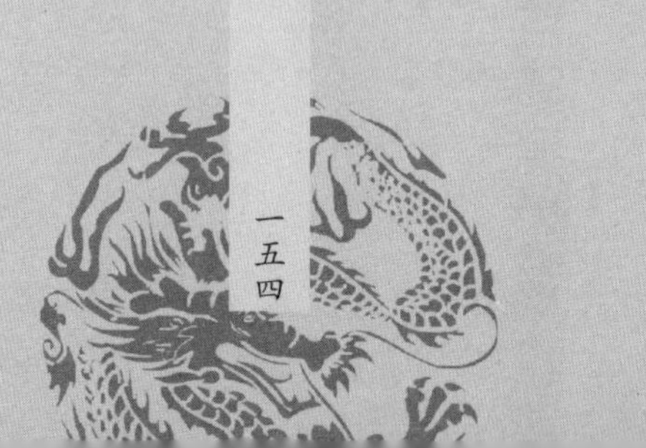

小续命汤加羌活。桂、附、参、甘，风已，杏、芩、芎、芍、麻、黄。

劳倦中暑，头痛如破。辨诸口渴饮冷，脉虚豁，二三至一止。　江应宿

人参白虎汤，另以白萝葡汁滴鼻中。知、膏、粳、草、参。

风阳上僭，肺胃不清，小溲时头必大痛。证见必使人紧抱其头，重揿其颠，始可略耐。　王孟英

苇茎汤去桃仁，加百合、白微、元参、竹叶、瓜翠皮、菊叶、莲子心、童溺。

水不足涵养心肝，气火上升，巅顶作痛。证兼头目眩晕　马培之

生地、川贝、石决、牡蛎、芝麻、茯神、菊花、沙参、丹参、白芍、柏子仁。

火不归元，虚阳上浮，头皮作痛，手不能近。证兼面赤，辨诸便溏溲清，少腹痛，尺细欲绝。　李冠仙

真武汤。附、术、苓、芍、生姜。

风、湿、热郁滞，头角偏痛。辨诸便结，目赤肿，脉急数有力，头角为三焦相火之经。　张子和

大承气汤。枳、朴、硝、黄。

肝胆风阳上升，左半头痛。辨诸情怀素郁，心嘈善饥。　　王旭高

大生地、元精石、阿胶、天冬、羚角、决明、女贞、菊花、钩钩、白芍。

少阳郁火生风，头右偏痛。证兼右上龈，耳根紧掣，辨诸脉左弦右沈，两寸较浮

【按】木乘土位，故右痛。　　林佩琴

羚角、山栀、甘菊、连翘、天麻、丹皮、薄荷、钩藤、青荷蒂。

脾胃亏损，两太阳痛。辨诸痛缓，时发时止，当午更胜，食减，足软，脉沈弱。　　顾晓澜

炙芪、党参、蒸冬术、炙草、归身、蜜水炒柴胡、茯苓、白芍、桑枝、姜、枣。

血虚，木郁生风，夹痰上乘，头疼肿起块垒。证兼肢面潮肿。　　马培之

当归、白芍、蒺藜、杭菊、炙草、苡仁、半夏、陈皮、生姜汁。

阳明风热头肿。辨诸素嗜肉，膈如筑。　　傅滋

白术汤空心服，探吐。

【按】此以补药之体，作泻药之用，虽吐而不伤中，犹参芦涌痰，牛汁倒仓，意病在上，故用吐法。

风水头肿，状若水晶。辨诸系小儿，知非留饮，及房室。　　张子和

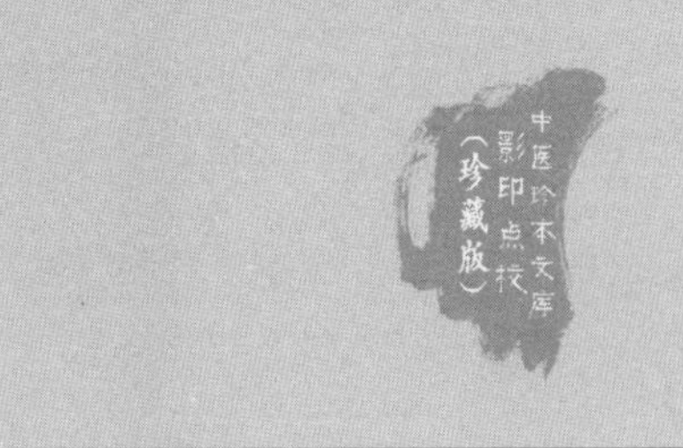

肝胆風陽上升左半頭痛 辨諸情懷素鬱心嘈善飢　王旭高

大生地元精石阿膠天冬羚角决明女貞菊花鈎鈎白芍

少陽鬱火生風頭右偏痛 證兼右上齦耳根緊掣辨諸脈左弦右沈兩寸較浮按木乘土位故右痛　林佩琴

羚角山梔甘菊連翹天麻丹皮薄荷鈎籐青荷蒂

脾胃虧損兩太陽痛 辨諸痛緩時發時止當午更勝食減足軟脈沈弱　顧曉瀾

炙芪黨參蒸冬朮炙草歸身蜜水炒柴胡茯苓白芍桑枝薑棗

血虛木鬱生風夾痰上乘頭疼腫起塊壘 證兼肢面潮腫　馬培之

當歸白芍蒺藜杭菊炙草苡仁半夏陳皮生薑汁

陽明風熱頭腫 辨諸素嗜肉膈如築　傅滋

白朮湯空心服探吐 按此以補藥之體作瀉藥之用雖吐而不傷中猶參蘆湧痰牛汁倒倉意病在上故用吐法

風水頭腫狀若水晶 辨諸係小兒知非留飲及房室　張子和

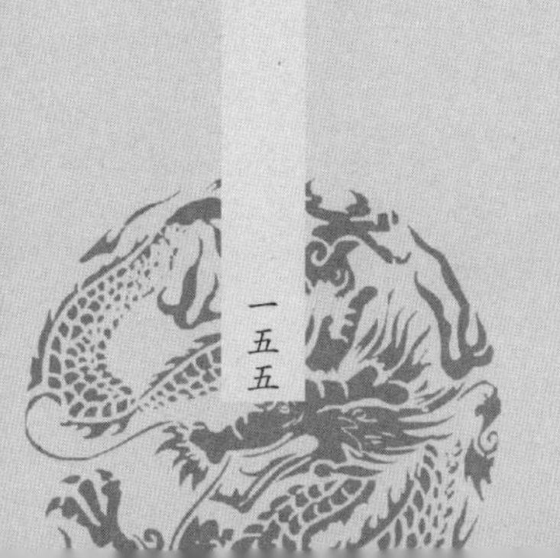

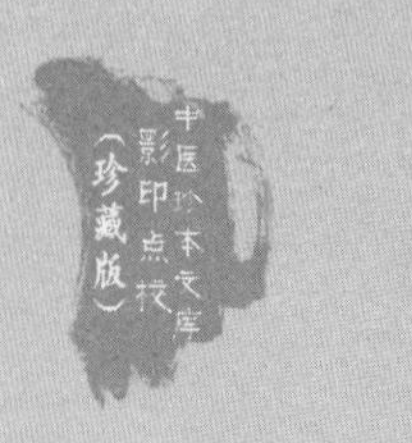

胃氣湯浴重覆取汗

膀胱濕熱頭焮如斗 辨諸腫自腦起 朱丹溪

黃連消毒散次以槐花酒

眞氣不納氣從下逆頭熱 辨諸大失血後足冷 尤在涇

六味丸加五味牛膝牡蠣 地萸苓藥丹瀉

陽氣虛指梢逆冷至頭如冷水澆灌 脈象似有似無或一二或三五至一止 汪石山

獨參湯稍加陳皮

氣挾肝火頭響頂疼 證兼面麻耳鳴口苦脣燥 翟文炳

抑青丸

輕粉結毒頭塊墳起腦如鼓聲 辨諸曾患黴瘡 張子和

萆薢川芎當歸生地白芍皂角刺猪肉

胃气汤浴，重复取汗。

膀胱湿热，头焮如斗。辨诸肿自脑起。　朱丹溪

黄连消毒散，次以槐花酒。

真气不纳，气从下逆，头热。辨诸大失血后，足冷。

尤在泾

六味丸加五味、牛膝、牡蛎。地、萸、苓、药、丹、泻。

阳气虚，指梢逆冷至头，如冷水浇灌。脉象似有似无，或一二，或三五至一止。

汪石山

独参汤稍加陈皮。

气挟肝火，头响顶疼。证兼面麻耳鸣，口苦唇燥。

翟文炳

抑青丸。

轻粉结毒，头块坟起，脑如鼓声。辨诸曾患黴疮。

张子和

萆薢、川芎、当归、生地、白芍、皂角刺、猪肉。

阴虚阳越，头痒起皮。

顾晓澜

生熟地、归身、龟板、牛膝、枸杞、甘菊、蛤粉炒阿胶、盐煮决明、桑叶。

肝肾血虚，风煽头振动摇。辨诸脉沈缓，左关尺散软无力。　江应宿

枸杞、参、者、当归、白术、天冬、麦冬。

肝阳化风，挟痰火上冒，头摇。辨诸询得郁怒未解，病暴发，证见手战目闭，晕绝。　林佩琴

淡清盐汤先灌醒后，牡蛎、钩藤、山栀、桑叶、白芍、茯神、菊花。

土虚木乘，风动头摇。证见冷汗时出，辨诸饭后便溏，属土虚，手掉属风动。

顾晓澜

沙参、阿胶、五味、生地、决明、谷精草、藿、斛、山药、朱茯神、小麦、红枣。

内风暗动，头掉在侧。

顾晓澜

原方失录。

血虚下厥，孤阳上逆，头汗。辨诸产妇夺血后，证兼大便坚，血涸也。滑伯仁

陰虛陽越頭癢起皮　顧曉瀾

生熟地歸身龜板牛膝枸杞甘菊蛤粉炒阿膠鹽煮決明桑葉

肝腎血虛風煽頭振動搖 辨諸脈沈緩左關尺散軟無力　江應宿

枸杞參耆當歸白朮天冬麥冬

肝陽化風挾痰火上冒頭搖 辨諸詢得鬱怒未解病暴發證見手戰目閉暈絕　林珮琴

淡清鹽湯先灌醒後牡蠣鈎藤山梔桑葉白芍茯神菊花

土虛木乘風動頭搖 證見冷汗時出辨諸飯後便溏屬土虛手掉屬風動　顧曉瀾

沙參阿膠五味生地決明穀精草藿斛山藥硃茯神小麥紅棗

內風暗動頭掉在側　顧曉瀾

原方失錄

血虛下厥孤陽上逆頭汗 辨諸產婦奪血後證兼大便堅血涸也　滑伯仁

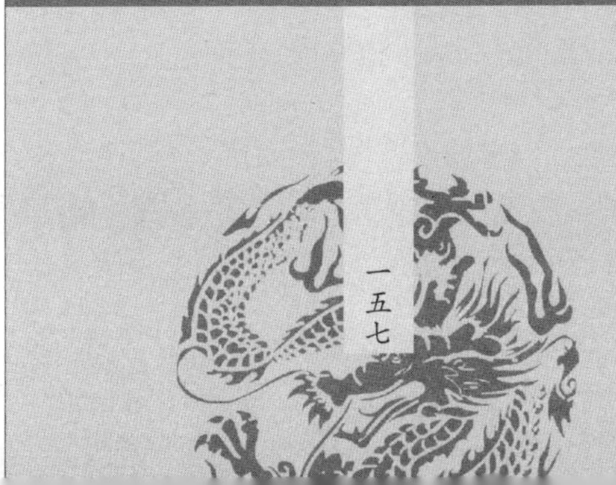

小柴胡湯 按此方欠當

胃熱頭汗多 辨諸必在飲食後胃脈倍盛而數 錢國賓

三黃石膏湯 芩連柏梔知膏玄草

心火盛水爲火激頭汗如注 辨諸口燥欲飲晨起舌有刺食鹹則發 尤在涇

原案無方但云飲食須淡

氣虛表弱頭汗不止 辨諸隆冬亦如是 徐澹安

玉屏風散加浮麥紅棗 芪朮防風

心肝兩虛腦空頭傾 辨諸脈左寸關虛弦餘部虛軟 徐澹安

八珍湯去芎歸苓草加牡蠣丹皮鉤藤霞天麯穭豆衣 參朮苓草地芍歸芎

風火挾濕痰上升頭痛腦鳴纍生疙瘩 辨之憎寒發熱脈浮大知爲雷頭風症 林珮琴

升麻米泔浸炒蒼朮青荷葉薄荷

小柴胡汤。

【按】此方欠当。

胃热头汗多。辨诸必在饮食后，胃脉倍盛而数。

钱国宾

三黄石膏汤。芩、连、柏、栀、知、膏、玄、草。

心火盛，水为火激，头汗如注。辨诸口燥欲饮，晨起舌有刺，食咸则发。

尤在泾

原案无方，但云饮食须淡。

气虚表弱，头汗不止。辨诸隆冬亦如是。 徐澹安

玉屏风散加浮麦、红枣。芪、术、防风。

心肝两虚，脑空，头倾。辨诸脉左寸关虚弦，余部虚软。 徐澹安

八珍汤去芎、归、苓、草，加牡蛎、丹皮、钩藤、霞天曲、穞豆衣。参、术、苓、草、地、芍、归、芎。

风火挟湿痰上升，头痛脑鸣，累生疙瘩。辨之憎寒发热，脉浮大，知为雷头风症。 林佩琴

升麻、米泔浸炒苍术、青荷叶、薄荷。

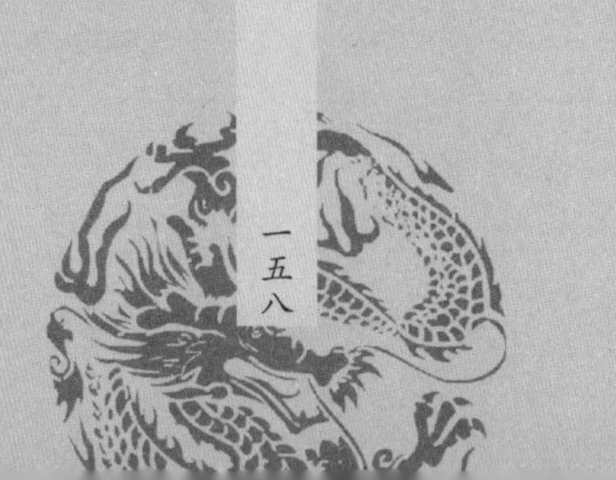

小儿胎毒，挟风热上乘头，疮色白皮光急。　薛立斋

服龙胆丸，另以芦荟末吹鼻，搽解毒散。上方龙胆、苦参、葶。下方荆、防、翘、蒡、草节、银花、木通。

血虚火炎，汗泽熏蒸，头插银器，一夕色黑如漆。辨诸在产后宵热如烙。

林佩琴

地、芎、当归、丹皮、丹参、石斛、茯神、甘草，热退去二丹，加枣仁、山药、莲子。

膏梁（粱）致病，热毒上壅，额生角如鸡距。辨诸性嗜酒，好煎煿厚味。

李东垣

原案无方，但云先断厚味，再开泄壅滞。

寒伏少阴，由督入脑，患脑疽。辨诸白陷不甚痛，脉沈细而微。　许盥孚

先服阳和汤，俟红肿痛，再服仙方活命饮。上方地、桂、鹿胶、草、姜、白芥、麻黄。

因怒血菀于上，脑痛如刀劈。　俞嘉言

代赭石、龙胆草、芦荟、黄连、蜀漆、丹皮、赤芍、牡蛎、龙骨、五味、猪胆汁。

胎毒上蒙清窍，脑门遇阴雨胀痛。　王旭高

小兒胎毒挾風熱上乘頭瘖色白皮光急　薛立齋

服龍胆丸另以蘆薈末吹鼻搽解毒散上方龍胆苦參葶下方荊防翹蒡草節銀花木通

血虛火炎汗澤薰蒸頭插銀器一夕色黑如漆辨諸在產後宵熱如烙　林珮琴

地芎當歸丹皮丹參石斛茯神甘草熱退去二丹加棗仁山藥蓮子

膏梁致病熱毒上壅額生角如雞距辨諸性嗜酒好煎煿厚味　李東垣

原案無方但云先斷厚味再開泄壅滯

寒伏少陰由督入腦患腦疽辨諸白陷不甚痛脈沈細而微　許盥孚

先服陽和湯俟紅腫痛再服仙方活命飲上方地桂鹿膠草薑白芥麻黃

因怒血菀於上腦痛如刀劈　俞嘉言

代赭石龍膽草蘆薈黃連蜀漆丹皮赤芍牡蠣龍骨五味猪膽汁

胎毒上蒙清竅腦門遇陰雨脹痛　王旭高

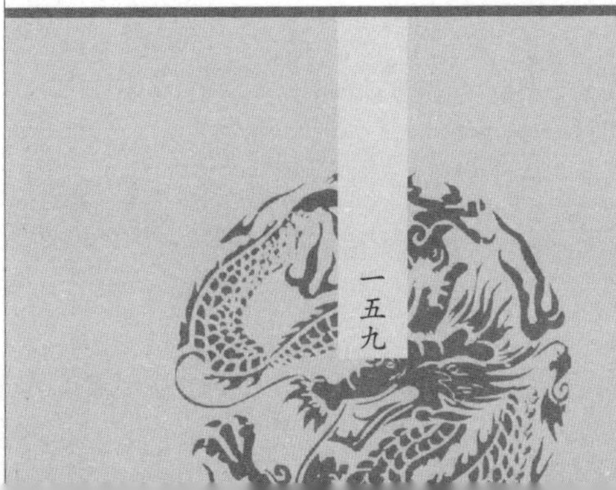

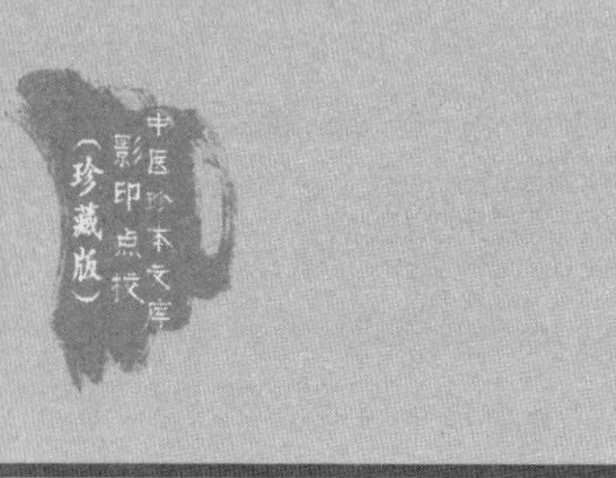

沙参花粉當歸海螵蛸仙遺糧川貝防風銀花穞豆衣血珀西黄

肝經鬱熱腦後筋掣痛難忍 辨諸脈弦勁舌絳投風藥勢更亟 王孟英

固本合二至桑菊犀羚牡蠣鱉甲白芍知母石斛丹皮細茶等

血熱妄行腦後髮際忽血出不止 此名肌衄不論何處驟然血出如箭者皆是 顧曉瀾

一味黄芩清水塗之 不論何處肌衄皆可用是方

陰虚陽氣上越百會腫疼熱 曹仁伯

生地歸身白芍羚角决明天麻甘菊黑梔丹皮刺蒺藜

小兒乳積風痰互結顖門高急 證兼腹脹氣逆涎潮 陳文中

油珠膏繼長生丸 上方硫附滑石半夏南星薑汁麻油

火邪内熾頭頂突起雞子大塊 江篁南

生耆白朮苡仁茯苓黄芩生甘草加童便

沙参、花粉、当归、海螵蛸、仙遗粮、川贝、防风、银花、穞豆衣、血珀、西黄。

肝经郁热，脑后筋掣痛难忍。辨诸脉弦劲，舌绛，投风药势更亟。　　王孟英

固本合二至、桑、菊、犀、羚、牡蛎、鳖甲、白芍、知母、石斛、丹皮、细茶等。

血热妄行，脑后发际忽血出不止。此名肌衄，不论何处，骤然血出如箭者皆是。　　顾晓澜

一味黄芩，清水涂之。不论何处肌衄，皆可用是方。

阴虚阳气上越，百会肿，疼热。　　曹仁伯

生地、归身、白芍、羚角、决明、天麻、甘菊、黑栀、丹皮、刺蒺藜。

小儿乳积，风痰互结，囟门高急。证兼腹胀气，产出涎潮。　　陈文中

油珠膏，继长生丸。上方硫、附、滑石、半夏、南星、姜汁、麻油。

火邪内炽，头顶突起，鸡子大块。　　江篁南

生耆、白术、苡仁、茯苓、黄芩、生甘草，加童便。

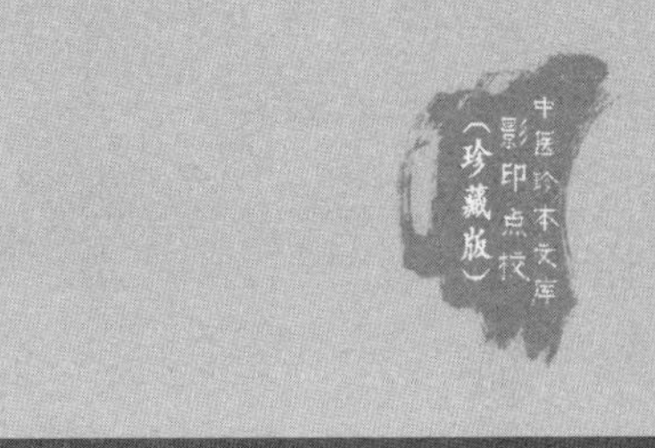

小儿肾亏，囟门宽大，颅骨开解。证兼面色皖白，气喘，不能睡倒。　　冯楚瞻

八味丸。地、萸、苓药、丹泻、桂、附。

脾虚，精气不归于目，目系入脑，脑鸣。　　汪石山

参、耆、麦冬、贝母、归身、陈皮、川芎、黄芩、甘草、菊花、麦芽。

肝气化火，火复化风上逆，自觉脑响如飞艇声。辨诸脉浮弦有力，左部尤甚。

张寿甫

柏子仁、生龙骨、牡蛎、龟板、赭石、生地、白芍、龙胆草、菊花、甘草。

小儿无辜疳，脑后生毒如桃。　　万密斋

不治之症。

肾水胜心，额黑。证兼肢搐，指冷唇青。　　薛立斋

五味异功散加木香、炮姜。参、术、苓、草、橘。

女劳成疸，额黑。证兼身黄，气短声沈。　　徐澹安

小兒腎虧顖門寬大顱骨開解 證兼面色皖白氣喘不能睡倒　　馮楚瞻

八味丸 地萸苓藥丹瀉桂附

脾虛精氣不歸於目目系入腦腦鳴　　汪石山

參耆麥冬貝母歸身陳皮川芎黃芩甘草菊花麥芽

肝氣化火火復化風上逆自覺腦響如飛艇聲 辨諸脈浮弦有力左部尤甚　　張壽甫

柏子仁生龍骨牡蠣龜板赭石生地白芍龍胆草菊花甘草

小兒無辜疳腦後生毒如桃　　萬密齋

不治之症

腎水勝心額黑 證兼肢搐指冷唇青　　薛立齋

五味異功散加木香炮姜 參朮苓草橘

女勞成疸額黑 證兼身黃氣短聲沈　　徐澹安

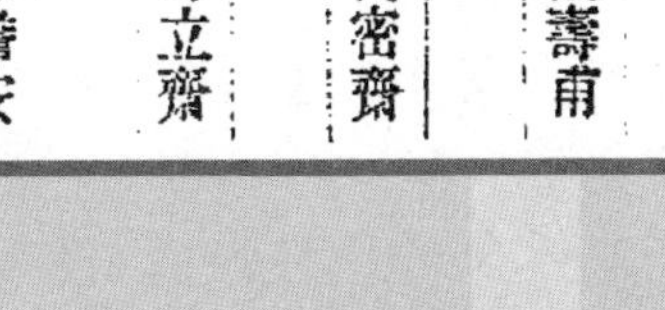

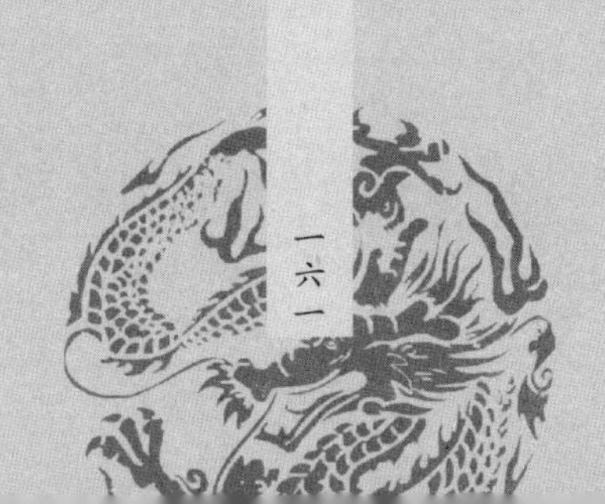

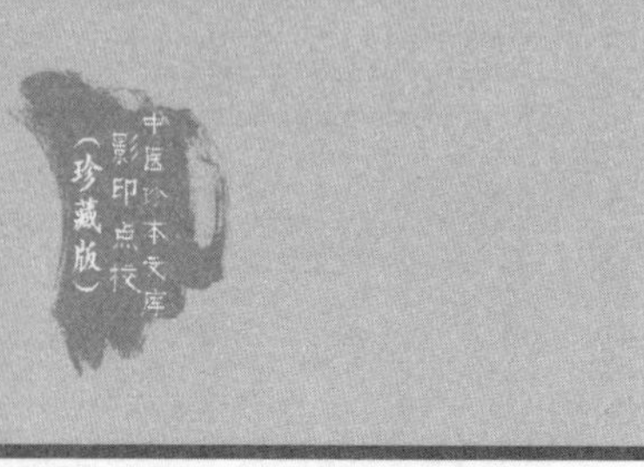

原案云用朱南陽法加月經布灰酒調服

陰陽欲脫額汗（辨諸大衄後面色脣口白心悸舌光而振脈虛數） 張仲華

人參熟地茯神天冬阿膠杞子秋石棗仁白芍南棗

陰陽交損復感風燥額汗冰指（辨諸食少形羸寒熱口渴） 林珮琴

生地玉竹沙參石斛麥冬當歸黃耆桑葉蔗漿

亡陽額汗如雨（辨諸在久瀉後及二便併出） 馮楚瞻

人參白朮熟附子

痰火眩暈（辨諸脈洪滑而數（以下眩暈）） 陸養愚

枳實瓜蔞膽星貝母芩連橘紅牙皂姜汁竹瀝

濕鬱挾痰上泛眩暈（辨諸每發於濕蒸時令舌苔膩白脈濡細） 張仲華

厚朴草果蘇子旋覆蒼朮半夏陳皮白芥子椒目赤苓

原案云：用朱南阳法，加月经布灰，酒调服。

阴阳欲脱额汗。辨诸大衄后，面色唇口白，心悸，舌光而振，脉虚数。 张仲华

人参、熟地、茯神、天冬、阿胶、杞子、秋石、枣仁、白芍、南枣。

阴阳交损，复感风燥，额汗冰指。辨诸食少形羸，寒热口渴。 林佩琴

生地、玉竹、沙参、石斛、麦冬、当归、黄耆、桑叶、蔗浆。

亡阳，额汗如雨。辨诸在久泻后，及二便并出。 冯楚瞻

人参、白术、熟附子。

痰火眩晕。辨诸脉洪滑而数（以下眩晕）。 陆养愚

枳实、瓜蒌、胆星、贝母、芩、连、橘红、牙皂、姜汁、竹沥。

湿郁挟痰，上泛眩晕。辨诸每发于湿蒸时，令舌苔腻白，脉濡细。 张仲华

厚朴、草果、苏子、旋覆、苍术、半夏、陈皮、白芥、子椒目、赤苓。

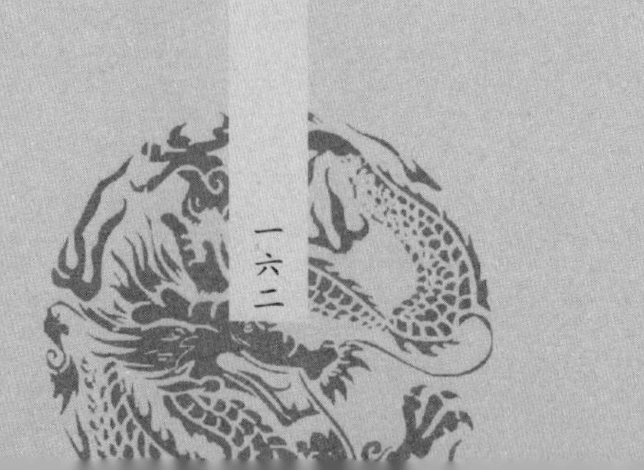

内风挟痰，眩晕。辨诸胸痹呕痰，脉弦。　朱心农

桂枝、天麻、半夏、茯苓、蒺藜、广皮、苡仁、姜汁、竹沥。

脾生痰，肝动风，眩晕。证兼食少，痰阻故也。

尤在泾

白术、天麻、首乌、广皮、半夏、羚羊角、茯苓、钩钩。

胆阳郁，眩晕。辨诸火升则眩，汗出少愈。朱心农

羚角、半夏、橘红、天麻、连翘、菊花、茯苓、山栀。

胆火煽动君火，眩晕。辨诸因怒起病，左寸关浮大无伦。　林佩琴

丹皮、山栀、甘菊、白芍、钩藤、茯神、柏子仁、枣仁、桑叶、浮小麦。

气血逆菀，眩晕。辨诸暴怒，经止后得病。喻嘉言

胆汁、赭石、龙胆草、丹皮、赤芍、牡蛎、龙骨。

阴亏阳冒，眩晕。兼证多梦少寐，经来色紫。

朱心农

內風挾痰眩暈 辨諸胸痹嘔痰脈弦 朱心農

桂枝天麻半夏茯苓蒺藜廣皮苡仁姜汁竹瀝

脾生痰肝動風眩暈 證兼食少痰阻故也 尤在涇

白术天麻首烏廣皮半夏羚羊角茯苓鈎鈎

膽陽鬱眩暈 辨諸火升則眩汗出少愈 朱心農

羚角半夏橘紅天麻連翹菊花茯苓山梔

胆火煽動君火眩暈 辨諸因怒起病左寸關浮大無倫 林珮琴

丹皮山梔甘菊白芍鈎藤茯神柏子仁棗仁桑葉浮小麥

氣血逆菀眩暈 辨諸暴怒經止後得病 喻嘉言

胆汁赭石龍胆草丹皮赤芍牡蠣龍骨

陰虧陽冒眩暈 兼證多夢少寐經來色紫 朱心農

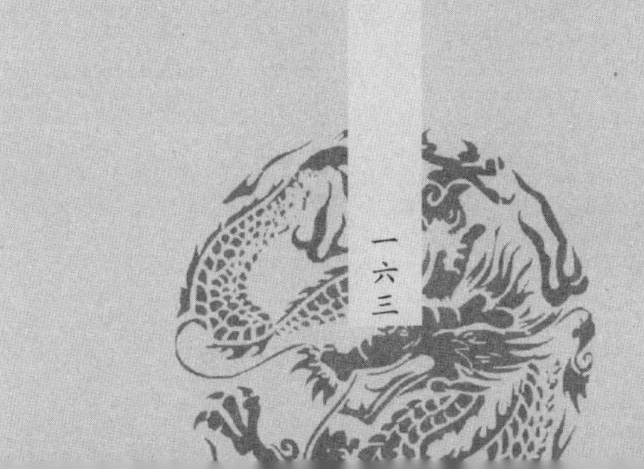

生地白芍鈎鈎甘菊鬱金羚角廣皮青果汁

精血傷虛陽化風眩暈 辨諸瀉血後脈虛左關尺數 葉天士

决明女貞芝蔴桑葉阿膠寄生柏子仁茯苓當歸

土受木克眩暈 辨諸聞穀氣即嘔脈數無力 張飛疇

勿藥惟與米飯

生冷太過清陽不旋眩暈 李士材

皂角灰灌後服十味香薷飲 參耆朮草苓橘扁朴香薷木瓜

中氣虛不能上升頭暈 此婦病辨諸平日經遲而少 薛立齋

補中益氣湯 參耆朮草歸橘升柴薑棗

氣虛眩暈 辨諸身肥脈有時浮大有時小弱 汪石山

參耆白朮茯苓木通梔子酸棗仁麥冬陳皮神麯

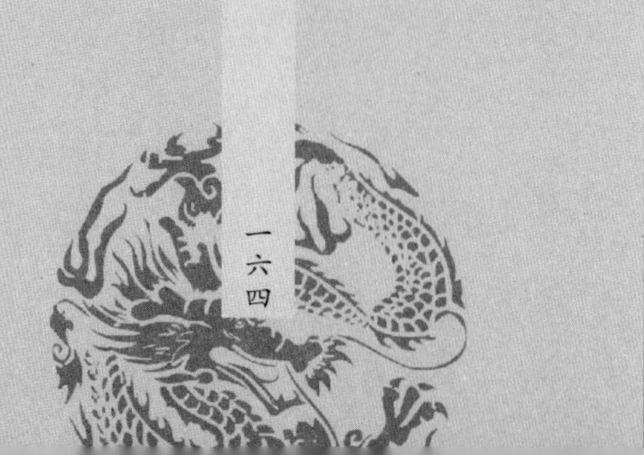

生地、白芍、钩钩、甘菊、郁金、羚角、广皮、青果汁。

精血伤，虚阳化风，眩晕。辨诸泻血后，脉虚，左关尺数。　　叶天士

决明、女贞、芝麻、桑叶、阿胶、寄生、柏子仁、茯苓、当归。

土受木克，眩晕。辨诸闻谷气即呕，脉数无力。

张飞畴

勿药，惟与米饭。

生冷太过，清阳不旋，眩晕。　　李士材

皂角灰，灌后服十味香薷饮。参、耆、术、草、苓、橘、扁、朴、香薷、木瓜。

中气虚不能上升，头晕。此妇病，辨诸平日经迟而少。

薛立斋

补中益气汤。参、耆、术、草、归、橘、升、柴、姜、枣。

气虚眩晕。辨诸身肥，脉有时浮大，有时小弱。

汪石山

参、耆、白术、茯苓、木通、栀子、酸枣仁、麦冬、陈皮、神曲。

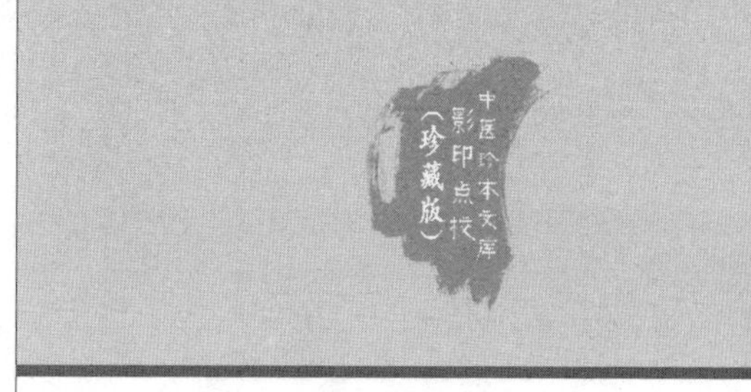

勞傷清陽眩暈證兼四肢麻木辨諸脈大無力　朱心農

首烏紫石英枸杞甘菊炭茯神黑豆衣天冬白芍

下虛內風動眩暈辨諸尻骨足跟痛　葉天士

首烏補骨脂甘菊菟絲子蒺藜枸杞子鰉魚膠

新產瘀血上衝發暈辨諸惡露甚少暈時已斷再參諸王孟英血下奪眩暈條　沈堯封

奪命散沒藥血竭童便酒

產後血奪液竭陽氣無根眩暈辨諸口乾惡露雖少而不脹痛欲脫　王孟英

洋參生耆龍骨牡蠣甘草麥冬苡仁扁豆石斛木瓜桑葉蔗漿

產後血下奪陽上僭眩暈辨諸惡露多而未斷脈大左關弦硬與下條病原病狀同而所辨異須互參　沈堯封

阿膠黃耆歸身甘草棗仁小麥

產後血下奪陽上僭眩暈辨諸惡露雖無胸腹無苦脈虛弦浮大知非瘀血爲患　王孟英

劳伤清阳，眩晕。证兼四肢麻木，辨诸脉大无力。

朱心农

首乌、紫石英、枸杞、甘菊炭、茯神、黑豆衣、天冬、白芍。

下虚，内风动，眩晕。辨诸尻骨，足跟痛。　叶天士

首乌、补骨脂、甘菊、菟丝子、蒺藜、枸杞子、鳇鱼胶。

新产，瘀血上冲，发晕。辨诸恶露甚少，晕时已断，再参诸王孟英血下夺眩晕条。

沈尧封

夺命散。没药、血竭、童便、酒。

产后血夺液竭，阳气无根，眩晕。辨诸口干，恶露虽少，而不胀痛欲脱。

王孟英

洋参、生耆、龙骨、牡蛎、甘草、麦冬、苡仁、扁豆、石斛、木瓜、桑叶、蔗浆。

产后血下夺阳上僭，眩晕。辨诸恶露多而未断，脉大，左关弦硬，与下条病原病状同，而所辨异，须互参。

沈尧封

阿胶、黄耆、归身、甘草、枣仁、小麦。

产后血下夺阳上僭，眩晕。辨诸恶露虽无，胸腹无苦，脉虚弦浮大，知非瘀血为患。　王孟英

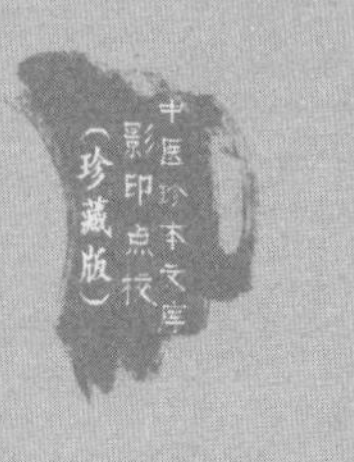

石英丹參琥珀甘草小麥穭豆衣龜鱉牡蠣

風水肺鬱腫從面起（以下面） 繆宜亭

桂枝白朮羌活防風川芎獨活桔梗薑皮椒目赤豆

肝風煽痰上逆面浮 王孟英

原方失錄

體虛痰氣不下面腫 傅滋

早服二陳加參朮探吐午前服三和湯睡服神祐丸

開甑爲熱氣熏冲面浮腫 漏名

即用擦甑布擦甑蓋氣水炙灰候冷研末仍調甑蓋水敷之

肺痿面色痿白（證兼咳嗽） 漏名

原方失錄

石英、丹参、琥珀、甘草、小麦、穞豆衣、龟鳖、牡蛎。

风水肺郁，肿从面起（以下面）。 缪宜亭

桂枝、白术、羌活、防风、川芎、独活、桔梗、姜皮、椒目、赤豆。

肝风煽痰上逆，面浮。 王孟英

原方失录。

体虚，痰气不下，面肿。 傅滋

早服二陈，加参术探吐，午前服三和汤，睡服神佑丸。

开甑为热，气熏冲面，浮肿。 漏名

即用擦甑布擦甑盖气水，炙灰，候冷研末，仍调甑盖水敷之。

肺痿面色痿白。证兼咳嗽。 漏名

原方失录。

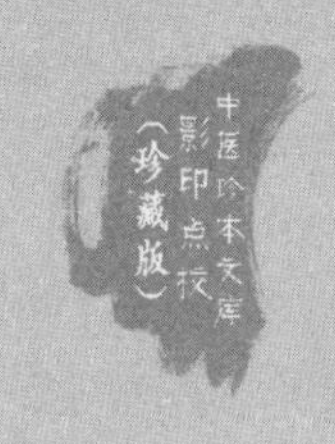

阳虚，面色皖白。证兼便溏，溲清长。　　漏名

四君子汤。参、术、苓、草。

【案】此治脾阳虚方不应，可再用补火生土法。

火症面红。辨诸时作时止为火　　何书田

原案无方，但云火盛水必亏，宜滋肾水。

积热于胃，风热上行，面赤热。辨诸平素膏粱体肥盛，脉洪大有力。　　罗谦甫

调胃承气汤加黄连、犀角。硝黄、炙草。

外热逼迫，面热赤痒。或日晒，或火烘，皆有之。

黄师文

四物汤加防风。地、芍、归、芎。

老年禀强阳气偏亢，面赤。辨诸思欲，欲纳妾而未遂，及脉劲搏指，口涎自流。

王孟英

原案无方。拟用生地汁、梨汁代茶。

夏令汗不出而厥若死，面赤。　　失名

陽虛面色皖白證兼便溏溲清長　　漏名

四君子湯參朮苓草案此治脾陽虛方不應可再用補火生土法

火症面紅辨諸時作時止爲火　　何書田

原案無方但云火盛水必虧宜滋腎水

積熱於胃風熱上行面赤熱辨諸平素膏粱體肥盛脈洪大有力　　羅謙甫

調胃承氣湯加黃連犀角硝黃炙草

外熱逼迫面熱赤癢或日曬或火烘皆有之　　黃師文

四物湯加防風地芍歸芎

老年稟强陽氣偏亢面赤辨諸思慾欲納妾而未遂及脈勁搏指口涎自流　　王孟英

原案無方擬用生地汁梨汁代茶

夏令汗不出而厥若死面赤　　失名

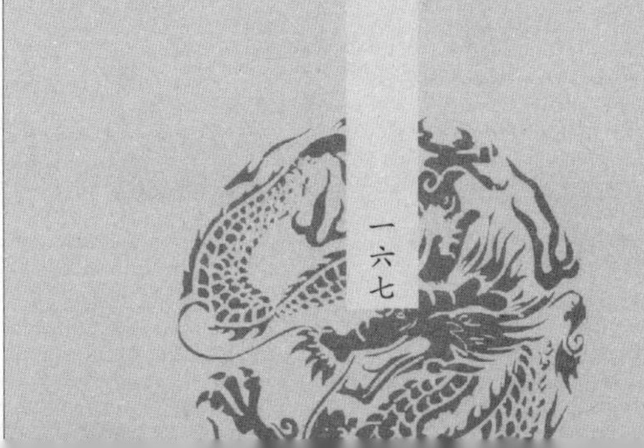

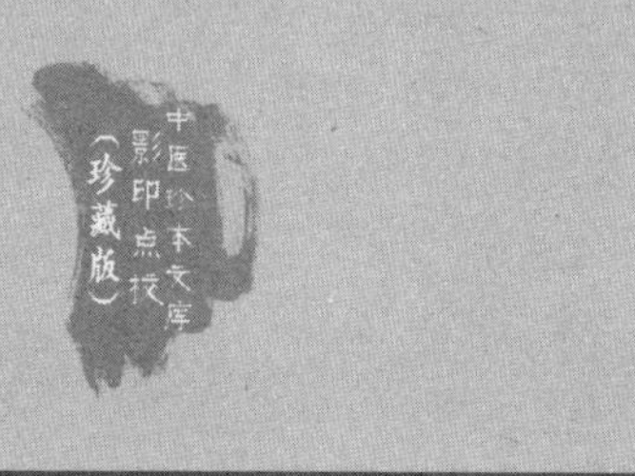

平胃散 蒼朴橘草

溫邪蘊伏陽明肺液被爍面赤 證見體熱如燔辨諸脈大而數右寸關呼吸八至舌絳渴飲不已 何書田

鮮地黃羚羊角鮮蘆根

肺燥不生水陰虛火炎面赤 辨諸子午欬甚晡後熱渴 林珮琴

杏仁蔞仁麥冬百合白芍淡菜燕窩

陰虛火炎面赤常如飲酒 非戴陽症須辨 王孟英

一味元參湯

下寒上熱面赤 辨諸足蜷下利按李冠仙治虛陽上浮滿面通紅用真武湯 呂滄洲

紫雪匱理中丸次以冰漬甘草乾姜

陰盛格陽面赤如妝 此症面赤必然嬌嫩更辨諸右寸獨大關尺虛微 馬元儀

參附理中湯

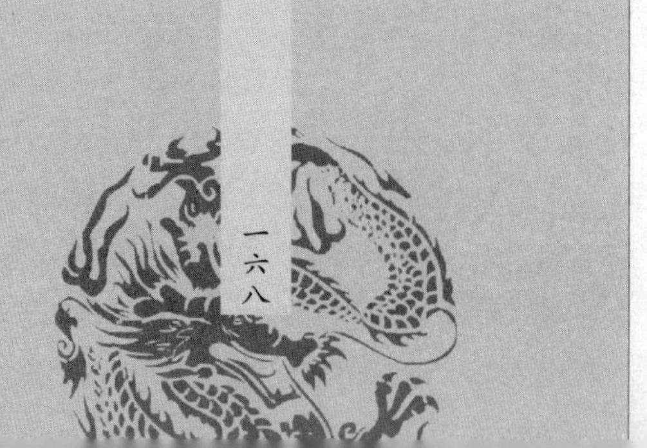

平胃散。苍、朴、橘、草。

温邪蕴伏阳明，肺液被烁，面赤。证见体热如燔，辨诸脉大而数，右寸关呼吸八至，舌绛，渴饮不已。

何书田

鲜地黄、羚羊角、鲜芦根。

肺燥不生水，阴虚火炎，面赤。辨诸子午欬甚，哺后热渴。　林佩琴

杏仁、蒌仁、麦冬、百合、白芍、淡菜、燕窝。

阴虚火炎面赤，常如饮酒。非戴阳症辨。　王孟英

一味元参汤。

下寒上热，面赤。辨诸蜷，下利。

【按】李冠仙治虚阳上浮，满面通红，用真武汤。

吕沧洲

紫雪匱理中丸，次以冰渍甘草、干姜。

阴盛格阳，面赤如妆。此症面赤，必然娇嫩，更辨诸右寸独大，关尺虚微。

马元仪

参附理中汤。

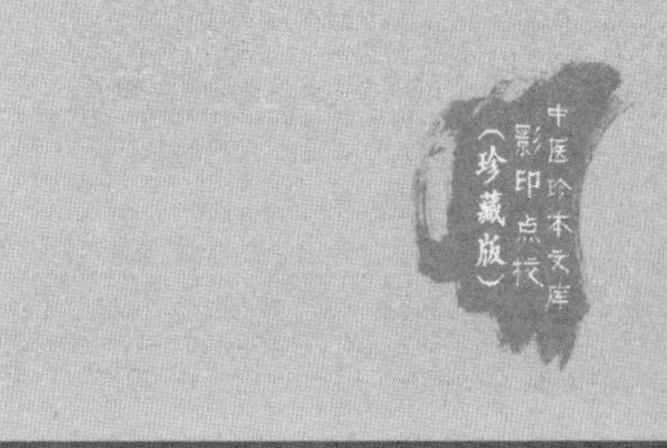

肝肾阴亏，冲阳不摄，阴不敛阳，面色油红。

马培之

南北沙参、生熟首乌、川连、肉桂、生炙甘草、生熟枣仁、龙齿骨、白芍。

下焦热亢，阴竭，面色黑黯而有红光。脉弦洪而芤，辨诸广服助阳药所致。

王孟英

犀角、元参、茅根、女贞、旱莲、石斛、茯苓、泽泻、天冬、知母。

湿气上浸，面黑。辨诸平日坐卧湿地，嗜卧。

张子和

白术、茯苓、肉桂、干姜、附子。

肾水侮土，面黑无泽。辨诸小便不利，目窠微肿。

林佩琴

原案云：先实脾利水，再用金匮肾气丸料煎服。

肾湿上蒸，满面黑气。尚非肾气浮面之危候，须辨。

失名

五苓散。苓、术、猪、泻、桂。

脾胃阳微，湿滞，面色黧黑。辨诸腹满足肿，脉沈细。

王旭高

肝腎陰虧衝陽不攝陰不斂陽面色油紅　馬培之

南北沙參生熟首烏川連肉桂生炙甘草生熟棗仁龍齒骨白芍

下焦熱亢陰竭面色黑黯而有紅光脈弦洪而芤辨諸廣服助陽藥所致　王孟英

犀角元參茅根女貞旱蓮石斛茯苓澤瀉天冬知母

濕氣上浸面黑辨諸平日坐臥濕地嗜臥　張子和

白朮茯苓肉桂乾姜附子

腎水侮土面黑無澤辨諸小便不利目窠微腫　林珮琴

原案云先實脾利水再用金匱腎氣丸料煎服

腎濕上蒸滿面黑氣尚非腎氣浮面之危候須辨　失名

五苓散苓朮豬瀉桂

脾胃陽微濕滯面色黧黑辨諸腹滿足腫脈沈細　王旭高

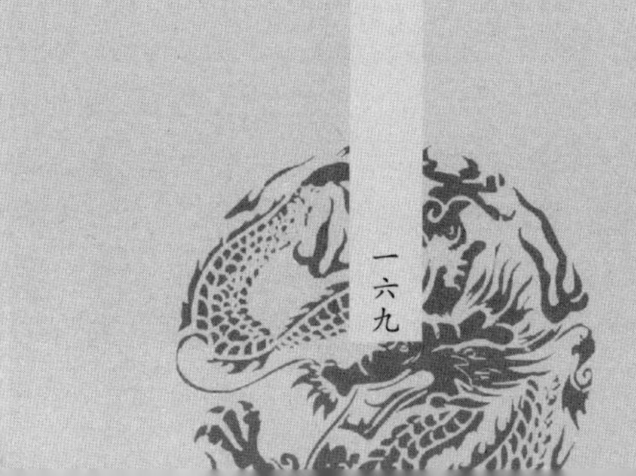

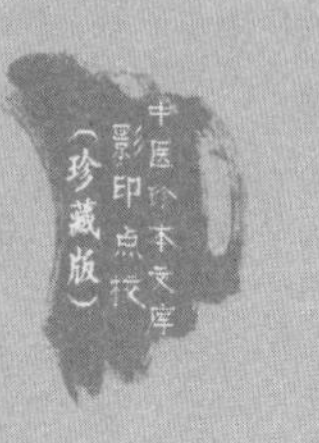

肉桂茯苓猪苓澤瀉大腹皮白朮川朴廣皮神麯細辛麥芽香櫞

脾胃虛弱面黑 辨諸時時食傷愈消愈劇 萬密齋

四君子加陳皮木香山藥神麯麥芽使君子青皮砂仁蓮肉査肉

脾虛陰氣上溢陽中面黑不澤 辨諸多憂思不欲食 失名

葛根升麻防風白芷黃耆參草芍朮

腎陽虛面黑 辨諸好內證兼腿脚軟痛 薛立齋

八味丸 地萸苓藥丹瀉桂附

大寒證面色青黑 辨諸入水食冷腹痛起病 虞恆德

丁附治中湯 丁香附子參朮薑草青陳皮

肝腎眞藏色現滿面青黑 王旭高

人參熟地五味麥冬茯神坎氣肉桂紫石英青鉛

肉桂、茯苓、猪苓、泽泻、大腹皮、白术、川朴、广皮、神曲、细辛、麦芽、香橼。

脾胃虚弱，面黑。辨诸时时食伤，愈消愈剧。

万密斋

四君子加陈皮、木香、山药、神曲、麦芽、使君子、青皮、砂仁、莲肉、查（楂）肉。

脾虚，阴气上溢阳中，面黑不泽。辨诸多忧思，不欲食。 失名

葛根、升麻、防风、白芷、黄耆、参、草、芍、术。

肾阳虚，面黑。辨诸好内证，兼腿脚软痛。 薛立斋

八味丸。地、萸、苓、药、丹、泻、桂、附。

大寒证，面色青黑。辨诸入水食冷，腹痛起病。

虞恒德

丁附治中汤。丁香、附子、参、术、姜、草、青陈皮。

肝肾真藏色现，满面青黑。 王旭高

人参、熟地、五味、麦冬、茯神、坎气、肉桂、紫石英、青铅。

肝病，面色青。证兼颠顶少腹痛，脉弦。　尤在泾

川楝子、归身、茯苓、石斛、延胡、木瓜。

惊伤胆，面青。徐可豫

帛缠胸，指探喉取吐。

痰痫将发，面先青惨。

万密斋

原方失录。

素体水不涵木，被惊风阳陡动，面色青绿。证见身亦青绿，气逆，肢冷息微，辨诸脉沈弦细。　王孟英

牡蛎、鳖甲、蛤壳、石英、龙齿、小麦、辰砂、麦冬、茯神、贝母、竹茹。

虚热水涸土燥，面色青黄，隐有黑气。证见两胁热，别处仍和泛准紫淡不恒，肌瘦，脉细沈略滑。　王孟英

洋参、生地、生芍、石膏、知、柏、苓、栀、天麦冬、花粉、楝实、丹皮、木通。

肝脾气滞，面色青黄。辨诸吞酸痞闷。　薛立斋

肝病面色青 證兼顛頂少腹痛脈弦 尤在涇

川楝子歸身茯苓石斛延胡木瓜

驚傷膽面青 徐可豫

帛纏胸指探喉取吐

痰癇將發面先青慘 萬密齋

原方失錄

素體水不涵木被驚風陽陡動面色青綠 證見身亦青綠氣逆肢冷息微辨諸脈沈弦細 王孟英

牡蠣鼈甲蛤殼石英龍齒小麥辰砂麥冬茯神貝母竹茹

虛熱水涸土燥面色青黃隱有黑氣 證見兩脇熱別處仍和泛準紫淡不恒肌瘦脈細沈略滑 王孟英

洋參生地生芍石膏知栢苓梔天麥冬花粉楝實丹皮木通

肝脾氣滯面色青黃 辨諸吞酸痞悶 薛立齋

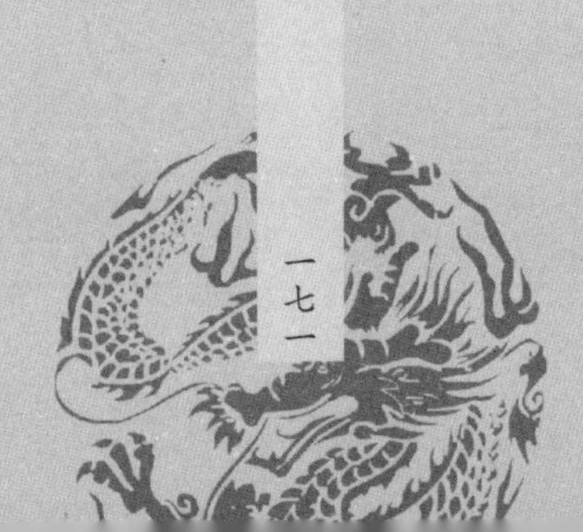

六君子加芍歸柴胡炒連木香吳茱萸 參朮苓草橘半

濕滯脾困面黃 辨諸無力能食脾困反能食者虛則求助於食也　王旭高

皂角川樸茅朮半夏陳皮茯苓炙草

胃家濕熱薰蒸穀疸面黃 辨諸嗜食　林珮琴

豬肚丸 白朮苦參牡蠣雄豬肚丸

將成血蠱面色痿黃 辨諸現蟹爪紋腹不舒善忘　喻嘉言

原案無方

邪祟面色時赤時黃　喻嘉言

原方失錄

肝陽升逆面色忽青忽赤　林珮琴

熟地白芍棗仁牡蠣茯神小麥

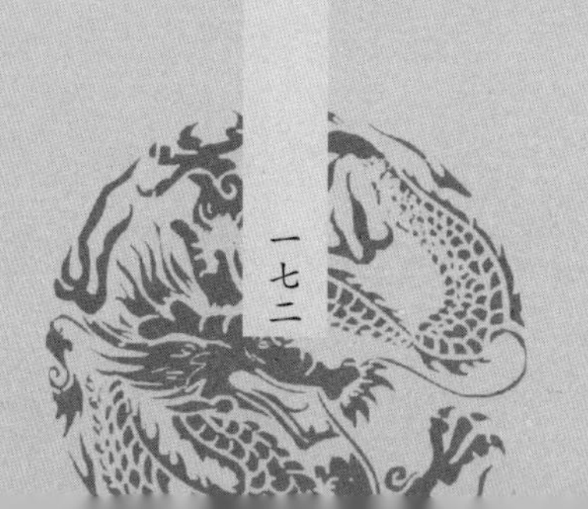

六君子加芍、归、柴胡、炒连、木香、吴茱萸。参、术、苓、草、橘、半。

湿滞脾困，面黄。辨诸无力能食，脾困，反能食者，虚则求助于食也。　王旭高

皂角、川朴、茅、术、半夏、陈皮、茯苓、炙草。

胃家湿热，熏蒸谷疸，面黄。辨诸嗜食。　林佩琴

猪肚丸。白术、苦参、牡蛎，雄猪肚丸。

将成血蛊，面色痿黄。辨诸现蟹爪纹，腹不舒，善忘。　喻嘉言

原案无方。

邪祟面色，时赤时黄。　喻嘉言

原方失录。

肝阳升逆，面色忽青忽赤。　林佩琴

熟地、白芍、枣仁、牡蛎、茯神、小麦。

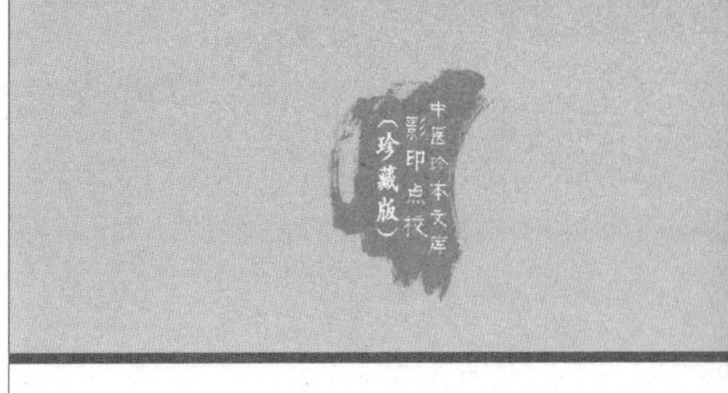

温热伤阴，颧赤。辨诸脉细、小、滑、数。雷少逸

清金宁络法，去杷叶、麦冬、细辛，加生地、丹皮、地骨、川贝、蝉衣。

温毒颐肿，连及唇鼻。证见口不能开，舌不能出，即俗称蛤蟆瘟。王孟英

射干、山豆根、马勃、羚羊、薄荷、银花、花粉。又紫雪搽唇，内橄核汁涂。肿处。

虚阳上攻，颐肿延喉胸。证见目赤唇黑，舌如傅粉。辨诸误服升提，足冷，右脉软微，舌尖不赤，无烦闷热渴。沈尧封

菟丝、枸杞、牛膝、茯苓、益智、龙骨，续进六君子加沈香。

热病后，阳气衰，颐毒不消。辨诸脉急细微，似有似无。薛立斋

六君子汤加炮姜、肉豆蔻、破故纸、黄耆、当归、肉桂。参、术、苓、草、橘、半。

风痰，右颊肿痛，颏下结核。证兼牙关紧。王孟英

天麻、僵蚕、羚羊角、石膏、省头草、升麻、当归、秦艽、花粉、黄芩。

寒痰凝阻，颊车不利，肿硬色白。辨诸色不红，身不热，知非肝火挟痰症。

王旭高

溫熱傷陰顴赤 辨諸脈細小滑數 雷少逸

清金甯絡法去杷葉麥冬細辛加生地丹皮地骨川貝蟬衣

溫毒頤腫連及唇鼻 證見口不能開舌不能出即俗稱蛤蟆瘟 王孟英

射干山豆根馬勃羚羊薄荷銀花花粉又紫雪搽唇內橄核汁塗腫處

虛陽上攻頤腫延喉胸 證見目赤唇黑舌如傅粉辨諸誤服升提足冷右脈軟微舌尖不赤無煩悶熱渴 沈堯封

菟絲枸杞牛膝茯苓益智龍骨續進六君子加沈香

熱病後陽氣衰頤毒不消 辨諸脈急細微似有似無 薛立齋

六君子湯加炮姜肉豆蔻破故紙黃耆當歸肉桂 參朮苓草橘半

風痰右頰腫痛頦下結核 證兼牙關緊 王孟英

天麻殭蠶羚羊角石膏省頭草升麻當歸秦艽花粉黃芩

寒痰凝阻頰車不利腫硬色白 辨諸色不紅身不熱知非肝火挾痰症 王旭高

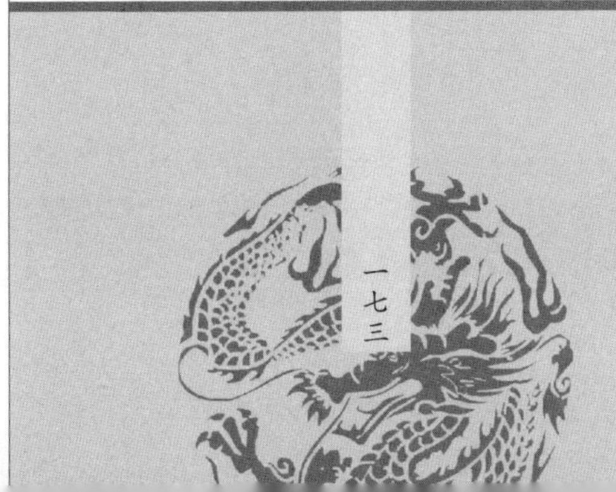

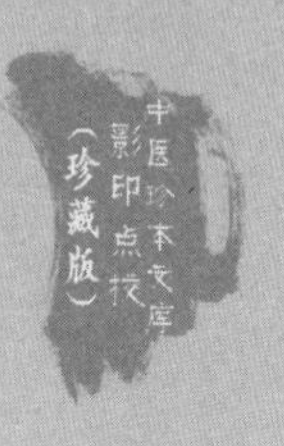

熟地麻黃桂枝防風殭蠶白芥子當歸秦艽

瘟疫腮頰紅腫　漏名

柴胡貫仲乾薑半夏麯竹茹黃連枳殼甘草

胃火兩腮紅腫痛 證兼牙痛　孫文垣

清胃湯加石膏白芷連翹外以明礬五倍子炙研末擦

血燥生風頷腫如升 證兼臂膊磊塊無數辨諸發躁發渴　呂東莊

疏肝益腎湯

脾胃實熱頷下腫硬如石　呂東莊

石膏梔子黃連藿香防風甘草

膽火胃痰積聚頷下硬塊不痛　繆仲淳

夏枯草貝母連翹白芨花粉牛蒡蒼耳青木香銀花鮮菊地丁

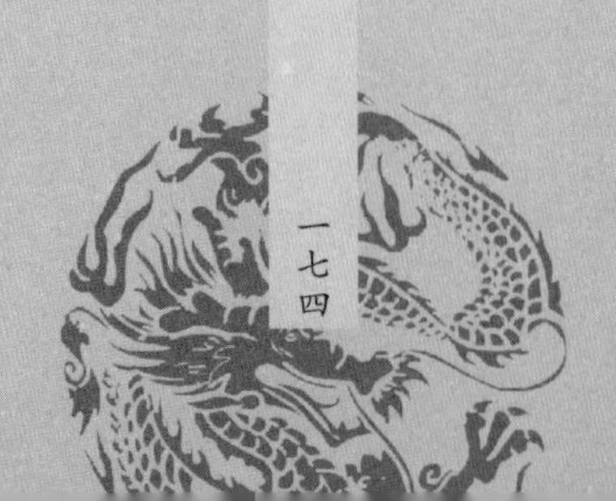

熟地、麻黄、桂枝、防风、僵蚕、白芥子、当归、秦艽。

瘟疫，腮类红肿。 漏名

柴胡、贯仲、干姜、半夏曲、竹茹、黄连、枳壳、甘草。

胃火，两腮红肿痛。证兼牙痛。 孙文垣

清胃汤加石膏、白芷、连翘，外以明矾、五倍子，炙研末擦。

血燥生风，颌肿如升。证兼臂膊磊块无数，辨诸发躁发渴。 吕东庄

疏肝益肾汤。

脾胃实热，颌下肿硬如石。 吕东庄

石膏、栀子、黄连、藿香、防风、甘草。

胆火，胃痰积聚，颌下硬块不痛。 缪仲淳

夏枯草、贝母、连翘、白芨、花粉、牛蒡、苍耳、青木香、银花、鲜菊、地丁。

须眉发类

肾水亏，未老须苍，色不向荣。脉弱芤，主精气衰薄，不易有子（此条须）。

叶天士

苁蓉、蛇床、覆盆、鱼胶、骨脂、茴香、五味、菟丝、韭子、沙苑。

肝热生风，左眉梢青筋入鬓（以下眉）。　顾晓澜

生地、当归、白芍、羚角、茯神、忍冬藤、天麻、决明、山茨菇、竺黄、姜汁、竹沥。

阴虚，肝阳上越，眉棱骨痛。　顾晓澜

原方失录。

胆经风热，两眉棱痛，后及太阳。证兼面青善怒。

薛立斋

选奇汤合逍遥散，加山栀、天麻、黄耆、半夏、黄芩。

湿热上蒸，血枯，发尽脱。此病虚中有实，法宜兼顾（以下发）。　朱丹溪

防风通圣散去硝，合四物汤。

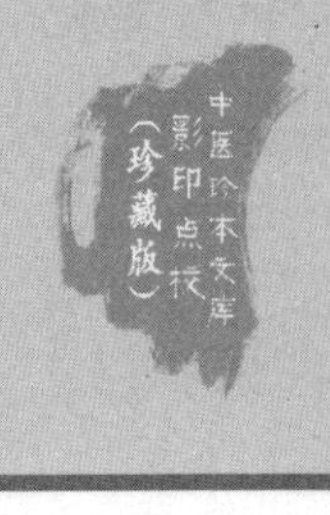

鬚眉髮類

腎水虧未老鬚蒼色不向榮（脈弱芤主精氣衰薄不易有子）（此條鬚）　葉天士

蓯蓉蛇牀覆盆魚膠骨脂茴香五味菟絲韭子沙苑

肝熱生風左眉梢青筋入鬢（以下眉）　顧曉瀾

生地當歸白芍羚角茯神忍冬藤天麻決明山茨菇竺黃薑汁竹瀝

陰虛肝陽上越眉稜骨痛　顧曉瀾

原方失錄

膽經風熱兩眉稜痛後及太陽（證兼面青善怒）　薛立齋

選奇湯合逍遙散加山梔天麻黃耆半夏黃芩

濕熱上蒸血枯髮盡脫（此病虛中有實法宜兼顧）（以下髮）　朱丹溪

防風通聖散去硝合四物湯

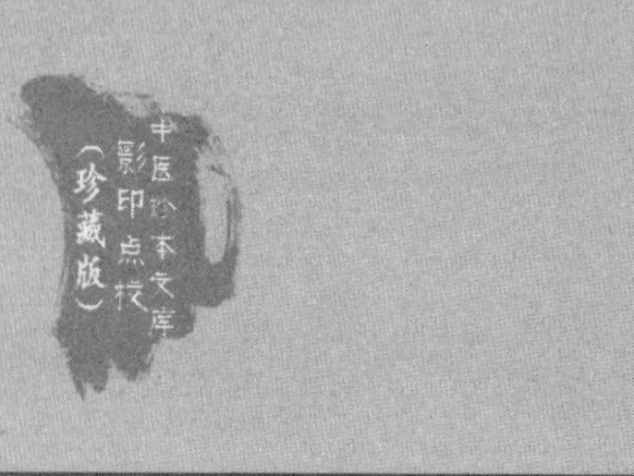

大脫血後血虧巔毛盡脫（吐血後便血後產後刃傷後凡失血過多皆有此）　張希白

熟地黨參龜版阿膠枸杞歸身白芍丹參雲神遠志杜仲等爲丸

病後血燥生風不能榮養毛髮乾焦盡脫（證兼作癢）　魏筱泉

歸脾湯加生地白芍血餘炭藕胡麻蟬衣（參芪朮草歸身茯神棗仁龍眼遠志木香生薑大棗）

血上濆毛髮直如鐵線　漏名

原方失錄

心火旺血衰未老髮白　葉天士

原方失錄

血燥生風髮乾焦脫落皮色光亮作癢　漏名

一貫煎（北沙參麥冬地黃當歸杞子川楝子）

小兒疳熱津液枯髮稀成穗（辨諸久瀉後當暑膚燥無汗）　萬密齋

大脱血后，血亏，巅毛尽脱。吐血后，便血后，产后，刃伤后，凡失血过多，皆有此。　张希白

熟地、党参、龟版、阿胶、枸杞、归身、白芍、丹参、云神、远志、杜仲等为丸。

病后血燥生风，不能荣养，毛发干焦尽脱。证兼作痒。　魏筱泉

归脾汤加生地、白芍、血余炭、藕、胡麻、蝉衣。参、芪、术、草、归身、茯神、枣仁、龙眼、远志、木香、生姜、大枣。

血上濆，毛发直如铁线　漏名

原方失录。

心火旺，血衰，未老发白。　叶天士

原方失录。

血燥生风，发干焦脱落，皮色光亮作痒。　漏名

一贯煎。北沙参、麦冬、地黄、当归、杞子、川楝子。

小儿疳热，津液枯，发稀成穗。辨诸久泻后，当暑肤燥无汗。　万密斋

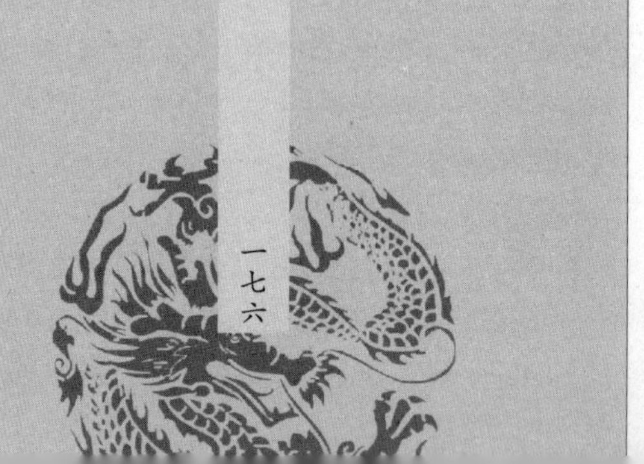

乳母服四物汤，合黄连香薷饮；儿服四君子调六一散。

胆经风热上壅，鬓毒焮肿。证兼烦躁。　　薛立斋

大黄汤，次以荆防败毒散。

实症，鬓疽已溃，焮肿痛甚。辨诸喜冷，脉实便秘。

薛立斋

清凉饮。

耳类

阳气未畅，喜闻锣鼓。

王汉皋

四君子汤加柴胡。参、术、苓、草。

阴血暴亡，心无所养，畏闻响声。辨诸产后自汗多。

缪仲淳

炒枣仁、龙眼肉、麦冬、牡蛎。

痰症，恶闻响声。鞋履作声亦即惊怖，病由忧畏而起。辨诸饮食自若，举动无差，宜与上条对勘，又与下条互参。　　王中阳

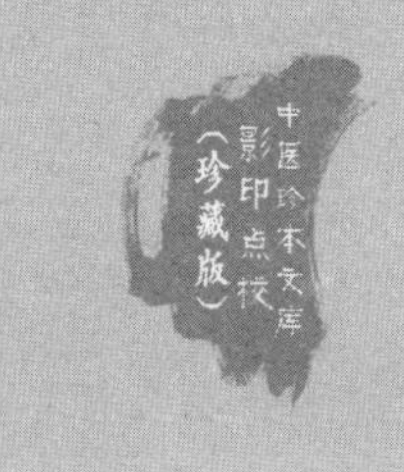

乳母服四物湯合黃連香薷飲兒服四君子調六一散

膽經風熱上壅髮毒焮腫證兼煩躁　　薛立齋

大黃湯次以荊防敗毒散

實症髮疽已潰焮腫痛甚辨諸喜冷脉實便秘　　薛立齋

清涼飲

耳類

陽氣未暢喜聞鑼鼓　　王漢臯

四君子湯加柴胡參朮苓草

陰血暴亡心無所養畏聞響聲辨諸產後自汗多　　繆仲淳

炒棗仁龍眼肉麥冬牡蠣

痰症惡聞響聲鞋履作聲亦即驚怖病由憂畏而起辨諸飲食自若舉動無差宜與上條對勘又與下條互參　　王中陽

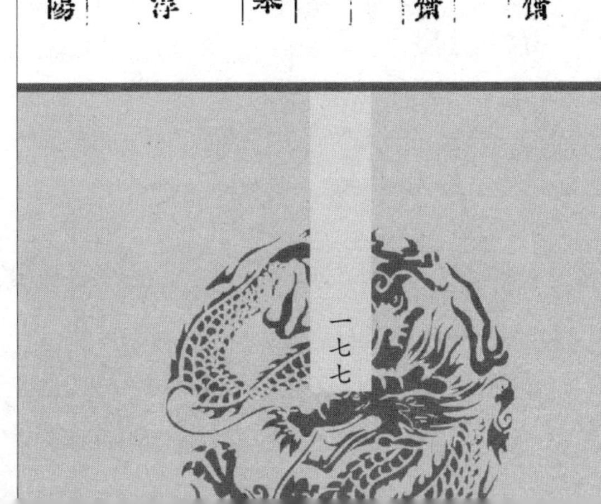

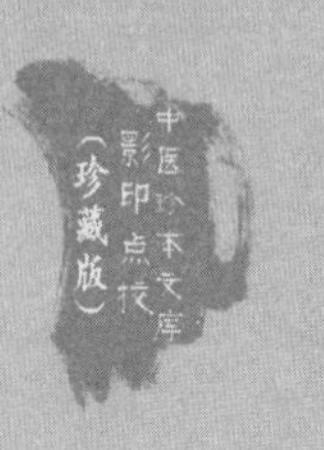

先服滚痰丸再用豁痰湯分心氣飲相間服

肝熱聞聲即生驚悸（辨諸口渴勿誤作心虛膽怯） 王孟英

原案云醎苦泄熱

痰症耳聞祖考談家事（由痰蒙心竅心所憶及耳若聞之非眞祖考來臨也） 劉春齋

滚痰丸（礞石沈香大黃黃芩百藥煎）

氣亂錯經妄行併於上耳中出氣 張承溪

原案無方

肺脾虧陰火內動自覺氣從耳出（辨諸脈空大與氣類氣出衆竅條合參） 馬元儀

黄耆白朮炙草防風

肝腎虛虛火上升自覺氣從耳出 汪石山

參苓白朮麥冬甘草黃連枳實貝母當歸白芍

先服滚痰丸，再用豁痰汤、分心气饮，相间服。

肝热，闻声即生惊悸。辨诸口渴，勿误作心虚胆怯。

王孟英

原案云：咸苦泄热。

痰症，耳闻祖考谈家事。由痰蒙心窍，心所忆及，耳若闻之，非真祖考来临也。

刘春斋

滚痰丸。礞石、沈香、大黄、黄芩、百药煎。

气乱错经，妄行并于上，耳中出气。 张承溪

原案无方。

肺脾亏，阴火内动，自觉气从耳出。辨诸脉空大，与气类气出众窍条合参。

马元仪

黄耆、白术、炙草、防风。

肝肾虚，虚火上升，自觉气从耳出。 汪石山

参、苓、白术、麦冬、甘草、黄连、枳实、贝母、当归、白芍。

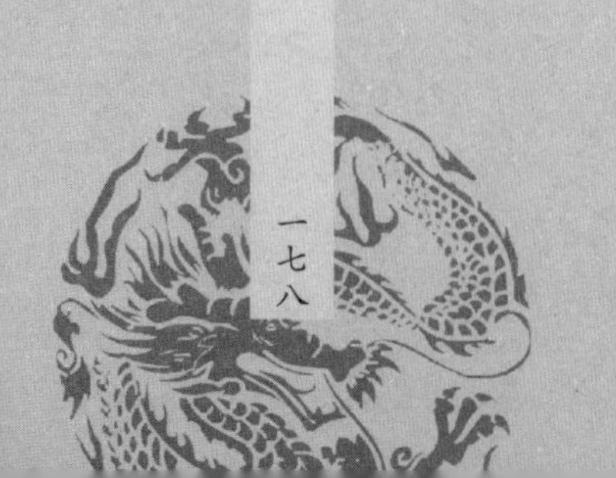

肾藏风虚，浮毒上攻，耳痒日一作。　　　周敏道

透冰丹。

水不涵木，肝阳上僭，耳鸣。　　　徐澹安

熟地、龟版、蛎、芍、磁石、牛膝、枣仁、茯神、丹皮、钩藤。

肺胃风热内壅，两耳蝉鸣不歇。辨诸两尺有神，左寸亦平，知病不在心肾，而右寸关洪大。　　　柴屿青

原案无方，但云用清解之剂。

心肾两亏，胆火上亢，耳鸣时闭。辨诸梦遗。

叶天士

熟地、麦冬、龟版、牡蛎、白芍、五味、建莲、磁石、茯神、沈香、辰砂。

相火耳鸣，如屯万蜂，作痛。易误肾家虚寒症。

橘泉翁

原案无方，但云降火补阴。

肝胆胃络虚，风积左耳，酸痛。辨诸头牵左侧有声，属风。　　　顾晓澜

腎藏風虛浮毒上攻耳痒日一作　周敏道

透冰丹

水不涵木肝陽上僭耳鳴　徐澹安

熟地龜版蠣芍磁石牛膝棗仁茯神丹皮鈎藤

肺胃風熱內壅兩耳蟬鳴不歇辨諸兩尺有神左寸亦平知病不在心腎而右寸關洪大　柴嶼青

原案無方但云用清解之劑

心腎兩虧膽火上亢耳鳴時閉辨諸夢遺　葉天士

熟地麥冬龜版牡蠣白芍五味建蓮磁石茯神沉香辰砂

相火耳鳴如屯萬蜂作痛易誤腎家虛寒症　橘泉翁

原案無方但云降火補陰

肝胆胃絡虛風積左耳痠痛辨諸頭牽左側有聲屬風　顧曉瀾

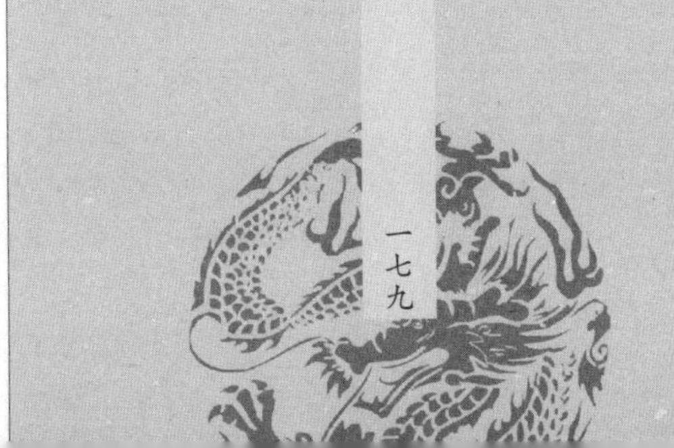

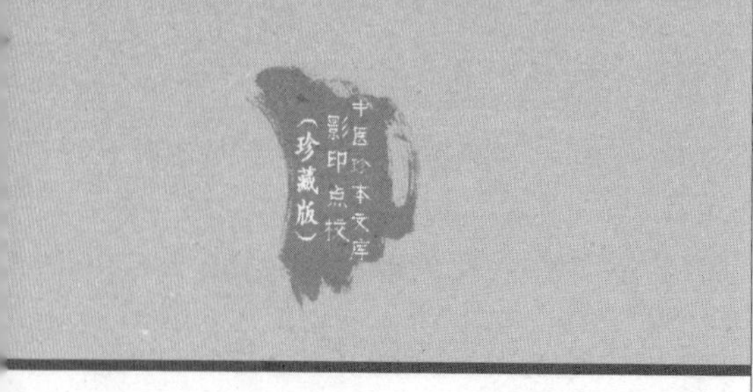

決明磁石鐵落茯神丹皮生地歸鬚桑枝大活絡丸

老人眞陰涸相火炎耳猝刺痛 辨諸來勢驟爲火右尺沈按有力 林珮琴

熟地靈磁石黄蘗山梔

耳中有蟲作痛 辨諸痛時欲死痛止如故六脈皆安知非有病 薛立齋

猫尿滴耳

暑熱犯肺耳聾 辨諸右寸關滑數上溢證兼便溏肺移熱於大腸也 王孟英

白虎湯加洋參貝母花粉黄芩紫苑杏仁冬瓜子杷葉竹葉竹茹

伏暑在肺耳聾 證兼口苦非少陽小柴胡症 王孟英

原案無方但云投淸肺之劑

木鬱失宣耳聾 辨諸左關弦數餘平又詢得近有拂意事無從宣泄知病不在心腎 徐澹安

水炒柴胡生地黄連竹茹青皮丹皮山梔青黛

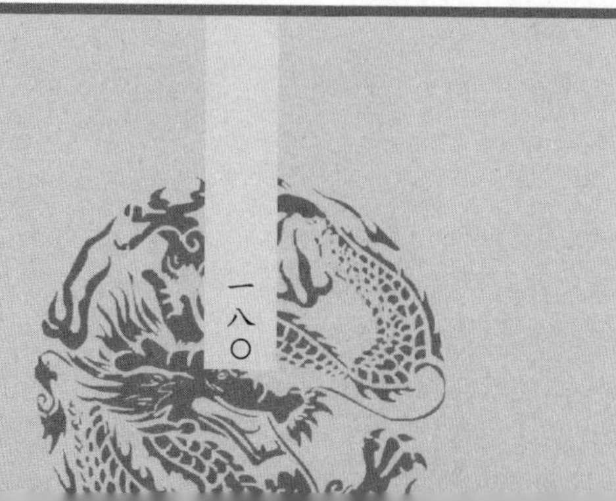

决明、磁石、铁落、茯神、丹皮、生地、归须、桑枝，大活络丸。

老人真阴涸，相火炎耳，猝刺痛。辨诸来势骤为火，右尺沈按有力。　林佩琴

熟地、灵磁石、黄蘖、山栀。

耳中有虫作痛。辨诸痛时欲死，痛止如故，六脉皆安，知非有病。　薛立斋

猎尿滴耳。

暑热犯肺，耳聋。辨诸右寸关滑数上溢，证兼便溏，肺移热于大肠也。　王孟英

白虎汤加洋参、贝母、花粉、黄芩、紫苑（菀）、杏仁、冬瓜子、杷叶、竹叶、竹茹。

伏暑在肺，耳聋。证兼口苦，非少阳小柴胡症。

王孟英

原案无方，但云投清肺之剂。

木郁失宣，耳聋。辨诸左关弦数，余平。又询得近有拂意事，无从宣泄，知病不在心肾。　徐澹安

水炒柴胡、生地、黄连、竹茹、青皮、丹皮、山栀、青黛。

痘邪入肾未清，耳聋。辨诸痘后，耳渐重听，日甚一日。 薛一瓢

六味地黄丸加盐水炒紫衣胡桃肉，盐水炒杜仲，石菖蒲。

肾经虚火，耳痛痒出水。辨诸病每发于交接后，银簪探入，甚喜阴凉。 漏名

加减八味丸。

肾阴虚，耳内流脓。 缪宜亭

六味丸加桑螵蛸、甘菊、山栀、决明、桑叶、盐水炒黄柏、猪脊髓、芡实。

少阳风火，耳脓而鸣。 尤在泾

薄荷、连翘、甘菊、白芍、黄芩、蒺藜、甘草、木通。

少阳郁热，腐肉成脓，脓从耳出。少阳少血之经已出脓，则血燥，法宜清润调补。 汪石山

参、耆、归、术、生姜、鼠粘子、连翘、柴胡、陈皮、川芎、黄芩、白芍、甘草。

上实下虚，聤耳溃脓，自根连颈项，头角肿痛。辨诸脉或急，或缓弱。 张景岳

痘邪入腎未清耳聾 辨諸痘後耳漸重聽日甚一日 薛一瓢

六味地黃丸加鹽水炒紫衣胡桃肉鹽水炒杜仲石菖蒲

腎經虛火耳痛痒出水 辨諸病每發於交接後銀簪探入甚喜陰涼 漏名

加減八味丸

腎陰虛耳內流膿 繆宜亭

六味丸加桑螵蛸甘菊山梔決明桑葉鹽水炒黃柏猪脊髓芡實

少陽風火耳膿而鳴 尤在涇

薄荷連翹甘菊白芍黃芩蒺藜甘草木通

少陽鬱熱腐肉成膿膿從耳出 少陽少血之經已出膿則血燥法宜清潤調補 汪石山

參耆歸朮生薑鼠粘子連翹柴胡陳皮川芎黃芩白芍甘草

上實下虛聤耳潰膿自根連頸項頭角腫痛 辨諸脈或急或緩弱 張景岳

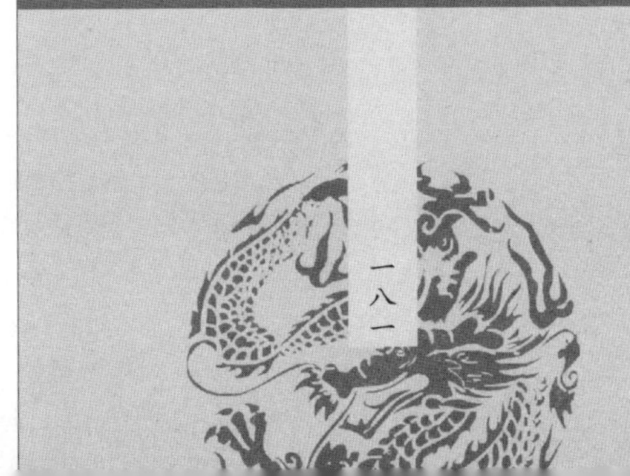

六味湯一陰煎倍蒺藜（上方地萸藥丹瀉下方生地熟地麥冬丹參芍草膝）

風濕熱毒上攻清竅耳連項腫膿稠臭（係從前廣瘡餘毒故用扶正遠邪法） 李冠仙

原案云以歸脾湯加減另以五寶丹加西牛黃

鬱怒傷陰木火上乘耳生瘜肉 王旭高

生地丹皮沙參元參遠志鈎藤羚角決明蒺藜甘菊

少陽症耳後紅腫痛 陸祖愚

小柴胡湯（參芍草橘柴苓薑棗）

將出痘耳後現紅絲（即辨諸耳後紅絲及身作熱眼略淚） 王漢皋

原案無方

陰虛陽越右耳後紅腫軟連太陽牽肩臂作痛（辨諸脈弦洪無力知非外症兼便閉） 顧曉瀾

生首烏龜版土貝母牛膝菊炭蔞仁生地茯苓菊花甘中黃

六味汤，一阴煎倍蒺藜。上方地、萸、药、丹、泻。下方生地、熟地、麦冬、丹参、芍、草、膝。

风湿热毒上攻清窍，耳连项肿，脓稠臭。系从前广疮余毒，故用扶正远邪法。

李冠仙

原案云：以归脾汤加减，另以五宝丹加西牛黄。

郁怒伤阴，木火上乘，耳生瘜肉。 王旭高

生地、丹皮、沙参、元参、远志、钩藤、羚角、决明、蒺藜、甘菊。

少阳症，耳后红肿痛。

陆祖愚

小柴胡汤。参、芍、草、橘、柴、苓、姜、枣。

将出痘，耳后现红丝。即辨诸耳后红丝，及身作热，眼略泪。 王汉皋

原案无方。

阴虚阳越，右耳后红肿软，连太阳，牵肩臂作痛。辨诸脉弦洪无力，知非外症，兼便闭。 顾晓澜

生首乌、龟版、土贝母、牛膝、菊炭、蒌仁、生地、茯苓、菊花、甘中黄。

血气虚，耳后发际肿块无头，色不变，微痛。辨诸脉软时见数，为虚而生疮，知非痰结。 漏名

参、术、耆、归、芎、草、金银花、白芷、桔梗。

胆经蕴热，耳后发疽，焮痛发热。 漏名

神仙活命饮。

胆火上越，耳下赤肿。辨诸口苦，寒热往来。

薛立斋

小柴胡汤加山栀、川芎、丹皮。参、芍、草、橘、柴、芩、姜、枣。

目类

胆腑倒转，视物皆倒。辨诸大醉吐后得病。 吕沧洲

瓜蒂散。

过食辛热物，又卧火炕，火乘于脑，瞳散。以小为大，以短为长，法宜凉补血，佐以酸收。 李东垣

滋阴地黄丸。

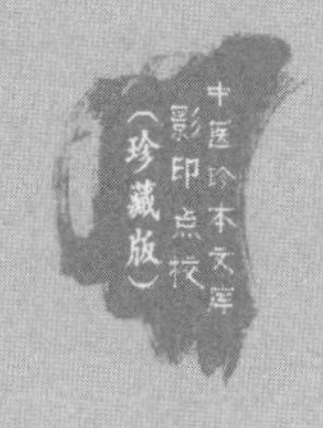

血氣虛耳後髮際腫塊無頭色不變微痛辨諸脈軟時見數爲虛而生瘡知非痰結 漏名

參朮耆歸芎草金銀花白芷桔梗

膽經蘊熱耳後發疽焮痛發熱 漏名

神仙活命飲

膽火上越耳下赤腫辨諸口苦寒熱往來 薛立齋

小柴胡湯加山梔川芎丹皮參芍草橘柴芩薑棗

目類

膽腑倒轉視物皆倒辨諸大醉吐後得病 呂滄洲

瓜蒂散

過食辛熱物又臥火炕火乘於腦瞳散以小爲大以短爲長法宜涼補血佐以酸收 李東垣

滋陰地黃丸

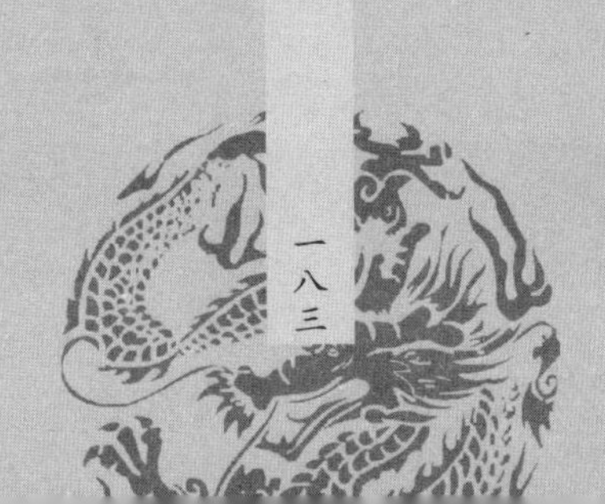

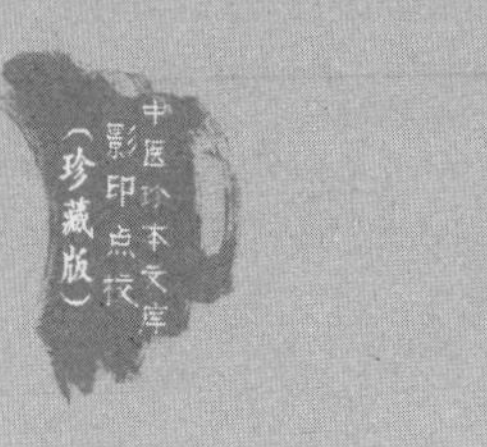

虛脫視一如二 辨諸冷汗如雨驚惕振掉脈左寸浮大無神餘遲而空弱　陸祖愚

四君如耆歸地芎天麻杜仲牛膝棗仁 參朮苓草

病後轉虛視一人頭如兩 辨諸大病後知非痰症　顧某

參附湯 人參附子

三陰虛弱視物皆大畏日羞明 辨諸兒時解顱畢姻後患此足心如炙　薛立齋

六味丸加五味鹿茸 地萸苓藥丹瀉

水虧陰火用事見燈大如斗見月小如螢　張石頑

天王補心丹 歸地二冬丹元人參菖志茯神柏仁棗仁

上盛下虛見日光昏迷如蒙見燈火精彩倍常　張石頑

原方失錄

肝腎陰虧目光失斂時似黑物蘊蔽低頭似黑灰紛撲 辨年老左脈短澀　林珮琴

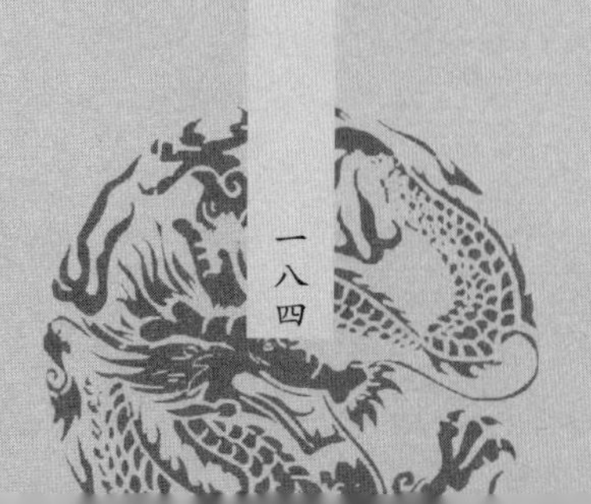

虚脱，视一如二。辨诸冷汗如雨，惊惕振掉，脉左寸浮大无神，余迟而空弱。

陆祖愚

四君，如耆、归、地、芎、天麻、杜仲、牛膝、枣仁。参、术、苓、草。

病后转虚，视一人头如两。辨诸大病后，知非痰症。

顾某

参附汤。人参、附子。

三阴虚弱，视物皆大，畏日羞明。辨诸儿时解颅，毕姻后患此，足心如炙。

薛立斋

六味丸加五味、鹿茸。地、萸、苓、药、丹、泻。

水亏，阴火用事，见灯大如斗，见月小如萤。

张石顽

天王补心丹。归、地、二冬、丹、元、人参、菖、志、茯神、柏仁、枣仁。

上盛下虚，见日光昏迷如蒙，见灯火精彩倍常。

张石顽

原方失录。

肝肾阴亏，目光失敛时，似黑物蕴蔽，低头似黑灰粉扑。辨年老左脉短涩。

林佩琴

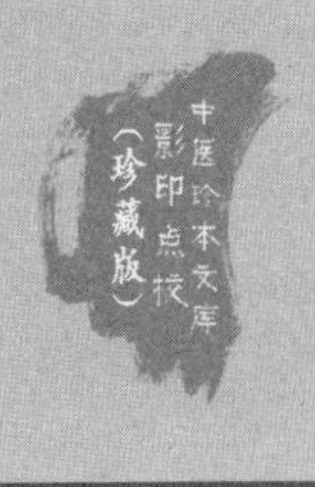

熟地、枸子、山药、茯神、当归、五味、柴胡、白芍，蜜丸常服。

木失水涵，右目散光，视物如云雾，如有黑圈。辨诸年老，左脉短涩。　　漏名

生脉散加熟地、茯神、龟版、牛膝、菊炭、巴戟、沙苑、山药、磁朱丸。

肝胆虚而邪袭眼，见禽蛊飞走。　　漏名

酸枣仁、羌活、元明粉、青箱子。

木火乘土，病痫，发时见如黄狗走前。　　汪石山

参、耆、归、术、陈皮、神曲、茯苓、黄芩、麦冬、荆芥穗。

误食鱼鳞在胸，眼中常见小镜。　　赵卿

醋。

痰热，目视壁上皆是红莲。　　漏名

滚痰丸。礞石、沈香、大黄、黄芩、百药煎。

熟地枸子山藥茯神當歸五味柴胡白芍蜜丸常服

木失水涵右目散光視物如雲霧如有黑圈辨諸年老左脈短澀　　漏名

生脈散加熟地茯神龜版牛膝菊炭巴戟沙苑山藥磁硃丸

肝膽虛而邪襲眼見禽蟲飛走　　漏名

酸棗仁羌活元明粉青箱子

木火乘土病癇發時見如黃狗走前　　汪石山

參耆歸朮陳皮神麯茯苓黃芩麥冬荊芥穗

誤食魚鱗在胸眼中常見小鏡　　趙卿

醋

痰熱目視壁上皆是紅蓮　　漏名

滾痰丸礞石沈香大黃黃芩百藥煎

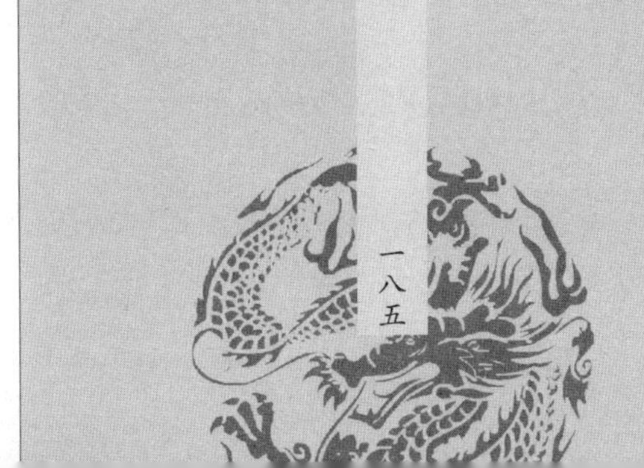

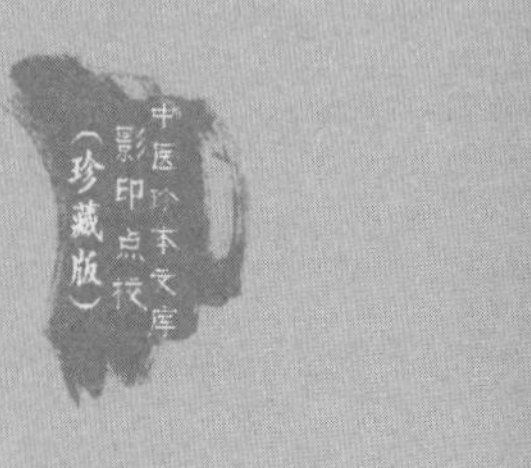

痰積見鬼獻食 證兼口舌糜腐辨諸關脈弦滑而大 李士材

滚痰丸 見上條

燥熱兩目火迸目中見鬼 熱昏其神明之故 吳又可

飲井水

虛體懷孕血盡蔭胎臟燥時暈時甦見鬼見神 辨諸經閉脈右尺盛左寸細有力 王漢皋

甘麥大棗湯 炙草小麥大棗

小產後血不養肝魂越見鬼自頂出復自口入 元神也非真鬼也 盛用敬

原案無方但云去痰

神魂浮散見鬼糾纏 辨諸脈前大後小按之忽無舉之忽有 張路玉

六君子加龍齒菖蒲遠志送養正丹 上方參朮苓草橘半

驚怯魂魄不安見鬼拘逐 辨諸肺脈直上魚際肝脈弦所見即本身魂魄非真有鬼也 劉宏璧

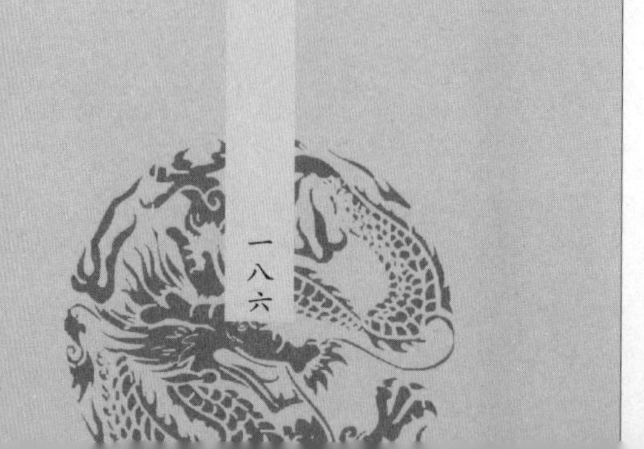

痰积，见鬼献食。证兼口舌糜腐，辨诸关脉弦滑而大。　李士材

滚痰丸。见上条

燥热，两目火迸，目中见鬼。热昏，其神明之故。　吴又可

饮井水。

虚体怀孕，血尽荫胎，脏燥，时晕时苏，见鬼见神。辨诸经闭，脉右尺盛，左寸细有力。　王汉皋

甘枣大枣汤。炙草、小麦、大枣。

小产后，血不养肝，魂越见鬼，自顶出，复自口入。元神也，非真鬼。　盛用敬

原案无方，但云去痰。

神魂浮散，见鬼纠缠。辨诸脉前大后小。按之忽无，举之忽有。　张路玉

六君子加龙齿、菖蒲、远志，送养正丹。上方参、术、苓、草、橘、半。

惊怯，魂魄不安，见鬼拘逐。辨诸肺脉直上鱼际，肝脉弦，所见即本身魂魄，非真有鬼也。　刘宏璧小柴胡去甘草，加羚角、龙骨、牡蛎。参、芍、橘、草、柴、芩、姜、枣。

阳亏神不守舍，目见元神，以为见鬼。辨诸面色㿠白，目光散大，脉无力。

杨乘六

参附养荣汤。

脱阳见鬼。辨诸经水过多后，下体恶寒，又服发散方，加病。　沈尧封

肾气丸加肉苁蓉。桂、附、地、萸、药、苓、丹、泻。

病后肝肾两虚，眼花。

缪仲淳

枸杞、生地，熬膏，入蜜，空心服。

脾虚，精气混杂于目，两眼昏昧。辨诸过饥，便恶心，脾脉弦弱。　汪石山

参、耆、麦冬、贝母、归身、陈皮、川芎、黄芩、甘草、菊花、麦芽。

湿邪化热，上蒸肺部，两目白睛昏黄，视物不能清爽。　顾晓澜

沙参、桑皮、骨皮、密蒙花、甘菊、赤小豆、绿豆、谷精草、桑叶、生苡仁。

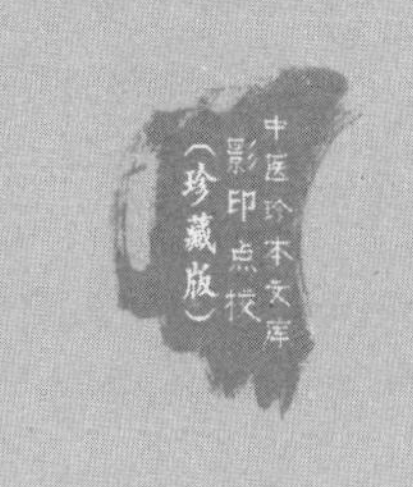

小柴胡去甘草加羚角龍骨牡蠣 参芍橘草柴芩薑棗

陽虧神不守舍目見元神以爲見鬼 辨諸面色㿠白目光散大脈無力　楊乘六

参附養榮湯

脫陽見鬼 辨諸經水過多後下體惡寒又服發散方加病　沈堯封

腎氣丸加肉蓯蓉 桂附地萸藥苓丹瀉

病後肝腎兩虛眼花　繆仲淳

枸杞生地熬膏入蜜空心服

脾虛精氣不歸於目兩眼昏昧 辨諸過饑便惡心脾脈弦弱　汪石山

參耆麥冬貝母歸身陳皮川芎黃芩甘草菊花麥芽

濕邪化熱上蒸肺部兩目白睛昏黃視物不能清爽　顧曉瀾

沙參桑皮骨皮密蒙花甘菊赤小豆菉豆穀精草桑葉生苡仁

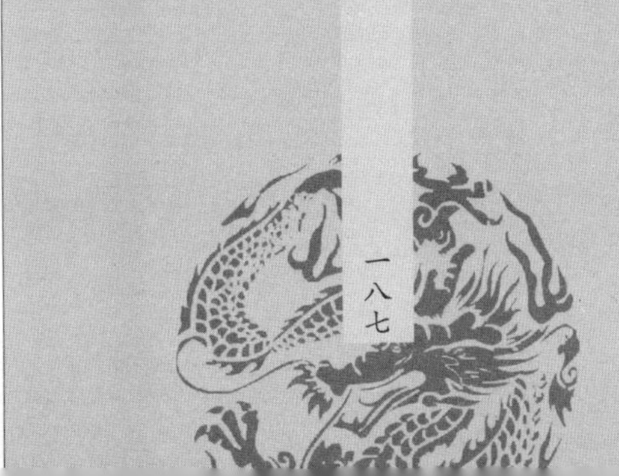

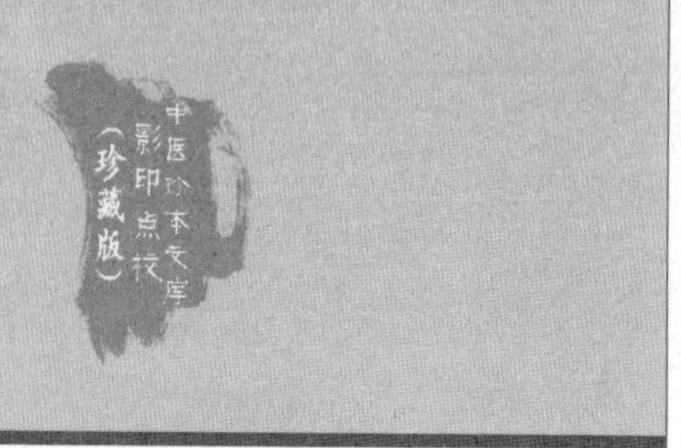

血少肝鬱睆睆無所見　徐澹安

生地菊炭川連川斛沙苑羚角鬱金柏仁丹皮山梔麥冬夏枯花

肺肝蘊熱兩目昏紅能遠視不能近視證兼頭目眩辨諸脈細數　馬培之

南沙參貝母麥冬丹皮桔梗蟬退菊花夏枯草石決黑芝麻桑葉

肝腎陰虧左目無光證見在難產後火升心悸　王孟英

集靈膏合甘麥大棗湯

陰盛陽衰清陽不升眼白淡紅色目珠少光辨諸晨午視物矇矓燈下明亮如故　費蘭泉

原方失錄

濕痰肝火兩盛目盲晚不見物　虞恒德

胃苓湯倍二朮加木通麥冬二朮二苓朴橘澤瀉桂枝甘草

水不涵木入夜目無所見辨諸新婚後脈左關大左尺細　魏玉横

血少肝郁，睆睆无所见。

徐澹安

生地、菊炭、川连、川斛、沙苑、羚角、郁金、柏仁、丹皮、山栀、麦冬、夏枯花。

肺肝蕴热，两目昏红，能远视，不能近视。证兼头目眩，辨诸脉细数。　马培之

南沙参、贝母、麦冬、丹皮、桔梗、蝉退、菊花、夏枯草、石决、黑芝麻、桑叶。

肝肾阴亏，左目无光。证见在难产后，火升心悸。

王孟英

集灵膏合甘麦大枣汤。

阴盛阳衰，清阳不升，眼白淡红色，目珠少光。辨诸晨午视物矇眬，灯下明亮如故。　费兰泉

原方失录。

湿痰，肝火两盛，目盲，晚不见物。　虞恒德

胃苓汤倍二术，加木通、麦冬。二术、二苓、朴、橘、泽泻、桂枝、甘草。

水不涵木，入夜目无所见。辨诸新婚后，脉左关大，左尺细。　魏玉横

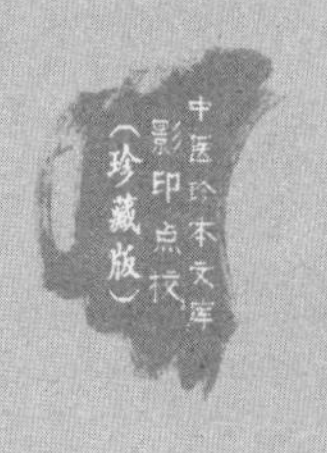

生地、杞子、牛膝、甘菊、沙参、麦冬、女贞。

阳虚目昏。辨诸脉迟涩。

缪宜亭

炒熟地、枸杞、生免丝、肉桂、白蒺藜、菊炭、明月砂、凤凰衣、谷精、羊肝。

误服香燥，引动君相二火，烁及肺阴，目赤肿，渐失明。辨诸两寸上溢且弦数。

魏玉横

荆芥、防风、当归、白芍。

风痰内作，目不见物。辨诸平素嗜酒。　　罗谦甫

天麻、柴胡、芩、连、陈皮、炙甘草、生姜、半夏、茯苓。

受湿早起，忽然视物不见。辨诸曾卧湿地，食减，身倦，脉缓大。　　朱丹溪

白术、黄耆、茯苓、陈皮、附子。

孕时伏热，产前后两目失明。　　漏名

四物汤加荆防。归、芎、地、芍。

生地杞子牛膝甘菊沙參麥冬女貞

陽虛目昏 辨諸脈遲澀　　繆宜亭

炒熟地枸杞生兔絲肉桂白蒺藜菊炭明月砂鳳凰衣穀精羊肝

誤服香燥引動君相二火爍及肺陰目赤腫漸失明 辨諸兩寸上溢且弦數　　魏玉横

荊芥防風當歸白芍

風痰內作目不見物 辨諸平素嗜酒　　羅謙甫

天麻柴胡芩連陳皮炙甘草生薑半夏茯苓

受濕早起忽然視物不見 辨諸曾臥濕地食減身倦脈緩大　　朱丹溪

白朮黃耆茯苓陳皮附子

孕時伏熱產前後兩目失明　　漏名

四物湯加荊防 歸芎地芍

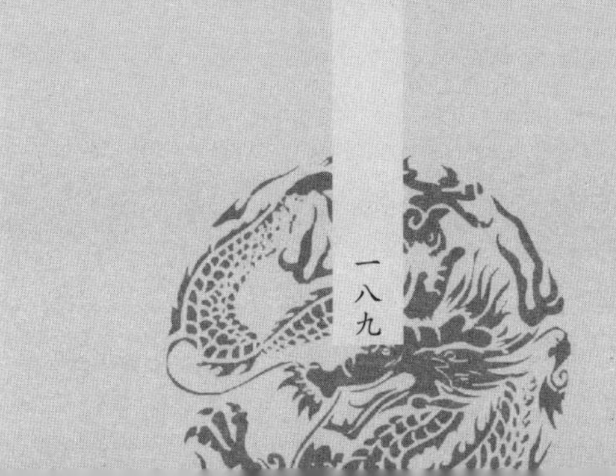

溫邪化火逼液外出眼流白粘汁瞳障失明辨諸身枯舌乾紅中黑燥　朱心農

玉女煎地冬知膏

誤補氣機遏塞清氣不升精氣不蒸目盲　費伯雄

原方失錄

熱酒傷胃血瘀目盲辨諸形實脈濇　朱丹溪

原方失錄

血虛肝鬱虛火上炎目紅腫辨諸單患左目而不痛　顧曉瀾

枯熟地黑歸尾蕤仁白蒺藜石斛白芍車前桑葉菊炭鹽煑决明

小兒疳積已轉虛寒虛火目紅腫辨諸飽後目能開飢則不能開　孫文垣

夏枯草甘草穀精香附

血熱兩眼赤腫辨諸每在腫起時臥則血歸於肝是以起後血散即漸愈也　漏名

温邪化火，逼液外出，眼流白粘汁，瞳障失明。辨诸身枯，舌干红，中黑燥。

朱心农

玉女煎。地、冬、知、膏。

误补，气机遏塞，清气不升，精气不蒸，目盲。

费伯雄

原方失录。

热酒伤胃，血瘀目盲。辨诸形实，脉涩。　朱丹溪

原方失录。

血虚肝郁，虚火上炎，目红肿。辨诸单患左目而不痛。　顾晓澜

枯熟地、黑归尾、蕤仁、白蒺藜、石斛、白芍、车前、桑叶、菊炭、盐煮决明。

小儿疳积，已转虚寒虚火，目红肿。辨诸饱后，目能开，饥则不能开。 孙文垣

夏枯草、甘草、谷精、香附。

血热，两眼赤肿。辨诸每在肿起时卧，则血归于肝，是以起后血散，即渐愈也。

漏名

生地汁浸粳米，煎粥，日饮一二盏。

肝火上冲，目痛，赤肿如桃。辨诸因怒起病。

陆肖愚

醋炒柴胡、青皮、吴萸、黄连、盐水炒黄柏、酒炒芩、白芍、丹皮、青黛。

胃热，两目肿痛不能张。辨诸脉至洪滑，大渴便秘，投风药更昏，痉欲厥。

王孟英

白虎汤。知、膏、粳、草。

胃液枯，脾无以散精归目，左目红痛难开。辨诸大渴热饮，右关疾而不柔，服白虎尤甚。　李冠仙

原案无方，但云以菊花、桑叶代茶，而投以养胃重剂。

寒痰冷气壅塞喉咽，气不上通，目赤。辨诸服凉药后加痰齁不已　陈文中

芎蝎散。

浊阴上泛，白膜遍覆黑睛，羞明泪多。　王肯堂

原方失录。

生地汁浸粳米煎粥日飲一二盞

肝火上衝目痛赤腫如桃辨諸因怒起病　陸肖愚

醋炒柴胡青皮吳萸黃連鹽水炒黃柏酒炒芩白芍丹皮青黛

胃熱兩目腫痛不能張辨諸脈至洪滑大渴便秘投風藥更昏痙欲厥　王孟英

白虎湯知膏粳草

胃液枯脾無以散精歸目左目紅痛難開辨諸大渴熱飲右關疾而不柔服白虎尤甚　李冠仙

原案無方但云以菊花桑葉代茶而投以養胃重劑

寒痰冷氣壅塞喉嚥氣不上通目赤辨諸服涼藥後加痰齁不已　陳文中

芎蝎散

濁陰上泛白膜遍覆黑睛羞明淚多　王肯堂

原方失錄

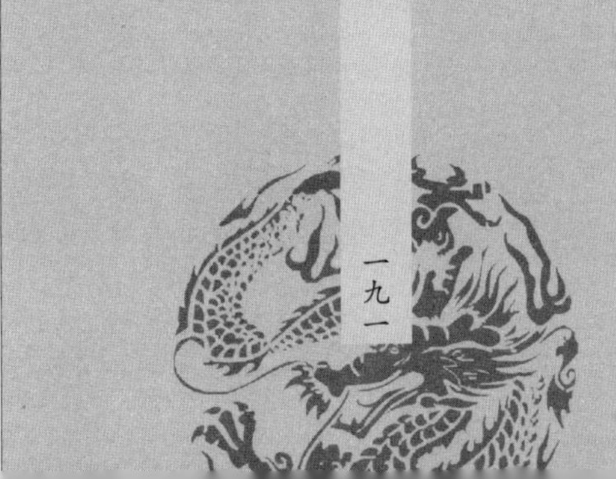

心火引動肝風目大眥赤脈浮膜入風輪即辨諸大眥屬心風輪屬肝子令母實也　林珮琴

木賊穀精赤芍連翹枳殼當歸甘菊龍眼肉

外風左目起脂翳視物昏花證兼額角太陽穴眉棱骨皆鉆痛難忍辨諸服涼肝息內風藥益甚　魏筱泉

羌活川芎黃芩甘草荊芥蟬衣草決明木賊草

肝腎陰虧相火上炎瞳神散大烏珠起翳　王旭高

女貞旱蓮生地杞子沙苑穀精草丹皮元參

小兒疳積翳膜遮睛證兼腹大脚小　江應宿

糞蛆

虛火凝結目水輪起白星辨諸病因勞神而起止而復發知非外感風熱脈沈無力知非實火　顧曉瀾

生熟地川芎歸鬚蕤仁蔓荊枳殼紅花黑豆皮米炒冬桑葉

血上潰眼內白眥發黑　漏名

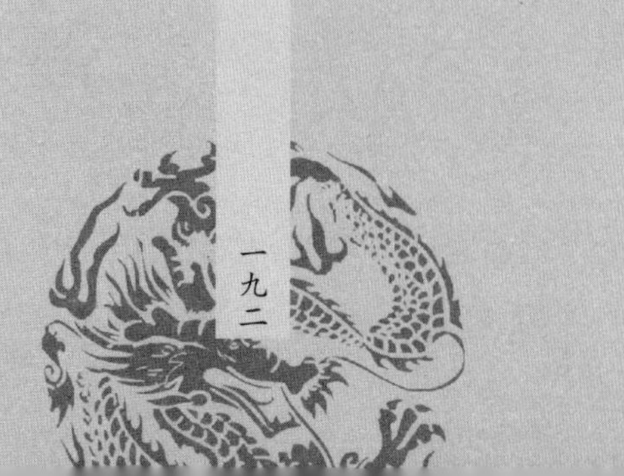

心火引动肝风，目大眦赤，脉浮，膜入风轮。即辨诸大眦属心，风轮属肝，子令母实也。　林佩琴

木贼、谷精、赤芍、连翘、枳壳、当归、甘菊、龙眼肉。

外风，左目起脂翳，视物昏花。证兼额角、太阳穴、眉棱骨皆钻痛难忍。辨诸服凉肝息内风药益甚。　魏筱泉

羌活、川芎、黄芩、甘草、荆芥、蝉衣、草决明、木贼草。

肝肾阴亏，相火上炎，瞳神散大，乌珠起翳。

王旭高

女贞、旱莲、生地、杞子、沙苑、谷精草、丹皮、元参。

小儿疳积，翳膜遮睛。证兼腹大脚小。　江应宿

粪蛆。

虚火凝结目，水轮起白星。辨诸病因劳神而起，止而复发，知非外感风热，脉沈无力，知非实火。　顾晓澜

生熟地、川芎、归须、蕤仁、蔓荆、枳壳、红花、黑豆皮、米炒冬桑叶。

血上溃眼，内白眦发黑。

漏名

五灵脂。

肾虚，瞳神色白。阴虚阳虚均有之，须再辨。漏名

原方失录。

过汗筋燥，目左视而白睛多。罗谦甫

人参益气汤。参、耆、芍、草、升、柴、五味。

脾虚不约肝经，风热乘之，白睛微黄，羞明而瞤。即辨诸微黄及面肿。林佩琴

薏仁、丹皮、茵陈、山栀、钩藤、甘菊、甘草、茯神，旋加潞参、白芍。

胶痰滞络，闭塞清窍，目定。辨诸舌苔粘腻 叶天士

原方欠当，未录。

欲战汗目反。证兼口张，最忌惊扰，汗出自愈。

余听鸿

原案无方，但云汗收人醒后，服甘凉养胃，存阴泄热。

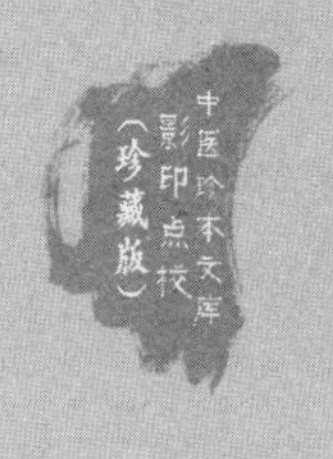

五靈脂

腎虛瞳神色白 陰虛陽虛均有之須再辨 漏名

原方失錄

過汗筋燥目左視而白睛多 羅謙甫

人參益氣湯 參耆芍草升柴五味

脾虛不約肝經風熱乘之白睛微黃羞明而瞤 即辨諸微黃及面腫 林珮琴

薏仁丹皮茵蔯山梔鈎藤甘菊甘草茯神旋加潞參白芍

膠痰滯絡閉塞清竅目定 辨諸舌苔粘膩 葉天士

原方欠當未錄

欲戰汗目反 證兼口張最忌驚擾汗出自愈 余聽鴻

原案無方但云汗收人醒後服甘涼養胃存陰泄熱

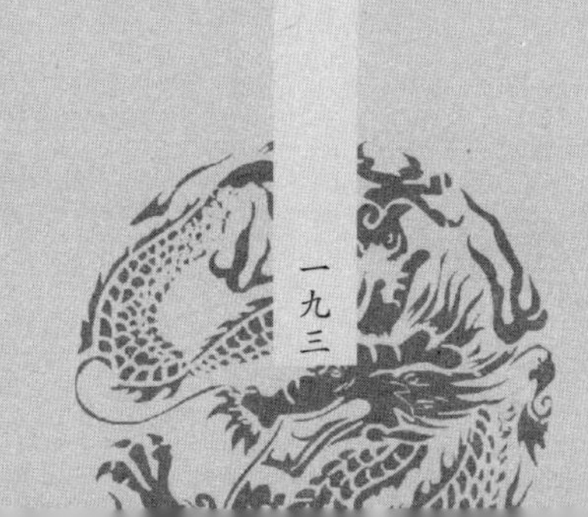

小兒被驚兩眼黑睛向裏白睛向外　龔子才

俟出痘時棉胭脂熬膏塗眼皮

內風上擾目上視　漏名

竹葉桑葉炒麥冬杏仁北沙參甘蔗汁生地

痰食壅遏胃絡熱結目直視 證兼昏譫辨諸因驚得病脈弦急搏指　馬元儀

承氣湯合抱龍丸

心肝熱目直視 辨諸腮赤手搐病前喜坐冷石上　錢仲陽

原案云瀉心肝補腎水

足太陽血虛筋急目直視 辨諸病在產後脈輭數　林珮琴

生脈散加生地當歸石斛連翹丹皮木瓜甘草藕汁 參冬五味

兒搐肺勝肝目右視　錢仲陽

小儿被惊，两眼黑睛向里，白睛向外。　龚子才

俟出痘时，棉胭脂熬膏涂眼皮。

内风上扰，目上视。

漏名

竹叶、桑叶、炒麦冬、杏仁、北沙参、甘蔗汁、生地。

痰食卒先壅遏胃络，热结目，直视。证兼昏谵，辨诸因惊得病，脉弦急搏指。

马元仪

承气汤合抱龙丸。

心肝热，目直视。辨诸腮赤手搐，病前喜坐冷石上。

钱钟阳

原案云：泻心肝，补肾水。

足太阳血虚，筋急，目直视。辨诸病在产后，脉软数。　林佩琴

生脉散加生地、当归、石斛、连翘、丹皮、木瓜、甘草、藕汁。参、冬、五味。

儿搐，肺胜肝，目右视。

钱仲阳

泻肝汤。

鬼魅相感，俯视不正。　朱丹溪

原案无方，但云须正心。

脾虚，目不能开。证兼昏昏喜睡　万密斋

调元汤合琥珀抱龙丸。

元神不能上贯，两目紧闭。　漏名

原方失录。

风水，眼皮合不能开。辨诸肢面肾囊俱浮肿。　徐澹安

越婢汤合苓桂术甘汤，去甘草。

因恐气结，胆横不下，目系结，张不得瞑。钱仲阳

郁李仁。

瀉肝湯

鬼魅相感俯視不正　朱丹溪

原案無方但云須正心

脾虛目不能開 證兼昏昏喜睡　萬密齋

調元湯合琥珀抱龍丸

元神不能上貫兩目緊閉　漏名

原方失錄

風水眼皮合不能開 辨諸肢面腎囊俱浮腫　徐澹安

越婢湯合苓桂朮甘湯去甘草

因恐氣結膽橫不下目系結張不得瞑　錢仲陽

郁李仁

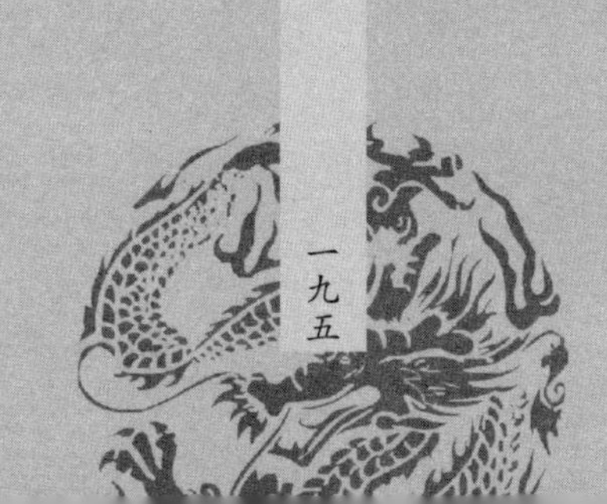

脾虛脈鈍上下眼胞倦於開闔　葉天士

於朮枸杞子桂圓肉歸身黃芪炙草

腎虛水虧目乾則澁目潤則開　繆宜亭

生地熟地玉竹藿斛石決明明月砂桑葉黑芝蔴

小兒脾土虛寒露睛辨諸面皖舌滑白天柱倒目光且散　楊乘六

參附養榮湯

肝鬱暴發左目流血即辨諸暴病及脈弦數溺赤　徐澹安

左金丸加丹柴澤鬱旋覆沙苑鈎藤黃連吳萸

三陰火盛迫血上溢眼中出血如射辨諸血出多時經即不行　漏名

歸尾生地芍藥黃柏知母條芩側柏葉木通紅花桃仁

肝火兩眼角出烟霧　龔子才

脾虚脉钝，上下眼胞倦于开阖。　叶天士

于术、枸杞子、桂圆、归身、黄芪、炙草。

肾虚水亏，目干则涩，目润则开。　缪宜亭

生地、熟地、玉竹、藿、斛、石决明、明月砂、桑叶、黑芝麻。

小儿脾土虚寒，露睛。辨诸面皖，舌滑白，天柱倒，目光且散。　杨乘六

参附养荣汤。

肝郁暴发，左目流血。即辨诸暴病，及脉弦数，溺赤。　徐澹安

左金丸加丹、柴、泽、郁、旋覆、沙苑、钩藤。黄连、吴萸。

三阴火盛，迫血上溢，眼中出血如射。辨诸血出多时，经即不行。　漏名

归尾、生地、芍药、黄柏、知母、条芩、侧柏叶、木通、红花、桃仁。

肝火，两眼角出烟雾。　龚子才

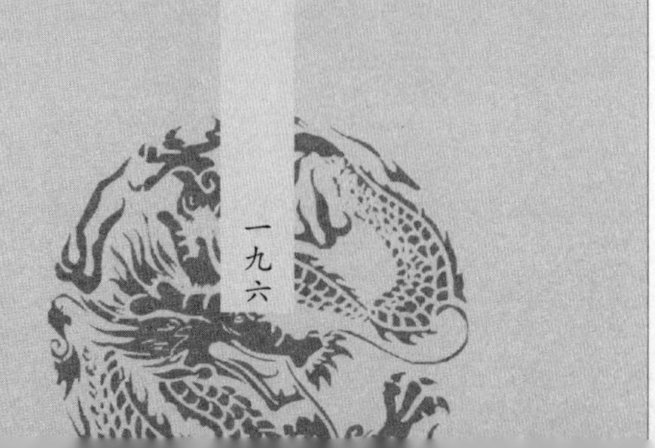

柴胡、黄连。

将出痘，眼含水气如欲泪。

【按】痧疹将发亦如是。

王汉皋

原案无方。

年壮血盛，并缠于肝，眼疼。辨诸月经不通，肝脉弦滑。孙思邈

原案云：用通经药。

寒痰袭经，目掣痛。辨诸体肥，以热掌按之觉爽。

张飞畴

三因芎辛汤加石膏。

肝胀，眼珠下垂至鼻。

漏名

羌活。此药欠当，拟易生甘草、乌梅、白芍。

风阳上越，眼中努肉高突红肿。辨诸眉棱骨先痛，努肉即突。顾晓澜

生熟地、归身、龟版、牛膝、枸杞、甘菊、阿胶、桑叶、盐煮石决明。

柴胡黃連

將出痘眼含水氣如欲淚 按痧疹將發亦如是 王漢皋

原案無方

年壯血盛併纏於肝眼疼 辨諸月經不通肝脈弦滑 孫思邈

原案云用通經藥

寒痰襲經目掣痛 辨諸體肥以熱掌按之覺爽 張飛疇

三因芎辛湯加石膏

肝脹眼珠下垂至鼻 漏名

羌活 此藥欠當擬易生甘草烏梅白芍

風陽上越眼中努肉高突紅腫 辨諸眉棱骨先痛努肉即突 顧曉瀾

生熟地歸身龜版牛膝枸杞甘菊阿膠桑葉鹽煮石決明

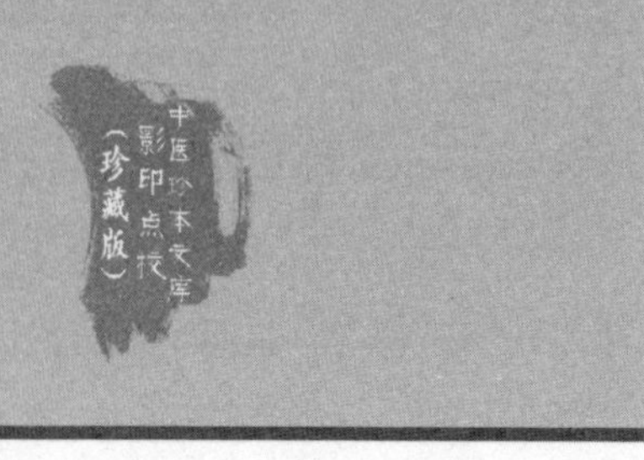

肝火挾痰乘絡外脹眼眥赤腫突生白泡 證見垂與鼻齊辨諸大怒得病脈滑大有力 孫東宿

薑汁益元丸繼用二陳湯加酒連酒芩天麻滑石竹茹枳實吳萸

濕熱着絡目黃 辨諸脈數舌白腰脇痹痛 葉天士

豆蔻白通草豆卷茵陳米仁杏仁猪苓澤瀉

脾虛兩目發黃 證兼身體皆黃辨諸小便自利而清 王旭高

黃耆白芍地膚子茯苓

液被熱劫精氣不上輸瞳神色白無光 辨諸前曾誤服燥熱藥 費蘭泉

西瓜汁西洋參細生地知母生草粳米麥冬五味子鮮石斛元參

脾經風熱沿眶紅爛 江應宿

槐樹枝炒青鹽擦牙

目中生蟲眼緣爛 賣藥嫗

肝火挟痰，乘络外胀，眼眦赤肿，突生白泡。证见垂与鼻齐，辨诸大怒得病，脉滑大有力。 孙东宿

姜汁益元丸，继用二陈汤加酒连、酒芩、天麻、滑石、竹茹、枳实、吴萸。

湿热着络、目黄。辨诸脉数，舌白，腰胁痹痛。

叶天士

豆蔻、白通草、豆卷、茵陈、米仁、杏仁、猪苓、泽泻。

脾虚，两目发黄。证兼身体皆黄，辨诸小便自利而清。 王旭高

黄耆、白芍、地肤子、茯苓。

液被热劫，精气不上输，瞳神色白无光。辨诸前曾误服燥热药。 费兰泉

西瓜汁、西洋参、细生地、知母、生草、粳米、麦冬、五味子、鲜石斛、元参。

脾经风热，沿眶红烂。

江应宿

槐树枝炒青盐，擦牙。

目中生虫，眼缘烂。

卖药媪

覆盆子叶。

脾虚，肝乘眼胞，上下青黯。　　　　薛立斋

参、术、苓、草、陈皮、木香、吴茱萸。

痰症，眼胞上下如烟煤。辨诸脉沈滑。　　　　徐澹安

固本汤去生地，加阿胶、紫石英、牛膝、牡蛎、淡菜。

【按】此为肾阴虚，水泛为痰方，其他痰症，亦眼胞如煤。

经行饮冷，肝络火郁，目胞紫斑。即辨诸经行饮冷，经骤止，小腹胀痛如束。　　　　徐澹安

柴胡、香附、赤芍、五灵脂、青皮、泽兰、桃仁。

肝胆郁热，左目胞起瘰，痛及眉棱、额角、颠顶。辨诸脉弦劲，舌绛，投风药更甚。　　　　王孟英

固本合二至、桑、菊、犀、羚、元参、牡蛎、鳖甲、白芍、知母、丹皮等。

忧伤脾恚伤肝，气结血瘀，左眼上胞内生疙瘩。证见下垂遮目，红肿痛，脉左劲右涩。　　　　李修之

龙胆泻肝汤，疙瘩小，接服六味加龙胆草、白蒺藜、决明子、牡蛎。

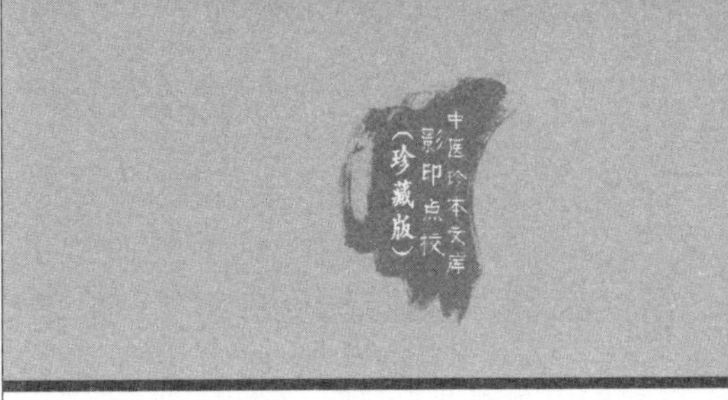

覆盆子葉

脾虛肝乘眼胞上下青黯　薛立齋

參朮苓草陳皮木香吳茱萸

痰症眼胞上下如烟煤 辨諸脈沈滑　徐澹安

固本湯去生地加阿膠紫石英牛膝牡蠣淡菜 按此爲腎陰虛水泛爲痰方其他痰症亦眼胞如煤

經行飲冷肝絡火鬱目胞紫斑 即辨諸經行飲冷經驟止小腹脹痛如束　徐澹安

柴胡香附赤芍五靈脂青皮澤蘭桃仁

肝膽鬱熱左目胞起瘰痛及眉稜額角巔頂 辨諸脈弦勁舌絳投風藥更甚　王孟英

固本合二至桑菊犀羚元參牡蠣鱉甲白芍知母丹皮等

憂傷脾恚傷肝氣結血瘀左眼上胞內生疙瘩 證見下垂遮目紅腫痛脈左勁右澀　李修之

龍膽瀉肝湯疙瘩小接服六味加龍膽草白蒺藜決明子牡蠣

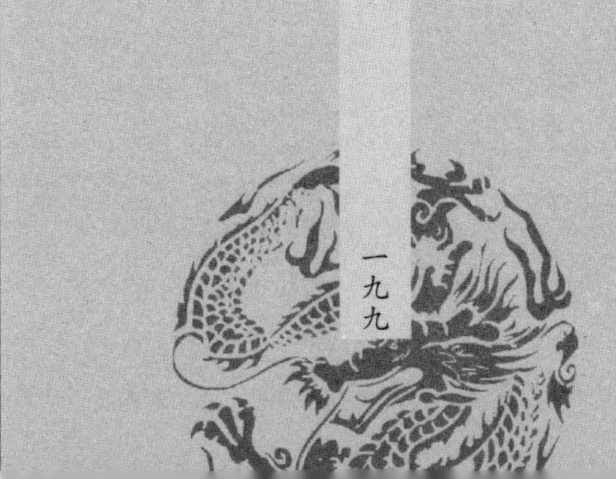

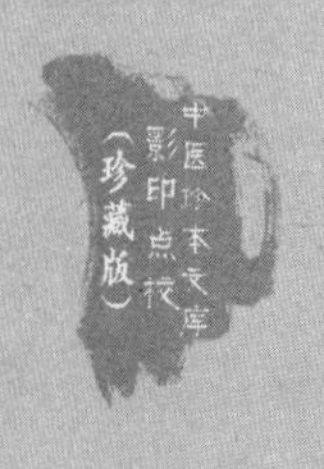

痰涎內壅合眼虛飄如入雲端證兼汗多語錯脈洪而虛又在產後疑虛辨諸用補反惡心欲嘔 裴兆期

半夏天麻茯苓橘紅蔻仁厚朴黃連竹茹枳實

心神虛憊目閉即神飛無知辨諸言不接氣昏倦懶食脈虛微 龔子才

硃砂安神丸

肝胆痰熱合目發癇 尤在涇

半夏橘紅竹茹胆星炙草菖蒲枳實茯苓

溫邪挾痰化而外行合目汗出證見脘悶不飢便閉辨諸口渴脈弦滑而數忌投補 王孟英

知芩蔞杏翹貝旋茹連斛雪羹

膽熱合目則汗 尤在涇

橘皮竹茹湯加石斛橘竹薑棗參

鼻類

痰涎内壅合眼，虚飘如入云端。证兼汗多语错，脉洪而虚，又在产后，疑虚，辨诸用补反恶心欲呕。

裴兆期

半夏、天麻、茯苓、橘红、蔻仁、厚朴、黄连、竹茹、枳实。

心神虚惫，目闭即神飞无知。辨诸言不接，气昏倦懒食，脉虚数。　龚子才

朱砂安神丸。

肝胆痰热，合目发痫。

尤在泾

半夏、橘红、竹茹、胆星、炙草、菖蒲、枳实、茯苓。

温邪挟痰，化而外行，合目汗出。证见脘闷不饥，便闭，辨诸口渴，脉弦滑而数，忌投补。　王孟英

知、芩、蒌、杏、翘、贝、旋、茹、连、斛、雪羹。

胆热，合目则汗。

尤在泾

橘皮竹茹汤加石斛。橘、竹、姜、枣、参。

鼻类

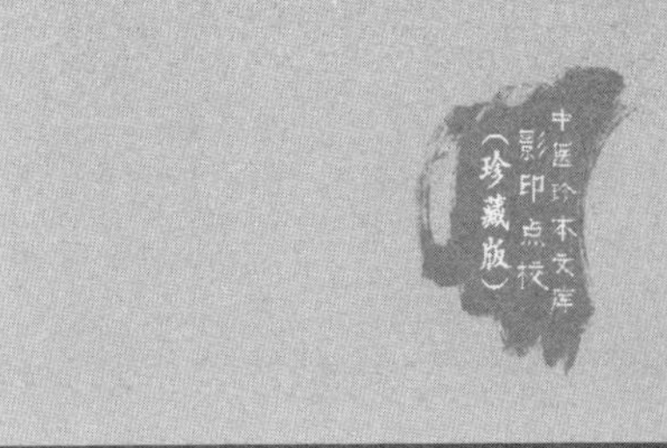

寒痰阻塞，阳气不振，鼻喜闻爆竹硝黄之气。凡病人喜闻何气，皆可以推测病情。　　陆祖愚

二陈加蔻仁、白芥子、石菖蒲、姜汁、竹沥。

暑湿内伏，挟痰阻肺，气壅不行，嗅诸食物无不极臭。辨诸苔黄腻，不渴，胸闷。　　王孟英

旋、贝、杏、蒌、兜、枇、菀、枳、白前、竹茹。

玳瑁瘟，口鼻起黑色，成片。　　张路玉

葛根、芩、连、犀角、连翘、荆、防、紫荆、人中黄。

肺气虚，会厌弱不掩气喉，饮食从鼻窍出。辨诸右脉缓弱无力。　　孙文垣

六君子加辛夷、桑白皮、苡仁、沈香。参、术、苓、草、橘、半。

心肝火炎，食入随吐，鼻觉食物气出。辨诸因怒得，又诸皆属心。　　万密斋

芩、连、白术、陈皮、香附、茯苓、砂仁。

虚寒，口鼻气冷。证兼自利肢冷，汗冷，脉如蛛丝。

罗谦甫

寒痰阻塞陽氣不振鼻喜聞爆竹硝黃之氣凡病人喜聞何氣皆可以推測病情　陸祖愚

二陳加蔻仁白芥子石菖蒲薑汁竹瀝

暑濕內伏挾痰阻肺氣壅不行嗅諸食物無不極臭辨諸苔黃膩不渴胸悶　王孟英

旋貝杏蔞兜枇菀枳白前竹茹

玳瑁瘟口鼻起黑色成片　張路玉

葛根芩連犀角連翹荊防紫荊人中黃

肺氣虛會厭弱不掩氣喉飲食從鼻竅出辨諸右脈緩弱無力　孫文垣

六君子加辛夷桑白皮苡仁沈香參朮苓草橘半

心肝火炎食入隨吐鼻覺食物氣出辨諸因怒得又諸皆屬心　萬密齋

芩連白朮陳皮香附茯苓砂仁

虛寒口鼻氣冷證兼自利肢冷汗冷脈如蛛絲　羅謙甫

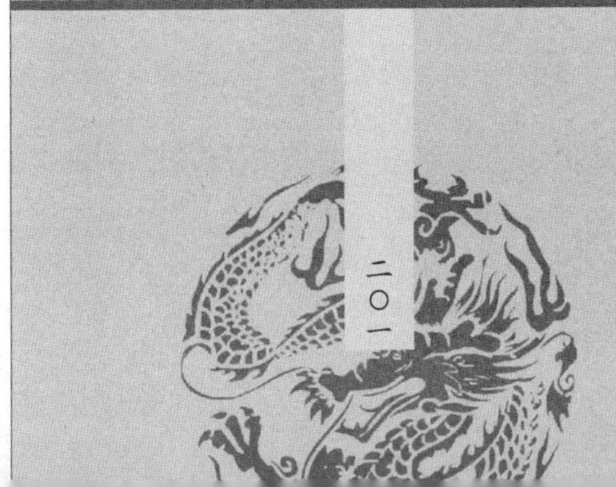

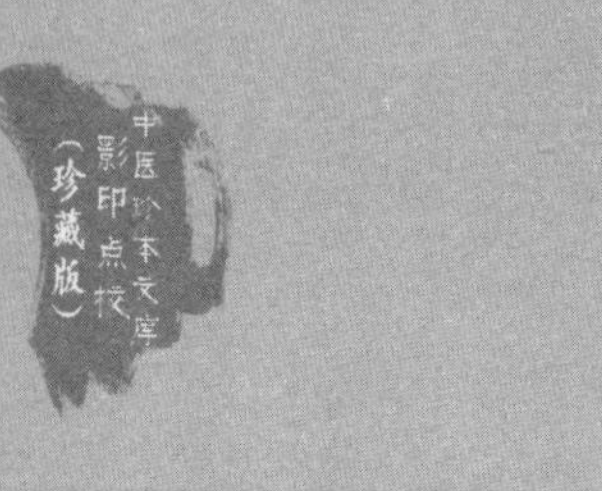

四逆湯加葱薑 附子乾薑炙甘草

寒藥傷脾肝木乘之鼻色青其息如冰 辨諸面黃脈弦 施沛然

六君子加芍連 參朮苓草橘半

婦女花風三焦火旺鼻息粗 王仲陽

涼膈散加青皮木香香櫞 翹薄梔芩竹草硝黃

眞氣虛散鼻聲鼾 喻嘉言

原方失錄

風溫誤汗津液被劫鼻息鼾 證見嗜睡辨諸右寸脈極促數不調 王孟英

原案云必至語言難出仲聖曾言之殊難救藥 按可姑以金水相生法救之

心氣鬱結鼻不聞香臭 心主五臭故也 漏名

原方失錄

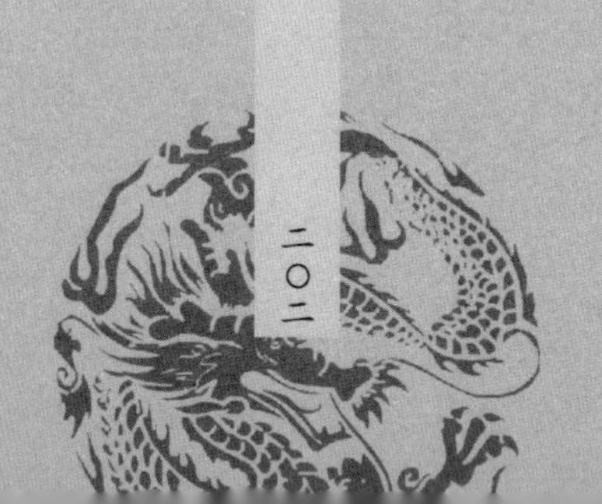

四逆汤加葱姜。附子、干姜、炙甘草。

寒药伤脾，肝木乘之，鼻色青，其息如冰。辨诸面黄，脉弦。　施沛然

六君子加芍连。参、术、苓、草、橘、半。

妇女花风，三焦火旺，鼻息粗。　王仲阳

凉膈散加青皮、木香、香橼。翘、薄、栀、芩、竹、草、硝、黄。

真气虚散，鼻声鼾。　喻嘉言

原方失录。

风温误汗，津液被劫，鼻息鼾。证见嗜睡，辨诸右寸脉极促数不调。　王孟英

原案云：必至语言难出。仲圣曾言之殊难救药。

【按】可姑以金水相生法救之。

心气郁结，鼻不闻香臭。心主五臭，故也。　漏名

原方失录。

肺郁，风火窍络为闭，鼻塞不闻香臭。　　尤在泾

苍耳子、薄荷、桔梗、连翘、辛夷、黄芩、山栀、杏仁、甘草、木通。

心肝移热于肺，清窍为蒙，鼻塞不知香臭。辨诸坐时气降鼻通。　　徐澹安

防风通圣散去山栀、大黄，加川连。

阴虚火升，壅肺鼻塞。辨诸面赤而明，入夜则塞，异于面黯，昼夜并塞，知非伤风症。　　缪仲淳

麦冬、五味、桑皮、贝母、百部、生地、鳖甲、沙参。

头中寒湿，身黄鼻塞。辨诸饮食、二便如常，知非湿热，宿谷相搏之里症。　　许叔微

瓜蒂散搐鼻。

肝风煽痰，上逆鼻塞。　　王孟英

原方失录。

阳明痰湿袭肺，肺气不利，鼻塞不闻有年。辨诸舌苔满白。　　马培之

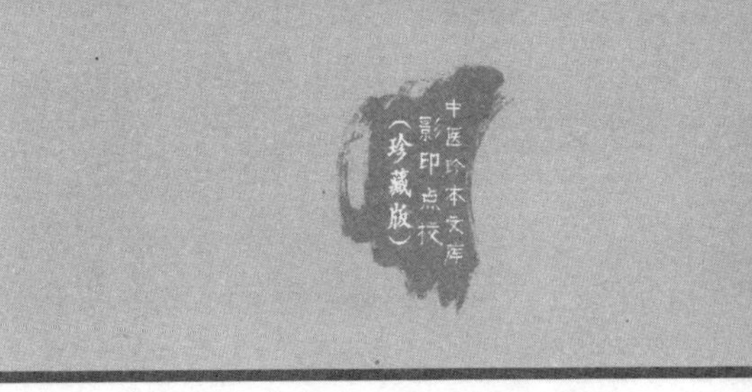

肺鬱風火竅絡爲閉鼻塞不聞香臭　尤在涇

蒼耳子薄荷桔梗連翹辛夷黄芩山梔杏仁甘草木通

心肝移熱於肺淸竅爲蒙鼻塞不知香臭辨諸坐時氣降鼻通　徐澹安

防風通聖散去山梔大黄加川連

陰虚火升壅肺鼻塞辨諸面赤而明入夜則塞異於面黯晝夜並塞知非傷風症　繆仲淳

麥冬五味桑皮貝母百部生地鱉甲沙參

頭中寒濕身黄鼻塞辨諸飲食二便如常知非濕熱宿穀相搏之裏症　許叔微

瓜蒂散搐鼻

肝風煽痰上逆鼻塞　王孟英

原方失錄

陽明痰濕襲肺肺氣不利鼻塞不聞有年辨諸舌苔滿白　馬培之

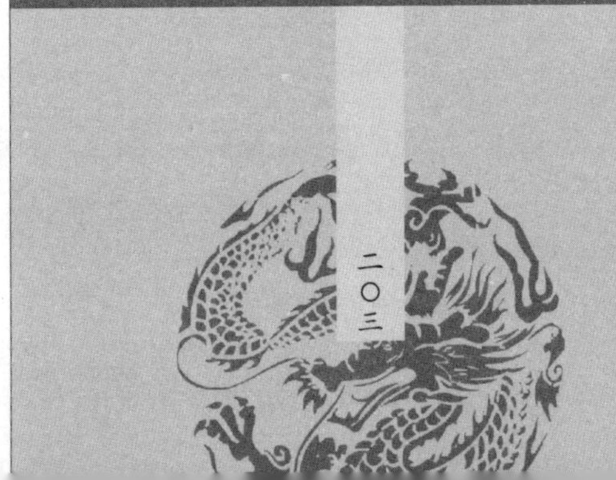

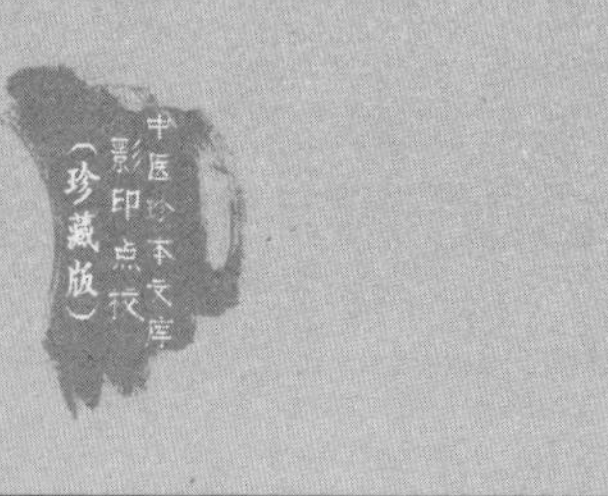

法半夏薑竹茹枳殼秫米南沙參茯苓藿梗

痰火壅肺鼻塞不能嚏 辨諸喉有核脈右寸關洪滑 孫文垣

前胡秦艽葛根薄荷石膏天花粉元參貝母山梔甘草桔梗丹皮

陽氣不宣布久不作嚏 久不嚏不得爲病然即以此可推測病情故特選入全書此類極多勿略過 王孟英

高麗參乾薑五味石菖蒲酒炒薤白半夏橘皮紫苑桔梗甘草

肺熱鬱結鼻塞不通濁涕稠粘 辨諸兩寸浮數 江應宿

升陽散火湯

肝火上炎鼻流黃濁如膿 辨諸左孔下多偏左頭痛 魏玉橫

集靈膏

肝熱肺燥鼻流黃綠色氣臭甚有結塊 辨諸天燥病甚久雨病瘥 王一仁

藿香末猪膽汁合丸 擬改用生沙參末鮮藿香汁猪膽汁和丸

法半夏、姜竹茹、枳壳、秫米、南沙参、茯苓、藿梗。

痰火壅肺，鼻塞不能嚏。辨诸喉有核，脉右寸关洪滑。

孙文垣

前胡、秦艽、葛根、薄荷、石膏、天花粉、元参、贝母、山栀、甘草、桔梗、丹皮。

阳气不宣布，久不作嚏。久不嚏，不得为病，然即以此可推测病情，故特选入全书。此类极多，勿略过。

王孟英

高丽参、干姜、五味、石菖蒲、酒炒薤白、半夏、橘皮、紫苑（菀）、桔梗、甘草。

肺热郁结，鼻塞不通，浊涕稠粘。辨诸两寸浮数。

江应宿

升阳散火汤。

肝火上炎，鼻流黄浊如脓。辨诸左孔下多，偏左头痛。

魏玉横

集灵膏。

肝热肺燥，鼻流黄绿色，气臭甚，有结块。辨诸天燥病甚，久雨病瘥。

王一仁

藿香末，猪胆汁合丸。拟改用生沙参末，鲜藿香汁，猪胆汁和丸。

龙雷之火扰肺，鼻流臭涕不休。　　汪石山

原案无方，但云：滋肝水，养肺阴，以久流外，虽有涕内实，津液将涸也。

肺经壅热，降令失肃，脑漏。　　王孟英

竹叶石膏汤。竹、石、参、麦、橘、草、粳。

胆移热于脑，鼻渊。辨诸服辛夷、苍耳等通脑药，病更甚，涕臭。　　李冠仙

犀角、地黄，去犀，易羚，合温胆，重用竹茹，稍入猪胆汁。上犀、地、芎、丹。下橘、半、枳、茹、苓、草。

风热壅于脑髓，鼻渊。

尤在泾

犀角、苍耳子、黄芩、郁金、杏仁、芦根。

思虑伤脑，脑虚鼻渊。

顾晓澜

玉屏风散加减。黄芪、白术、防风。

肝胆湿热上腾，鼻流如渊，涕浊。　　赵海仙

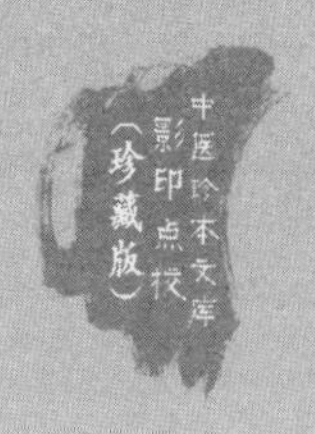

龍雷之火擾肺鼻流臭涕不休　汪石山

原案無方但云 滋肝水養肺陰以久流外雖有涕內實津液將涸也

肺經壅熱降令失肅腦漏　王孟英

竹葉石膏湯 竹石參麥橘草粳

膽移熱於腦鼻淵 辨諸服辛夷蒼耳等通腦藥病更甚涕臭　李冠仙

犀角地黃去犀易羚合溫膽重用竹茹稍入猪膽汁 上犀地芎丹下橘半枳茹苓草

風熱壅於腦髓鼻淵　尤在涇

犀角蒼耳子黃芩鬱金杏仁蘆根

思慮傷腦腦虛鼻淵　顧曉瀾

玉屏風散加減 黃芪白朮防風

肝膽濕熱上騰鼻流如淵涕濁　趙海仙

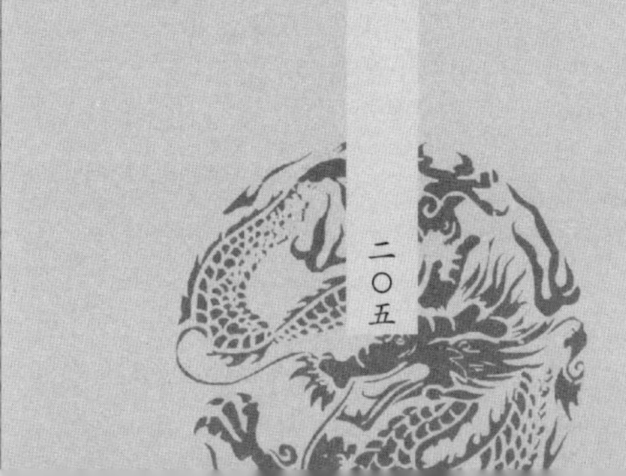

蒼耳薄荷白芷川貝山梔菊花杏仁通草滑石瓜絡木筆花

肝胆熱移腦移肺鼻淵鼻痔　王旭高

羚角丹皮黑梔甘菊元參辛夷蒼耳子石決明

陽明濕熱薰蒸肺氣壅遏鼻生痔不聞香臭 證兼頭昏耳閉　馬培之

杏仁白芷大貝桑皮蛤殼茯苓桔梗枇杷葉

肺熱腦熱蒸脂自下鼻窒生瘜　葉天士

連翹牛蒡通草桑葉鮮荷葉鮮菊葉

濕熱蒸肺鼻生肉贅臭難聞痛難搐 辨諸夙嗜厚味　韓懋

勝濕湯加瀉白散

食猪羊血過多鼻中出毛粗長作痛　漏名

硇砂乳香飲丸 案硇砂能腐人腸胃此方不可用載此條以明病因可用化瘀等品

三十二

苍耳、薄荷、白芷、川贝、山栀、菊花、杏仁、通草、滑石、瓜络、木笔花。

肝胆热，移脑移肺，鼻渊鼻痔。　　王旭高

羚角、丹皮、黑栀、甘菊、元参、辛夷、苍耳子、石决明。

阳明湿热熏蒸，肺气壅遏，鼻生痔，不闻香臭。证兼头昏耳闭。　　马培之

杏仁、白芷、大贝、桑皮、蛤壳、茯苓、桔梗、枇杷叶。

肺热脑热，蒸脂自下，鼻室生瘜。　　叶天士

连翘、牛蒡、通草、桑叶、鲜荷叶、鲜菊叶。

湿热蒸肺，鼻生肉赘，臭难闻，痛难搐。辨诸夙嗜厚味　　韩懋

胜湿汤加泻白散。

食猪羊血过多，鼻中出毛粗长，作痛。　　漏名

硇砂乳香饮丸。

【案】 硇砂能腐人肠胃，此方不可用，载此条以明病因，可用化瘀等品。

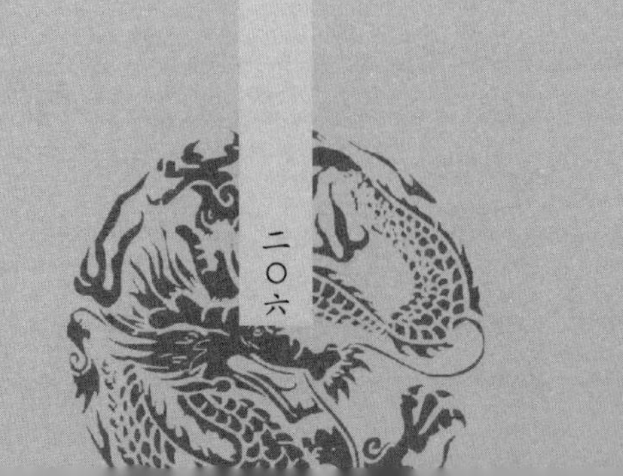

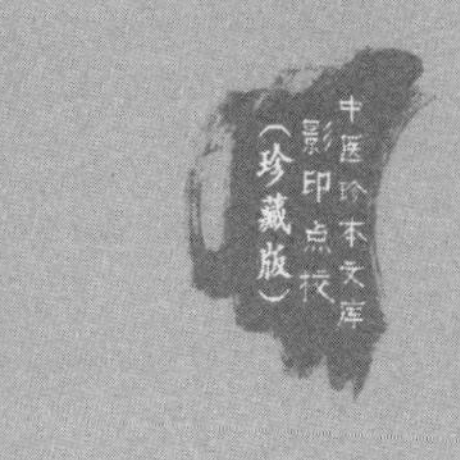

大肠燥结，鼻如烟煤。辨诸身热无汗，鼻准微润，并不汗出大喘，知非肺绝。

喻嘉言

原方失录。

肺经伤寒，鼻内痠痛。

许叔微

瓜蒂散。

失血后，虚阳未潜，山根作痛。证见夜蒸热，醒后颈多汗冷而不黏，心中懊憹。

周小农

牡蛎、龟板、龙齿骨、归、芎、贝、阿胶、蒺藜、茯神、枣仁、小麦、辰朱、百合，

肺热，鼻孔开张。证兼气喘痰壅。 万密斋

葶苈丸去防己，加大黄，合小陷胸汤。

表气不和，鼻上色青。辨诸面有光亮，虽时交秋令，知非肺绝。 张意田

原方失录。

热酒伤胃，积瘀化动，鼻色紫黑。

【案】凡瘀积于胃，化热化火，鼻皆紫黑，不独酒伤也。 朱丹溪

大腸燥結鼻如烟煤 辨諸身熱無汗鼻準微潤並不汗出大喘知非肺絕 喻嘉言

原方失錄

肺經傷寒鼻內痠痛 許叔微

瓜蒂散

失血後虛陽未潛山根作痛 證見夜蒸熱醒後頸多汗冷而不黏心中懊憹 周小農

牡蠣龜板龍齒骨歸芎貝菊阿膠蒺藜茯神棗仁小麥辰砂百合

肺熱鼻孔開張 證兼氣喘痰壅 萬密齋

葶藶丸去防己加大黃合小陷胸湯

表氣不和鼻上色青 辨諸面有光亮雖時交秋令知非肺絕 張意田

原方失錄

熱酒傷胃積瘀化動鼻色紫黑 案凡瘀積於胃化熱化火鼻皆紫黑不獨酒傷也 朱丹溪

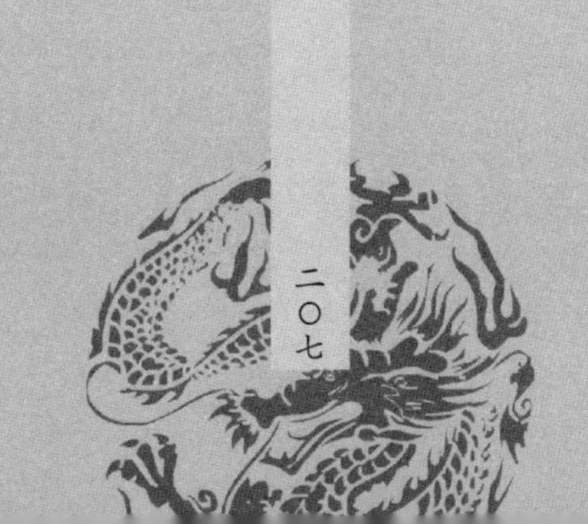

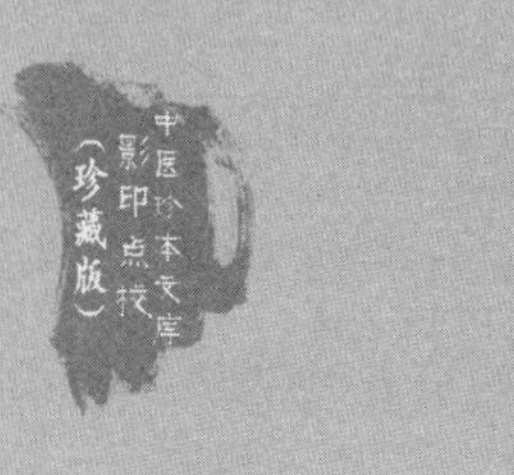

原方失錄

風溫鬱肺邪熱自解鼻衄　王九峯

連翹山梔黃芩麥冬元參杏仁茅針花

疫熱欲解迫血外行鼻衄（因服透解膜原藥而有與傷寒衄理相同）　林珮琴

山梔鮮生地杏仁大貝花粉沙參蘆根蔗汁

過食煎炙醇酒積熱成菸鼻衄（辨諸脈實而數）　漏名

桃仁承氣湯繼既濟湯（上方桃桂硝黃草）

產後瘀血上升鼻衄（辨諸惡露不行心躁舌黑）　吳茭山

童便下益母丸

經乘肺胃鬱熱而倒鼻血（證兼咯血辨諸天癸未行）　徐澹安

犀角地黃湯去丹加青蒿黃芩桑皮地骨杏仁鬱金三七茅根藕

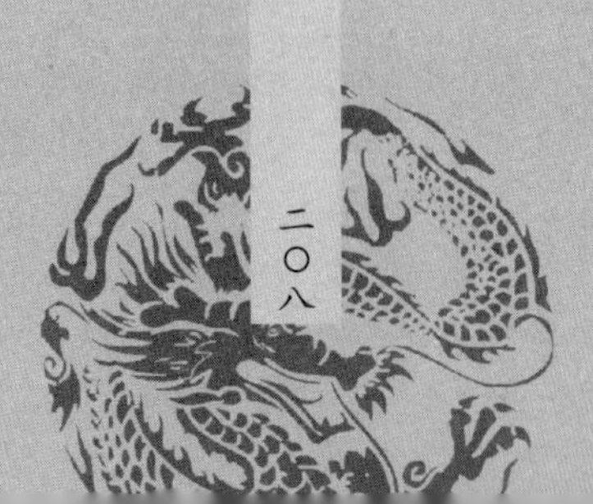

原方失录。

风温郁肺，邪热自解，鼻衄。　王九峰

连翘、山栀、黄芩、麦冬、元参、杏仁、茅针花。

疫热欲解，迫血外行，鼻衄。因服透解膜原药，而有与伤寒衄理相同。　林佩琴

山栀、鲜生地、杏仁、大贝、花粉、沙参、芦根、蔗汁。

过食煎炙醇酒，积热成烟，鼻衄。辨诸脉实而数　漏名

桃仁承气汤，继既济汤。上方桃、桂、硝、黄、草。

产后瘀血上升，鼻衄。辨诸恶露不行，心躁舌黑。　吴茭山

童便下益母丸。

经乘肺胃，郁热而倒鼻血。证兼咯血，辨诸天癸未行。　徐澹安

犀角地黄汤去丹，加青蒿、黄芩、桑皮、地骨、杏仁、郁金、三七、茅根、藕。

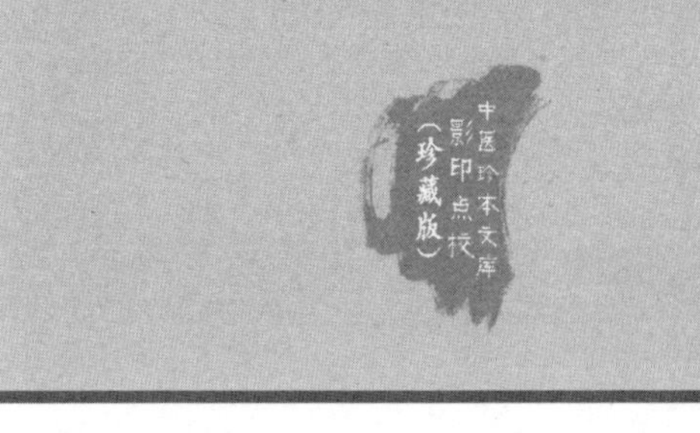

肝火上迫，倒经鼻血。证兼口亦出血，辨诸按月而来。　　林佩琴

醋炒归，生用地、芍、山栀、丹皮、黄芩、枳壳、降香、甘草、郁金，将发前服。

倒经鼻衄。辨诸年及笄，天癸将至，脉缓滑。　王孟英

原方失录。

【案】可参酌前徐林两方用之。

木上侮金，鼻衄。辨诸常在半夜多出左孔，环口青，虚里穴跳。　　魏玉横

养青汤加熟地、地骨皮。

血热妄行，衄血数斗，如檐滴。　　张杲

生地汁。

风痰闭肺，化火劫络，鼻衄如泉。辨诸息贲，胸闷，脉寸大沈，按数。　雷少逸

金沸草汤去细辛、荆芥，加葶苈、杏仁、黄芩、栀炭。

肝阳内动，血随上溢，鼻衄如注。辨诸冬软不主闭藏，闻雷震而发病，脉弦数。

王孟英

肝火上迫倒經鼻血（辨證兼口亦出血按月而來）　林珮琴

醋炒歸生用地芍山梔丹皮黃芩枳殼降香甘草鬱金將發前服

倒經鼻衄（辨諸年及笄天癸將至脈緩滑）　王孟英

原方失錄（案可參酌前徐林兩方用之）

木上侮金鼻衄（辨諸常在半夜多出左孔環口青虛里穴跳）　魏玉橫

養青湯加熟地地骨皮

血熱妄行衄血數斗如檐滴　張杲

生地汁

風痰閉肺化火刼絡鼻衄如泉（辨諸息賁胸悶脈寸大沈按數）　雷少逸

金沸草湯去細辛荊芥加葶藶杏仁黃芩梔炭

肝陽內動血隨上溢鼻衄如注（辨諸冬輭不主閉藏聞雷震而發病脈弦數）　王孟英

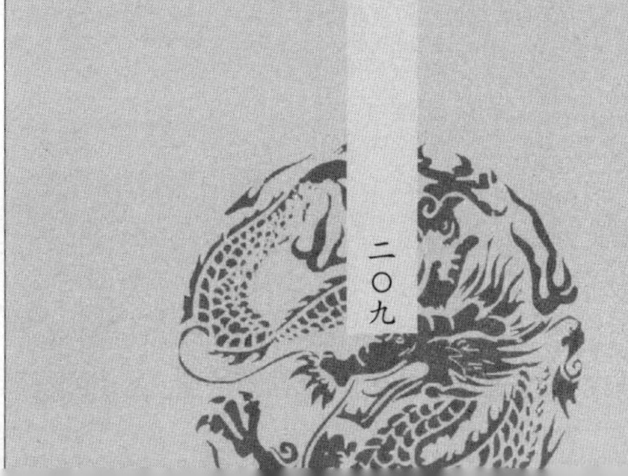

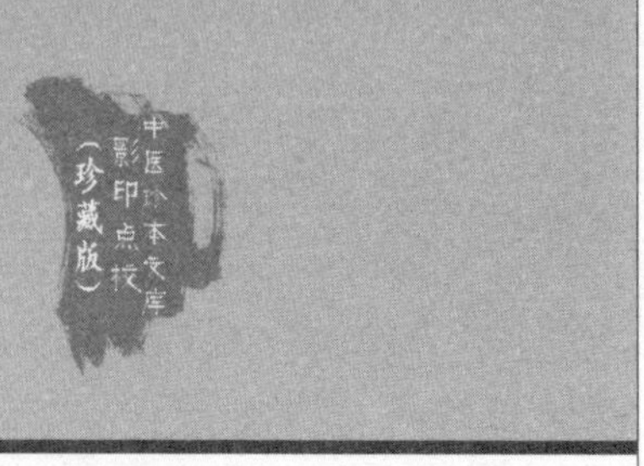

元參生地犀角牡蠣知母生白芍牛膝茯苓側柏葉童便

中氣大虧不足攝血復傷胃絡鼻血如注 辨諸身疲軟面萎黃懶言嗜臥舌嫩黃而胖 楊乘六

補中益氣湯加黑乾姜 參芪朮草歸橘升柴薑棗

氣虛不能攝血鼻衄如湧 辨諸面白息微脈形虛弱身冷如冰服苓連知柏病更甚知非火症 張希白

黃芪黨參炙甘草熟附子繼以四君子湯加歸芍

腎水虧胃火旺鼻血不止 王旭高

生地石膏龜板知母沙參元參牛膝茜草炭血餘炭茅根側柏汁

志火升騰鼻衄成流不止 辨諸面赤足冷至膝脈數寸關尤甚 張仲華

犀角女貞黃連熟地青鉛龜板旱蓮磁石阿膠牛膝

中丹藥毒鼻血不止 辨諸六脈洪數因問而知之 陳良甫

黃芩黃連大黃

元参、生地、犀角、牡蛎、知母、生白芍、牛膝、茯苓、侧柏叶、童便。

中气大亏，不足摄血，复伤胃络，鼻血如注。辨诸身疲软，面痿黄，懒言嗜卧，舌嫩黄而胖。　杨乘六

补中益气汤加黑干姜。参、芪、术、草、归、橘、升、柴、姜、枣。

气虚不能摄血，鼻衄如涌。辨诸面白息微，脉形虚弱，身冷如冰，服苓、连、知、柏，病更甚，知非火症。　张希白

黄芪、党参、炙甘草、熟附子，继以四君子汤加归、芍。

肾水亏，胃火旺，鼻血不止。　王旭高

生地、石膏、龟板、知母、沙参、元参、牛膝、茜草炭、血余炭、茅根、侧柏汁。

志火升腾，鼻衄成流不止。辨诸面赤，足冷至膝，脉数，寸关尤甚。　张仲华

犀角、女贞、黄连、熟地、青铅、龟板、旱莲、磁石、阿胶、牛膝。

中丹药毒，鼻血不止。辨诸六脉洪数，因问而知之。　陈良甫

黄芩、黄连、大黄。

唇舌口类 涎

风客两太阴，唇吻抽动。证兼肩膊抽掣。　　万密斋

黄耆、白芍、甘草。

脾经郁火，唇肿。证兼食少，胃口嘈辣。　　薛立斋

归脾汤加黄连、山栀。参、芪、术、草、归身、茯神、枣仁、龙眼、远志、木香、生姜、大枣。

怒动，肝木横克脾，唇掀肿。辨诸晡热食少，作呕便溏。　　薛立斋

加味归脾汤，补中益气汤。

少阳阳明风热失解，邪漫经络，环唇浮肿。辨诸疹现，随没后。　　叶天士

枯芩、荆芥、防风、银花、甘草、川连、葛根、升麻，陈酒浸药透，再阴干煎。

食积唇焦。　　王旭高

豆豉、郁金、延胡、山栀、香附、蒌壳、连翘、赤苓、竹茹。

脣舌口類 涎

風客兩太陰脣吻抽動 證兼肩膊抽掣　　萬密齋

黄耆白芍甘草

脾經鬱火脣腫 證兼食少胃口嘈辣　　薛立齋

歸脾湯加黄連山梔 參芪朮草歸身茯神棗仁龍眼遠志木香生薑大棗

怒動肝木横克脾脣掀腫 辨諸晡熱食少作嘔便溏　　薛立齋

加味歸脾湯補中益氣湯

少陽陽明風熱失解邪漫經絡環脣浮腫 辨諸疹現隨沒後　　葉天士

枯芩荆芥防風銀花甘草川連葛根升麻陳酒浸藥透再陰乾煎

食積脣焦　　王旭高

豆豉鬱金延胡山梔香附蔞殼連翹赤苓竹茹

熱體熱病夾食積脣焦即辨諸脣焦及腹部悶脹尚未堅痛拒按宜化不宜下　陸成一

陳海蜇煮化湯生荸薺汁生枳實汁鮮蘆根湯和服

腎陰虛脣繭辨諸內熱口乾　薛立齋

濟陰地黃丸

營虛脾有虛熱脣乾皮繭　顧曉瀾

原方失錄

脾胃積熱兩脣初起如豆粒繼長如蠶繭堅痛證兼寒熱飲食難進辨諸口渴　魏筱泉

先用藿葛達邪法後進清涼甘露飲外用蟾蜍餅貼之

肝胃火升兩脣初起如豆繼大如繭硬腫翻花辨諸脈沈疾弦數左部較大　馬培之

生地牡蠣白芍洋參龜板大貝甘草蛤粉茯神元參連翹藕節

胃脈環脣胃有積熱脣起紅筋脈滑弦數　曹仁伯

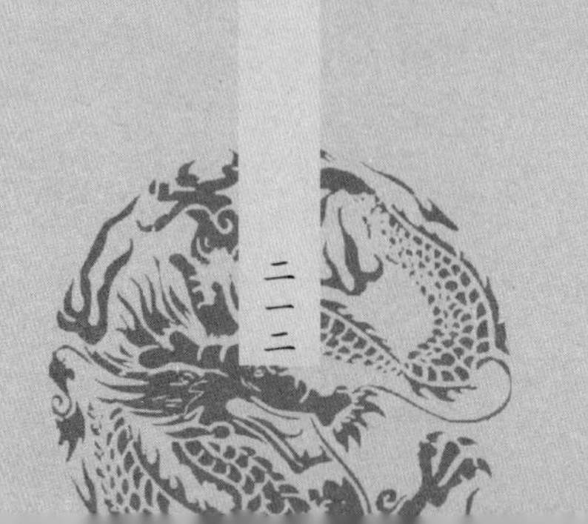

热体热病夹食积，唇焦。即辨诸唇焦，及腹部闷胀，尚未坚痛，拒按，宜化不宜下。　陆成一

陈海蜇煮化汤，生荸荠汁，枳实汁，鲜芦根汤，和服。

肾阴虚，唇茧。辨诸内热口干。　薛立斋

济阴地黄丸。

营虚，脾有虚热，唇干皮茧。　顾晓澜

原方失录。

脾胃积热，两唇初起如豆粒，继长如蚕茧，坚痛。证兼寒热，饮食难进，辨诸口渴。　魏筱泉

先用藿葛达邪法，后进清凉甘露饮，外用蟾蜍饼贴之。

肝胃火升，两唇初起如豆，继大如茧，硬肿翻花。辨诸脉沈疾弦数，左部较大。　马培之

生地、牡蛎、白芍、洋参、龟板、大贝、甘草、蛤粉、茯神、元参、连翘、藕节。

胃脉环唇，胃有积热，唇起红筋。脉弦滑数。

曹仁伯

六味丸加川贝、决明。此方欠当

肾阴虚，液不上潮，口干唇燥。

【按】醒后舌干者，可于两方酌体气用之。　高果哉

神水法。锅煮烧酒，翘竹覆置空碗，以铅镕成片，剪作条，悬锅盖，对碗，俾片上水滴碗中，取服。王孟英谓：甑气水更胜。

肝胃火炽，口唇干燥赤碎。　王旭高

生地、丹皮、沙参、桑叶、羚角、决明、白芍、芝麻、蔗皮、梨皮、元参、石斛。

肠胃生虫，唇红。辨诸善食。　王旭高

川贝、杏仁、茯苓、百部、川连、党参、地骨皮、陈皮、芜荑、款冬、桑白皮。

积食蒸热，唇紫。

王汉皋

原方失录。

肝火郁于脾胃，唇色深紫。　张意田

原方失录。

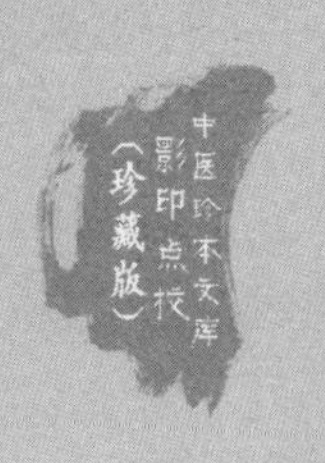

六味丸加川貝決明此方欠當

腎陰虛液不上潮口乾唇燥按醒後舌乾者可於兩方酌體氣用之　高果哉

神水法鍋煮燒酒翹竹覆置空碗以鉛鎔成片剪作條懸鍋蓋對碗俾片上水滴碗中取服王孟英謂甑氣水更勝

肝胃火熾口唇乾燥赤碎　王旭高

生地丹皮沙參桑葉羚角決明白芍芝麻蔗皮梨皮元參石斛

腸胃生蟲唇紅辨諸善食　王旭高

川貝杏仁茯苓百部川連黨參地骨皮陳皮蕪荑款冬桑白皮

積食蒸熱唇紫　王漢皋

原方失錄

肝火鬱於脾胃唇色深紫　張意田

原方失錄

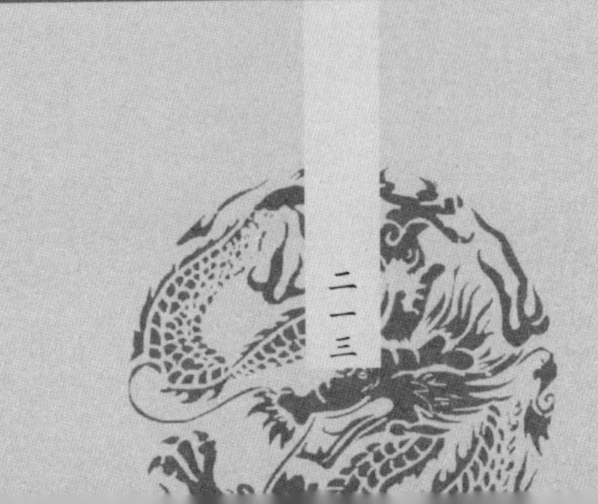

熱症誤用熱藥唇口青紫　龔子才

益元湯

木尅土唇青虛實寒熱皆有是見證　羅謙甫

黃耆建中湯加附子茋芍桂草薑棗飴此治虛寒方如其他體質木克土唇青忌用

水反侮土環唇色黑　漏名

原方失錄

中暑兼痰唇吻環口皆深黑辨諸體肥時令酷暑　吳橋

原方失錄

玳瑁瘟上唇起黑色光亮如漆法宜解毒　張路玉

葛根芩連犀角連翹荊防紫荊人中黃

脾熱病將發唇先黃熱　徐仲光

热症误用热药，唇口青紫。　龚子才

益元汤。

木克土，唇青。虚实寒热，皆有是见证。　罗谦甫

黄者建中汤加附子。芪、芍、桂、草、姜、枣、饴，此治虚寒方，如其他体质，木克土，唇青，忌用。

水反侮土，环唇色黑。

漏名

原方失录。

中暑兼痰，唇吻环口，皆深黑。辨诸体肥，时令酷暑。

吴桥

原方失录。

玳瑁瘟，上唇起黑色，光亮如漆。法宜解毒。

张路玉

葛根、芩、连、犀角、连翘、荆、防、紫荆、人中黄。

脾热病将发，唇先黄热。

徐仲光

原方失录。

胃经积热，唇生疔肿硬。辨诸烦躁，喜饮冷，脉数。　　薛立斋

凉膈散合荆防败毒散。上方翘、薄、栀、芩、硝、黄。下方荆、防、枳、桔、二活、二胡、赤苓、川芎、参、草。

脾胃虚寒，虚阳上炎，口舌碎痛。辨诸便溏，右脉小紧，法宜温中清上（以下口舌）。　　王旭高

参、术、苓、草、炮姜、五味、麦冬、灯芯。

水亏，阴气不上乘，心肺之热不下降，口舌作干。　　马培之

南沙参、石斛、瓜蒌皮、莲子、杏仁、女贞子、毛燕。

产后去血过多，浮火上炽，舌干口燥。辨诸畏寒肢酸，脉细数无力。

【按】呕血血崩后，亦有之。　　何鸿舫

生芪、归身、丹皮、丹参、白芍、牛膝、黄芩、炮姜、炙草、藕节、姜炒竹茹。

热风中络，口歪舌蹇。证兼咽痛，寒风中络，亦有之。　　尤在泾

原方失录。

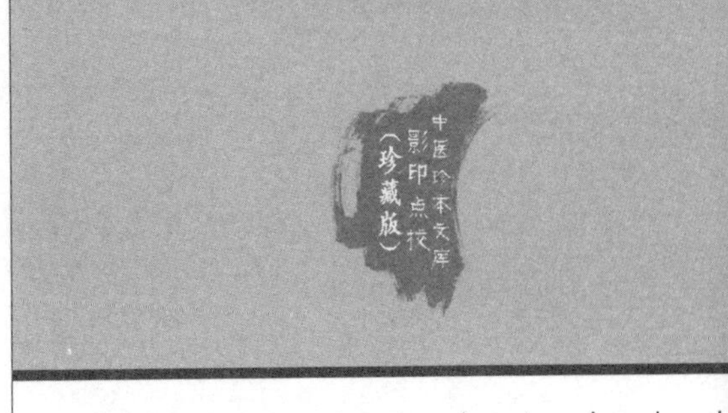

原方失錄

胃經積熱唇生疔腫硬 辨諸煩躁喜飲冷脈數 　薛立齋

涼膈散合荊防敗毒散 上方翹薄梔芩硝黃下方荊防枳桔二活二胡赤苓川芎參草

脾胃虛寒虛陽上炎口舌碎痛 辨諸便溏右脈小緊法宜溫中清上（以下口舌） 　王旭高

參朮苓草炮姜五味麥冬燈芯

水虧陰氣不上乘心肺之熱不下降口舌作乾 　馬培之

南沙參石斛瓜蔞皮蓮子杏仁女貞子毛燕

產後去血過多浮火上熾舌乾口燥 辨諸畏寒肢酸脈細數無力按嘔血血崩後亦有之 　何鴻舫

生芪歸身丹皮丹參白芍牛膝黃芩炮薑炙草藕節薑炒竹茹

熱風中絡口歪舌蹇 證兼咽痛寒風中絡亦有之 　尤在涇

原方失錄

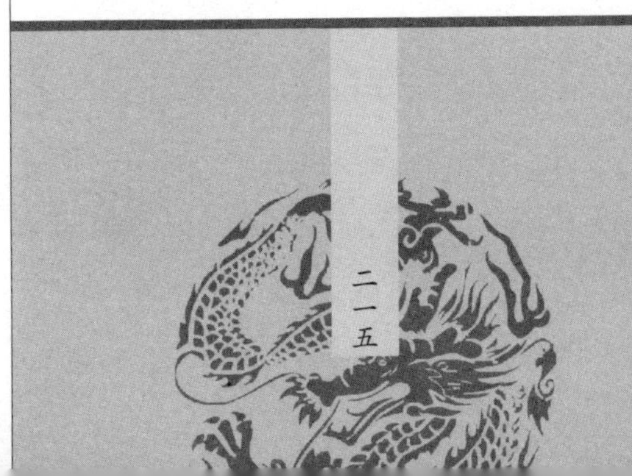

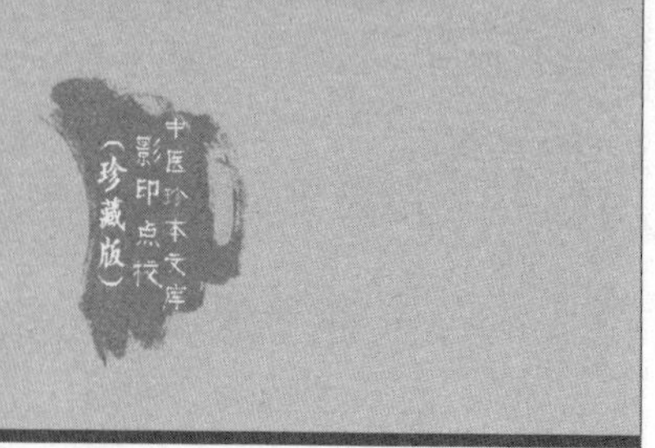

腎虛不克輸津上供口乾（辨諸脈不數知非火旺（以下口））　何元長

原方失錄

脾弱不能輸津上潮口乾（宜與上條互參舌竅二一通胃一通腎）　繆宜亭

葛根麥冬於朮升麻生炙草陳皮人參五味川連桔梗澤瀉穀芽

陰虛生熱津不上朝寤必口乾　林珮琴

熟地炭棗仁白芍貝母生苡麥冬五味蔗漿冲

病後胃液未充口覺乾燥　顧曉瀾

歸身蔞皮生苡川貝白芍炙草生地沙參茯苓荷葉秫米

寒痰內鬱口膩多涎（辨諸瘧來寒而不熱）　王旭高

蜀漆桂枝半夏陳皮茯苓羌活石菖蒲

胃陽虛憊口沃清水　王旭高

肾虚，不克输津上供，口干。辨诸脉不数，知非火旺（以下口）。　何元长

原方失录。

脾弱不能输津上潮，口干。宜与上条互参，舌窍二一通胃通肾。　缪宜亭

葛根、麦冬、于术、升麻、生炙、陈皮、人参、五味、川连、桔梗、泽泻、谷芽。

阴虚生热，津不上朝，寤必口干。　林佩琴

熟地炭、枣仁、白芍、贝母、生苡、麦冬、五味，蔗浆冲。

病后胃液未充，口觉干燥。　顾晓澜

归身、蒌皮、生苡、川贝、白芍、炙草、生地、沙参、茯苓、荷叶、秫米。

寒痰内郁，口腻多涎。辨诸疟来寒而不热。　王旭高

蜀漆、桂枝、半夏、陈皮、茯苓、羌活、石菖蒲。

胃阳虚惫，口沃清水。

王旭高

党参、茯苓、陈皮、桂枝、柴胡、黄耆、半夏、神曲、当归、干姜、砂仁。

寒湿气泛，口臭。

朱丹溪

原方失录。

【案】可用丁香、藿香、兰叶等。

湿热气蒸，口臭。漏名

原方失录。

【案】可用野蔷薇、荷花瓣等。

肺为火炼，口中气臭。

张子和

茶调散涌吐，继用舟车丸。

肺中伏火，口气腥臭。辨诸素嗜饮。罗谦甫

桑皮、骨皮、黄芩、知母、五味、麦冬、桔梗。

热邪得养营而化，自营外出，口喷臭气。王孟英

前用犀角地黄汤，加银花等，后见此证。原案云：复与甘寒频灌。

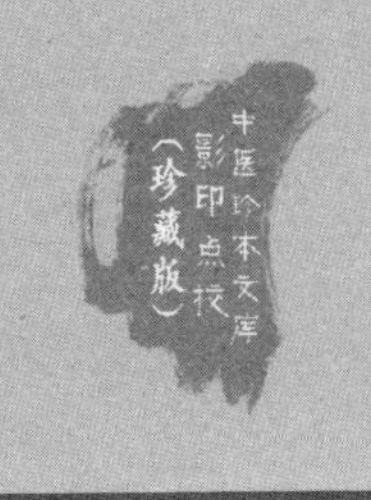

黨參茯苓陳皮桂枝柴胡黃耆半夏神麯當歸乾薑砂仁

寒濕氣泛口臭　朱丹溪

原方失錄　案可用丁香藿香蘭葉等

濕熱氣蒸口臭　漏名

原方失錄　案可用野薔薇荷花瓣等

肺為火煉口中氣臭　張子和

茶調散涌吐繼用舟車丸

肺中伏火口氣腥臭　辨諸素嗜飲　羅謙甫

桑皮骨皮黃芩知母五味麥冬桔梗

熱邪得養營而化自營外出口噴臭氣　王孟英

前用犀角地黃湯加銀花等後見此證原案云復與甘寒頻灌

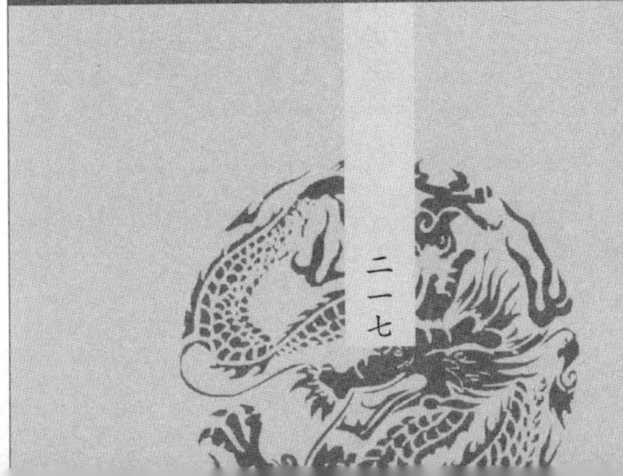

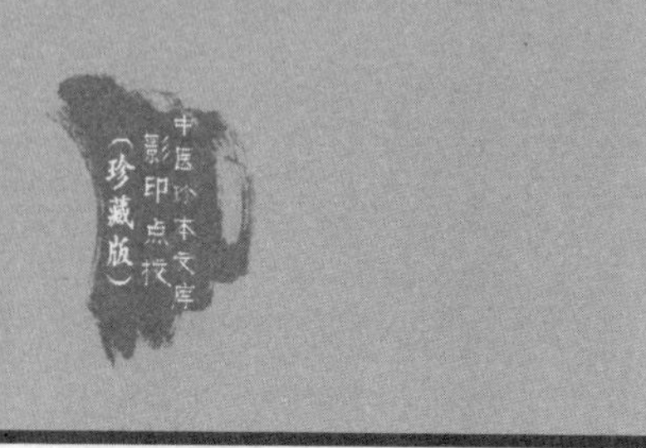

胆虛鬱熱口苦 辨諸舌上半截光紅無苔下半截薄黃　　徐澹安

人參熟地茯神炙草决明竹茹白芍陳皮棗仁川連

胆熱氣泄口苦 證兼頭眩辨諸脇痛　　林珮琴

桑葉丹皮生棗仁金橘皮郁李仁白芍木瓜

胆汁上溢口苦　　羅謙甫

龍胆瀉肝湯 歸地龍胆梔芩車瀉木通生草

腎經虛熱口臭時或口鹹 辨諸腿膝痿軟　　薛立齋

六味丸 地萸藥苓丹瀉

溫熱症退後餘邪未清口糜 法宜輕清與病方張時異治　　朱心農

連翹蔞皮牛蒡山梔馬勃菊葉桔梗銀花露

小兒氣分濕熱熏蒸滿口疳蝕 病在夏秋時令法宜輕揚滲利　　葉天士

胆虚郁热，口苦。辨诸舌上半截光红无苔，下半截薄黄。　　徐澹安

人参、熟地、茯神、炙草、决明、竹茹、白芍、陈皮、枣仁、川连。

胆热气泄，口苦。证兼头眩，辨诸胁痛。　　林佩琴

桑叶、丹皮、生枣仁、金橘皮、郁李仁、白芍、木瓜。

胆汁上溢口苦。　罗谦甫

龙胆泻肝汤。归、地、龙胆、栀、芩、车、泻、木通、生草。

肾经虚热，口臭，时或口咸。辨诸腿膝痿软　薛立斋

六味丸。地、萸、药、苓、丹、泻。

温热症退后，余邪未清，口糜。法宜轻清与病方张时异治。　　朱心农

连翘、蒌皮、牛蒡、山栀、马勃、菊叶、桔梗、银花露。

小儿气分湿热熏蒸，满口疳蚀。病在夏秋时令，法宜轻扬渗利。　　叶天士

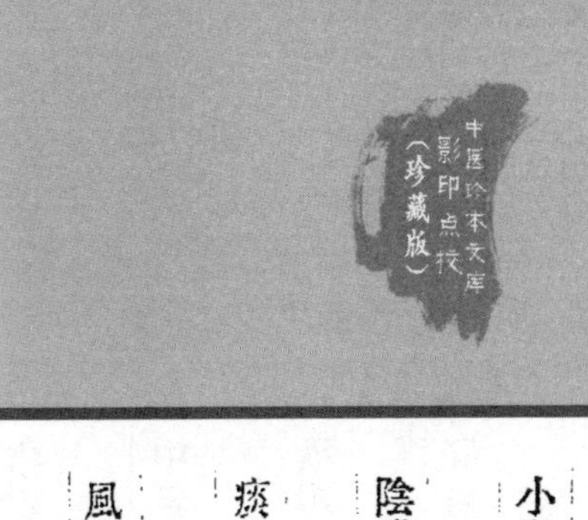

西瓜翠皮。

中焦虚火，为凉药逼而上炎，口疮。辨诸纳少泄泻，右关细弱，知非上焦实热，亦非下焦阴火。　柴屿青

人参、白术、附子、炮姜、炙草。

小儿脾经虚热，口中生疮。辨诸泻未止，昏睡不乳。　万密斋

调元汤。

阴盛格阳，虚阳上逆，口中生疮。辨诸足冷，脉豁大无力。　孙文垣

附子理中汤。参、术、姜、草、附子。

痰中口㖞。辨诸体肥。　朱丹溪

贝母、瓜蒌、南星、半夏、陈皮、白术、芩、连、黄柏、羌活、荆防、威灵仙。

风客阳明，口㖞。辨诸左脉浮紧，右脉洪缓，知非太阳经症。　陆养愚

葛根、升麻、白芷、僵蚕、黄耆、桂枝、桔梗、甘草。

西瓜翠皮

中焦虛火爲涼藥逼而上炎口瘡 辨諸納少泄瀉右關細弱知非上焦實熱亦非下焦陰火 柴嶼青

人參白朮附子炮薑炙草

小兒脾經虛熱口中生瘡 辨諸瀉未止昏睡不乳 萬密齋

調元湯

陰盛格陽虛陽上逆口中生瘡 辨諸足冷脈豁大無力 孫文垣

附子理中湯 參朮薑草附子

痰中口喎 辨諸體肥 朱丹溪

貝母瓜蔞南星半夏陳皮白朮芩連黃柏羌活荊防威靈仙

風客陽明口喎 辨諸左脈浮緊右脈洪緩知非太陽經症 陸養愚

葛根升麻白芷殭蠶黃耆桂枝桔梗甘草

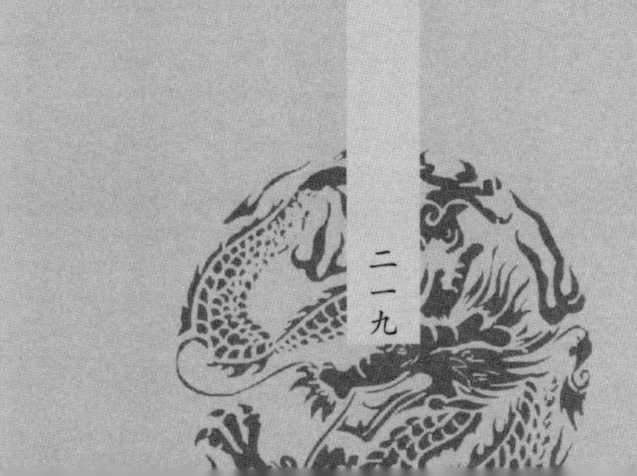

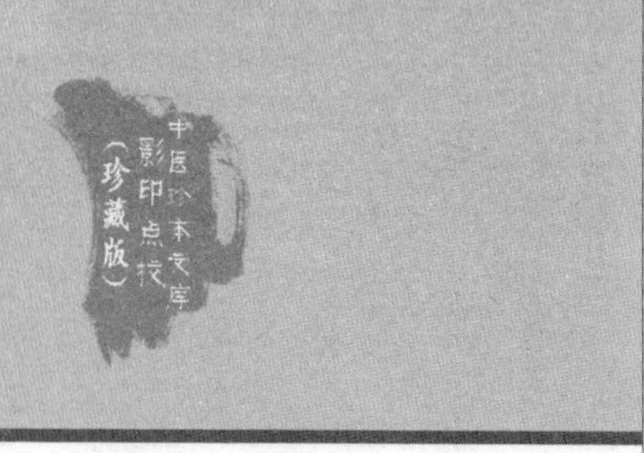

痰癎口如嚼物法宜吐　萬密齋

病發時以鵝翎探吐其痰

中氣寒虛熱上浮口內狀如無皮辨諸飲食喜熱惡冷　薛立齋

加減八味丸

欲戰汗口張證兼目反最忌驚擾　余聽鴻

原案無方但云汗收人醒後服甘涼養胃存陰泄熱

肝風肝火煽熾口噤不能言辨諸與之言心中了了知病不在心　王旭高

羚角生地犀角茯神山梔元參決明天竺黃鈎鈎棗仁竹瀝金箔

水不涵木肝風動舌掉辨諸體瘦色蒼口常乾（以下舌）　曹仁伯

原方失錄

虛風夾痰入於經絡舌喎證見口角流涎肢麻足難任步　馬培之

痰痫，口如嚼物。法宜吐。　万密斋

病后时，以鹅翎探吐其痰。

中气寒，虚热上浮，口内状如无皮。辨诸饮食喜热恶冷。　薛立斋

加减八味丸。

欲战汗口张。证兼目反，最忌惊扰。　余听鸿

原案无方，但云汗收人醒后，服甘凉养胃，存阴泄热。

肝风肝火煽炽，口噤不能言。辨诸与之言，心中了了，知病不在心。　王旭高

羚角、生地、犀角、茯神、山栀、元参、决明、天竺黄、钩钩、枣仁、竹沥、金箔。

水不涵木，肝风动，舌掉。辨诸体瘦，色苍，口常干（以下舌）。　曹仁伯

原方失录。

虚风夹痰，入于经络，舌㖞。证见口角流涎，肢麻足难任步。　马培之

当归、黄芪皮、半夏、茯苓、五加皮、天麻、淮膝、橘络、白蒺藜、桑枝、竹茹。

小儿脾经虚热，不时舌出。辨诸时舒时敛，与脾经实热，舌长出者异。　吴孚先

四君子汤加陈皮、钩藤。参、术、苓、草。

邪热内伤心营，舌赤无苔，频出口舔鼻尖口角。辨诸身热反减，神昏，脉沈数有力。　张希白

黄连解毒汤加生地、连翘、灯心。

肝火引动心火胃火，嚼舌流血。辨诸睡梦惊醒，面青，属肝咬牙，属胃火伸舌，属心火。　李修之

二陈汤加山栀、枳壳、钩藤、羌活、防风。橘、半、苓、草、生姜。

心脾热，舌肿出口外。　龚子才

益元散，外用纸蘸蓖麻油，烧烟熏。

风火相煽，风痰上涌，舌吐三寸。证兼双眸突出，角弓反张。　陈三农

稀涎散。

當歸黃芪皮半夏茯苓五加皮天麻淮膝橘絡白蒺藜桑枝竹茹

小兒脾經虛熱不時舌出 辨諸時舒時斂與脾經實熱舌長出者異　吳孚先

四君子湯加陳皮鈎藤 參朮苓草

邪熱內傷心營舌赤無苔頻出口舐鼻尖口角 辨諸身熱反減神昏脈沈數有力　張希白

黃連解毒湯加生地連翹燈心

肝火引動心火胃火嚼舌流血 辨諸睡夢驚醒面青屬肝咬牙屬胃火伸舌屬心火　李修之

二陳湯加山梔枳殼鈎藤羌活防風 橘半苓草生薑

心脾熱舌腫出口外　龔子才

益元散外用紙蘸蓖麻油燒烟熏

風火相煽風痰上涌舌吐三寸 證兼雙眸突出角弓反張　陳三農

稀涎散

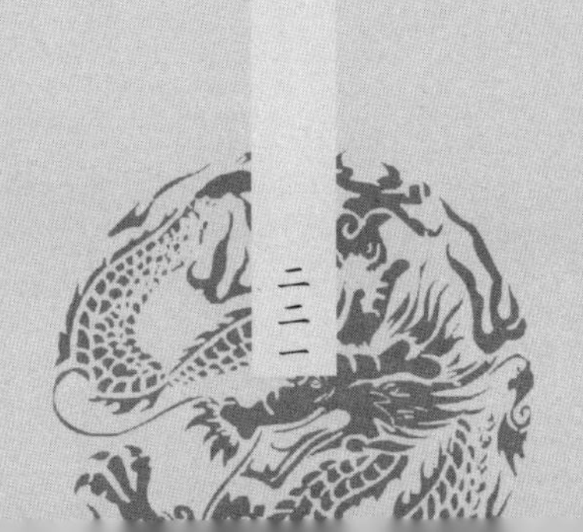

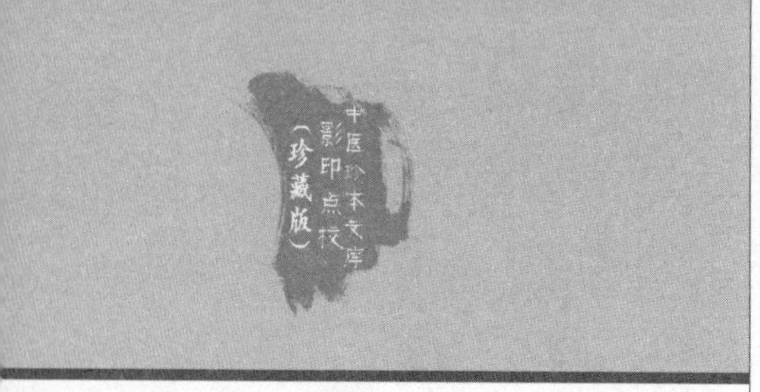

心火舌腫滿口　蔡御醫

蒲黃乾姜末乾摻

口瘡純敷苦寒藥毒氣被閉舌脹大塞口敷辛溫藥末救之　孫文垣

原方失錄

熱陷心脾舌腫厚辨諸雖短不瘖強硬無津知非津竭舌縮　余聽鴻

用針刺舌即起白泡以指掠破按使膿出拭盡內服清熱消腫方

寒濕鬱閉熱邪苔灰膩自覺舌厚數寸辨諸因面赤齒痛過食西瓜而起脘悶喜熱按　王孟英

厚朴滑石葱白薤白枇杷葉橘皮薄荷旋覆省頭草

天痘後毒結舌上生塊日高名舌菌　周小農

犀玳砂珀川貝乳香燈心炭雲茯神棗仁菉豆鬱金雄精均末服

外用茜草川連花粉白芷冰片末搽

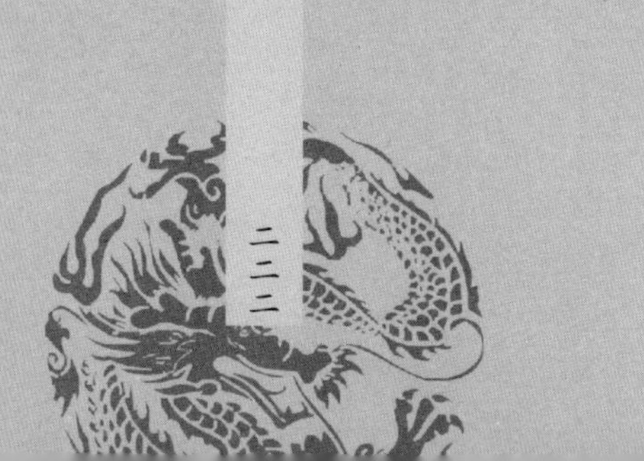

心火，舌肿满口。

蔡御医

蒲黄、干姜末，干掺。

口疮，纯敷苦寒药，毒气被闭，舌胀大塞口。敷辛温药末救之　　孙文垣

原方失录。

热陷心脾，舌肿厚。辨诸虽短不瘖，强硬无津，知非津竭舌缩。　　余听鸿

用针刺舌即起白泡，以指掠破，按使脓出，拭尽，内服清热消肿方。

寒湿郁闭热邪，苔灰腻，自觉舌厚数寸。辨诸因面赤齿痛，过食西瓜而起，脘闷，喜热按。　　王孟英

厚朴、滑石、葱白、薤白、枇杷叶、橘皮、薄荷、旋覆、省头草。

天痘后，毒结舌上，生块日高。名舌菌　　周小农

犀、玳、砂、珀、川贝、乳香、灯心炭、云茯神、枣仁、绿豆、郁金、雄精，均末服。

外用茜草、川连、花粉、白芷、冰片，末搽。

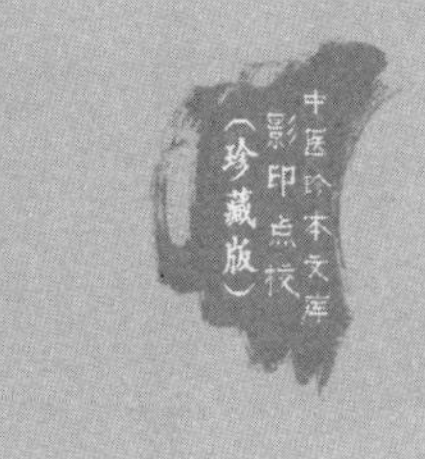

肝风入络，舌强。证兼肢软而搐　　叶天士

连翘、丹参、元参、茯神、细生地、羚角。

土被木克，舌本强。　　薛立斋

六君子加柴胡、芍药。参、术、苓、草、橘、半。

内风痰涎，乘虚走络，舌强。　　王旭高

苁蓉、巴戟、茯神、木瓜、半夏、枸杞、远志、海风藤、茱萸、牛膝、杜仲。

湿热，痰涎乘虚入络，舌根牵强。　　王旭高

苁蓉、党参、牛膝、半夏、枸杞、陈皮、续断、茯苓、巴戟、桑枝。

心火亢，舌碎。证兼发热，辨诸先舌碎，后发热，知非外感。　　蒋仲芳

黄连一味。

浮阳上亢，舌碎。　　叶天士

肝風入絡舌强 證兼肢軟而搐　　葉天士

連翹丹參元參茯神細生地羚角

土被木克舌本强　　薛立齋

六君子加柴胡芍藥 參朮苓草橘半

內風痰涎乘虛走絡舌强　　王旭高

蓯蓉巴戟茯神木瓜半夏枸杞遠志海風藤茱萸牛膝杜仲

濕熱痰涎乘虛入絡舌根牽强　　王旭高

蓯蓉黨參牛膝半夏枸杞陳皮續斷茯苓巴戟桑枝

心火亢舌碎 證兼發熱辨諸先舌碎後發熱知非外感　　蔣仲芳

黃連一味

浮陽上亢舌碎　　葉天士

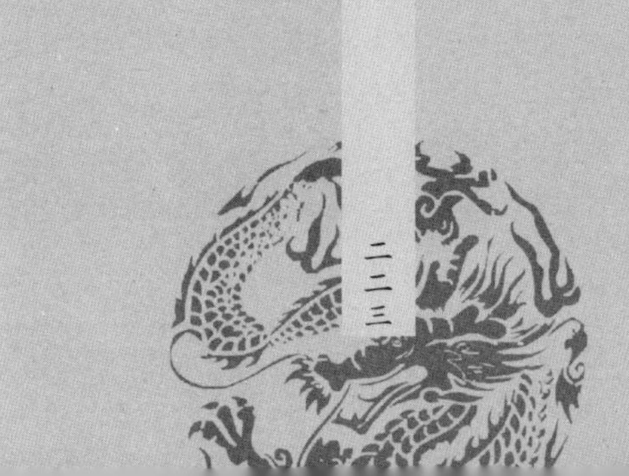

烏梅冰糖

心肝火熾舌紅碎痛　王旭高

原方失錄

燥熱氣勝舌上赤裂　李東垣

生津甘露飲子

陰虛熱伏舌赤苔少得養陰力推邪外出忽布穢濁垢苔　王孟英

原案云復與甘寒頻灌

陰虧溫邪內陷舌縮 證兼神迷如寐　葉天士

阿膠鮮生地元參石菖蒲川連童便

感症誤用溫補營熱液涸舌卷 證兼痙厥腰以下不能略動　王孟英

先灌紫雪隨進犀角地黃湯 上方黃金朱砂朴硝寒水磁滑膏硝各石麝丁木沈各香犀羚元參升麻甘草

乌梅、冰糖。

心肝火炽，舌红碎痛。

王旭高

原方失录。

燥热气胜，舌上赤裂。

李东垣

生津甘露饮子。

阴虚热伏，舌赤，苔少，得养阴，力推邪外出，忽布秽浊，垢苔。　王孟英

原案云：复与甘寒频灌。

阴亏，温邪内陷，舌缩。证兼神迷如寐　叶天士

阿胶、鲜生地、元参、石菖蒲、川连、童便。

感症，误用温补，营热液涸，舌卷。证兼痉厥，腰以下不能略动。　王孟英

先灌紫雪，随进犀角地黄汤。上方黄金、朱砂、朴、硝、寒水磁滑膏、硝，各石、麝、丁、木、沈，各香、犀、羚、元参、升麻、甘草。

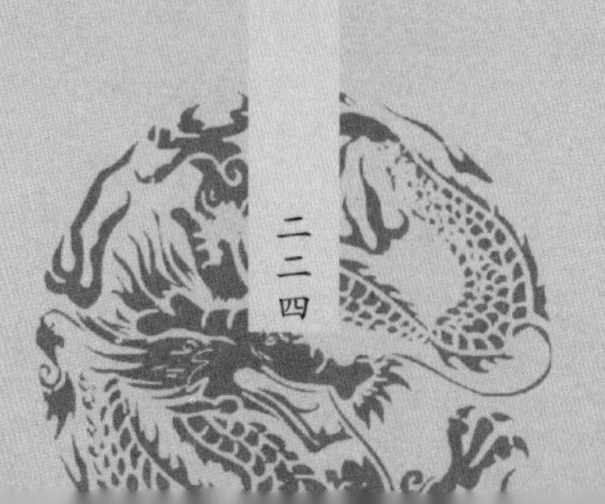

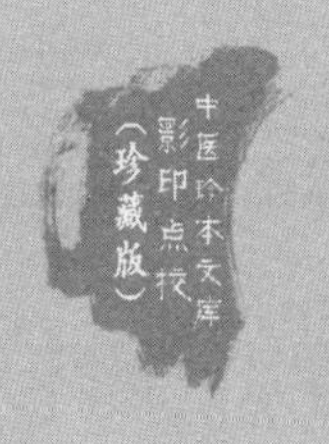

里热，舌苔黑。辨诸舌燥如芒刺，身大热。 滑伯仁

大承气汤。枳、朴、硝、黄。

肾水不能制火，舌黑。辨诸唇燥、烦渴。 徐仲光

原方失录。

瘀血上升，舌黑。 吴茭山

原方失录。

暑邪蒸毒入血乘心，舌心黑如墨。辨诸脉数，汗多不识人。服黄连解毒汤，凉膈散，泻心汤，不退。 江应宿

犀角地黄汤。犀、地、丹、芍。

肾气过损，患黑疸，舌质黑。辨诸阳旱痿，腰软，足冷。 张仲华

猪油熬发至枯，凡食物皆用此油煎。方载肌肤门，肌肤发黑条。

心火自焚，肾水不制，舌尖独黑。系平昔曲运心机之故 王孟英

裏熱舌苔黑 辨諸舌燥如芒刺身大熱 滑伯仁

大承氣湯 枳朴硝黄

腎水不能制火舌黑 辨諸唇燥煩渴 徐仲光

原方失錄

瘀血上升舌黑 吳茭山

原方失錄

暑邪蒸毒入血乘心舌心黑如墨 辨諸脈數汗多不識人服黄連解毒湯涼膈散瀉心湯不退 江應宿

犀角地黄湯 犀地丹芍

腎氣過損患黑疸舌質黑 辨諸陽旱痿腰軟足冷 張仲華

豬油熬髮至枯凡食物皆用此油煎方載肌膚門肌膚發黑條

心火自焚腎水不制舌尖獨黑 係平昔曲運心機之故 王孟英

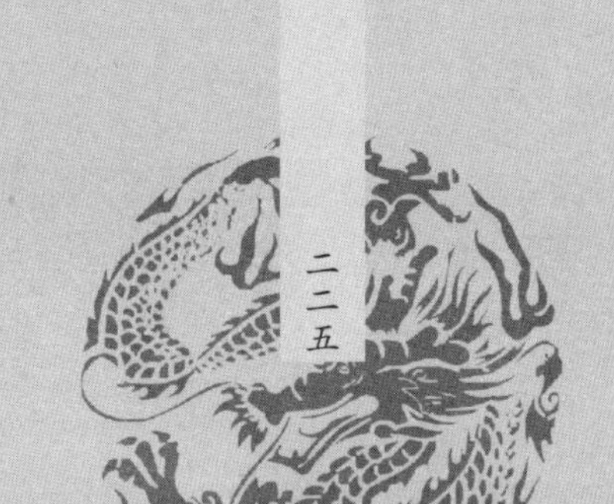

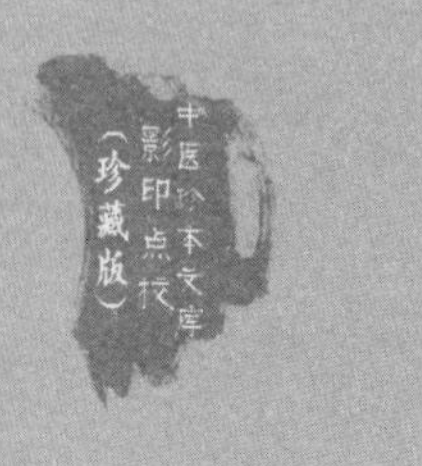

原案無方不治之症

熱痰結於膈燥糞結於府舌黑難伸 辨諸胸次拒按便秘與黑舌同見 王孟英

涼膈散加知母花粉枳實竹茹 翹薄芩梔硝黃草

中焦痰從熱化舌黑無津 辨諸細滑痰脈頭眩耳鳴痰證嘔吐不食痰阻胃喉焦痛痰生熱 裴兆期

滾痰丸 礞石沈香大黃黃芩百藥煎

伏暑化火舌黃黑無津 由於誤服辛溫致此 雷少逸

清涼滌暑法加細地洋參

便秘瘀熱不下行舌苔轉黑 王孟英

犀角地黃湯加滑石桃仁木通海蛇竹瀝天花粉 犀地丹芍

沈積在腸舌中常起黑胎 辨諸脈雖微小而右關尺覺有力如珠 陸養愚

潤字丸

原案无方，不治之症。

热痰结于膈，燥粪结于府，舌黑难伸。辨诸胸次拒按，便秘与黑舌同见。

王孟英

凉膈散加知母、花粉、枳实、竹茹。翘、薄、芩、栀、硝、黄、草。

中焦痰从热化，舌黑无津。辨诸细滑痰脉，头眩耳鸣，痰证，呕吐不食，痰阻胃，喉焦痛，痰生热。

裴兆期

滚痰丸。礞石、沈香、大黄、黄芩、百乐煎。

伏暑化火，舌黄黑无津。由于误服辛温致此。雷少逸

清凉涤暑法加细、地、洋参。

便秘，瘀热不下行，舌苔转黑。王孟英

犀角地黄汤加滑石、桃仁、木通、海蜇、竹沥、天花粉。犀、地、丹、芍。

沈积在肠，舌中常起黑胎。辨诸脉虽微小，而右关尺觉有力如珠。陆养愚

润字丸。

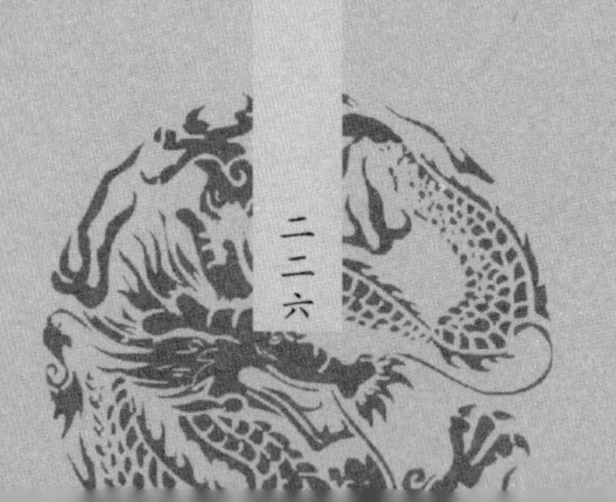

阴暑，舌边白中黄，误用寒遏，变灰黑厚。兼昏谵，辨诸脉右胜左有力，知在气分，非入心包。　　雷少逸

原方失录。

血分燥热，舌黑如炲。辨诸面赤，脉洪数，舌黑面无津。　　滑伯仁

清热降火，治风凉血。

伤寒入胃，化热火燔，血沸将发斑，舌黑刺高。证兼肚热妄语，神思昏沈。　　李修之

鲜生地、黄连、元参、麦冬、丹皮、知母、生甘草。

热病后，余邪由阳明之络陷入冲脉，黑苔不退。证见五心热，口苦而渴，脉滑数。　　王孟英

吞豆腐皮包紫雪，继用元参、白薇、黄芩、青蒿，送当归龙荟丸。

痰滞机缄，舌苔黑而边白润。证见唇焦，辨诸齿色津润，胸腹柔软，神不昏躁，脉缓不洪数，知非热症。　　王孟英

麸炒枳实、半夏、盐橘红、旋覆、竹茹、菖蒲、茯苓，另苏合香丸涂心下。

心热，舌青黑有刺。病得之思虑过度。　　龚子才

陰暑舌邊白中黃誤用寒遏變灰黑厚兼昏譫辨諸脈右勝左有力知在氣分非入心包　雷少逸

原方失錄

血分燥熱舌黑如炲辨諸面赤脈洪數舌黑面無津　滑伯仁

清熱降火治風涼血

傷寒入胃化熱火燔血沸將發斑舌黑刺高證兼肚熱妄語神思昏沈　李修之

鮮生地黃連元參麥冬丹皮知母生甘草

熱病後餘邪由陽明之絡陷入衝脈黑苔不退證見五心熱口苦而渴脈滑數　王孟英

吞豆腐皮包紫雪繼用元參丹參白薇黃芩青蒿送當歸龍薈丸

痰滯機緘舌苔黑而邊白潤證見唇焦辨諸齒色津潤胸腹柔軟神不昏躁脈緩不洪數知非熱症　王孟英

麸炒枳實半夏鹽橘紅旋覆竹茹菖蒲茯苓另蘇合香丸塗心下

心熱舌青黑有刺病得之思慮過度　龔子才

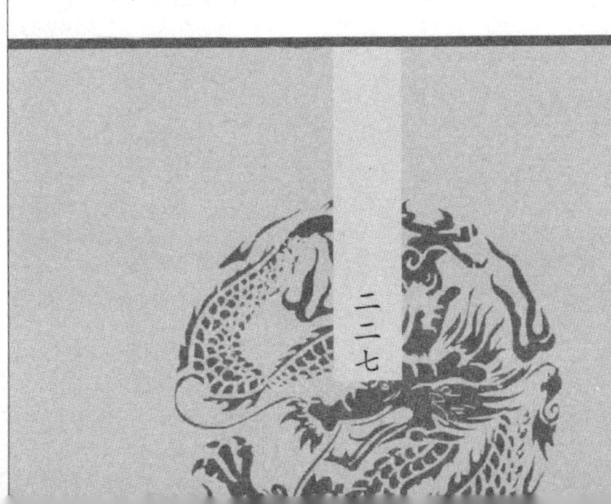

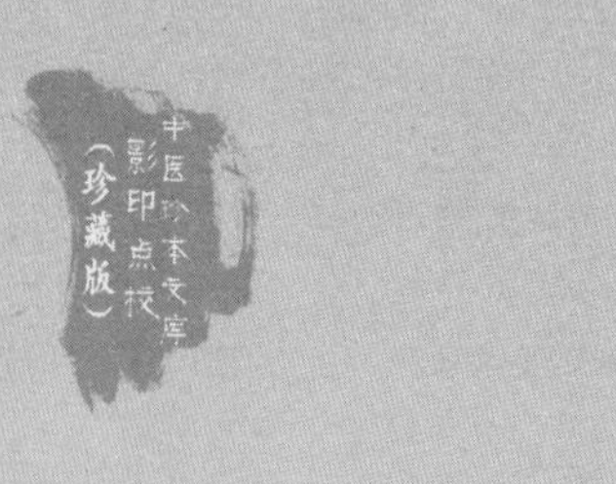

赤苓棗仁麥冬麻仁黃連遠志木通連翹

孕婦胎死腹中舌青 即辨諸舌青及自覺腹中冷重墜異常 魏蔭塘

蒼朮川朴陳皮甘草朴硝 案平胃加硝下死胎老方也察體壯有濕熱者相宜若其他體質宜再酌

孕婦胎死舌青黑 口鼻亦青辨諸口臭 陳斗巖

蛇蛻煎湯下平胃散 蒼朴橘草

心胃火熾肺腎液涸舌紫黑乾薄 辨諸因怒失血後秋燥時令溺澁痛右寸偏旺 林珮琴

復脈湯去桂姜麻仁加竹茹鈎鈎

瘀滯舌色紫黯 辨諸脈沈實而數 王孟英

金鈴梔子滑石桃仁茺蔚車前木通龍薈丸又田螺蒜車前貼臍

木火內鬱甚舌胎色如沉香 證兼發熱夜甚 孫文垣

原方失錄

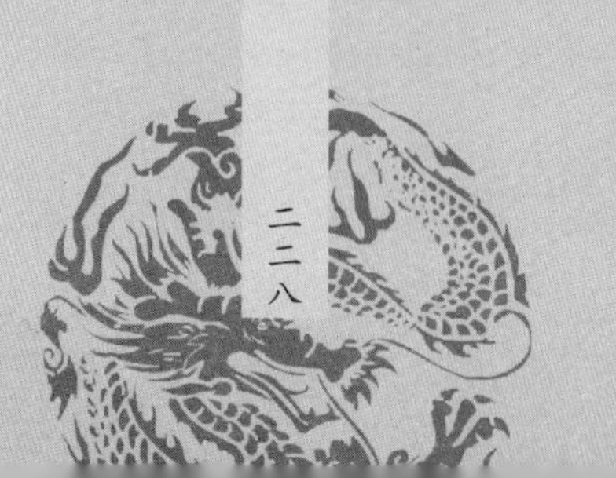

赤苓、枣仁、麦冬、麻仁、黄连、远志、木通、连翘。

孕妇胎死腹中，舌青。即辨诸舌青，及自觉腹中冷，重坠异常。　　魏荫塘

苍术、川朴、陈皮、甘草、朴、硝。

【案】平胃加硝下死胎，老方也。察体壮有湿热者相宜，若其他体质，宜再酌。

孕妇胎死，舌青黑。口鼻亦青，辨诸口臭。　陈斗岩

蛇蜕煎汤下平胃散。苍、朴、橘、草。

心胃火炽，肺肾液涸，舌紫黑干薄。辨诸因怒失血后，秋燥时令，溺涩痛，右寸偏旺。　　林佩琴

复脉汤去桂、姜、麻仁，加竹茹、钩钩。

瘀滞，舌色紫黯。辨诸脉沈实而数。　　王孟英

金铃、栀子、滑石、桃仁、茺蔚、车前、木通、龙荟丸，又田螺、蒜、车前贴脐。

木火内郁甚，舌胎色如沉香。证兼发热夜甚。

孙文垣

原方失录。

阴分大伤，舌苔由黄黑而变，舌心干红。　王旭高

生地、知母、茯神、枣仁、麦冬、滑石、夜合花、沙参、百合。

邪火内燔，舌绛。证兼口干胸满，气促。　尤在泾

生地、石膏、麦冬、知母、竹叶、甘草。

肝阳内炽，痰阻枢机，液不上承，舌绛而燥。辨诸体丰，呼吸不调，呃逆不达，服甘润无效。　王孟英

小陷胸汤加茹、薙、旋、葛、枇叶、苏叶。栝蒌实、黄连、半夏。

液为痰隔不能上布，舌无苔而色绛鲜泽。辨诸痰，本水液潮气上腾，故不燥，知非脱液。　王孟英

茹、贝、菖蒲、蒌、芩、桔梗、蛤粉、枇杷叶。原案云：服后痰见白苔渐布，改用养阴清热，前医养血误矣。

君相二火交炽，舌光如柿。辨诸心中如燔，阳事易举。　王旭高

川连、黄芩、黄柏、阿胶、生地、甘草、鸡子黄。

水亏阳亢，土燥于中，舌干红。辨诸知饥善纳。

王旭高

陰分大傷舌苔由黃黑而變舌心乾紅　王旭高

生地知母茯神棗仁麥冬滑石夜合花沙參百合

邪火內燔舌絳 證兼口乾胸滿氣促　尤在涇

生地石膏麥冬知母竹葉甘草

肝陽內熾痰阻樞機液不上承舌絳而燥 辨諸體豐呼吸不調呃逆不達服甘潤無效　王孟英

小陷胸湯加茹蘿旋葛枇葉蘇葉 栝蔞實黃連半夏

液爲痰隔不能上布舌無苔而色絳鮮澤 辨諸痰本水液潮氣上騰故不燥知非脫液　王孟英

茹貝菖蒲蔞芩桔梗蛤粉枇杷葉 原案云服後痰見白苔漸布改用養陰清熱前醫養血誤矣

君相二火交熾舌光如柿 辨諸心中如燔陽事易舉　王旭高

川連黃芩黃柏阿膠生地甘草雞子黃

水虧陽亢土燥於中舌乾紅 辨諸知饑善納　王旭高

洋參石膏知母甘草麥冬川連阿膠生地蛤殼黃柏豬膽汁

君火之色外露舌紅無胎（辨諸口不乾渴知非陰虛火炎症） 王旭高

附桂八味丸加鹿角霜黨參冬朮（附桂地萸藥苓丹瀉）

陰津未充虛陽未斂舌光赤 王旭高

生地當歸白芍丹皮阿膠香附黨參茯苓陳皮地骨皮

下焦虛寒陰盛格陽虛火浮越舌苔光絳（此舌屬下寒偶有之證必溲清脛冷下寒爲據） 陸成一

附桂吳萸加童便冷飲

陰虛陽越舌尖赤無苔（脈浮弦而數） 王孟英

元參二至三甲龍齒石英生地牛膝茯神蓮子心

伏溫陰液已傷陽明腑垢不下舌前半光絳中後膩黃 丁甘仁

花粉生草象貝杏仁生枳實冬瓜子竹茹蘆根玄明粉（本有川軍擬易生瓜蔞）

洋参、石膏、知母、甘草、麦冬、川连、阿胶、生地、蛤壳、黄柏、猪胆汁。

君火之色外露，舌红无胎。辨诸口不干渴，知非阴虚火炎症。 王旭高

附桂八味丸加鹿角霜、党参、冬、术。附、桂、地、萸、药、苓、丹、泻。

阴津未充，虚阳未敛，舌光赤。 王旭高

生地、当归、白芍、丹皮、阿胶、香附、党参、茯苓、陈皮、地骨皮。

下焦虚寒，阴盛格阳，虚火浮越，舌苔光绛。此舌属下寒偶有之证，必溲清胫冷，下寒为据。 陆成一

附、桂、吴萸加童便，冷饮。

阴虚阳越，舌尖赤，无苔。脉浮弦而数。 王孟英

元参、二至、三甲、龙齿、石英、生地、牛膝、茯神、莲子心。

伏温，阴液已伤，阳明腑垢不下，舌前半光绛，中后腻黄。 丁甘仁

花粉、生草、象贝、杏仁、生枳实、冬瓜子、竹茹、芦根、玄明粉。本有川军，拟易生瓜蒌。

阴虚体质，胃府实，舌绛，而根苔黄滞。辨诸脉弦数而驶，胸下坚痛，忌投滋腻，又难峻攻。　　王孟英

小陷胸汤合雪羹，加茹、杏、紫苑（菀）、白前、冬瓜子、芦、菔、梨汁。栝蒌实、黄连、半夏。

湿遏热伏，舌苔白腻，质绛尖红。法宜先化湿邪。

王旭高

六一散，黑栀、薄荷、豆豉、半夏、陈皮、菖蒲、赤苓、郁金、通草、竹茹。

阴分素亏，复动相火，舌糜腐黄，厚腻，边尖无皮。证见汤饮入口，痛不可当。

王孟英

锡类散掺之。原案云：此散擅生肌，蚀腐之长喉舌病之相近者，均可借用，勿泥于喉药治舌也。

气液两竭，热毒犹留舌苔，色黄腻，根焦。此湿热症，而医误用温补下焦药者。

王孟英

不治之症。

时邪，阳明里结，舌根黄。　　何书田

青麟丸。

【按】湿热燥热，均有里结症，视舌之润燥，而定承气，更衣不定，用青麟也。

伏暑内炽，舌苔由黄而焦炲。证见肢寒恶寒，口渴痰灰黑，脉洪。　　某西医

陰虛體質胃府實舌絳而根苔黃滯 辨諸脈弦數而駛胸下堅痛忌投滋膩又難峻攻 王孟英

小陷胸湯合雪羹加茹杏紫苑白前冬瓜子蘆菔梨汁 栝蔞實黃連半夏

濕遏熱伏舌苔白膩質絳尖紅 法宜先化濕邪 王旭高

六一散黑梔薄荷豆豉半夏陳皮菖蒲赤苓鬱金通草竹茹

陰分素虧復動相火舌糜腐黃厚膩邊尖無皮 證見湯飲入口痛不可當 王孟英

錫類散摻之 原案云此散擅生肌蝕腐之長喉舌病之相近者均可借用勿泥於喉藥治舌也

氣液兩竭熱毒猶留舌苔色黃膩根焦 此濕熱症而醫誤用溫補下焦藥者 王孟英

不治之症

時邪陽明裏結舌根黃 何書田

青麟丸 按濕熱燥熱均有裏結症視舌之潤燥而定承氣更衣不定用青麟也

伏暑內熾舌苔由黃而焦炲 證見肢寒惡寒口渴痰灰黑脈洪 某西醫

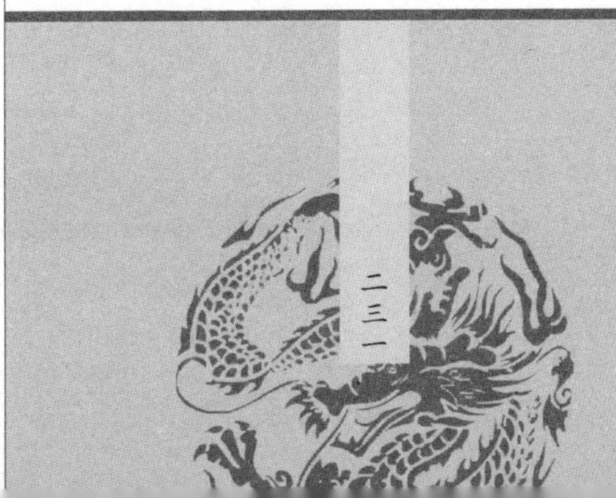

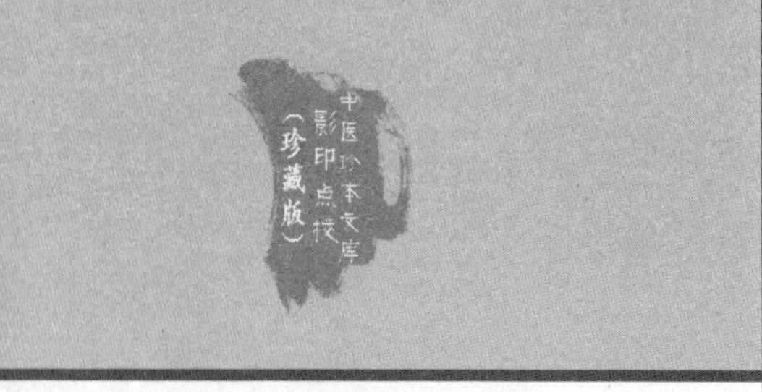

檸檬水

中虛夾痰舌質紅苔中剝兩旁白滑　陸成一

生冬朮沙參石斛蘆根生甘草薑竹茹半夏陳皮

熱邪憑藉痰飲舌白滑（辨諸脈弦滑數屬熱勿誤爲寒先化痰下痰痰降苔轉黃燥矣）　王孟英

小陷胸湯蠲飲六神湯礞石滾痰丸選用（胸痞用上方通用中方便閉用下方均加枳汁蔍汁）

胃汁不充熱痰未淨苔褪後忽復布白腐苔（證見滿口齒頰生拭不法似鵝白）　王孟英

於肅清肺胃中加銀花建蘭葉竹茹竹瀝（候白腐脫舌色露再進甘潤生津藥）

陰虛體痰阻清陽舌淡白光滑似無苔實有苔如膜滿包於舌　王孟英

菖茹連半旋覆茯苓蘇枳枇葉（原案云小劑輕清開上舌即露紅）

熱症痰盛於中潮氣上蒸舌苔白潤（辨諸所見兼證屬熱似非寒症忌溫補熱燥亦忌涼潤）　王孟英

原案無方但云宜開以辛通

柠檬水。

中虚夹痰、舌质红、苔中剥、两旁白滑。　陆成一

生冬术、沙参、石斛、芦根、生甘草、姜、竹茹、半夏、陈皮。

热邪凭借痰饮，舌白滑。辨诸脉弦滑数，属热，勿误为寒。先化痰下痰，痰降，苔转黄燥矣。　王孟英

小陷胸汤，蠲饮六神汤，礞石滚痰丸，选用。胸痞用上方，通用中方，便闭用下方。均加枳汁、蓖汁。

胃汁不充，热痰未净，苔褪后，忽复布白腐苔。证见满口齿颊生，拭去似鹅白。　王孟英

于肃清肺胃，中加银花、建兰叶、竹茹、竹沥。候白腐脱，舌色露，再进甘润生津药。

阴虚体，痰阴清阳，舌淡白光滑，似无苔，实有苔，如膜满包于舌。　王孟英

菖、茹、连、半、旋覆、茯苓、苏、枳、枇叶。原案云：小剂轻清开上，舌即露红。

热症，痰盛于中，潮气上蒸，舌苔白润。辨诸所见兼证，属热似非寒症，忌温补，热燥，亦忌凉药。　王孟英

原案无方，但云宜开以辛通。

湿郁胃阳，舌灰白。辨诸脉细软，不知饥，喜得香味。　　叶天士

半夏、人参、厚朴、橘红、枳实、茯苓。

湿郁不化，舌苔灰白不动。辨诸脘胀　　曹仁伯

附子理中汤合二陈汤，加川朴、香附、川芎、神曲。上方参、术、姜、草、附子。下方橘、半、茯、草、生姜。

伏暑挟痰，舌质绛而粘腻，舌心白苔一块，厚如豆瓣。　　王旭高

葶苈、枳实、郁金、杏仁、羚角、川贝、胆星、连翘、赤芍、竹沥、杷叶，滚痰丸。

痰瘀，阻塞阴阳升降道路，舌色左白右黑。　沈尧封

原方失录。

寒阴凝于左胁，舌苔薄，左畔白滑，右畔微黄。

马元仪

原方失录。

心肾素虚，暑邪伤心成疟，舌苔剥蚀，有处淡黄，无处深紫。　　魏玉横

濕鬱胃陽舌灰白辨諸脈細軟不知飢喜得香味　葉天士

半夏人參厚朴橘紅枳實茯苓

濕鬱不化舌苔灰白不動辨諸脘脹　曹仁伯

附子理中湯合二陳湯加川朴香附川芎神麯上方參朮薑草附子下方橘半茯草生薑

伏暑挾痰舌質絳而粘膩舌心白苔一塊厚如豆瓣　王旭高

葶藶枳實鬱金杏仁羚角川貝膽星連翹赤芍竹瀝杷葉滾痰丸

痰瘀阻塞陰陽升降道路舌色左白右黑　沈堯封

原方失錄

寒陰凝於左脇舌苔薄左畔白滑右畔微黃　馬元儀

原方失錄

心腎素虛暑邪傷心成瘧舌苔剝蝕有處淡黃無處深紫　魏玉横

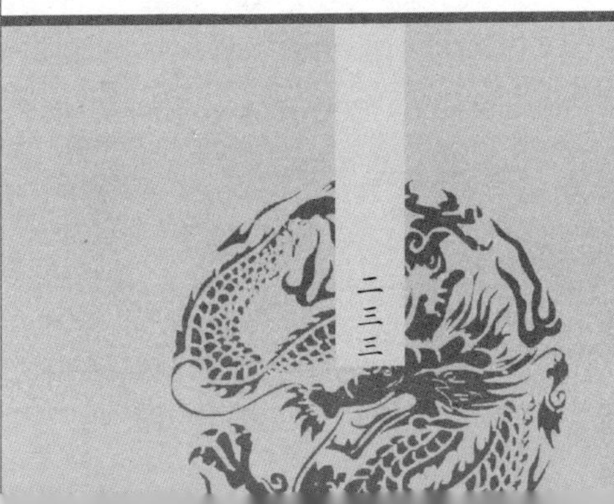

黃連香薷飲繼以導赤合益元散

津液兩傷舌灰濁而乾 辨諸過汗過下後病復 徐澹安

桂苓甘露飲加炙草

肺不蔭腎陰虧火旺夜來舌乾 證兼手足心熱大便結燥 王九峯

六味合三才 上方地萸藥苓丹瀉下方參地冬

水不涵木華池津不上潮寐醒舌乾辣 林珮琴

阿膠杞子茯神麥冬石斛白芍桑枝甘菊芝麻牡蠣又柿霜含化

液虧熱盛舌乾 辨諸脈數汗無 尤在涇

青蒿知母蘆根生地蔗汁竹葉

陽升風動寤後舌辣而乾 證兼頭眩肢麻 林珮琴

生地玉竹石斛白芍五味花粉烏梅甘菊炭牡蠣桑枝芝麻

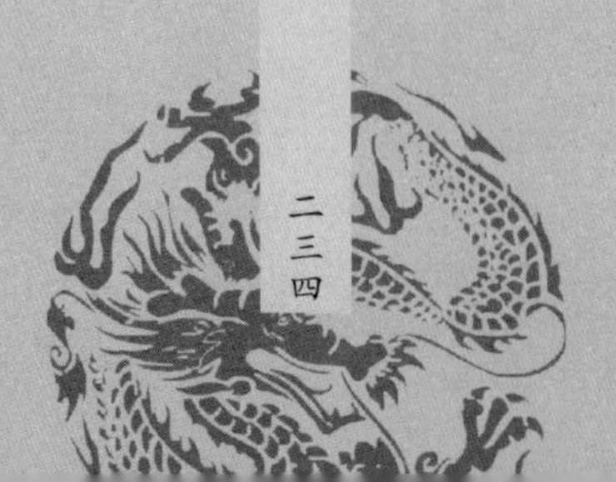

黄连香薷饮，继以导赤合益元散。

津液两伤，舌灰浊而干。辨诸过汗过下后，病复。

徐澹安

桂苓甘露饮加炙草。

肺不荫肾，阴亏火旺，夜来舌干。证兼手足心热，大便结燥。 王九峰

六味合三才。上方地、萸、药、苓、丹、泻。下方参、地、冬。

水不涵木，华池津不上潮，寐醒，舌干辣。 林佩琴

阿胶、杞子、茯神、麦冬、石斛、白芍、桑枝、甘菊、芝麻、牡蛎。又柿霜含化。

液亏热盛，舌干。辨诸脉数，汗无。 尤在泾

青蒿、知母、芦根、生地、蔗汁、竹叶。

阳升风动，寤后舌辣而干。证兼头眩肢麻。 林佩琴

生地、玉竹、石斛、白芍、五味、花粉、乌梅、甘菊炭、牡蛎、桑枝、芝麻。

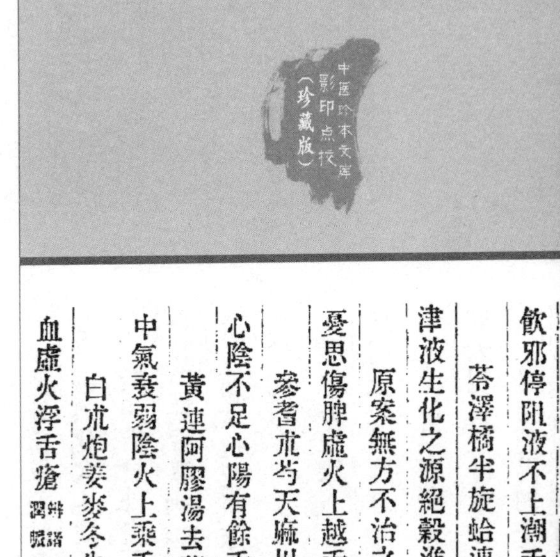

饮邪停阻，液不上潮，舌常脱液。辨诸脉弦，口虽渴不欲饮，乃知心掣动，亦由于水凌火。　王孟英

苓、泽、橘、半、旋、蛤、连、蜇，加生姜皮。

津液生化之源绝，谷进便行，舌仍不润泽而难伸。

王孟英

原案无方，不治之症。

忧思伤脾，虚火上越，舌尖痛。辨诸饮食无味，右脉散缓无力。　汪石山

参、耆、术、芎、天麻、川芎、元参、甘草、枳实、陈皮、黄柏。

心阴不足，心阳有余，舌苔剥落。舌乃心苗也，而胃阴枯涸，亦现此舌。

曹仁伯

黄连阿胶汤去芩，加大生地。

中气衰弱，阴火上乘，舌起大泡。证兼牙床肿烂，辨诸关尺脉微，两寸稍洪。

冯楚瞻

白术、炮姜、麦冬、牛膝、五味、附子。

血虚火浮，舌疮。辨诸舌色红润，脉形空数。

王孟英

飲邪停阻液不上潮舌常脫液 辨諸脈弦口雖渴不欲飲乃知心掣動亦由於水凌火　王孟英

苓澤橘半旋蛤連蜇加生薑皮

津液生化之源絕穀進便行舌仍不潤澤而難伸　王孟英

原案無方不治之症

憂思傷脾虛火上越舌尖痛 辨諸飲食無味右脈散緩無力　汪石山

參耆朮芎天麻川芎元參甘草枳實陳皮黃柏

心陰不足心陽有餘舌苔剝落 舌乃心苗也而胃陰枯涸亦現此舌　曹仁伯

黃連阿膠湯去芩加大生地

中氣衰弱陰火上乘舌起大泡 證兼牙床腫爛辨諸關尺脈微兩寸稍洪　馮楚瞻

白朮炮姜麥冬牛膝五味附子

血虛火浮舌瘡 辨諸舌色紅潤脈形空數　王孟英

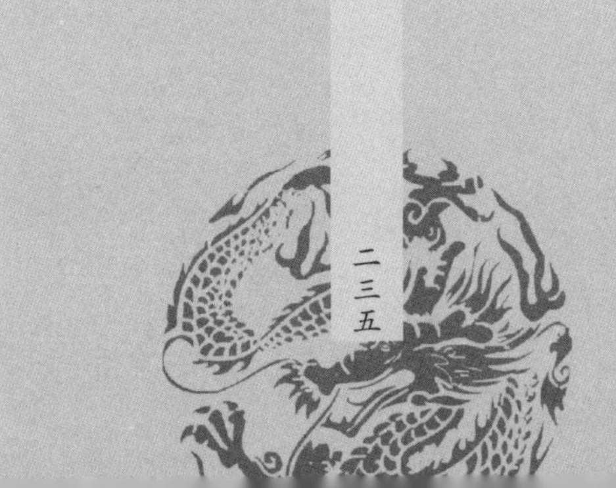

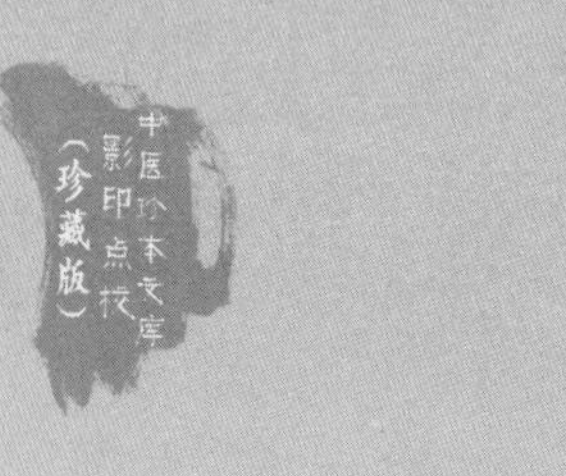

熟地當歸酒炒白芍炙甘草茯苓炮薑

心肝鬱熱化火生痰舌由碎生岩肉翻突痛掣兩耳　馬培之

羚角象貝丹皮夏枯草蛤粉山梔蒲黃連翹赤芍海藻嫩萱根

心脾鬱熱舌衄 辨諸脈浮數　余聽鴻

蒲黃槐花炭末敷服犀角地黃湯加蒲黃中白青鹽 犀地丹芍

蟲症吐白沫　孫文垣

原方失錄

肝陽上逆乘脾口吐水沫 辨諸夙患左脇映背脹痛曾吐紫色塊血脈左弦數　葉天士

北沙參麥冬生扁豆玉竹桑葉生甘草蔗漿 按此金土同調法金能制木也

肝木犯胃嘔吐涎沫 辨諸食後爲劇　林珮琴

吳茱萸湯加半夏椒目 參萸薑棗

熟地、当归、酒炒白芍、炙甘草、茯苓、炮姜。

心肝郁热化火生痰，舌由碎生岩肉翻突，痛掣两耳。

马培之

羚角、象贝、丹皮、夏枯草、蛤粉、山栀、蒲黄、连翘、赤芍、海藻、嫩萱根。

心脾郁热，舌衄。辨诸脉浮数。　余听鸿

蒲黄、槐花炭末敷，服犀角地黄汤，加蒲黄，中白青盐。犀、地、丹、芍

虫症，吐白沫。　孙文垣

原方失录。

肝阳上逆乘脾，口吐水沫。辨诸夙患左胁映背胀痛，曾吐紫色块血，脉左弦数。

叶天士

北沙参、麦冬、生扁豆、玉竹、桑叶、生甘草、蔗浆。

【按】此金土同调，法金能制木也。

肝木犯胃，呕吐涎沫。辨诸食后为剧。　林佩琴

吴茱萸汤加半夏、椒目。参、萸、姜、枣。

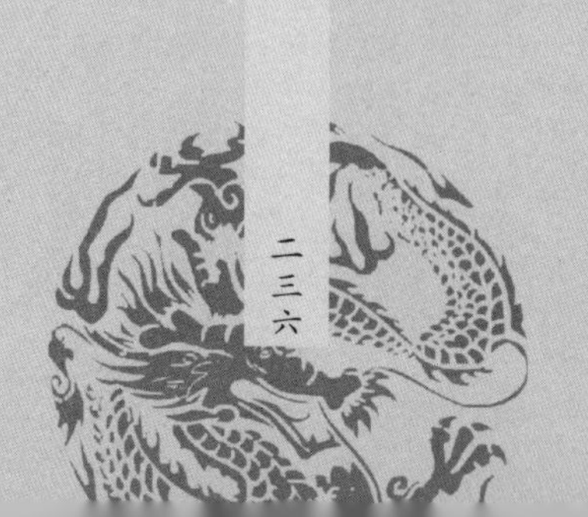

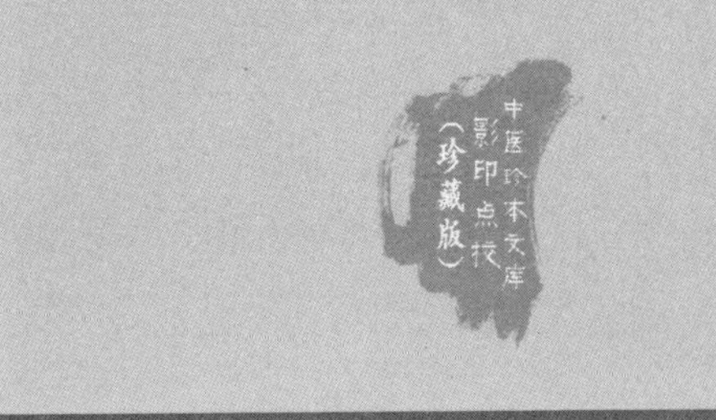

下元不摄，冲气上逆，呕吐涎沫。辨诸五更鹜泄

叶天士

盐水炒补骨脂、石莲肉、熟地、炭炒黄山药、覆盆子、五味子、芡实。

胃热蛔动，涎下。

曹仁伯

黄连丸合乌梅丸。

肝浊瘀滞，冷涎上泛。辨诸气从季肋横攻胃脘，食少，服燕窝汤更滋胀。

林佩琴

吴萸、姜半夏、姜厚朴、茯苓、降香、陈皮、延胡、煨草果。

脾胃虚冷，不能收摄，涎流渍颐。　　漏名

温脾散。

湿邪内盛，口流涎沫。证见头重腹胀，脘闷腿酸，溺少。辨诸神疲，便溏，脉软。

王孟英

槟、朴、蔻、苓、猪、泽、橘、半、防己、秦艽。流涎即湿邪出路。原案云：此病流涎尤多而愈。

情郁气结，痰凝吐涎不能出口，须手撩。证见不饮食，不便不眠，或言不倦，或问不答。

王孟英

下元不攝衝氣上逆嘔吐涎沫 辨諸五更鶩泄　　葉天士

鹽水炒補骨脂石蓮肉熟地炭炒黃山藥覆盆子五味子芡實

胃熱蚘動涎下　　曹仁伯

黃連丸合烏梅丸

肝濁瘀滯冷涎上泛 辨諸氣從季肋橫攻胃脘食少服燕窩湯更滋脹　　林珮琴

吳萸薑半夏薑厚朴茯苓降香陳皮延胡煨草果

脾胃虛冷不能收攝涎流漬頤　　漏名

溫脾散

濕邪內盛口流涎沫 證見頭重腹脹脘悶腿痠溺少辨諸神疲便溏脈軟　　王孟英

檳朴蔻苓猪澤橘半防己秦艽 流涎即濕邪出路原案云此病流涎尤多而愈

情鬱氣結痰凝吐涎不能出口須手撩 證見不飲食不便不眠或言不倦或問不答　　王孟英

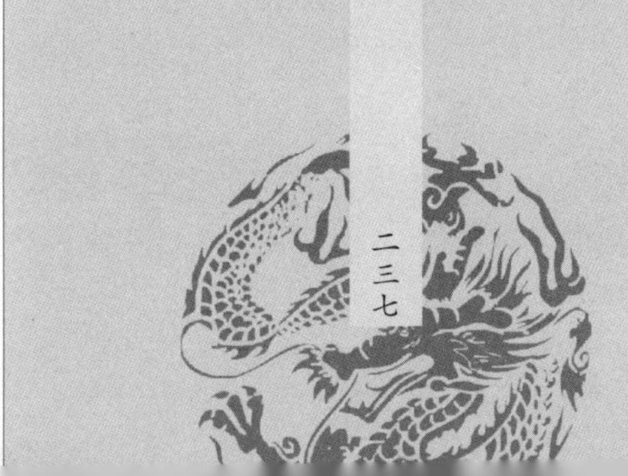

原案無方但云清解中參鐲痰流氣通胃舒肝忌溫燥升補滋膩

牙齒類

陽明風邪牙關頰車開合不利　繆宜亭

葛根犀角生地丹皮杏仁桔梗連翹山梔白芷蒼耳

寒濕瘀凝患牙槽癰左頤腫牙關不利辨諸體肥無寒熱腫處色不變木頑不痛脈不數　王一仁

疏散方中加平胃散半夏草果蒼朴橘草

大腸風熱下牙床作癢難受證兼便閉　李冠仙

調胃承氣小其制加生地槐花荊芥防風硝黃甘草

腎虛咬牙戛戛有聲胃熱亦有之　萬密齋

原方失錄

胃中痰火齒動辨諸胃中嘈雜甚則熱痛　薛立齋

原案无方，但云清解中参蠲痰流气，通胃舒肝，忌温燥升补滋腻。

牙齿类

阳明风邪，牙关颊车开合不利。　缪宜亭

葛根、犀角、生地、丹皮、杏仁、桔梗、连翘、山栀、白芷、苍耳。

寒湿瘀凝，患牙槽痈，左颐肿，牙关不利。辨诸体肥，无寒热，肿处色不变，木顽不痛，脉不数。　王一仁

疏散方中加平胃散、半夏、草果。苍、朴、橘、草。

大肠风热，下牙床作痒难受。证兼便闭。　李冠仙

调胃承气小其制，加生地、槐花、荆芥、防风。硝黄、甘草。

肾虚咬牙，戛戛有声。胃热亦有之　万密斋

原方失录。

胃中痰火齿动。辨诸胃中嘈杂，甚则热痛。　薛立斋

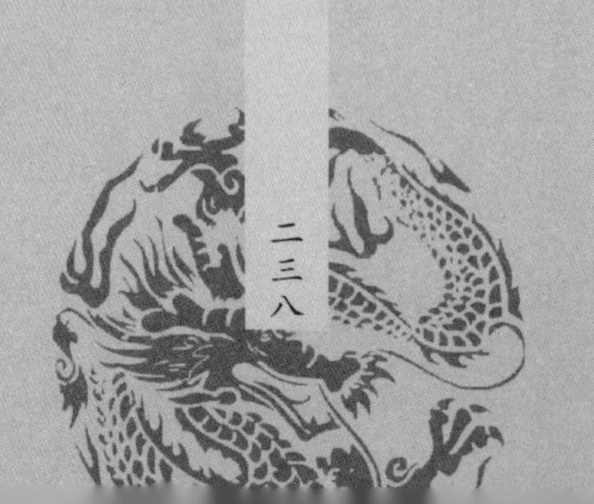

二陈加苓、连，下越鞠丸。

痰火内郁心包，见人欲鼓。证见壮热，耳聋不寐，谵语昏狂。辨诸脉滑数。

王孟英

犀角、牛黄、菖蒲、胆星、竹沥、珍珠、白金丸。

肾虚，火不归经，反炎乎上牙齿，无故脱落。即于无故辨之　　魏筱泉

桂附八味味，桂须交趾产者有效。桂、附、地、萸、苓、药、丹、泻。

热毒成痡，上门牙左盘牙同脱。辨诸唇红干裂，知非虚症。　　徐仲光

原方失录。

嗜蟹及动风物，齿间壅肉胀大塞口。　　漏名

猪牙皂角，火上炙热，蘸生地汁再炙，炙后末之，傅壅肉上。

药毒龈肿，银针挑嵌齿缝，针出色如煤黑。辨诸因戒烟，服外洋丸药所致，证见便闭面赤。　　王孟英

犀角、石膏、硝、黄、升麻、蜣螂、鲜银花汁。

二陳加苓連下越鞠丸

痰火內鬱心包見人欲鬭 證見壯熱耳聾不寐譫語昏狂辨諸脈滑數　　王孟英

犀角牛黃菖蒲胆星竹瀝珍珠白金丸

腎虛火不歸經反炎乎上牙齒無故脫落 即於無故辨之　　魏筱泉

桂附八味丸桂須交趾產者有效 桂附地萸苓藥丹瀉

熱毒成痡上門牙左盤牙同脫 辨諸唇紅乾裂知非虛症　　徐仲光

原方失錄

嗜蟹及動風物齒間壅肉脹大塞口　　漏名

猪牙皂角火上炙熱蘸生地汁再炙炙後末之傅壅肉上

藥毒齦腫銀針挑嵌齒縫針出色如煤黑 辨諸因戒烟服外洋丸藥所致證見便閉面赤　　王孟英

犀角石膏硝黃升麻蜣螂鮮銀花汁

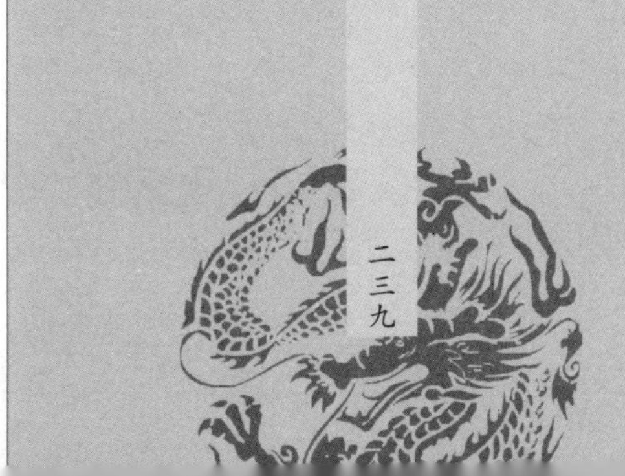

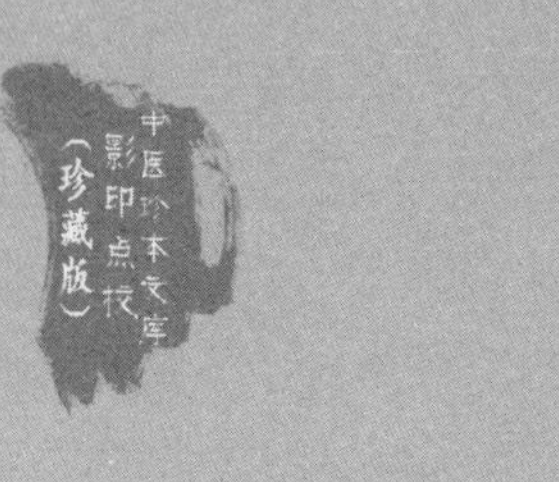

腎火盛齒長 辨諸二尺洪數有力　易思蘭

黃柏青鹽升麻

下寒上熱齒堆厚垢色焦黑 辨諸唇舌燥裂而脈沈微欲脫　馮楚瞻

人參熟地附子

胃火牙痛 辨諸兩腮紅腫痛　孫文垣

清胃湯加石膏白芷連翹外以明礬五倍子炙研末擦

腎虛齒痛 辨諸入暮則發知非風非火　尤在涇

淡鹽湯下加減八味丸

火症齒痛 辨諸時作時止爲火　何書田

原案無方但云火盛水必虧宜滋腎水 按腎水虧胃火必旺可用玉女煎

陽明濕熱齒痛 辨諸開口吸涼則止閉口復作　李東垣

肾火盛，齿长。辨诸二尺洪数有力。　易思兰

黄柏、青盐、升麻。

下寒上热，齿堆厚垢，色焦黑。辨诸唇舌燥裂，而脉沈微欲脱。　冯楚瞻

人参、熟地、附子。

胃火牙痛。辨诸两腮红肿痛。　孙文垣

清胃汤加石膏、白芷、连翘外，以明矾、五倍子研末擦。

肾虚齿痛。辨诸入暮则发，知非风非火。　尤在泾

淡盐汤下加减八味丸。

火症齿痛。辨诸时作时止为火。　何书田

原案无方，但云火盛水必亏，宜滋肾水。

【按】肾水亏，胃火必旺，可用玉女煎。

阳明湿热齿痛。辨诸开口吸凉则止，闭口复作。

李东垣

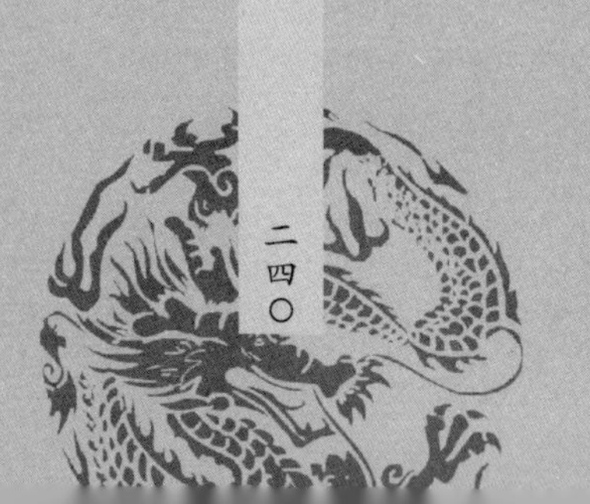

黄连、薄荷、荆芥、升麻、羊胻骨灰、麝香，研末擦牙。

肝肾虚火，上炎牙痛。辨诸脉不弦数，知非实火。证兼口干津不上供也，不宜过凉。　　何元长

党参、熟地、沙参、丹皮、阿胶、麦冬、茯神、炒枣仁、青盐。

肝火，右上龈痛。辨诸面红舌赤无津，患处不肿。　　王孟英

盐汤下滋肾丸。黄柏、知母、肉桂。

肾火上越，齿久痛。法宜酸咸下降。　　叶天士

山萸肉、五味、女贞、旱莲、牛膝、青盐。

肾虚而胃蕴湿热，牙龈渗胀。　　王旭高

六味丸，资生丸相合服。

肾水亏，胃火旺，牙宣出血。证兼晡时微寒，壮热。　　王旭高

生地、知母、牛膝、川连、石膏、麦冬、薄荷、芦根。

黃連薄荷荊芥升麻羊胻骨灰麝香研末擦牙

肝腎虛火上炎牙痛辨諸脈不弦數知非實火證兼口乾津不上供也不宜過涼　　何元長

黨參熟地沙參丹皮阿膠麥冬茯神炒棗仁青鹽

肝火右上齦痛辨諸面紅舌赤無津患處不腫　　王孟英

鹽湯下滋腎丸黃柏知母肉桂

腎火上越齒久痛法宜酸鹹下降　　葉天士

山萸肉五味女貞旱蓮牛膝青鹽

腎虛而胃蘊濕熱牙齦滲脹　　王旭高

六味丸資生丸相合服

腎水虧胃火旺牙宣出血證兼晡時微寒壯熱　　王旭高

生地知母牛膝川連石膏麥冬薄荷蘆根

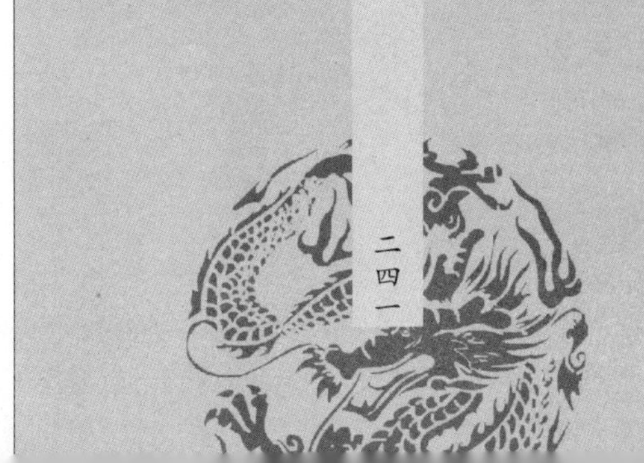

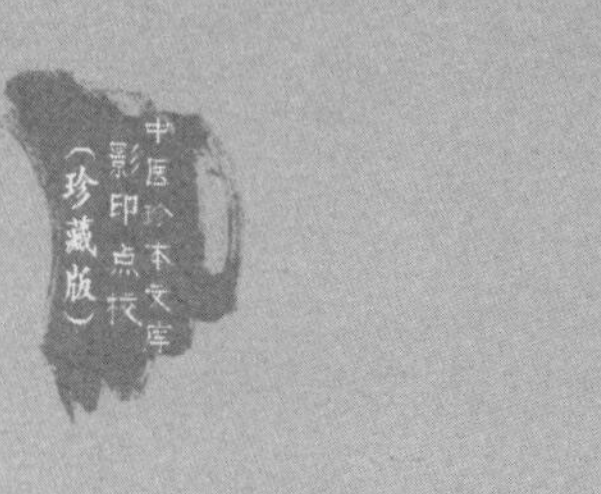

肝火犯胃牙齦痛癢出血 辨諸舌紅碎裂 王旭高

羚角生地石斛元參麥冬决明女貞茯苓棗仁

三焦包絡火氣游行齒衄 辨諸手足心熱合目恍惚胸前盜汗如油 呂東莊

連翹黄芩麥冬生地丹皮丹參茯苓石斛滑石辰砂甘草豆蔻

及笄女天癸將至齒衄 辨諸六脉緩滑按此即倒經也一詢經已行否即得眞相 王孟英

生地丹參桃仁牛膝茯苓白微滑石茺蔚子

倒經齒衄不止 辨諸經期是月愆期脉弦滑上溢 王孟英

犀角澤蘭元參旋覆生地花粉茯苓桃仁澤瀉

操勞過度肝胃火升齒衄如湧色鮮紅 脉數不勻汗厥可慮 趙海仙

生地牛膝茅根犀角石斛丹皮荷葉

梅瘡後餘毒上攻牙根潰爛出血 魏某

肝火犯胃，牙龈痛痒出血。辨诸舌红碎裂。王旭高

羚角、生地、石斛、元参、麦冬、决明、女贞、茯苓、枣仁。

三焦包络火气游行，齿衄。辨诸手足心热，合目恍惚，胸前盗汗如油。吕东庄

连翘、黄芩、麦冬、生地、丹皮、丹参、茯苓、石斛、滑石、辰砂、甘草、豆蔻。

及笄，女天癸将至，齿衄。辨诸六脉缓滑。

【按】此即倒经也，一询经已行否，即得真相。

王孟英

生地、丹参、桃仁、牛膝、茯苓、白微、滑石、茺蔚子。

倒经，齿衄不止。辨诸经期是月愆期，脉弦滑上溢。

王孟英

犀角、泽兰、元参、旋覆、生地、花粉、茯苓、桃仁、泽泻。

操劳过度，肝胃火升，齿衄如涌，色鲜红。脉数不匀，汗厥可虑。赵海仙

生地、牛膝、茅根、犀角、石斛、丹皮、荷叶。

梅疮后，余毒上攻，牙根溃烂出血。魏某

牛黄、珍珠、冰片、石钟乳、辰砂、琥珀、绿豆，飞面各末，土茯苓汤下。

肾阴虚，龙火不潜，牙龈出血成块。辨诸面苍赤，牙不痛不肿。　林佩琴

熟地、黄柏、茯苓、丹皮，蒸牛膝调真藕粉服。又青盐、青黛、石膏末敷。

阳明热，齿根血溢盈盆。辨诸素嗜酒，脉洪大有力，阳明血多。　漏名

大黄、枳壳、童便。

肾虚火浮，齿缝出血。即辨诸从缝出，及脉洪数，两尺甚。　薛立斋

原案无方，但云补肾制火。

咳呛喘哮类

肾虚咳嗽。辨诸半夜甚。　万密斋

人参固本丸加阿胶、桑枝。人参、二地、二冬。

伏湿咳嗽。辨诸痰白腻，便溏溲少，脉濡，舌白，脘膈鸣响，是秋阴雨过多，勿因冬发，而误认着寒。

张仲华

牛黃珍珠冰片石鍾乳辰砂琥珀菉豆飛麵各末土茯苓湯下

腎陰虛龍火不潛牙齦出血成塊 辨諸面蒼赤牙不痛不腫 林珮琴

熟地黃柏茯苓丹皮蒸牛膝調眞藕粉服又青鹽青黛石膏末敷

陽明熱齒根血溢盈盆 辨諸素嗜酒脈洪大有力陽明血多 漏名

大黃枳殼童便

腎虛火浮齒縫出血 即辨諸從縫出及脈洪數兩尺甚 薛立齋

原案無方但云補腎制火

咳嗆喘哮類

腎虛咳嗽 辨諸半夜甚 萬密齋

人參固本丸加阿膠桑皮 人參二地二冬

伏濕咳嗽 辨諸痰白膩便溏溲少脈濡舌白脘膈鳴響是秋陰雨過多勿因冬發而誤認着寒 張仲華

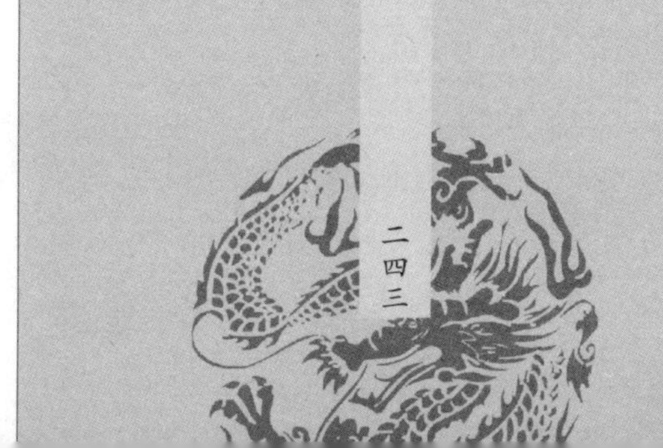

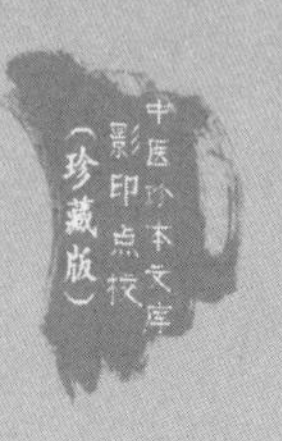

苡仁通草乾佩蘭蔻殼旋覆杏仁赤苓腹皮蘇子橘絡

火熱傷津咳嗽 辨諸嗜烟五心發熱六脈俱洪 蔣仲芳

麥冬知母山梔花粉黃芩蘇子甘草蔞仁枇杷葉

脾濕襲肺咳嗽 辨諸舌苔白滑膩脈滯口不渴胸悶痰多 雷少逸

原方失錄

燥體值燥令感燥咳嗽 辨諸是秋無雨而申酉二時劇 王孟英

原方失錄

木火刑金咳嗽 辨諸咳在子後天明而緩脈弦數 曹仁伯

補肺阿膠湯合四陰煎瀉白散加川貝青黛海浮石橘紅竹茹

痧後陰分虛餘邪內戀咳嗽 曹仁伯

四物湯加香附川貝元參牡蠣麥冬蘇子 地芎歸芍

苡仁、通草、干佩兰、蔻壳、旋覆、杏仁、赤苓、腹皮、苏子、橘络。

火热伤津，咳嗽。辨诸嗜咽，五心发热，六脉俱洪。

蒋仲芳

麦冬、知母、山栀、花粉、黄芩、苏子、甘草、蒌仁、枇杷叶。

脾湿袭肺，咳嗽。辨诸舌苔白滑腻，脉滞，口不渴，胸闷痰多。 雷少逸

原方失录。

燥体，值燥令感燥，咳嗽。辨诸是秋无雨，而申酉二时剧。 王孟英

原方失录。

木火刑金，咳嗽。辨诸咳在子后，天明而缓，脉弦数。 曹仁伯

补肺阿胶汤合四阴煎，泻白散加川贝、青黛、海浮石、橘红、竹茹。

痧后阴分虚，余邪内恋，咳嗽。 曹仁伯

四物汤加香附、川贝、元参、牡蛎、麦冬、苏子。地、芎、归、芳。

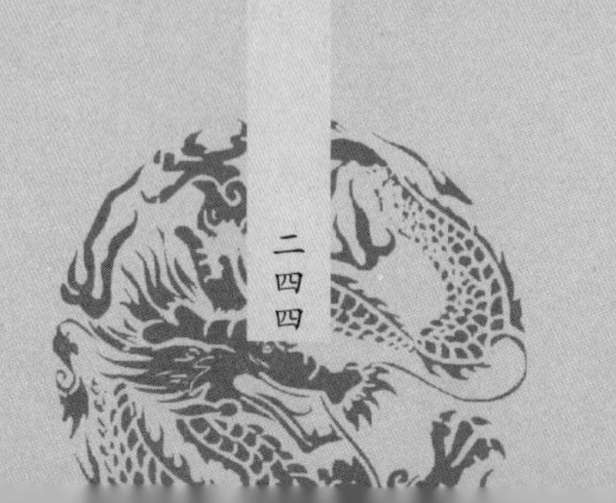

肺痈咳嗽，胸隐痛，吐桃红腥秽脓。　　漏名

贝母、茜根、白芍、知母、麦冬、山栀、紫苑（菀）、桑皮、当归、丹皮、杏仁、苡仁。

痰阻，咳嗽似劳。证兼气短经闭，骨瘦，而不夜热。脉结滞，或十余至一止，五七至一止，并不芤细，知非劳症。　　钱国宾

导痰汤。橘、半、枳、苓、胆星、姜、草。

脾虚，咳吐清痰。辨诸脉不浮而沈，不数而缓，知非风热气短不续，痰薄属虚。　　沈明生

参、苓、术、橘、半、升、柴。

肾水上泛，连肺液外出，痰咳。辨诸一咳而连咳不已。　　缪宜亭

六味加麦冬、猪内肾、五味、莲、须。地、萸、苓、药、丹、泻。

湿热内蒸，气升作咳。辨诸舌苔薄白，口腻不渴。　　王旭高

冬瓜子、半夏、茯苓、射干、通草、兜铃、枳壳、杏仁、橘红、枇杷叶。

肝气化火上冲，患咳。辨诸时在春初，亥刻病剧，痰咸，少腹震动，脉弦，舌红消瘦，易怒。　　周小农

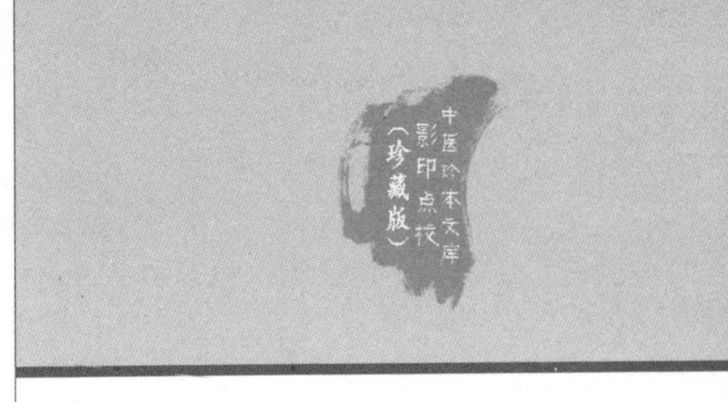

肺癰咳嗽胸隱痛吐桃紅腥穢膿　　漏名

貝母茜根白芍知母麥冬山梔紫苑桑皮當歸丹皮杏仁苡仁

痰阻咳嗽似勞 證兼氣短經閉骨瘦而不夜熱脈結滯或十餘至一止五七至一止並不芤細知非勞症　　錢國賓

導痰湯 橘半枳苓膽星薑草

脾虛咳吐清痰 辨諸脈不浮而沈不數而緩知非風熱氣短不續痰薄屬虛　　沈明生

參苓朮橘半升柴

腎水上泛連肺液外出痰咳 辨諸一咳而連咳不已　　繆宜亭

六味加麥冬猪內腎五味蓮鬚 地萸苓藥丹瀉

濕熱內蒸氣升作咳 辨諸舌苔薄白口膩不渴　　王旭高

冬瓜子半夏茯苓射干通草兜鈴枳殼杏仁橘紅枇杷葉

肝氣化火上衝患咳 辨諸時在春初亥刻病劇痰鹹少腹震動脈弦舌紅消瘦易怒　　周小農

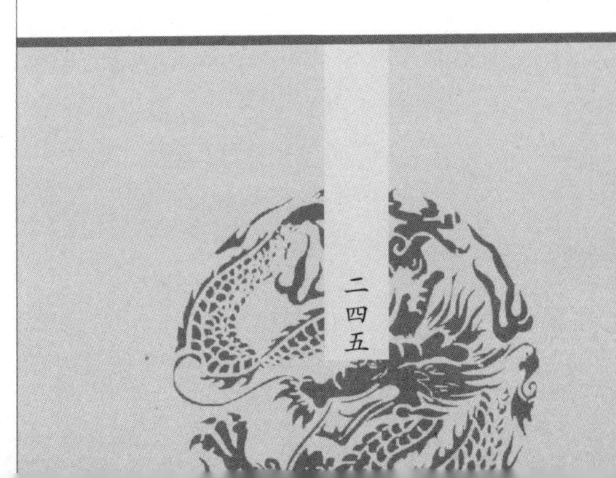

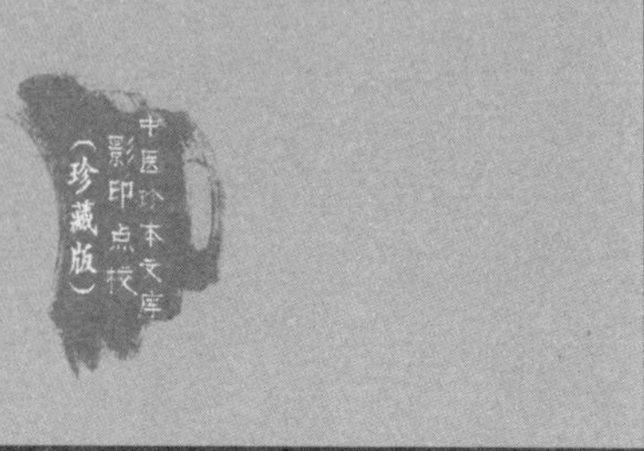

决明青鉛紫石英甜杏仁旋覆龜板牛膝炭

肺虛邪戀作咳 辨諸前方保肺無效得汗則覺身體輕快 王旭高

牛蒡兜鈴杏仁阿膠蘇子桑皮款冬炙草茯苓枇杷葉桑葉

燥體加感燥氣作咳 辨諸形瘦向來便艱時令秋燥脈弦滿 雷少逸

兜鈴紫苑柏子麻仁蘇梗杏仁陳皮桔梗

中氣虛餒致咳 辨諸食後咳減 尤在涇

人參半夏秔米南棗麥冬炙草枇杷葉

胃虛作咳連聲不絕 辨諸倦甚脈沉細無力 虞恆德

補中益氣湯加炮姜附子 參耆朮草歸橘升柴薑棗

胃火熾甚咳逆 辨諸胃脈長大數躁 呂元膺

竹茹

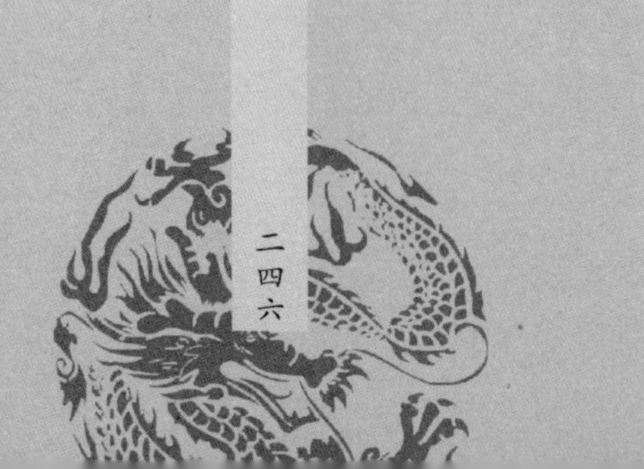

决明、青铅、紫石英、甜杏仁、旋覆、龟板、牛膝炭。

肺虚，邪恋作咳。辨诸前方保肺无效，得汗则觉身体轻快。　　王旭高

牛蒡、兜铃、杏仁、阿胶、苏子、桑皮、款冬、炙草、茯苓、枇杷叶、桑叶。

燥体加感燥气，作咳。辨诸形瘦，向来便艰，时令秋燥，脉弦满。　　雷少逸

兜铃、紫苑（菀）、柏子、麻仁、苏梗、杏仁、陈皮、桔梗。

中气虚馁致咳。辨诸食后咳减。　　尤在泾

人参、半夏、粳米、南枣、麦冬、炙草、枇杷叶。

胃虚，作咳连声不绝。辨诸倦甚，脉沉细无力。　　虞恒德

补中益气汤加炮姜、附子。参、耆、术、草、归、橘、升、柴、姜、枣。

胃火炽甚，咳逆。辨诸胃脉长大数躁　　吕元膺

竹茹。

阳明内实，失下发咳逆。辨诸脉长而实大，且误补。

虞恒德

大承气汤。枳、朴、硝、黄。

怀抱不舒，肝气郁于脾，蒸于肺，咳逆。辨诸脉弦细数，左大于右。　张路玉

加味逍遥散加桂枝。

胃气虚衰，咳逆不绝。辨诸面色青黄，精神少，目倦开，足蜷，恶人语。　漏名

炙草、生姜、桂枝、人参、生地、阿胶、麦冬、麻仁、大枣。

顽痰为患咳逆，每作一声，举身跳动。辨诸素嗜厚味，脉三五息一作。　朱丹溪

参芦涌吐之。

外感风燥，咳连胸胁震痛。辨诸时当燥，令吸气有音。

林佩琴

豆豉、杏仁、贝母、橘红、蒌皮、桑皮、桑叶、枇杷膏。

阴虚火旺，阳络伤欲延损，咳无虚日。辨诸口干盗汗，脉数，五更为甚。

曹仁伯

陽明內實失下發咳逆辨諸脈長而實大且誤補　虞恒德

大承氣湯枳朴硝黃

懷抱不舒肝氣鬱於脾蒸於肺咳逆辨諸脈弦細數左大於右　張路玉

加味逍遥散加桂枝

胃氣虛衰咳逆不絕辨諸面色青黃精神少目倦開足踡惡人語　漏名

炙草生姜桂枝人參生地阿膠麥冬麻仁大棗

頑痰爲患咳逆每作一聲舉身跳動辨諸素嗜厚味脈三五息一作　朱丹溪

參蘆湧吐之

外感風燥咳連胸脇震痛辨諸時當燥令吸氣有音　林珮琴

豆豉杏仁貝母橘紅蔞皮桑皮桑葉枇杷膏

陰虛火旺陽絡傷欲延損咳無虛日辨諸口乾盜汗脈數五更爲甚　曹仁伯

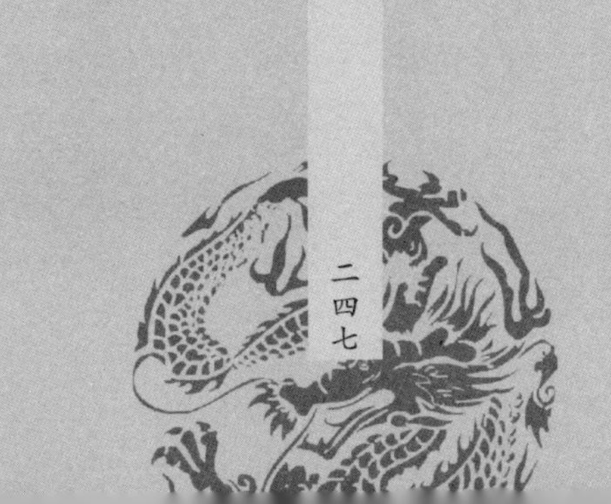

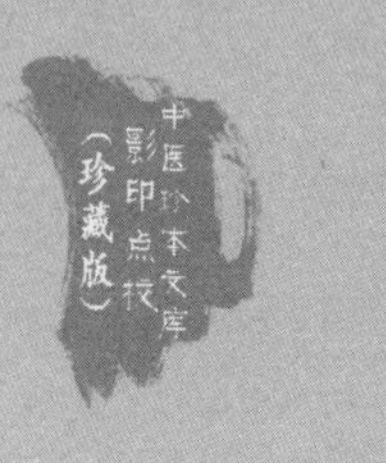

黄芩湯合豬膚湯加牡蠣上方芩芍草棗

肺虛不降腎失藏納久咳辨諸因熱病嗆咳咯血血止咳未愈勞動即氣促不能平臥　馬培之

北沙參蛤粉炒生地淮藥女貞川貝金櫻牡蠣甜杏仁毛燕料豆

損症上損過中嗽後吐血血止咳未寧辨諸病久形瘦便薄須培土生金不宜泄肺潤肺　馬培之

北沙參淮山藥煅牡蠣冬蟲草茯苓百合橘紅炙草榧子肉

風邪入肝勢將成勞咳出青黃涕即辨諸涕色青黃　張路玉

茯苓桂枝白朮甘草姜汁竹瀝

燥氣伏肺作嗽辨諸嗽久無痰寸脉數　雷少逸

原方失錄

伏濕釀痰竄肺致嗽辨諸右關緩滯寸口沉滑無寒熱不渴　雷少逸

原方失錄

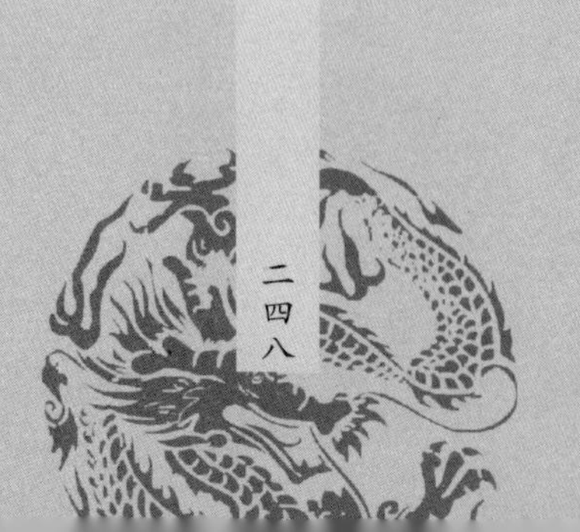

黄芩汤合猪肤汤，加牡蛎。上方芩、芍、草、枣。

肺虚不降，肾失藏纳，久咳。辨诸因热病，呛咳咯血，血止，咳未愈，劳动即气促，不能平卧。　马培之

北沙参、蛤粉、炒生地、淮药、女贞、川贝、金樱、牡蛎、甜杏仁、毛燕、料豆。

损症，上损过中，嗽后吐血，血止咳未宁。辨诸病久，形瘦便薄，须培土生金，不宜泄肺润肺。　马培之

北沙参、淮山药、煅牡蛎、冬虫草、茯苓、百合、橘红、炙草、榧子肉。

风邪入肝，势将成劳，咳出青黄涕。即辨诸涕色青黄。　张路玉

茯苓、桂枝、白术、甘草、姜汁、竹沥。

燥气伏肺作嗽。辨诸嗽久无痰，寸脉数。　雷少逸

原方失录。

伏湿酿痰，窜肺致嗽。辨诸右关缓滞，寸口沉滑，无寒热不渴。　雷少逸

原方失录。

湿痰生寒，昼夜痰嗽。辨诸食减，脉沈濡。张致和

原方失录。

血液虚冲，脉上逆患嗽。辨诸脉虚弦软数，舌光赤无苔，口燥。王孟英

苁蓉、石英、龟板、茯苓、冬虫草、牡蛎、穞豆衣、甘草、小麦、红枣、藕。

肝肾阴虚，火旺肺金受炽，劳嗽。辨诸尺脉偏旺，夜热足心如烙。

【案】大失血后，多此症。林佩琴

原方失录。可用二地、二冬、沙参、川贝、云苓、白芍、龟蛎、花粉。

肝气凌脾，嗽痰黏臭杂血。辨诸食少，肉消，知非阴虚火动，忌苦寒。吴桥

原案无方，但云扶脾抑肝。

中气馁怯，久嗽。辨诸饥则嗽频。林佩琴

炙耆、甘草、饴糖、贝母、百合、潞参、茯苓、山药、橘红。

中气不足，土不生金，久嗽。辨诸食减，口不知味，脉虚少力。林佩琴

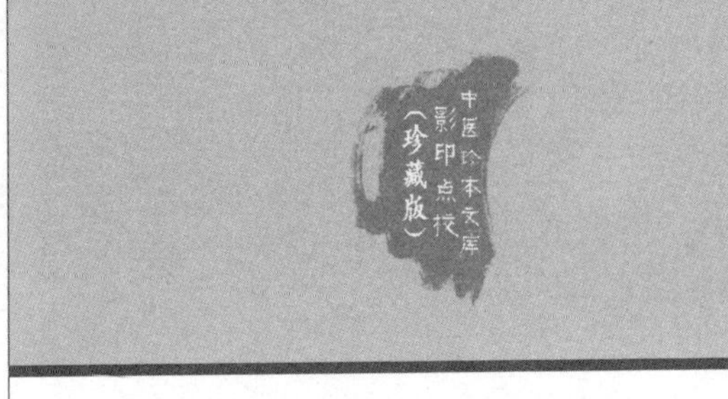

濕痰生寒晝夜痰嗽 辨諸食減脈沈濡 張致和

原方失錄

血液虛衝脈上逆患嗽 辨諸脈虛弦數舌光赤無苔口燥 王孟英

蓯蓉石英龜板茯苓冬蟲草牡蠣穭豆衣甘草小麥紅棗藕

肝腎陰虛火旺肺金受熾勞嗽 辨諸尺脈偏旺夜熱足心如烙案大失血後多此症 林珮琴

原方失錄 可用二地二冬沙參川貝雲苓白芍龜蠣花粉

肝氣凌脾嗽痰黏臭雜血 辨諸食少肉消知非陰虛火動忌苦寒 吳橋

原案無方但云扶脾抑肝

中氣餒怯久嗽 辨諸飢則嗽頻 林珮琴

炙耆甘草飴糖貝母百合潞參茯苓山藥橘紅

中氣不足土不生金久嗽 辨諸食減口不知味脈虛少力 林珮琴

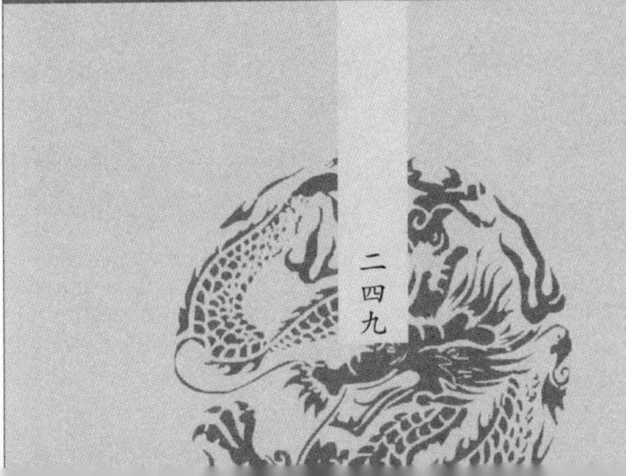

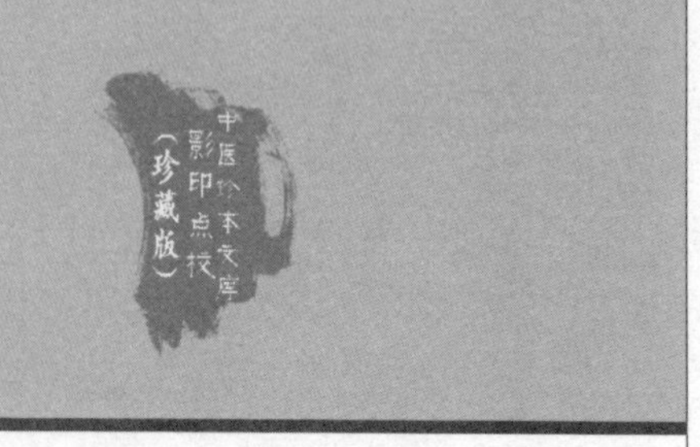

潞参茯神炙草黄耆山藥炮薑五味紅棗湖蓮

陰分下虛浮火挾痰上擾久嗽辨諸肌削無力容易傷風黄昏爲甚　曹仁伯

四物桔梗湯加桑皮骨皮川貝知母甘草青黛枇杷葉蛤殼

丹田不納久嗽辨諸亥子陽升時氣促必起坐乃安自覺臍下氣衝　林珮琴

蘇子橘紅杏仁降香青鉛坎炁牛膝山藥熟地炭五味茯神

肺鬱飲邪久嗽辨諸脈不數口不渴　尤在涇

原方失錄

蟲嚙肺久嗽辨諸飢時胸中大痛上脣白點如粞者十餘處　李士材

百部膏加烏梅檳榔

下元不固藏納失職氣不歸窟子病及母作嗆辨諸每勞動則氣升病發　馬培之

歸芍地萸參朮蓮子炙草沙苑牡蠣百合牛膝金鈴子

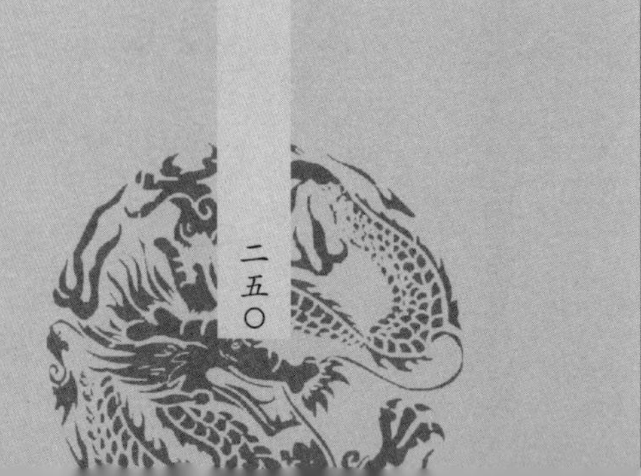

潞参、茯神、炙草、黄耆、山药、炮姜、五味、红枣、湖莲。

阴分下虚，浮火挟痰上扰，久嗽。辨诸肌削无力，容易伤风，黄昏为甚。

曹仁伯

四物桔梗汤加桑皮、骨皮、川贝、知母、甘草、青黛、枇杷叶、蛤壳。

丹田不纳，久嗽。辨诸亥子阳升，时气促必起，坐乃安，自觉脐下气冲。

林佩琴

苏子、橘红、杏仁、降香、青铅、坎炁、牛膝、山药、熟地炭、五味、茯神。

肺郁饮邪，久嗽。辨诸脉不数，口不渴。　尤在泾

原方失录。

虫啮，肺久嗽。辨诸饥时胸大痛，上唇白点如粞者十余处。　李士材

百部膏加乌梅、槟榔。

下元不固，藏纳失职，气不归窟，子病及母，作呛。辨诸每劳动则气升病发。

马培之

归、芍、地、萸、参、术、莲子、炙草、沙苑、牡蛎、百合、牛膝、金铃子。

肝气冲肺，干咳。即辨诸干咳无痰。　　　尤在泾

黄连、白芍、乌梅、知母、甘草、归身、牡蛎、茯苓。

因卧火箱，热燥肺金，干咳。　　　蒋仲芳

原案无方，但云迁卧床上。

水不制火，金不制木，液少干呛。辨诸脉虚数，舌干燥。　　　顾晓澜

北沙参、麦冬、肉甜杏仁、归须、生地、蜜拌橘络、霍、斛、茯苓、建兰叶。

虚阳上升，肺金受烁，干咳。辨诸脉数，颊红夜热，无汗。　　　林佩琴

潞参、山药、茯神、白芍、丹皮、杏仁、百合、五味、炙草、红枣。

肺生虫，干咳。证兼骨蒸潮热，口干。　　　蒋仲芳

熟鸡器盛，待病人熟睡，置其旁，虫自出窍入器，食鸡将觉，即将盖盖紧，倾入长流水中。

气海失纳，干咳不已。辨诸卧觉气自丹田逆冲，必起坐稍定，脉右尺偏大。

林佩琴

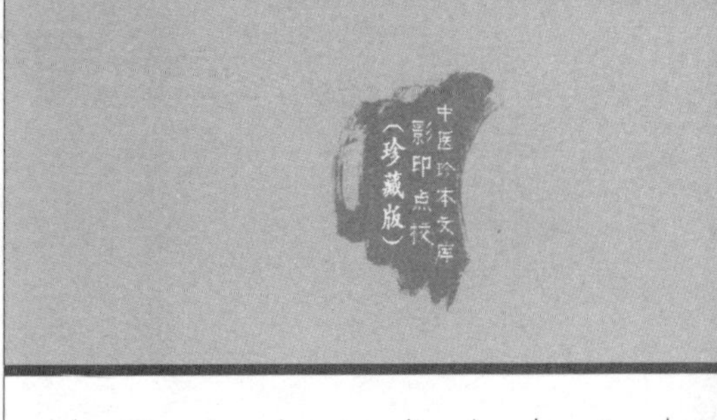

肝氣衝肺乾咳即辨諸乾咳無痰　尤在涇

黃連白芍烏梅甘草歸身牡蠣茯苓

因臥火箱熱燥肺金乾咳　蔣仲芳

原案無方但云遷臥床上

水不制火金不制木液少乾嗆辨諸脈虛數舌乾燥　顧曉瀾

北沙參麥冬肉甜杏仁歸鬚生地蜜拌橘絡霍斛茯苓建蘭葉

虛陽上升肺金受爍乾咳辨諸脈數頰紅夜熱無汗　林珮琴

潞參山藥茯神白芍丹皮杏仁百合五味炙草紅棗

肺生蟲乾咳證兼骨蒸潮熱口乾　蔣仲芳

熟鷄器盛待病人熟睡置其旁蟲自出竅入器食鷄將覺即將蓋蓋緊傾入長流水中

氣海失納乾咳不已辨諸臥覺氣自丹田逆衝必起坐稍定脈右尺偏大　林珮琴

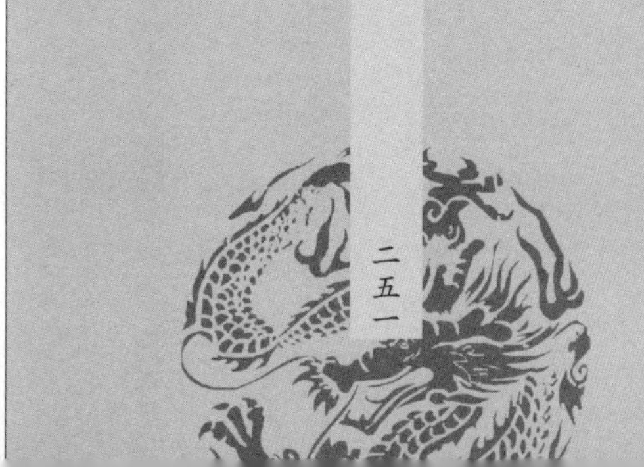

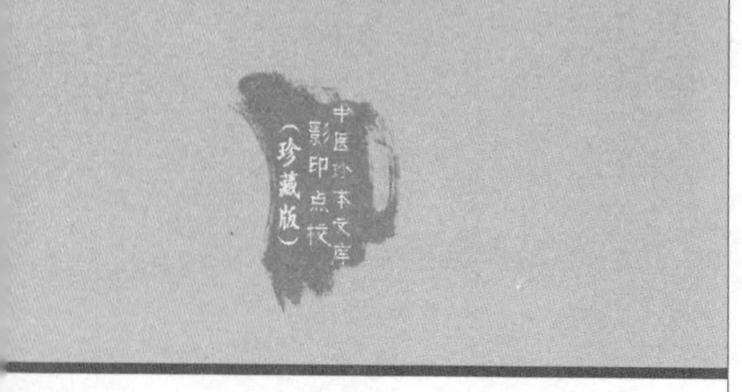

人參二地二冬按肺腎子母必水能制火乃火不刑金地益腎冬清肺參補氣氣爲水母也

腎虛不納喘咳辨諸宿疴逢寒遇勞輒發 王旭高

熟地牛膝沙參半夏陳皮茯苓麥冬五味紫石英蛤殼沉香

燥傷肺氣咳嗆辨諸時正秋燥又脈細澀乃血少肝虛之候 馬培之

北沙參甜杏仁川貝淮山藥生蛤殼麥冬

胃液不足早起咳嗆辨諸病在失血後不食則嘈得食少緩食入不香 顧曉瀾

生山藥茯神石斛炙甘草橘白黑豆皮麥冬肉金華棗建蘭葉

陰虛於下陽浮於上咳嗆甚於暮夜 尤在涇

熟地枸杞天冬白芍茯苓山藥丹皮龜板

腎液化痰阻氣喘嗽辨諸交冬背冷惡寒喜暖 尤在涇

腎氣丸去牛膝肉桂加五味沉香桂附地萸苓藥丹瀉車膝

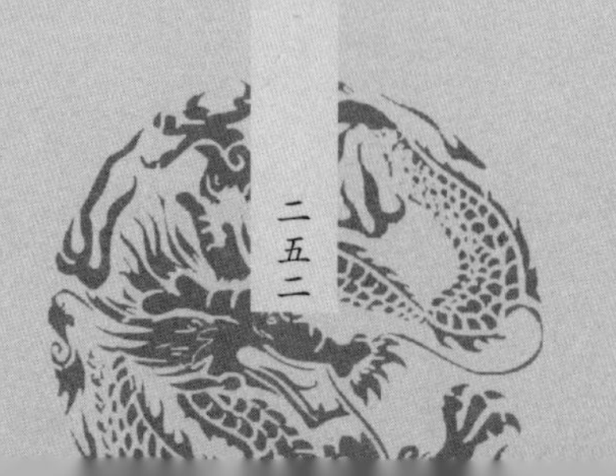

人参、二地、二冬。

【按】肺肾子母，必水能制火，乃火不刑金地益肾，冬清肺，参补气，气为水母也。

肾虚不纳，喘咳。辨诸宿疴逢寒遇劳辄发。 王旭高

熟地、牛膝、沙参、半夏、陈皮、茯苓、麦冬、五味、紫石英、蛤壳、沉香。

燥伤肺气，咳呛。辨诸时正秋燥，又脉细涩，乃血少肝虚之候。 马培之

北沙参、甜杏仁、川贝、淮山药、生蛤壳、麦冬。

胃液不足，早起咳呛。辨诸病在失血后不食则嘈，得食少缓，食入不香。

顾晓澜

生山药、茯神、石斛、炙甘草、橘白、黑豆皮、麦冬肉、金华枣、建兰叶。

阴虚于下，阳浮于上，咳呛甚于暮夜。 尤在泾

熟地、枸杞、天冬、白芍、茯苓、山药、丹皮、龟板。

肾液化痰阻气，喘嗽。辨诸交冬背冷，恶寒喜暖。

尤在泾

肾气丸去牛膝、肉桂，加五味、沉香。桂、附、地、萸、苓、药、丹、泻、车、膝。

肾气不纳，水泛为痰射肺，喘咳。辨诸交冬发，入夜重。　尤在泾

肾气丸去牛膝、肉桂，加补骨脂。见上条。

肾虚生痰犯肺，咳喘。辨诸年逾古稀，脉微。

曹仁伯

金水六君煎合生脉散，加桃肉。上方归、地、橘、半、苓、草。下方参、冬、五味。

劳伤肺脾，咳喘。辨诸不食，脉虚微，无神。

马元仪

参、耆、甘草、贝母、杏仁、紫苏、苏子、桔梗、防风。

内有郁热，秋凉咳喘难卧，春暖即安。　汪石山

三补丸加大黄、贝母、瓜蒌。

金水两亏，喘嗽。辨诸交秋冬则发，在春夏则安。

何元长

原方失录。

肾气不纳，与肺气不能联络，喘呛并作。证兼不成寐，辨诸劳动乃喘，喘后乃呛。　马培之

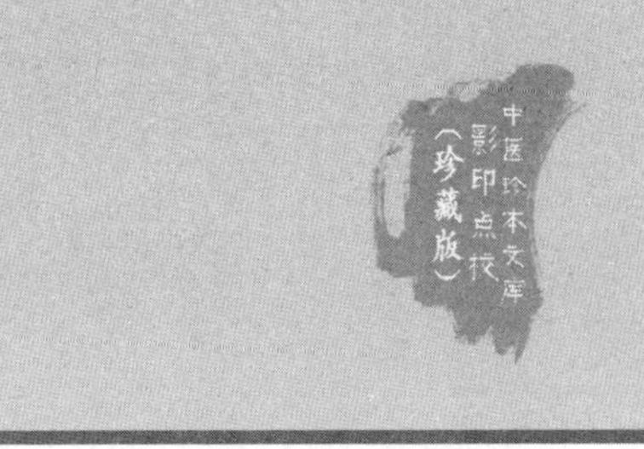

腎氣不納水泛爲痰射肺喘咳 辨諸交冬發入夜重 尤在涇

腎氣丸去牛膝肉桂加補骨脂 見上條

腎虛生痰犯肺咳喘 辨諸年逾古稀脈微 曹仁伯

金水六君煎合生脈散加桃肉 上方歸地橘半苓草下方參冬五味

勞傷肺脾咳喘 辨諸不食脈虛微無神 馬元儀

參耆甘草貝母杏仁紫蘇蘇子桔梗防風

內有鬱熱秋涼咳喘難臥春暖即安 汪石山

三補丸加大黃貝母瓜蔞

金水兩虧喘嗽 辨諸交秋冬則發在春夏則安 何元長

原方失錄

腎氣不納與肺氣不能聯絡喘嗆並作 證兼不成寐辨諸勞動乃喘喘後乃嗆 馬培之

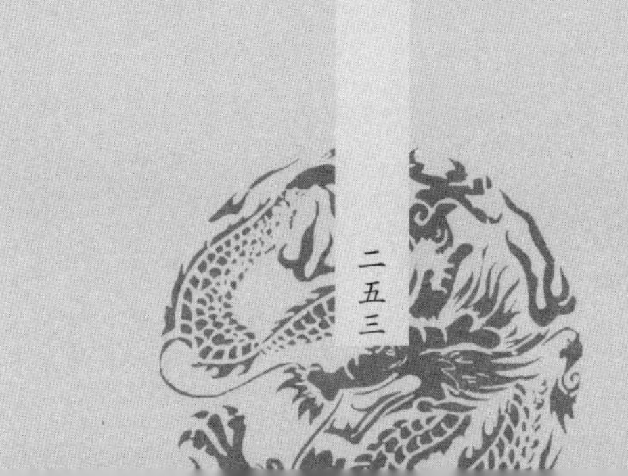

八仙長壽丸改丸爲湯 地萸苓藥丹瀉麥冬五味

肺虛嗽喘不能伏枕 辨諸右脈浮濡近駛按之無力 汪石山

人參白朮麥冬茯苓歸身阿膠黃芩陳皮五味甘草

濕熱上攻於肺喘滿 辨諸體肥霖雨時行嗜酒飲酪 羅謙甫

平胃散加牽牛青皮檳榔陳皮大黃 蒼朴橘草

肺氣不足後感寒邪喘滿 錢仲陽

原案云補肺脾

羊脂冷凝不食脹喘 辨諸脈無他因問而知之 沈宗常

原案云熨之

火不歸根上浮外越腫喘 辨諸脈勁而空 胡念菴

桂附姜萸五味人參

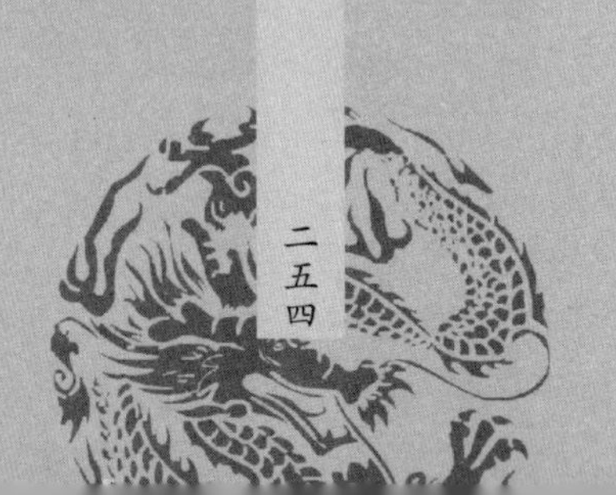

八仙长寿丸改丸为汤。地、萸、苓、药、丹、泻、麦冬、五味。

肺虚嗽喘，不能伏枕。辨诸右脉浮濡近驶，按之无力。 汪石山

人参、白术、麦冬、茯苓、归身、阿胶、黄芩、陈皮、五味、甘草。

湿热上攻于肺，喘满。辨诸体肥，霖雨时行，嗜酒饮酪。 罗谦甫

平胃散加牵牛、青皮、槟榔、陈皮、大黄。苍、朴、橘、草。

肺气不足后，感寒邪，喘满。 钱仲阳

原案云补肺脾。

羊脂冷凝不食，胀喘。辨诸脉无他，因问而知之。 沈宗常

原案云熨之。

火不归根，上浮外越，肿喘。辨诸脉劲而空。 胡念庵

桂、附、姜、萸、五味、人参。

伤寒表未解，上喘息高。

许叔微

桂枝加厚朴杏仁汤。桂、芍、朴、杏、姜、枣、草。

肺虚喘急。辨诸脉浮缓而濡。　　万密斋

阿胶炒成珠，煎苏叶乌梅汤。

肾少摄纳，肺失肃降，行动喘急。　　徐澹安

熟地、牡蛎、制附、五味、麦冬、山药、杞子、枣仁、杜仲、人参、半夏、铅、坎炁。

肺闭喘急，痰塞。辨诸鼻塞，痰粘艰吐，非麻不可。

徐澹安

三拗汤。麻黄、杏仁、甘草。

风温症，肝火烁肺，酿痰上扰，发喘。辨诸两颧红赤，脉弦滑。　　王一仁

桑皮、瓜蒌、杏仁、象贝、桑叶、竹茹、丹皮、赤芍、山栀、龙胆、黄连。

脾肾两亏，气虚不纳，发喘。辨诸久病后，因劳而发，神疲，面无华色，纳少，肢倦，脉细甚。　　王一仁

傷寒表未解上喘息高　許叔微

桂枝加厚朴杏仁湯 桂芍朴杏薑棗草

肺虛喘急 辨諸脈浮緩而濡　萬密齋

阿膠炒成珠煎蘇葉烏梅湯

腎少攝納肺失肅降行動喘急　徐澹安

熟地牡蠣製附五味麥冬山藥杞子棗仁杜仲人參半夏鉛坎炁

肺閉喘急痰塞 辨諸鼻塞痰粘艱吐非麻不可　徐澹安

三拗湯 麻黃杏仁甘草

風溫症肝火爍肺釀痰上擾發喘 辨諸兩顴紅赤脈弦滑　王一仁

桑皮瓜蔞杏仁象貝桑葉竹茹丹皮赤芍山梔龍膽黃連

脾腎兩虧氣虛不納發喘 辨諸久病後因勞而發神疲面無華色納少肢倦脈細甚　王一仁

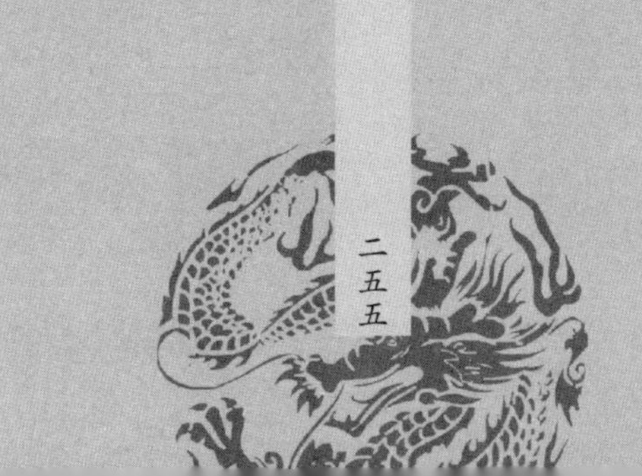

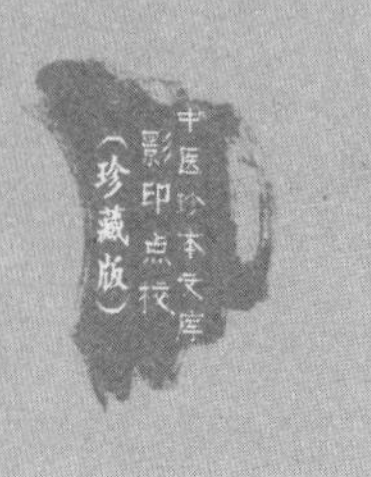

六味丸五味異功散均改湯加五味子益智仁補骨脂胡桃

肺脹作喘（辨諸目脹出鼻鼓扇脈浮大） 李士材

越婢加半夏湯

元海根蒂失固陰虛火炎氣衝爲喘 林珮琴

阿膠牡蠣龜板龍骨五味山藥高麗參茯神棗仁坎炁青鉛

下元陽虛氣逆不納病喘（辨諸足冷） 曹仁伯

旋覆代赭去薑棗合蘇子降氣去桂前草薑加薤白車前茯苓

肺氣窒塞氣喘 葉天士

滑石杏仁苡仁通草枇杷葉茯苓皮豆豉山梔

產後冒暑氣喘（辨諸樓居體若燔炭病驟起落） 陸祖愚

清元散

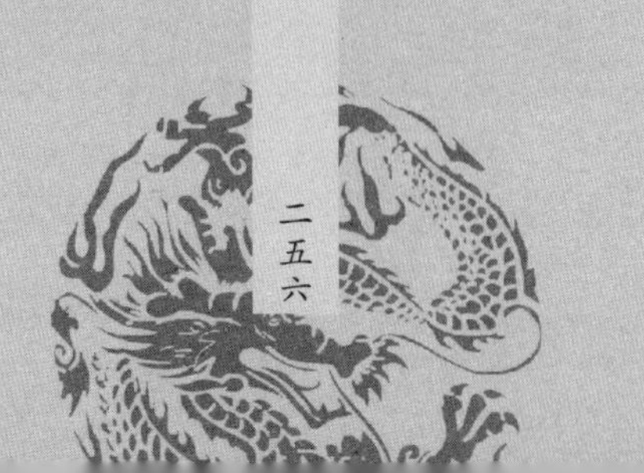

六味丸，五味异功散，均改汤，加五味子、益智仁、补骨脂、胡桃。

肺胀作喘。辨诸目胀，出鼻鼓扇，脉浮大。 李士材

越婢加半夏汤。

元海根蒂失固，阴虚火炎气冲，为喘。 林佩琴

阿胶、牡蛎、龟板、龙骨、五味、山药、高丽参、茯神、枣仁、坎炁、青铅。

下元阳虚，气逆不纳，病喘。辨诸足冷。 曹仁伯

旋覆、代赭，去姜、枣，合苏子降气，去桂、前、草、姜，加薤白、车前、茯苓。

肺气窒塞，气喘。

叶天士

滑石、杏仁、苡仁、通草、枇杷叶、茯苓皮、豆豉、山栀。

产后冒暑，气喘。辨诸楼居，体若燔炭，病骤起落。

陆祖愚

清元散。

痰滞经络，气喘。辨诸脉沈滑。　　程明佑

滚痰丸。礞石、沈香、大黄、黄芩、百药煎。

阳微阴胜，气喘。辨诸子后，阳气当至不至，喘发天明，阳气张，气平。　　漏名

原方失录。

阴亏，气喘如奔。证见坐不能卧，欲食难吸，吐痰欲大便，而气不能送，似气虚。辨诸脉虚洪豁大，舌干绛，溲赤点滴。　　王孟英

西洋参、熟地、苁蓉、枸杞、蒌仁、麦冬、牛膝、茯苓、白芍、冬虫夏草、青铅。

阴阳两虚，喘逆大作。辨诸脉浮而微按之即无，自觉呼吸惟在喉间。　　张寿甫

参赭镇气汤。野台参、生赭石、生芡实、生山药、净萸肉、生龙骨、生牡蛎、生杭芍、炒苏子。

吐血过多，血脱气亦将脱，喘促。辨诸脉无根而时止。　　张寿甫

方载吐血门末条。

肺胀气急，痰喘。辨诸清肺化痰无效，金水两补更剧。　　徐澹安

痰滯經絡氣喘 辨諸脈沈滑　　程明佑

滾痰丸 礞石 沈香 大黄 黄芩 百藥煎

陽微陰勝氣喘 辨諸子後陽氣當至不至喘發天明陽氣張氣平　　漏名

原方失錄

陰虧氣喘如奔 證見坐不能臥欲食難吸欲吐痰欲大便而氣不能送似氣虛辨諸脈虛洪豁大舌乾絳溲赤點滴　　王孟英

西洋參熟地蓯蓉枸杞蔞仁麥冬牛膝茯苓白芍冬蟲夏草青鉛

陰陽兩虛喘逆大作 辨諸脈浮而微按之即無自覺呼吸惟在喉間　　張壽甫

參赭鎮氣湯 野台參生赭石生芡實生山藥淨萸肉生龍骨生牡蠣生杭芍炒蘇子

吐血過多血脫氣亦將脫喘促 辨諸脈無根而時止　　張壽甫

方載吐血門末條

肺脹氣急痰喘 辨諸清肺化痰無效金水兩補更劇　　徐澹安

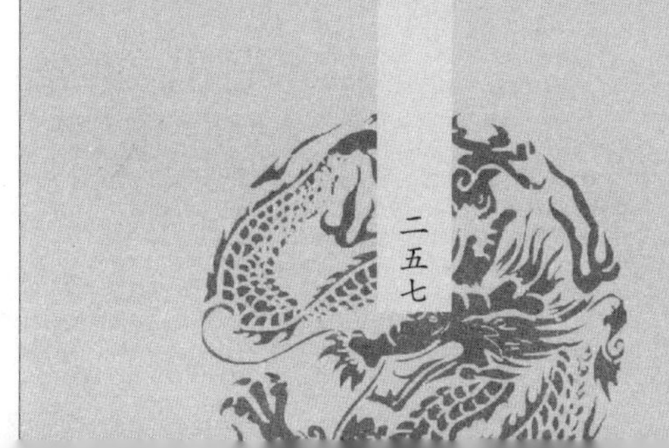

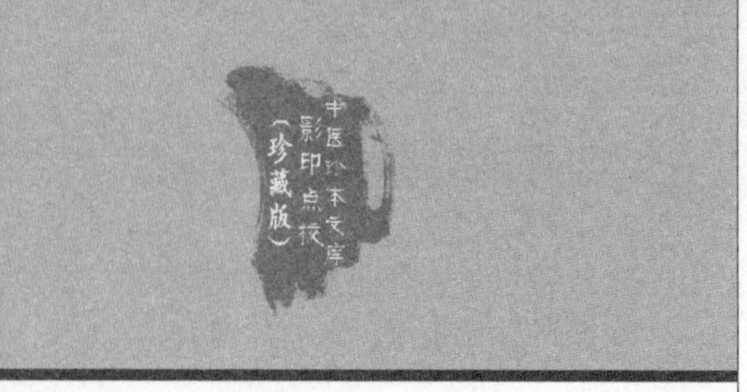

麻杏甘石湯 即此四味

鬱火氣喘痰逆如沸 法宜吐以上部有脈下部無脈也 楊石林

鹽湯探吐

痰熱發喘已昏絕 證見脈絕不至辨諸唇面皆紫黑色知非虛寒係誤服溫補之故 劉蔚楚

旋覆代赭湯俟稍醒繼消肺脹再繼清養 參草旋赭半夏薑棗

肺虛不能蔭腎子來就母咳變爲喘 辨諸脈上部大下部小 李冠仙

都氣加胡桃肉

外感引動內痰喘哮氣急 治法發時治肺胃愈時治脾腎 王旭高

發時服款冬桑皮紫菀蘇子沈香平時服五味紫石英陳皮半夏

新寒外束舊痰內搏肺道不清哮喘 辨諸脈右寸關浮緊重取帶滑呀呷外聞鄰里滌痰不減 李修之

三拗湯 麻黃杏仁甘草

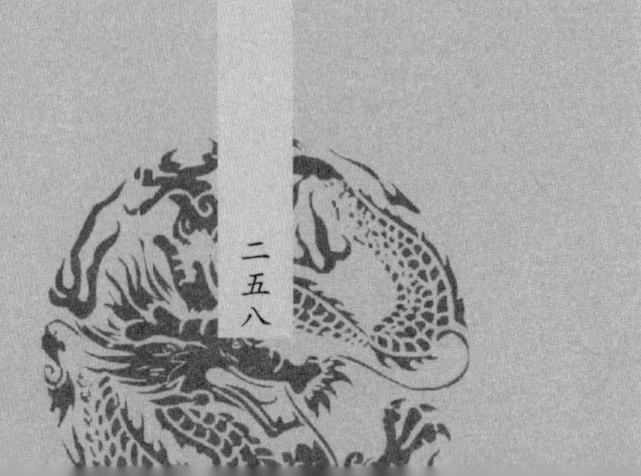

麻杏甘石汤。即此四味

郁火气喘，痰逆如沸。法宜吐，以上部有脉，下部无脉也。 杨石林

盐汤探吐。

痰热发喘，已昏绝。证见脉绝不至，辨诸唇面皆紫黑色，知非虚寒，系误服温补之故。 刘蔚楚

旋覆代赭汤，俟稍醒，继消肺胀，再继清养。参、草、旋、赭、半夏、姜、枣。

肺虚不能荫肾，子来就母，咳变为喘。辨诸脉上部大，下部小。 李冠仙

都气加胡桃肉。

外感引动内痰，喘哮气急。治法发时治肺胃，愈时治脾肾。 王旭高

发时服款冬、桑皮、紫苑（菀）、苏子、沈香。平时服五味、紫石英、陈皮、半夏。

新寒外束，旧痰内搏，肺道不清，哮喘。辨诸脉右寸关浮紧，重取带滑，呀呷外闻邻里，涤痰不减。

李修之

三拗汤。麻黄、杏仁、甘草。

饮醋呛喉，喘哮不止。

漏名

猪胆汁浸甘草六七日，炙干蜜丸。

风寒久积，肺胃两伤，因咳呛而发哮。　　顾晓澜

米炒象贝、蜜橘红、沙参、苏子、干姜、蒸五味，冰糖为丸，噙化。

痰热伏于肺络，患哮。证见痰多气逆，不能着枕。辨诸脉滑，苔厚，溺赤，痰浓，服温散滋纳，皆加甚。

王孟英

南沙参、茯苓、贝母、花粉、杏仁、冬瓜仁、丝瓜络、杷叶、旋覆、蛤壳。

脾弱湿滞，不能生金，久哮。辨诸服治风痰剂不应。

林佩琴

四君子汤加苡仁、山药、谷芽、制半夏。参、术、苓、草。

风邪伏肺，交秋痰哮。辨诸背俞平日冷，病时灼热，属风阳化火，又目赤，吐胶痰乃平。　　张仲华

麻黄、紫苑（菀）、百部、射干、枳壳、羚角、杏仁、前胡、橘络、瓜络、土贝、冬瓜子。

哕恶呃逆类

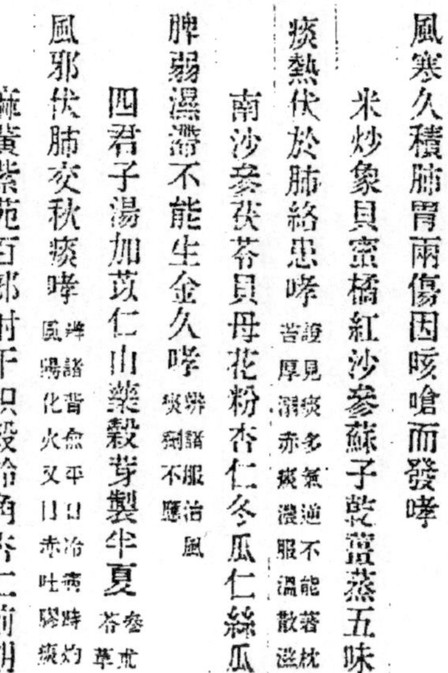

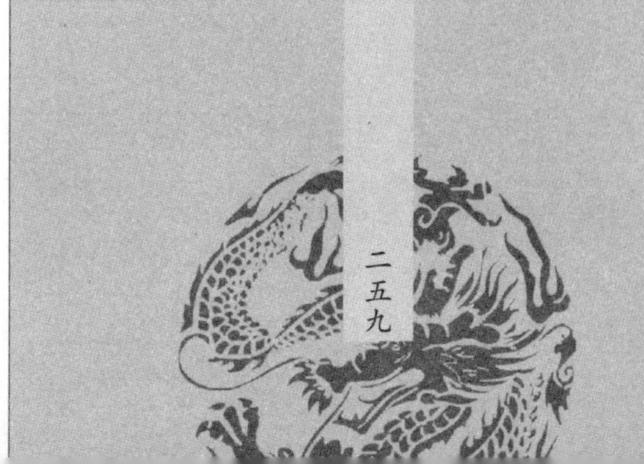

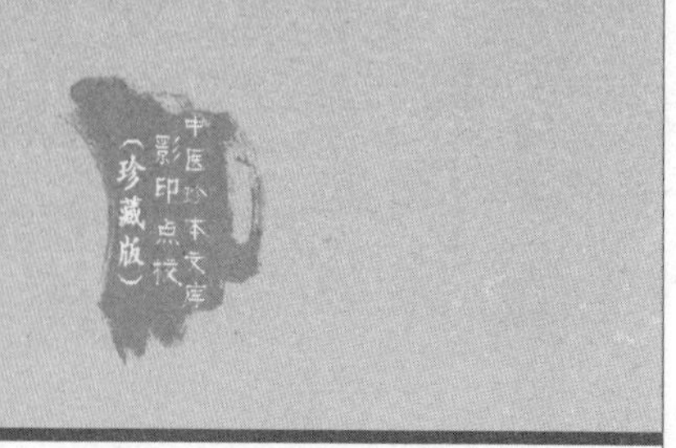

內傷生冷中氣不調多噦 辨諸得食則噦再問而知之　曹仁伯

丁香陳皮川朴半夏茯苓甘草枇杷葉茅根

上焦陽氣鬱多嗳 辨諸脘悶　尤在涇

薤白瓜蔞半夏桂枝茯苓姜汁

氣虚不運鬱於中焦嗳氣　汪石山

人參黄耆山查麥芽

胃陽弱食滯嗳腐 辨諸飧泄脈遲　曹仁伯

附子理中湯合二陳湯加川朴吳萸防風 上方參朮薑草附子 下方橘半苓草生薑

下虚噫聲聞於鄰 辨諸氣自少腹上衝尺脈虚大　王孟英

胡桃肉故紙韭子菟絲小茴鹿角霜枸杞當歸茯苓覆盆龍齒牡蠣

陽微濁陰上逆噫氣響且多　王孟英

内伤生冷，中气不调，多哕。辨诸得食则哕，再问而知之。　曹仁伯

丁香、陈皮、川朴、半夏、茯苓、甘草、枇杷叶、茅根。

上焦阳气郁，多嗳。辨诸脘闷　尤在泾

薤白、瓜蒌、半夏、桂枝、茯苓、姜汁。

气虚不运，郁于中焦，嗳气。　汪石山

人参、黄耆、山查(楂)、麦芽。

胃阳弱，食滞嗳腐。辨诸飧泄脉迟。　曹仁伯

附子理中汤合二陈汤，加川朴、吴萸、防风。上方参、术、姜、草、附子。下方橘、半、苓、草、生姜。

下虚噫声，闻于邻。辨诸气自少腹上冲，尺脉虚大。　王孟英

胡桃肉、故纸、韭子、菟丝、小茴、鹿角霜、枸杞、当归、茯苓、覆盆、龙齿、牡蛎。

阳微浊阴上逆，噫气响且多。　王孟英

先服理中汤，继用旋覆代赭汤。上方参、术、姜、草。下方旋覆、参、草、半夏、姜、枣。

食滞，胃气失降，嗳频作。辨诸每在饱食后，右关弦紧。　　雷少逸

六君子加木香、山查（楂）、枳椇子。参、术、苓、草、橘、半。

痰阻于络，气不得宣，时患噫气。辨诸脉弦滑，知非虚症。　　王孟英

瓜络、橘络、竹茹、旋覆、羚羊、茯苓、豆卷、金铃、柿蒂、藕雪羹、当归、龙荟丸。

伏暑，误用升提，肺失肃降，呃忒。辨诸服柴葛而病，变证见气促，音微自汗。　　王孟英

泻白散合清燥救肺汤。上方桑皮、骨皮、粳、草。下方参、麦、阿、草、桑、杏、杷叶、石膏、胡麻。

肺胃气室不下行，呃忒。辨诸右脉滑数上溢，身热面赤，溲涩无眠，知非阳虚欲脱。　　王孟英

原案无方，但云与大剂肃清之药。

滋腻酿痰，阻塞隧络气机，清阳不司旋运，呃忒。证见脉伏，胸痞不食，辨诸误服滋补。　　王孟英

小陷胸加薤白、菖蒲、竹茹、旋覆、贝母、杏、紫苑（菀）、枇杷叶。栝楼实、黄连、半夏。

先服理中湯繼用旋覆代赭湯（上方參朮薑草下方旋覆參草半夏薑棗）

食滯胃氣失降噯頻作（辨諸每在飽食後右關弦緊）　雷少逸

六君子加木香山查枳椇子（參朮苓草橘半）

痰阻於絡氣不得宣時患噫氣（辨諸脈弦滑知非虛症）　王孟英

瓜絡橘絡竹茹旋覆羚羊茯苓豆卷金鈴柿蒂藕雪羹當歸龍薈丸

伏暑誤用升提肺失肅降呃忒（辨諸服柴葛而病變證見氣促音微自汗）　王孟英

瀉白散合清燥救肺湯（上方桑皮骨皮粳草下方參麥阿草桑杏杷葉石膏胡麻）

肺胃氣窒不下行呃忒（辨諸右脈滑數上溢身熱面赤溲澀無眠知非陽虛欲脫）　王孟英

原案無方但云與大劑肅清之藥

滋膩釀痰阻塞隧絡氣機清陽不司旋運呃忒（證見脈伏胸痞不食辨諸誤服滋補）　王孟英

小陷胸加薤白菖蒲竹茹旋覆貝母杏紫菀枇杷葉（栝蔞實黃連半夏）

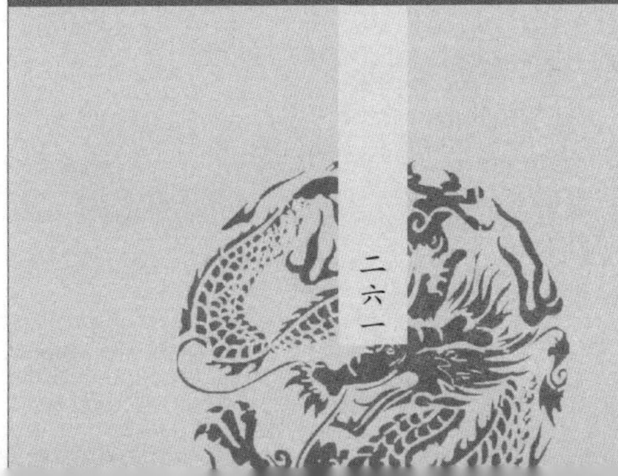

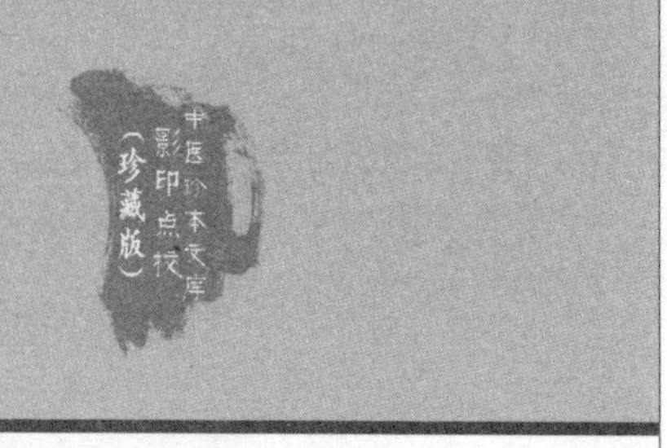

營熱雖解氣道未肅呃忒頻作（辨諸在服犀角地黃湯黑苔退神識清後） 王孟英

元參石花連翹銀花竹茹知母花粉貝母竹葉

怒後飲冷氣逆作呃（辨諸暴發並詳問知非腎虛） 張仲華

吳萸旋覆花烏藥白石英炒川椒蘇子沈香生決明半夏

肝腎氣逆上奔陽明作呃 林珮琴

醋煅牡蠣石決明赭石竹茹潞參降香末

氣鬱於肝不能升痰阻於肺不得降作呃（辨諸呃有微甚而不爽久不噫脈左弦澀右滑） 王孟英

柴胡枳殼石菖蒲紫蘇薤白蔞仁竹茹橘皮白前

瘀血痰濁阻塞肺胃之絡相火衝動作呃（辨諸曾吐血舌白膩右脈沈滑氣自少腹上衝） 王旭高

半夏茯苓陳皮當歸鬱金丁香柄水紅花子柿蒂藕汁姜汁滋腎丸

下後糞去鬱氣暴升呃大作（法宜輕劑順氣） 陳三農

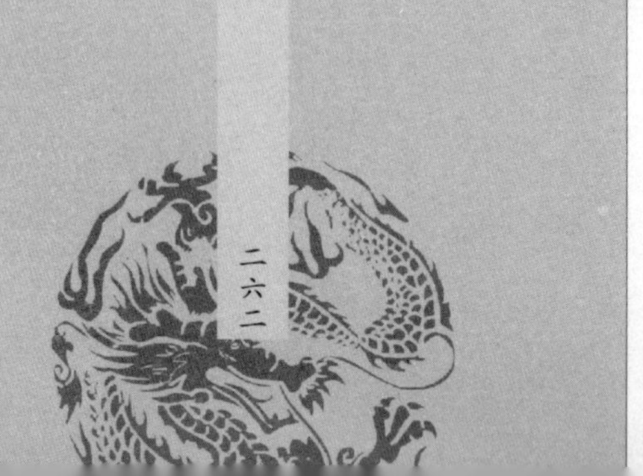

营热虽解，气道未肃，呃忒频作。辨诸在服犀角地黄汤，黑苔退，神识清后。

王孟英

元参、石花、连翘、银花、竹茹、知母、花粉、贝母、竹叶。

怒后饮冷，气逆作呃。辨诸暴发，并详问，知非肾虚。 张仲华

吴萸、旋覆花、乌药、白石英、炒川椒、苏子、沈香、生决明、半夏。

肝肾气逆，上奔阳明，作呃。 林佩琴

醋煅牡蛎、石明、赭石、竹茹、潞参、降香末。

气郁，于肝不能升，痰阻于肺不得降，作呃。辨诸呃有微，甚而不爽，久不噫，脉左弦涩，右滑。 王孟英

柴胡、枳壳、石菖蒲、紫苏、薤白、蒌仁、竹茹、橘皮、白前。

瘀血痰浊，阻塞肺胃之络，相火冲动，作呃。辨诸曾吐血，舌白腻，右脉沈滑，气自少腹上冲。 王旭高

半夏、茯苓、陈皮、当归、郁金、丁香柄、水红花子、柿蒂、藕汁、姜汁、滋肾丸。

下后粪去，郁气暴升，呃大作。法宜轻剂顺气。

陈三农

一味枳壳，煎汤慢口服。

肾气不纳，肝气不舒，肺气不清，胃气不降，呃逆。证见胁痛，卧难着枕，苔腻便艰，溲少。　　王孟英

沙参、枇叶、茹、贝、旋、栀、龟板、鳖甲、瓜络、瓜子、青铅、白前、金铃、藕、熟地。

胃有燥屎，气机逆窒，呃逆。辨诸舌苔黄厚，便秘，日晡热盛，下不通，反乎上也。　　张意田

小承气汤。大黄、厚朴、枳实。

脾阳虚，阴气用事，呃逆。辨诸腹胀，食少倦怠，自汗，右脉虚微。　　马元仪

桂附理中汤。

肝邪犯胃，呃逆不止。辨诸气自丹田上升，知非丁香柿蒂散症。　　林佩琴

旋覆代赭汤去参，加醋煅决明，醋炒蒺藜，青盐制半夏，沈香。

过凉过下，胃气无权，呃逆不已。证兼人事倦怠。

漏名

东洋参、半夏、干姜、柿蒂、枳实、橘皮、冬术、刀豆子。

一味枳殼煎湯慢口服

腎氣不納肝氣不舒肺氣不清胃氣不降呃逆證見脇痛臥難着枕苔膩便艱溲少　王孟英

沙參枇葉茹貝旋梔龜板鱉甲瓜絡瓜子青鉛白前金鈴藕熟地

胃有燥屎氣機逆窒呃逆辨諸舌苔黃厚便秘日晡熱盛下不通反乎上也　張意田

小承氣湯大黃厚朴枳實

脾陽虛陰氣用事呃逆辨諸腹脹食少倦怠自汗右脈虛微　馬元儀

桂附理中湯

肝邪犯胃呃逆不止辨諸氣自丹田上升知非丁香柿蒂散症　林珮琴

旋覆代赭湯去參加醋煅決明醋炒蒺藜青鹽製半夏沈香

過涼過下胃氣無權呃逆不已證兼人事倦怠　漏名

東洋參半夏乾姜柿蒂枳實橘皮冬朮刀豆子

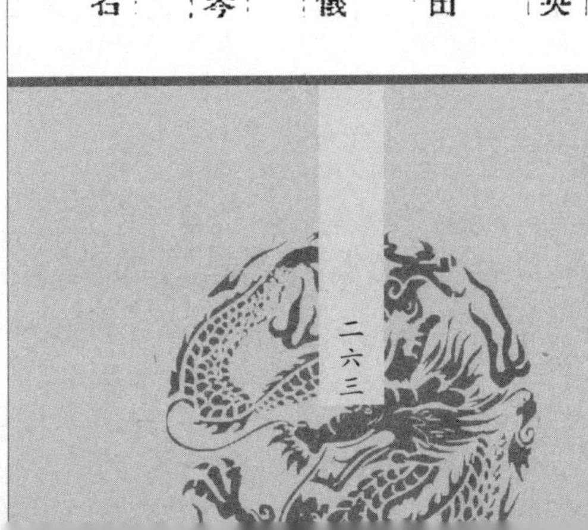

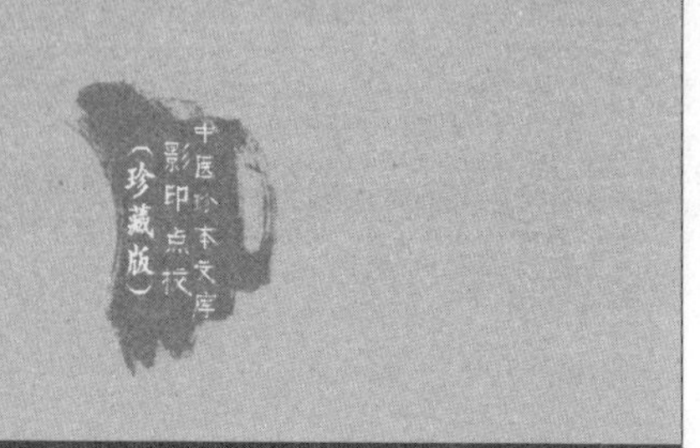

陰衰火炎呃聲長大（辨諸脈洪數顏如煤炲便秘溲滴瀝不快氣自丹田出） 沈明生

六味湯加黃連梔子車前牛膝（地萸苓藥丹瀉）

眞陽欲離呃逆無聲（辨諸病久肢冷舌白脈兩尺不應小溲短滴不禁） 馬培之

人參附子法半夏炙草破故紙伏苓炮薑白芍

嘔吐類

胃虛氣熱乾嘔 尤在涇

橘皮竹茹湯加蘆根秔米（橘茹薑棗參）

濕脚氣上衝作嘔（辨諸素處低窪濕地先病足腫證見脈弦緊苔白面黑黯胸悶） 周小農

橘半蘇葉吳萸川朴梹榔木瓜枳殼生薑黑丑沈香金鈴玄胡

痰氣阻逆咽嗌時自嘔惡（法宜清降） 尤在涇

半夏枇杷葉旋覆竹茹茯苓麥冬橘紅鬱金生姜

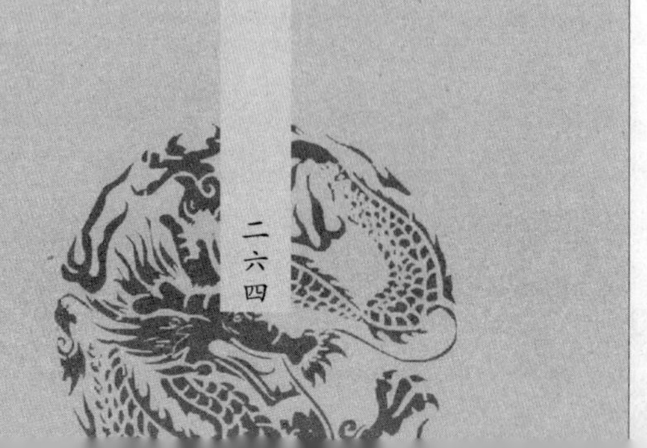

阴衰火炎，呃声长大。辨诸脉洪数，颜如煤炲，便秘，溲滴沥不快，气自丹田出。 沈明生

六味汤加黄连、栀子、车前、牛膝。地、萸、苓、药、丹、泻。

真阳欲离，呃逆无声。辨诸病久，肢冷舌白，脉两尺不应，小溲短滴不禁。

马培之

人参、附子、法半夏、炙草、破故纸、茯苓、炮姜、白芍。

呕吐类

胃虚气热，干呕。

尤在泾

橘皮竹茹汤加芦根、粳米。橘、茹、姜、枣、参。

湿脚气上冲，作呕。辨诸素处低洼湿地，先病足肿。证见脉弦紧，苔白，面黑黯，胸闷。 周小农

橘、半、苏叶、吴萸、川朴、槟榔、木瓜、枳壳、生姜、黑丑、沈香、金铃、玄胡。

痰气阻逆咽嗌时，自呕恶。法宜清降。 尤在泾

半夏、枇杷叶、旋覆、竹茹、茯苓、麦冬、橘红、郁金、生姜。

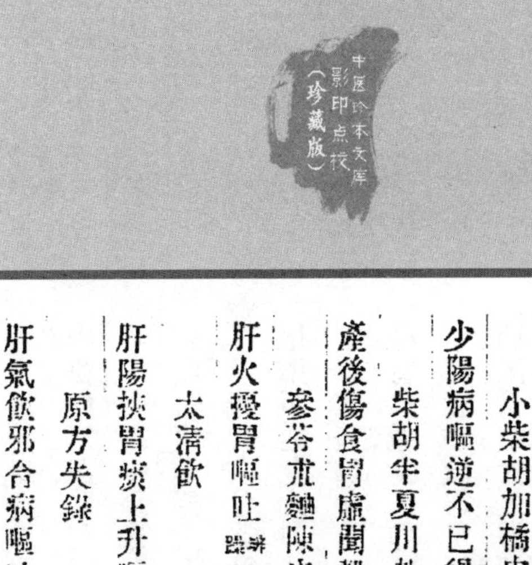

邪蕴少阳，胃气不通，得食则呕。辨诸舌白口苦，寒热往来，左关数，右关细。

张仲华

小柴胡加橘皮、淡姜渣。柴、芩、芍、半、参、草、姜、枣。

少阳病，呕逆不已，得食则呕，似膈。　　张仲华

柴胡、半夏、川朴、川椒、淡姜渣、紫苏、陈皮、苏子、青皮。

产后伤食，胃虚，闻谷气、药气俱呕。　　陈霞山

参、苓、术、曲、陈皮、藿香、炙草、砂仁、陈米。

肝火扰胃，呕吐。辨诸常胸胁痛，烦热躁扰，欲饮冷，脉乱数。　　张景岳

太清饮。

肝阳挟胃，痰上升，呕吐。　　车渭津

原方失录。

肝气饮邪合病，呕吐。辨诸胸痹脘痛，吐水味酸。

王旭高

邪蘊少陽胃氣不通得食則嘔 辨諸舌白口苦寒熱往來左關數右關細 張仲華

小柴胡加橘皮淡姜渣 柴芩芍半參草姜棗

少陽病嘔逆不已得食則嘔似膈 張仲華

柴胡半夏川朴川椒淡薑渣紫蘇陳皮蘇子青皮

產後傷食胃虛聞穀氣藥氣俱嘔 陳霞山

參苓朮麯陳皮藿香炙草砂仁陳米

肝火擾胃嘔吐 辨諸常胸脇痛煩熱躁擾欲飲冷脈亂數 張景岳

太清飲

肝陽挾胃痰上升嘔吐 車渭津

原方失錄

肝氣飲邪合病嘔吐 辨諸胸痹脘痛吐水味酸 王旭高

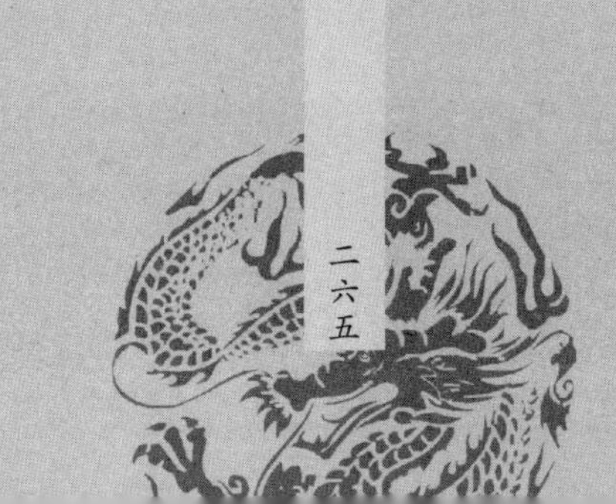

川連陳皮木香丁香蔻仁乾姜川楝子延胡香附川椒

中焦虛寒濁陰聚胃嘔吐 辨諸脈虛澀少神舌苔白腐而厚 章虛谷

姜製半夏參苓附子姜桂枝芍藥烏梅草果

陽虛體懷孕惡阻濁陰上泛嘔吐 辨諸身冷惡寒脈伏沈按似無 林珮琴

先熱薑汁米汁和飲吐止附子理中湯加半夏

地道不通食入即吐 辨諸六脈洪大有力便不通十餘日 薛立齋

蜜煎導法

肝腎火逆食入即吐 辨諸舌瘦小伸之極尖且顫胎黃邊有紅瘰額色赭赤鼻色黑焦 魏玉横

養心湯加川連牛膝米仁

稠涎積胸食入即吐 證見胸中刺痛已成噎膈 朱丹溪

韭汁鹽梅滷汁少許細呷得入漸加

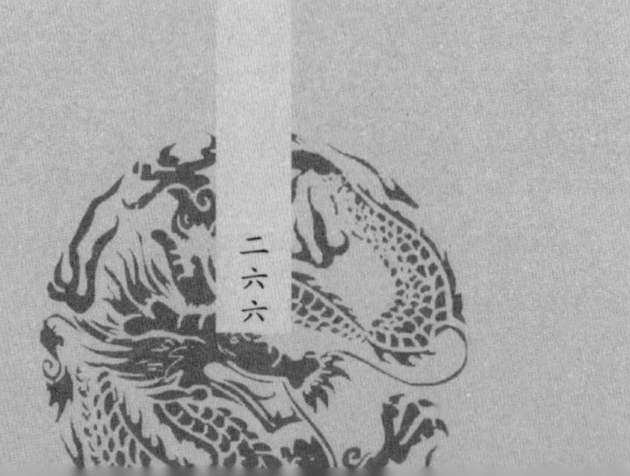

川连、陈皮、木香、丁香、蔻仁、干姜、川楝子、延胡、香附、川椒。

中焦虚寒，浊阴聚胃，呕吐。辨诸脉虚涩少神，舌苔白腐而厚。　　章虚谷

姜制半夏、参、苓、附子、姜、桂枝、芍药、乌梅、草果。

阳虚体，怀孕恶阻，浊阴上泛，呕吐。辨诸身冷恶寒，脉伏沈，按似无。

林佩琴

先热姜汁、米汁和饮，吐止，附子理中汤加半夏。

地道不通，食入即吐。辨诸六脉洪大有力，便不通十余日。　　薛立斋

蜜煎导法。

肝肾火逆，食入即吐。辨诸舌瘦小，伸之极尖且颤，胎黄，边有红瘰，额色赭赤，鼻色熏焦。　　魏玉横

养心汤加川连、牛膝、米仁。

稠涎积胸，食入即吐。证见胸中刺痛已成，噎膈。

朱丹溪

韭汁、盐梅、卤汁少许，细呷得入，渐加。

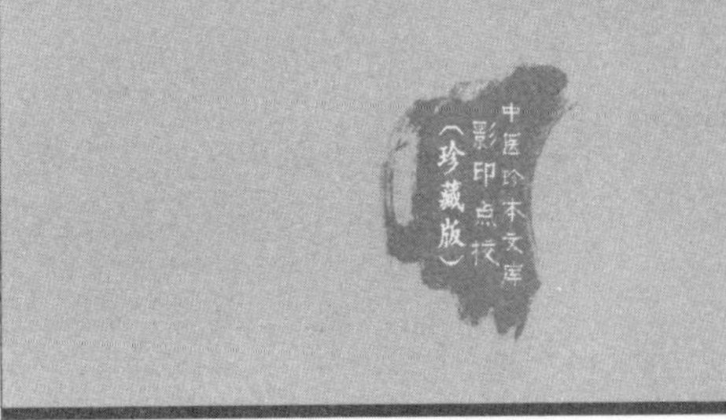

中脘血瘀，食已乃吐。辨诸起由跌仆脘痛，面紫霜色，两关脉涩。　朱丹溪

原案无方，但云服生新血，推陈血之剂，吐血碗许而愈。

肝火郁胃，食已即吐。辨诸将吐，口味先酸。

曹仁伯

左金丸合温胆汤，雪羹汤。

湿痰内胜，食已即吐。辨诸苔白，便溏溺清。

曹仁伯

旋覆、代赭、陈皮、半夏、莱菔子、生姜、茯苓。

肝胆火，风侮胃，食入即吐。辨诸情志怫悒，颊赤。

林佩琴

山栀、羚角、竹茹、旋覆、半夏曲、柿蒂。

胃气虚，滞胸膈否塞，食入即反。辨诸破气消导，清痰降火均不应，知非气实而满。　李修之

六君子汤加炮姜、官桂、代赭石末。参、术、苓、草、橘、半。

火邪内炽，热不杀谷，水谷下咽辄吐。辨诸脉数大有力，所吐作嗳哺，气口燥，索水不绝。　张希白

中脘血瘀食已乃吐辨諸起由跌仆脘痛面紫霜色兩關脈澀　朱丹溪

原案無方但云服生新血推陳血之劑吐血碗許而愈

肝火鬱胃食已即吐辨諸將吐口味先酸　曹仁伯

左金丸合溫膽湯雪羹湯

濕痰內勝食已即吐辨諸苔白便溏溺清　曹仁伯

旋覆代赭陳皮半夏萊菔子生姜茯苓

肝膽火風侮胃食入即吐辨諸情志怫悒頰赤　林珮琴

山梔羚角竹茹旋覆半夏麯柿蒂

胃氣虛滯胸膈否塞食入即反辨諸破氣消導清痰降火均不應知非氣實而滿　李修之

六君子湯加炮薑官桂代赭石末參朮苓草橘半

火邪內熾熱不殺穀水穀下咽輒吐辨諸脈數大有力所吐作噯哺氣口燥索水不絕　張希白

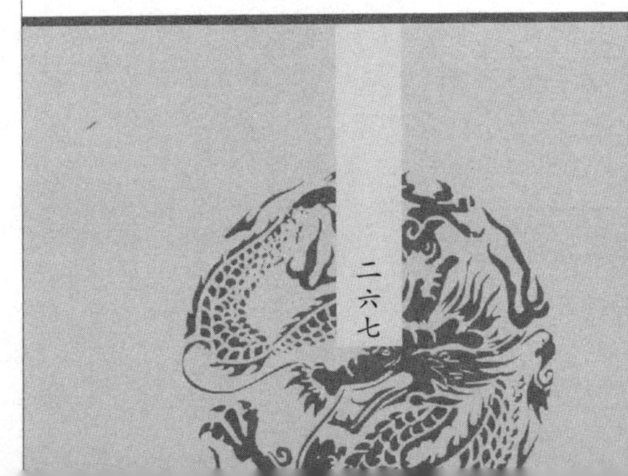

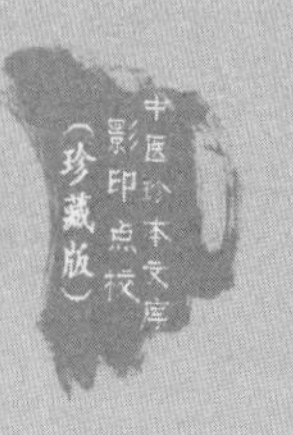

大生地黃連知母石膏麥冬花粉山藥竹葉大劑服

火不生土土虛積飲食入數刻吐清水食隨出辨諸舌質淡苔滑白胸前覺冷腸鳴　徐韻英

原方失錄

痰鬱吐不能食辨諸兩寸關弦滑有力　徐東皋

五靈脂沒藥

妊婦肝鬱嘔吐不食辨諸左關鼓指不連寸兩尺滑搏左更甚　盧不遠

原案無方云用透肝之劑

孕婦血虛火盛嘔吐不食辨諸左脈微右脈數　龔子才

茯苓補心湯加姜汁炒黃連竹茹

虛寒體氣妊娠大吐不食辨諸六脈沈微已極　馮楚瞻

人參炙草炮姜附子

大生地、黄连、知母、石膏、麦冬、花粉、山药、竹叶，大剂服。

火不生土，土虚积饮，食入数刻吐清水，食随出。辨诸舌质淡，苔滑白，胸前觉冷，肠鸣。　　徐韵英

原方失录。

痰郁，吐不能食。辨诸两寸关弦滑有力。　徐东皋

五灵脂、没药。

妊妇肝郁，呕吐不食。辨诸左关鼓指不连寸，两尺滑搏，左更甚。　　卢不远

原案无方，云用透肝之剂。

孕妇血虚火盛，呕吐不食。辨诸左脉微，右脉数。

龚子才

茯苓补心汤加姜汁，炒黄连、竹茹。

虚寒体气，妊娠大吐不食。辨诸六脉沈微已极。

冯楚瞻

人参、炙草、炮姜、附子。

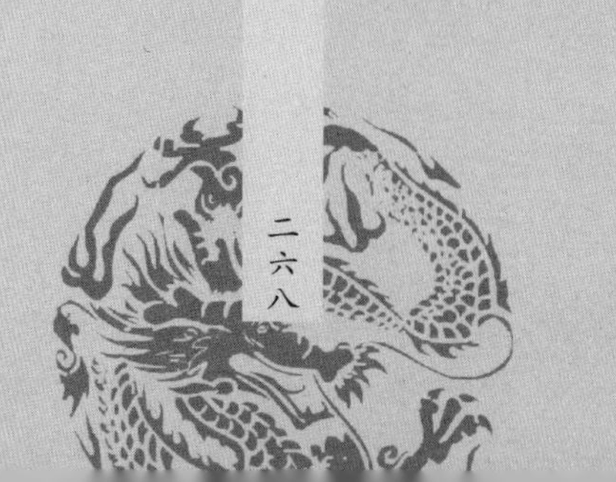

结孕恶阻，呕逆不食，进一吐十，皆稠白沫。辨诸脉左寸动甚，两尺滑利，知非脾败吐沫。　李修之

人参、白术、半夏、橘红、苏梗、砂仁、赤苓、枇杷叶、伏龙肝。

肝旺侮脾，伤胃呕吐，勺水难容。辨诸先胁痛，行气逐血，乃加吐，脉左沈右洪。　李修之

异功散加白芍、肉桂，又缓进食。黄耆、陈米、陈皮、生姜、伏龙肝汤充饥。

胃中气液两伤，呕吐，水米不能入口。辨诸考场受饿，形神憔悴，面容黯惨，脉细濡垂绝。　何书田

生脉散。人参、麦冬、五味子，此甘酸济阴法。

浊气逆上，小腹气冲，即吐。辨诸得饮吐甚，右尺独弦急。　马元仪

调胃承气汤。硝、黄、炙、草。

瘀积膈间，食后吐数口而不尽出。即辨诸吐不尽，知病不在胃。　朱丹溪

二陈加木香、韭汁、莱菔子，明日以瓜蒂散吐之。

饮症，吐清水盈盆。　缪仲淳

結孕惡阻嘔逆不食進一吐十皆稠白沫 辨諸脈左寸動甚兩尺滑利知非脾敗吐沫　李修之

人參白朮半夏橘紅蘇梗砂仁赤苓枇杷葉伏龍肝

肝旺侮脾傷胃嘔吐勺水難容 辨諸先脇痛行氣逐血乃加吐脈左沈右洪　李修之

異功散加白芍肉桂又緩進食黃耆陳米陳皮生薑伏龍肝湯充飢

胃中氣液兩傷嘔吐水米不能入口 辨諸考場受餓形神憔悴面容黯慘脈細濡垂絕　何書田

生脈散 人參麥冬五味子此甘酸濟陰法

濁氣逆上小腹氣衝即吐 辨諸得飲吐甚右尺獨弦急　馬元儀

調胃承氣湯 硝黃炙草

瘀積膈間食後吐數口而不盡出 即辨諸吐不盡知病不在胃　朱丹溪

二陳加木香韭汁萊菔子明日以瓜蒂散吐之

飲症吐清水盈盆　繆仲淳

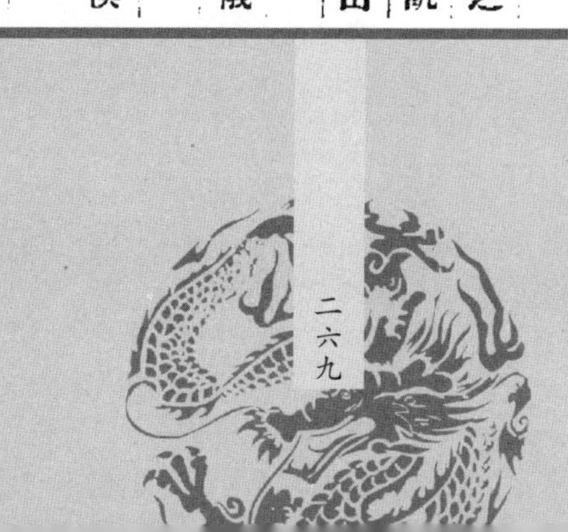

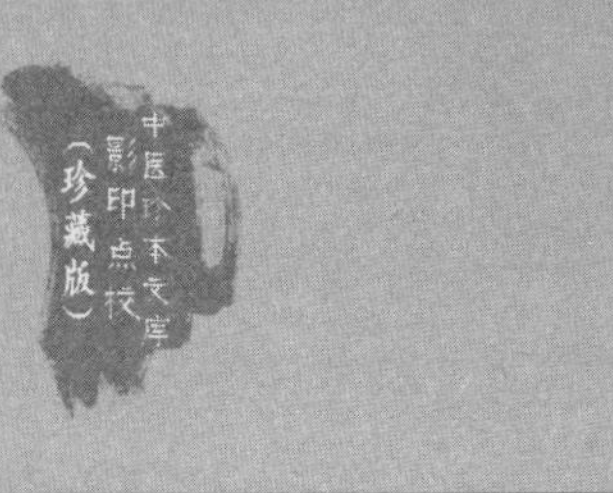

姜半夏廣皮茯苓猪苓澤瀉旋覆厚朴白朮枳實川連木香

宿痰吐宿汁清涎如雞蛋清　漏名

滾痰丸 礞石沈香大黃黄芩百藥煎

木火犯胃胃氣已憊嘔吐血塊痰涎不止 辨諸因怒起病不納不便　張仲華

人參吳萸旋覆川楝川椒半夏茯苓川連

肝火循衝脈上衝吐痰水飲食 辨諸氣自小腹起每作於寅卯時　朱丹溪

沈香磨水化抱龍丸

肝胃不和嘔吐酸水兼有瘀血 辨諸素嗜酒　王旭高

半夏陳皮茯苓

肝火上逆嘔作酸苦 證兼面青　魏玉横

生地杞子沙參麥冬烏藥桃仁延胡炮姜香附

六十四

姜半夏、广皮、茯苓、猪苓、泽泻、旋覆、厚朴、白术、枳实、川连、木香。

宿痰吐宿汁，清涎如鸡蛋清。　漏名

滚痰丸。礞石、沈香、大黄、黄芩、百药煎。

木火犯胃，胃气已惫，呕吐血块，痰涎不止。辨诸因怒起病，不纳不便。

张仲华

人参、吴萸、旋覆、川楝、川椒、半夏、茯苓、川连。

肝火循冲脉上冲，吐痰水饮食。辨诸气自小腹起，每作于寅卯时。　朱丹溪

沈（沉）香磨水化抱龙丸。

肝胃不和，呕吐酸水，兼有瘀血。辨诸素嗜酒

王旭高

半夏、陈皮、茯苓。

肝火上逆，呕作酸苦。证兼面青。　魏玉横

生地、杞子、沙参、麦冬、乌药、桃仁、延胡、炮姜、香附。

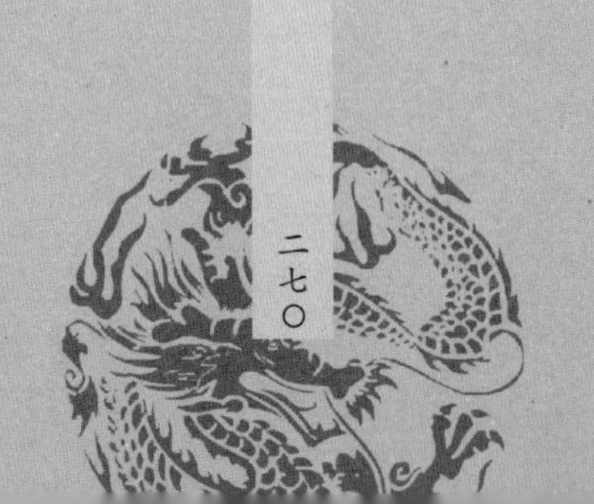

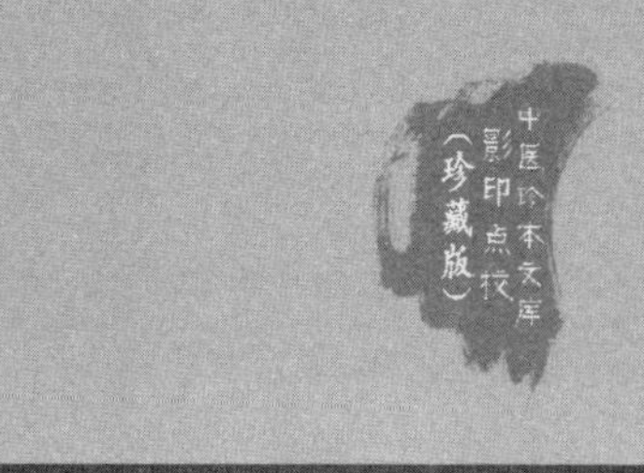

水不涵木，肝火上冲，吐酸苦涎沫。辨诸两寸俱上鱼际，左尺微不应指　魏玉横

熟地、枸杞、沙参、麦冬、石斛。

湿邪，呕吐酸水如醋。辨诸素饮酒　朱丹溪

原方失录。

停饮成囊十数日，必呕吐酸水数升。辨诸起由饮酒，左卧后，觉酒止从左下，身汗右有左无。　许叔微

一味苍术。

孕妇土虚木侮，吐酸水。证兼胸满不食。　陈三农

六君子加白芍。参、术、苓、草、橘、半。

湿遏肝郁，吐苦水。辨诸湿体，又值湿令，舌白脉弦。　叶天士

川连、炮姜、厚朴、半夏、茯苓。

胃虚欲绝，吐清水、绿水、黑水，以至臭水。胃底水黑，肠中水臭。　喻嘉言

水不涵木肝火上衝吐酸苦涎沫 辨諸兩寸俱上魚際左尺微不應指　魏玉橫

熟地枸杞沙參麥冬石斛

濕邪嘔吐酸水如醋 辨諸素飲酒　朱丹溪

原方失錄

停飲成囊十數日必嘔吐酸水數升 辨諸起由飲酒左臥後覺酒止從左下身汗右有左無　許叔微

一味蒼朮

孕婦土虛木侮吐酸水 證兼胸滿不食　陳三農

六君子加白芍 參朮苓草橘半

濕遏肝鬱吐苦水 辨諸濕體又值濕令舌白脈弦　葉天士

川連炮姜厚朴半夏茯苓

胃虛欲絕吐清水綠水黑水以至臭水 胃底水黑腸中水臭　喻嘉言

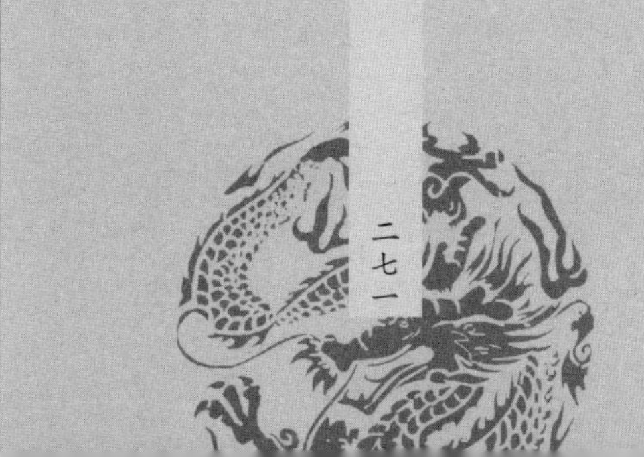

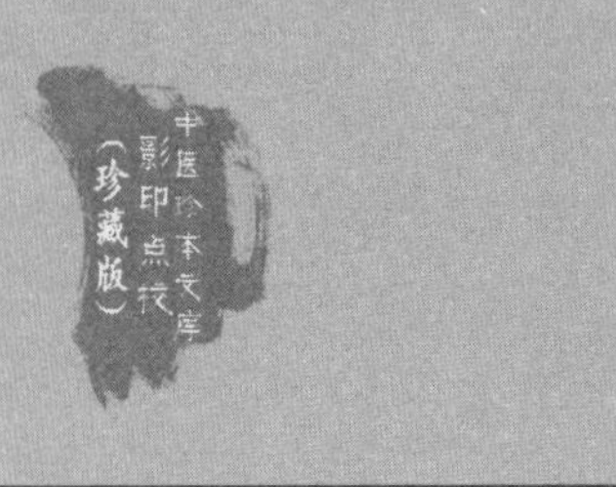

先服理中湯六劑後用旋覆花湯調代赭石末上方參朮薑草

肝鬱嘔吐綠水　柴嶼青

逍遙散加吳萸黃連歸芍柴薄梔草丹皮朮苓

膽倒嘔吐苦水綠如菜汁辨諸病從戲臺倒跌下而得　許宣

溫膽湯加棗仁代赭石橘半枳茹苓草

血菀痰結嘔褐色物辨諸兩寸滑數左關弦右關滑而肌肉未消聲音未改知非肺壞　漏名

常山紅花酒

胃陰虧肝火旺吐胃底濁陰之黑水　王孟英

沙參竹茹烏梅炭茯苓川楝柿蒂仙半夏旋覆代赭左金丸川連吳萸

脾虛不能制水膀胱侮土吐黑水作酸氣證兼不能右臥食後脹痛　汪石山

參耆當歸香附陳皮神麴黃芩甘草吳萸

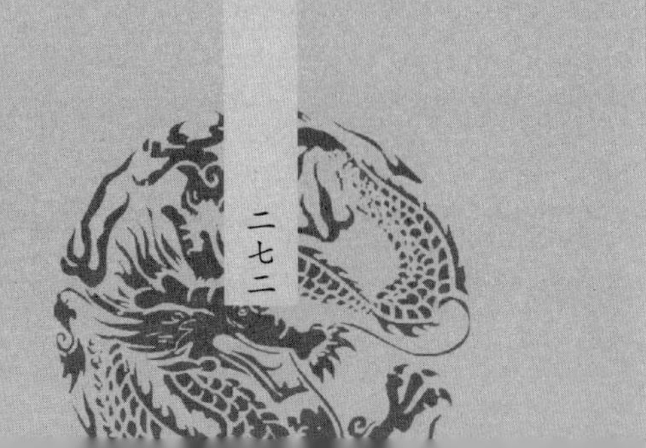

先服理中汤六剂后，用旋覆花汤调代赭石末。上方参、术、姜、草。

肝郁呕吐绿水。　柴屿青

逍遥散加吴萸、黄连。归、芍、柴、薄、栀、草、丹皮、术、苓。

胆倒呕吐苦水，绿如菜汁。辨诸病从戏台倒跌下而得。　许宣

温胆汤加枣仁，代赭石。橘、半、枳、茹、苓、草。

血菀痰结，呕褐色物。辨诸两寸滑数，左关弦，右关滑，而肌肉未消，声音未改，知非肺坏。　漏名

常山红花酒。

胃阴亏，肝火旺，吐胃底浊阴之黑水。　王孟英

沙参、竹茹、乌梅炭、茯苓、川楝、柿蒂、仙半夏、旋覆、代赭、左金丸。川、连、吴萸。

脾虚不能制水，膀胱侮土，吐黑水，作酸气。证兼不能右卧，食后胀痛。

汪石山

参、耆、当归、香附、陈皮、神曲、黄芩、甘草、吴萸。

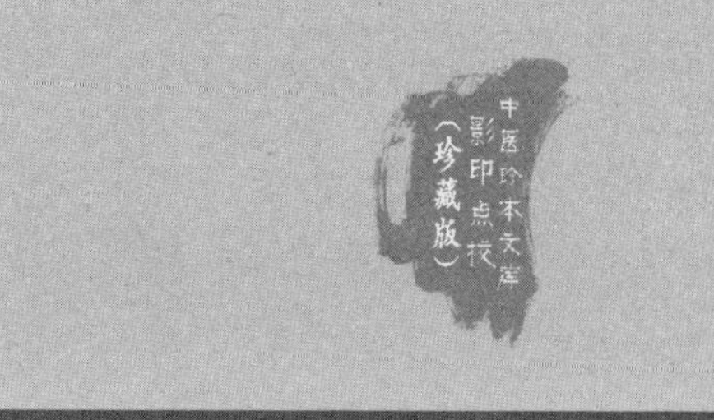

瘀血痰积胸隔，呕吐物如烂猪肺。辨诸病由酒后忿怒，寸脉滑数，胸背胀，音不哑，知非肺坏。　孙文垣

滑石、茜草、桃仁、小蓟、归尾、香附、贝母、栀子、枳壳、甘草。

下不通，反乎上呕吐，粪从口出。证见大小便皆秘。　王孟英

旋覆代赭汤加蜣螂虫。旋、赭、参、草、半夏、姜、枣。

中下阳衰，朝食暮吐。辨诸完谷不化，不即吐，与邪热不杀谷异。　王旭高

苁蓉、半夏、陈皮、枳壳、沈（沉）香、柏子仁、桂心、牛膝、吴萸、干姜。

肝胃克贼，朝食暮吐。反胃也。　尤在泾

旋覆、代赭、茯苓、半夏、粳米、枇杷叶。

脾虚及肾，朝食暮吐，完谷不腐。辨诸脉虚，色黑，腰脚少力。　尤在泾

吴萸、茴香、丁、桂、半夏。

吐血类

瘀血痰積胸隔嘔吐物如爛猪肺（辨諸病由酒後忿怒寸脈滑數胸背脹音不啞知非肺壞）　孫文垣

滑石茜草桃仁小薊歸尾香附貝母梔子枳殼甘草

下不通反乎上嘔吐糞從口出（證見大小便皆秘）　王孟英

旋覆代赭湯加蜣螂蟲（旋赭參草半夏薑棗）

中下陽衰朝食暮吐（辨諸完穀不化不即吐與邪熱不殺穀異）　王旭高

蓯蓉半夏陳皮枳殼沈香柏子仁桂心牛膝吳萸乾姜

肝胃克賊朝食暮吐（反胃也）　尤在涇

旋覆代赭茯苓半夏秔米枇杷葉

脾虛及腎朝食暮吐完穀不腐（辨諸脈虛色黑腰脚少力）　尤在涇

吳萸茴香丁桂半夏

吐血類

因痰致咳因咳傷絡吐血 辨諸體肥舌膩先患痰多後患咳咳甚乃失血　陸成一

蠲飲六神湯加絲瓜絡鬱金汁大黃末

胃熱氣逆血隨氣升吐血 辨諸脈洪長右部尤重按有力　張壽甫

寒降湯 生赭石清半夏蔞仁生杭芍竹茹牛蒡子粉甘草

中寒胃氣不降吐血 辨諸脈虛濡而遲右關尤甚飲食不消化　張壽甫

溫降湯 白朮清半夏生山藥乾薑生赭石生杭芍川厚朴生薑

房勞傷腎吐血 辨諸尺脈舌本硬色紅如太陽　喻嘉言

人參濃湯下黑錫丹 黑鉛硫黃

思慮勞心心傷吐血　尤在涇

阿膠丹皮牛膝丹參小薊三七藕汁童便

勞傷中氣脾不統血吐血 辨諸右關兩尺弱甚　盧不遠

因痰致咳，因咳伤络吐血。辨诸体肥舌腻，先患痰多，后患咳，咳甚乃失血。

陆成一

蠲饮六神汤加丝瓜络、郁金汁、大黄末。

胃热气逆，血随气升，吐血。辨诸脉洪长，右部尤重按有力。　张寿甫

寒降汤。生赭石、清半夏、蒌仁、生杭芍、竹茹、牛蒡子、粉甘草。

中寒胃气不降，吐血。辨诸脉虚濡而迟，右关尤甚，饮食不消化。　张寿甫

温降汤。白术、清半夏、生山药、干姜、生赭石、生杭芍、川厚朴、生姜。

房劳伤肾，吐血。辨诸尺脉，舌本硬，色红如太阳。

喻嘉言

人参浓汤下黑锡丹。黑铅、硫黄。

思虑劳心，心伤吐血。

尤在泾

阿胶、丹皮、牛膝、丹参、小蓟、三七、藕汁、童便。

劳伤中气，脾不统血，吐血。辨诸右关两尺弱甚。

卢不远

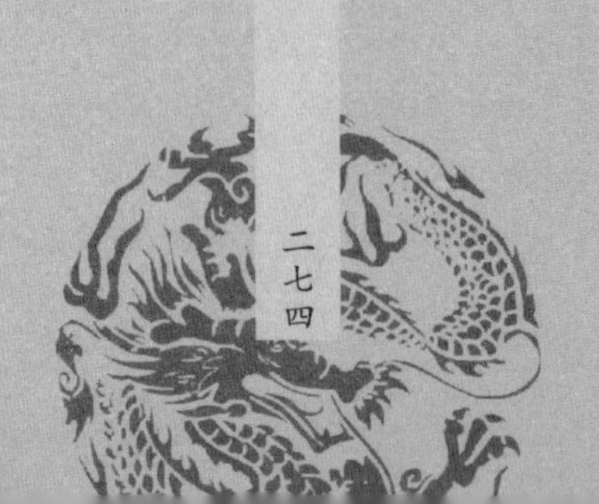

熟地、麦冬、白芍、牛膝、五味、附子、人参。

思郁，伤脾，不统血，吐血。辨诸饮食不思，肌减，舌淡黄。　　杨乘六

归脾汤去木香，加白芍、五味，送都气丸。

阴亏体气，春温嗽痰，吐血。法宜甘寒润降，与寻常人春温异治。　　叶天士

枇杷叶、甜杏仁、沙参、川贝、水梨、甘蔗汁。

胎禀怯弱，稚年吐血。辨诸脉，两尺右关皆不足。　　万密斋

六味地黄丸合参苓白术丸。

经闭倒行吐血。辨诸有拂意事悲忿，经行一日即止。　　陆肖愚

润字丸加桃仁、红花。

大醉饱后，胃血壅遏，暑邪逼之上行，吐血。辨诸脉洪滑。　　滑伯仁

犀角地黄汤，继以桃仁承气汤。上方犀、地、丹、芍。下方桃、桂、硝、黄、草。

熟地麥冬白芍牛膝五味附子人參

思鬱傷脾不統血吐血 辨諸飲食不思肌減舌淡黃 楊乘六

歸脾湯去木香加白芍五味送都氣丸

陰虧體氣春溫嗽痰吐血 法宜甘寒潤降與尋常人春溫異治 葉天士

枇杷葉甜杏仁沙參川貝水梨甘蔗汁

胎稟怯弱稚年吐血 辨諸脈兩尺右關皆不足 萬密齋

六味地黃丸合參苓白朮丸

經閉倒行吐血 辨諸有拂意事悲忿經行一日即止 陸肖愚

潤字丸加桃仁紅花

大醉飽後胃血壅遏暑邪逼之上行吐血 辨諸脈洪滑 滑伯仁

犀角地黃湯繼以桃仁承氣湯 上方犀地丹芍下方桃桂硝黃草

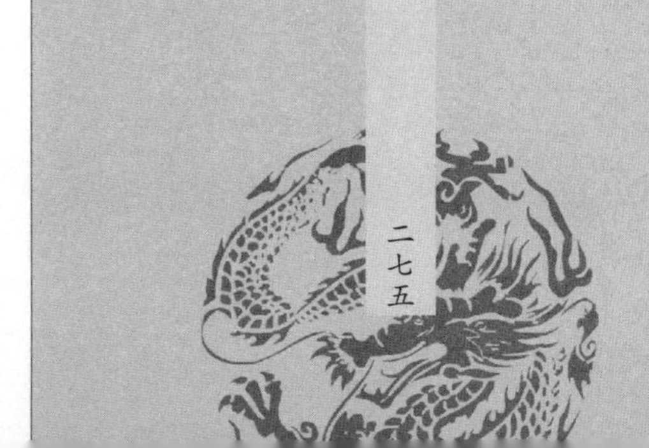

腎虛火不歸元吐血 辨諸足冷面有紅光脈形豁大 王孟英

六味地黃湯送飯丸桂心一錢 地萸苓藥丹瀉

鬱慮傷氣及營吐血 辨諸脈弦澀發於午後陽欲收斂時嗽作血腥 林珮琴

桔梗貝母木香栝蔞茯神當歸白芍降香末

少腹積瘀蒸熱吐血 證兼嗽辨諸病起怒後兩尺沈實少腹按痛 李士材

四物湯加鬱金桃仁穿山甲大黃 歸芎地芍

肝病吐血 辨諸病在忿後血濃厚殷紅帶紫塊沈水底不散知舌淡白乃血不華色足厥冷乃氣火上升皆非陽虛 周小農

丹皮側柏茜歸均炙炭三七秋石元精石乳汁磨沈香藕節童便

胃液不足胃火上熾吐血 辨諸多而色紅紫脈數無力 顧曉瀾

青皮蔗藕梨白果白蘿蔔鮮側柏葉生薑均生搗汁加竹瀝燉服

陰中之熱未清吐血 辨諸吐血治已漸愈日中已住夜分未止 馬培之

肾虚，火不归元，吐血。辨诸足冷，面有红光，脉形豁大。　　王孟英

六味地黄汤送饭丸，桂心一钱。地、萸、苓、药、丹、泻。

郁虑伤气及营，吐血。辨诸脉弦涩，发于午后，阳欲收敛，时嗽作血腥。

林佩琴

桔梗、贝母、木香、栝蒌、茯神、当归、白芍、降香末。

少腹积瘀，蒸热吐血。证兼嗽，辨诸病起，怒后两尺沈（沉）实，少腹按痛。

李士材

四物汤加郁金、桃仁、穿山甲、大黄。归、芎、地、芍。

肝病吐血。辨诸病在忿后，血浓厚殷红带紫块，沈（沉）水底不散，知舌淡白，乃血不华色，足厥冷，乃气火上升，皆非阳虚。　周小农

丹皮、侧柏、茜、归，均炙炭，三七、秋石、元精石、乳汁磨沈（沉）香、藕节、童便。

胃液不足，胃火上炽，吐血。辨诸多而色红紫，脉数无力。　　顾晓澜

青皮蔗、藕、梨、白果、白萝卜、鲜侧柏叶、生姜，均生捣汁，加竹沥炖服。

阴中之热未清，吐血。辨诸吐血，治已渐愈，日中已住，夜分未止。　马培之

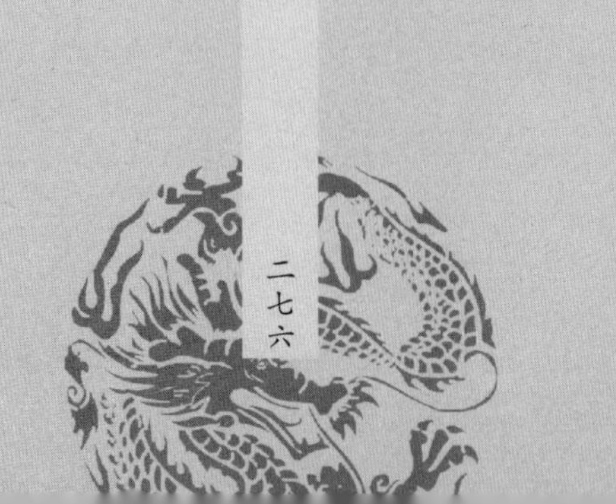

当归、生地、石斛、丹皮、丹参、阿胶。

外感内郁，二火并冲，咳嗽吐血。辨诸感冒后触大怒，寸浮洪尺沈（沉）数。

陆养愚

干葛、石膏、桑皮、前胡、苏子、杏仁、黄芩、薄荷、甘草、木通。

肺胃气虚，中寒积饮，久咳伤络吐血。辨诸舌白中厚，苔滑，用沙参、麦冬加剧，知非肝火铄金。 马培之

黄芪建中汤合二陈，加款冬，再以六君子汤调理。

肺脘留瘀，痰中夹红。辨诸病由持重努力而得，则瘀结呛咳，气逆，肺脘不舒，则病在肺脘。 马培之

丹参、杏仁、蒌皮、茜草、淮膝、茯苓、蛤壳、象贝、南沙参、三七、藕节。

劳力伤脾，瘀凝于胃，吐痰夹血。辨诸病先胃痛，大便色黑，证兼腹胀，身面发黄。 马培之

丹参、当归、查（楂）肉、桃仁、丹皮、神曲、枳壳、青皮、姜皮。

伤心兼伤暑热，吐沫，继血。辨诸面如烟尘，汗多口渴，脉数大而按之上虚。

陆肖愚

井水调辰砂益元散

當歸生地石斛丹皮丹參阿膠

外感內鬱二火併衝咳嗽吐血 辨諸感冒後觸大怒寸浮洪尺沈數 陸養愚

乾葛石膏桑皮前胡蘇子杏仁黃芩薄荷甘草木通

肺胃氣虛中寒積飲久咳傷絡吐血 辨諸舌白中厚苔滑用沙參麥冬加劇知非肝火鑠金 馬培之

黃芪建中湯合二陳加款冬再以六君子湯調理

肺脘留瘀痰中夾紅 辨諸病由持重努力而得則瘀結嗆咳氣逆肺脘不舒則病在肺脘 馬培之

丹參杏仁蔞皮茜草淮膝茯苓蛤殼象貝南沙參三七藕節

勞力傷脾瘀凝於胃吐痰夾血 辨諸病先胃痛大便色黑證兼腹脹身面發黃 馬培之

丹參當歸查肉桃仁丹皮神麯枳殼青皮姜皮

傷心兼傷暑熱吐沫繼血 辨諸面如烟塵汗多口渴脈數大而按之上虛 陸肖愚

井水調辰砂益元散

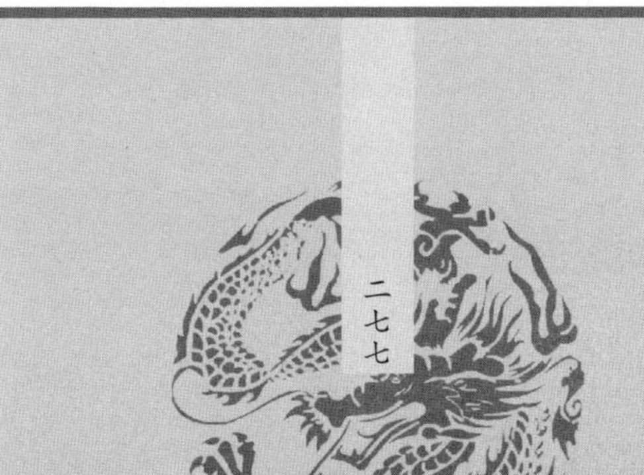

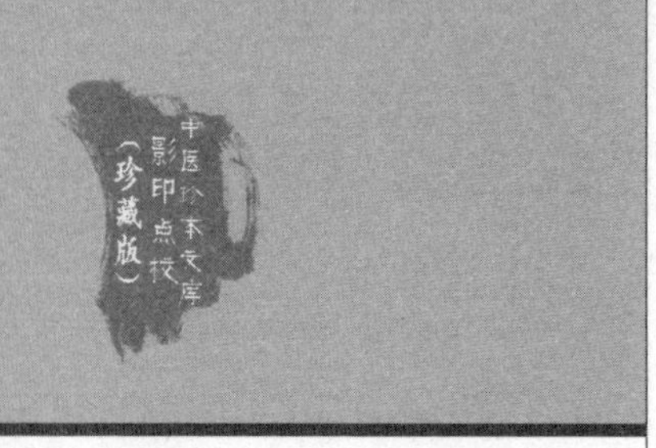

氣逆阻於胃管失血 辨諸發必在食後咽津時脘間若噎 林珮琴

栝蔞貝母當歸玉竹阿膠紅棗愈後常飲牛乳

痧後餘邪留戀營分失血 辨諸欬嗽未減 曹仁伯

四物湯加紫蘇桑皮骨皮川貝知母前胡淡芩 歸芎地芍

肝鬱凝瘀陡吐狂血 證見肢冷自汗辨諸脈弦澀血色紫黯戒忿怒復發難療 王孟英

丹參丹皮茺蔚旋覆芩梔柏葉鬱金海蛇

氣虛血無統攝驟然吐血 王孟英

潞參耆朮苓草山藥扁豆橘皮木瓜酒芍 原案陰藥忌服非格陽尤忌附桂與虛楊兩案異

精奪下損氣自下衝血湧如泉 辨諸遺精腰痛足脛異冷 葉天士

人參熟地河車膏茯苓枸杞五味蒺藜紫石英

經不行氣升不降驟吐血若泉湧 辨諸素性鬱結經事不行 俞子容

气逆阻于胃管，失血。辨诸发必在食后，咽津时脘间若噎。　林佩琴

栝蒌、贝母、当归、玉竹、阿胶、红枣，愈后常饮牛乳。

痧后余邪留恋营分，失血。辨诸咳嗽未减。　曹仁伯

四物汤加紫苏、桑皮、骨皮、川贝、知母、前胡、淡芩。归、芎、地、芍。

肝郁凝瘀，陡吐狂血。证见肢冷自汗，辨诸脉弦涩，血色紫黯，戒忿怒，复发难疗。　王孟英

丹参、丹皮、茺蔚、旋覆、芩、栀、柏叶、郁金、海蛇。

气虚，血无统摄，骤然吐血。　王孟英

潞参、耆、术、苓、草、山药、扁豆、橘皮、木瓜、酒芍。原案阴药忌服，非格阳，尤忌附桂与虚，杨两案异。

精夺下损，气自下冲，血涌如泉。辨诸遗精腰痛，足腰异冷　叶天士

人参、熟地、河车膏、茯苓、枸杞、五味、蒺藜、紫石英。

经不行，气升不降，骤吐血若泉涌。辨诸素性郁结，经事不行。　俞子容

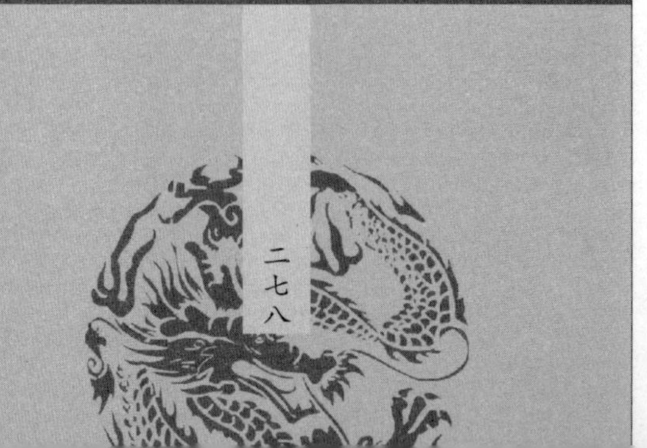

茅根捣汁磨沈（沉）香。

郁结经闭，吐血若涌。辨诸寡居忧郁，经停后病作。

王肯堂

童便、桃仁、醋、大黄。

暑热劫络，鲜血暴涌。辨诸天暑口渴，喜凉，脉迢迢有力。 雷少逸

玉女煎加滑石、蒌根、杏仁、桑叶。地冬知膏、牛膝。

暑热犯肺，卒暴吐血汹涌。此暑瘵症。 赵海仙

鲜银花、鲜枇杷叶、桑叶、丹皮、杏仁、川贝、橘皮络、丝瓜络、藊豆衣、瓜翠皮。

肝火上冲胃络，吐血数盆。辨诸面色青，颠筋抽掣。

叶天士

生地、枸杞、沙参、麦冬、蒌仁。

火郁肺胃，又暑伤阳络，血溢盈盆。 顾晓澜

原方失录。

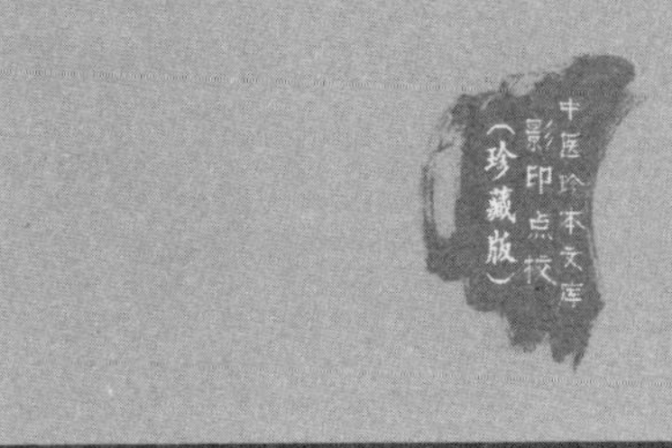

茅根搗汁磨沈香

鬱結經閉吐血若涌 辨諸寡居憂鬱經停後病作 王肯堂

童便桃仁醋大黄

暑熱刦絡鮮血暴湧 辨諸天暑口渴喜涼脈迢迢有力 雷少逸

玉女煎加滑石蔞根杏仁桑葉 地冬知膏牛膝

暑熱犯肺卒暴吐血洶湧 此暑瘵症 趙海仙

鮮銀花鮮枇杷葉桑葉丹皮杏仁川貝橘皮絡絲瓜絡藊豆衣瓜翠皮

肝火上衝胃絡吐血數盆 辨諸面色青顚筋抽掣 葉天士

生地枸杞沙參麥冬蔞仁

火鬱肺胃又暑傷陽絡血溢盈盆 顧曉瀾

原方失錄

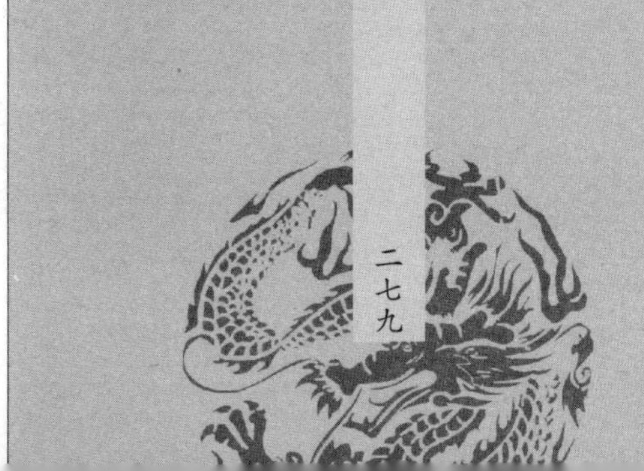

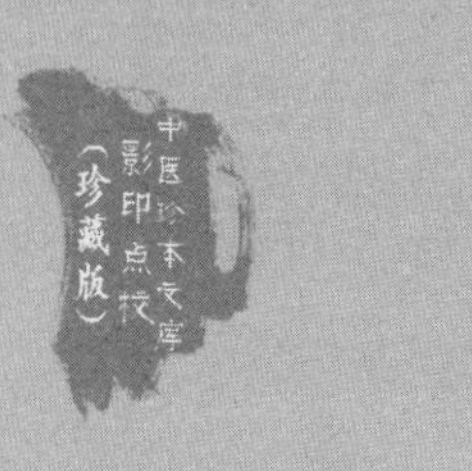

胃蘊伏熱吐血盈盆成塊辨諸血多火升顴紅大便黑 曹仁伯

犀角地黃湯加三七牡蠣龜板枇杷露犀地丹芍

欬傷經絡吐血甚多脈不數身不熱口不渴忌投涼劑 王旭高

黨參扁豆炙草炮姜歸身炭血餘炭丹皮炭白芍杏仁陳粳米

飲邪阻胃肝氣鬱衝血溢辨諸脈左弦細右沈腹鳴胸脘不舒自覺氣自少腹上衝忌投清滋 馬培之

淮藥歸芍青鹽半夏淮膝茯苓沙參合歡皮橘紅料豆冬瓜子

虛寒症虛火上衝吐血衝溢辨諸大便溏雖脈數胸痞知數爲虛火痞爲虛火浮上 王旭高

人參扁豆川貝茯神藕汁墨

暴吐血數升氣隨血走欲脫其脈數疾無力 張路玉

獨參湯

吐瘀塊後轉虛驟湧不止欲脫其脈數疾無力 張路玉

胃蕴伏热，吐血盈盆成块。辨诸血多火升，颧红，大便黑。 曹仁伯

犀角地黄汤加三七、牡蛎、龟板、枇杷露。犀、地、丹、芍。

欬伤经络，吐血甚多。脉不数，身不热，口不渴，忌投凉剂。 王旭高

党参、扁豆、炙草、炮姜、归身炭、血余炭、丹皮炭、白芍、杏仁、陈粳米。

饮邪阻胃肝，气郁冲血溢。辨诸脉左弦细，右沈（沉），腹鸣胸脘不舒，自觉气自少腹上冲，忌投清滋。

马培之

淮药、归芍、青盐、半夏、淮膝、茯苓、沙参、合欢皮、橘红、料豆、冬瓜子。

虚寒症，虚火上冲，吐血冲溢。辨诸大便溏，虽脉数，胸痞，知数为虚火，痞为虚火浮上。 王旭高

人参、扁豆、川贝、茯神、藕汁、墨。

暴吐血数升，气随血走欲脱。其脉数疾无力。

张路玉

独参汤。

吐瘀块后，转虚，骤涌不止，欲脱。其脉数疾无力。

张路玉

独参汤。

水亏木燥，火上越，每日呕血，或多或少。辨诸时在燥令胁痛。　　叶天士

生地、枸杞、沙参、麦冬、元参、蒌仁。

脾肾阳虚，延劳呕血。辨诸虚劳多年。　　胡念安

参、耆、姜、附。

忧思伤脾，呕血。

汪石山

麦冬、片芩、陈皮、香附、人参、黄耆、芍药、甘草、归身、阿胶。

冒风咯血。证兼鼻塞口干。　　孙文垣

解表剂中加芩、连、花粉。

倒经咯血。辨诸年逾二七，天癸将至，月事未下。

徐澹安

原方失录。

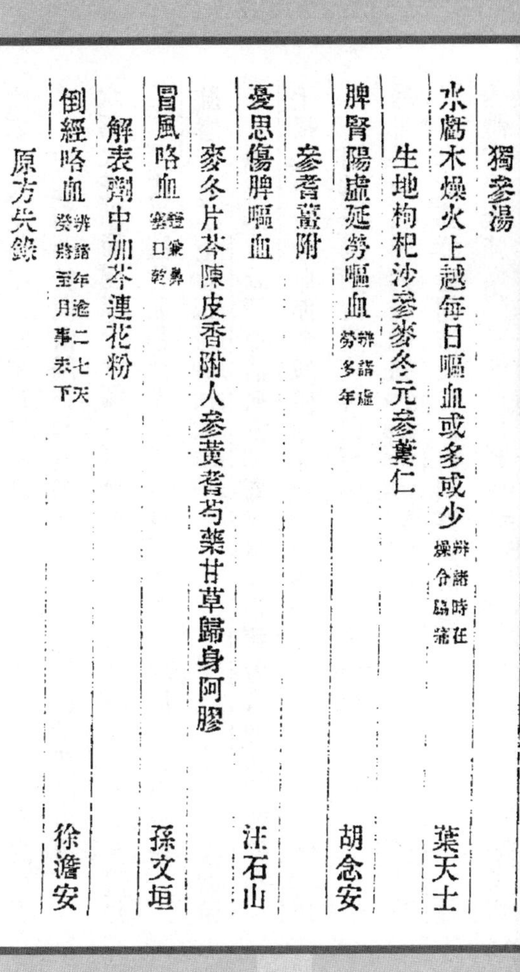

独参汤

水虧木燥火上越每日嘔血或多或少辨諸時在燥令脇痛　葉天士

生地枸杞沙参麥冬元参蔞仁

脾腎陽虛延勞嘔血辨諸虛勞多年　胡念安

参耆薑附

憂思傷脾嘔血　汪石山

麥冬片芩陳皮香附人参黃耆芍藥甘草歸身阿膠

冒風咯血證兼鼻塞口乾　孫文垣

解表劑中加芩連花粉

倒經咯血辨諸年逾二七天癸將至月事未下　徐澹安

原方失錄

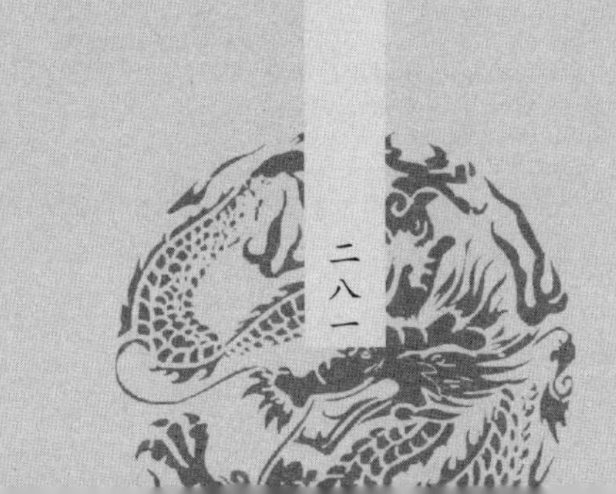

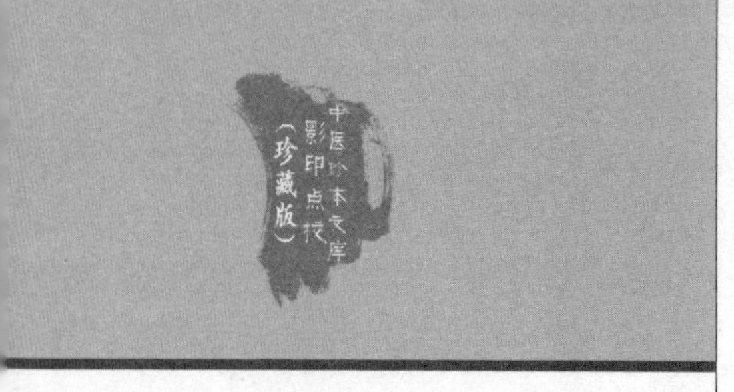

陰虧肝火上衝絡血隨溢巨口咯紅辨諸內熱盜汗　馬培之

生地白芍牡蠣當歸茯神石斛元精石沙參女貞旱蓮龍齒藕

水虧火旺循衝陽以上升滿口咯血鮮紅辨諸少腹動氣脈弦細數　黃體仁

蔞皮淮藥竹茹藕汁赤白芍川貝茜草炭生地炭牡蠣海蛤粉

肺癰咳血不止辨諸血中有膿而腥臭以血症治之益劇　徐靈胎

原案無方云清涼清火滋肺養血滑降祛痰芳香通氣珠黃解毒

上損及中由嗽血而食減便溏即辨諸食減便溏法宜補土生金　林珮琴

四君子湯加山藥茯神白芍蓮子小麥五味參朮苓草

寒邪外束裏熱內鬱嗽血辨諸脈緊無汗舌白不渴法宜先解表邪　張仲華

麻黃蘇葉連翹桔梗杏仁前胡竹茹橘絡

燥體當燥令肺燥痰中帶血而腥辨諸申酉時病增咳嗽　喻嘉言

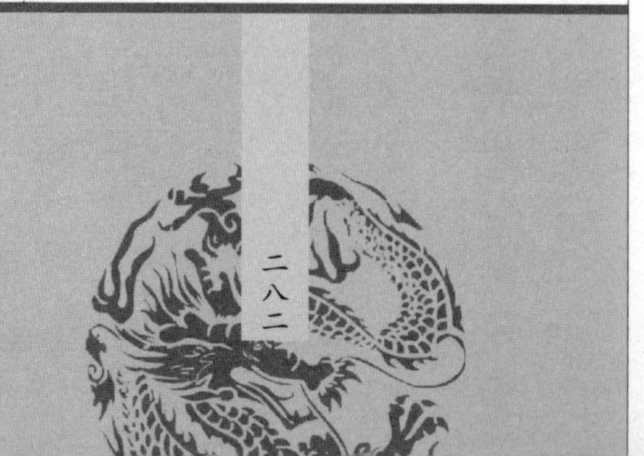

阴亏，肝火上冲，络血随溢，巨口咯红。辨诸内热盗汗。　马培之

生地、白芍、牡蛎、当归、茯神、石斛、元精石、沙参、女贞、旱莲、龙齿、藕。

水亏火旺，循冲阳以上升，满口咯血鲜红。辨诸少腹动气，脉弦细数。　黄体仁

蒌皮、淮药、竹茹、藕汁、赤白芍、川贝、茜草炭、生地炭、牡蛎、海蛤粉。

肺痈，咳血不止。辨诸血中有脓而腥臭，以血症治之益剧。　徐灵胎

原案无方，云清凉清火，滋肺养血，滑降祛痰，芳香通气，珠黄解毒。

上损及中，由嗽血而食减，便溏。即辨食减便溏，法宜补土生金。　林佩琴

四君子汤加山药、茯神、白芍、莲子、小麦、五味。参、术、苓、草。

寒邪外束，里热内郁，嗽血。辨诸脉紧，无汗，舌白不渴，法宜先解表邪。　张仲华

麻黄、苏叶、连翘、桔梗、杏仁、前胡、竹茹、橘络。

燥体，当燥令肺燥，痰中带血而腥。辨诸申酉时病增，咳嗽。　喻嘉言

原案云治宜清肺。

惊动肝阳，血随气逆，口吐紫血。　　王旭高

川连、牡蛎、阿胶、茯神、枣仁、决明、羚角、龙骨、茜根、紫石英、代赭石。

肝火乘胃，瘀凝上泛，吐血色紫有块。　　王旭高

生地、大黄、阿胶、丹皮、山栀、苏子、白芍、扁豆、降香、枇杷叶、藕汁。

肝火上冲，呕血盈盆，色紫凝块。　　张仲华

原方失录。

阴虚体质，瘀未尽，吐血紫黑无多。辨诸胸满闷，舌绛，无苔。　　尤在泾

人参、茯苓、三七、吴萸、乌梅、牡蛎、川连、郁金。

瘀阻，吐紫黑血。辨诸服补剂而胸痞吐血。曹仁伯

瘀热汤加郁金汁。

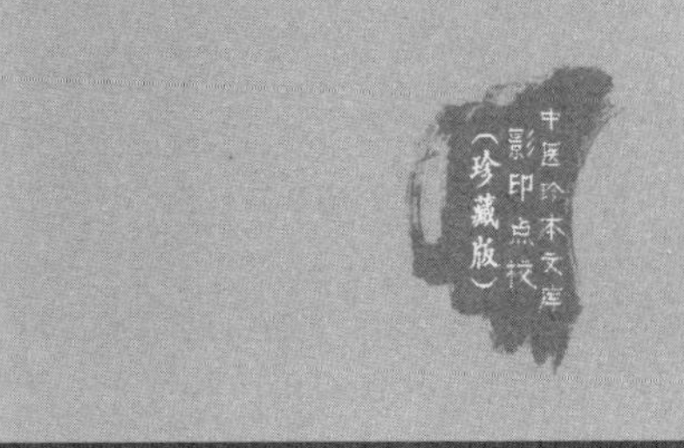

原案云治宜清肺

驚動肝陽血隨氣逆口吐紫血　王旭高

川連牡蠣阿膠茯神棗仁决明羚角龍骨茜根紫石英代赭石

肝火乘胃瘀凝上泛吐血色紫有塊　王旭高

生地大黃阿膠丹皮山梔蘇子白芍扁豆降香枇杷葉藕汁

肝火上衝嘔血盈盆色紫凝塊　張仲華

原方失錄

陰虛體質瘀未盡吐血紫黑無多 辨諸胸滿悶舌絳無苔　尤在涇

人參茯苓三七吳萸烏梅牡蠣川連鬱金

瘀阻吐紫黑血 辨諸服補劑而胸痞吐血　曹仁伯

瘀熱湯加鬱金汁

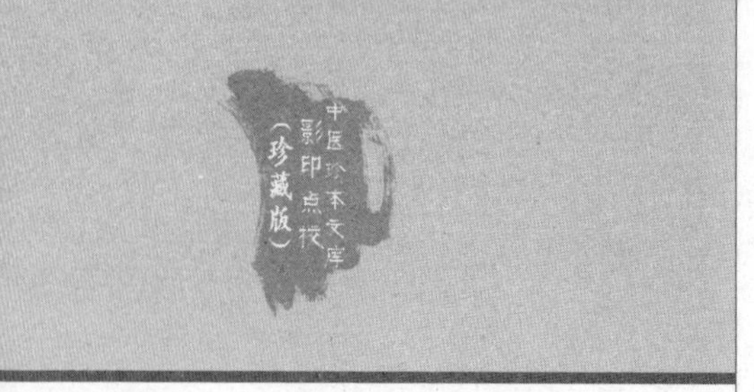

瘀未盡失血色紫黑不鮮即辨諸黑而不鮮及胸中滿　尤在涇

小薊炭赤芍生地鬱金丹皮茺蔚子童便

瘀積吐血色黑辨諸胸痞塞　曹仁伯

瘀熱湯加三七

肝傷瘀溢吐血色黑如爛猪肺辨諸脈左澀大便黑如墨爲瘀右脈滑者兼有痰　孫文垣

歸尾赤芍丹皮川芎元胡索五靈脂桃仁滑石茜根

木火刑金陽絡傷失血鮮而多即辨諸色鮮及脈數左弦苔黃　曹仁伯

犀角地黃湯加二母側柏葉犀地丹芍麥冬

氣虚下陷不能攝血吐血鮮淡辨諸血色淡面黃瘦舌淡黃而滑兩尺洪　楊乘六

補中益氣加白芍五味炮姜參芪朮草歸橘升柴薑棗

木反克金咳白血似痰非痰似血非血乃肺液爲肝火爍成辨諸左脈弦勁異常危症也　張仲華

瘀未尽失，血色紫黑不鲜。即辨诸黑而不鲜，及胸中满。　尤在泾

小蓟炭、赤芍、生地、郁金、丹皮、茺蔚子、童便。

瘀积吐血，色黑。辨诸胸痞塞。　曹仁伯

瘀热汤加三七。

肝伤瘀溢，吐血色黑如烂猪肺。辨诸脉左涩，大便黑如墨，为瘀，右脉滑者，兼有痰。　孙文垣

归尾、赤芍、丹皮、川芎、元胡索、五灵脂、桃仁、滑石、茜根。

木火刑金，阳络伤，失血鲜而多。即辨诸色鲜及脉数，左弦苔黄。　曹仁伯

犀角地黄汤加二母、侧柏叶。犀、地、丹、芍、麦冬。

气虚下陷，不能摄血，吐血鲜淡。辨诸血色淡，面黄瘦，舌淡黄而滑，两尺洪。　杨乘六

补中益气加白芍、五味、炮姜。参、芪、术、草、归、橘、升、柴、姜、枣。

木反克金，咳白血。似痰非痰，似血非血，乃肺液，为肝火烁成。辨诸左脉弦劲异常，危症也。　张仲华

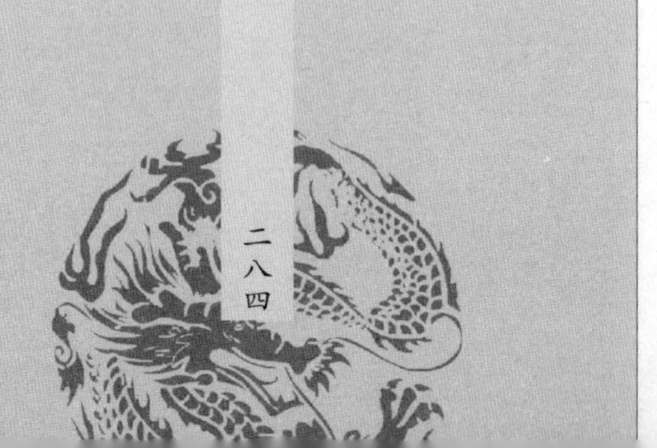

石斛、知母、杏仁、川贝、羚角、竹茹、枇杷叶、燕窝屑。

肝肾阴亏，火伤肺络，痰带血丝血点。辨诸口燥便艰，频遗精。又血丝由肺家出，血点由肾家来。马培之

生地、阿胶、牡蛎、藕节、北沙参、茜草根、丹参。

心火、肝气扰肺，痰夹血丝血点，或粉白色。白为肺血。马培之

生地、石斛、洋参、淮药、茯神、丹参、丹皮、枣仁、合欢皮。

劳倦感寒，误药动血，嗽痰如黄白脓，有血线。

朱丹溪

参、耆、归、术、芎、陈、草、带节麻黄、藕汁。

胃痈成脓，吐脓血。辨诸夹脓，知为内痈。不嗽，知非肺痈。不甚臭，脘高如覆杯而软，脉来疾去迟，知脓已成。余听鸿

千金苇茎法去苇茎，加瓜蒌、丹皮、酒大黄、甘草。

受暑伤心，痰中血点散漫。即辨诸散点属心，来及口干心热。尤在泾

生地、茯神、扁豆、甘草、丹皮、竹茹、麦冬、藕汁。

石斛知母杏仁川貝羚角竹茹枇杷葉燕窩屑

肝腎陰虧火傷肺絡痰帶血絲血點 辨諸口燥便艱頻遺精又血絲由肺家出血點由腎家來 馬培之

生地阿膠牡蠣藕節北沙參茜草根丹參

心火肝氣擾肺痰夾血絲血點或粉白色 白爲肺血 馬培之

生地石斛洋參淮藥茯神丹參丹皮棗仁合歡皮

勞倦感寒誤藥動血嗽痰如黃白膿有血線 朱丹溪

參耆歸朮芎陳草帶節麻黃藕汁

胃癰成膿吐膿血 辨諸夾膿知爲內癰不嗽知非肺癰不甚臭脘高如覆杯而軟脈來疾去遲知膿已成 余聽鴻

千金葦莖法去葦莖加瓜蔞丹皮酒大黃甘草

受暑傷心痰中血點散漫 卽辨諸散點屬心來及口乾心熱 尤在涇

生地茯神扁豆甘草丹皮竹茹麥冬藕汁

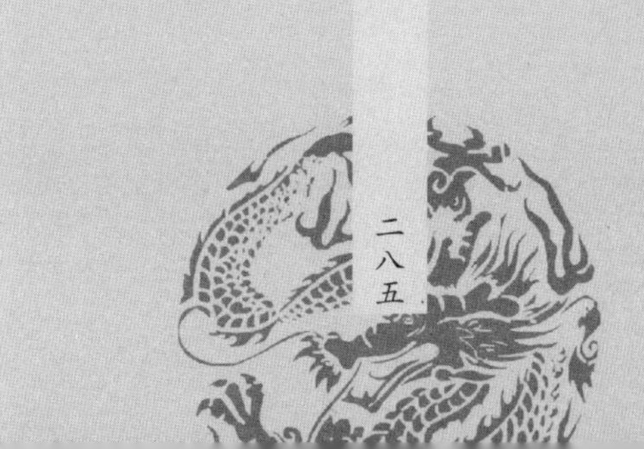

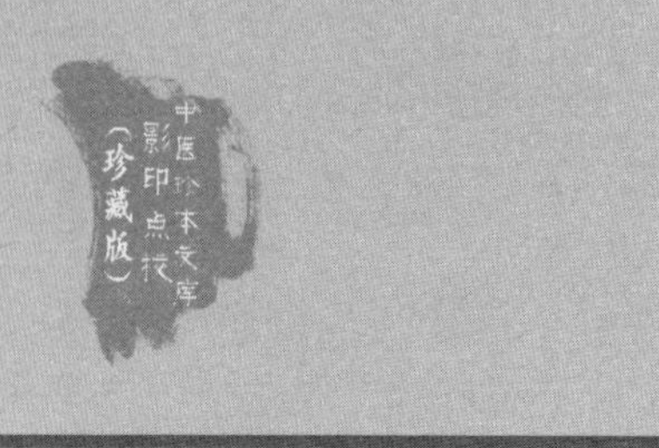

吐血誤補痰凝氣滯 證見寒熱痰嗽礙眠形消食減似虛辨諸痰出嗽鬆咽飲作脹溺澀便難舌紫黯脈弦數 王孟英

葦莖湯合雪羹加沙參旋覆竹茹冬蟲夏草

巨口咯紅止後絡傷瘀阻 辨諸胸膺痹窒 馬培之

丹皮丹參茜草鬱金冬瓜子橘絡藕節

吐血後血竭 辨諸大渴不止兩寸洪關尺甚弱 馮楚瞻

熟地麥冬五味附子

吐血過多血脫氣亦將脫 證見喘促辨諸脈無根或一動一止或兩三動一止因前吐時心發熱故寒降 張壽甫

保元寒降湯 生山藥台野參生赭石知母生杭芍牛蒡子三七末沖

卷二終

吐血误补，痰凝气滞。证见寒热，痰嗽碍眠，形消食减，似虚。辨诸痰出，嗽松，咽饮作胀，溺涩，便难，舌紫黯，脉弦数。 王孟英

苇茎汤合雪羹，加沙参、旋覆、竹茹、冬虫夏草。

巨口咯红，止后络伤，瘀阻。辨诸胸膺痹窒。

马培之

丹皮、丹参、茜草、郁金、冬瓜子、橘络、藕节。

吐血后血竭。辨诸大渴不止，两寸洪，关尺甚弱。

冯楚瞻

熟地、麦冬、五味、附子。

吐血过多，血脱气亦将脱。证见喘促，辨诸脉无根，或一动一止，或两三动一止，因前吐时，心发热，故寒降。

张寿甫

保元寒降汤。生山药、台野参、生赭石、知母、生杭芍、牛蒡子，三七末冲。

卷二终

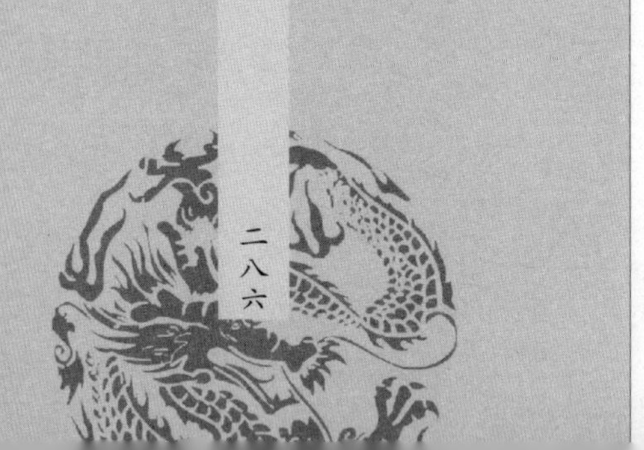

鲟溪医案选摘要卷三

吴郡陆晋笙先生鉴定
女士陆咏妥佩珣辑

咽喉类

气郁成痰，喉中哽哽难下。证兼便结肌瘦，内热。辨诸胸膈不利，脉弦滑。

孙文垣

滑石、甘草、白芥子、萝蔔子、射干、连翘、砂仁、竹茹。

肝热气郁，痰滞咽中，如有炙脔。证见脘痰筋掣，眩晕不饥，辨诸吐酸，渴饮，脉弦滑。　王孟英

茹、贝、萸、连、旋、赭、栀、楝、枳、郁、雪羹。

气痰阻塞，喉哽如炙脔，吞之不下，吐之不出。

曹仁伯

苏叶、半夏、川朴、茯苓、竹茹、陈皮、石决明、牛膝。

抑郁伤肝，厥气由胃系上升，喉如物阻，咯不出，咽不下。　赵海仙

苏、杏、二陈加蒌皮、贝母、桑叶、昆布、射干、海粉、橄榄核汁。

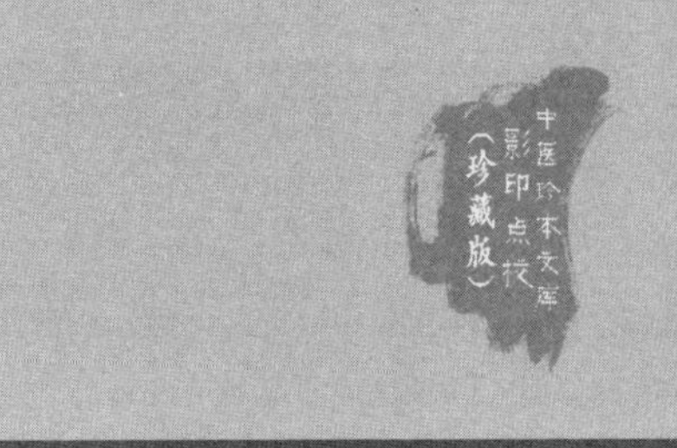

吳郡陸晉笙先生鑒定　女士陸詠妥佩珣輯

咽喉類

氣鬱成痰喉中哽哽難下證兼便結肌瘦內熱辨諸胸膈不利脈弦滑　孫文垣

滑石甘草白芥子蘿蔔子射干連翹砂仁竹茹

肝熱氣鬱痰滯咽中如有炙臠證見脘痰筋掣眩暈不飢辨諸吐酸渴飲脈弦滑　王孟英

茹貝萸連旋赭梔楝枳鬱雪羹

氣痰阻塞喉哽如炙臠吞之不下吐之不出　曹仁伯

蘇葉半夏川樸茯苓竹茹陳皮石決明牛膝

抑鬱傷肝厥氣由胃系上升喉如物阻咯不出嚥不下　趙海仙

蘇杏二陳加蔞皮貝母桑葉昆布射干海粉橄欖核汁

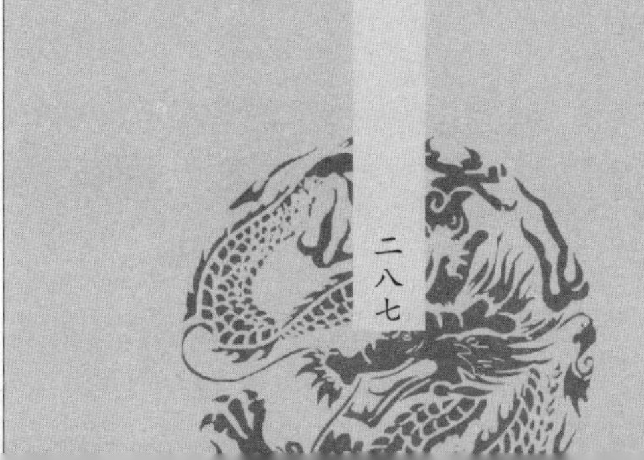

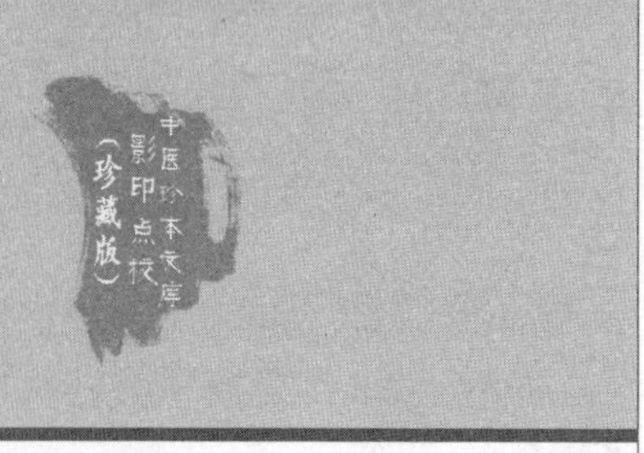

氣鬱塞喉如梗妨咽不利 林珮琴

鬱金木香貝母桔梗陳皮蔞皮甘草

熱酒致病咽膈間常覺物閉 證兼飲食妨礙而面色如常卽辨諸夙嗜熱飲 朱丹溪

生韭汁

陰火咽喉噎塞 辨之足冷如冰 陳三農

滋陰清膈飲

痰涎湧塞咽喉幾不能息 在傷寒病瘥後 張壽甫

熱香油調麝香灌繼用生赭石人參蘇子 按人參察體之虛實酌用

腎虛氣火上僭直沖會厭燔灼咽嗌 辨諸自覺從左足下一綫火升脈兩尺虛軟 李修之

熟地丹皮山萸麥冬五味黃柏牛膝加童便沖

胃虛液乾水漿不下喉梗 周子固

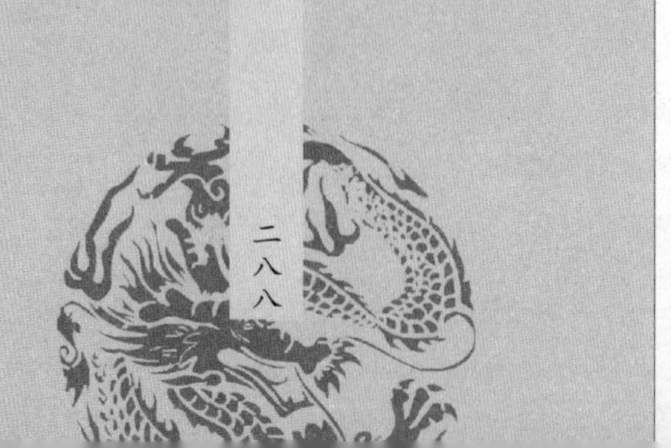

气郁塞喉如梗，妨咽不利。 林佩琴

郁金、木香、贝母、桔梗、陈皮、蒌皮、甘草。

热酒致病，咽膈间常觉物闭。证兼饮食妨碍，而面色如常，即辨诸夙嗜热饮。 朱丹溪

生韭汁。

阴火，咽喉噎塞。辨之足冷如冰。 陈三农

滋阴清膈饮。

痰涎涌塞，咽喉几不能息。在伤寒病瘥后。 张寿甫

热香油调麝香灌，继用生赭石、人参、苏子。按人参察体之虚实酌用。

肾虚，气火上僭，直冲会厌，燔灼咽嗌。辨诸自觉从左足下一线火升，脉两尺虚软。 李修之

熟地、丹皮、山萸、麦冬、五味、黄柏、牛膝，加童便冲。

胃虚液干，水浆不下，喉梗。 周子固

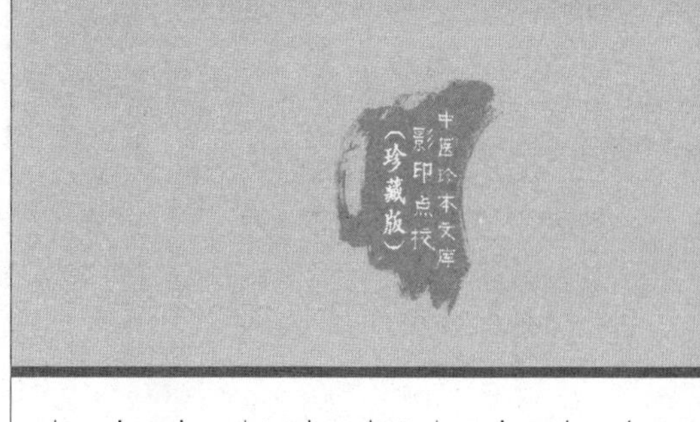

原案无方，但云。以生平最嗜物进之以开胃。

肺热未清，肺气未降，水谷碍下，咽阻无形。证见于感症后。　　王孟英

竹叶石膏汤加紫苑（菀）、白前、旋覆、枇杷叶。

【按】肺病后余邪留恋于肺，欬嗽或发热均可用此方。

虫症喉痹。辨诸肛门不舒，知为狐惑病。又舌质深红，苔黄浊，湿热之据，知湿热盛而生虫。　　曹仁伯

川连、犀角、乌梅、人中白、百部、丹皮、甘草。

阴虚火炎，久患喉痹。辨诸劳则热痛，经少，形孱，脉左弦，舌红。　　周小农

沙元参、麦冬、玉竹、黛、贝、女贞、花粉、柿霜、青盐末、生地汁，和丸噙化。

风湿袭肺，痹声若锯。辨诸右脉独大，呛喘。

朱心农

炙桑皮、生草、黄芩、地骨皮。

湿郁火越，咽喉胀塞。辨诸体肥，舌苔白腻，头汗口渴，溺涩。　　吴东旸

茯苓、川薢、花粉、半夏、薄荷、桔梗、僵蚕、白芍、前胡、淡芩、生草、竹茹、竹叶。

肺熱未清肺氣未降水穀礙下咽阻無形證見於感症後　王孟英

竹葉石膏湯加紫菀白前旋覆枇杷葉按肺病後餘邪留戀於肺欬嗽或發熱均可用此方

蟲症喉痹辨諸肛門不舒知爲狐惑病又舌質深紅苔黃濁濕熱之據知濕熱盛而生蟲　曹仁伯

川連犀角烏梅人中白百部丹皮甘草

陰虛火炎久患喉痹辨諸勞則熱痛經少形孱脈左弦舌紅　周小農

沙元參麥冬玉竹黛貝女貞花粉柿霜青鹽末生地汁和丸噙化

風濕襲肺喉痹聲若鋸辨諸右脈獨大嗆喘　朱心農

炙桑皮生草黃芩地骨皮

濕鬱火越咽喉脹塞辨諸體肥舌苔白膩頭汗口渴溺澀　吳東暘

茯苓川薢花粉半夏薄荷桔梗殭蠶白芍前胡淡苓生草竹茹竹葉

喉　二一

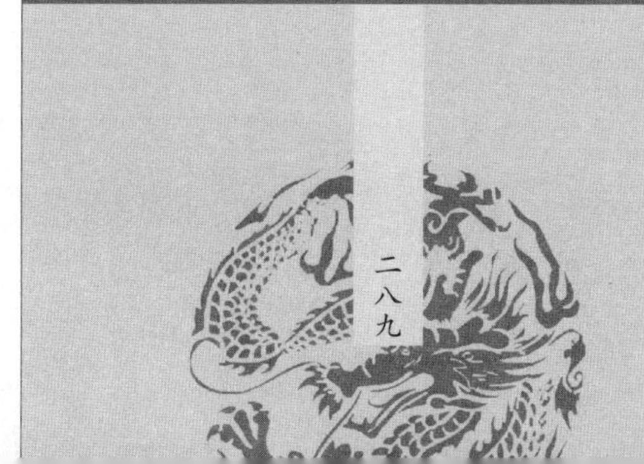

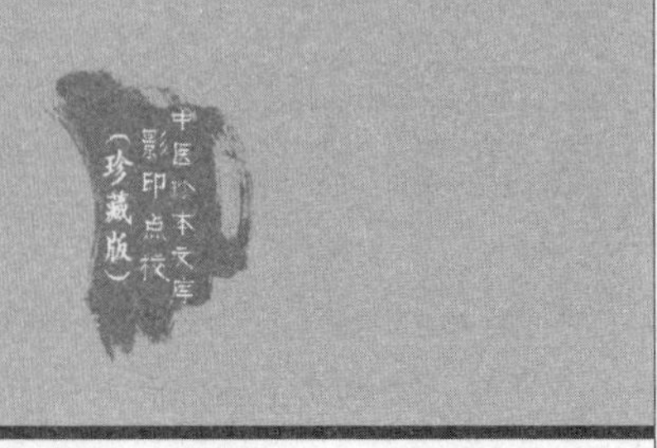

腎水不足火熾痰涌喉閉辨諸面油紅舌枯黑唇焦起皮氣自臍下衝上 楊乘六

都氣飲

鬱怒又食生冷遏氣暴發上干肺竅喉鎖 葉天士

紫金丹

風火喉痹來勢甚急 徐澹安

華蓋散加減按此症非麻黄開提即肺閉不及措手

食傷脾虛滯喉間有敗卵氣辨諸平日飲食無節脈弦搏指 江應宿

香砂橘半枳丸

濕熱蒸痰阻肺喉中嗘吼有聲 王旭高

蒼朮茯苓川朴榧子炙草陳皮川貝冬朮半夏

肾水不足，火炽痰涌，喉闭。辨诸面油红，舌枯黑，唇焦起皮，气自脐下冲上。

杨乘六

都气饮。

郁怒又食生冷，遏气暴发，上干肺窍，喉锁。

叶天士

紫金丹。

风火喉痹，来势甚急。

徐澹安

华盖散加减。按此症非麻黄开提，即肺闭不及措手。

食伤脾虚滞，喉间有败卵气。辨诸平日饮食无节，脉弦搏指。 江应宿

香砂橘半枳丸。

湿热蒸痰阻肺，喉中嗘吼有声。 王旭高

苍术、茯苓、川朴、榧子、炙草、陈皮、川贝、冬术、半夏。

营虚火亢，嗌中一条如火，有时呱呱作声。 王旭高

旋覆花、代赭石、沙参、黑栀、茯苓、川贝、神曲、麦冬、杏仁、竹茹、枇杷叶。

火逆，气上喉痒。

曹仁伯

麦门冬汤合泻白散，加橘红、甘草、玉竹。

血虚风炽，喉痒如虫行。辨诸脉浮，取虚沈取涩。

马元仪

生地黄、制首乌、天冬、秦艽、白蒺藜、甘菊、芦根汁、蔗浆。

虫症，饮食到口，喉间若有一物接之者然。证见腹胁嘈痛难近，脉数，大呕涎，面色痿黄。　李士材

人参汤送槟黄丸。

痰热上壅，喉肿。辨诸面赤热，背胀，右关滑。

孙文垣

荆芥、薄荷、甘草、桔梗、元参、僵蚕、柴胡、枳壳、竹茹、贝母。

胃痈内阻，喉肿。辨诸不进饮食，腹不饥，气口紧数。　江应宿

凉膈散合射干汤。

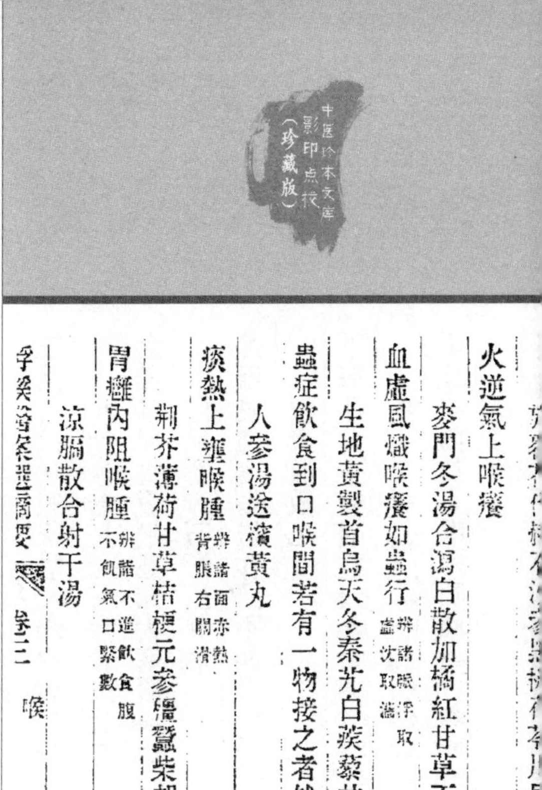

火逆氣上喉癢　曹仁伯
麥門冬湯合瀉白散加橘紅甘草玉竹
血虛風熾喉癢如蟲行 辨諸脈浮取虛沈取澀　馬元儀
生地黃製首烏天冬秦艽白蒺藜甘菊蘆根汁蔗漿
蟲症飲食到口喉間若有一物接之者然 證見腹脇嘈痛難近脈數大嘔涎面色痿黃　李士材
人參湯送檳黃丸
痰熱上壅喉腫 辨諸面赤熱背脹右關滑　孫文垣
荆芥薄荷甘草桔梗元參殭蠶柴胡枳殼竹茹貝母
胃癰內阻喉腫 辨諸不進飲食腹不飢氣口緊數　江應宿
涼膈散合射干湯

卷三　喉　三

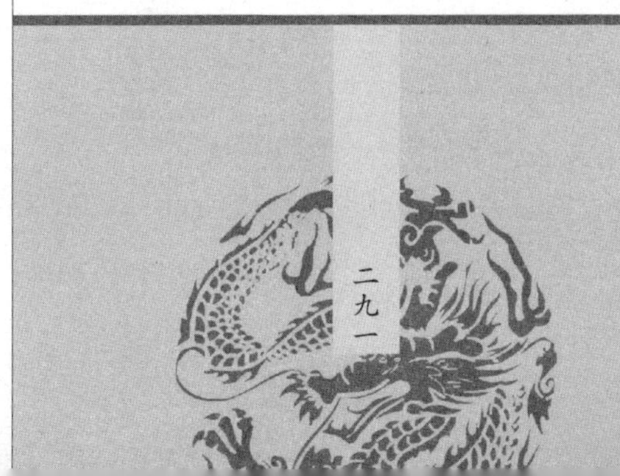

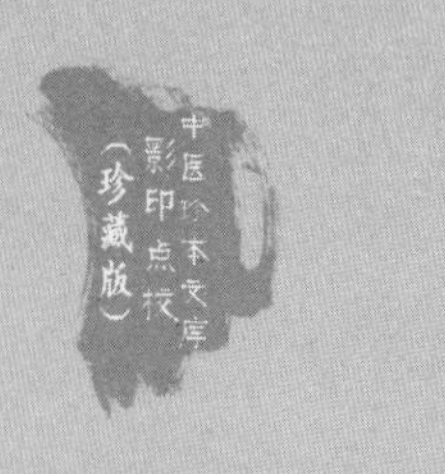

三陰虧損喉腫蒂墜 證兼久咳失音辨諸脈形細數面色㿠白 徐澹安

生地沙參貝母元參骨皮甜杏仁麥冬桑皮阿膠生草人中白

太陽陽明失表喉腫頸大塞頷 辨諸初患頭痛從未有汗鼻塞脈右大而數氣口不清析 何書田

防風薄荷石膏生甘草

纏喉風腫表裏皆作藥不能下 治法煎藥灌鼻末藥敷頸 張子和

拔毒散敷之

下寒浮火上升咽腫 辨諸脈沈細前投涼藥而轉甚 蔣仲芳

原方失錄 案可用下條方兩條病原同以辨別處有異故並選

陰盛格陽於上喉痹咽腫 辨諸語聲微不能振脈細微弱 張景岳

鎮陰煎

三阴亏损，喉肿蒂坠。证兼久咳失音，辨诸脉形细数，面色㿠白　　徐澹安

生地、沙参、贝母、元参、骨皮、甜杏仁、麦冬、桑皮、阿胶、生草、人中白。

太阳阳明失表，喉肿，颈大塞颔。辨诸初患头痛，从未有汗，鼻塞，脉右大而数，气口不清析。　　何书田

防风、薄荷、石膏、生甘草。

缠喉风肿，表里皆作，药不能下。治法煎药灌鼻，末药敷颈。　　张子和

拔毒散敷之。

下寒，浮火上升，咽肿。辨诸脉沈细，前投凉药而转甚。　　蒋仲芳

原方失录。

【案】 可用下条方，两条病原同，以辨别处有异，故并选。

阴盛格阳于上，喉痹咽肿。辨诸语声微不能振，脉细微弱。　　张景岳

镇阴煎。

经阻，气结不下，喉肿。初病兼咳嗽，寒热服辛凉泄肺已愈，惟肿不消，辨诸经停。　　王一仁

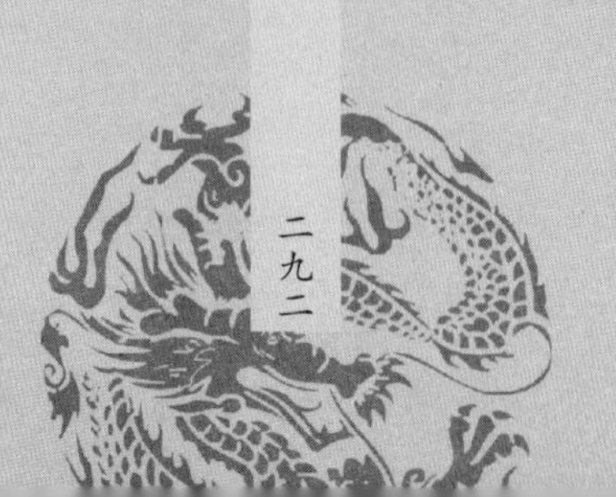

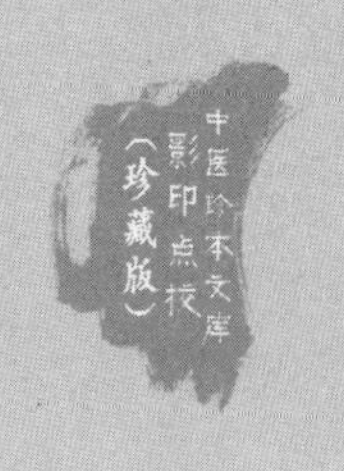

桃仁、红花、丹参、赤芍、新绛、通草、牛膝、苏子。

感寒，喉肿痛。辨诸身热头痛，面白唇淡，脉紧，无汗。　　失名

麻黄汤。麻黄、桂枝、杏仁、甘草。

热病后，余火上炎，忽咽肿大痛。证兼水饮不下。　　王孟英

西洋参、生地、石斛、元参、贝母、花粉、竹茹、竹叶，吹锡类散。

肾水不足，木火上炽，咽喉肿痛。此症每兼蒂坠。　　何元长

原方失录。

【案】可用生地、生芍之类。

肾脏阴寒，逼阳上越，咽喉肿痛。辨素体虚寒，有病必愈，于温补。今服凉剂即吐。　　张令韶

人参、桔梗、甘草、柴胡、桂枝、干姜、附子、炮姜。

阴虚，木火刑金，肺失清肃，咽喉肿痛。辨诸久咳音哑，脉弦数。　　王九峰

生地、杏仁、沙参、山药、牛蒡、桔梗、阿胶、炙草、陈芥菜汁。

感寒喉腫痛 辨諸身熱頭痛面白脣淡脈緊無汗　　失名

麻黃湯 麻黃桂枝杏仁甘草

熱病後餘火上炎忽咽腫大痛 證兼水飲不下　　王孟英

西洋參生地石斛元參貝母花粉竹茹竹葉吹錫類散

腎水不足木火上熾咽喉腫痛 此症每兼蒂墜　　何元長

原方失錄案可用生地生芍之類

腎臟陰寒逼陽上越咽喉腫痛 辨諸素體虛寒有病必愈於溫補今服涼劑即吐　　張令韶

人參桔梗甘草柴胡桂枝乾姜附子炮姜

陰虛木火刑金肺失清肅咽喉腫痛 辨諸久咳音啞脈弦數　　王九峯

生地杏仁沙參山藥牛蒡桔梗阿膠炙草陳芥菜汁

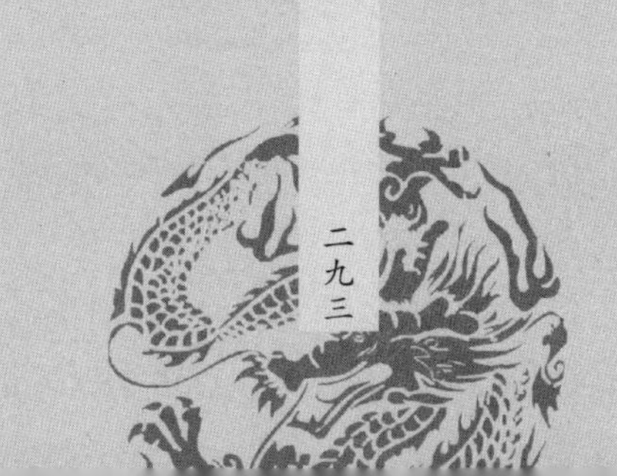

肺經風熱咽痛 辨諸脈浮洪有力 蕭萬興

金沸草湯加牛蒡甘草

腎陰虧水不上供虛火浮焰咽嗌時痛 即辨諸時作時止爲火時愈時發屬虛及嗜酒貪色 徐澹安

生熟地龜板天麥冬元參山藥阿膠女貞茯苓牛膝蜜丸常服

心肝火熾咽喉乾痛 魏玉横

原方失錄案可用竹捲心燈心草生地生白芍等

梅瘡後餘毒上攻喉內腐痛 魏蔭塘

先服九龍丹再服歸靈內托散 上方乳香沒藥木香血竭孩兒茶巴豆

陰寒忽然喉痛難咽 辨諸暴病屬寒又誤進涼劑而劇 王洪緒

肉桂炮姜生甘草

肺经风热，咽痛。辨诸脉浮洪有力。　　蕭万兴

金沸草汤加牛蒡、甘草。

肾阴亏，水不止供，虚火浮焰，咽嗌时痛。即辨诸时作时止，为火时愈，时发属虚，及嗜酒贪色。　徐澹安

生熟地、龟板、天麦冬、元参、山药、阿胶、女贞、茯苓、牛膝，蜜丸常服。

心肝火炽，咽喉干痛。　　魏玉横

原方失录。

【案】可用竹卷心、灯心草、生地、生白芍等。

梅疮后，余毒上攻，喉内腐痛。　　魏荫塘

先服九龙丹，再服归灵内托散。上方乳香、没药、木香、血竭、孩儿茶、巴豆。

阴寒，忽然喉痛难咽。辨诸暴病属寒，又误进凉剂而剧。　　王洪绪

肉桂、炮姜、生甘草。

肝热上越喉际，粟颗梗痛。辨诸内热脉数　　马培之

南沙参、丹皮、夏枯草、菊花、石决明、桑叶。

阴气不上乘，心肺之热不下降，喉际梗介作痛。 马培之

南沙参、旱莲草、石斛、蒌皮、女贞、杏仁、莲子心。

肾阳虚，浊阴自下犯上，喉如刀刺。证兼口吐涎沫，法宜通阳泄浊。 叶天士

原方失录。

痘症，寒闭养浆时，喉痛，水饮不下。辨诸恶寒身重，欲寐，肢冷，舌苔白滑，四日未大便。 刘云香

附片、肉桂、黄芪、白术、甘草、白蔻。

时疫温邪，烂喉。证兼发疹 王旭高

凉膈散加牛蒡、桔梗、枳实。翘、薄、栀、芩、硝、黄、草。

痰火郁结，喉关红，上腭腐。辨诸素嗜火酒 徐澹安

犀角、细、地、土、贝、连翘、枇杷叶、花粉、麦冬、元参、桔梗、人中黄、茅根。

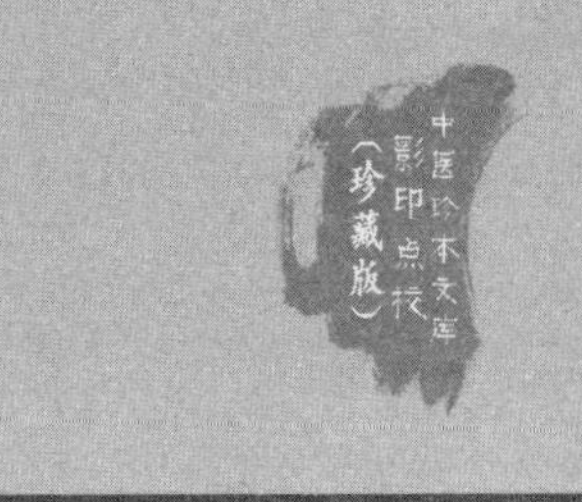

陰氣不上乘心肺之熱不下降喉際梗介作痛 馬培之

南沙參旱蓮草石斛蔞皮女貞杏仁蓮子心

腎陽虛濁陰自下犯上喉如刀刺 證兼口吐涎沫法宜通陽泄濁 葉天士

原方失錄

痘症寒閉養漿時喉痛水飲不下 辨諸惡寒身重欲寐肢冷舌苔白滑四日未大便 劉雲香

附片肉桂黃芪白朮甘草白蔻

時疫溫邪爛喉 證兼發疹 王旭高

涼膈散加牛蒡桔梗枳實 翹薄梔芩硝黃草

痰火鬱結喉關紅上腭腐 辨諸素嗜火酒 徐澹安

犀角細地土貝連翹枇杷葉花粉麥冬元參桔梗人中黃茅根

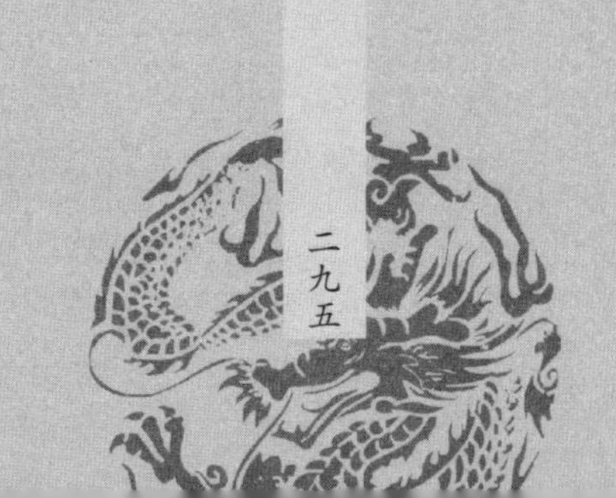

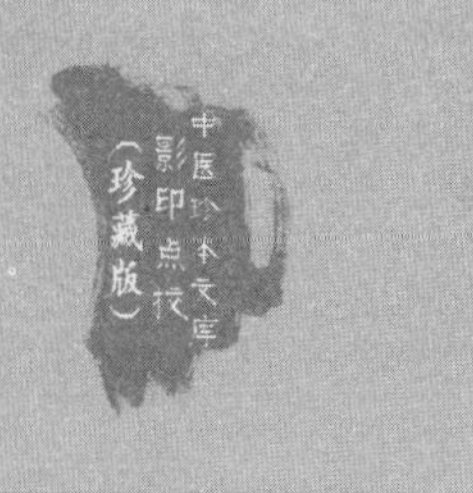

陰虛火亢痧回咽喉反爛即辨諸痧回後知非實火　王旭高

鮮石斛大貝元参生甘草丹皮沙参羚羊角扁豆穭豆衣雪梨

憂思傷脾虛火上越喉中熱痛辨諸飲食無味右脈濡緩無力　汪石山

原方失錄

中氣不足陰火上浮咽喉口舌腐爛辨諸不痛脈左關弦洪右沉細服涼散而加劇　馮楚瞻

熟地白朮麥冬五味附子

痰熱結喉上生核如李　萬密齋

芩連梔貝昆布海藻桔梗麥芽薄荷紫貝天葵元參連翹瞿麥

食鷓鴣中半夏毒喉癰潰膿　楊吉老

生薑

阴虚火亢，痧回，咽喉反烂。即辨诸痧回后，知非实火。　王旭高

鲜石斛、大贝、元参、生甘草、丹皮、沙参、羚羊角、扁豆、穞豆衣、雪梨。

忧思伤脾，虚火上越，喉中热痛。辨诸饮食无味，右脉濡缓无力。　汪石山

原方失录。

中气不足，阴火上浮，咽喉口舌腐烂。辨诸不痛，脉左关弦洪，右沉细，服凉散而加剧。　冯楚瞻

熟地、白术、麦冬、五味、附子。

痰热结喉上，生核如李。　万密斋

芩、连、栀、贝、昆布、海藻、桔梗、麦芽、薄荷、紫贝天葵、元参、连翘、瞿麦。

食鹧鸪中半夏毒，喉痈溃脓。　杨吉老

生姜。

颈项类

下焦阴亏，天柱酸痛。证兼耳鸣，辨诸腰膝酸痛，两足当冷。　　尤在泾

熟地、鹿角霜、兔丝子、山药、萸肉、杞子、龟板胶。

督脉惫，项酸。辨诸三阴久疟不愈。　　缪宜亭

鹿角尖、生兔丝、当归、焦术、补骨脂、杜仲。

阳虚，清阳不升，项软，头倾。　　万密斋

调元汤。

肝郁失畅，循经上升，头项胀。　　林佩琴

原方失录。

肝肾阴亏，血少，厥阳上冒项痛。证兼头痛，眩晕。辨诸左脉弦细。　　马培之

归、芍、枸杞、党参、潼蒺藜、半夏、天麻、陈皮、川芎、炙草。

风邪中入经络，内挟肝火，项强痛。辨诸唇紫舌干痛如针刺。　　尤在泾

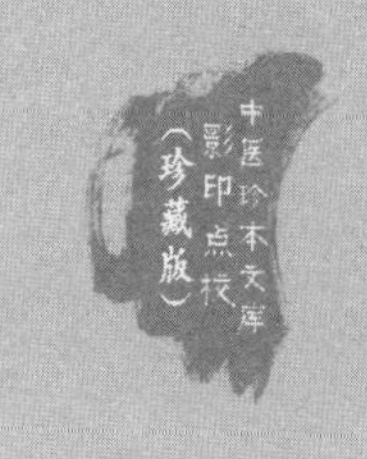

熟地鹿角霜兎絲子山藥萸肉杞子龜板膠

督脈僊項痠 辨諸三陰久瘧不愈　　繆宜亭

鹿角尖生兎絲當歸焦朮補骨脂杜仲

陽虛清陽不升項輭頭傾　　萬密齋

調元湯

肝鬱失暢循經上升頭項脹　　林珮琴

原方失錄

肝腎陰虧血少厥陽上冒項痛 證兼頭痛眩暈辨諸左脈弦細　　馬培之

歸芍枸杞黨參潼蒺藜半夏天麻陳皮川芎炙草

風邪中入經絡內挾肝火項強痛 辨諸唇紫舌乾痛如鍼刺　　尤在涇

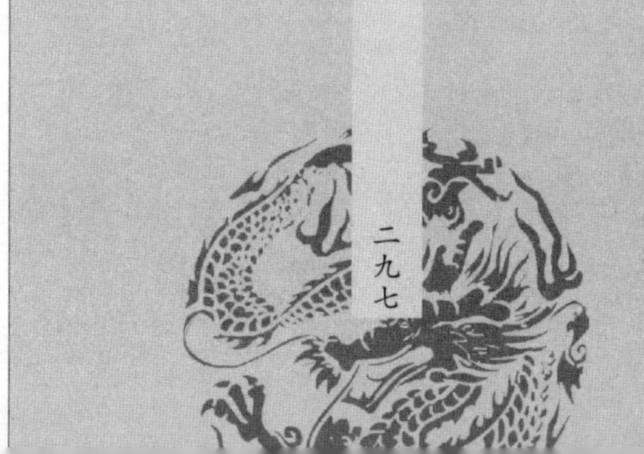

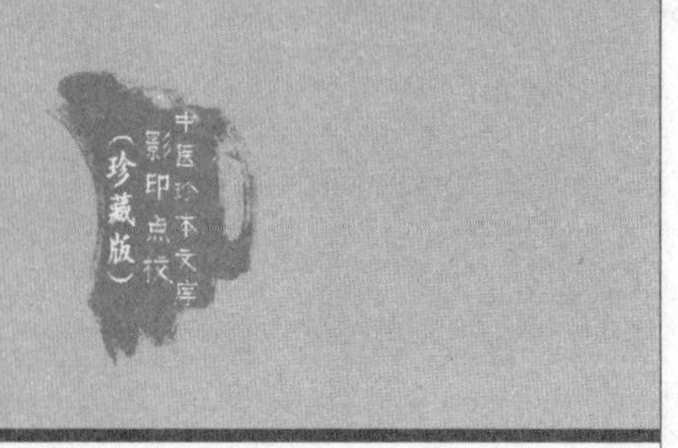

羚羊角細生地甘菊黃芩鈎勾秦艽丹皮

肝風驅痰入陽明之絡項強腫痛不能轉側 辨諸舌苔邊青紫中垢膩 薛逸山 丁甘仁

羚羊片竹瀝半夏橘皮橘絡炙草茯苓川貝枳殼瓜蔞鈎藤雪羹

蝦蟆瘟毒熱熾盛頷下連項壅腫異常 辨諸硬且熱色紅脈洪滑而長重按有力 張壽甫

生石膏金線重樓清半夏連翹蟬退赭石蔞仁芒硝

風寒濕雜襲經隧頸項強直 證兼身痛臂不能舉辨諸遇冷則發服補更甚 張仲華

威靈羌活獨活旋覆桑枝秦艽狗脊油松節

肝經液聚氣凝項結痰核 尤在涇

首烏象貝白芍牛膝甘草牡蠣粉歸身生地丹皮

情懷鬱悒氣結痰凝左項結核成串 辨諸素性固執與水虧火旺者異 張仲華

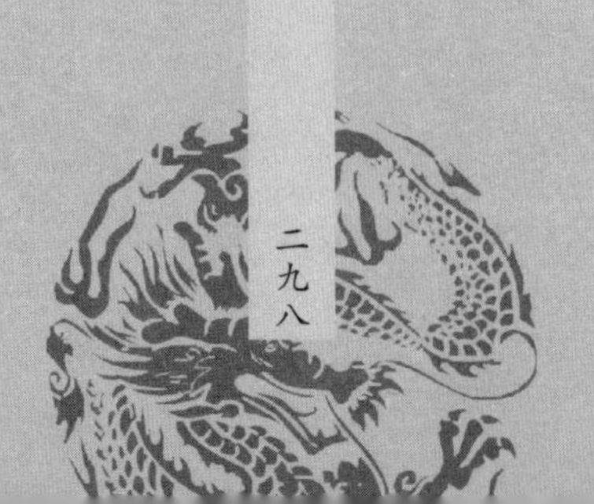

羚羊角、细生地、甘菊、黄芩、钩勾、秦艽、丹皮。

肝风驱痰入阳明之络，项强肿痛，不能转侧。辨诸舌苔边青紫，中垢腻。

薛逸山
丁甘仁

羚羊片、竹沥、半夏、橘皮、橘络、炙草、茯苓、川贝、枳壳、瓜蒌、钩藤、雪羹。

虾蟆瘟，毒热炽盛，颌下连项壅肿异常。辨诸硬且热，色红，脉洪滑而长，重按有力。 张寿甫

生石膏、金线、重楼、清半夏、连翘、蝉退、赭石、蒌仁、芒硝。

风、寒、湿杂袭经隧，颈项强直。证兼身痛臂不能举，辨诸遇冷则发，服补更甚。 张仲华

威灵、羌活、独活、旋覆、桑枝、秦艽、狗脊、油松节。

肝经液聚气凝项，结痰核。 尤在泾

首乌、象贝、白芍、牛膝、甘草、牡蛎粉、归身、生地、丹皮。

情怀郁悒，气结痰凝，左项结核成串。辨诸素性固执，与水亏火旺者异。

张仲华

旋覆花、橘络、白芥子、杏仁、苏子、海藻、昆布、丹皮、竹茹、香附。

阴亏火亢，绕颈痰核。证兼金木交战，寒热似疟。

王旭高

六味地黄汤加牡蛎、党参、麦冬、柴胡、白芍、五味。地、萸、苓、药、丹、泻。

本原不足，颈结痰核，不红不肿，不消不作脓。

王旭高

四君子汤加牛蒡、象贝、桑叶。参、术、苓、草。

胎毒因虚窜络，颈项结核，或溃或否。证兼鼻塞脑痛，可见毒气内恋。 王旭高

北沙参、花粉、当归、海螵蛸、仙遗粮、川贝、防风、银花、穞豆衣、血珀、西黄。

肝血枯不荣筋，筋缩，自颈连耳至胁，结核如瘰疬。辨诸体瘦，口燥，唇干，脉左关芤。 李修之

四物汤加秦艽、丹皮、萎蕤、麦冬。归、芎、地、芍。

气郁火升，患痰瘰，自项延胁，色黑，脓稀，外软内坚。 王旭高

夏枯草、昆布、山茨菇、远志、元参、川贝、归身、天葵草、香附、功劳叶。

火症，瘰疬延及胸臆成疮。法宜咸寒 张子和

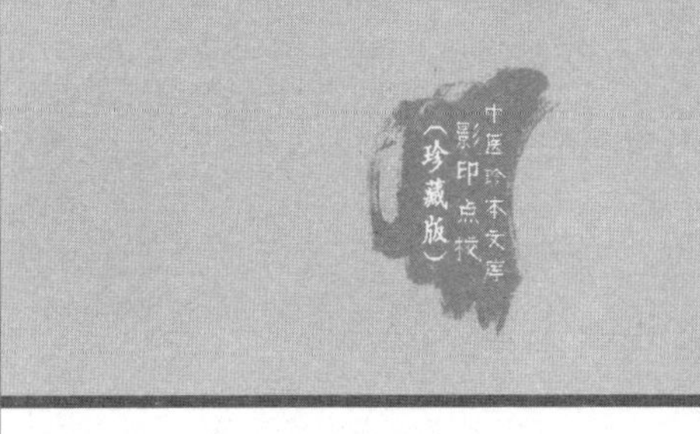

六味地黃湯加牡蠣黨參麥冬柴胡白芍五味（地萸苓藥丹瀉）

本原不足頸結痰核不紅不腫不消不作膿 王旭高

四君子湯加牛蒡象貝桑葉（參朮苓草）

胎毒因虛竄絡頸項結核或潰或否（證兼鼻塞腦痛可見毒氣內戀） 王旭高

北沙參花粉當歸海螵蛸仙遺糧川貝防風銀花穭豆衣血珀西黃

肝血枯不榮筋筋縮自頸連耳至脇結核如瘰癧（辨諸體瘦口燥唇乾脈左關芤） 李修之

四物湯加秦艽丹皮萎蕤麥冬（歸芎地芍）

氣鬱火升患痰瘰自項延脅色黑膿稀外軟內堅 王旭高

夏枯草昆布山茨菇遠志元參川貝歸身天葵草香附功勞葉

火症瘰癧延及胸臆成瘡（法宜鹹寒） 張子和

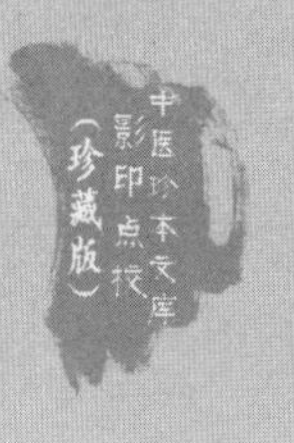

涼膈散解毒湯 上方翹薄梔芩硝黃甘草下方連芩梔柏

寒體火鬱血虧瘰癧十餘堅硬如石 辨諸左脈緊細舌青嫩胖滑 楊乘六

養陰湯加肉桂

鬱火挾痰頸癭 江應宿

海藻昆布海帶洗之半夏小松蘿枯礬蛤粉通草龍胆草小麥

臥熱食辛項下墜如長瘤 漏名

青皮桔梗鬼饅頭

肝氣滯頸結氣瘤 辨諸脈旺止肝部沉滯形神俱足 錢仲陽

原案云凡粉痰瘤等可割筋血瘤等禁割割之破膜泄氣不救

陽明氣虛血澀頸項患瘍痛甚 辨諸脈浮按大沉按小 馬元儀

黃耆當歸人參炙草紅花

凉膈散，解毒汤。上方翘、薄、栀、芩、硝、黄、甘草。下方连、芩、栀、柏。

寒体火郁，血亏，瘰疬十余，坚硬如石。辨诸左脉紧细，舌青嫩胖滑。 杨乘六

养阴汤加肉桂。

郁火挟痰，颈瘿。

江应宿

海藻、昆布、海带洗之，半夏、小松萝、枯矾、蛤粉、通草、龙胆草、小麦。

卧热食辛，项下坠如长瘤。 漏名

青皮、桔梗、鬼馒头。

肝气滞颈，结气瘤。辨诸脉旺，止肝部沉滞，形神俱足。 钱仲阳

原案云：凡粉痰瘤等可割，筋血瘤等禁割，割之破膜泄气不救。

阳明气虚，血涩，颈项患疡痛甚。辨诸脉浮按大，沉按小。 马元仪

黄耆、当归、人参、炙草、红花。

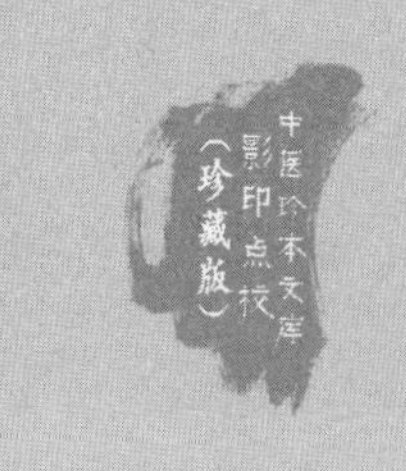

肩背类肩背

厥阴气火流窜经络，肩背走注作痛。证兼不能安寐，辨诸脉左关沉洪（此条肩背同病）。　马培之

归身、白芍、牡蛎、洋参、沙参、夜交藤。

肝木冲肺，抬肩有声（以下肩）。　顾晓澜

石斛、蛤粉、炒阿胶、蒺藜炭、决明、青花、龙骨、谷精草、钩藤、桑麻丸。

湿邪侵入肺络，肩髃痠麻。辨诸酒客。　缪宜亭

细生地、地骨皮、料豆衣、白扁豆、丝瓜筋、炒黑新绛、米仁、柿饼灰。

酒痰流结，肩井后肿痛。辨诸按之不坚。　赵以德

南星、半夏、瓜蒌根、黄芩、黄连、竹沥。

饮邪渍入太阳，背寒（背以下）。　林佩琴

小半夏汤加茯苓、桂枝、陈皮。半夏、生姜。

厥陰氣火流竄經絡肩背走注作痛證兼不能安寐辨諸脈左關沉洪（此條肩背同病）馬培之

歸身白芍牡蠣洋參沙參夜交籐

肝木衝肺抬肩有聲（以下肩）顧曉瀾

石斛蛤粉炒阿膠蒺藜炭決明青花龍骨穀精草鈎籐桑麻丸

濕邪侵入肺絡肩髃痠麻辨諸酒客　繆宜亭

細生地地骨皮料豆衣白扁豆絲瓜筋炒黑新絳米仁柿餅灰

酒痰流結肩井後腫痛辨諸按之不堅　趙以德

南星半夏瓜蔞根黃芩黃連竹瀝

飲邪漬入太陽背寒（背以下）林珮琴

小半夏湯加茯苓桂枝陳皮半夏生薑

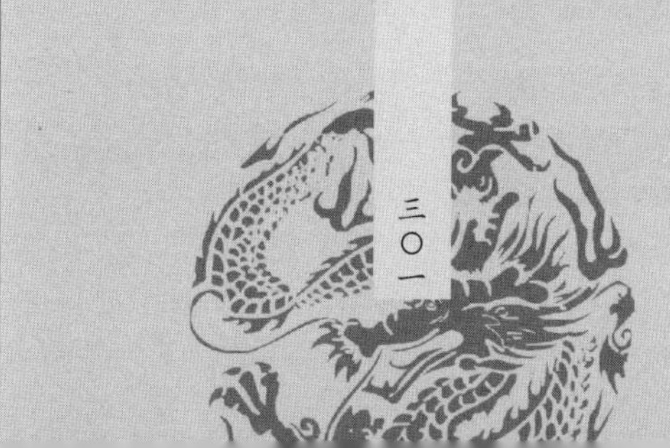

金爲火爍背覺寒 辨諸舌焦咽燥脈弦洪知非眞寒 林珮琴

百合貝母杏仁麥冬沙參牡蠣阿膠燕窩湯

胃寒陽氣不振背冷 法宜溫養陽氣 尤在涇

人參桂枝益智仁厚朴炮姜茯苓炙草白芍

督脈陽虛寒從背起 林珮琴

鹿角霜杞子炭茯神杜仲砂仁潞參龍眼肉蓮子

虛火上升午後背寒 證兼兩腿麻冷即辨諸冷在午後時交陰分 汪石山

參苓朮草白芍枳實

傷寒汗下後轉虛背獨惡寒 滑伯仁

理中湯加桂附 參朮薑草

金为火烁，背觉寒。辨诸舌焦咽燥，脉弦洪，知非真寒。　林佩琴

百合、贝母、杏仁、麦冬、沙参、牡蛎、阿胶、燕窝汤。

胃寒，阳气不振，背冷。法宜温养阳气。　尤在泾

人参、桂枝、益智仁、厚朴、炮姜、茯苓、炙草、白芍。

督脉阳虚，寒从背起。　林佩琴

鹿角霜、杞子炭、茯神、杜仲、砂仁、潞参、龙眼肉、莲子。

虚火上升，午后背寒。证兼两腿麻冷，即辨诸冷在午后时交阴分。　汪石山

参、苓、术、草、白芍、枳实。

伤寒，汗下后转虚，背独恶寒。　滑伯仁

理中汤加桂、附。参、术、姜、草。

湿气，背如负重。　朱丹溪

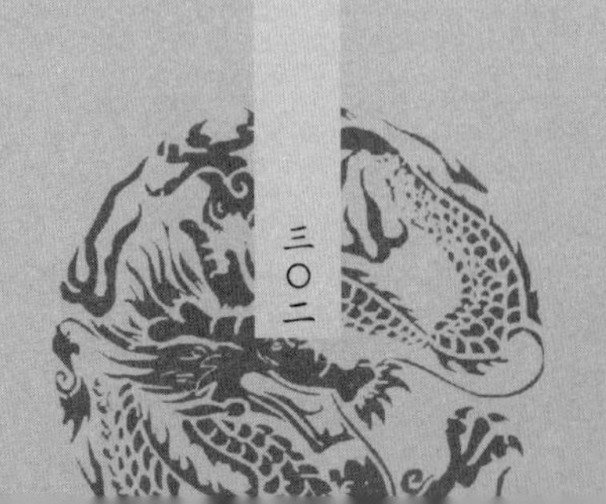

原方失录。

寒邪袭肾，肾气厥逆，背胀引腰。法宜温养托邪，佐以通督泄浊。　　尤在泾

原方失录。

血虚络痹，背痛上连项如刀割。　　尤在泾

原方失录。

肝肾阴虚火升，累及肺俞肺络，背部隐痛。　曹仁伯

四物汤，旋覆花汤，二母雪羹汤。

胸中阳郁，背重坠而痛。　　刘云香

姜、黄、羌活、白术、甘草、附子。

脾虚痰滞，背块软肿。辨诸吐痰体倦，按之软，肉色如故，知非毒。　薛立斋

补中益气加茯苓、半夏、羌活。参、芪、术、草、归、橘、升、柴、姜、枣。

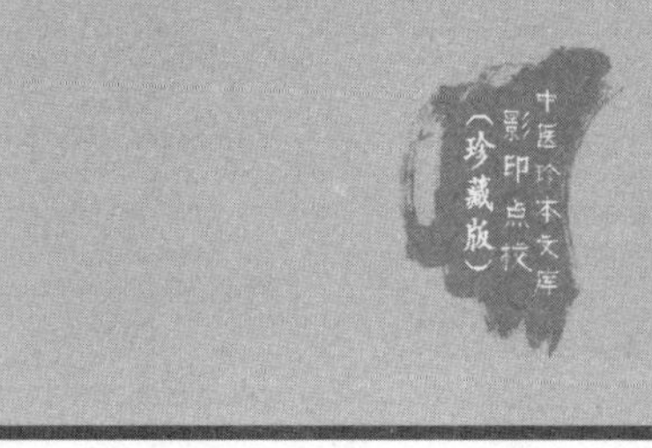

寒邪襲腎腎氣厥逆背脹引腰 法宜溫養托邪佐以通督泄濁　尤在涇

原方失錄

血虛絡痹背痛上連項如刀割　尤在涇

原方失錄

肝腎陰虛火升累及肺俞肺絡背部隱痛　曹仁伯

四物湯旋覆花湯二母雪羹湯

胸中陽鬱背重墜而痛　劉雲香

姜黄羌活白朮甘草附子

脾虛痰滯背塊軟腫 辨諸吐痰體倦按之軟肉色如故知非毒　薛立齋

補中益氣加茯苓半夏羌活 參芪朮草歸橘升柴薑棗

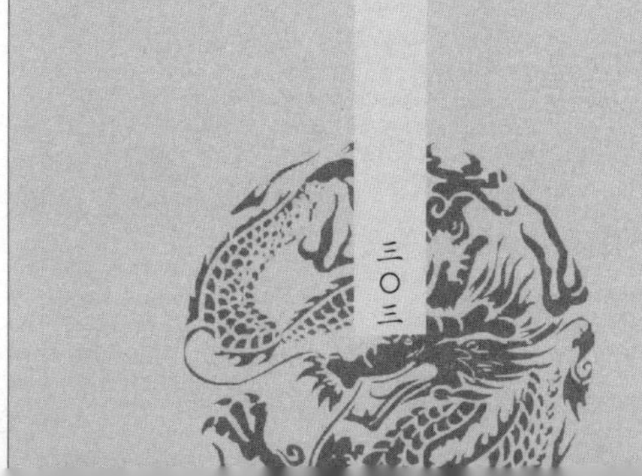

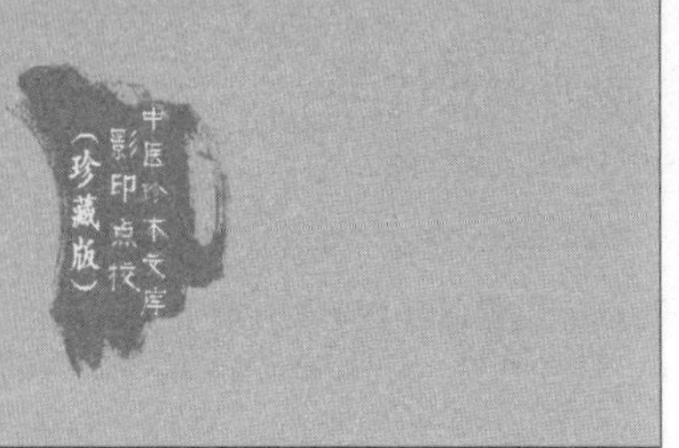

丹藥積毒發背腫痛色紫 辨諸脈數再問而知之 薛立齋

內疏黃連湯

毒在內背疽堅硬 薛立齋

宣毒散加大黃白芷

背疽毒在內頭如黍焮痛背重 薛立齋

原方失錄

肝腎虛寒氣乘之血偏阻腎俞背駝 證兼腰部攲側股腿痠楚已成龜背 馬培之

當歸巴戟續斷狗脊白朮五加皮桑寄生牛膝秦艽白芍獨活丹參

肝腎精血少絡脈拘急背駝脊突 在第七椎下尚非肝脾腎之俞故可治因面黃脾虧故培後天 馬培之

潞黨當歸懷膝山藥料豆沙苑石斛冬朮杜仲

丹药积毒，发背肿痛，色紫。辨诸脉数，再问而知之。 薛立斋

内疏黄连汤。

毒在内，背疽坚硬。 薛立斋

宣毒散加大黄、白芷。

背疽毒在内，头如黍焮背重。 薛立斋

原方失录。

肝肾虚，寒气乘之，血偏阻肾俞，背驼。证兼腰部攲侧，股腿酸楚，已成龟背。 马培之

当归、巴戟、续断、狗脊、白术、五加皮、桑寄生、牛膝、秦艽、白芍、独活、丹参。

肝肾精血少，络脉拘急，背驼脊突。在第七椎下，尚非肝、脾、肾之俞，故可治。因面黄脾亏，故培后天。 马培之

潞党、当归、怀膝、山药、料豆、沙苑、石斛、冬术、杜仲。

小儿疳积延劳，背脊高突。辨诸下午潮热，纳减，形瘦面黄（以下脊）。 徐澹安

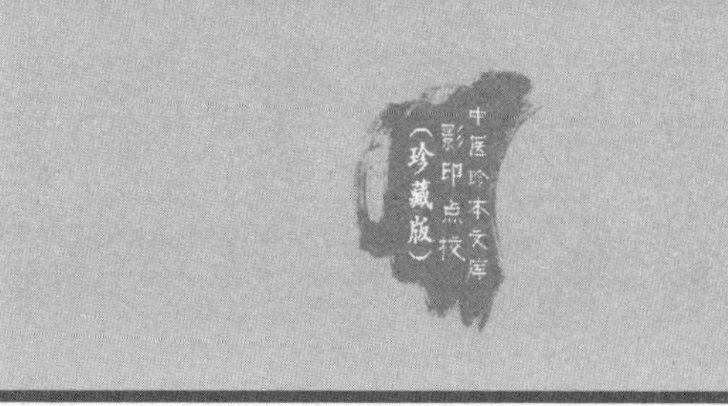

鳖甲、青蒿、胡连、中生地、牡蛎、川楝、青皮、白芍、丹皮、淮麦。

骨节间生痰，命门穴肿如馒头。证见不能平身行立，由儿时骨嫩早坐故。按穴在脊骨十四椎下。　孙文垣

万灵黑虎比天膏贴之，外以醋炒晚蚕沙，绢包熨膏上。

虫食脊膂，拍背声如鼓，脊骨形如锯。证兼肛门作痒　薛立斋

详后阴门蛔痔条。

任脉液少，督脉阳升，脊椎骨热。证兼五心热，辨诸经不止，知下元真阴先损。　叶天士

人参、阿胶、茯神、建连、女贞、萸肉、生白芍、炙草、糯稻根。

藏阴内乏，阳气独升，热气起脊背至颠。证兼眩晕自汗，亦风阳上扰所致。　叶天士

熟地、五味、萸肉、磁石、青盐、琐阳、龟板、茯神、湘莲、天冬、猪脊筋、蜜丸。

饮邪流太阳入募原，督脉艰运，脊背酸痛如负重。辨诸向患呃逆，吞酸，脉双弦。　马培之

当归、丹参、半夏、桂枝、白芍、天麻、橘络、蒺藜、枸杞、秦艽、川断、姜、竹茹。

鱉甲青蒿胡連中生地牡蠣川楝青皮白芍丹皮淮麥

骨節間生痰命門穴腫如饅頭 證見不能平身行立由兒時骨嫩早坐故按穴在脊骨十四椎下 孫文垣

萬靈黑虎比天膏貼之外以醋炒晚蠶沙絹包熨膏上

蟲食脊膂拍背聲如鼓脊骨形如鋸 證兼肛門作癢 薛立齋

詳後陰門蛔痔條

任脈液少督脈陽升脊椎骨熱 證兼五心熱辨諸經不止知下元真陰先損 葉天士

人參阿膠茯神建蓮女貞萸肉生白芍炙草糯稻根

藏陰內乏陽氣獨升熱氣起脊背至巔 證兼眩暈自汗亦風陽上擾所致 葉天士

熟地五味萸肉磁石青鹽瑣陽龜板茯神湘蓮天冬猪脊筋蜜丸

飲邪流太陽入募原督脈艱運脊背痠痛如負重 辨諸向患呃逆吞酸脈雙弦 馬培之

當歸丹參半夏桂枝白芍天麻橘絡蒺藜枸杞秦艽川斷薑竹茹

卷二 脊背 十一

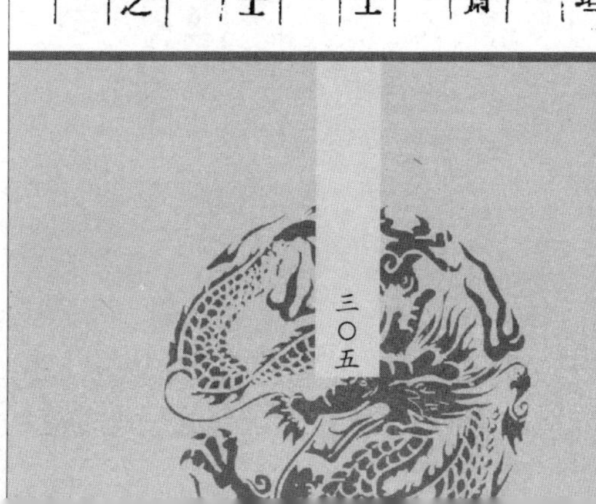

督虛脈氣艱運背脊八九十椎作痛　馬培之

熟首烏杞子鹿角霜黨參金毛脊歸芎杜斷木香菟絲子

精虛風入骨髓脊膂痛難於起拜　盧不遠

四仙膏一料透冰丹二十粒

營虛失養背脊痛甚辨諸吐血去血過多後　何鴻舫

黃耆沙參生地玉竹甘草秦艽牡蠣桑枝十大功勞葉

風寒外襲背脊惡寒而痛法宜通陽　尤在涇

鹿角霜白芍炙草桂枝歸身半夏生姜南棗

濕溢經絡脊背脹痛辨諸浴後扇乾嗜酒　陸養愚

防風蒼朮麻黃蘇葉羌活獨活威靈仙甘草

胸膈類

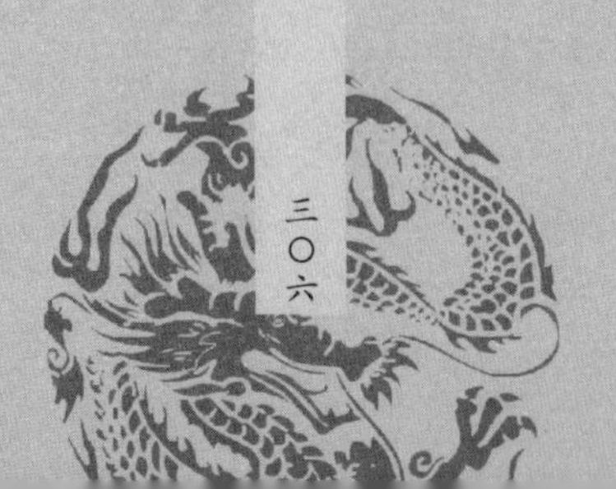

督虚，脉气艰运，背脊八九十椎作痛。　马培之

熟首乌、杞子、鹿角霜、党参、金毛脊、归、芎、杜、断、木香、兔丝子。

精虚，风入骨髓，脊膂痛，难于起拜。　卢不远

四仙膏一料，透冰丹二十粒。

营虚失养，背脊痛甚。辨诸吐血去血过多后。

何鸿舫

黄耆、沙参、生地、玉竹、甘草、秦艽、牡蛎、桑枝、十大功劳叶。

风寒外袭，背脊恶寒而痛。法宜通阳　尤在泾

鹿角霜、白芍、炙草、桂枝、归身、半夏、生姜、南枣。

湿溢经络，脊背胀痛。辨诸浴后扇干，嗜酒。

陆养愚

防风、苍术、麻苏叶、羌活、独活、威灵仙、甘草。

胸膈类

中虚痰郁，胸膈如束。辨诸脉沈弦而驶，且无力。

江篁南

人参、陈皮、川归、乌药、人乳、竹沥、姜汁。

清阳不振，浊阴潜逆，胸痹。　　漏名

党参、茯苓、冬、术、炙草、陈皮、半夏、桂、木、干姜、川附。

肝气攻冲，胸脘阻塞。辨诸左脉弦。　　王旭高

党参、冬、术、陈皮、茯苓、归身、神曲、茯神、柴胡、香附、川连、谷芽、玫瑰花。

阳气不布，胸中窒塞。法宜温通，不宜清开。

尤在泾

桂枝、茯苓、干姜、炙草、益智仁。

巨口咯红，止后络伤，瘀阻胸膺，痹室。即辨诸胸窒证，兼季肋痛。　　马培之

丹皮、丹参、蒌皮、茜草、郁金、冬瓜子、橘络、藕节。

大气下陷，自觉胸中气不上升，有如石压。证见汗多，辨诸脉沉、迟、细、弱，右部尤甚。　　张寿甫

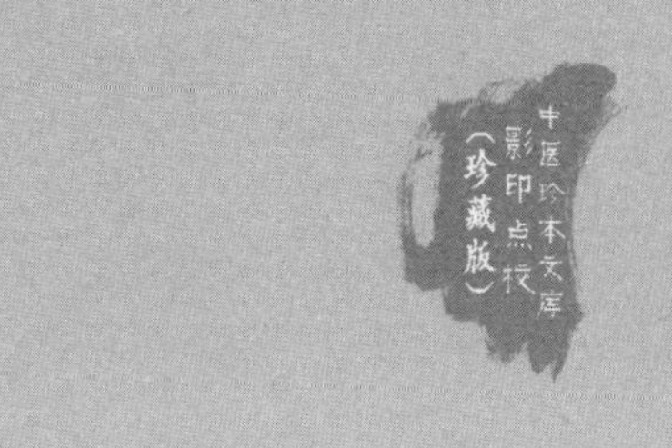

人參陳皮川歸烏藥人乳竹瀝姜汁

清陽不振濁陰潛逆胸痹　漏名

黨參茯苓冬朮炙草陳皮半夏桂木乾姜川附

肝氣攻衝胸脘阻塞 辨諸左脈弦　王旭高

黨參冬朮陳皮茯苓歸身神麴茯神柴胡香附川連穀芽玫瑰花

陽氣不布胸中窒塞 法宜溫通不宜清開　尤在涇

桂枝茯苓乾姜炙草益智仁

巨口咯紅止後絡傷瘀阻胸膺痹窒 即辨諸胸窒證兼季肋痛　馬培之

丹皮丹參蔞皮茜草鬱金冬瓜子橘絡藕節

大氣下陷自覺胸中氣不上升有如石壓 證見汗多辨諸脈沉遲細弱右部尤甚　張壽甫

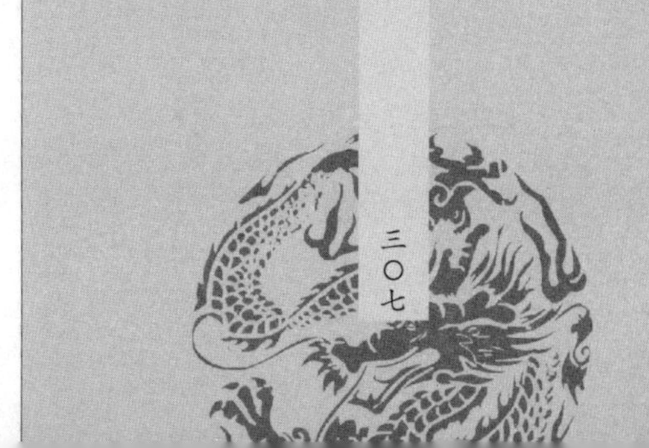

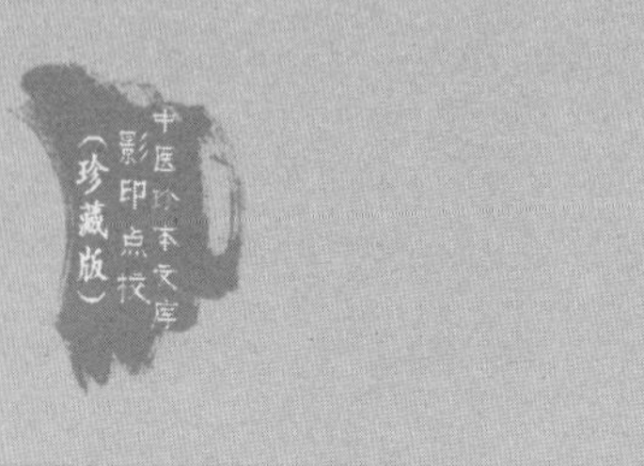

黃芪淨萸肉知母

暑濕胸脘煩悶 辨諸口甜頭汗手心熱舌白不飢便溏溺少 林珮琴

佩蘭葉香薷白豆蔻公丁香柿蒂鬱金半夏麴枳殼杏仁

膈有稠痰胸中悶滿 辨諸體肥 虞恆德

平胃散加半夏青皮茯苓川芎龍膽草香附砂仁柴胡黃連蔞仁

肝火閉伏胃中胸滿 辨諸寒熱往來口渴面紅舌黃右關沈弦數 楊乘六

調氣養榮湯加陳皮前胡茯苓青皮香附豆蔻白芍

濕氣胸滿 辨諸脈細弱 漏名

蒼朮半夏澤瀉豆蔻仁

脾有冷積食已輒胸滿不下 即辨諸滿在食後及水土體質 漏名

黄芪、净萸肉、知母。

暑湿，胸脘烦闷。辨诸口甜，头汗，手心热，舌白，不饥，便溏溺少。　林佩琴

佩兰叶、香薷、白豆蔻、公丁香、柿蒂、郁金、半夏曲、枳壳、杏仁。

膈有稠痰，胸中闷满。辨诸体肥　虞恒德

平胃散加半夏、青皮、茯苓、川芎、龙胆草、香附、砂仁、柴胡、黄连、蒌仁。

肝火闭伏胃中，胸满。辨诸寒热往来，口渴面红，舌黄，右关沈、弦、数。

杨乘六

调气养荣汤加陈皮、前胡、茯苓、青皮、香附、豆蔻、白芍。

湿气胸满。辨诸脉细弱。

漏名

苍术、半夏、泽泻、豆蔻仁。

脾有冷，积食已辄，胸满不下。即辨诸满在食后，及水土体质。　漏名

橘红煎汤，食后服。

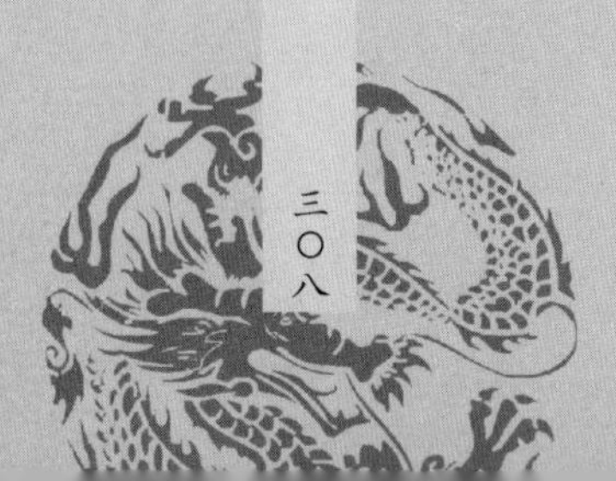

肝郁瘀结胸膈，痞胀。辨诸志高，遇穷悒悒不快，渐病。　　张健水

当归、韭菜汁、香附、童便。

阳气不通，胸次塞胀及背。辨诸每在食后，噫气不舒。　　尤在泾

原方失录。

【案】可用栝蒌薤白汤。

阴亏肝旺，肺脾受伤，胸腹气撑作胀。辨腰酸足乏，知非香燥疏气所宜。　马培之

当归、沙参、茯神、柏仁、合欢皮、牡蛎、生地炭、蒌皮、夏枯草、蛤粉、杷叶。

肺气不肃，郁热内蒸，胸高。辨诸稚年多热，呼气不利，宜紧抱勿卧。　叶天士

薄荷、桑叶、杏仁、茯苓、郁金、淡竹叶。

温邪为外寒所束，陡起胸高。证见气喘，痰鸣如锯。

祝天一

麻杏石甘汤。即此四味。

内风不潜，胸突。辨诸左脉弦数，骨发瘦楚。

何元长

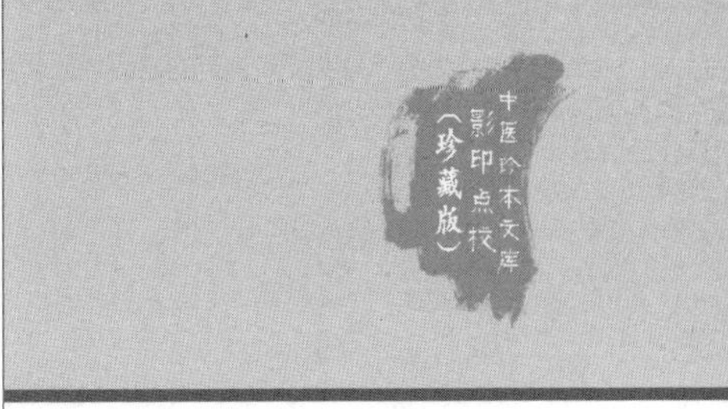

肝鬱瘀結胸膈痞脹 辨諸志高遇窮悒悒不快漸病　張健水

當歸韭菜汁香附童便

陽氣不通胸次塞脹及背 辨諸每在食後噫氣不舒　尤在涇

原方失錄 案可用栝蔞薤白湯

陰虧肝旺肺脾受傷胸腹氣撑作脹 辨諸腰痠足乏知非香燥疏氣所宜　馬培之

當歸沙參茯神柏仁合歡皮牡蠣生地炭蔞皮夏枯草蛤粉杷葉

肺氣不肅鬱熱內蒸胸高 辨諸稚年多熱呼氣不利宜緊抱勿卧　葉天士

薄荷桑葉杏仁茯苓鬱金淡竹葉

溫邪爲外寒所束陡起胸高 證見氣喘痰鳴如鋸　祝天一

麻杏石甘湯 即此四味

內風不潛胸突 辨諸左脈弦數骨發瘦楚　何元長

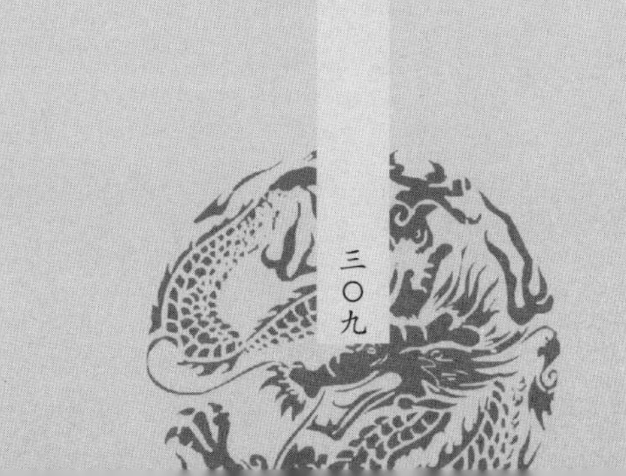

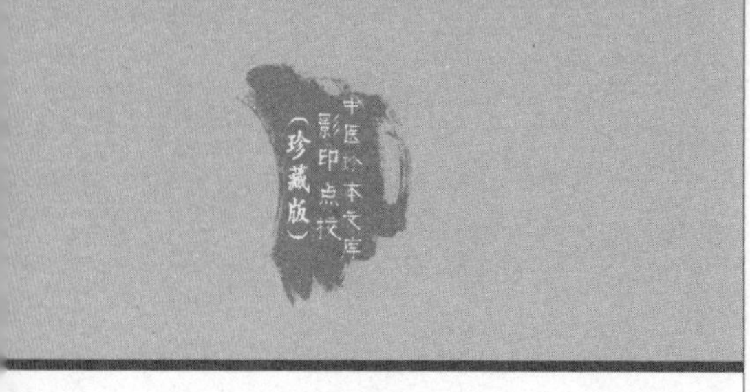

羚羊蒺藜風籐歸身鉤籐木瓜首烏桑葉杜仲十大功勞葉

邪實正衰胸中高塊 辨諸按之痛而右脈虛微如絲 馬元儀

人參甘草黃連半夏炮姜肉桂桂枝

肝腎氣虛上逆胸下塊痞 辨諸脈輕取浮細沉取軟無力 來天培

原方失錄

外邪內飲相結胸塊突起如拳 馬元儀

人參大棗炮姜半夏黃芩黃連內半夏重用

氣虛胸痞有塊如杯 辨諸面淡黃帶黯黑脈弦細虛澀晡熱 朱丹溪

補中益氣湯加減 參耆朮草歸橘升柴薑棗

熱痰胸下痞塞如柈 辨諸初診脈滑誤補後證加寒顫肢冷眠食廢聞聲驚惕脈轉細數似虛而目赤便秘 王孟英

旋赭茹貝蛤殼花粉桑梔蔞薤連枳等繼去赭蔞枳加菊蠣二至

羚羊、蒺藜、风藤、归身、钩藤、木瓜、首乌、桑叶、杜仲、十大功劳叶。

邪实正衰，胸中高块。辨诸按之痛而右脉虚微如丝。 马元仪

人参、甘草、黄连、半夏、炮姜、肉桂、桂枝。

肝肾气虚上逆，胸下块痞。辨诸脉轻取浮细，沉取软无力。 来天培

原方失录。

外邪内饮相结胸块，突起如拳。 马元仪

人参、大枣、炮姜、半夏、黄芩、黄连，内半夏重用。

气虚胸痞有块如杯。辨诸面淡黄带黲黑，脉弦细虚涩，晡热。 朱丹溪

补中益气汤加减。参、耆、术、草、归、橘、升、柴、姜、枣。

热痰，胸下痞塞如柈。辨诸初诊脉滑，误补后，证加寒颤，肢冷，眠食废，闻声惊惕，脉转细数，似虚，而目赤便秘。 王孟英

旋、赭、茹、贝、蛤壳、花粉、桑、栀、蒌、薤、连、枳等，继去赭、蒌、枳，加菊、蛎、二至。

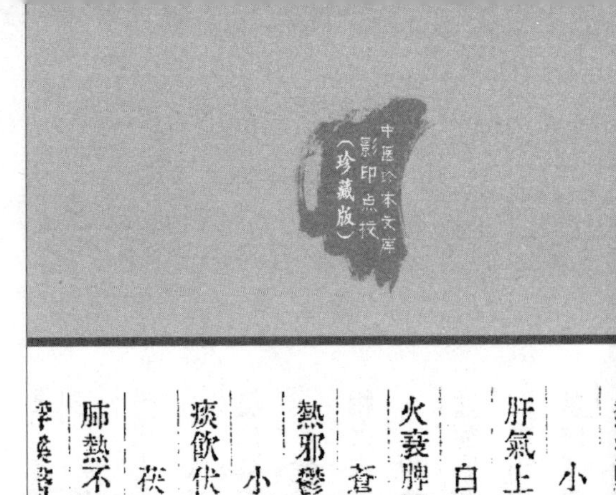

热痰胶结，胸中痞结如柈。辨诸苔黄苦，渴溲如热汤，脉弦滑，右甚。证见带下如注，与上条同看。

王孟英

小陷胸汤合温胆汤，加薤白。上方栝蒌实、黄连、半夏，下方橘、半、枳、茹、苓、草。

肝气上逆，胸痛，有物冲心，捺之不下。　缪仲淳

白芍、炙草、吴茱萸、茯苓、延胡索、苏子、橘红、半夏、姜汁、木通、竹茹。

火衰，脾阳失化，木郁成痞，胸次结块有形，作胀。辨诸食少，忧多，脉两关弦，右尺不振。　何书田

苍白术、香附、陈皮、茴、芍，继用肉桂、兔丝、枸杞、九香虫。

热邪郁伏膈间，反觉冷气上冲。辨诸脉沈弦数，六七至，舌强，苔黑燥，溺多而点滴出浊。　魏玉横

小柴胡，小陷胸合白虎汤。上方柴、芩、半、芍、参、草、姜、枣。中方括蒌、黄连、半夏，下文（方）知、膏、粳草。

痰饮伏于心下，胸前常觉板冷。证兼背恶寒状，若伤风。　王旭高

茯苓、桂枝、冬术、陈皮、甘草、炮姜、补骨脂、党参、半夏、紫石英、胡桃肉。

肺热不降，涎沫内踞，大气仅从旁趋，胸中自觉一团冷。不可误认为寒气。

王孟英

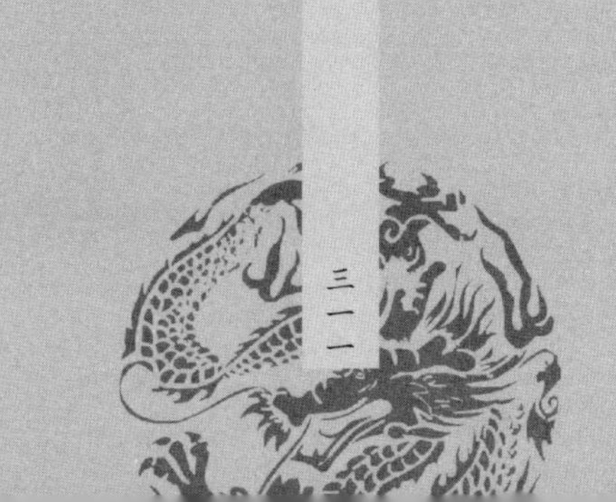

原方失錄 按宜化涎沫涎沫開肺熱自降

虛火上聚臥起胸前有塊攢熱 辨諸睡起後食後火下降熱稍息 汪石山

人參茯苓麥冬白朮黃連甘草枳實貝母歸身白芍

陰盛格陽飲冷自覺胸次如有火團聚 辨諸六脈俱陰舌苔青紫滑 董仁仲

乾姜肉桂黃連

相火內風乘虛竄絡胸前跳躍氣攻背脊 辨諸病後自覺如有火游行無定 王旭高

羚羊角寒水石滑石紫石英龍骨石決明生石膏磁石壯蠣大黃甘草

虛症胸膈痛 辨諸勞倦忍飢則病飽逸則止服疏氣藥加劇 王肯堂

山梔赤芍通草麥芽香附當歸川芎姜汁竹瀝童便

氣虛不運凝滯於上胸痛 汪石山

參耆石菖蒲

原方失录。按宜化涎沫，涎沫开，肺热自降。

虚火上聚，卧起胸前有块，攒热。辨诸睡起后，食后，火下降，热稍息。

汪石山

人参、茯苓、麦冬、白术、黄连、甘草、枳实、贝母、归身、白芍。

阴盛格阳，饮冷，自觉胸次如有火团聚。辨诸六脉俱阴，舌苔青紫滑。 董仁仲

干姜、肉桂、黄连。

相火，内风乘虚窜络，胸前跳跃，气攻背脊。辨诸病后自觉如有火，游行无定。

王旭高

羚羊角、寒水石、滑石、紫石英、龙骨、石决明、生石膏、磁石、牡蛎、大黄、甘草。

虚症，胸膈痛。辨诸劳倦忍饥，则病饱逸则止，服疏气药加剧。 王肯堂

山栀、赤芍、通草、麦芽、香附、当归、川芎、姜汁、竹沥、童便。

气虚不运，凝滞于上，胸痛。 汪石山

参、耆、石菖蒲。

瘀血痰浊滞胃，胸痛。辨诸素有血症，舌白腻，时时嗳气。　王旭高

旋覆花、郁金、杏仁、紫苑（菀）、瓜蒌仁、代赭石、茯苓、贝母、降香、枇杷叶。

清阳失旷，胸中痹痛。辨诸下午属阴，痛更甚。

王旭高

茯苓、甘草、桂枝、白术、瓜蒌、薤白、半夏、陈皮、干姜、白蔻。

瘀血，膈间一点引痛。辨诸吸气，皮觉急。　漏名

滑石、桃仁、黄连、枳壳、炙草、莱菔汁。

肝留恶血，膈间一点梗痛，似一丝垂腰。辨诸妄学吐纳，又喜服热补药，兼少股偏左痛。　漏名

滑石、枳壳、柴胡、黄连、桃仁、黄丹、甘草、红花、莱菔汁。

瘀在胃口，食下膈哽，涩痛。辨诸右关沉涩。

朱丹溪

生韭汁。

肺胃两虚，胸膈胀痛。辨诸五更胀痛，余时则否，右寸软弱，两尺弱。　孫文垣

旋覆花鬱金杏仁紫菀瓜蔞仁代赭石茯苓貝母降香枇杷葉

清陽失曠胸中痹痛 辨諸下午屬陰痛更甚　王旭高

茯苓甘草桂枝白朮瓜蔞薤白半夏陳皮乾姜白蔻

瘀血膈間一點引痛 辨諸吸氣皮覺急　漏名

滑石桃仁黃連枳殼炙草萊菔汁

肝留惡血膈間一點梗痛似一絲垂腰 辨諸妄學吐納又喜服熱補藥兼少股偏左痛　漏名

滑石枳殼柴胡黃連桃仁黃丹甘草紅花萊菔汁

瘀在胃口食下膈哽澀痛 辨諸右關沉澀　朱丹溪

生韭汁

肺胃兩虛胸膈脹痛 辨諸五更脹痛餘時則否右寸軟弱兩尺弱　孫文垣

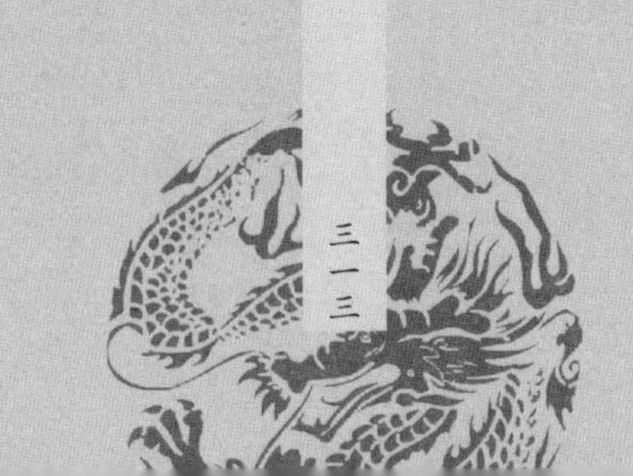

人參故紙萸肉鹿膠鹿霜杜仲巴戟茯苓車前山藥爲丸鹽湯送

傷寒誤用消導胸結痛 辨諸病本發熱頭痛服消導而加胸痛 張隱庵

桂枝湯加減 桂枝芍藥生薑炙草大棗

血鬱胸膈板痛 辨諸情志素鬱由漸成病 尤在涇

旋覆花薤白鬱金桃仁代赭石紅花

痰熱阻氣胸次按之堅痛 即辨諸胸痛及苔黃不燥知病未傳營證見壯熱口渴煩躁譫語大解仍行 王孟英

小陷胸加石菖蒲枳實杏貝茹鬱梔翹等蘆菔湯煎服 瓜蔞實川連半夏

肺癰忽然胸痛 辨諸先患駝背二年矣背駝則是處氣血不易流通故壅而成癰也 王漢臯

降丹二厘敷背上肺腧穴蓋以膏藥服薏米粥

食管生蟲膈痛如刺痛止如故 辨諸飲食如常知非瘀食閉塞時痛時止又非寒邪入絡 費蘭泉

人参、故纸、萸肉、鹿胶、鹿霜、杜仲、巴戟、茯苓、车前、山药，为丸，盐汤送。

伤寒误用消导，胸结痛。辨诸病本发热，头痛，服消导而加胸痛。 张隐庵

桂枝汤加减。桂枝、芍药、生姜、炙草、大枣。

血郁胸膈，板痛。辨诸情志素郁，由渐成病。

尤在泾

旋覆花、薤白、郁金、桃仁、代赭石、红花。

痰热阻气，胸次按之坚痛。即辨诸胸痛，及苔黄不燥，知病未传营。证见壮热，口渴，烦躁谵语，大解仍行。

王孟英

小陷胸加石菖蒲、枳实、杏、贝、茹、郁、栀、翘等，芦菔汤煎服。瓜蒌实、川连、半夏。

肺痈忽然胸痛。辨诸先患驼背二年矣。背驼则是处气血不易流通，故壅而成痈也。 王汉皋

降、丹、二厘敷背上肺腧穴，盖以膏药，服薏米粥。

食管生虫，膈痛如刺，痛止如故。辨诸饮食如常，知非瘀食闭塞，时痛时止。又非寒邪入络。 费兰泉

原方失录。

胃痛，胸膈左半隐痛。辨诸体肥善饮，舌苔滑，便溺涩数，食后呕痰血，痛处拒按。以不嗽，知非肺痈。

张路玉

凉膈散加石斛、连翘。翘、薄、栀、芩、硝、黄、草。

清阳不旷，痰瘀交阻，胸痛彻背。辨诸得食梗痛，口燥不欲饮，大便坚黑，吐紫血，脉濡涩。　曹仁伯

全瓜蒌、薤白、旋覆花、桃仁、红花、瓦楞，于元明粉合二陈汤。

阳微，浊阴上干胸，右偏痛彻背。辨诸从未呕吐，知病不在胃，非胃气。

林佩琴

栝蒌薤白白酒汤加半夏、橘红。

痰垢积胸，循经入背，真阳蒙遏，气室不宣，胸痛掣背。辨诸舌苔垢白脘胀

马培之

半夏瓜蒌薤白白酒汤。即此四味。

肝气上冲，胸脘牵引背脊，痛楚万状。证见日数发，懊憹，腹中有形，大便不通，寐不安。　周小农

金铃、胡索、香附、淡萸、沈香、白芍、乌梅、苏噜子旋赭、瓦楞，饭丸，猺桂。

痰饮随气升降为患，胸膝互痛。辨诸脉洪、数、滑。

虞恒德

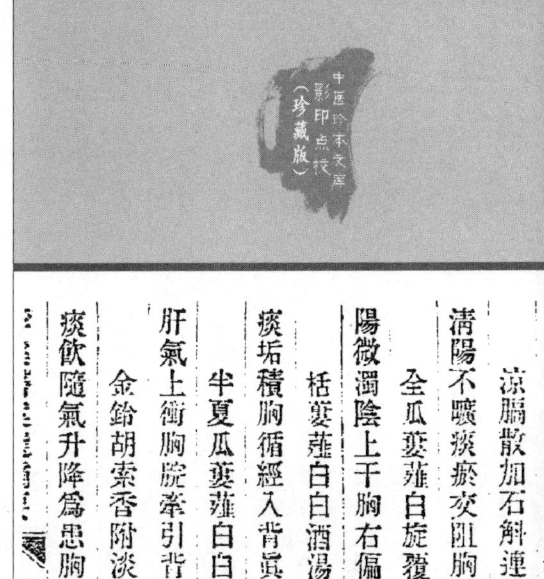

涼膈散加石斛連翹 翹薄梔芩硝黃草

清陽不曠痰瘀交阻胸痛徹背 辨諸得食梗痛口燥不欲飲大便堅黑吐紫血脈濡澀 曹仁伯

全瓜蔞薤白旋覆花桃仁紅花瓦楞于元明粉合二陳湯

陽微濁陰上干胸右偏痛徹背 辨諸從未嘔吐知病不在胃非胃氣 林佩琴

栝蔞薤白白酒湯加半夏橘紅

痰垢積胸循經入背眞陽蒙遏氣窒不宣胸痛掣背 辨諸舌苔垢白脘脹 馬培之

半夏瓜蔞薤白白酒湯 即此四味

肝氣上衝胸脘牽引背脊痛楚萬狀 證見日數發懊憹腹中有形大便不通寐不安 周小農

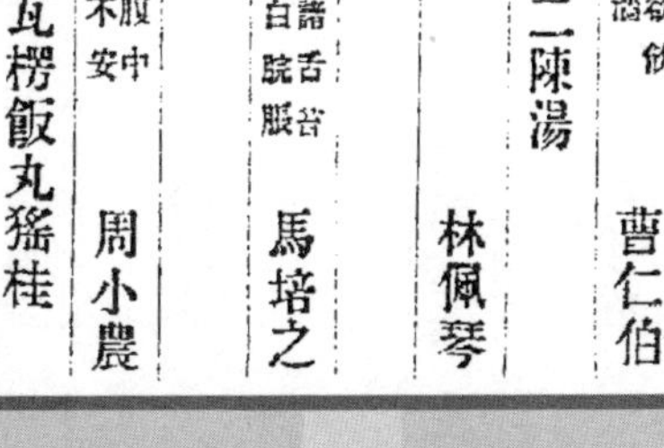

金鈴胡索香附淡萸沈香白芍烏梅蘇嚕子旋赭瓦楞飯丸猺桂

痰飲隨氣升降爲患胸膝互痛 辨諸脈洪數滑 虞恆德

胸膈　十五

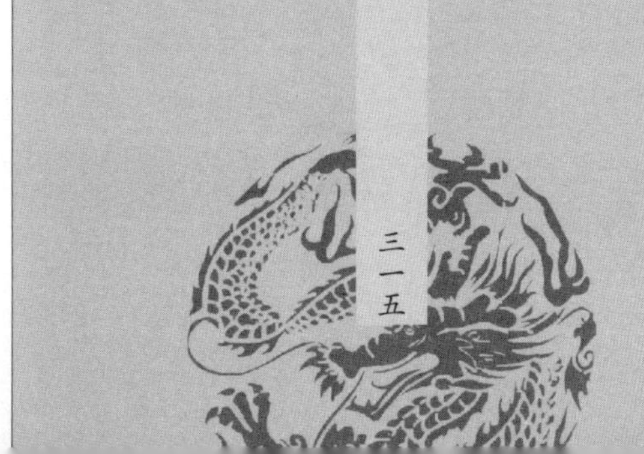

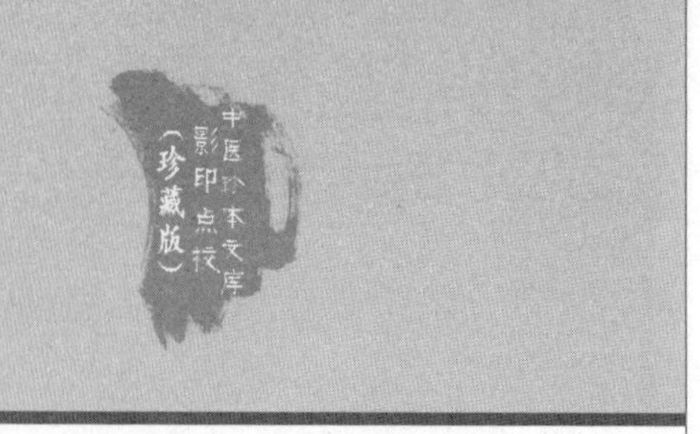

黎蘆末麝香酸漿水調

脾鬱濕熱不宣梳頭手舉氣升濕熱隨升心中難過胸發紫斑　李冠仙

熟地山藥柴胡升麻陳皮甘草當歸

肺癰胸膺有竅膿血與口欬者相應流出　趙以德

原案無方但云法宜退熱排膿中加補

心坎類 跳動怔忡驚悸恐畏煩躁嘈雜

蛇瘕心下連腹有蛇形　任度

原方失錄

憂思氣結兼挾痰飲肝氣心下胃脘積形直長 心積伏梁也　王旭高

桂枝半夏川連茯苓陳皮鬱金蔻仁延胡索川楝子石菖蒲瓦楞子

黎芦末、麝香，酸浆水调。

脾郁，湿热不宣，梳头手举气升，湿热随升，心中难过，胸发紫斑。　李冠仙

熟地、山药、柴胡、升麻、陈皮、甘草、当归。

肺痈，胸膺有窍，脓血与口欬者相应流出。赵以德

原案无方，但云法宜退热，排脓，中加补。

心坎类。跳动怔忡，惊悸，恐畏，烦躁嘈杂。

蛇瘕，心下连腹有蛇形。

任度

原方失录。

忧思气结，兼挟痰饮，肝气心下，胃脘积形直长。心积伏梁也。　王旭高

桂枝、半夏、川连、茯苓、陈皮、郁金、蔻仁、延胡索、川楝子、石菖蒲、瓦楞子。

寒痰积心下，冷积如覆盆。辨之按之作水声，热手扪之如冰。　张子和

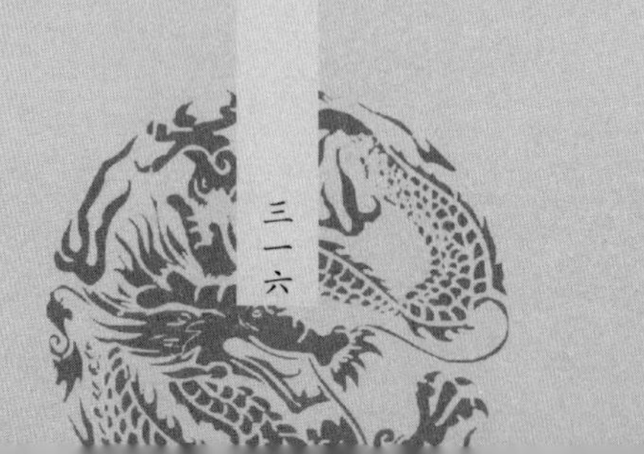

三圣散，白术调中汤，五苓散，四物汤，依次用之。三圣方：瓜蒂、藜芦、郁金。

羊毛瘟，前后心生黑点，如疙蚤斑。证兼口渴，饮水，向外卧。　　钱国宾

以针去毛，饮西瓜汁。

胃络受寒，浊阴凝阻，心下高突。辨诸时令暴寒。　　尤在泾

厚朴、草果、半夏、干姜、茯苓、荜茇、苏合香丸。

饮症，心下按之满急有声。辨口角流涎。　　裴兆期

以桐油，鹅毛取吐后，以燥湿宽中。

水结胸，心下满。证兼发热，头痛。辨诸头有汗，知非温症。　　孙兆

半夏茯苓汤。

脾不健运，心下痞闷。辨诸每在食后。　　尤在泾

人参、干姜、半夏、茯苓、川连、枳实、生姜。

羊毛瘟前後心生黑點如疙蚤斑 證兼口渴飲水向外臥　　錢國賓

以針去毛飲西瓜汁

胃絡受寒濁陰凝阻心下高突 辨諸時令暴寒　　尤在涇

厚朴草果半夏乾姜茯苓蓽茇蘇合香丸

飲症心下按之滿急有聲 辨諸口角流涎　　裴兆期

以桐油鵝毛取吐後以燥濕寬中

水結胸心下滿 證兼發熱頭痛辨諸頭有汗知非溫症　　孫兆

半夏茯苓湯

脾不健運心下痞悶 辨諸每在食後　　尤在涇

人參乾姜半夏茯苓川連枳實生薑

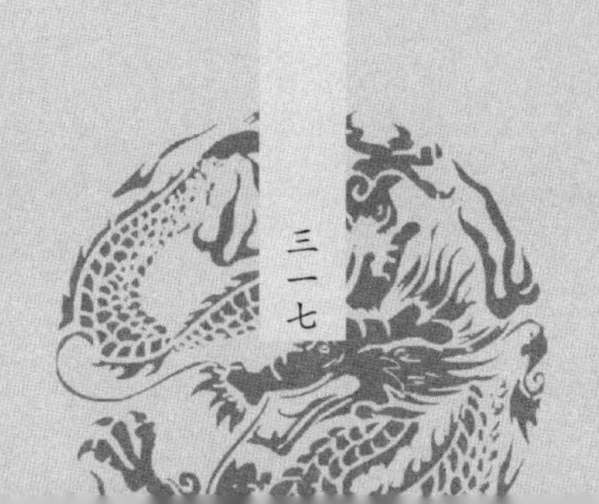

蚘厥心痛 辨證兼嘔酸肢冷 尤在涇

川連桂枝歸身延胡烏梅川椒茯苓川楝子炮姜

蟲症心痛 辨諸唇紅吐白沫脈大小不一腹痛此數證同見知爲蟲症 孫文垣

檳榔川椒杏仁石菖蒲烏梅炮薑草蔻仁陳皮山梔

寒凝氣滯心痛 漏名

高良姜香附子

風邪襲肺引動心火心痛 辨諸證兼欬嗽喉痹 王旭高

前胡杏仁象貝桔梗射干麥冬遠志沙參小麥

氣虛血瘀當心痛 辨諸午後劇黃昏甚得食則緩便下紫色 曹仁伯

治中湯合失笑散另紅花元明粉爲末

蛔厥心痛。证兼呕酸肢冷。 尤在泾

川连、桂枝、归身、延胡、乌梅、川椒、茯苓、川楝子、炮姜。

虫症心痛。辨诸唇红，吐白沫，脉大小不一，腹痛。此数证同见，知为虫证。 孙文垣

槟榔、川椒、杏仁、石菖蒲、乌梅、炮姜、草蔻仁、陈皮、山栀。

寒凝气滞，心痛。 漏名

高良姜、香附子。

风邪袭肺，引动心火，心痛。辨诸证兼欬嗽，喉痹。 王旭高

前胡、杏仁、象贝、桔梗、射干、麦冬、远志、沙参、小麦。

气虚血瘀，当心痛。辨诸午后剧，黄昏甚，得食则缓，便下紫色。 曹仁伯

治中汤合失笑散，另红花、元明粉，为末。

痰积心下，当心痛。辨诸痛处手不可近。又不在胃脘，既非食积，必是痰饮。 万密斋

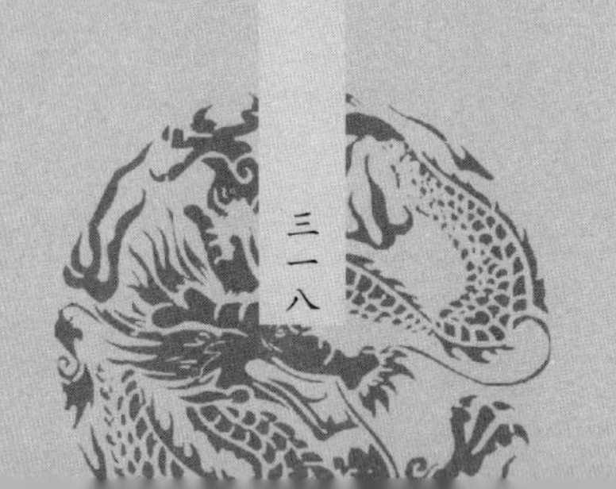

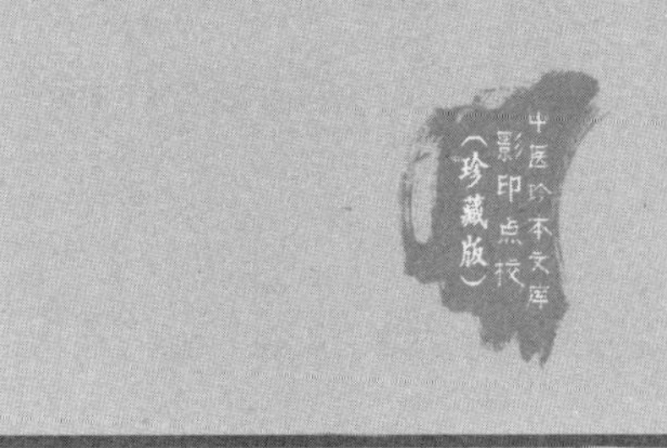

枳实、黄连、半夏、木香、牵牛头末、白芥子、甘草。

木乘土位，积饮冲逆，当心痛。辨诸少腹气升，吐酸苦痰涎。　　曹仁伯

附子理中汤加川连，川柏、归身、细辛、半夏、桂枝、乌梅肉。

中虚，心坎间痛。辨诸向左卧则右痛，向右卧则左痛，仰卧则痛在前，偃卧则痛在背，坐立则痛，无一刻少安。　　尤在泾

小建中汤。桂、芍、姜、枣、甘草、饴。

痰食交结，心中大痛。辨诸寸口弦急。　　李士材

砂仁二陈汤，又胃苓汤加半夏、大黄。

心脾血虚，心气痛。

江汝洁

阿胶、白螺蛳壳。

血瘀，膀胱未时心痛，申剧发晕。证见午后先吐酸水，戌时苏，每日如是。辨诸未申时，气行膀胱。

游以春

归尾、红花、干漆、大黄、桃仁。王孟英曰：还当以脉象别证，兼参，勿谓未申时，病必是瘀滞膀胱，遽用峻药。

木乘土位積飲衝逆當心痛辨諸少腹氣升吐酸苦痰涎　曹仁伯

附子理中湯加川連川椒黃柏歸身細辛半夏桂枝烏梅肉

中虛心坎間痛辨諸向左臥則右痛向右臥則左痛仰臥則痛在前偃臥則痛在背坐立則痛無一刻少安　尤在涇

小建中湯桂芍薑棗甘草飴

痰食交結心中大痛辨諸寸口弦急　李士材

砂仁二陳湯又胃苓湯加半夏大黃

心脾血虛心氣痛　江汝潔

阿膠白螺螄殼

血瘀膀胱未時心痛申劇發暈證見午後先吐酸水戌時蘇每日如是辨諸未申時氣行膀胱　游以春

歸尾紅花乾漆大黃桃仁王孟英曰還當以脈象別證兼參勿謂未申時病必是瘀滯膀胱遽用峻藥

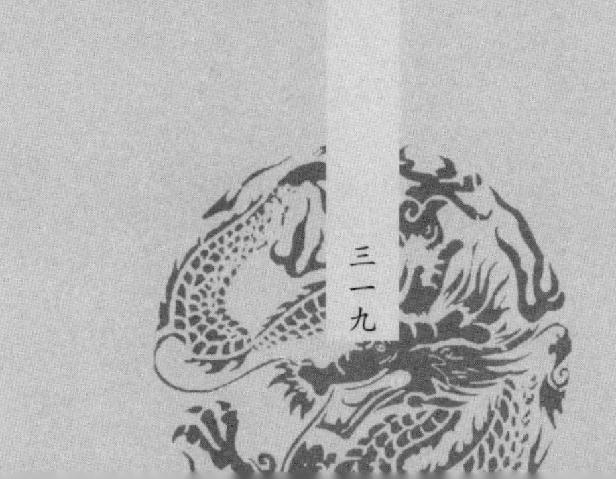

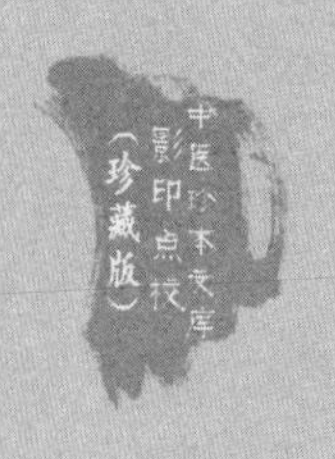

胃冷腸熱腸紅復心痛如刺辨諸便燥脈上部沈弱遲下部洪滑數　陸養愚

潤字丸沈香

心包惡血心中急痛錐刺即辨諸病暴而如錐刺　蜀中醫

生韭汁

火鬱心脾痛辨諸脈弦數　江應宿

黃連川梔川芎香附陳皮枳殼炮姜

嗜食瓜果生冷脾胃受傷心腹痛　張景岳

溫臟丸

胃氣虛寒心腹痛辨諸肢冷唇淡而麻　薛立齋

補中益氣湯半夏茯苓吳茱萸木香參耆朮草歸橘升柴薑棗

胃冷肠热肠红复，心痛如刺。辨诸便燥，脉上部沈、弱、迟，下部洪、滑、数，　陆养愚

润字丸、沈香。

心包恶血，心中急痛锥刺。即辨诸病暴而如锥刺。　蜀中医

生韭汁。

火郁，心脾痛。辨诸脉弦数。　江应宿

黄连、川栀、川芎、香附、陈皮、枳壳、炮姜。

嗜食瓜果生冷，脾胃受伤，心腹痛。　张景岳

温脏丸。

胃气虚寒，心腹痛。辨诸肢冷，唇淡而麻。　薛立斋

补中益气汤，半夏、茯苓、吴茱萸、木香。参、耆、术、草、归、橘、升、柴、姜、枣。

暑邪食滞互结，心腹绞痛，吐利不得。　陈三农

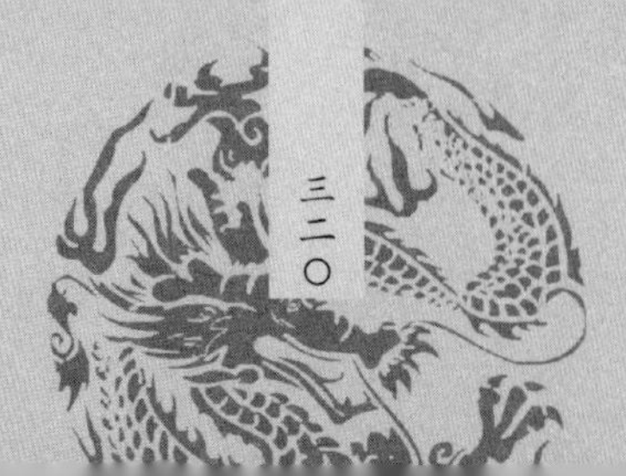

原方失录。

产后亡血过多，经隧行涩，心腹痛。　　　江篁南

原方失录。

血虚气逆，心痛下连，小腹如有物撞。辨诸重按痛定。　　　李季虬

白芍、甘草、橘红。

燥体加临，燥气心痛彻背。辨诸时令秋燥，欬嗽咽干，痰中带红。　　　曹仁伯

瓜蒌、薤白、橘红、枳壳、杏仁、桑叶、枇杷叶。

气结血菀，心痛，由期门缺盆斜出，背上俱痛。辨诸病因悲伤过甚而起。

曹家达

生党参、生黄芪、全当归、乳香、没药、忍冬藤、丝瓜络、绍兴酒。

肺为火郁，气壅血亦滞，心与头更换作痛。辨诸脉涩便结。　　　朱丹溪

黄连切细，酒浸。

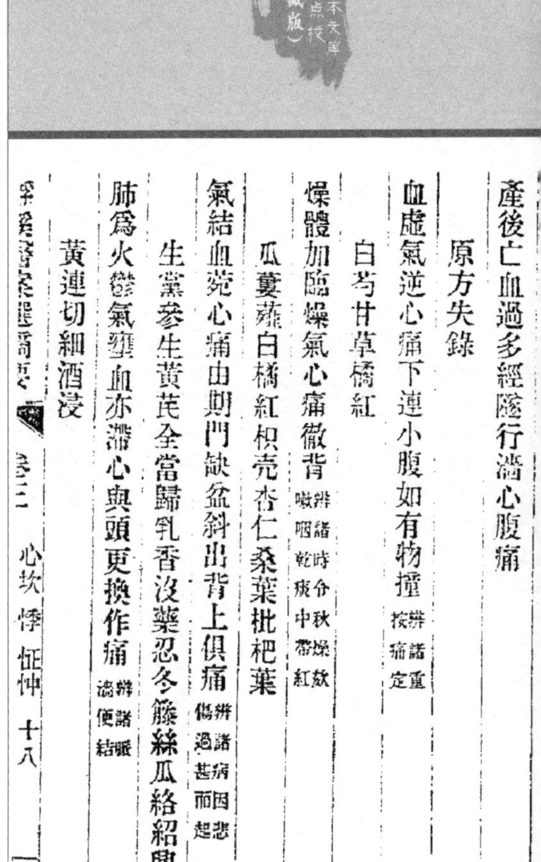

產後亡血過多經隧行濇心腹痛　江篁南

原方失錄

血虛氣逆心痛下連小腹如有物撞 辨諸重按痛定　李季虬

白芍甘草橘紅

燥體加臨燥氣心痛徹背 辨諸時令秋燥欬嗽咽乾痰中帶紅　曹仁伯

瓜蔞薤白橘紅枳殼杏仁桑葉枇杷葉

氣結血菀心痛由期門缺盆斜出背上俱痛 辨諸病因悲傷過甚而起　曹家達

生黨參生黃芪全當歸乳香沒藥忍冬籐絲瓜絡紹興酒

肺爲火鬱氣壅血亦滯心與頭更換作痛 辨諸脈濇便結　朱丹溪

黃連切細酒浸

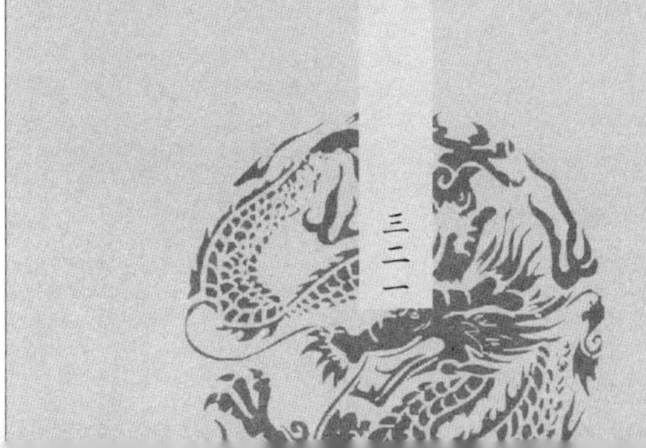

蟲症心與頭目痛更作更止　　漏名

黑龍丹

腎虛不納宗氣上泄心跳振衣（即左乳下虛里穴跳動）（以下跳動怔忡）　　吳厚先

熟地山藥女貞山梔枸杞元參龜板膠

飲邪停於心下心悸動　　林珮琴

小半夏湯加茯苓枳殼椒目（半夏生薑）

思慮傷神痰火內乘包絡怔忡（辨諸深夜苦讀夜臥不安食不飽脈滑）　　沈明生

二陳湯加鈎籐菖蒲（橘半苓草生薑）

心營虧損怔忡（證兼健忘自汗不寐辨諸案牘煩勞）　　魏筱泉

天王補心丹（人參歸地元參丹參二冬遠志棗仁柏仁菖蒲茯神）

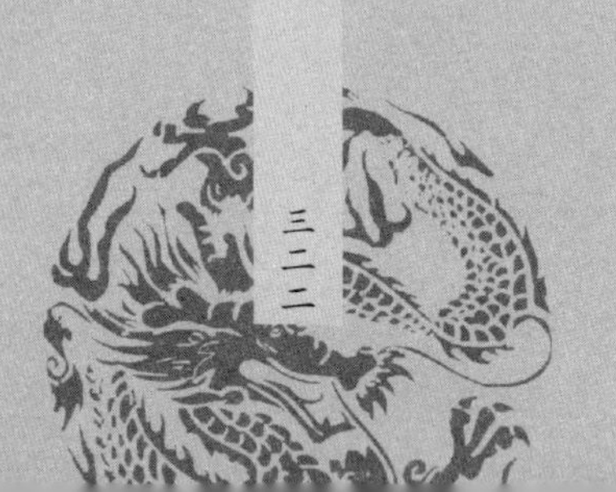

虫症，心与头目痛，更作更止。　　漏名

黑龙丹。

肾虚不纳，宗气上泄，心跳振衣。即左乳下虚里穴跳动（以下跳动怔忡）。

吴厚先

熟地、山药、女贞、山栀、枸杞、元参、龟板胶。

饮邪停于心下，心悸动。

林佩琴

小半夏汤加茯苓、枳壳、椒目。半夏、生姜。

思虑伤神，痰火内乘，包络怔忡。辨诸深夜苦读，夜卧不安，食不饱，脉滑。

沈明生

二陈汤加钩藤、菖蒲。橘、半、苓、草、生姜。

心营亏损，怔忡。证兼健忘，自汗，不寐。辨诸案牍烦劳。　　魏筱泉

天王补心丹。人参、归、地、元参、丹参、二冬、远志、枣仁、柏仁、菖蒲、茯神。

心神失养，心虚不宁。辨诸在生产去血过多后。

林佩琴

熟地、枣仁、茯神、柏仁、麦冬、潞参、炙草、白芍、五味子。

痰症，心惊，畏人捕。辨诸饮食倍常，多欲事，脉长有力（以下惊悸，恐畏，兼参神志情志类）。 王仲阳

滚痰丸。礞石、沈香、大黄、黄芩、百药煎。

痰饮积膈，心悸善恐。辨诸形肥白，脉濡滑。又服补血养心药不效。 张路玉

导痰汤加参、桂。橘、半、枳、苓、胆星、姜、草。

肾阴亏，胃热盛，闻响则惊，入夜则恐。辨诸旋食旋饥，脉右关洪数，两尺浮大无力。 施沛然

泻黄散，肾气丸。

心血本虚，痰涎袭入悸，（心）悸。辨诸舌燥，脉芤带滑，不耐烦劳。 曹仁伯

归、地、二冬、参、草、苓、神、枣仁、柏仁、元参、丹参、橘、半、桔、枳、菖、茹、远志。

食盐太多，心血耗伤，入夜惊悸。证兼面色青，形瘦而精神不减。 杜壬

原案云：用生津液之品。

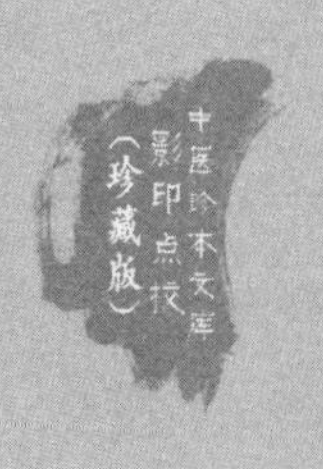

痰症心驚如畏人捕（辨諸飲食倍常多慾事脈長有力（以下驚悸恐畏兼參神志情志類）） 王仲陽

滾痰丸（礞石沈香大黃黄芩百藥煎）

痰飲積膈心悸善恐（辨諸形肥白脈濡滑又服補血養心藥不效） 張路玉

導痰湯加參桂（橘半枳苓膽星薑草）

腎陰虧胃熱盛聞響則驚入夜則恐（辨諸旋食旋飢脈右關洪數兩尺浮大無力） 施沛然

瀉黃散腎氣丸

心血本虛痰涎襲入悸悸（辨諸舌燥脈芤帶滑不耐煩勞） 曹仁伯

歸地二冬參草苓神棗仁柏仁元參丹參橘半桔枳菖茹遠志

食鹽太多心血耗傷入夜驚悸（證兼面色青形瘦而精神不減） 杜壬

原案云用生津液之品

卷三 心坎 悸 怔忡 十九

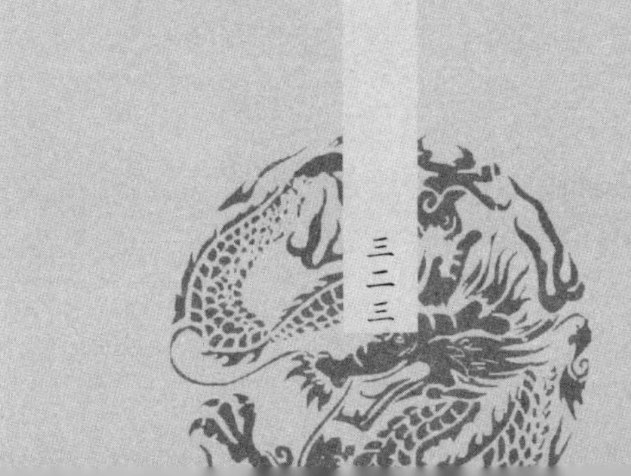

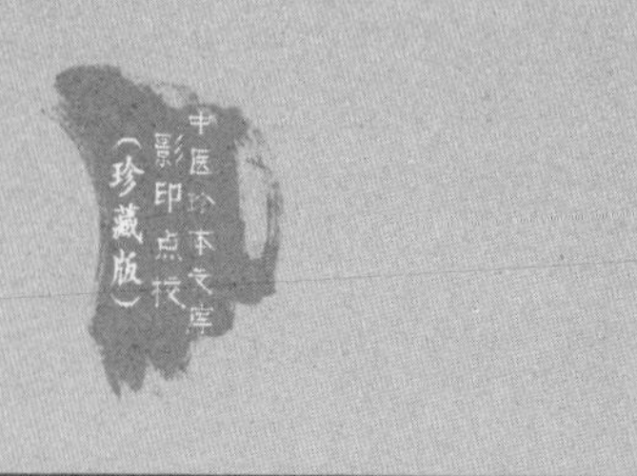

產後心脾肝並虛驚悸聞聲欲絕　繆仲淳

人參棗仁遠志白芍茯苓甘草石斛麥冬五味丹參

熱伏血脈心神肺魄失守虛煩不耐（證見昏昏默默坐臥不寧似寒似熱若有神靈）　吳孚先

百合生地汁

中漆毒煩懣欲絕（辨諸病室漆氣觸鼻）　王建甫

撤去漆器以蟹殼炙脆研末入應用藥中服（所謂應用藥者就其體質或痰或濕或火處方）

陰虛水不濟火午時心煩（即辨諸煩在當午火旺之時）　王九峯

生地沙參山藥阿膠炙草

陰虛陽盛煩躁（辨諸每在日暮時（以下煩躁嘈雜））　王旭高

原方失錄

下元虛寒煩躁（辨諸惡寒倦臥下利肢冷脈沉微）　漏名

产后心、脾、肝并虚，惊悸，闻声欲绝。　缪仲淳

人参、枣仁、远志、白芍、茯苓、甘草、石斛、麦冬、五味、丹参。

热伏血脉，心神肺魄失守，虚烦不耐。证见昏昏默默，坐卧不宁，似寒似热，若有神灵。　吴孚先

百合生地汁。

中漆毒，烦懑欲绝。辨诸病室漆气触鼻。　王建甫

撤去漆器，以蟹壳炙脆研末，入应用药中服。所谓应用药者，就其体质，或痰或湿，或火，处方。

阴虚，水不济火，午时心烦。即辨诸烦在当午火旺之时。　王九峰

生地、沙参、山药、阿胶、炙草。

阴虚阳盛，烦躁。辨诸每在日暮时（以下烦躁嘈杂）。　王旭高

原方失录。

下元虚寒，烦躁。辨诸恶寒，倦卧，下利，肢冷，脉沉微。　漏名

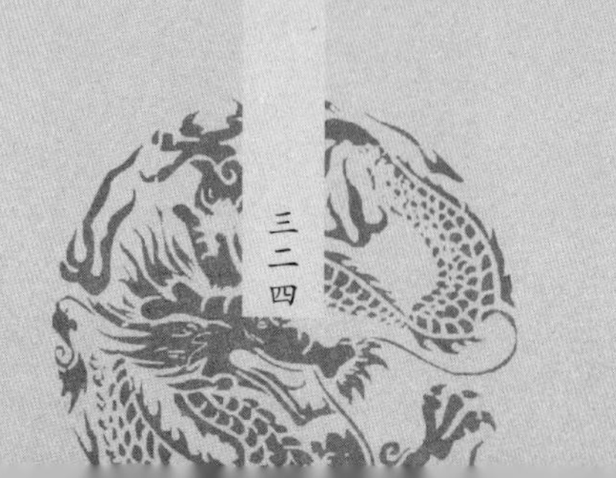

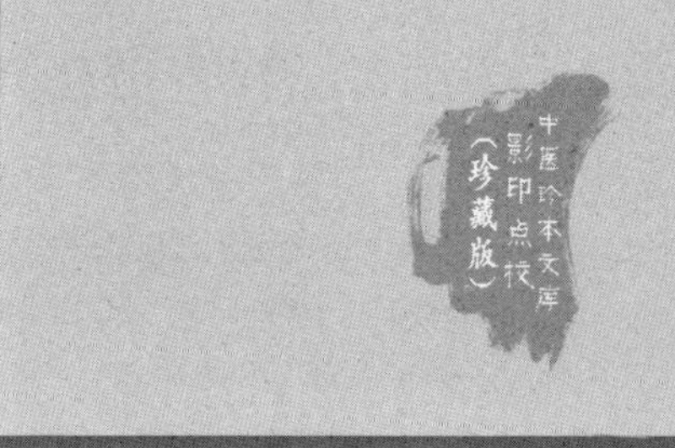

原方失录。

虚阳欲脱，烦躁。辨诸足冷如冰，汗出如注，脉虚微。　　马元仪

附子理中汤。参、术、姜、草、附子。

血虚化燥，烦躁不安。辨诸时在产后，舌赤，脉弦，溲红，便秘。　　刘伯宾

犀角地黄汤加麦冬、石斛。犀、地、丹、芍、麦冬。

肾水不济心，火内燔，胞络受伤，烦惑莫能自主。　　蒋宝素

犀角、黄连、黑山栀、黄柏、秋梨汁。

百合病，心中懊侬不适。证见睡梦遗泄，鼻塞咳呛，肢软神倦，恍惚，举动无一是处，而起居如常。又似无病。　　顾晓澜

百合、蜜拌款冬、茯神、蛤粉、炒阿胶、川贝、郁金、生甘草、合欢皮。

胃中痰火嘈辣，热痛。　　薛立斋

详齿类，胃中痰火齿动条。

虛陽欲脫煩躁 辨諸足冷如冰汗出如注脈虛微　　馬元儀

附子理中湯 參朮薑草附子

血虛化燥煩躁不安 辨諸時在產後舌赤脈弦溲紅便秘　　劉伯賓

犀角地黃湯加麥冬石斛 犀地丹芍麥冬

腎水不濟心火內燔胞絡受傷煩惑莫能自主　　蔣寶素

犀角黃連黑山梔黃柏秋梨汁

百合病心中懊憹不適 證見睡夢遺泄鼻塞咳嗆肢軟神倦恍惚舉動無一是處而起居如常又似無病　　顧曉瀾

百合蜜拌款冬茯神蛤粉炒阿膠川貝鬱金生甘草合歡皮

胃中痰火嘈辣熱痛　　薛立齋

詳齒類胃中痰火齒動條

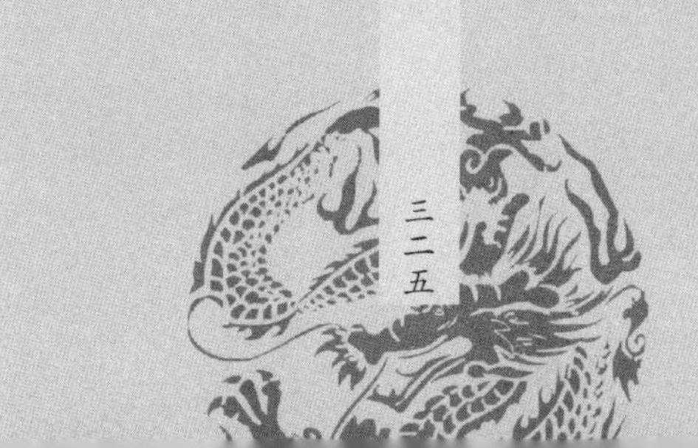

肝火鬱於胃嘈雜 證兼胸痞　葉天士

細生地鹽水煮石决明經霜桑葉丹皮山梔三角黑胡麻

腎陰虛胃火旺嘈雜　俞東扶

生地阿膠柏子仁麥冬石斛蘆根等

濕熱壯實體質痰因火動嘈雜 噎膈之漸　俞東扶

黃連山梔蒼朮半夏白芍等

脾陽不足體質痰因火動嘈雜 辨諸便溏納少舌色淡而不榮脈虛弦耎滑忌苦燥及涼潤　王孟英

潞黨參九蒸白朮甘草木瓜薏苡白芍竹茹建蘭葉茯神菊紅牡蠣

肝火上炎嘈雜如飢　繆宜亭

炒熟地天冬川連牡蠣料豆衣小麥炙甘草南棗

痰火內動嘈雜得食則已　尤在涇

肝火郁于胃，嘈杂。证兼胸痞。　叶天士

细生地、盐水煮石决明、经霜桑叶、丹皮、山栀、三角黑胡麻。

肾阴虚，胃火旺，嘈杂。　俞东扶

生地、阿胶、柏子仁、麦冬、石斛、芦根等。

湿热，壮实体质，痰因火动，嘈杂。噎膈之渐。　俞东扶

黄连、山栀、苍术、半夏、白芍等。

脾阳不足体质，痰因火动，嘈杂。辨诸便溏，纳少，舌色淡而不荣，脉虚、弦、软、滑，忌苦燥及凉润。　王孟英

潞党参、九蒸白术、甘草、木瓜、薏苡、白芍、竹茹、建兰叶、茯神、菊红、牡蛎。

肝火上炎，嘈杂如饥。　缪宜亭

炒熟地、天冬、川连、牡蛎、料豆衣、小麦、炙甘草、南枣。

痰火内动，嘈杂，得食则已。　尤在泾

生地、山栀、半夏、麦冬、茯苓、丹皮、竹茹、炙草。

心无液养，似嘈非嘈，似痛非痛。　　叶天士

鸡子黄、枸杞子、红枣。

神志情志类

肝虚邪袭，神魂离体。辨诸卧则飞扬，由魂不得归。又小怒则剧。　　许叔微

真珠母、龙齿、虎睛。

热极，神外越，能知户外事。辨诸脉滑数，舌苔黄腻，知非虚证。　　王孟英

白虎汤去米、草，加菖蒲、元参、犀角、鳖甲、花粉、杏仁、竹叶、竹黄、竹沥。

受惊，神魂出舍，能知户外事。　　王清甫

犀角、羚角、琥珀、牡蛎、茯神、远志、杭芎、龙脑、鸡子黄、淮山药、桃奴。

正虚祟附，能知户外事。辨诸刺刺，大言高声。

顾晓澜

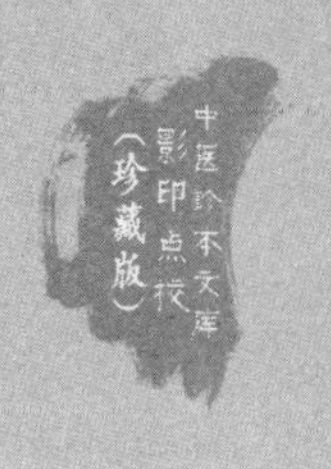

心無液養似嘈非嘈似痛非痛　葉天士

雞子黃枸杞子紅棗

神志情志類

肝虛邪襲神魂離體辨諸臥則飛揚由魂不得歸又小怒則劇　許叔微

眞珠母龍齒虎睛

熱極神外越能知戶外事辨諸脈滑數舌苔黃膩知非虛證　王孟英

白虎湯去米草加菖蒲元參犀角鱉甲花粉杏仁竹葉竹黃竹瀝

受驚神魂出舍能知戶外事　王清甫

犀角羚角琥珀牡蠣茯神遠志杭芎龍腦雞子黃淮山藥桃奴

正虛祟附能知戶外事辨諸刺刺大言高聲　顧曉瀾

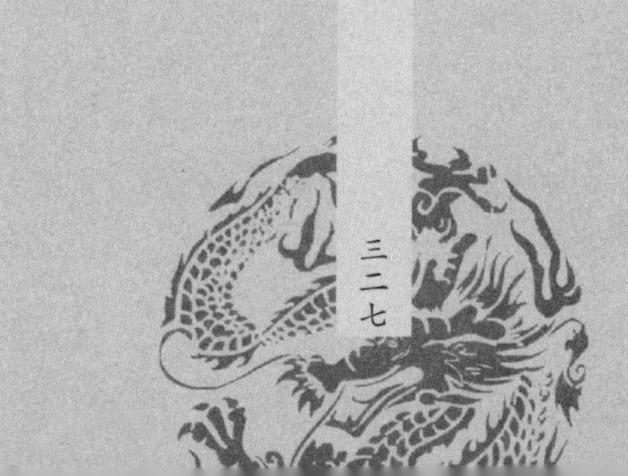

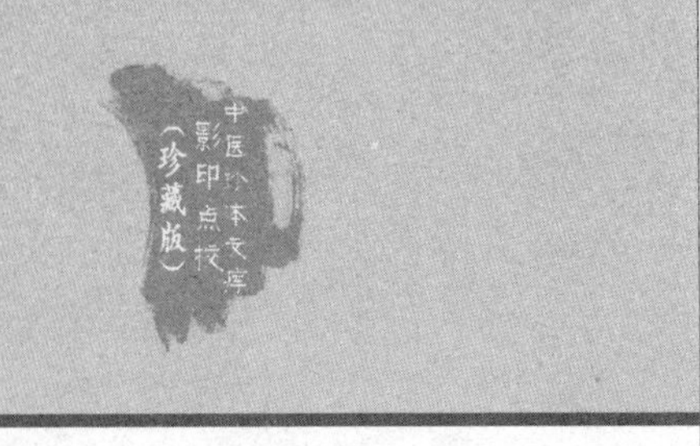

原方失錄

心腎陰虧肝膽陽亢寐時神魂游蕩自覺身非已有 證兼胸塞口乾 曹仁伯

石决明人參歸身犀角龍齒茯神生地麥冬棗仁炙草淮藥沈香

八脈俱損自覺魂飛呵欠卽魂越巔頂下泄卽魂墜下竅 張仲華

一味炙黑甘草晝夜三進接服人參於朮炙草生白芍

痰入心包神魂飛越 辨諸左寸脈厥厥動搖 張路玉

異功散加童便蛤粉 用此散欠當

產後虛弱因驚神散飄忽如在雲端 脈虛弱如無 案宜與身體類因驚血菀心包條對勘 吳孚先

六君子加黃耆炮姜製附棗仁鈎籐龍骨川續斷五味 參朮苓草橘半

鬼乘人迷信依附為害神情恍惚 素信亂仙 李冠仙

原案無方但云氣血兩補兼定魄安魂加黃精朱砂雷丸箭羽

原方失录。

心肾阴亏，肝胆阳亢，寐时神魂游荡，自觉身非己有。证兼胸塞口干。 曹仁伯

石决明、人参、归身、犀角、龙齿、茯神、生地、麦冬、枣仁、炙草、淮药、沈香。

八脉俱损，自觉魂飞，呵欠即魂越巅顶，下泄即魂坠下窍。 张仲华

一味炙黑甘草，昼夜三进，接服人参、于术、炙草、生白芍。

痰入心包，神魂飞越。辨诸左寸脉厥厥动摇。

张路玉

异功散加童便、蛤粉。用此散欠当

产后虚弱，因惊神散，飘忽如在云端。脉虚弱如无。

【案】宜与身体类，因惊血菀心包条对勘。 吴孚先

六君子加黄耆、炮姜、制附、枣仁、钩藤、龙骨、川续断、五味。参、术、苓、草、橘、半。

鬼乘人迷信依附为害，精神恍惚。素信乱仙。

李冠仙

原案无方，但云气血两补，兼定魄安魂，加黄精、朱砂、雷丸、箭羽。

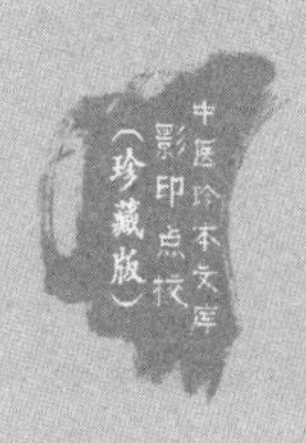

百合病，神情恍惚。证见似怯非怯，胸中懊侬梦多，鼻塞，肢软，不能自鸣其状，而起居如常。　顾晓澜

百合、蜜拌款冬、茯神、蛤粉、炒阿胶、川贝、郁金、生草、合欢皮。

抑郁伤肝，惊恐伤胆，热痰内蕴，神志恍惚。证兼言语舛错，辨诸脉弦滑。

赵海仙

萎霜、胆星、橘红、茯神、熊胆、栀子、石斛、半夏、炒菊花、丹皮、郁金、苦竹根。

受惊，神魂飞越，神情恍惚如愚。证见目呆语错，辨诸病从失足高坠起，见人行空同寝，脉微弦而弱。

李修之

归脾汤。参、耆、术、草、归、志、神、枣仁、龙眼、姜、枣。

郁火时旺时静，时疑时怯。　王旭高

川连、茯神、菖蒲、龙骨、远志、北沙参、枣仁、川贝、石决明、胆星。

正虚，祟附神志，时清时昧。辨诸脉乍大乍小，病来如狂，病去如脱。　顾晓澜

大杀鬼丸。虎头骨、天雄、去芦黎芦、去皮子皂角、鬼臼、透明雄黄、酒浸桃木屑，研末，炼蜜丸，朱砂、金箔为衣。

痰热内郁心包，神识不清。辨诸舌白腻，脉小滑。

曹仁伯

肢軟不能自鳴其狀而起居如常　顧曉瀾

百合蜜拌款冬茯神蛤粉炒阿膠川貝鬱金生草合歡皮

抑鬱傷肝驚恐傷膽熱痰內蘊神志恍惚　證兼言語舛錯辨諸脈弦滑　趙海仙

薑霜膽星橘紅茯神熊膽梔子石斛半夏炒菊花丹皮鬱金苦竹根

受驚神魂飛越神情恍惚如愚　證見目呆語錯辨諸病從失足高墜起見人行空同寢脈微弦而弱　李修之

歸脾湯　參耆朮草歸志神棗仁龍眼薑棗

鬱火時旺時靜時疑時怯　王旭高

川連茯神菖蒲龍骨遠志北沙參棗仁川貝石決明膽星

正虛祟附神志時淸時昧　辨諸脈乍大乍小病來如狂病去如脫　顧曉瀾

大殺鬼丸　虎頭骨天雄去蘆黎蘆去皮子皂角鬼臼透明雄黃酒浸桃木屑研末煉蜜丸硃砂金箔爲衣

痰熱內鬱心包神識不淸　辨諸舌白膩脈小滑　曹仁伯

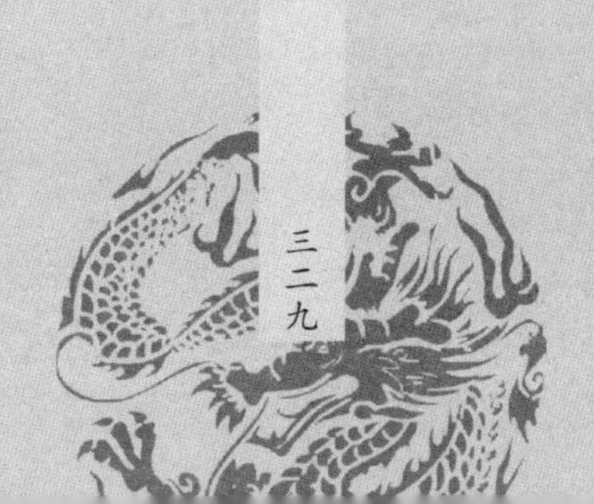

導痰湯加菖蒲遠志 橘半苓枳膽星薑草

鬱傷肺氣壅生火擾亂神明神識不清 辨諸場屋不利起病胸中滿結 馬元儀

乾葛枳壳杏仁蘇子

肝陽挾痰上蒙清竅神識迷昧 證兼頭眩痛口渴臥則驚惕辨諸脈沉弦而滑 費繩甫

丹參麥冬茯神橘紅竹葉木通羚角蛤殼冬瓜子川連荸薺

濕溫伏邪失達而津已傷疹見神志轉昧 見疹則邪熱外洩宜神清反見神昧辨知津傷 陳良夫

鮮斛豆卷鬱金竹黃菖蒲山梔連翹丹皮竹葉

熱傷心營神識昏昏如醉 辨諸舌出口外銛色赤無苔又身熱漸和邪熱內逼也 張希白

黃連解毒湯加生地雲苓連翹燈心 連芩柏梔

胃痰上逆心包神蒙 曹仁伯

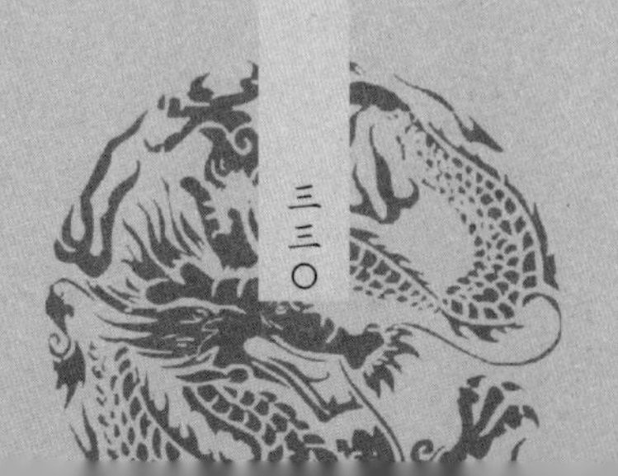

导痰汤加菖蒲、远志。橘、半、苓、枳、胆星、姜、草。

郁伤肺，气壅生火，扰乱神明，神识不清。辨诸场屋不利起病，胸中满结。

马元仪

干葛、枳壳、杏仁、苏子。

肝阳挟痰，上蒙清窍，神识迷昧。证兼头眩痛，口渴，卧则惊惕。辨诸脉沉弦而滑。

费绳甫

丹参、麦冬、茯神、橘红、竹叶、木通、羚角、蛤壳、冬瓜子、川连、荸荠。

湿温伏邪失达，而津已伤，疹（诊）见神志转昧。见疹则邪热外泄，宜神清，反见神昧。辨知津伤。

陈良夫

鲜斛、豆卷、郁金、竹黄、菖蒲、山栀、连翘、丹皮、竹叶。

热伤心营，神识昏昏如醉。辨诸舌出口外，铦色赤无苔。又身热渐和，邪热内逼也。

张希白

黄连解毒汤加生地、云苓、连翘、灯心。连、芩、柏、栀。

胃痰上逆心包，神蒙。

曹仁伯

原方失录。

热处湿中，弥漫上焦，神蒙。证兼嗜卧，辨诸呼之语言了了，苔白腻，脉软数。知非热陷膻中。　　王旭高

旋覆花、赭石、冬瓜子、射干、杏仁、川贝、桔梗、郁金、橘红、沙参。通草、竹茹、茅根。

正虚津竭，下午至夜，神志时糊。辨诸舌绛起刺，渴饮，并非内陷，忌香开。　　张仲华

参须、柴胡、石膏、鲜石斛、元参、竹叶、麦冬、黑山栀、知母。

阳衰湿结，痰浊上蒙，神糊。辨诸舌白腻，脉沉细。　　徐建民

熟附片、朱茯神、仙半夏、浮小麦、别直参、陈广皮、炒枣仁、炙甘草。

湿热弥漫，蒙闭清阳，扰乱神明，神糊。辨诸舌如傅粉、嗜酒、沉睡、汗渍，知非闭非陷。　　张仲华

厚朴、草果、枳实、陈皮、茅术、白芷、半夏、茨菇。

湿热，疫邪壅遏，膜原骤然神糊。证兼气粗痰鸣，辨诸舌能伸缩，身能转侧，汗热不黏，知非中。　　张仲华

原方失录。

痰阻中焦，温邪内陷厥阴，神识昏糊。辨诸唇焦燥，苔灰黄，属温邪。牙紧，肢冷，属内陷。　　丁甘仁

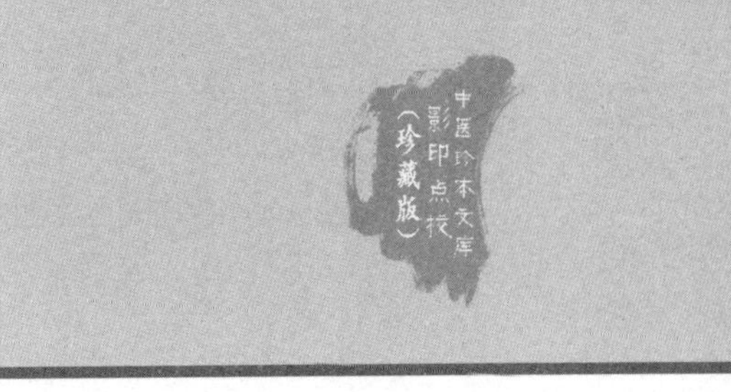

熱處濕中瀰漫上焦神蒙 苔白膩脈軟數知非熱陷膻中　王旭高

旋覆花赭石冬瓜子射干杏仁川貝桔梗鬱金橘紅沙參 通草竹茹茅根

正虛津竭下午至夜神志時糊 辨諸舌絳起刺渴飲並非內陷忌香開　張仲華

參鬚柴胡石膏鮮石斛元參竹葉麥冬黑山梔知母

陽衰濕結痰濁上蒙神糊 辨諸舌白膩脈沉細　徐建民

熟附片硃茯神仙半夏浮小麥別直參陳廣皮炒棗仁炙甘草

濕熱瀰漫蒙閉清陽擾亂神明神糊 辨諸舌如傅粉嗜酒沉睡汗漬知非閉非陷　張仲華

厚朴草果枳實陳皮茅朮白芷半夏茨菇

濕熱疫邪壅遏膜原驟然神糊 證兼氣粗痰鳴辨諸舌能伸縮身能轉側汗熱不黏知非中　張仲華

原方失錄

痰阻中焦溫邪內陷厥陰神識昏糊 辨諸唇焦燥苔灰黃屬溫邪牙緊肢冷屬內陷　丁甘仁

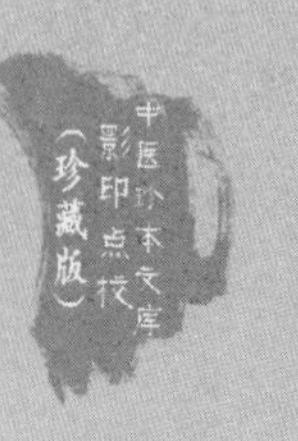

銀柴胡清水豆卷薄荷殭蠶蟬衣遠志半夏菖蒲鬱金姜汁竹瀝

觸驚神越舍空痰入昏亂　尤在涇

胆星鈎籐竹茹茯神橘紅黑梔枳實

膀胱瘀滯每未申時昏暈未申時氣行膀胱　游以春

歸尾紅花乾漆

元氣欲脱大便後昏暈辨諸久瘧亂藥轉虛又即辨諸每在便後　馮楚瞻

附子理中湯加五味參朮附草乾薑

產後營液大脱風陽上冒昏暈辨諸雖無惡露胸腹皆舒知非瘀衝　王孟英

原方失錄

產後氣脱陡然昏暈不省辨諸眼閉口張面白無神手足冷脈細如絲非產後亦有此症宜旁通　張希白

獨參湯徐徐頻灌

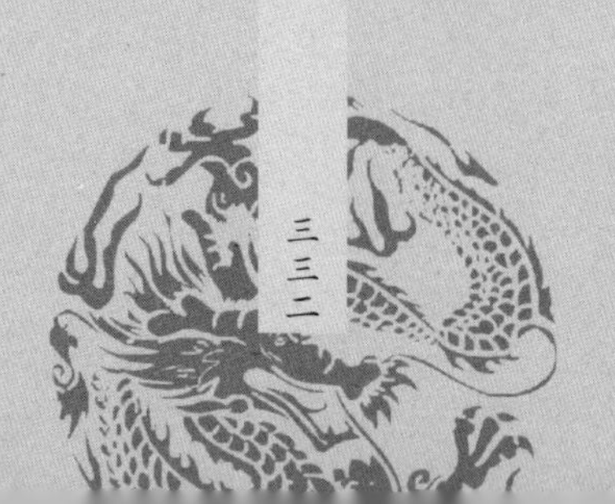

银柴胡、清水豆卷、薄荷、僵蚕、蝉衣、远志、半夏、菖蒲、郁金、姜汁、竹沥。

触惊，神越舍空，痰入昏乱。　尤在泾

胆星、钩藤、竹茹、茯神、橘红、黑栀、枳实。

膀胱瘀滞，每未申时昏晕。未申时，气行膀胱。　游以春

归尾、红花、干漆。

元气欲脱，大便后昏晕。辨诸久疟，乱药转虚。又即辨诸每在便后。　冯楚瞻

附子理中汤加五味。参、术、附、草、干姜。

产后营液大脱，风阳上冒，昏晕。辨诸虽无恶露，胸腹皆舒，知非瘀冲。　王孟英

原方失录。

产后气脱，陡然昏晕不省。辨诸眼闭口张，面白无神，手足冷，脉细如丝，非产后亦有此症，宜旁通。　张希白

独参汤徐徐频灌。

中药毒，猝然昏眩欲死。
草泽医

原方失录。

【案】黑豆、绿豆、生甘草煎服，解各药毒。

气虚行迟，血亦失养，身麻，则昏聩不省。辨诸脉缓弱。 汪石山

参、耆、归、苓、麦冬、黄芩、陈皮、甘草。

虚症，合眼即昏，懵如瞌睡。辨诸昏时脉结止，醒时脉浮虚 汪石山

大补汤去桂枝，加麦冬、陈皮。

湿痰壅塞，人事昏沈。辨诸体肥而素信服滋阴补药，脉洪滑数。 陆祖愚

加味导痰汤，继之以苏合香丸。

痰饮沃塞心窍，日夜昏迷。辨诸素喜痛饮，巳午心火旺时，病益甚。 陈三农

稀涎散，舟车丸。

食停胃中，关窍阻塞，昏迷不醒。 喻嘉言

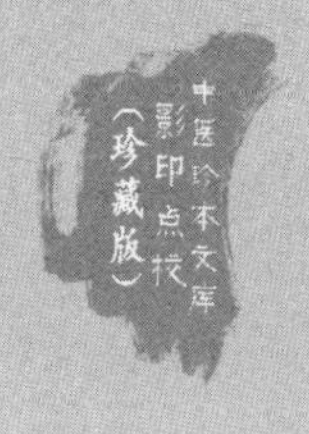

原方失錄 案黑豆菉豆生甘草煎服解各藥毒

氣虛行遲血亦失養身麻則昏聵不省 辨諸脈緩弱 汪石山

蔘耆歸苓麥冬黃芩陳皮甘草

虛症合眼即昏懵如瞌睡 辨諸昏時脈結止醒時脈浮虛 汪石山

大補湯去桂枝加麥冬陳皮

濕痰壅塞人事昏沈 辨諸體肥而素信服滋陰補藥脈洪滑數 陸祖愚

加味導痰湯繼之以蘇合香丸

痰飲沃塞心竅日夜昏迷 辨諸素喜痛飲巳午心火旺時病益甚 陳三農

稀涎散舟車丸

食停胃中關竅阻塞昏迷不醒 喻嘉言

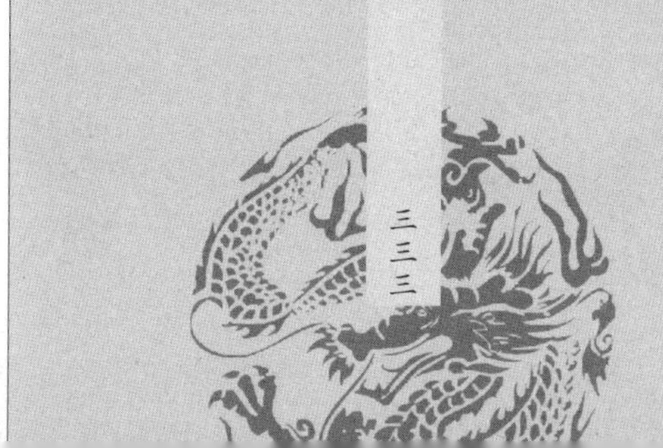

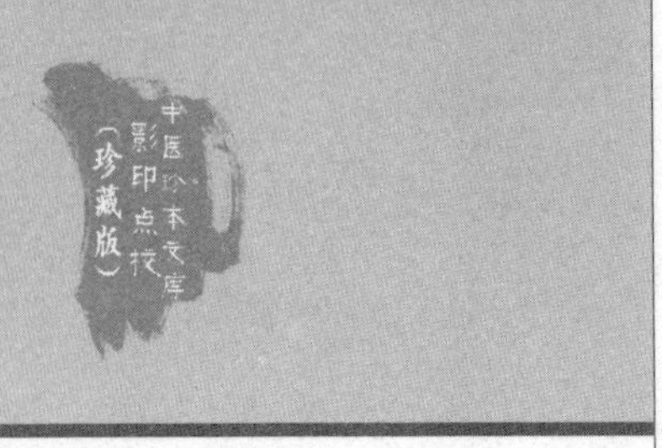

理中湯 參朮薑草

思鬱傷脾痰壅不行昏憒 證兼忘言辨之素多痰聞母病重憂思而起右關沉而微滑 柴嶼青

二陳瓜蔞治標神麯半夏歸脾湯治本 上方橘半苓草薑下方栽髮類病後血燥條

風痰兼中暑邪昏憒 辨諸體肥善啖痰聲如鼓滿 吳橋

厚朴香薷飲灌牛黃丸

恐傷腎腎水受虧龍火泛鬱擾亂神明昏憒不知 辨諸七日乃甦是陰氣來服 馬元儀

原方失錄

痰飲阻胃竅窒有似神昏 證兼目閉耳聾鼻塞不言不食辨諸診脈時自知伸手非真神昏又苔白滑 王孟英

小陷胸合蠲飲六神湯加枳朴竹瀝送礞石滾痰丸 上方蔞半川連

邪熱蒸液爲痰氣滯竅蒙神昏 證兼唇燥舌黑身汗如油 張希白

理中汤。参、术、姜、草。

思郁伤脾，痰壅不行，昏愦。证兼忘言，辨之素多痰，闻母病重，忧思而起，右关沉而微滑。　　柴屿青

二陈、瓜蒌活标，神曲半夏归脾汤治本。上方橘、半、苓、草、姜。下方载发类，病后血燥条。

风痰兼中暑邪昏愦。辨诸体肥，善啖，痰声如鼓满。　　吴桥

厚朴香薷饮灌牛黄丸。

恐伤肾，肾水受亏，龙火泛郁，扰乱神明，昏愦不知。辨诸七日乃苏，是阴气来服。　　马元仪

原方失录。

痰饮，阻胃窍室，有似神昏。证兼目闭耳聋，鼻塞，不言不食。辨诸诊脉时自知伸手，非真神昏。又苔白滑。　　王孟英

小陷胸合蠲饮六神汤，加枳、朴、竹，送礞石滚痰丸。上方蒌、半、川、连。

邪热蒸液，为痰气滞，窍蒙神昏。证兼唇燥舌黑，身汗如油。　　张希白

黄连、胆星、枳实、菖蒲、竹沥、半夏、陈皮。

肝肾阴亏，龙雷火炽，挟痰上升，神明蒙蔽，神昏。辨诸尺脉洪虚，昏前嗜卧。

马培之

归、芎、丹参、洋参、橘红、半夏、郁金、蒺藜、茯神、合欢皮，醒后服。

停食神昏。辨诸人迎脉缓，气口洪实，舌苔厚重，按其胸皱眉呼痛。　柴屿青

小承气汤。枳、朴、大黄。

寒闭神昏。辨诸面色青黯，脉无而太冲足脉沉微。

漏名

原方失录。

积蕴在脾，神昏。证兼不食，便闭。辨诸脾脉沈滑，余脉微缓，法宜下。　曾世荣

泻黄散加大黄。

误食瘟猪肺，无故神昏。辨诸诸治不效，推究而得。

吴孚先

一味忍冬花，煎饮。

郁怒伤肝，火逆神昏。辨诸怀怒病，鼻青，目瞪唇紫，舌燥赤。　张意田

歸芎丹叅洋參橘紅半夏鬱金蒺藜茯神合歡皮醒後服

停食神昏 辨諸人迎脈緩氣口洪實舌苔厚重按其胸皺眉呼痛 柴嶼青

小承氣湯 枳朴大黃

寒閉神昏 辨諸面色青黯脈無而太衝足脈沉微 漏名

原方失錄

積蘊在脾神昏 證兼不食便閉辨諸脾脈沈滑餘脈微緩法宜下 曾世榮

瀉黃散加大黃

誤食瘟猪肺無故神昏 辨諸諸治不效推究而得 吳孚先

一味忍冬花煎飲

鬱怒傷肝火逆神昏 辨諸懷怒病鼻青目瞪唇紫舌燥赤 張意田

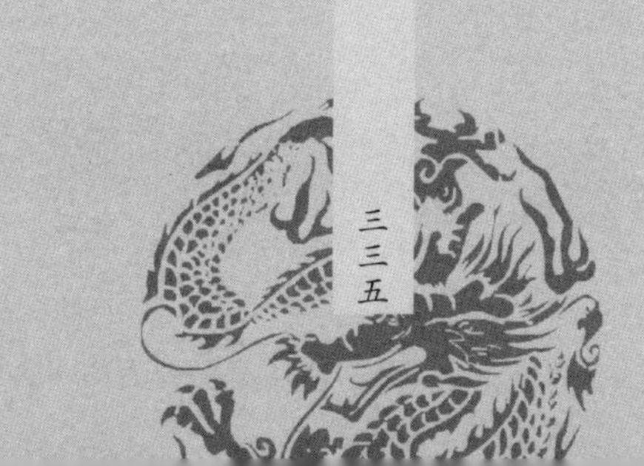

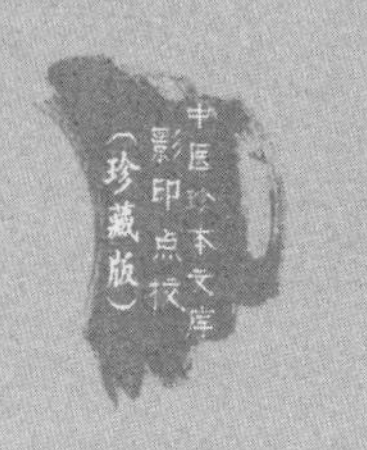

逍遥散加地黄重用丹皮梔子去白朮 歸芍朮苓柴薄梔草丹皮

氣虛極似潑冷水即肢厥神昏 辨諸一日二三發脈微若有若無 江篁南

人參陳皮枳殼

下焦虛寒逼熱外越神昏 辨諸雖大熱大渴唇焦目赤而兩顴嬌紅手足冷過肘膝舌黑滑胖脈大而空 楊乘六

八味飲加人參 附桂地萸苓藥丹瀉

陰液陽津並涸神昏 辨諸溫病誤汗下而變舌乾燥無苔前板齒乾 葉天士

炙草人參生地白芍阿膠麥冬

產後痰飲上攻神昏 證兼譫語汗厥肌膚浮腫辨諸惡露仍行知非瘀阻服補虛祛祟無效知非虛非祟 王孟英

蠲飲六神湯 石菖蒲膽星旋覆花茯苓橘紅半夏麯

產後瘀滯昏狂不省 辨諸惡露不行時忽高聲唱歌 魏玉横

生地牛膝益母草紅花桃仁當歸尾丹參瓦楞子

逍遥散加地黄，重用丹皮、栀子，去白术。归、芍、术、苓、柴、薄、栀、草、丹皮。

气虚极，似泼冷水，即肢厥神昏。辨诸一日二三发，脉微，若有若无。　江篁南

人参、陈皮、枳壳。

下焦虚寒，逼热外越，神昏。辨诸虽大热大渴，唇焦目赤，而两颧娇红，手足冷过肘膝，舌黑滑胖，脉大而空。　杨乘六

八味饮加人参。附、桂、地、萸、苓、药、丹、泻。

阴液阳津并涸，神昏。辨诸温病，误汗下，而变舌干燥无苔，前板齿干。　叶天士

炙草、人参、生地、白芍、阿胶、麦冬。

产后痰饮上攻，神昏。证兼谵语，汗厥，肌肤浮肿。辨诸恶露仍行，知非瘀阻。服补虚祛祟无效，知非虚非祟。　王孟英

蠲饮六神汤。石菖蒲、膺星、旋覆花、茯苓、橘红、半夏曲。

产后瘀滞，昏狂不省。辨诸恶露不行时，忽高声唱歌。　魏玉横

生地、牛膝、益母草、红花、桃仁、当归尾、丹参、瓦楞子。

痰症，半月不省人事。辨诸他症昏厥，决不能待至半月。　许叔微

先服竹沥，后用参、术、归、陈。

郁怒，昏不知人，稍苏号叫，数四复昏。辨诸平素多郁，肝脉弦数。　朱丹溪

流痰降火之剂，加入香附。

湿邪乘虚陷入肝肾，昼清夜昏。辨诸面白体盛，舌苔薄，边淡黄，中白滑，勿误作热入血室。　章虚谷

熟地、半、朴，二陈汤。

肝气郁而多痰，升降失常，卧则昏，坐起即清。辨诸舌色紫肿，苔厚腻黄，脉洪弦滑数。　王孟英

雪羹、栀、楝、旋、枳、连、蒌、芩、半、菖、茹、银花、丝瓜络，吞当归龙荟丸。

肝胆液耗两跻，脉空，风动，肢掣时心明，止则神昏。　叶天士

白芍、萸肉、白石英、小麦、南枣肉、炙草。

伏温炽盛，胃结燥矢，神昏谵语。辨诸舌苔焦黄，脉实大有力。　雷少逸

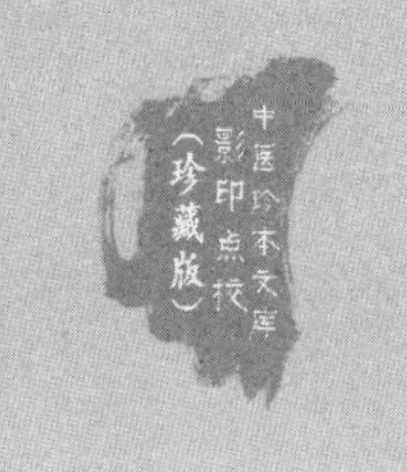

痰症半月不省人事　不能待至半月　許叔微

先服竹瀝後用參朮歸陳

鬱怒昏不知人稍蘇號叫數四復昏　辨諸平素多鬱肝脈弦數　朱丹溪

流痰降火之劑加入香附

濕邪乘虛陷入肝腎晝清夜昏　辨諸面白體盛舌苔薄邊淡黃中白滑勿誤作熱入血室　章虛谷

熟地半朴二陳湯

肝氣鬱而多痰升降失常臥則昏坐起即清　辨諸舌色紫腫苔厚膩黃脈洪弦滑數　王孟英

雪羹梔楝旋枳連蔞芩半菖茹銀花絲瓜絡吞當歸龍薈丸

肝胆液耗兩蹻脈空風動肢掣時心明止則神昏　葉天士

白芍萸肉白石英小麥南棗肉炙草

伏溫熾盛胃結燥矢神昏譫語　辨諸舌苔焦黃脈實大有力　雷少逸

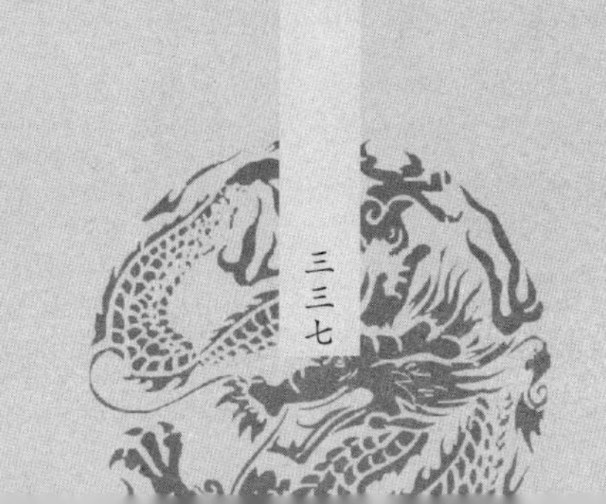

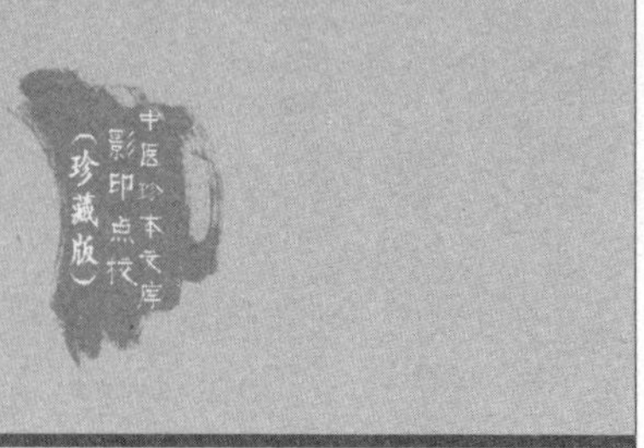

大承氣湯加生地石膏 枳朴硝黃

液虛神昏譫語 辨諸舌苔黑刺面色枯瘁脈澀 馬元儀

人參首烏知母生地川連蘆汁

熱痰在包絡胆經神昏語亂發於夜半 即辨諸每在夜半發病及面青脈洪滑 孫文垣

溫膽湯加菖蒲酒芩天麻棗仁丹參道用竹茹 按不用牛黃犀角具有見地

陽虛神昏不語 辨諸右脈虛微無力 馬元儀

附子理中湯 參朮附草乾薑

脾經濕痰爲肝火所激累及胞絡神蒙善忘 辨諸關脈弦舌白苔滿佈便溏嗜臥 曹仁伯

藿梗黨參於朮二陳香附砂仁木香沈香遠志枳殼葛菖竹油

濕熱生痰留於三焦及胆性急善忘 辨諸舌苔濁膩帶黃胸脘內熱 曹仁伯

黃連溫胆湯加洋參枇杷葉

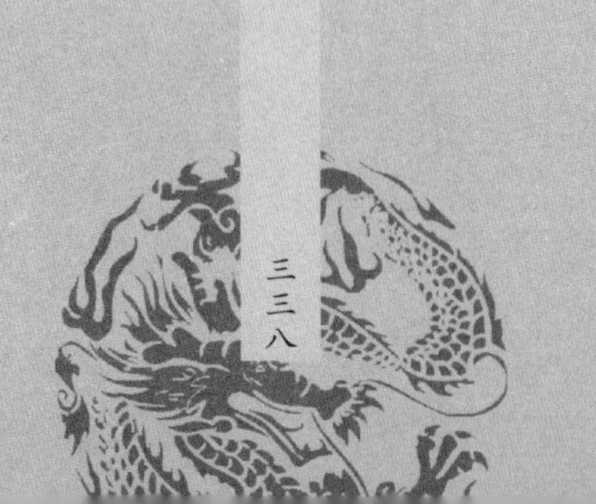

大承气汤加生地、石膏。枳、朴、硝、黄。

液虚，神昏谵语。辨诸舌苔黑刺，面色枯瘁，脉涩。马元仪

人参、首乌、知母、生地、川连、芦汁。

热痰在包络胆经，神昏语乱，发于夜半。即辨诸每在夜半发病，及面青，脉洪滑。孙文垣

温胆汤加菖蒲、酒芩、天麻、枣仁、丹参、道用竹茹。

【按】不用牛黄、犀角，具有见地。

阳虚，神昏不语。辨诸右脉虚微无力。马元仪

附子理中汤。参、术、附、草、干姜。

脾经湿痰为肝火所激，累及胞络，神蒙善忘。辨诸关脉弦，舌白苔满布，便溏嗜卧。曹仁伯

藿梗、党参、于术、二陈、香附、砂仁、木香、沈香、远志、枳壳、葛、菖、竹、油。

湿热生痰，留于三焦及胆，性急善忘。辨诸舌苔浊腻带黄，胸脘内热。曹仁伯

黄连温胆汤加洋参、枇杷叶。

痰迷心窍，心肾不交。旧读书字全忘不识。辨诸脉左寸右关虚滑。　顾晓澜

茯神、远志、二陈、益智、九节菖蒲、陈胆星、九孔决明、生甘草、字纸灰。

误补，清窍充塞，状如痴，忘所读书。　余听鸿

羚羊、川贝、竹黄、竹沥、胆星、山栀、菖蒲、远志、连翘、白金丸、蔗浆、梨汁。

木火常亢，心液多耗，健忘。辨诸左关脉弦数无度。　何鸿舫

犀角、生地、山栀、花粉、知母、元参、远志、辰砂、茯神、生草、佛手、竹茹。

暑邪入心包，昏呆。辨诸盛暑发热，面赤不语。　李修之

导赤散加黄连、麦冬、竹叶、灯心、犀角。生地、木通、草梢、淡竹叶。

胆火挟湿热，上冒心营，神呆。　林佩琴

生地、犀角、羚羊角、元参、赤芍、鲜梨、麦冬、连翘、蒌仁、芦根。

熟睡被呼惊寤，痰蒙神糊，自起妆束，并称欲归神位。　王孟英

茯神遠志二陳益智九節菖蒲陳胆星九孔决明生甘草字紙灰

誤補清竅充塞狀如癡忘所讀書　余聽鴻

羚羊川貝竹黃竹瀝膽星山梔菖蒲遠志連翹白金丸蔗漿梨汁

木火常亢心液多耗健忘 辨諸左關脈弦數無度　何鴻舫

犀角生地山梔花粉知母元參遠志辰砂茯神生草佛手竹茹

暑邪入心包昏呆 辨諸盛暑發熱面赤不語　李修之

導赤散加黃連麥冬竹葉燈心犀角 生地木通草梢淡竹葉

胆火挾濕熱上冒心營神呆　林珮琴

生地犀角羚羊角元參赤芍鮮梨麥冬連翹蔞仁蘆根

熟睡被呼驚寤痰蒙神糊自起妝束并稱欲歸神位　王孟英

竹瀝童便頻灌
因遭室晦病成殗殜神呆 證兼氣奪色夭脈細而飲食如常 喻嘉言
人參黃耆犀角鹿角霜龍齒虎威骨牡蠣少加牛黃丸
晦淫感疾癡呆不語時欲自戕 辨諸住久無人居陰氣重之暗室得病 李冠仙
原案無方但云大補氣血鎮以寶貴之品通以靈異之品
陽虛鬼憑神喪不樂時欲自戕 辨諸脈乍疏乍數按之細弱 李冠仙
參附理中湯加黃芪茯神鬼箭羽朱砂龍齒虎骨少加雄黃麝香
驚風失治成癇 萬密齋
六子散
因驚心虛涎襲成癇 證見不安臥 孫文垣
靈苑辰砂散 棗仁一兩辰砂五錢乳香二錢半爲末盡酒量調服醉

竹沥、童便，频灌。

因遭室晦病成，殗殜，神呆。证兼气夺色夭，脉细而饮食如常。　　喻嘉言

人参、黄耆、犀角、鹿角霜、龙齿、虎威骨、牡蛎，少加牛黄丸。

晦淫感疾，痴呆不语，时欲自戕。辨诸住久无人居，阴气重之暗室得病。　李冠仙

原案无方，但云大补气血，镇以宝贵之品，通以灵异之品。

阳虚，鬼凭神丧不乐时，欲自戕。辨诸脉乍疏乍数，按之细弱。　　李冠仙

参附理中汤加黄芪、茯神、鬼箭羽、朱砂、龙齿、虎骨，少加雄黄、麝香。

惊风失治成痫。　万密斋

六子散。

因惊心虚，涎袭成痫。证见不安卧。　　孙文垣

灵苑辰砂散。枣仁一两，辰砂五钱，乳香二钱半，为末，尽酒量调服。醉卧忌惊觉，有数日方醒者，如惊痰涎陡尽入，有大害。

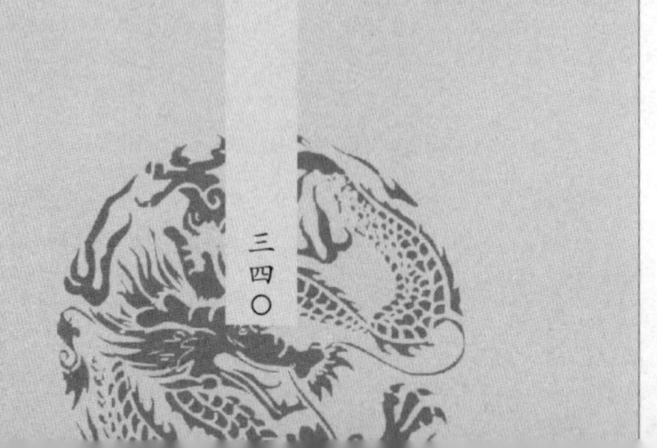

孕妇怒动，风痰成痫。

孙文垣

葛根汤加大腹皮。此方欠当。

鬼祟乘虚而来，患痫。辨诸脉忽作忽辍，床上有香气即发。另有鬼祟类，可互参。　朱丹溪

用灸鬼法。

痰涎为患时发痫风。辨诸脉滑，体丰。　毛仙阁

理痰汤。生芡实、清半夏、黑脂麻、柏子仁、杭菊、陈皮、茯苓、赭石、生铁落。

气虚，痰多阻塞清阳，大气旋运不健，发痫。证见胸膈满闷。　王孟英

六君子去草，加黄耆、桂枝、薤白、蒌仁、石菖蒲、蒺藜、旋覆花。

惊痰上袭包络，发痫。证兼肢劲目直，不出声。辨诸色晦，眼胞黑，子时阳生气升，病发午时阴生气降，病苏　杨乘六

养荣汤，远志、枣仁、五味、白芍。归、地、桂、芍、杞、草。

飞尸症，忽神气瞀乱，如颠如疯。辨诸发于送殡，至厝所归。　漏名

葛根湯加大腹皮 此方欠當　孫文垣

鬼祟乘虛而來患癇 辨諸脈忽作忽輟床上有香氣即發另有鬼祟類可互參　朱丹溪

用灸鬼法

痰涎爲患時發癇風 辨諸脈滑體豐　毛仙閣

理痰湯 生芡實清半夏黑脂麻柏子仁杭菊陳皮茯苓赭石生鐵落

氣虛痰多阻塞清陽大氣旋運不健發癇 證見胸膈滿悶　王孟英

六君子去草加黃耆桂枝薤白蔞仁石菖蒲蒺藜旋覆花

驚痰上襲包絡發癇 證兼肢勁目直不出聲辨諸色晦眼胞黑子時陽生氣升病發午時陰生氣降病甦　楊乘六

養榮湯遠志棗仁五味白芍 歸地桂芍杞草

飛尸症忽神氣瞀亂如顛如瘋 辨諸發於送殯至厝所歸　漏名

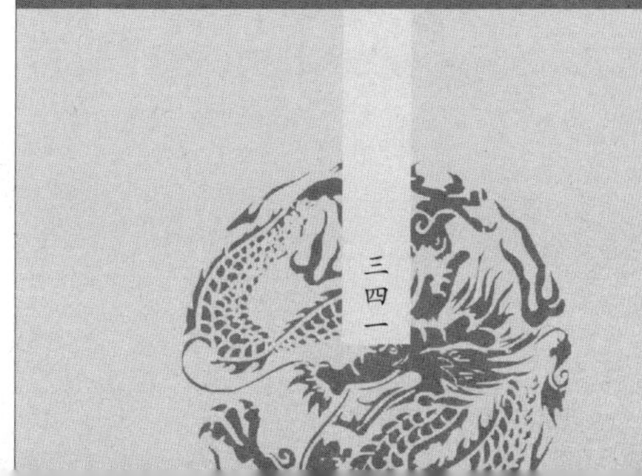

玉樞丹（山茨菇五倍子麝香大戟草河車雄黃千金子）

痰火併於陽明蒙及心包發狂而又昏昏默默（以下狂）（邪附成瘋載鬼祟類）　王旭高

柴胡黃芩半夏茯苓龍骨甘草牡蠣鉛丹菖蒲大黃竹瀝姜汁

鬱結生痰顛狂（辨諸功名不遂起病）　孫文垣

棗仁人參茯苓甘草丹參當歸黃連竹茹元參龍齒珍珠羚羊角

崩漏後去血過多神不守舍發狂（辨諸脈右弱左細數無力按產後亦常有此症）　何鴻舫

生芪歸身生地白芍龍齒遠志竺黃麥冬五味炙草辰砂拌茯神

產後液虛肝陽陡動忽發狂（證見頭痛睛紅脈弦數辨諸胸腹皆舒知非瘀非痰身不熱知無外感）　王孟英

先灌童便繼用三甲二至丹參石英生地菊花牛膝藕加金器

傷寒燥矢結譫語發狂（證兼手足躁擾口目瞤動面白身冷脈無昏瞶辨諸身重且長知非虛寒脫症）　張令韶

大承氣湯合小陷胸湯上方枳朴硝黃

玉枢丹。山茨茹（菇）、五倍子、麝香、大戟、草河车、雄黄、千金子。

痰火并于阳明，蒙及心包，发狂而又昏昏默默。（以下狂）邪附成疯，载鬼祟类。　王旭高

柴胡、黄芩、半夏、茯苓、龙骨、甘草、牡蛎、铅丹、菖蒲、大黄、竹沥、姜汁。

郁结生痰，颠狂。辨诸功名不遂起病。　孙文垣

枣仁、人参、茯苓、甘草、丹参、当归、黄连、竹茹、元参、龙齿、珍珠、羚羊角。

崩漏后去血过多，神不守舍，发狂。辨诸脉右弱，左细数无力，按产后亦常有此症。　何鸿舫

生芪、归身、生地、白芍、龙齿、远志、竺黄、麦冬、五味、炙草、辰砂、拌茯神。

产后液虚，肝阳陡动，忽发狂。证见头痛睛红，脉弦数。辨诸胸腹皆舒，知非瘀非痰。身不热，知无外感。　王孟英

先灌童便，继用三甲、二至、丹参、石英、生地、菊花、牛膝、藕，加金器。

伤寒，燥矢结，谵语发狂。证兼手足躁扰，口目瞤动，面白身冷，脉无昏瞶。辨诸身重且长，知非虚寒脱症。　张令韶

大承气汤合小陷胸汤。上方枳、朴、硝、黄。下方川、连、半、蒌。

阳明内实，热郁于内发狂。证见面白，昏谵，循衣摸床，身冷脉无如脱。辨诸声重长有力，知热内逼脉不通。　　张令韶

大承气汤。枳、朴、硝、黄。

气血两虚，风阳夹痰，扰乱心藏，狂妄。辨诸先病咳肿，肺脾气虚，产后又血虚，脉躁疾，势欲厥脱。　　马培之

枸杞、茯神、沙苑、枣仁、半夏、当归、龙齿、郁金、丹参、牛膝、琥珀、童便。

暑热入胃，昏证狂乱。辨诸舌黑刺高，知非舌绛之心包症。又环口青，属胃部位。　　李修之

白虎汤加山栀、黄芩。知、膏、粳、草。

欲火乱心，肝火炽，昏狂舞蹈，见妇趋狎。其脉弦大无度，人迎尤旺。　何书田

牛黄、黄连、羚角、竺黄、元参，灯心煮药，以女子亵衣覆器，勿令人见。

食邪交结胃府，昏狂欲逾墙登屋。辨诸饱食后露宿，左脉平而有力，右脉全伏不起。　　何书田

生大黄、枳实、甘草。

胆虚，邪祟依附，痰火内风，持刀骂闹。脉数大不定，左关尤大而有力。

李冠仙

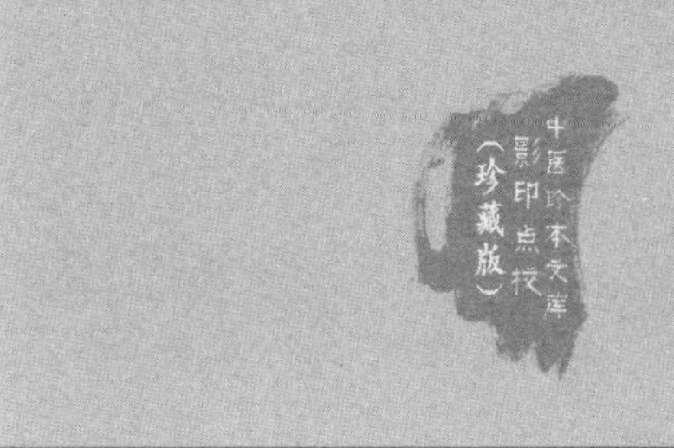

……脈辨諸聲重長有力知熱內逼脈不通　張令韶

大承氣湯 枳朴硝黃

氣血兩虛風陽夾痰擾亂心藏狂妄 辨諸先病咳腫肺脾氣虛產後又血虛脈躁疾勢欲厥脫　馬培之

枸杞茯神沙苑棗仁半夏當歸龍齒鬱金丹參牛膝琥珀童便

暑熱入胃昏譫狂亂 辨諸舌黑刺高知非舌絳之心包症又環口青屬胃部位　李修之

白虎湯加山梔黃芩 知膏粳草

慾火亂心肝火熾昏狂舞蹈見婦趨狎 其脈弦大無度人迎尤旺　何書田

牛黃黃連羚角竺黃元參燈心煮藥以女子褻衣覆器勿令人見

食邪交結胃府昏狂欲踰牆登屋 辨諸飽食後露宿左脈平而有力右脈全伏不起　何書田

生大黃枳實甘草

胆虛邪祟依附痰火內風持刀罵鬧 脈數大不定左關尤大而有力　李冠仙

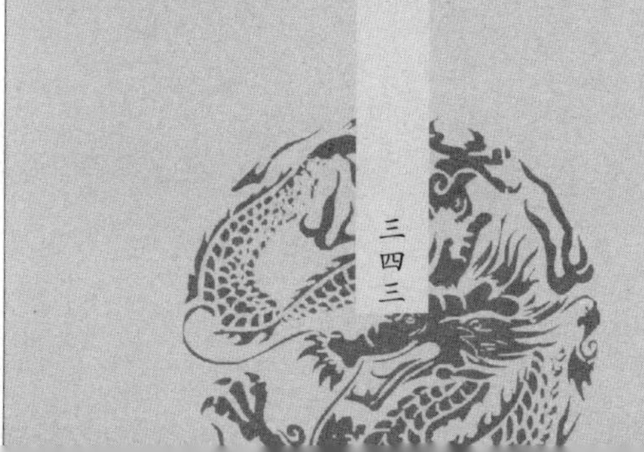

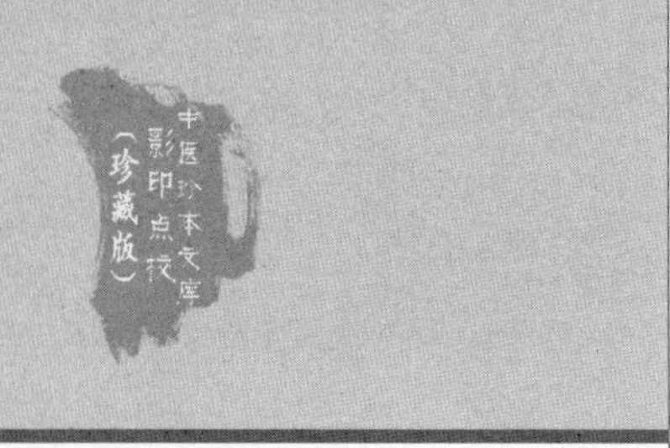

京半夏化橘紅茯神生草枳實竹茹丹皮龍胆草硃砂猪胆汁

產後陰血暴崩肝火大炎發狂持刀殺人大吐血或崩漏後亦有之　繆仲淳

童便龍齒澤蘭生地歸身半夏牛膝茯神遠志棗仁

受驚祟乘依附痰火爲患大呼殺人不避親疏辨諸遇刑人得病脈弦硬搏指　李修之

溫膽湯加蘇子山梔瓜蔞橘半枳茹苓草

喜樂致病以下各條治法皆就原案摘錄與經文悲勝怒恐勝喜怒勝思喜勝憂思勝恐恆有不合者須參　莊先生

誆之使懼原案云治喜樂之極而病切其脈佯爲失聲病人以爲不治之症而悲泣乃漸愈

驚疑致病醉後吸食石槽水天明視槽中俱是小紅蟲心驚而病　吳球

解其疑心原案用紅結線分開剪斷如蛆狀預置盆內令病人暗室服巴豆坐盆上瀉後令親視以解其疑

因疑致病曾誤食一蟲常疑之因而得病　吳元楨

解其疑原案用吐藥涌之預戒一謹密人令於吐時言有一

京半夏、化橘红、茯神、生草、枳实、竹茹、丹皮、龙胆草、朱砂、猪胆汁。

产后阴血暴崩，肝火大炎，发狂，持刀杀人。大吐血或崩漏后，亦有之。

缪仲淳

童便、龙齿、泽兰、生地、归身、半夏、牛膝、茯神、远志、枣仁。

受惊，祟乘依附，痰火为患，大呼杀人，不避亲疏。辨诸遇刑人得病，脉弦硬搏指。　李修之

温胆汤加苏子、山栀、瓜蒌。橘、半、枳、茹、苓、草。

喜乐致病。以下各条治法，皆就原案摘录，与经文悲胜怒、恐胜喜、怒胜思、喜胜忧、思胜恐，恒有不合者，须参。　庄先生

诓之使惧。原案云：治喜乐之极而病，切其脉，佯为失声。病人以为不治之症，而悲泣乃渐愈。

惊疑致病。醉后吸食石槽水，天明视槽中俱是小红虫，心惊而病。　吴球

解其疑心。原案用红结线分开，剪断如蛆状。预置盆内，令病人暗室，服巴豆，坐盆上泻后，令亲视以解其疑。

因疑致病。曾误食一虫，常疑之，因而得病。　吴元桢

解其疑。原案用吐药涌之预戒，一谨密人，令于吐时，言有一小虾蟆，走去与上条同意。但一泻之一吐之，略异耳。

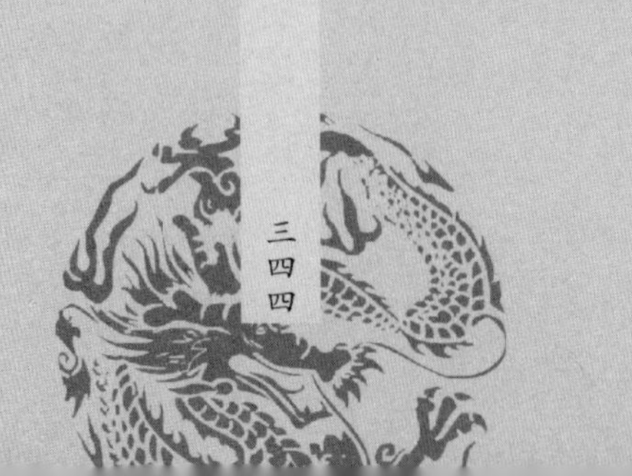

思虑致病。证见两手脉缓。　　　　张子和

激其怒。原案云：与夫约多取其财，不置一法而去，妇大怒汗出，热寝而愈。

忧愤致病。犯罪得脱，又因费财得病。　　　　汪石山

哄其喜。原案云：镕锡作银，置其侧。

悲思致病。　　　　郝允

使其悸。原案云：病人为州监军，向惮通守甘御史，求御史造问，责其过失，惶怖汗出，疾愈。

夫有私昵，因妒致病。证见腹痛。　　　　傅青主

其夫耐心侍疾，以转其意。原案云：令夫挂敝瓦釜，置妇床前，捣药千杵服。

悔恨致病。谨愿人告客曰：家乡萝卜如人大，客皆以为妄，讪笑之，因是而愧赧成病。

解释其悔恨。原案云：其子遣人，自家乡赍大萝卜至，复宴众。客扶其父出，陪客皆惊讶，父大笑，疾顿愈。

牢思亡母，因忆成病。证见精神短少倦怠，嗜卧，胸膈烦闷，日常奄奄。　漏名

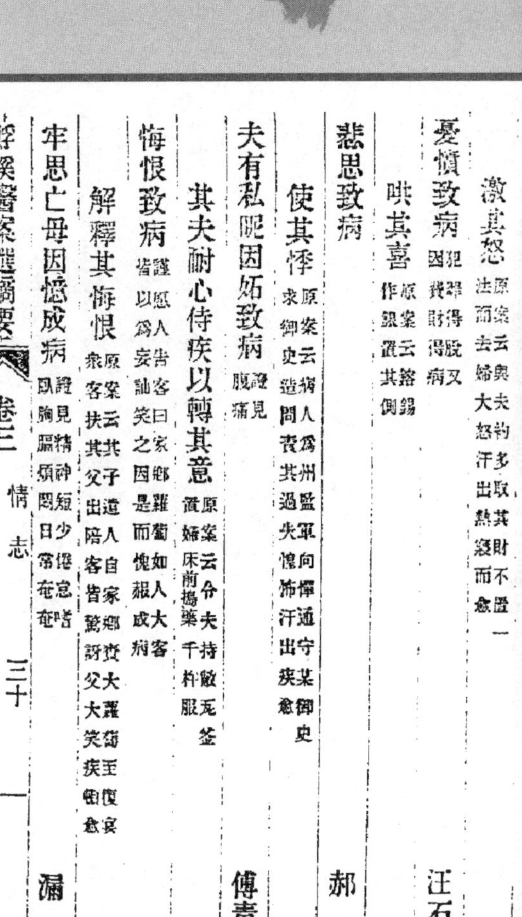

激其怒　原案云與夫約多取其財不置一法而去婦大怒汗出熱寢而愈

憂憤致病　犯罪得脫又因費財得病　　汪石山

哄其喜　原案云鎔錫作銀置其側

悲思致病　　郝允

使其悸　原案云病人為州監軍向憚通守某御史求御史造問責其過失惶怖汗出疾愈

夫有私昵因妬致病　證見腹痛　　傅青主

其夫耐心侍疾以轉其意　原案云令夫持敝瓦釜置婦床前搗藥千杵服

悔恨致病　謹愿人告客曰家鄉蘿蔔如人大客皆以為妄訕笑之因是而愧赧成病

解釋其悔恨　原案云其子遣人自家鄉賫大蘿蔔至復宴衆客扶其父出陪客皆驚訝父大笑疾頓愈

牢思亡母因憶成病　證見精神短少倦怠嗜臥胸膈煩悶日常奄奄　　漏名

[illegible]溪醫案選要　卷三　情志　三十一

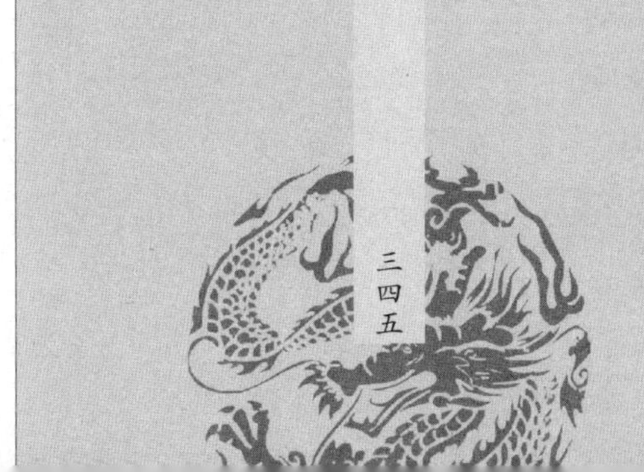

使之忿恨　原案云俗信女巫囑巫託母言前世母女有冤故汝之生命剋吾致死今汝之病實吾之報仇也女大怒病愈

子獲聯捷因喜致病　農家子驟貴父大喜失聲狂笑遂成癇疾　某太醫

詎以子殞於京師使之悲慟幾絶笑病漸瘳旋告以子得救尚未全愈

思慾不遂致病　證見咬男不放戶流冷精肝脈弦出寸口　龔子才

責之使痛而忘慾　可服抑青丸或用牙類王孟英痰火內鬱方痛責係一時强制難免鬱生他病須急爲之配嫁

病笑不止　張子和

激其怒　原案令母女對酌故滴酒沾其心愛之衣

中野菌毒病笑　生於楓樹上者食之令人多笑　漏名

魚魫汁　魫即石首魚頭名魚魫難得以地漿鮮銀花藤汁爲使

心火乘肺悲哭不休　辨諸兩寸弦緊法宜輕散肺熱　張子和

使之忿恨。原案云：俗信女巫嘱巫托母言，前世母女有冤，故汝之生命克吾致死。今汝之病，实吾之报仇也，女大怒，病愈。

子获联捷，因喜致病。农家子骤贵，父大喜，失声狂笑，遂成痼疾。　某太医

讵以子殒于京师，使之悲恸几绝，笑病渐瘳，旋告以子得救尚未全愈。

思欲不遂致病。证见咬男不放，户流冷精，肝脉弦出寸口。　龚子才

责之使痛而忘欲。可服抑青丸，或用牙类。王孟英痰火内郁方痛，责系一时强制，难免郁生他病，须急为之配嫁。

病笑不止。　张子和

激其怒。原案，令母女对酌，故滴酒沾其心爱之衣。

中野菌毒，病笑。生于枫树上者，食之令人多笑。　漏名

鱼魫汁。魫，即石首鱼头名，鱼魫难得，以地浆鲜银花藤汁为使。

心火乘肺，悲哭不休。辨诸两寸弦紧，法宜轻散肺热。　张子和

凉膈散加当归、桔梗、大黄、芒硝、甘草、黄芩、薄荷、枳子。

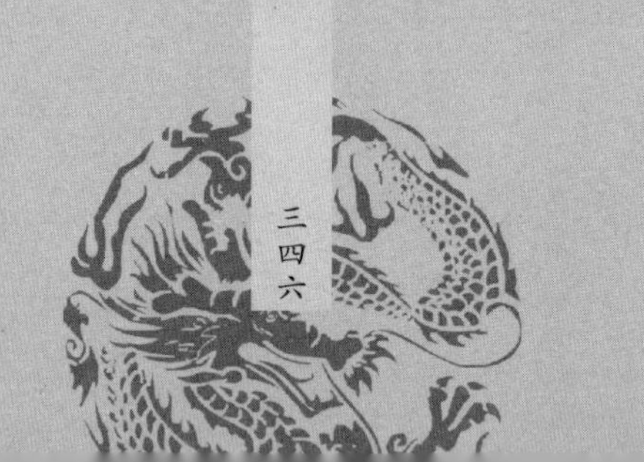

小儿初生断脐，风冷入脐，腹痛，啼哭不住。

万密斋

蕲艾捣如棉，烘热封脐，冷则易之。

小儿相思病，忽啼不住。辨诸脉证无病，无病而哭，必心有所欲，而不能言。

万密斋

随其所欲。按或忆母，或忆乳妈，或忆玩耍物，或忆常游地方，或忆素嗜食物，就其平日所欲者察之。

婴儿胎寒夜啼。辨诸见火则止。　张石顽

原方失录。

小儿心热，啼哭不止。辨腮颊面赤，以面不青，知非肠痛。面不黄，知非伤食。

万密斋

木通、竹叶、生地、灯心草、黄芩、甘草、黄连、麦冬。

小儿过暖，火邪内郁，惊啼而汗。辨诸坐儿于地，掬水即安，亦即治法。

钱公瑛

坐地掬水为戏。

悒郁伤肺，悲哀不禁。辨诸两寸浮数，余脉虚涩。

马元仪

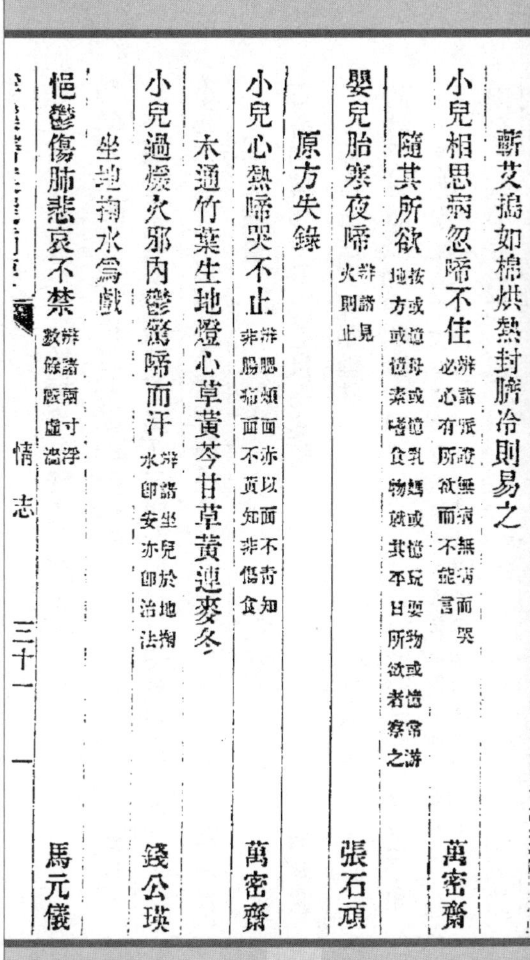

蘄艾搗如棉烘熱封臍冷則易之

小兒相思病忽啼不住 辨諸脈證無病無病而哭必心有所欲而不能言　萬密齋

隨其所欲 按或憶母或憶乳媽或憶玩耍物或憶常游地方或憶素嗜食物就其平日所欲者察之

嬰兒胎寒夜啼 辨諸見火則止　張石頑

原方失錄

小兒心熱啼哭不止 辨腮頰面赤以面不青知非腸痛面不黄知非傷食　萬密齋

木通竹葉生地燈心草黄芩甘草黄連麥冬

小兒過煖火邪內鬱驚啼而汗 辨諸坐兒於地掬水即安亦即治法　錢公瑛

坐地掬水爲戲

悒鬱傷肺悲哀不禁 辨諸兩寸浮數餘脈虛澀　馬元儀

情志　三十一

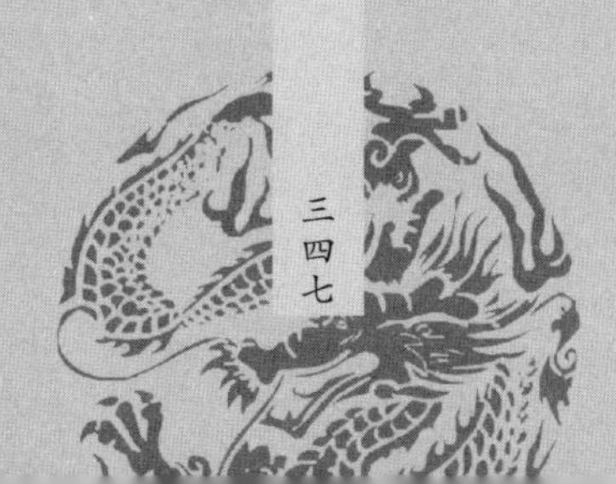

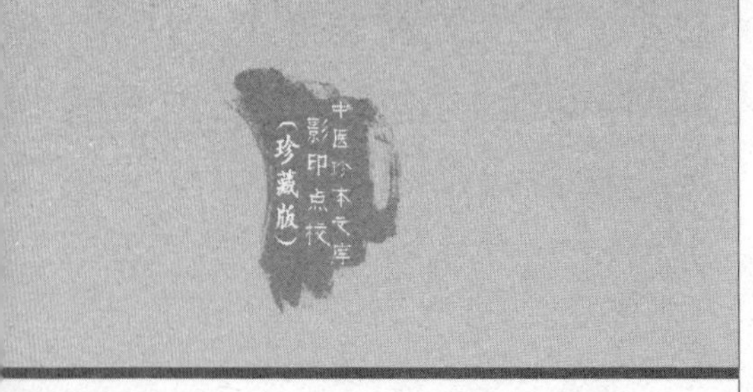

紫菀乾葛根枳殼桔梗半夏麯杏仁蘇子

肺氣窒乍醒欲通不得無端悲號治宜開結通痺　張仲華

旋覆花元參竹茹瓜蔞皮薤白頭紫菀橘絡安息香生鐵落

小兒相思傷脾忽慘然不樂昏睡不乳辨諸形色無病　萬密齋

誆之使喜

百合病懊憹不適莫能自鳴其狀　顧曉瀾

原案云法宜輕劑理肺

病常呼叫怒罵證見飢不欲食欲殺人惡言不輟　張子和

誘使笑原案云使二媼塗丹粉作伶人狀又作角牴病人大笑又令人食物誇食味美病人索食少與之嘗漸食增病愈

因恐致病夢寐叫怕驚自外來恐自內生法宜交心腎勿誤作驚治　萬密齋

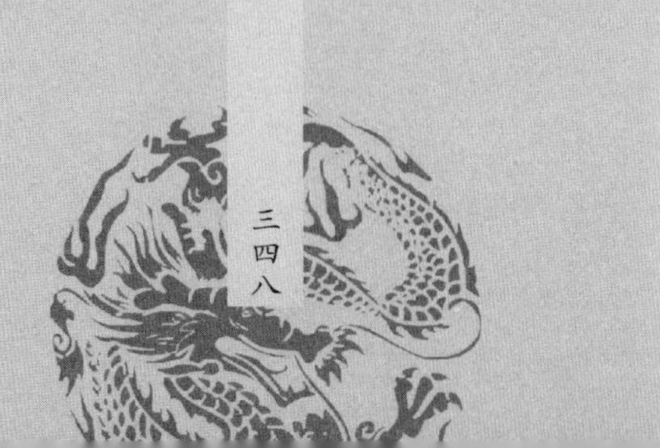

紫苑（菀）、干葛根、枳壳桔梗、半夏曲、杏仁、苏子。

肺气室，乍醒，欲通不得，无端悲号。治宜开结通痹。　张仲华

旋覆花、元参、竹茹、瓜蒌皮、薤白头、紫苑（菀）、橘络、安息香、生铁落。

小儿相思伤脾，忽惨然不乐，昏睡不乳。辨诸形色无病。　万密斋

诓之使喜。

百合病懊侬不适，莫能自鸣其状。　顾晓澜

原案云：法宜轻剂理肺。

病常呼叫怒骂。证见饥不欲食，欲杀人，恶言不辍。　张子和

诱使笑。原案云：使二媪涂丹粉作伶人状，又作角抵病人，大笑。又令人食物，夸食味美，病人食少，与之尝渐食增，病愈。

因恐致病，梦寐叫怕。惊自外来，恐自内生，法宜交心肾，勿误作惊治。　万密斋

安神丸。

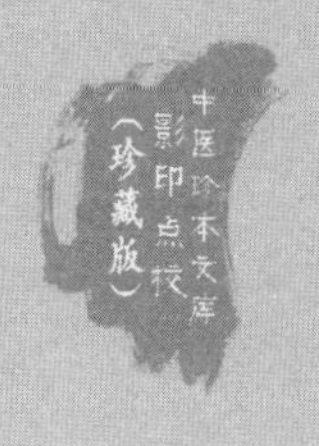

痰迷心包，喜笑不休。法宜吐　　张子和

食盐二两，烧红放冷，研服，煎一大碗，分三次探吐。接服黄连解毒汤。

暑入心，患疟善笑。辨诸面红，胸间拒按，便如胶漆。　　王孟英

黄芩、黄柏、栀子、银花、石斛、知母、蒌仁、元参、绿豆。

阴火乘肝，每晚歌笑不节。　　沈宗常

四物加大黄泻青丸。

大吐宿痰后，心舍虚，神魂未复，独言独笑。　　林佩琴

蒌仁、贝母、橘红、胆星、菖蒲、郁金、姜汁、枳壳、茯苓，继用龙齿清魂散。

肝火犯心包络，哑哑笑不止。辨诸左寸关皆数甚，如滑则兼痰矣。　　李冠仙

犀角地黄汤加羚羊角。地、犀、芍、丹。

肝风挟痰上逆，累及心藏时歌笑。证兼肢冷自汗，辨诸目与唇口牵引，知非阳脱。　　尤在泾

食鹽二兩燒紅放冷研煎一大碗分三次探吐接服黃連解毒湯

暑入心患瘧善笑辨諸面紅胸間拒按便如膠漆　王孟英

黃芩黃柏梔子銀花石斛知母蔞仁元參菉豆

陰火乘肝每晚歌笑不節　沈宗常

四物加大黃瀉青丸

大吐宿痰後心舍虛神魂未復獨言獨笑　林珮琴

蔞仁貝母橘紅膽星菖蒲鬱金薑汁枳殼茯苓繼用龍齒清魂散

肝火犯心包絡啞啞笑不止辨諸左寸關皆數甚如滑則兼痰矣　李冠仙

犀角地黃湯加羚羊角地犀芍丹

肝風挾痰上逆累及心藏時歌笑證兼肢冷自汗辨諸目與唇口牽引知非陽脫　尤在涇

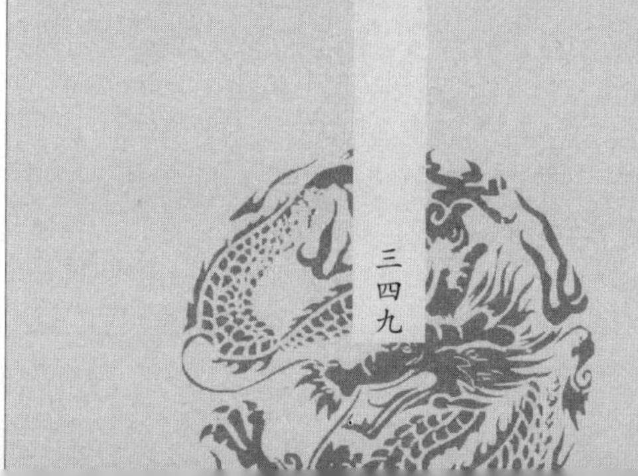

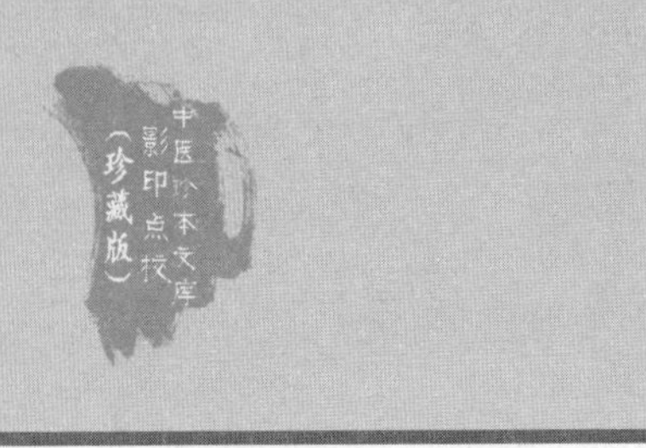

羚羊角竹茹茯苓鬱金半夏甘草鈎勾橘紅

瘀血挾痰歌曲嗔笑狂妄不常 辨諸前日產後去瘀未淨今脈帶澀 施笠澤

歸尾桃仁煎湯下滚痰丸 礞石沈香大黃黃芩百藥煎

心火有餘多笑 萬密齋

原方失錄 案濕熱體質可用黃連蓮青心木通燥熱體質可用硃砂拌燈心竹捲心

心脾病多慮多鬱 王孟英

甘草小麥紅棗藕煮湯頻飲 按此本仲景治臟燥方再以移治胃虛症亦效

藏燥無故悲泣不止 木火體質每有此病妊時更多 管同伯

甘麥大棗湯 炙草小麥大棗

失心成癲坐臥如呆向暗悲泣 證見神衰肌削宜大補元氣 林珮琴

人參黃精茯神當歸遠志棗仁菖蒲乳香豬心朱砂棗肉

羚羊角、竹茹、茯苓、郁金、半夏、甘草、钩勾、橘红。

瘀血挟痰，歌曲嗔笑，狂妄不常。辨诸前日产后去瘀未净，今脉带涩。施笠泽

归尾、桃仁，煎汤下滚痰丸。礞石、沈香、大黄、黄芩、百药煎。

心火有余，多笑。

万密斋

原方失录。

【案】湿热体质可用，黄连、莲青心、木通。燥热体质可用，朱砂拌灯心，竹卷心。

心脾病，多虑多郁。

王孟英

甘草、小麦、红枣，藕煮汤频饮。

【按】此本仲景治脏燥方，再以移治胃虚症亦效。

藏燥，无故悲泣不止。木火体质，每有此病，妊时更多。管同伯

甘麦大枣汤。炙草、小麦、大枣。

失心成癫，坐卧如呆，向暗悲泣。证见神衰，肌削，宜大补元气。林佩琴

人参、黄精、茯神、当归、远志、枣仁、菖蒲、乳香、猪心、朱砂、枣肉。

因惊致病，梦中惊哭。

万密斋

人参、麦冬、茯神、黄连、枣仁、柏子仁、甘草。

风热易惊，多哭。

王孟英

一味蚱蝉汤。

痰火症，多疑，善恐善笑，食不肯与人，同卧必欲有人护。辨诸脉滑数　王孟英

元参、丹参、竹黄、竹茹、丹皮、黄连、花粉、栀子，雪羹送当归龙荟丸。

痰火袭入心胆之络，多疑，惧如畏人捕。辨诸脉弦、滑、洪、数。　王孟英

竹茹、枳实、黄连、旋覆、花粉、胆星、石菖蒲、雪羹、竹沥、童便。便闭，间进礞石滚痰丸。

肝火乘胃，畏火。

曹仁伯

鲜生地、蛤壳、青黛、桑皮、龙胆草、川贝、地骨皮、黑栀、竹叶、大黄。

痰涎沃心包，神志瞀乱，或歌或笑，或泣或悲。癫症也。　马培之

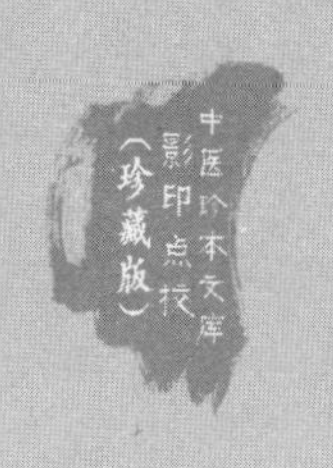

人參麥冬茯神黃連棗仁柏子仁甘草

風熱易驚多哭　王孟英

一味蚱蟬湯

痰火症多疑善恐善笑食不肯與人同臥必欲有人護 辨諸脈滑數　王孟英

元參丹參竹黃竹茹丹皮黃連花粉梔子雪羹送當歸龍薈丸

痰火襲入心胆之絡多疑懼如畏人捕 辨諸脈弦滑洪數　王孟英

竹茹枳實黃連旋覆花粉胆星石菖蒲雪羹竹瀝童便 便閉間進礞石滾痰丸

肝火乘胃畏火　曹仁伯

鮮生地蛤壳青黛桑皮龍胆草川貝地骨皮黑梔竹葉大黃

痰涎沃心包神志瞀亂或歌或笑或泣或悲 癲症也　馬培之

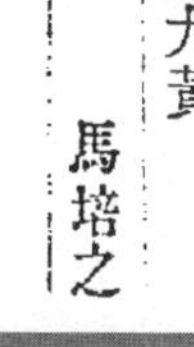

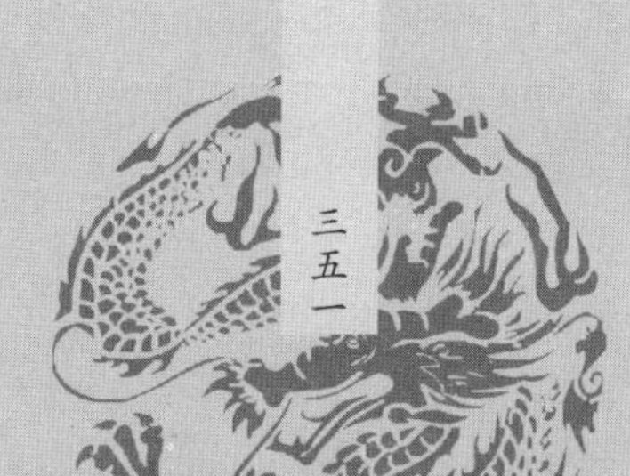

硃砂拌麥冬菖蒲黃連琥珀鬱金橘紅决明枳實竹瀝猪心血

心經蘊熱蒸痰哭笑不常 辨諸舌心紅而苔白脈浮小弱 王旭高

獨活防風黃芩山梔元參石菖蒲胆星茯苓橘紅甘草竹葉生地

火炎痰擾笑哭不常 辨諸脈沈滑痰火無處不擾入心即笑入肺即悲入肝即怒入脾即歌入腎即恐 蔣寶素

黃連黃芩半夏瓜蔞胆星竹瀝生鐵落

中脘積痰笑哭不常 辨諸脈俱沈滑 倪維德

二陳湯導吐 橘半苓草生薑

木火失制痰乘心包笑詈怒疊作 辨諸怒後面赤目紅脈洪大 林珮琴

生鐵落飲去芃防加山梔連翹羚羊角竹瀝石菖蒲丹皮

痰火內擾號哭笑駡千端萬狀 辨諸反目後脈洪數有力 陸肖愚

真正霞天曲貝母黃連山梔天麻白芍龍膽草青黛燈草竹瀝

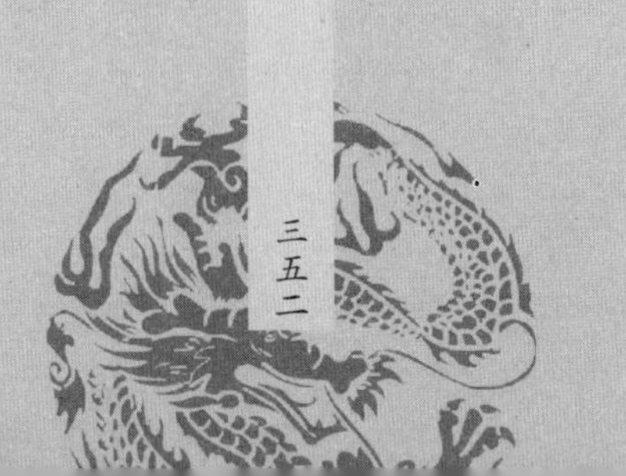

朱砂、拌麦冬、菖蒲、黄连、琥珀、郁金、橘红、决明、枳实、竹沥、猪心血。

心经蕴热蒸痰，哭笑不常。辨诸舌心红而苔白，脉浮小弱。　王旭高

独活、防风、黄芩、山栀、元参、石菖蒲、胆星、茯苓、橘红、甘草、竹叶、生地。

火炎痰扰，笑哭不常。辨诸脉沈滑，痰火无处不扰，入心即笑，入肺即悲，入肝即怒，入脾即歌，入肾即恐。　蒋宝素

黄连、黄芩、半夏、瓜蒌、胆星、竹沥、生铁落。

中脘积痰，笑哭不常。辨诸脉俱沈、滑。　倪维德

二陈汤导吐。橘、半、苓、草、生姜。

木火失制，痰乘心包，笑詈怒叠作。辨诸怒后面赤目红，脉洪大。　林佩琴

生铁落饮，去芃、防，加山栀、连翘、羚羊角、竹沥、石菖蒲、丹皮。

痰火内扰，号哭笑骂，千端万状。辨反目后，脉洪数有力。　陆肖愚

真正霞天曲、贝母、黄连、山栀、天麻、白芍、龙胆草、青黛、灯草、竹沥。

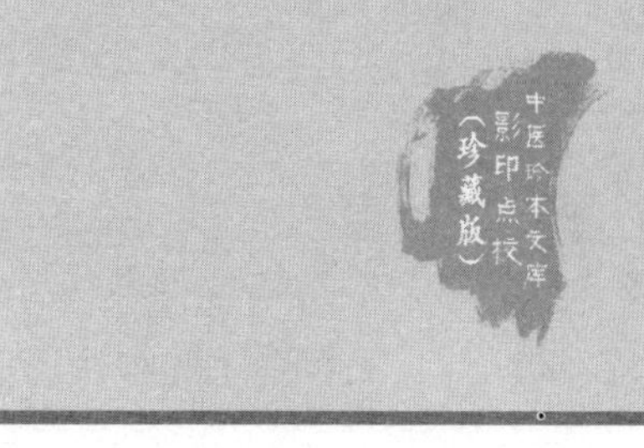

痰涎乘虚内袭，不避亲疏，裸衣笑骂。病由被吓，证见神志渐错，力大无制，粪秽不识。　　王孟英

犀羚角、龙齿、赭石、菖蒲、远志、知柏、龙胆、竹沥、竹黄、铁落、磁朱等。

粪结阳厥，怒狂叫骂，歌哭声高。辨诸便秘，腹拒按，因知六脉无力，身表如冰，由气道不通。　　易老

夺其食，服大承气汤。枳、朴、硝、黄。

痰血交积胸中，歌哭妄詈。辨诸脉沈坚而结。　漏名

原方失录。

产后痰迷心胞，发狂怒骂。辨诸恶露多而未止，知非瘀冲头，无汗，知非虚躁阳越。　　张希白

半夏、胆星、橘红、石菖蒲、旋覆花、茯神。

补惊气乱，神动，痰阻内窍，不言不食，不寐不便。辨诸别无他苦，脉沈弦。

王孟英

石菖蒲、远志、琥珀、胆星、旋覆、贝母、竹黄、羚角、佩兰、化苏合香丸。

乳类

犀羚角龍齒赭石菖蒲遠志知柏梔枳龍膽竹瀝竹黃鐵落磁硃等

糞結陽厥怒狂叫罵歌哭聲高 辨諸便秘腹拒按因知六脈無力身表如冰由氣道不通　易老

奪其食服大承氣湯 枳朴硝黃

痰血交積胸中歌哭妄詈 辨諸脈沈堅而結　漏名

原方失錄

產後痰迷心胞發狂怒罵 辨諸惡露多而未止知非瘀衝頭無汗知非虛躁陽越　張希白

半夏膽星橘紅石菖蒲旋覆花茯神

被驚氣亂神動痰阻內竅不言不食不寐不便 辨諸別無他苦脈沈弦　王孟英

石菖蒲遠志琥珀膽星旋覆貝母竹黃羚角佩蘭化蘇合香丸

乳類

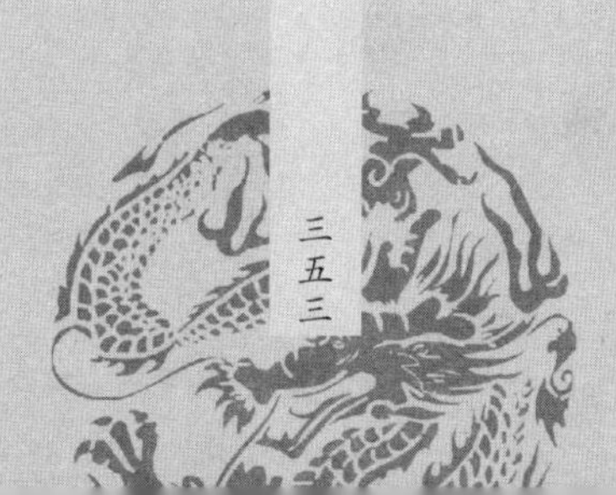

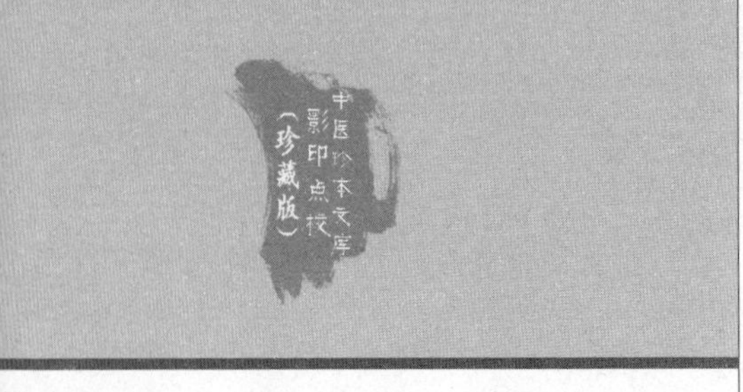

肝陽內動血氣上溢男子流乳 證兼脇痛可知男女病同不獨交腸熱入血室兩病男子亦有也 王孟英

甘露飲加女貞旱蓮龜板鱉甲牡蠣 二地二冬斛草枇苓枳茵

血不歸經隨肝火肝風逆入乳房無孩而房脹汁下 王旭高

元精石赤石脂紫石英寒水石牡蠣大生地白芍歸身茯神烏藥

產後氣血盛有乳無兒飲脹痛 於形質神氣上辨之 漏名

原方失錄

氣血虛竭產後無乳而脹痛 與上同脹痛而一虛一實 薛立齋

八珍湯倍參朮少加肉桂 參朮苓草歸芎地芍

產後陽氣虛乳汁如涌 辨諸因勞役而若是乃氣不攝也 薛立齋

獨參湯十全大補湯 參朮苓草歸芎地芍芪桂

肝阳内动，血气上溢，男子流乳。证兼胁痛，可知男女病同，不独交肠热入血室，两病男子亦有也。

王孟英

甘露饮加女贞、旱莲、龟板、鳖甲、牡蛎。二地、二冬、斛、草、枇、苓、枳、茵。

血不归经，随肝火肝风逆入乳房，无孩而房胀汁下。

王旭高

元精石、赤石脂、紫石英、寒水石、牡蛎、大生地、白芍、归身、茯神、乌药。

产后气血盛，有乳无儿饮，胀痛。于形质神气上辨之。 漏名

原方失录。

气血虚竭，产后无乳而胀痛。与上同胀痛，而一虚一实。 薛立斋

八珍汤倍参、术，少加肉桂。参、术、苓、草、归、芎、地、芍。

产后阳气虚，乳汁如涌。辨诸因劳役而若是，乃气不摄也。 薛立斋

独参汤、十全大补汤。参、术、苓、草、归、芎、地、芍、芪、桂。

血虚，产后乳汁少。辨诸恶露虽无，腹不胀，苦（若）[1]与上一条一多一少同，属虚，须互参。 王孟英

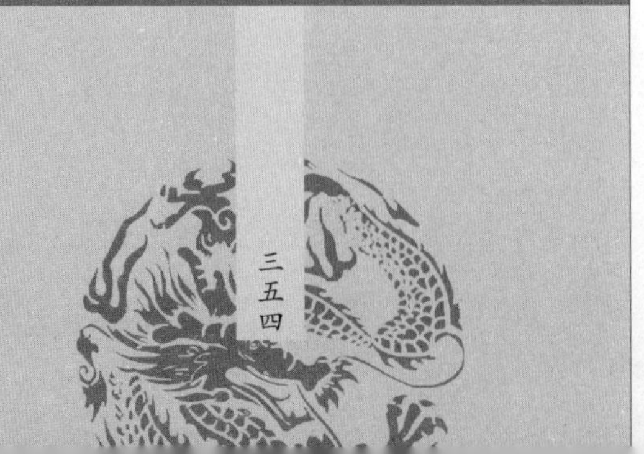

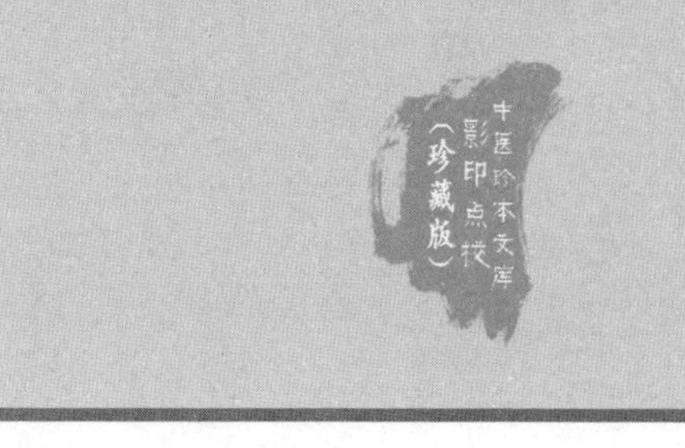

黄耆、当归、甘草、生地、杜仲、大枣、糯米、脂麻、藕，浓煎羊肉汤煮药。

体虚乳少，强通之，乳房肿胀。　　薛立斋

玉露散。

怀孕，乳头色黑。

陆成一

此就乳以辨是否怀孕，乳头属肝血荫胎，则肝燥热，故黑。

肝阳郁，左乳下一缕气升，热痛至项。　　林佩琴

山栀、川芎、神曲、醋炒香附、蒌仁、杏仁、旋覆、贝母、枳壳。

胃虚，宗气泄，左乳下虚里穴应衣跳动。证兼心嘈，是肝郁，木横土衰。徐澹安

安胃乌梅丸，人参汤送。按单有胃虚见证，不必用此丸。

怒伤肝，兼感暑邪，乳胀。辨诸头痛身痛，下午发热，病因大拂意事而起。

孙文垣

石膏、青皮、枳壳、柴胡、半夏曲、黄芩、半夏、桔梗、当归龙荟丸。

黃耆當歸甘草生地杜仲大棗糯米脂麻藕濃煎羊肉湯煮藥

體虛乳少强通之乳房腫脹　薛立齋

玉露散

懷孕乳頭色黑　陸成一

此就乳以辨是否懷孕乳頭屬肝血蔭胎則肝燥熱故黑

肝陽鬱左乳下一縷氣升熱痛至項　林珮琴

山梔川芎神麯醋炒香附蔞仁杏仁旋覆貝母枳殼

胃虛宗氣泄左乳下虛里穴應衣跳動 證兼心嘈是肝鬱木橫土衰　徐澹安

安胃烏梅丸人參湯送 按單有胃虛見證不必用此丸

怒傷肝兼感暑邪乳脹 辨諸頭痛身痛下午發熱病因大拂意事而起　孫文垣

石膏青皮枳殼柴胡半夏麯黃芩半夏桔梗當歸龍薈丸

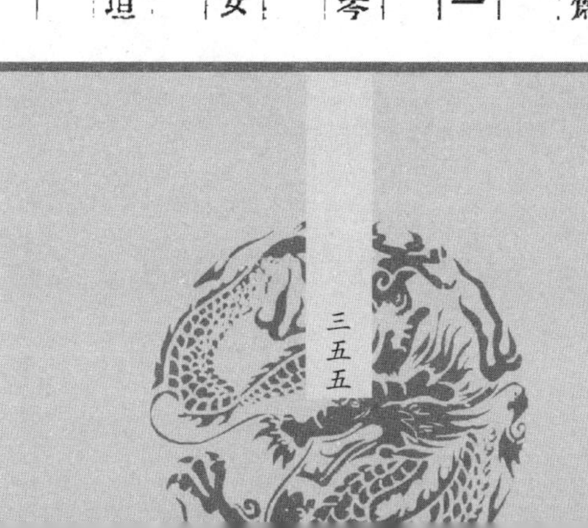

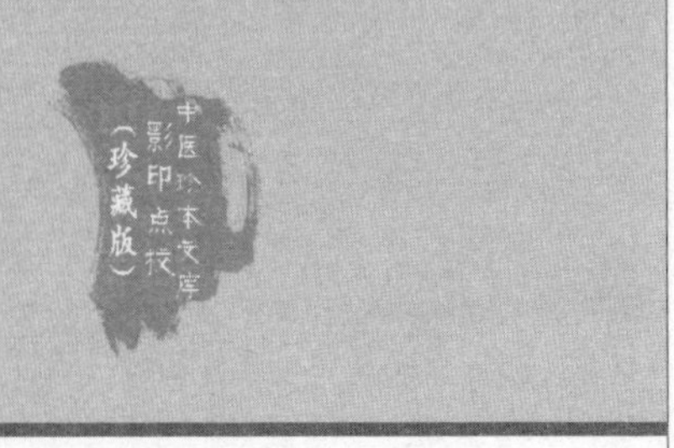

肝火逆入胃絡胃氣不降乳痛證兼寒熱頭痛辨諸口苦　魏玉横

生地杞子當歸麥冬蔞仁丹皮赤芍地丁銀花

婦人肝虛血燥交春乳痛辨諸年六旬外至春無以生發至晚發熱服香燥藥更甚　薛立齋

逍遥散加龍胆山梔歸脾湯加梔子貝母上方載嘔吐類肝鬱條下方載神志類受驚條

孕婦鬱怒傷肝乳紅腫作痛證兼寒熱　孫文垣

瓜蔞歸尾甘草節蒲公英貝母連翹青皮柴胡橘葉

熱邪逐血血結胸乳下觸痛　許　某

原案云針之

肝鬱化火上犯陽明乳房結核漸漸長大　馬培之

沙參羚羊全瓜蔞赤芍山梔陳皮丹皮大貝連翹元參橘葉

厥陰氣火陽明濕痰凝結成痛左乳房生核大如桃李　馬培之

肝火逆入胃络，胃气不降，乳痛。证兼寒热头痛，辨诸口苦。　　魏玉横

生地、杞子、当归、麦冬、蒌仁、丹皮、赤芍、地丁、银花。

妇人肝虚血燥，交春乳痛。辨诸年六旬外，至春无以生发，至晚发热，服香燥药更甚。　　薛立斋

逍遥散加龙胆山栀归脾汤，加栀子、贝母。上方载呕吐类，肝郁条下，方载神志类受惊条。

孕妇郁怒伤肝，乳红肿作痛。证兼寒热。　　孙文垣

瓜蒌、归尾、甘草节、蒲公英、贝母、连翘、青皮、柴胡、橘叶。

热邪逐血，血结胸乳下，触痛。　　许某

原案云针之。

肝郁化火，上犯阳明，乳房结核渐渐长大。　马培之

沙参、羚羊、全瓜蒌、赤芍、山栀、陈皮、丹皮、大贝、连翘、元参、橘叶。

厥阴气火，阳明湿痰凝结成痈，左乳房生核，大如桃李。　　马培之

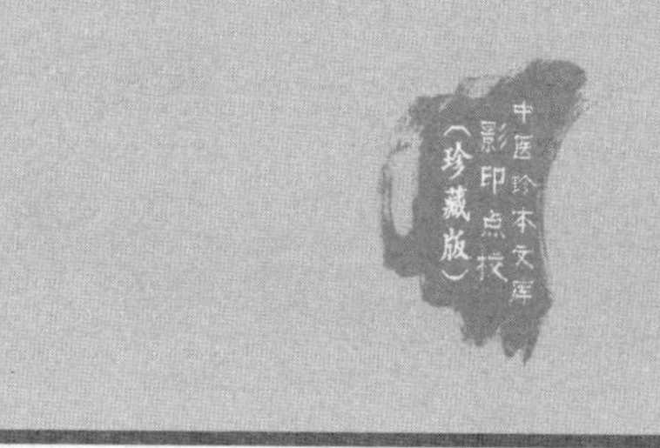

全当归、半夏、大贝、泽兰、香附、瓜蒌、瓦楞、丹皮、连翘、夏枯草、橘叶。

木郁不达，乳房结核坚硬。证兼胸胁气撑，腰脊痛。　　王旭高

党参、香附、川贝、当归、白芍、青皮、橘核、狗脊、杜仲、砂仁。

郁损情怀，乳房结核。证见投温补，核渐增，疼胀日甚，形消泛恶，夜热，减餐，骨痿于床。　　王孟英

初蠲痰开郁中，吞当归龙荟丸泛行，改虎潜加减法，久服。

阴寒症，乳房结核。于体质上辨之，必不红不痛不肿，与上条须互参。　林佩琴

鹿角尖磨水酒冲服。

肝郁，结为乳痰。辨诸坚中带软。　　王旭高

川楝子、当归、青皮、白芍、橘红、川贝、香附、茯苓、砂仁。

肝郁，乳房结痈坚。辨诸虽皮色不红，而推之松动，知非乳痰。　　王旭高

柴胡、当归、白芍、黑栀、川贝、香附、瓜蒌皮。

木鬱不達乳房結核堅硬（證兼胸脇氣撐腰脊痛）　王旭高

黨參香附川貝當歸白芍青皮橘核狗脊杜仲砂仁

鬱損情懷乳房結核（證見投溫補核漸增疼脹日甚形消泛惡夜熱減餐骨痿於牀）　王孟英

初蠲痰開鬱中吞當歸龍薈丸汛行改虎潛加減法久服

陰寒症乳房結核（於體質上辨之必不紅不痛不腫與上條須互參）　林珮琴

鹿角尖磨水酒冲服

肝鬱結爲乳痰（辨諸堅中帶軟）　王旭高

川楝子當歸青皮白芍橘紅川貝香附茯苓砂仁

肝鬱乳房結癰堅（辨諸雖皮色不紅而推之鬆動知非乳痰）　王旭高

柴胡當歸白芍黑梔川貝香附瓜蔞皮

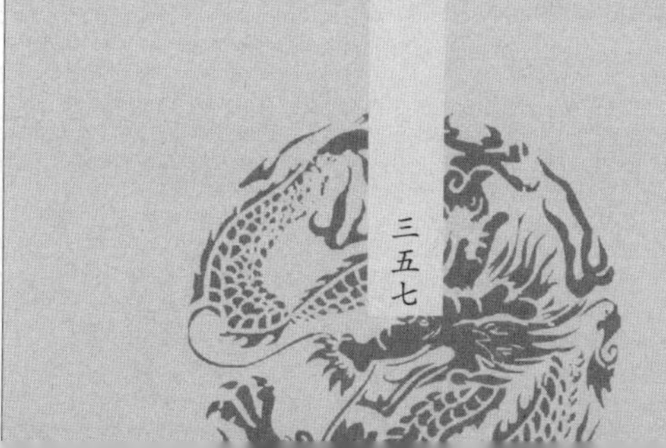

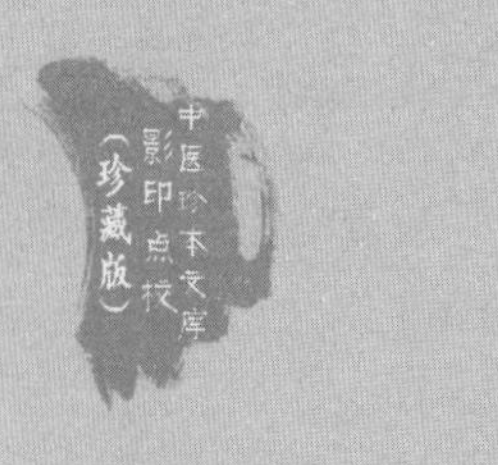

風寒外襲大熱內閉榮衛不調乳癰腫脹　張隱菴

麻黃葛根荆芥防風杏仁甘草石膏

肝胃血虛氣鬱左乳患癰爛孔如桃流血水　錢國賓

酒炒黄耆白芍山藥芎歸地朮

腋脇類

濕熱鬱肝腋下零濕 辨諸痰濁化酸脈左關沈弦　林珮琴

香附鬱金厚朴茯苓山梔薏米赤芍

陰症石疽腋生核不痛癢 初起可消抽痛有膿現青筋內作黄漿可治現紅筋內通血海及現小塊不治　王洪緒

活商陸根塗內服陽和湯 鹿膠桂地炙草乾薑白芥麻黄

胃火腋下患毒瘡口不合 辨諸右關脈數口渴　漏名

竹葉黄耆湯

风寒外袭，大热内闭，荣卫不调，乳痈肿胀。

张隐庵

麻黄、葛根、荆芥、防风、杏仁、甘草、石膏。

肝胃血虚，气郁左乳患痈，烂孔如桃，流血水。

钱国宾

酒炒黄耆、白芍、山药、芎、归、地、术。

腋胁类

湿热郁肝，腋下零湿。辨诸痰浊化酸，脉左关沈弦。

林佩琴

香附、郁金、厚朴、茯苓、山栀、薏米、赤芍。

阴症，石疽，腋生核，不痛痒。初起可消，抽痛有脓，现青筋，内作黄浆可治。现红筋内通血海，及现小块不治。

王洪绪

活商陆根涂，内服阳和汤。鹿胶、桂、地、炙草、干姜、白芥、麻黄。

胃火，腋下患毒疮，口不合。辨诸右关脉数，口渴。

漏名

竹叶黄耆汤。

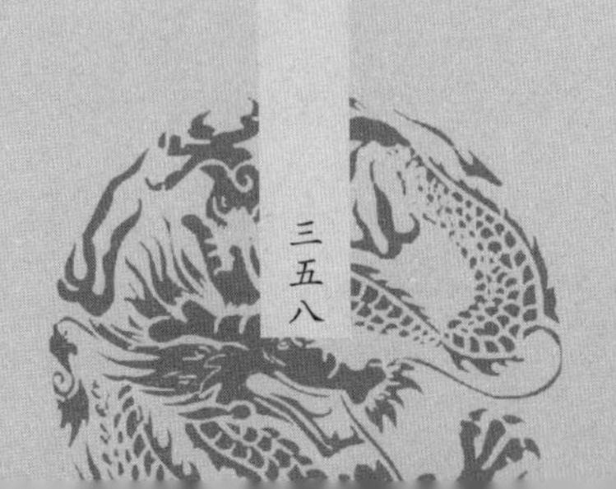

忿郁，腋下结核，转虚，肿溃清脓，疮口不合。法宜补。　李东垣

六君子汤加砂仁、肉桂、干姜、肉豆蔻，后用十全大补汤。

肝阳旺，胁痛。辨诸遇春即发，过时即止。　尤在泾

阿胶、白芍、茯苓、丹皮、茜草、炙草，鲍鱼汤代水。

胆火逆上，自脐下上攻胁痛。辨诸因怒起病　陈三农

伏龙肝煎汤下左金丸。黄连、吴茱萸。

肝伤及肺，先胁痛，而后欬。法宜治肝。　王旭高

覆花、杏仁、桃仁炭、川贝、苏子、冬瓜子、黑栀、丹皮、郁金、苡仁、枇杷叶。

鳖癥，胁生肿毒，隐见皮里似鳖形。辨诸食鲜虾，肿毒不痛。　德兴医

原案云：用调理脾胃药中加附子末。

【案】饮白马溺甚效。

疟母在左，而右胁又结癖。法宜气血并理。　曹仁伯

……口不合　補　李東垣

六君子湯加砂仁肉桂乾姜肉豆蔻後用十全大補湯

肝陽旺脇痛　辨諸遇春即發過時即止　尤在涇

阿膠白芍茯苓丹皮茜草炙草鮑魚湯代水

胆火逆上自臍下上攻脇痛　辨諸因怒起病　陳三農

伏龍肝煎湯下左金丸　黄連吳茱萸

肝傷及肺先脇痛而後欬　法宜治肝　王旭高

覆花杏仁桃仁炭川貝蘇子冬瓜子黑梔丹皮鬱金苡仁枇杷葉

鱉癥脇生腫毒隱見皮裏似鱉形　辨諸食鮮蝦腫毒不痛　德興醫

原案云用調理脾胃藥中加附子末　案飲白馬溺甚效

瘧母在左而右脅又結癖　法宜氣血並理　曹仁伯

腋脅　三十七

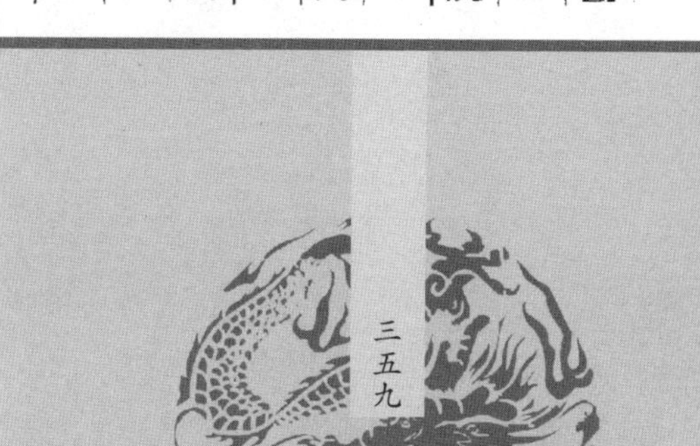

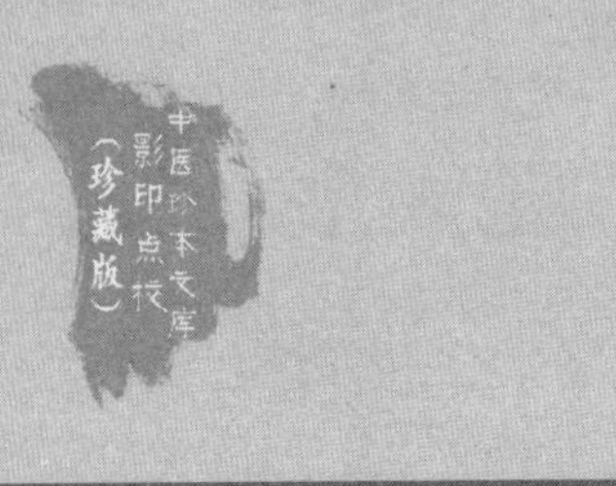

雞金散加枳殼姜黃竹油白芥子

疝愈而氣升肝絡脇肋腫痛　王旭高

川楝子延胡青皮香附査炭枳殼覆花桃仁赤苓猩降葱管

燥矢內結兩脇築痛似有架插 辨諸體偉便閉腹脹按之痛不可近　陳良甫

替針丸

肝絡瘀痺左脇板實　尤在涇

醋炒延胡索姜黃阿魏桃仁生香附麝香歸鬚

肝氣鬱而不升左脅攻痛 辨諸左關沈小帶弦　曹仁伯

推氣散合二陳湯

正氣傷肝虛作脹左脇痛不能左眠　陸養愚

順氣養榮湯加桂枝甘草

鸡金散加枳壳、姜黄、竹油、白芥子。

疝愈而气升肝络，胁肋肿痛。　王旭高

川楝子、延胡、青皮、香附、查（楂）炭、枳壳、覆花、桃仁、赤苓、猩降、葱管。

燥矢内结，两胁筑痛，似有架插。辨诸体伟便闭，腹胀，按之痛不可近。

陈良甫

替针丸。

肝络瘀痹，左胁板实。

尤在泾

醋炒延胡索、姜黄、阿魏、桃仁、生香附、麝香、归须。

肝气郁而不升，左胁攻痛。辨诸左关沈小带弦

曹仁伯

推气散，二陈汤。

正气伤，肝虚作胀，左胁痛，不能左眠。　陆养愚

顺气养荣汤，加桂枝、甘草。

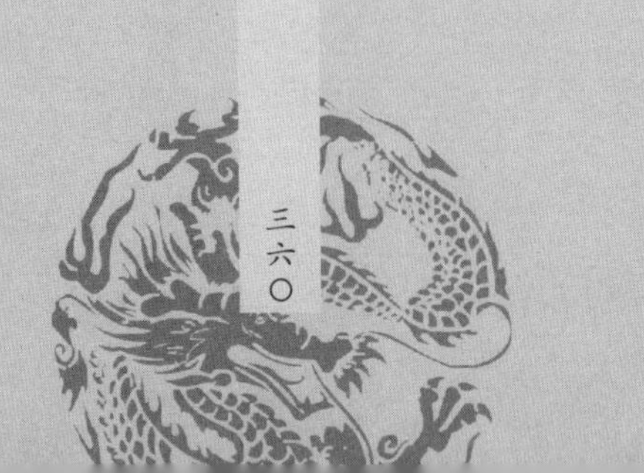

积瘀，小腹痛，引动左胁。辨诸病起坠马，胁间一点疼，疾走则发，现在手不可按。　　陆养愚

润字丸，和桃仁泥合丸之，桃仁汤送下。

伏热瘀血，左胁作疼，肿如杯。辨诸手不可近，投温剂而益甚。　　橘泉翁

承气加当归、白芍、柴胡、黄连、黄柏。枳、朴、硝、黄。

肝郁外越，左胁红痛，肤生水泡。辨诸素性躁暴，脉弦七至，夜重于昼。

黄古潭

瓜蒌连皮捣烂，粉甘草、红花。

火郁，左胁积块日大，按痛。辨诸烦躁口干，心热。

漏名

原方失录。

脾虚，肝气内郁，左胁下结块。辨诸右关脉豁大。

周慎斋

乌药、附子，日服少许，积动，服补中益气汤，加附子。

【按】治法先后有序，宜留意。

肝血虚而滞，左胁有块，杯大。辨诸脉虚数，色白不泽，二便自利。　　尤在泾

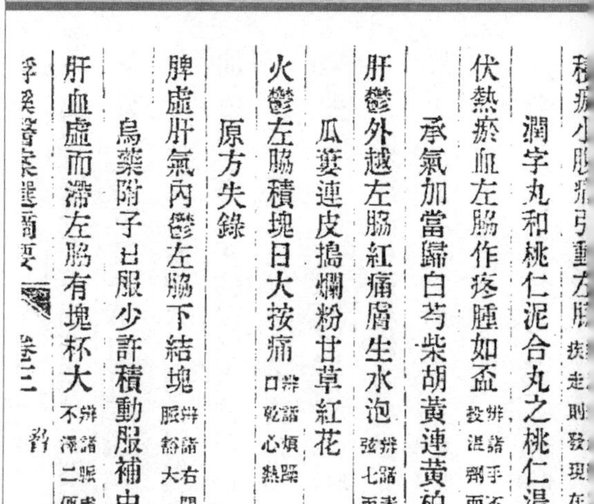

積瘀小腹痛引動左脇 辨諸疾走則發現在手不可按　　陸養愚

潤字丸和桃仁泥合丸之桃仁湯送下

伏熱瘀血左脇作疼腫如盃 辨諸手不可近投溫劑而益甚　　橘泉翁

承氣加當歸白芍柴胡黃連黃柏 枳朴硝黃

肝鬱外越左脇紅痛膚生水泡 辨諸素性躁暴脈弦七至夜重於晝　　黃古潭

瓜蔞連皮搗爛粉甘草紅花

火鬱左脇積塊日大按痛 辨諸煩躁口乾心熱　　漏名

原方失錄

脾虛肝氣內鬱左脇下結塊 辨諸右關脈豁大　　周慎齋

烏藥附子日服少許積動服補中益氣湯加附子 按治法先後有序宜留意

肝血虛而滯左脇有塊杯大 辨諸脈虛數色白不澤二便自利　　尤在涇

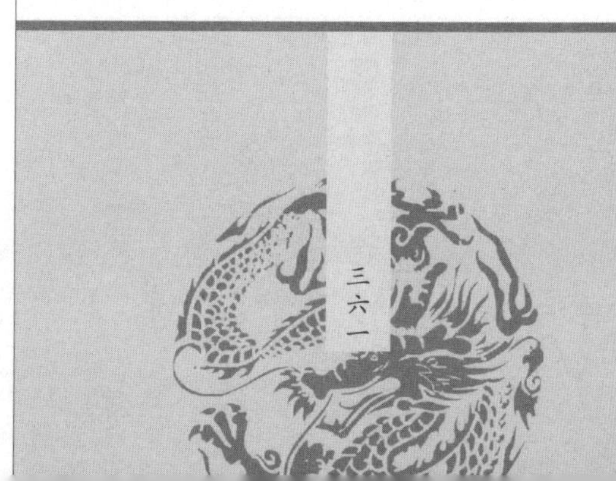

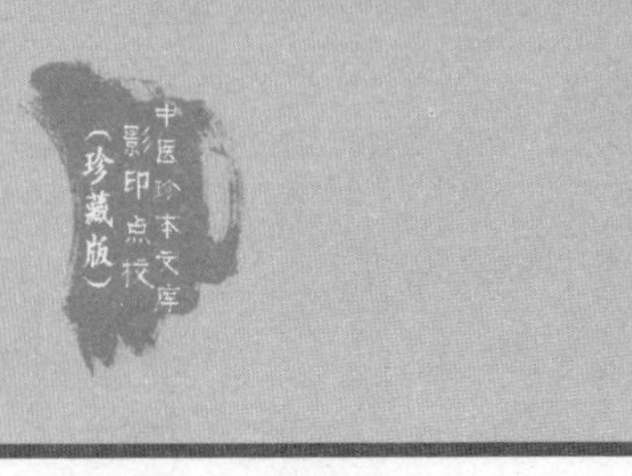

白朮歸身炙草白芍生地茯苓琥珀陳皮桃仁紅花沈香鬱金

氣血損左脇下尺許不知痛痒（此爲著痹辨諸脈無力）　李士材

神效黃耆湯加茯苓白朮當歸地黃（參耆炙草橘芍蔓荆）

油膩麵食與痰互結左脇下結癥（辨諸晨必吐痰食麵必溏洩）　王旭高

柴胡青皮三稜雄黃大黃莪朮神麯糊丸橘紅湯送下

鬱熱結肝左脇患瘍腫處陷痛（辨諸脈弦）　馬元儀

首烏柴胡枳殼桔梗杏仁蘇子丹皮半夏麯

肝木尅脾脾不生肺右脇脹痛（辨諸服行氣破血藥加劇喜按知非有瘀之拒按矣）　薛立齋

原案云用滋化源之藥

蛔不安右脇下有一處攻築（證兼腹苦熱痛時作時止）　曹仁伯

白术、归身、炙草、白芍、生地、茯苓、琥珀、陈皮、桃仁、红花、沈香、郁金。

气血损，左胁下尺许不知痛痒。此为着痹，辨诸脉无力。　李士材

神效黄耆汤加茯苓、白术、当归、地黄。参、耆、炙草、橘、芍、蔓、荆。

油腻面食与痰互结左胁下，结癥。辨诸晨必吐痰，食面必溏泄。　王旭高

柴胡、青皮、三棱、雄黄、大黄、莪术、神曲、糊丸，橘红汤送下。

郁热结肝，左胁患疡，肿处陷痛。辨诸脉弦。

马元仪

首乌、柴胡、枳壳、桔梗、杏仁、苏子、丹皮、半夏曲。

肝木克脾，脾不生肺，右胁胀痛。辨诸服行气破血药加剧，喜按，知非有瘀之拒按矣。　薛立斋

原案云：用滋化源之药。

蛔不安，右胁下有一处攻筑。证兼腹苦热痛，时作时止。　曹仁伯

原方失录。

蓄水，右胁痛。辨诸夙喜饮，脉弦急。　　万密斋

小柴胡加枳壳、桔梗、牡蛎。参、草、柴、芍、苓、半、姜、枣。

惊吓后，气结不行，胁痛，偏右。证见不能起床，身面发黄，便秘神昏。辨诸脉弦涩，按之软。　　王孟英

沙参、桑叶、栀子、丝瓜络、冬瓜子、苇茎、枇杷叶、旋覆、葱须、竹茹。

虚寒体伤食，右胁痛，按之有物。法宜半补半消。

黄素履

六君子汤加木香。参、术、苓、草、橘、半。

胃虚肝乘，右胁旁虚里，天枢隐隐有形。辨诸不知饥饱，大便不爽。　　尤在泾

小温中丸。土炒白术、茯苓、甘草、陈皮、半夏、神曲、苦参、香附、黄连、针砂、生姜、醋。

食积湿痰，左胁下生块作痛，大如掌。辨诸拒按，吐酸苦水。　　朱丹溪

烧荔枝核、山栀、枳核、山查（楂）、炒茱萸、人参，继用半夏、皂角、黄连、石醎。

惊气入藏，右胁有声如虾蟆。辨诸右关脉伏结，作积病治。　　赵峦

小柴胡加枳壳桔梗牡蠣 參草柴芍苓半薑棗

驚嚇後氣結不行脇痛偏右 證見不能起床身面發黃便秘神昏辨諸脈弦澀按之耎　王孟英

沙參桑葉梔子絲瓜絡冬瓜子葦莖枇杷葉旋覆葱鬚竹茹

虛寒體傷食右脇痛按之有物 法宜半補半消　黃素履

六君子湯加木香 參朮苓草橘半

胃虛肝乘右脇旁虛里天樞隱隱有形 辨諸不知飢飽大便不爽　尤在涇

小溫中丸 土炒白朮茯苓甘草陳皮半夏神麴苦參香附黃連鍼砂生薑醋

食積濕痰左脇下生塊作痛大如掌 辨諸拒按吐酸苦水　朱丹溪

燒荔枝核山梔枳核山查炒茱萸人參繼用半夏皂角黃連石醎

驚氣入藏右脇有聲如蝦蟆 辨諸右關脈伏結作積病治　趙巒

三十九

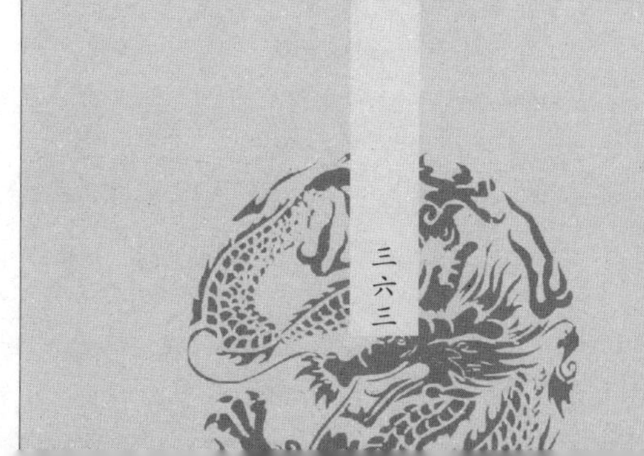

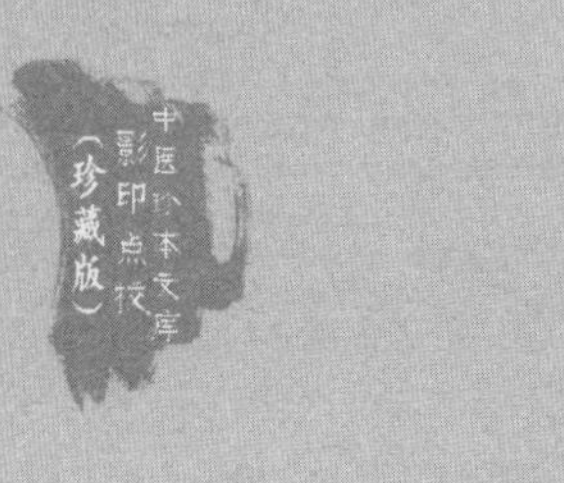

六神丹

肝積脇下有塊撑痛 肥氣也證強新病可攻體弱久病宜補中帶疏 王旭高

川楝子延胡索川連靑皮查炭歸鬚五靈脂莪朮三稜茯苓木香

肝病隱踞脇下 漏名

化肝煎 貝芍梔瀉靑陳丹皮

寒痰凝於脇下一片常冷 馬元儀

原方失錄

肝濁瘀滯氣從季肋橫攻及脘 證兼嘔沫 林珮琴

鹽炒吳萸薑製半夏酒焙延胡廣皮厚朴茯苓降香末歸鬚

水不涵木肝陽犯胃左肋動躍肋骨脹痛 馬培之

歸身白芍沙參牡蠣茯神合歡皮丹參鬱金陳皮橘絡柏仁佛手

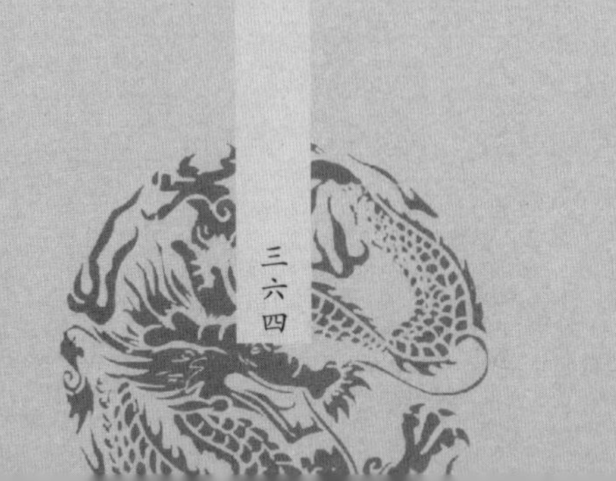

六神丹。

肝积，胁下有块，撑痛。肥气也，体强，新病可攻，体弱久病，宜补中带疏。

王旭高

川楝子、延胡、川连、青皮、查（楂）炭、归须、五灵脂、莪术、三棱、茯苓、木香。

肝病，隐踞胁下。漏名

化肝煎。贝、芍、栀、泻、青、陈、丹皮。

寒痰凝瘀，胁下一片常冷。马元仪

原方失录。

肝浊瘀滞，气从季肋横攻及脘。证兼呕沫。林佩琴

盐炒吴萸、姜制半夏、酒焙延胡、广皮、厚朴、茯苓、降香末、归须。

水不涵木，肝阳犯胃，左肋动跃，肋骨胀痛。

马培之

归身、白芍、沙参、牡蛎、茯神、合欢皮、丹参、郁金、陈皮、橘络、柏仁、佛手。

肝气入络，左肋斜至脐下一条梗硬。辨诸左关弦搏，新病可疏，久病宜缓化。

王旭高

参、术、茯苓、陈皮、炙草、泽泻、枳壳、神曲、茅术、当归、白芍、黄耆、防风。

胃脘类

营液亏，肝阳升，脘闷。辨诸嗳气得平，两胁痛。

何鸿舫

党参、茯苓水、炙草、陈皮、丹参、归身、牡蛎、木香、牛膝、青皮、藕节、山栀。

营虚，气无所附，脘闷。辨诸脉细数不和。　何鸿舫

生芪、归身、生地、白芍、川芎、枳壳、茯苓、麦芽、鲜竹茹。

痰气血凝滞胃脘，成痈，肿硬高突。　马培之

半夏、赤芍、延胡、郁金、煅瓦楞、瓜蒌子、杏仁、枳实、青皮、茯苓。

气阻积壅，脘中痞硬，高突。辨诸坚硬不痛。

余听鸿

枳、朴、槟榔、麦芽、神曲、木香、栝蒌、砂仁、青皮，候脘软，服参苓白术散。

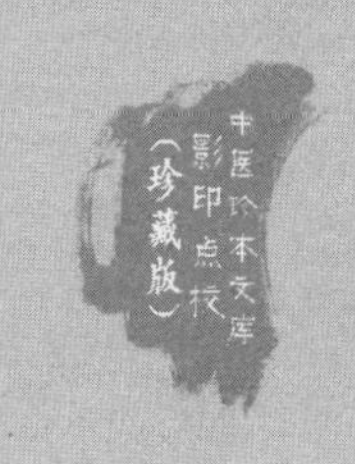

參朮茯苓陳皮炙草澤瀉枳殼神麴茅朮當歸白芍黃耆防風

胃脘類

營液虧肝陽升脘悶 辨諸噯氣得平兩脇痛　何鴻舫

黨參茯苓水炙草陳皮丹參歸身牡蠣木香牛膝青皮藕節山梔

營虛氣無所附脘悶 辨諸脈細數不和　何鴻舫

生芪歸身生地白芍川芎枳殼茯苓麥芽鮮竹茹

痰氣血凝滯胃脘成癖腫硬高突　馬培之

半夏赤芍延胡鬱金煅瓦楞瓜蔞子杏仁枳實青皮茯苓

氣阻積壅脘中痞硬高突 辨諸堅硬不痛　余聽鴻

枳朴檳榔麥芽神釉木香栝蔞砂仁青皮候脘軟服參苓白朮散

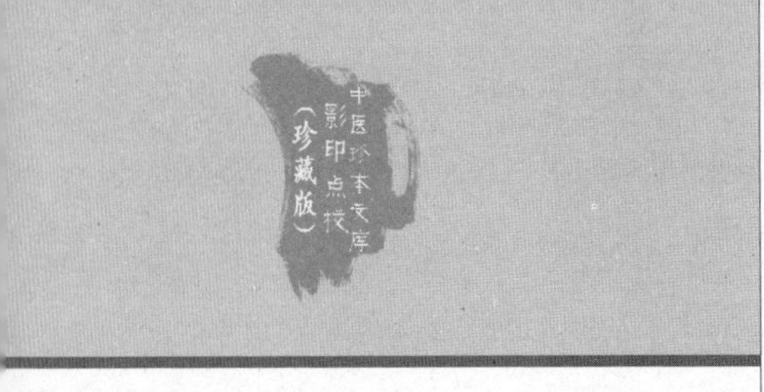

寒痰阻於皮裏膜外胃脘堅硬如盤約六七寸（辨諸飲食二便如常知病不在胃）　余聽鴻

鹿角附桂杞杜參朮當歸巴戟茴香木香仙靈脾薑棗

附桂丁香細辛稜蒁水紅花子麝香鹿角木香麻黄研末攤膏貼

脾胃寒積脘中有塊納食撐脹（辨諸脈遲細）　王旭高

茯苓大黄附子乾薑桂枝川朴陳皮枳實半夏

陽微氣結脘下脹及小腹（辨諸疏肝平胃納腎氣加辛香皆不應飲食二便如常又非停滯）　葉天士

阿魏麝香爲丸（按此乃通陽潤劑）

寒痰凝阻胃絡胃脘腫痛（辨諸嘔吐粘痰飲食減少）　王旭高

黨參炮姜冬朮熟附半夏良姜陳皮茯苓蔻仁

下虛而痰濁阻胃胃脘中隱疼築跳（辨諸言動皆氣喘脈中部弦）　曹仁伯

川貝陳皮茯苓白芍牛膝海蛇荸薺

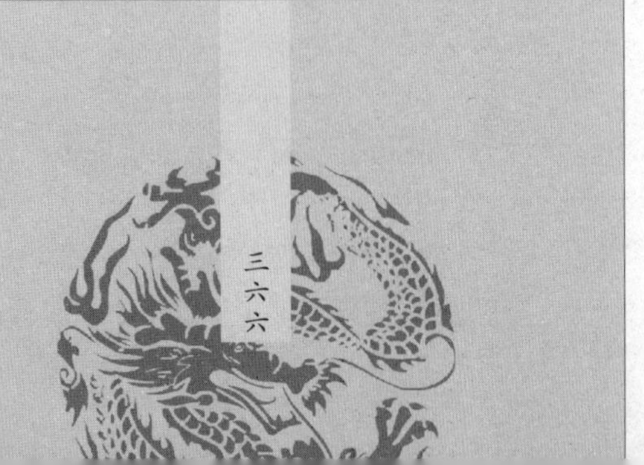

寒痰阻于皮里膜外，胃脘坚硬如盘，约六七寸。辨诸饮食二便如常，知病不在胃。　余听鸿

鹿角、附、桂、杞、杜、参、术、当归、巴戟、茴香、木香、仙灵脾、姜、枣。

附、桂、丁香、细辛、棱、蒁水红花子、麝香、鹿角、木香、麻黄，研末，摊膏贴。

脾胃寒积，脘中有块，纳食撑胀。辨诸脉迟细。　王旭高

茯苓、大黄、附子、干姜、桂枝、川朴、陈皮、枳实、半夏。

阳微气结，脘下胀及小腹。辨诸疏肝平胃纳肾气，加辛香皆不应，饮食二便如常，又非停滞。　叶天士

阿魏麝香为丸。按此乃通阳润剂。

寒痰凝阻胃络，胃脘肿痛。辨呕吐粘痰，饮食减少。　王旭高

党参、炮姜、冬、术、熟附、半夏、良姜、陈皮、茯苓、蔻仁。

下虚而痰浊阻胃，胃脘中隐疼筑跳。辨诸言动皆气喘，脉中部弦。　曹仁伯

川贝、陈皮、茯苓、白芍、牛膝、海蛇、荸荠。

郁火经行时，胃口作痛。辨诸服四物桂附而痛加，脉洪数。　　龚子才

原方失录。

食郁中脘痛。辨诸右脉弦滑。　　漏名

原方失录。

中虚脘痛。辨年老体衰，得食痛缓，按之痛止。

魏筱泉

补中益气汤。方载痢类，脾气下陷条。

中虚，木乘脘痛。辨诸得食则缓。　　王旭高

原方失录。

郁结生火，肝燥，胃脘痛。法宜滋肾生肝，忌辛热，并忌苦寒。　　高鼓峰

滋肾生肝饮，又归脾汤加麦冬、五味。

痰积胃中，胃脘痛。辨诸常作恶心。　　张三锡

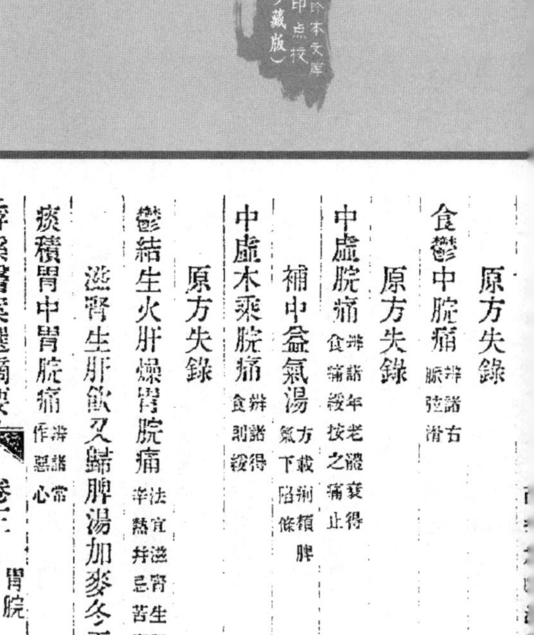

原方失錄

食鬱中脘痛 辨諸右脈弦滑　　漏名

原方失錄

中虛脘痛 辨諸年老體衰得食痛緩按之痛止　　魏筱泉

補中益氣湯 方載痢類脾氣下陷條

中虛木乘脘痛 辨諸得食則緩　　王旭高

原方失錄

鬱結生火肝燥胃脘痛 法宜滋腎生肝忌辛熱并忌苦寒　　高鼓峯

滋腎生肝飲又歸脾湯加麥冬五味

痰積胃中胃脘痛 辨諸常作惡心　　張三錫

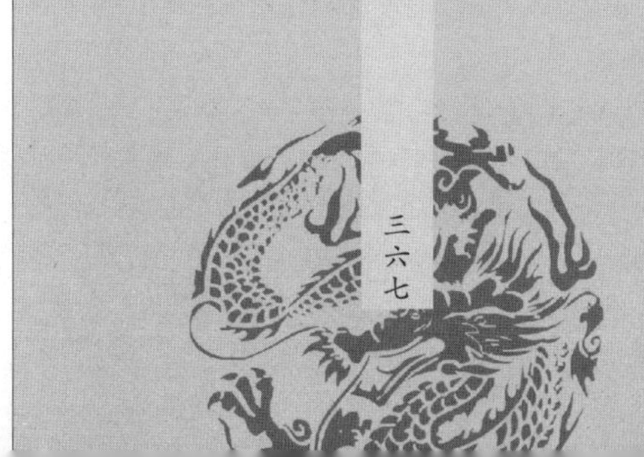

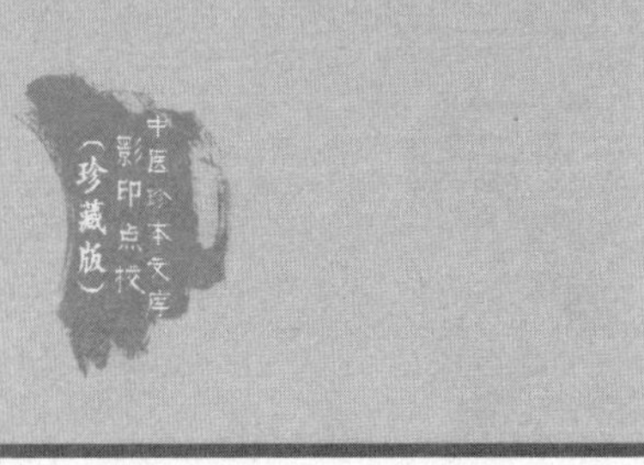

橘皮、半夏、枳实、木香、川芎、白螺壳、南星、海粉、神曲、糊为丸。

火炽痰积，胃脘痛。辨诸脉两关滑数。　　孙文垣

总管丸，又二陈汤加枳实、姜、黄、山栀、香附、黄连。

气郁停饮，胃脘痛。证见胸膈痞塞。　　薛生白

千金子煎汤，磨沈香、檀香、丁香汁，冲。原案云：服时作泻。薛云：无妨，病从此出也。

中虚停饮，胃脘痛。

漏名

六君子汤去甘草，送控涎丹。上方参、术、草、橘、半。下方甘遂、大戟、白芥。

中气伤，脾胃运化失常，胃脘痛。辨诸手按痛缓，平日劳碌过度。又以气以食以火治，均不应。　　李修之

香砂六君子汤。藿香、砂仁、参、术、苓、草、橘、半。

饥伤脾络，脘中久痛。辨诸右脉缓，纳食痛缓。

林佩琴

当归、潞参、白芍、饴糖、红枣、甘草、牡蛎、稻根须、沈香末。

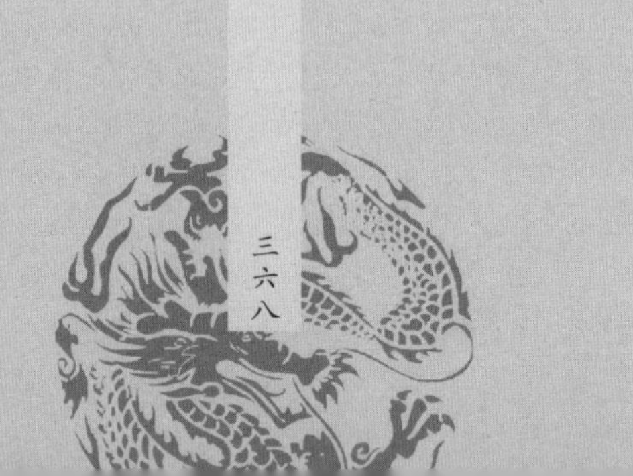

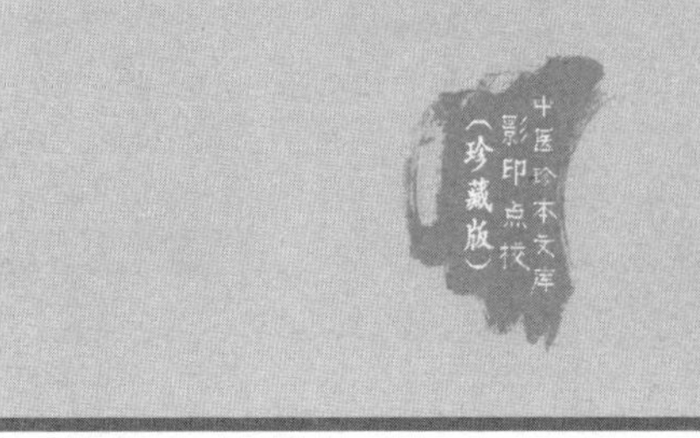

胃中生虫，心胃刺痛。辨诸时痛时止，胸闷口渴。

龚子才

二陈汤加槟榔、枳实、乌梅、花椒、黑姜、苦楝根皮、生姜。

浊阴凝聚，脘右结块板痛。辨诸面色晦滞，脉细沈紧。

王旭高

附子、干姜、厚朴、陈皮、茯苓、香附、延胡、大腥皮。

宿瘕，脘中攻痛升逆。

曹仁伯

川楝子、延胡、当归、白芍、陈皮、鳖甲、红花、血余、茯苓、牛膝、丹皮。

证实脉虚，脘中块痛。辨诸块高拒按，而脉右虚微，左弦涩，法宜先补后攻。

马元仪

人参、桂枝、炮姜、半夏、枳实、厚朴、陈皮，又附子加桂理中汤。

痰食盘踞，胸脘胀痛。辨诸拒按，舌腻脉滑。

丁甘仁

姜、连、陈皮、川朴、砂仁、生姜、姜半夏、枳实、神曲、姜竹茹、瓜蒌、莱菔子。

湿热，痰食为患，脘左癖痛。辨诸舌苔浊厚。

曹仁伯

……止脘悶口渴　龔子才

二陳湯加檳榔枳實烏梅花椒黑姜苦楝根皮生姜

濁陰凝聚脘右結塊板痛 辨諸面色晦滯脈細沈緊　王旭高

附子乾姜厚朴陳皮茯苓香附延胡大腹皮

宿瘕脘中攻痛升逆　曹仁伯

川楝子延胡當歸白芍陳皮鱉甲紅花血餘茯苓牛膝丹皮

證實脈虛脘中塊痛 辨諸塊高拒按而脈右虛微左弦澀法宜先補後攻　馬元儀

人參桂枝炮姜半夏枳實厚朴陳皮又附子加桂理中湯

痰食盤踞胸脘脹痛 辨諸拒按舌膩脈滑　丁甘仁

姜連陳皮川朴砂仁生薑姜半夏枳實神麴姜竹茹瓜蔞萊菔子

濕熱痰食爲患脘左癖痛 辨諸舌苔濁厚　曹仁伯

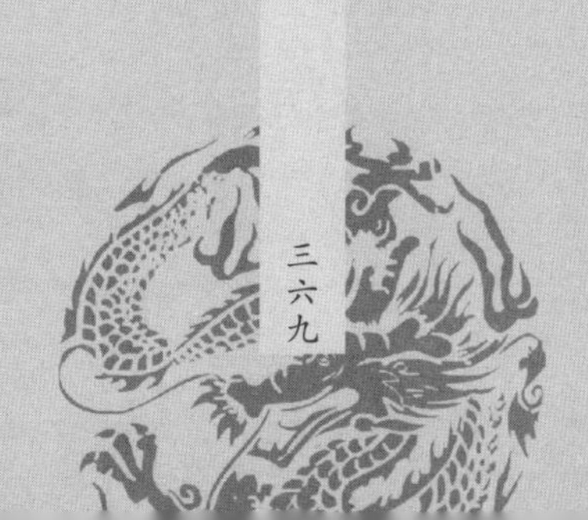

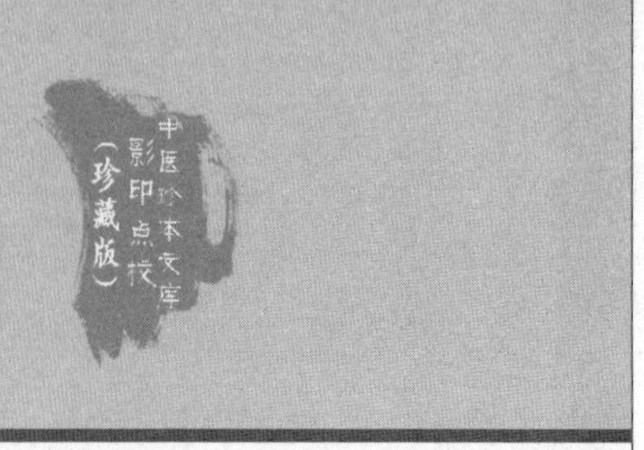

二陳去甘草合雞金散加蘇梗查肉青皮

寒濕體質木乘土位脘痛攻脇 辨諸脈細弦 王旭高

炮薑川椒吳茱萸黨參桂枝白芍白朮茯苓香附砂仁

肝胃氣滯血濇脘痛連脇 辨諸其痛忽來忽去左脈細濇 曹仁伯

肉桂枳殼薑黃延胡炙草逍遙散

鬱氣化火脘痛下及臍旁及脇 辨諸口乾便栗溺黃脈弦數 曹仁伯

化肝煎合雪羹 上方貝芍梔瀉青陳丹皮下方海蜇荸薺

噎膈類

陽微痰盛氣阻成噎 辨諸酒客中虛糜粥亦拒而熱酒能進 林珮琴

潞參茯神茯苓砂仁丁香半夏陳皮乾薑炮薑益智仁

二陈去甘草，合鸡金散，加苏梗、查（楂）肉、青皮。

寒湿体质，木乘土位，脘痛攻胁。辨诸脉细弦

王旭高

炮姜、川椒、吴茱萸、党参、桂枝、白芍、白术、茯苓、香附、砂仁。

肝胃气滞血涩，脘痛连胁。辨诸其痛忽来忽去，左脉细涩。 曹仁伯

肉桂、枳壳、姜黄、延胡、炙草、逍遥散。

郁气化火，脘痛，下及脐旁及胁。辨诸口干便栗溺黄，脉弦数。 曹仁伯

化肝煎合雪羹。上方贝、芍、栀、泻、青、陈、丹皮。下方海蜇、荸荠。

噎膈类

阳微痰盛，气阻成噎。辨诸酒客中虚，糜粥亦拒，而热酒能进。 林佩琴

潞参、茯神、茯苓、砂仁、丁香、半夏、陈皮、干姜、炮姜、益智仁。

湿热阻于胃脘，得食则噎。辨诸舌黄腻。 曹仁伯

半夏、陈皮、川连、竹茹、白蔻、生姜、鸡距子、枇杷叶、查（楂）炭。

痰在上脘，得食辄噎。辨诸身肥，胸中隐痛，脉紧滑。　李士材

二陈、姜汁、竹沥。

气痰交阻胃脘，食则噎。辨诸右关滑，左关沈弦。　尤在泾

旋覆花、代赭石、橘红、半夏、当归、川贝、郁金、枇杷叶。

痰血互凝，食下辄噎。辨诸阳脉滑，阴脉搏。　李士材

二陈汤加归尾、桃仁、郁金、五灵脂。

瘀血内阻胃络，得食则噎。辨诸脉形细涩。　曹仁伯

归须、白芍、白蜜、芦根、瓦楞子、韭汁、人参、桃仁。

食饴成噎。　吴廷绍

楮实汤。

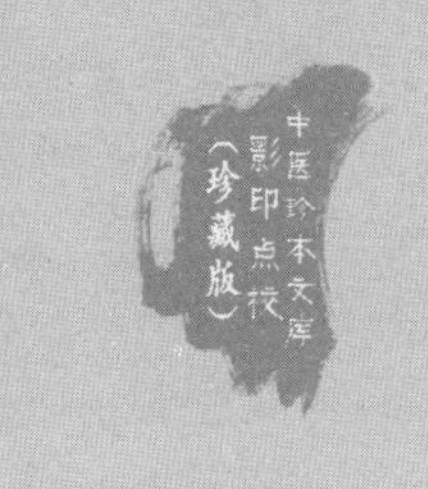

痰在上脘得食輙噎 辨諸身肥胸中隱痛脈緊滑　李士材

二陳薑汁竹瀝

氣痰交阻胃脘食則噎 辨諸右關滑左關沈弦　尤在涇

旋覆花代赭石橘紅半夏當歸川貝鬱金枇杷葉

痰血互凝食下輙噎 辨諸陽脈滑陰脈搏　李士材

二陳湯加歸尾桃仁鬱金五靈脂

瘀血內阻胃絡得食則噎 辨諸脈形細澀　曹仁伯

歸鬚白芍白蜜蘆根瓦楞子韭汁人參桃仁

食飴成噎　吳廷紹

楮實湯

卷三　噎膈　四十三

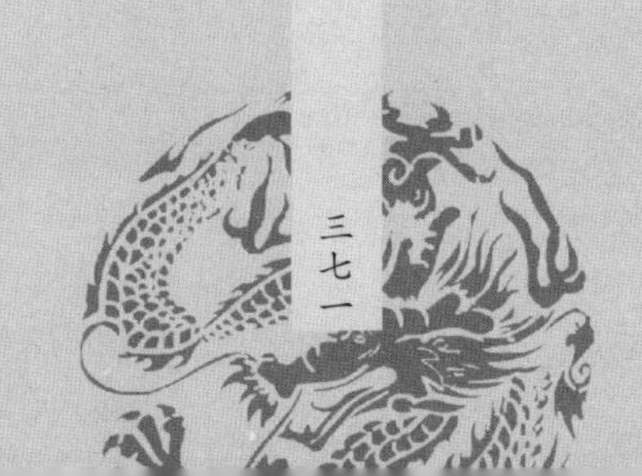

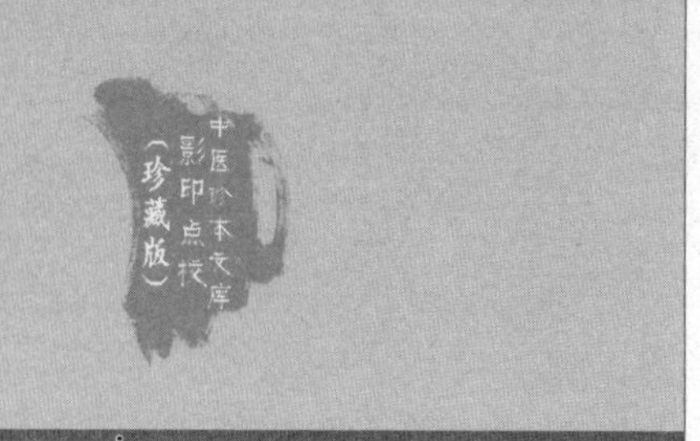

食筍成噎　王仲陽

蓽茇麥牙青皮人參桔梗柴胡白蔻南木香良薑半夏麯

中虛胃氣不降衝氣上干痰湧成膈 證見能嚼焦脆物湯徐送辨諸吐帶痰脈關前滑關後弱　張壽甫

參赭培氣湯 潞黨參天門冬生赭石清半夏淡茯苓知母當歸身旋覆花柿霜研服藥後含化

酒膈 辨諸痛飲熱酒少頃作酸嘔出　張石頑

人參散

血膈 辨諸嘔清涎如赤豆沙水　張石頑

桂苓飲加當歸桃仁丹皮牛膝熬枯黑糖和蟲漿

津亡氣短膈症呼吸將絕 法先理中　喻嘉言

先服理中湯後用旋覆湯調赭石末 參朮薑草按此方能爍津液醫書相傳參能生津試之不確

食笋成噎。　王仲阳

荜茇、麦芽、青皮、人参、桔梗、柴胡、白蔻、南木香、良姜、半夏曲。

中虚，胃气不降，冲气上干，痰涌成膈。证见能嚼焦脆物，汤徐送。辨诸吐带痰，脉关前滑，关后弱。

张寿甫

参赭培气汤。潞党参、天门冬、生赭石、清半夏、淡茯苓、知母、当归身、旋覆花、柿霜、研服，药后含化。

酒膈。辨诸痛饮酒，少顷作酸呕出。　张石顽

人参散。

血膈。辨诸呕清涎，如赤豆沙水。　张石顽

桂苓饮加当归、桃仁、丹皮、牛膝、熬枯黑糖和虫浆。

津亡气短，膈症，呼吸将绝。法先理中。　喻嘉言

先服理中汤，后用旋覆汤调赭石末。参、术、姜、草。

【按】此方能烁津液，医书相传参能生津，试之不确。

痰瘀阻于胸鬲，噎膈。

杨素园

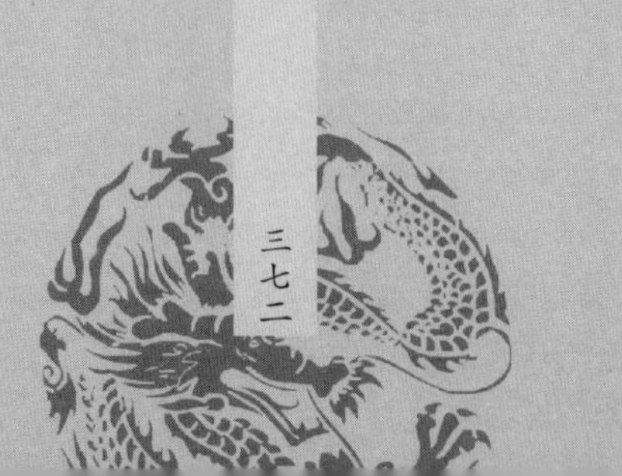

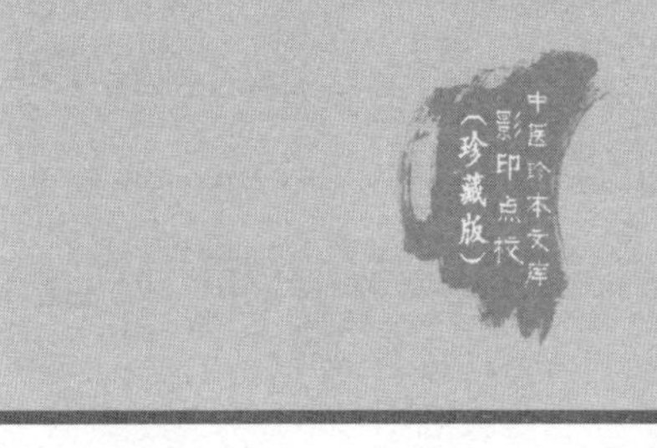

苇茎汤冲入韭叶上露水。

血虚有热，胃脘干燥，噎膈。辨诸年老体瘦枯。

江应宿

五汁汤。芦根汁、藕汁、甘蔗汁、牛羊乳、生姜汁，重汤煮温，不拘时徐服。

七情致病，气阻噎膈。证见吐逆不定，面黑目黄，日渐瘦损。忌油腻、鱼腥、粘滑等物。　王中阳

荜拨、麦芽、青皮、人参、苦桔梗、柴胡、白蔻、楠木香、高良姜、半夏曲，末服。

腹类

鬼交腹痞。　陈自明

太乙丹。

胃中蕴热，腹胀。辨身热，面赤，酷暑衣厚。

江应宿

琥珀抱龙丸，凉膈散，生蜜竹叶汤。

脾气虚寒，腹胀。辨诸饮食后即泻。　薛己

血虛有熱胃脘乾燥噎膈辨諸年老體瘦枯　江應宿

五汁湯蘆根汁藕汁甘蔗汁牛羊乳生薑汁重湯煮溫不拘時徐服

七情致病氣阻噎膈證見吐逆不定面黑目黃日漸瘦損忌油膩魚腥粘滑等物　王中陽

蓽撥麥芽青皮人參苦桔梗柴胡白蔻楠木香高良薑半夏麴末服

腹類

鬼交腹痞　陳自明

太乙丹

胃中蘊熱腹脹辨諸身熱面赤酷暑衣厚　江應宿

琥珀抱龍丸涼膈散生蜜竹葉湯

脾氣虛寒腹脹辨諸飲食後即瀉　薛己

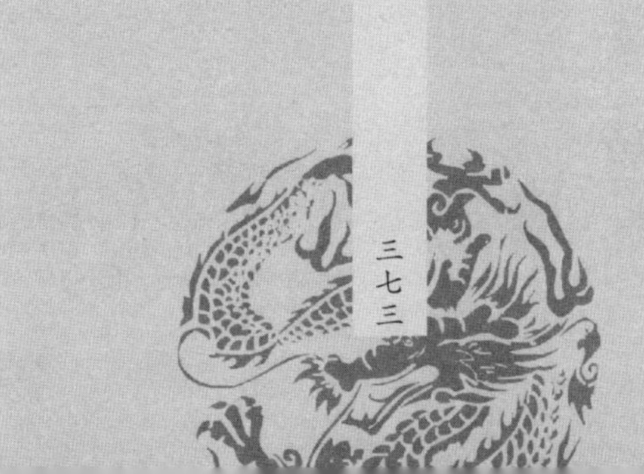

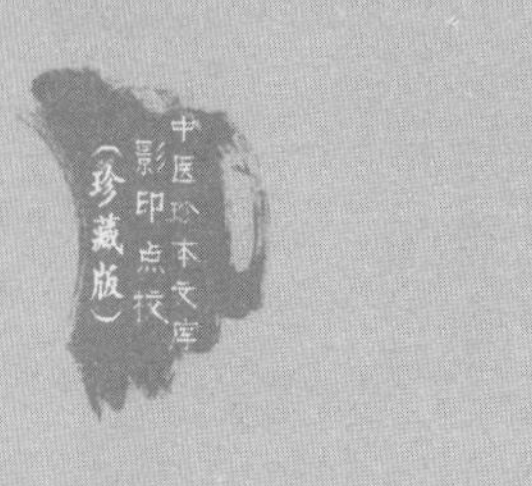

先用人參理中湯後用六君子湯 上方參朮薑草下方參朮苓草橘半

濕熱生蟲腹脹 辨諸脈洪而大飲食如常 漏名

石榴皮椿東行根檳榔

脾胃陽衰腹脹 辨諸脈滯食少泄瀉 尤在涇

乾姜益智仁半夏厚朴神麯檳榔川椒茯苓

熱結氣閉腹脹 漏名

厚朴杏仁滑石黃芩大腹皮茯苓皮木通

陰虛熱盛腹脹 辨諸形瘦脈數舌乾紅 王孟英

原案無方但云以極苦泄熱微辛通絡法治之

胃氣失降濁氣在上腹脹 辨諸食入作飽 林珮琴

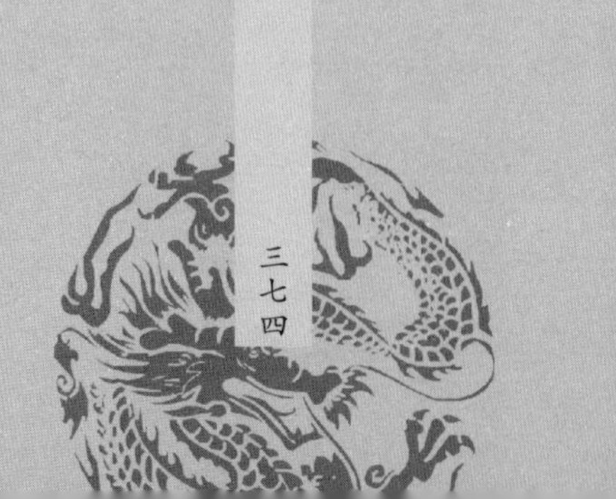

先用人参理中汤，后用六君子汤。上方参、术、姜、草。下方参、术、苓、草、橘、半。

湿热生虫，腹胀。辨诸脉洪而大，饮食如常。 漏名

石榴皮、椿东行根、槟榔。

脾胃阳衰，腹胀。辨诸脉滞，食少泄泻。 尤在泾

干姜、益智仁、半夏、厚朴、神曲、槟榔、川椒、茯苓。

热结气闭，腹胀。 漏名

厚朴、杏仁、滑石、黄芩、大腹皮、茯苓皮、木通。

阴虚热盛，腹胀。辨诸形瘦，脉数，舌干红。

王孟英

原案无方，但云以极苦泄热，微辛通络法治之。

胃气失降，浊气在上，腹胀。辨诸食入作饱。

林佩琴

半夏、砂仁、枳壳、益智仁、韭子、茯苓、陈皮、萎皮、谷芽、杜仲、煨姜。

暑邪误截，里湿不行，暑湿交滞，腹忽胀。雷少逸

原方失录。

肝伤脾困，清阳不升，浊阴不降，壅滞腹胀。辨诸性躁多怒，胁现青筋，脐突。

李修之

苍白术、白芍、广皮、香附、茯苓、肉桂、木香、生姜皮。

肝郁不达，单腹胀。辨诸脉弦数，筋青脐突。

徐澹安

逍遥散加黄连、腹皮、陈皮、麦仁、米仁，雪羹代水。上方归、芍、术、苓、柴、薄、栀、草、丹皮。下方蜇、荠。

疮毒内陷，腹胀大。证兼溺短，便溏，食减，失治能成臌。徐澹安

川连、川朴、柴胡、腹皮、砂仁、桂枝、米仁、椒目、赤苓、陈皮。

有孕郁怒，腹暴胀大。辨诸脉弦滑，病暴起，知非渐加之。血蛊又溺畅，知非水。

顾晓澜

苏梗、条芩、香附、大腹皮、砂仁、枳壳、鲜小卷、荷叶连蒂。

砒毒，腹胀欲裂。证兼大渴。漏名

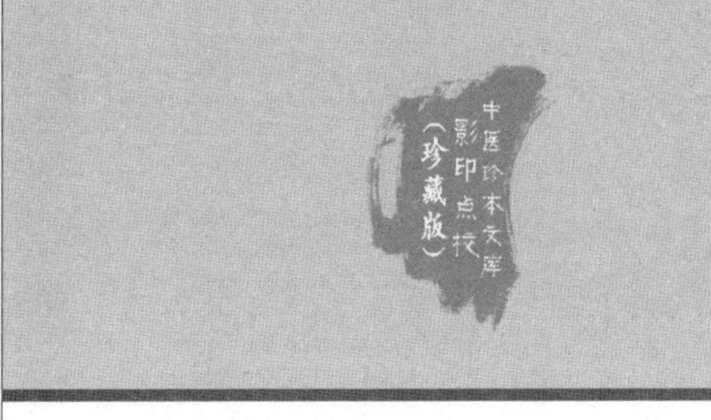

原方失錄

肝傷脾困淸陽不升濁陰不降壅滯腹脹 辨諸性躁多怒脇現青筋臍突 李修之

蒼白朮白芍廣皮香附茯苓肉桂木香生薑皮

肝鬱不達單腹脹 辨諸脈弦數筋青臍突 徐澹安

逍遙散加黃連腹皮陳皮麥仁米仁雪羹代水 上方歸芍朮苓柴薄梔草丹皮下方蜇薺

瘡毒內陷腹脹大 證兼溺短便溏食減失治能成臌 徐澹安

川連川朴柴胡腹皮砂仁桂枝米仁椒目赤苓陳皮

有孕鬱怒腹暴脹大 辨諸脈弦滑病暴起知非漸加之血蠱又溺暢知非水 顧曉瀾

蘇梗條苓香附大腹皮砂仁枳殼鮮小捲荷葉連蒂

砒毒腹脹欲裂 證兼大渴 漏名

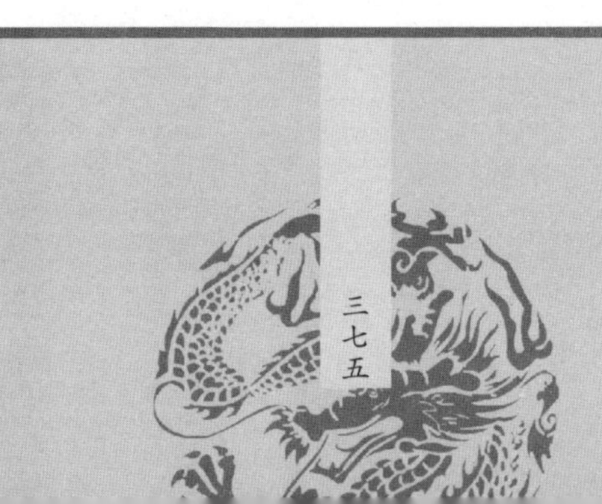

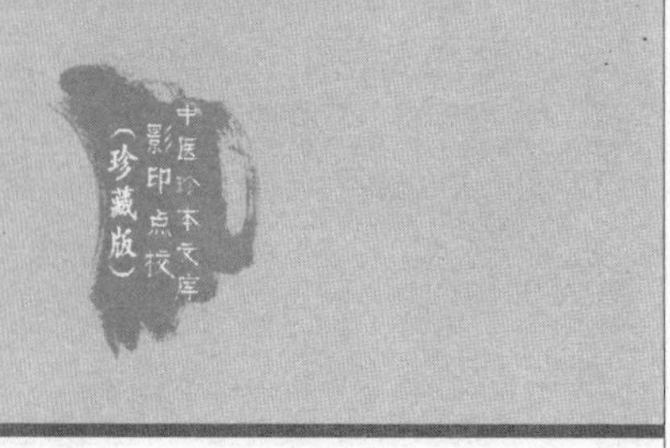

白藊豆生研爲末

實氣塡塞腹脹如鼓 辨諸由不如意事得病甚暴腹有筋綻脈弦急面青 周小農

半朴茯苓楝延香附蘇梗橘葉絡青陳皮腹皮木蝴蝶路路通

積阻不通腹脹滿如鼓 辨諸病由患瀉進塞瀉止不便而起按腹塊壘不平證見寒熱 周小農

神麴查炭茯苓陳皮連翹萊菔子使君黑梔枳實大腹皮豆卷

外用梔子皮硝萊菔子研末調入雞蛋白酒糟麵粉敷臍上布紮

中宮痞塞陰陽格絕脘腹脹如亞腰葫蘆上至心下連小腹 王旭高

附子川連川朴大黃

中氣不足腹脹滿作聲 辨諸脈沈弱右關更微喜暖畏涼知小便黃赤爲氣不施化嘔吐爲胃寒非熱症 沈明生

六君子湯加炮薑益智仁 參朮苓草橘半

胃氣虛寒濁陰上擾腹滿 辨諸大便後加脹 張路玉

白藊豆，生研为末。

实气填塞，腹胀如鼓。辨诸由不如意事，得病甚暴，腹有筋绽，脉弦急面青。

周小农

半、朴、茯苓、楝、延、香附、苏梗、橘叶络、青陈皮、腹皮、木蝴蝶、路路通。

积阻不通，腹胀满如鼓。辨诸病由患泻，进塞泻止，不便而起，按腹块垒不平，证见寒热。　周小农

神曲、查（楂）炭、茯苓、陈皮、连翘、莱菔子、使君、黑栀、枳实、大腹皮、豆卷。

外用栀子、皮硝、莱菔子，研末，调入鸡蛋白、酒糟、面粉，敷脐上，布扎。

中宫痞塞，阴阳格绝，脘腹胀如亚腰葫芦，上至心，下连小腹。　王旭高

附子、川连、川朴、大黄。

中气不足，腹胀满作声。辨诸脉沈弱，右关更微，喜暖畏凉，知小便黄赤为气不施化，呕吐为胃寒，非热症。

沈明生

六君子汤加炮姜、益智仁。参、术、苓、草、橘、半。

胃气虚寒，浊阴上扰，腹满。辨诸大便后加胀急，得热饮则觉适。　张路玉

六君子汤加归芍。见上条。

气滞大腹，右腹大有形。证见食入作胀。　　尤在泾

白术、茯苓、广陈皮、生香附汁、三棱、厚朴、草果、山查（楂）。

蛲瘕腹大。辨诸腹上肤黄粗。　　淳于意

一味芫花。

【按】此药太峻，慎用。

思女怪乘梦交，左腹积大。辨诸年已三九，经期素准，脉半晌必高跃搏指。

王鞠仁

柴胡、丹皮、金铃子、延胡、广郁金、桃仁、归尾、赤芍、旋覆花。

中下阳虚，阴气凝结，腹胀如鼓。辨诸脉迟涩，肤黯，气从少腹上冲。余听鸿

东洋参、白术、鹿胶、附、桂、茴香、巴戟、苁蓉、枸杞、兔丝、姜、枣。

血虚，气无所附丽，腹膨。辨诸木火体质，脉细数不和。　　何鸿舫

生芪、归身、生地、白芍、腹皮、青皮、骨皮、鲜竹茹。

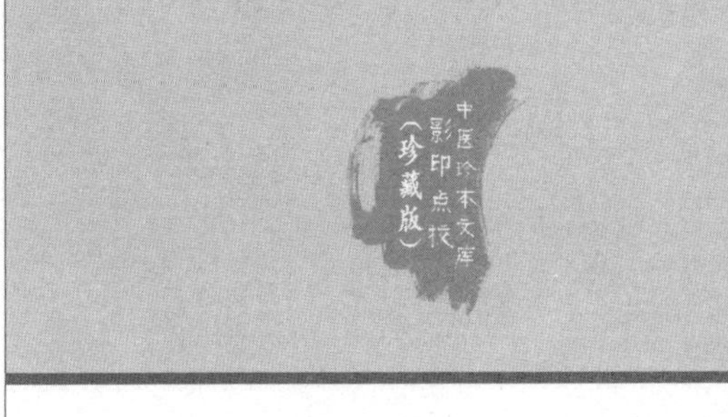

氣滯大腹右腹大有形 證見食入作脹　　尤在涇

白朮茯苓廣陳皮生香附汁三稜厚朴草果山查

蟯瘕腹大 辨諸腹上膚黃粗　　淳于意

一味芫花 按此藥太峻慎用

思女怪乘夢交左腹積大 辨諸年已三九經期素準脈半晌必高躍搏指　　王鞠仁

柴胡丹皮金鈴子延胡廣鬱金桃仁歸尾赤芍旋覆花

中下陽虛陰氣凝結腹脹如鼓 辨諸脈遲澀膚黯氣從少腹上衝　　余聽鴻

東洋參白朮鹿膠附桂茴香巴戟蓯蓉枸杞兔絲薑棗

血虛氣無所附麗腹膨 辨諸木火體質脈細數不和　　何鴻舫

生芪歸身生地白芍腹皮青皮骨皮鮮竹茹

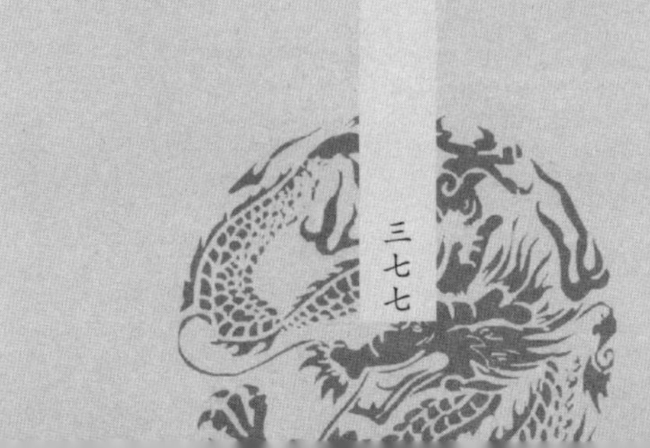

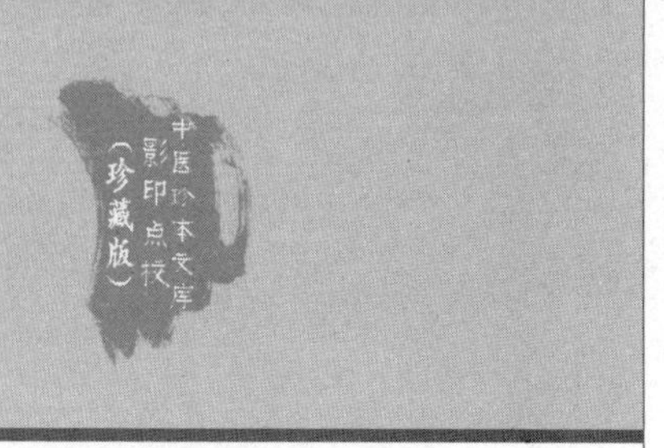

熱物食傷腹痛 辨諸口乾唇舌焦黑 滑伯仁

牽牛大黃清快藥爲丸

表邪下陷腹痛 辨諸在發熱未得汗解證兼便溏 曹仁伯

小柴胡湯加白芍木香澤瀉茯苓 參草柴芍苓半薑棗

寒中太陰腹痛 辨諸脈沈遲舌根苔白 雷少逸

豆蔻砂仁吳茱萸烏藥木香未效再用甘熱却寒法加肉桂白芍

多食酸甘汛阻腹痛 辨諸神色如常不吐瀉知非急痧中惡又脈澀苔膩黃月事應至未至 王孟英

桃仁紅花生蒲黃靈脂海蛇香附延胡芍藥蘆菔湯煎吞龍薈丸

肝陽上升犯胃腹痛 辨諸病由忿怒脈弦數左溢口苦而渴證見便閉不飢 王孟英

雪羹梔楝旋絳元胡丹皮茹貝下左金丸 上方蜇薺下方連萸

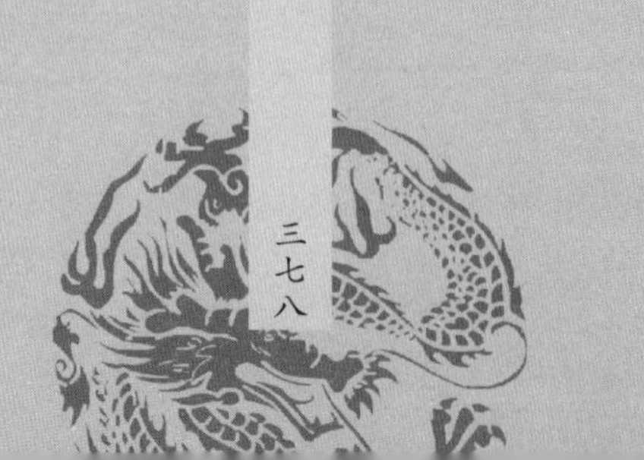

热物食伤，腹痛。辨诸口干，唇舌焦黑。 滑伯仁

牵牛、大黄，清快药为丸。

表邪下陷，腹痛。辨诸在发热未得汗解，证兼便溏。 曹仁伯

小柴胡汤加白芍、木香、泽泻、茯苓。参、草、柴、芍、苓、半、姜、枣。

寒中太阴，腹痛。辨诸脉沈迟，舌根苔白。 雷少逸

豆蔻、砂仁、吴茱萸、乌药、木香，未效，再用甘热却寒法，加肉桂、白芍。

多食酸甘汛阻，腹痛。辨诸神色如常，不吐泻，知非急痧中恶。又脉涩，苔腻黄，月事应至未至。 王孟英

桃仁、红花、生蒲黄、灵脂、海蜇、香附、延胡、芍药，芦菔汤煎，吞龙荟丸。

肝阳上升犯胃，腹痛。辨诸病由忿怒，脉弦数，左溢，口苦而渴，证见便闭不饥。 王孟英

雪羹、栀、楝、旋、绛、元胡、丹皮、茹、贝，下左金丸。上方蜇荠，下方连、萸。

多啖生冷，积滞不化，腹痛。证见吐下不得，辨诸问而知之。 陆祖愚

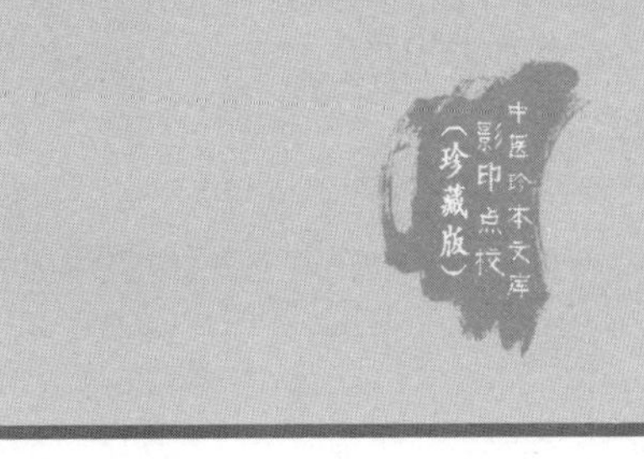

先投滚痰丸，后投橘皮半夏汤，四君子汤。

肝病，腹左气攻，胀痛，上至脘下及小腹。证兼呕逆。　　曹仁伯

当归四逆汤合二陈汤、吴仙散。上方归、芍、桂、草、细辛、通草、枣。中方橘、半、苓、草、姜。

冷物食积，腹坚大胀痛。辨诸服温补药加重，脉鼓指有力。　　孙文垣

积块丸。

食积腹痛。辨诸得食则痛　　李士材

四君子汤。

虫症腹痛。揉之如有大小块　　龚子材

安虫丸，三黄解毒丸，不效，继用苦楝根汤，不使之知，与之食。

冷物食伤，腹痛。辨自觉腹中冷。　　罗谦甫

原案云：服和中养气之药。

肝病腹左氣攻脹痛上至脘下及小腹 證兼嘔逆　　曹仁伯

當歸四逆湯合二陳湯吳仙散 上方歸芍桂草細辛通草棗中方橘半苓草薑

冷物食積腹堅大脹痛 辨諸服溫補藥加重脈鼓指有力　　孫文垣

積塊丸

食積腹痛 辨諸得食則痛　　李士材

四君子湯

蟲症腹痛 揉之如有大小塊　　龔子材

安蟲丸三黃解毒丸不效繼用苦楝根湯不使之知與之食

冷物食傷腹痛 辨諸自覺腹中冷　　羅謙甫

原案云服和中養氣之藥

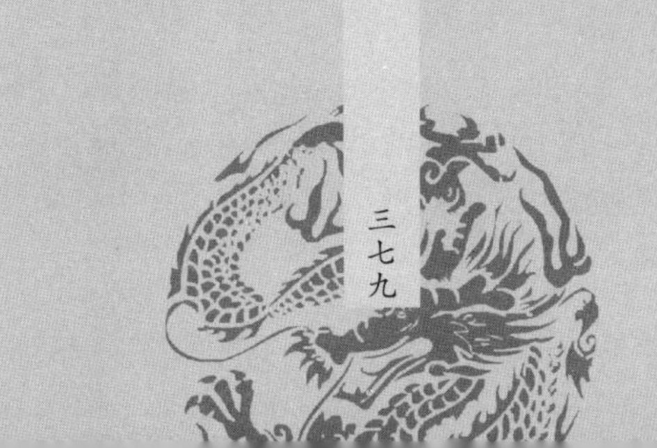

腸癰腹內隱痛 辨諸小便如淋皮膚錯縱脈滑數 薛立齋

廣東牛皮膠化送太乙膏

腸癰腹急而痛 辨諸痛病脈當沈細而今滑數 朱丹溪

雲母膏牛皮膠溶入酒中

產後敗瘀成小腸癰腹左堅痛 辨諸左足不能伸溲痛又辨諸脈洪數痛處熱知已成膿 魏步寬

大黃牡丹湯加蔞貝梔子竹茹扁蓄車前 大黃丹皮桃仁甜瓜子後下芒硝

產後血虛木鬱土傷腹痛年餘 證兼時作惡心時沃酸水 王旭高

白芍當歸炙草炮薑肉桂川椒南棗橘餅

暑濕挾積阻滯腸胃大腹驟滿時痛 辨諸大便粘膩色紅溺短脈沈而滑數 王旭高

橘紅白朮赤芍澤瀉豬苓大腹皮滑石木香砂仁川朴

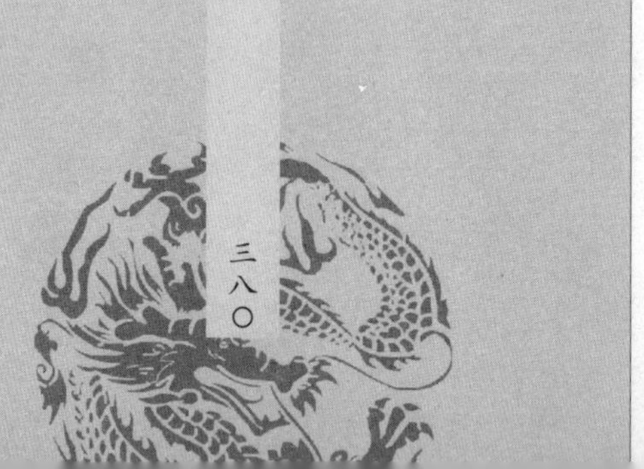

肠痈，腹内隐痛。辨诸小便如淋，皮肤错纵，脉滑数。 薛立斋

广东牛皮胶化送太乙膏。

肠痈，腹急而痛。辨诸痛病，脉当沈细，而今滑数。 朱丹溪

云母膏，牛皮胶，溶入酒中。

产后，败瘀成小肠痈，腹左坚痛。辨诸左足不能伸，溲痛。又辨诸脉洪数，痛处热，知已成脓。 魏步宽

大黄牡丹汤加蒌、贝、栀子、竹茹、扁蓄、车前。大黄、丹皮、桃仁、甜瓜子，后下芒硝。

产后血虚，木郁土伤，腹痛年余。证兼时作恶心，时沃酸水。 王旭高

白芍、当归、炙草、炮姜、肉桂、川椒、南枣、橘饼。

暑湿，挟积阻滞胃，大腹骤满时痛。辨诸大便粘腻，色红，溺短，脉沈而滑数。 王旭高

橘红、白术、赤芍、泽泻、猪苓、大腹皮、滑石、木香、砂仁、川朴。

肺热移于大肠，腹中热痛。辨诸在痧病后。 王旭高

抱一丸，后用归、芍、川芎、茯苓、豆蔻、陈皮、木香、木通。

遗传劳虫病，腹痛。辨诸口吐涎水。　　万密斋

原方失录。

脾虚，受湿，健运失常，腹痛。辨诸面浮跗肿，食减欲呕。　　尤在泾

茅术、茯苓、广皮、桑皮、木通、厚朴、泽泻、半夏、猪苓。

寒体气褢，食积腹痛。辨诸食时生怒起病，头汗，夜热昼凉，额腹热甚，脉沈而无力。　　易思兰

紫霜丸，后用平胃合二陈汤。又补中益气汤。

寒久化热，火郁腹痛。辨诸食蟹得病，温中无效，脉沈数，其痛作止不常，知非绵绵无间之寒痛，证兼四肢厥冷。　　李修之

四逆散加酒炒黄连。柴胡、枳实、白芍、甘草。

阳气为阴寒所遏，欲升不得，腹痛。辨诸甚于黎明时。　　王旭高

原方失录。

遺傳勞蟲病腹痛 辨諸口吐涎水　　萬密齋

原方失錄

脾虛受濕健運失常腹痛 辨諸面浮跗腫食減欲嘔　　尤在涇

茅朮茯苓廣皮桑皮木通厚朴澤瀉半夏豬苓

寒體氣褢食積腹痛 辨諸食時生怒起病頭汗夜熱晝涼額腹熱甚脈沈而無力　　易思蘭

紫霜丸後用平胃合二陳湯又補中益氣湯

寒久化熱火鬱腹痛 辨諸食蟹得病溫中無效脈沈數其痛作止不常知非綿綿無間之寒痛證象四肢厥冷　　李修之

四逆散加酒炒黃連 柴胡枳實白芍甘草

陽氣爲陰寒所遏欲升不得腹痛 辨諸甚於黎明時　　王旭高

原方失錄

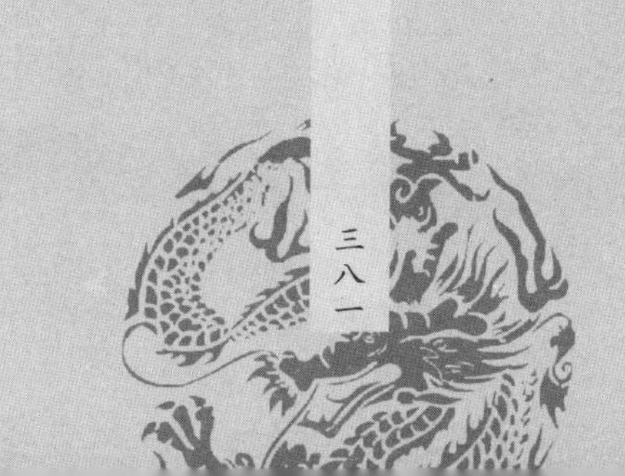

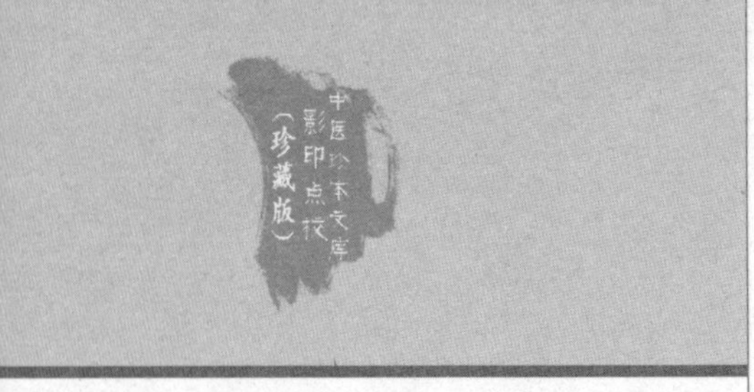

鬱熱成鼓腹膨 辨諸口乾溺赤中空外繃食入不加脹 林珮琴

山梔大腹皮黃柏知母生地麥冬丹皮赤苓冬瓜皮車前子

火酒傷胃腹脹痛 證兼大便艱澀 張飛疇

枳實導滯湯去黃芩白芍加葛根 枳實白朮黃芩茯苓黃連澤瀉神麴生薑大黃

脾虛不消食腹脹痛 辨諸曾傷食下之乃愈而又傷食 萬密齋

原案云食傷宜消導脾虛宜補之

脾氣弱傷食腹脹痛 辨諸面黃寸關無力右氣口洪盛法宜補瀉兼施 虞恆德

先用補中益氣湯繼用枳實導滯丸 上方載身類陽虛條下方見前隔一條

血虛絡空肝氣乘之脘腹脹痛難按 辨諸數失血後脈虛弦舌乾紋裂平素肝氣旺時痙厥 周小農

鹽煅牡蠣茯神麥冬沙苑木瓜四製附烏梅洋參吉參鬚

郁热成鼓，腹膨。辨诸口干溺赤，中空外绷，食入不加胀。林佩琴

山栀、大腹皮、黄柏、知母、生地、麦冬、丹皮、赤苓、冬瓜皮、车前子。

火酒伤胃，腹胀痛。证兼大便艰涩 张飞畴

枳实导滞汤去黄芩、白芍，加葛根。枳实、白术、黄芩、茯苓、黄连、泽泻、神曲、生姜、大黄。

脾虚不消食，腹胀痛。辨诸曾伤食，下之乃愈，而又伤食。万密斋

原案云：食伤宜消导，脾虚宜补之。

脾气弱，伤食，腹胀痛。辨诸面黄，寸关无力，右气口洪盛，法宜补泻兼施。

虞恒德

先用补中益气汤，继用枳实导滞丸。上方载身类阳虚条下，方见前隔一条。

血虚络空，肝气乘之，脘腹胀痛难按。辨诸数失血后，脉虚弦，舌干纹裂，平素肝气旺时，痉厥。周小农

盐煅牡蛎、茯神、麦冬、沙苑、木瓜，四制附、乌梅、洋参、吉参须。

臭痰积中，满腹攻痛。辨诸壅，吐冷涎后痛即止。每日一作。王中阳

良姜、桔梗、川连、通草、滑石、黑栀、查（楂）炭、砂仁、焦曲。

肝胃不和，湿热生虫，腹热而痛。辨诸时作时止。

曹仁伯

乌梅丸加青皮、白芍、金铃子。方载前阴类小儿胎疝条。

肝脾气血两亏损，腹块攻痛。辨诸肌瘦，食无味，哺热恶寒。　　薛立斋

八珍汤，消遥散，归脾汤。

气少血多，腹块动痛。辨诸脉左大于右二倍，法宜益气，佐以化瘀。　　陆养愚

人参、白芍、陈皮、干姜、大枣、消痞丸。

火衰土弱，腹块攻心。辨诸泄泻不食，脉细，似有似无。　　冯楚瞻

熟地、白术、炮姜、熟附、五味子。

血瘕，腹下坚块如石。辨诸经有紫黑血块，玉户肿。

孙文垣

原方失录。

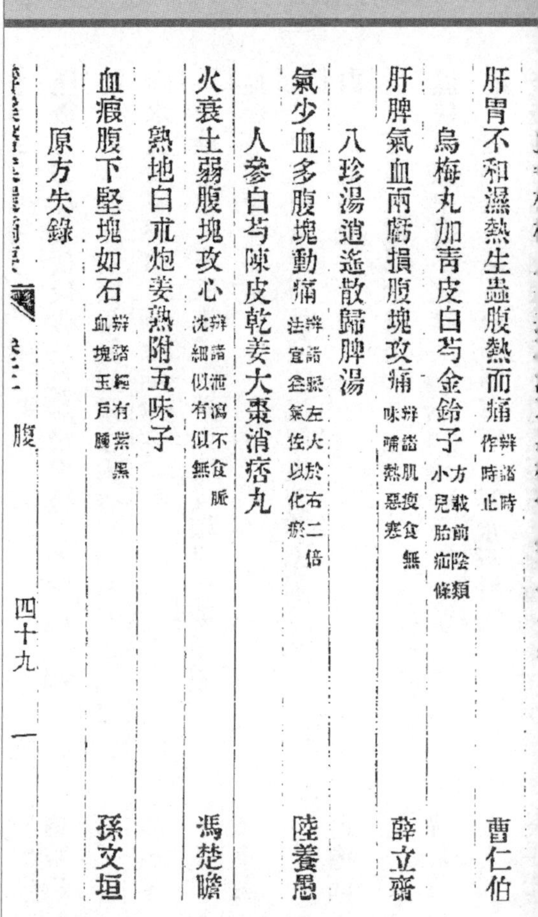

肝胃不和濕熱生蟲腹熱而痛 辨諸時作時止　曹仁伯

烏梅丸加青皮白芍金鈴子 方載前陰類小兒胎疝條

肝脾氣血兩虧損腹塊攻痛 辨諸肌瘦食無味哺熱惡寒　薛立齋

八珍湯逍遙散歸脾湯

氣少血多腹塊動痛 辨諸脈左大於右二倍法宜益氣佐以化瘀　陸養愚

人參白芍陳皮乾姜大棗消痞丸

火衰土弱腹塊攻心 辨諸泄瀉不食脈沈細似有似無　馮楚瞻

熟地白朮炮姜熟附五味子

血瘕腹下堅塊如石 辨諸經有紫黑血塊玉戶腫　孫文垣

原方失錄

腹　四十九

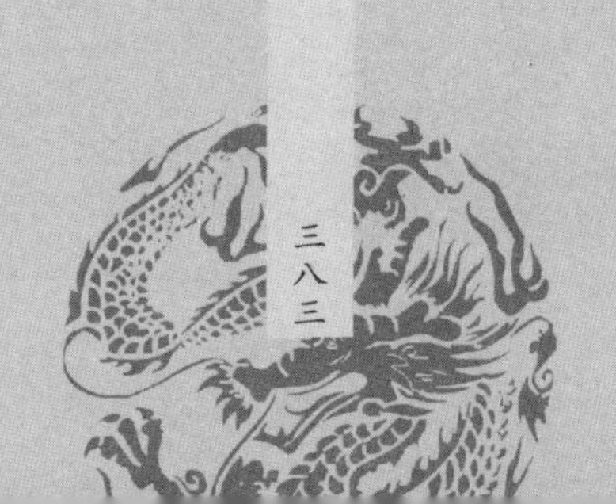

產後血虧肝葉橫硬腹左忽然增塊區大如掌 法宜滋水清肝 楊乘六

滋水清肝飲繼用歸脾湯去木香加白芍丹皮山梔

陰水腹大腫鞕如石 辨諸脈緩肢冷囊腫 林珮琴

桂心附子牛膝車前茯苓大腹皮椒目乾姜山藥

血虛有熱腹生小疽 李東垣

白朮川芎赤芍連翹防風陳皮黄芩木通甘草

內癰臍尖凸 忌刺 呂滄洲

透膿散繼以十奇湯

濕熱內壅中虛不化臍突 辨諸足跗浮腫大便溏泄 曹仁伯

桂心茯苓豬苓白芍澤瀉石膏寒水石滑石

產後敗血結于胞門半身下忽腫脹臍突 辨諸先經斷而 吳孚先

产后血亏，肝叶横硬，腹左忽然增块，匾大如掌。法宜滋水清肝　　杨乘六

滋水清肝饮，继用归脾汤，去木香，加白芍、丹皮、山栀。

阴水腹大，肿鞕如石。辨诸脉缓肢冷，囊肿。

林佩琴

桂心、附子、牛膝、车前、茯苓、大腹皮、椒目、干姜、山药。

血虚有热，腹生小疽。

李东垣

白术、川芎、赤芍、连翘、防风、陈皮、黄芩、木通、甘草。

内痈，脐尖凸。忌刺。

吕沧洲

透脓散，继以十奇汤。

湿热内壅，中虚不化，脐突。辨诸足跗浮肿，大便溏泄。　　曹仁伯

桂心、茯苓、猪苓、白芍、泽泻、石膏、寒水石、滑石。

产后败血结于胞门，半身下忽肿胀，脐突。辨诸先经断而肿胀，此名血分。

吴孚先

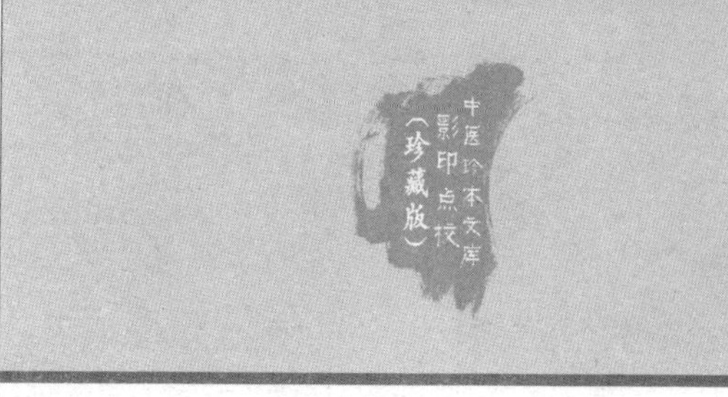

姜桂行瘀之剂。

血虚不能敛气，气滞腹大，脐突。辨诸素体经期落后。曹仁伯

逍遥散，鸡金散加香附。

食积成痞，腹大脐不敛。辨诸详询起病之初，由多食滞气物，逐渐而来。周小农

使君、川楝、腹皮、查（楂）炭、茯苓、砂仁、鸡内金、苡仁、范志曲、莱菔子、麦芽。

肺浊，气滞溺闭，横行腹中，小肠突出脐外数寸。证见茎长八九寸，绞折光亮。喻嘉言

黄芩、阿胶。

元阳虚衰，脐平。辨诸脉滞下泄。曹仁伯

附子理中汤合四神丸、来复丹。

血痹，当脐跳动。辨诸素有肝气结瘕，口干肠燥。王旭高

党参、茯神、枣仁、乳香、没药、桃仁、当归、川贝、香附、地鳖虫、白蜜。

血虛不能歛氣氣滯腹大臍突 辨諸素體經期落後 曹仁伯

逍遥散雞金散加香附

食積成痞腹大臍不斂 辨諸詳詢起病之初由多食滯氣物逐漸而來 周小農

使君川楝腹皮查炭茯苓砂仁雞內金苡仁范志麯萊菔子麥芽

肺濁氣滯溺閉橫行腹中小腸突出臍外數寸 證見莖長八九寸絞摺光亮 喻嘉言

黃芩阿膠

元陽虛衰臍平 辨諸脈滯下泄 曹仁伯

附子理中湯合四神丸來復丹

血痺當臍跳動 辨諸素有肝氣結瘕口乾腸燥 王旭高

黨參茯神棗仁乳香沒藥桃仁當歸川貝香附地鼈虫白蜜

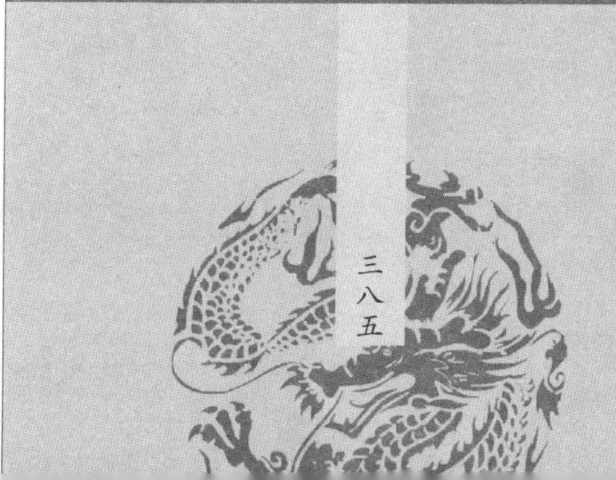

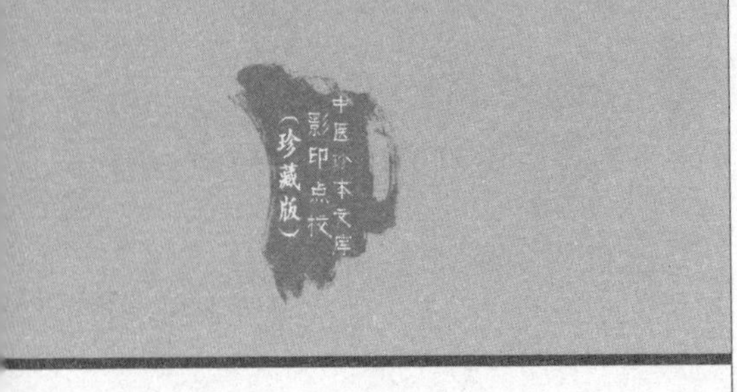

精血虛當臍動氣攻築 辨諸失血遺精後身無力言微食減脈芤 曹仁伯

杞子熟地查炭芡實石蓮子當歸茯苓金櫻子

虛體有孕不長如痞臍間策策動 辨諸飲食如常知非病 徐悔堂

原案無方

任脈虛臍中滋水常流 此名臍漏怯症之萌也 漏名

原方失錄

濕邪臍中水出作蟲行狀 證兼着身作痒 漏名

蒼朮沐浴服蒼朮麝香

腎虛而有濕熱臍中時流腥臭濕液 尤在涇

六味丸去山藥加黃柏萆薢女貞子車前子 地萸苓藥丹瀉

此症誤用溫補劫傷真陰已脈象弦細 王孟英

精血虚，当脐动气攻筑。辨诸失血遗精后，身无力，言微食减，脉芤。　曹仁伯

杞子、熟地、查（楂）炭、芡实、石莲子、当归、茯苓、金樱子。

虚体，有孕不长如痞，脐间策策动。辨诸饮食如常，知非病。　徐悔堂

原案无方。

任脉虚，脐中滋水常流。此名脐漏怯症之萌也。　漏名

原方失录。

湿邪，脐中水出作虫行状。证兼着身作痒。　漏名

苍术沐浴，服苍术、麝香。

肾虚而有湿热，脐中时流腥臭湿液。　尤在泾

六味丸去山药，加黄柏、萆薢、女贞子、车前子。地、萸、苓、药、丹、泻。

湿热积于小肠，脐间出脓。此症误用温补，劫伤真阴已，脉象弦细数，舌绛大渴，湿从燥化，故照燥热治。

王孟英

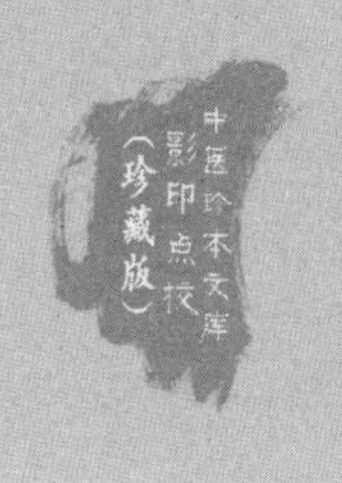

甘露饮加洋参、花粉、贝母、杏仁、冬瓜子。二地、二冬、斛、草、枳、茵、枇、苓。

肾虚当脐，切痛。辨诸脉沈弱　　李士材

八味丸料，煎饮。桂、附、地、萸、苓、药、丹、泻。

肠痈，当脐急痛，辨发热恶寒。　江应宿

五香连翘汤，瓜蒌散，不效，服制云母膏，愈。

中虚伏热，当脐胀痛。辨诸按之轻，得食减，舌苔左黄右剥，质淡红。曹仁伯

治中汤加川连、雪羹。

中虚阳弱，寒积内停，当脐作痛，后连及腰。辨诸脉迟，喜食甜。　王旭高

四君子汤去甘草，加肉桂、附子、木香、乌药、苁蓉、元明粉。参、术、苓、草。

寒痰凝积，脐上有块，攻心连胁作痛。伏梁也。

王旭高

当归、半夏、瓦楞子、香附、丹参、茯神、陈皮、木香、川楝子、延胡、砂仁。

腎虛當臍切痛辨諸脈沈弱　李士材

八味丸料煎飲桂附地萸苓藥丹瀉

腸癰當臍急痛辨發熱惡寒　江應宿

五香連翹湯瓜蔞散不效服製雲母膏愈

中虛伏熱當臍脹痛辨諸按之輕得食減舌苔左黃右剝質淡紅　曹仁伯

治中湯加川連雪羹

中虛陽弱寒積內停當臍作痛後連及腰辨諸脈遲喜食甜　王旭高

四君子湯去甘草加肉桂附子木香烏藥蓯蓉元明粉參朮苓草

寒痰凝積臍上有塊攻心連脇作痛伏梁也　王旭高

當歸半夏瓦楞子香附丹參茯神陳皮木香川楝子延胡砂仁

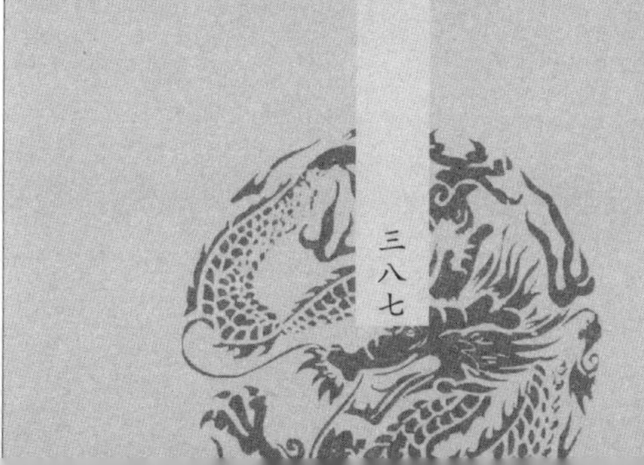

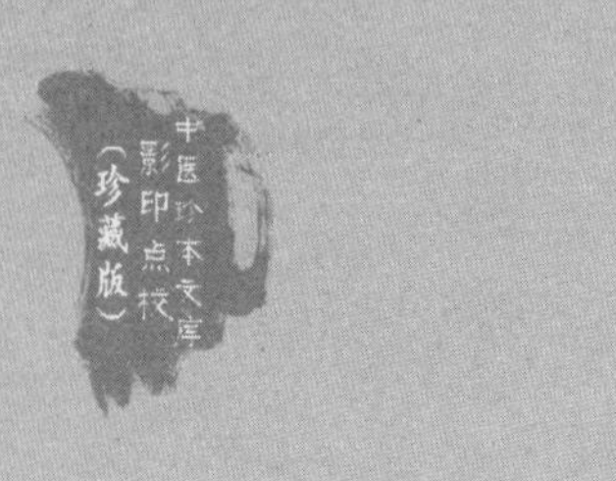

臨產寒入產門臍下脹滿　辨諸寒月生產　陸嚴

飲羊肉湯

肝腎動氣臍下硬起　辨諸誤下誤消後腹不拒按而跳動知非宿垢　魏玉横

熟地肉蓯蓉杞子麥冬當歸

氣虛氣從臍下冲上　辨諸形肥食少精神倦知非陰火　汪石山

人參黃耆白朮白芍歸身熟地黃柏甘陳

痰結於胃清陽之氣不得升臍下動氣振心　辨諸脈細左關弦硬舌苔滿白　馬培之

十味溫膽湯　人參熟地棗仁甘草茯苓遠志枳實竹茹陳皮半夏

胃府積滯氣不流行臍下覺冷欲熨　並非真冷勿誤認寒症　王孟英

原案無方　按去其積滯冷氣自除

相火逼陰於外臍下至尻臀皆冷　證兼精滑脚痿辨諸陰汗臊臭　李東垣

临产寒入产门，脐下胀痛。辨诸寒月生产。　陆岩

饮羊肉汤。

肝肾动气，脐下硬起。辨诸误下误消后，腹不拒按而跳动，知非宿垢。　魏玉横

熟地、肉苁蓉、杞子、麦冬、当归。

气虚，气从脐下冲上。辨诸形肥食少，精神倦，知非阴火。　汪石山

人参、黄耆、白术、白芍、归身、熟地、黄柏、甘、陈。

痰结于胃，清阳之气不得升，脐下动气振心。辨诸脉细，左关弦硬，舌苔满白。　马培之

十味温胆汤。人参、熟地、枣仁、甘草、茯苓、远志、枳实、竹茹、陈皮、半夏。

胃府积滞，气不流行，脐下觉冷，欲熨。并非真冷，勿误认寒症。　王孟英

原案无方。

【按】去其积滞，冷气自除。

相火逼阴于外，脐下至尻臀皆冷。证兼精滑，脚痿。辨诸阴汗臊臭，脉沈数有力，知非寒症。　李东垣

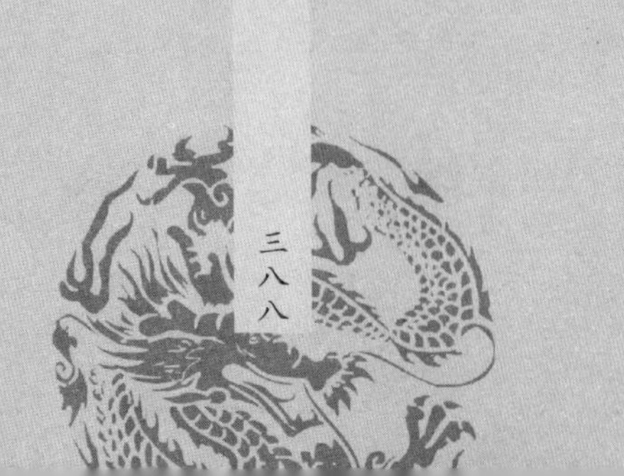

滋肾丸、黄耆、知母、肉桂。黄柏、知母、肉桂。

二便内阻不通，脐下暴痛。辨诸问及舌苔后半黄。 王汉皋

开水泡大黄先服，再用白芍、厚朴、枳壳、神曲、山查（楂）、乌药、车前。

瘀血内阻，脐下板硬痛。 王汉皋

归、芍、桃仁，外用葱炒熨，候瘀下，日服何首乌。

产后，瘀因寒凝，脐下阵痛。辨诸天气严寒，恶露未畅。 张仲华

肉桂、细辛，研末为丸。

热结，脐下积块。辨诸扪之热，自言前后二阴热痛。 尤在泾

龙荟丸。

中虚，脐下有块移动。证见腹鸣，下气乃已，既而又鸣。辨诸食少。 漏名

理中汤加茯苓、枳实，又吞厚朴红豆蔻丸。参、术、姜、草。

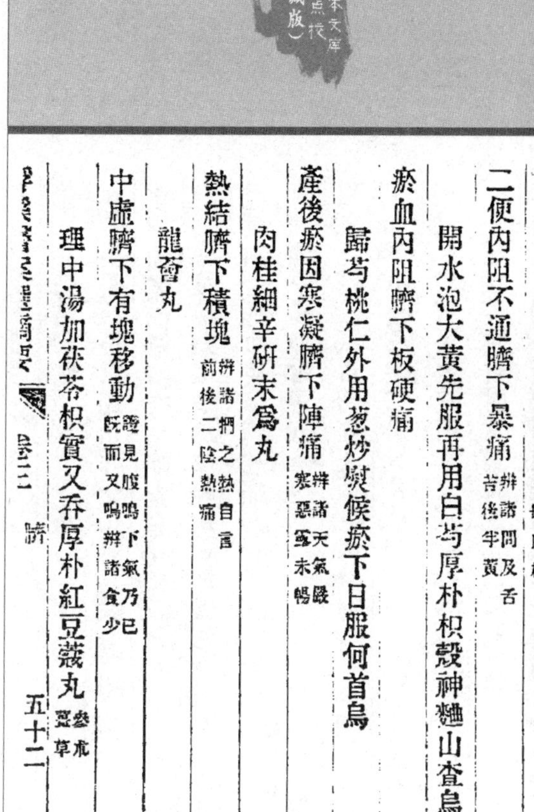

滋腎丸黄耆知母肉桂 母肉桂

二便內阻不通臍下暴痛 辨諸問及舌苔後半黄 王漢臯

開水泡大黄先服再用白芍厚朴枳殼神麯山查烏藥車前

瘀血內阻臍下板硬痛 王漢臯

歸芍桃仁外用葱炒熨候瘀下日服何首烏

產後瘀因寒凝臍下陣痛 辨諸天氣嚴寒惡露未暢 張仲華

肉桂細辛研末爲丸

熱結臍下積塊 辨諸捫之熱自言前後二陰熱痛 尤在涇

龍薈丸

中虛臍下有塊移動 證見腹鳴下氣乃已既而又鳴辨諸食少 漏名

理中湯加茯苓枳實又吞厚朴紅豆蔻丸 參朮薑草

卷二 臍 五十二

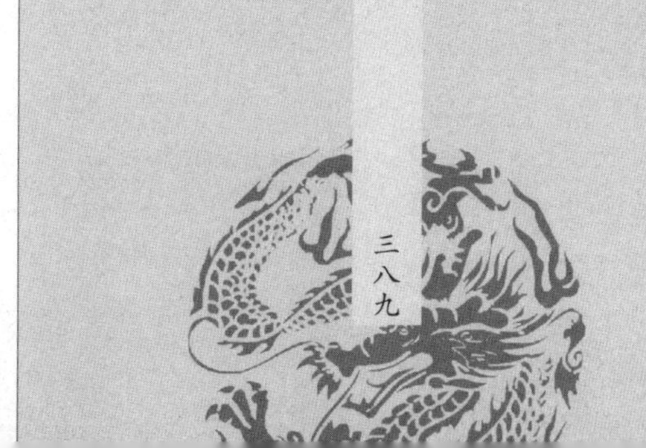

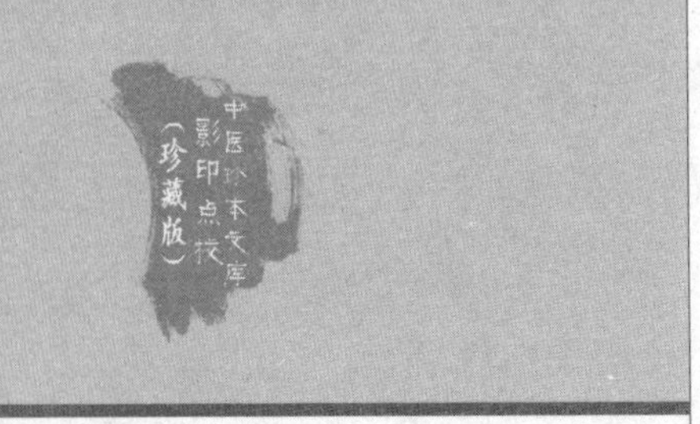

瘀寒相搏結瘕臍下脹大下墜　曹仁伯

吳萸茯苓當歸川楝子橘紅烏藥香附查肉

痰濕因氣而滯臍旁結硬成痞證兼胸痞不飢噯氣作嘔　馬培之

旋覆烏藥薑半夏檳榔枳殼青皮乾薑白芥茯苓瓦楞荸薺海蜇

虛證臍旁連少腹氣塊按痛辨諸毛瘁肉脫雖拒按而非實症　喻嘉言

理中湯加附子見數條前

相火旺侵晨氣自臍左上衝辨諸胸中熱舌尖辣面色紅粘痰灰黑色　王旭高

黃柏桂心砂仁蛤殼甘草知母茯苓川連元精石

瘀凝氣滯臍下偏左有塊攻痛辨諸經事不來　王旭高

三稜莪朮香附當歸神麴查肉延胡砂仁

產後瘀流腸外盲膜間成痈臍右結塊作痛辨諸拒按脈洪數　朱丹溪

瘀寒相搏结瘕，脐下胀大下坠。　曹仁伯

吴萸、茯苓、当归、川楝子、橘红、乌药、香附、查（楂）肉。

痰湿，因气而滞，脐旁结硬成痞。证兼胸痞，不饥嗳气，作呕。　马培之

旋覆、乌药、姜半夏、槟榔、枳壳、青皮、干姜、白芥、茯苓、瓦楞、荸荠、海蜇。

虚证，脐旁连少腹气块，按痛。辨诸毛瘁肉脱，虽拒按而非实症。　喻嘉言

理中汤加附子。见数条前。

相火旺，侵晨气自脐左上冲。辨诸胸中热，舌尖辣，面色红，粘痰灰黑色。

王旭高

黄柏、桂心、砂仁、蛤壳、甘草、知母、茯苓、川连、元精石。

瘀凝气滞，脐下偏左有块，攻痛。辨诸经事不来。

王旭高

三棱、莪术、香附、当归、神曲、查（楂）肉、延胡、砂仁。

产后，瘀流肠外盲膜间成痈，脐右结块作痛。辨诸拒按，脉洪数。　朱丹溪

原案云：补气行结滞，又针之。

肝气小腹痛。辨诸与两胁同时作痛。　　曹仁伯

逍遥化肝煎。归、芍、术、苓、柴、薄、栀、草、丹、青、陈皮、栀[1]、泻、川贝。

积饮，小腹痛。辨诸吐痰，吐清水、绿水。　　吴桥

原案但云和中去湿。

血滞水渍，小腹痛。辨诸产后恶露不行，足肿面浮。

尤在泾

紫苑（菀）、茯苓、桃仁、牛膝、青皮、杏仁、山查（楂）、小川朴、延胡。

瘀溃为脓，小腹痛。辨诸脉洪数。　　薛立斋

瓜蒌仁汤，后用太乙膏。

湿热内犯肝经，少腹痛。辨诸呕吐，舌苔浊腻，口中干苦，溺赤。　　曹仁伯

旋覆花汤，三子养亲汤，金铃子散，乌梅丸。

---

①重复。

肝氣小腹痛辨諸與兩脇同時作痛　曹仁伯

逍遥化肝煎歸芍朮苓柴薄梔草丹青陳皮梔瀉川貝

積飲小腹痛辨諸吐痰吐清水綠水　吳　橋

原案但云和中去濕

血滯水漬小腹痛辨諸產後惡露不行足腫面浮　尤在涇

紫菀茯苓桃仁牛膝青皮杏仁山查小川朴延胡

瘀潰爲膿小腹痛辨諸脈洪數　薛立齋

瓜蔞仁湯後用太乙膏

濕熱內犯肝經少腹痛辨諸嘔吐舌苔濁膩口中乾苦溺赤　曹仁伯

旋覆花湯三子養親湯金鈴子散烏梅丸

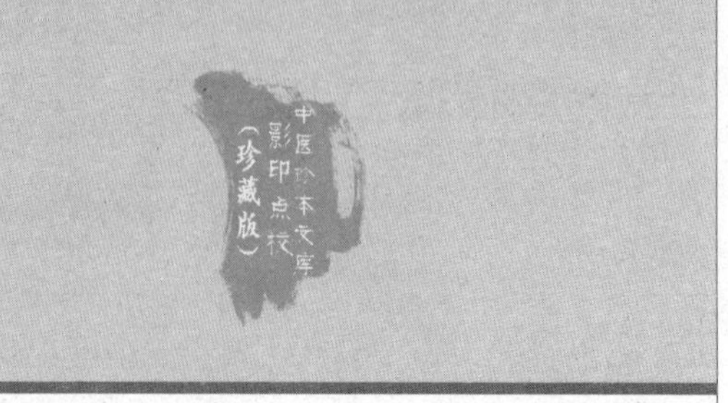

寒濕內蘊肝經少腹痛 辨諸舌苔灰濁面色不華 曹仁伯

當歸白芍木通半夏苡仁防風茯苓橘紅

肝經鬱熱挾瘀少腹痛 辨諸產後惡露未暢帶下血筋 王旭高

生地薑渣黑梔延胡金鈴子龍膽草丹參赤芍歸鬚猩絳甘草

畜水小腹痛 辨諸渴飲 萬密齋

五苓散加川楝子小茴香 苓朮豬瀉桂

寒凝血室小腹脹痛 辨諸經色暗入夜收痛 顧曉瀾

原方失錄

腎氣不納喘促小腹牽痛 辨諸行動即喘 王旭高

生地萸肉茯苓丹皮山藥五味子澤瀉麥冬川貝沈香

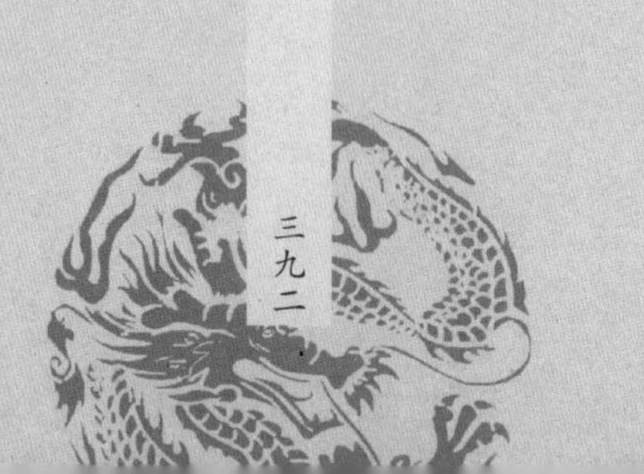

寒湿内蕴肝经，少腹痛。辨诸舌苔灰浊，面色不华。

曹仁伯

当归、白芍、木通、半夏、苡仁、防风、茯苓、橘红。

肝经郁热，挟瘀，少腹痛。辨诸产后恶露未畅，带下血筋。 王旭高

生地、姜渣、黑栀、延胡、金铃子、龙胆草、丹参、赤芍、归须、猩绛、甘草。

畜水，小腹痛。辨诸曾渴饮。 万密斋

五苓散加川楝子、小茴香。苓、术、猪、泻、桂。

寒凝血室，小腹胀痛。辨诸经色暗，入夜收痛。

顾晓澜

原方失录。

肾气不纳，喘促，小腹牵痛。辨诸行动即喘。

王旭高

生地、萸肉、茯苓、丹皮、山药、五味子、泽泻、麦冬、川贝、沈香。

湿流肠胃，气血停滞，右少腹板硬作痛。辨诸小溲不利，兼下秽浊，大便艰难，失治将成肠痈。 马培之

乌药、丹皮、桃仁、赤芍、五灵脂、归须、茯苓、延胡、青皮、枳壳、瓜蒌子。

粪结下焦，小腹块痛。辨诸破瘀行气均无效，脉沈伏而不短涩，知非死血。

虞恒德

枳实导滞丸。苓、术、芩、连、枳、泻、神曲、大黄、生姜。

中寒阴症，小腹卒痛。即辨诸病来猝暴，而脉沈伏。

江应宿

附子理中汤。参、术、附、草、干姜。

肝经郁热，少腹痛连腰、股、肛门。辨诸小便赤涩，大便不通。　王旭高

金铃子、延胡索、郁李仁、归尾、黑柴胡、龙胆草、大黄、旋覆花、猩绛。

木贼中虚，肝邪不衰，小腹痛，收及前阴。辨诸色䏲，肢冷，温通不效，改用补。　徐澹安

原方失录。

少腹偏左，宿瘕痛久伤络。辨诸遇劳辄发。林佩琴

茴香、橘核、归须、韭子、延胡、葫芦巴、牡蛎、沈香。

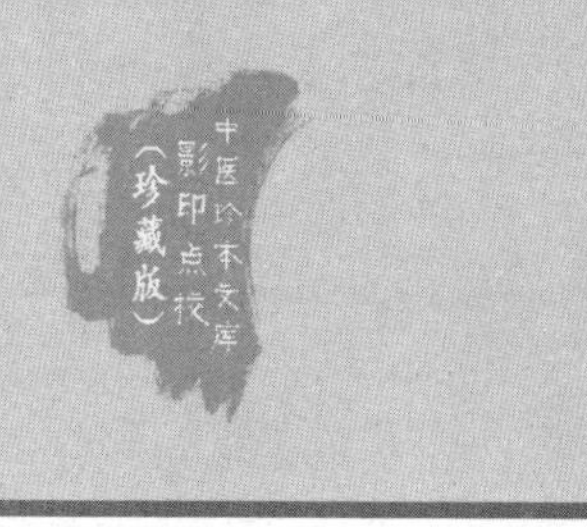

丹皮桃仁赤芍五靈脂歸鬚茯苓延胡青皮枳殼瓜蔞子

糞結下焦小腹塊痛 辨諸破瘀行氣均無效脈沈伏而不短澀知非死血　虞恆德

枳實導滯丸 苓朮芩連枳瀉神麯大黃生薑

中寒陰症小腹卒痛 即辨諸病來猝暴而脈沈伏　江應宿

附子理中湯 參朮附草乾薑

肝經鬱熱少腹痛連腰股肛門 辨諸小便赤澀大便不通　王旭高

金鈴子延胡索郁李仁歸尾黑柴胡龍膽草大黃旋覆花猩絳

木賊中虛肝邪不衰小腹疞痛收及前陰 辨諸色䏲肢冷溫通不效改用補　徐澹安

原方失錄

少腹偏左宿瘕痛久傷絡 辨諸遇勞輒發　林珮琴

茴香橘核歸鬚韭子延胡葫蘆巴牡蠣沈香

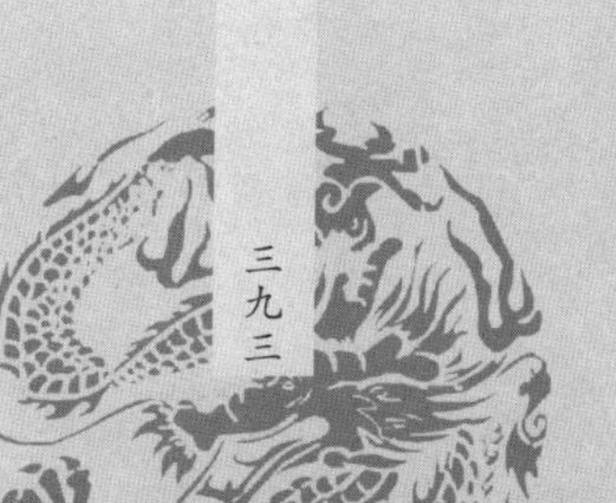

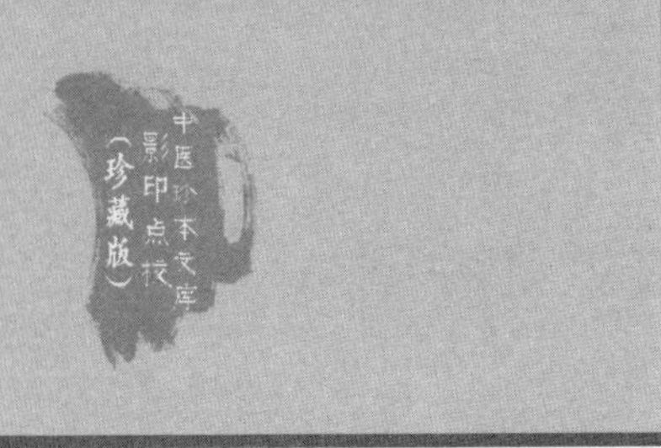

寒邪襲下小腹右偏痛 其痛直注大股下至膝蓋　林珮琴

酒炒橘核木香木瓜歸鬚牛膝小茴香桑寄生葱薑

陽虧腎水上凌小腹塊磊攻作痛 辨諸向下即平是奔豚也　張仲華

茯苓川芎小茴歸尾附子白芍半夏橘核李根皮

氣血凝滯小腹結塊如盤有時攻痛 腸覃也　王旭高

香附丹參紅花當歸澤蘭桃仁延胡廣皮五靈脂

肝氣鬱結少腹聚氣如瘕痠痛夜甚 辨諸因怒得病　王孟英

橘核橘葉橘絡楝實木香梔炭烏藥瓜絡海蛇藕鼠矢外貼葱餅

胃氣弱而有積小腹有塊如栗如盞　朱丹溪

四物湯加白朮陳皮 歸芎地芍

寒邪袭下，小腹右偏痛。其痛直注大股下至膝盖。

林佩琴

酒炒橘核、木香、木瓜、归须、牛膝、小茴香、桑寄生、葱、姜。

阳亏，肾水上凌，小腹块磊攻作痛。辨诸向下即平，是奔豚也。　张仲华

茯苓、川芎、小茴、归尾、附子、白芍、半夏、橘核、李根皮。

气血凝滞，小腹结块如盘，有时攻痛。肠覃也

王旭高

香附、丹参、红花、当归、泽兰、桃仁、延胡、广皮、五灵脂。

肝气郁结，少腹聚气如瘕，酸痛夜甚。辨诸因怒得病。　王孟英

橘核、橘叶、橘络、楝实、木香、栀炭、乌药、瓜络、海蛇、藕、鼠矢、外贴葱饼。

胃气弱而有积，小腹有块，如栗如盏。　朱丹溪

四物汤加白术、陈皮。归、芎、地、芍。

肝郁生火，小腹块升气冲，热壅头面。辨诸发热无常，四五鼓更甚，食胜常而肌日瘦。　陆养愚

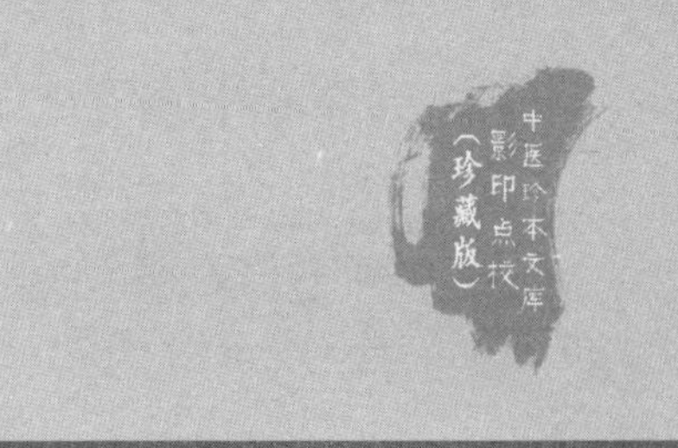

女金丹，后以达气，养阴汤下。

产后，血虚肝燥叶张，小腹右硬块如盘，按之痛。辨诸块聚起，知非瘀。

魏玉横

熟地、枸杞子、枣仁、白芍、甘草。

水寒，气瘀互聚，少腹旁结块，静时夹脐，动时攻脘及胁。　王旭高

甘遂、香附、三棱、莪术、桃仁、肉桂、五灵脂、地鳖虫、川楝子。

肝失疏泄，气郁留浊，小腹肿硬。辨诸脉弦涩，食不加胀。　林佩琴

厚朴、小茴香、青皮、枳壳、茯苓、橘核、大腹皮、延胡、椒目、车前。

误食蛟龙漦，小腹胀满如孕。证兼发癫，面色青黄。

山中叟

寒食饧。

湿热与气血混杂，经行小腹胀。　林佩琴

栀子、嫩桑枝、枳壳、栝蒌霜、郁金、杏仁、薄荷、人参、赤芍、桃仁。

產後血虛肝燥葉張小腹右硬塊如槃按之痛 辨諸塊聚起知非瘀　魏玉橫

熟地枸杞子棗仁白芍甘草

水寒氣瘀互聚少腹旁結塊靜時夾臍動時攻脘及脇　王旭高

甘遂香附三稜莪朮桃仁肉桂五靈脂地鱉虫川楝子

肝失疏泄氣鬱留濁小腹腫硬 辨諸脈弦濇食不加脹　林珮琴

厚朴小茴香青皮枳殼茯苓橘核大腹皮延胡椒目車前

誤食蛟龍漦小腹脹滿如孕 證兼發癲面色青黃　山中叟

寒食餳

濕熱與氣血混雜經行小腹脹　林珮琴

梔子嫩桑枝枳殼栝蔞霜鬱金杏仁薄荷人參赤芍桃仁

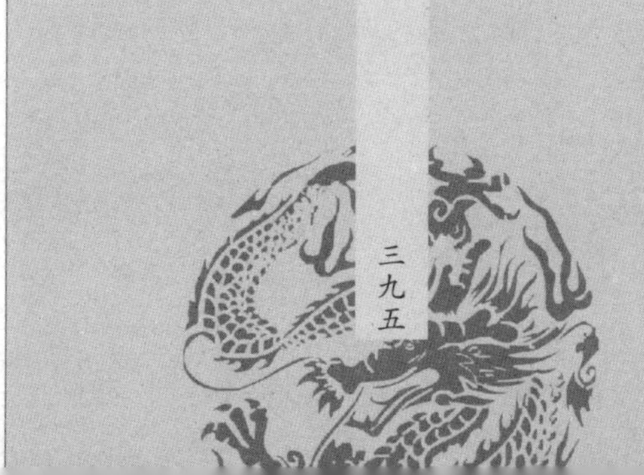

中氣虛陷少腹急脹 恐則氣下辨諸因恐得病二便難忍狀及神疲面白脈沈細如無 王一仁

補中益氣湯 方載身體類陽虛條

陰火小腹下有聲唧唧如蟹 朱丹溪

龜板側柏葉黃柏知母川芎當歸

肝家相火上衝氣從少腹衝心 辨諸舌絳苔黃口乾苦小便赤 曹仁伯

化肝煎 青陳丹三皮貝芍梔瀉

地道不通下焦濁氣上騰小腹厥氣上衝 證見衝即吐辨諸暴病便閉右尺獨見弦急 馬元儀

調胃承氣湯 硝黃炙草

腎陰虧陰不攝陽氣失附麗小腹厥氣上衝 杜良一

五磨飲子去木香磨汁冲六味地黃湯

胃痰中阻肝氣下攻小腹厥氣上衝 辨諸衝胸即迷悶如寐食葷 王孟英

中气虚陷，少腹急胀。恐则气下，辨诸因恐得病。二便有难忍状，及神疲面白，脉沈细如无。　王一仁

补中益气汤。方载身体类阳虚条。

阴火，小腹下有声，唧唧如蟹。　朱丹溪

龟板、侧柏叶、黄柏、知母、川芎、当归。

肝家相火上冲，气从少腹冲心。辨诸舌绛苔黄，口干苦，小便赤。　曹仁伯

化肝煎。青陈、丹三皮、贝、芍、栀、泻。

地道不通，下焦浊气上腾，小腹厥气上冲。证见冲即吐，辨诸暴病便闭，右尺独见弦急。　马元仪

调胃承气汤。硝、黄、炙、草。

肾阴亏，阴不摄阳，气失附丽，小腹厥气上冲。

杜良一

五磨饮子去木香，磨汁，冲六味地黄汤。

胃痰，中阻肝气，下攻小腹，厥气上冲。辨诸冲胸即迷闷如寐，食荤腥即发，体腴皙多痰，脉弦滑。

王孟英

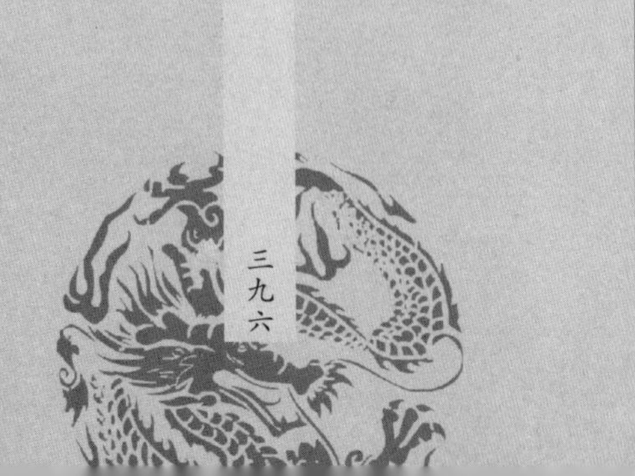

雪羹、杏、朴、连、夏、竹茹、旋覆，送当归龙荟丸。上方海蛇，荸荠。下方载小便类，下焦热闭条。

热结，少腹有聚气，时欲攻冲。证见发厥，辨诸脉数舌绛，面赤睛红，口渴甚，溺如沸，服温剂更剧。

王孟英

雪羹煎浓汤，下豆腐皮包紫雪一钱。见上条。

脾气不升，气坠少腹。辨诸卧则安。　　曹仁伯

香砂六君丸合雪羹，加神曲。上方香附、砂仁、参、术、草、橘、半，或去香附，用藿香。下方海蜇、荸荠。

肝火郁久，成小腹痈，少腹重坠。辨诸身皮甲错，绕脐生疮，小便涩痛。

李修之

原案无方。

【案】脉迟紧，脓未成，用桃仁承气汤，脉洪数，脓已成，用大黄牡丹汤。

龙阳毒瘀结，少腹痛，青筋阔半寸，直冲胸膈，拒按。　　王九峰

生大黄。

癥瘕痞癖类。有部位者分载各类。

小儿食鸡太早成积。证见日渐羸瘦，不思乳食。

万密斋

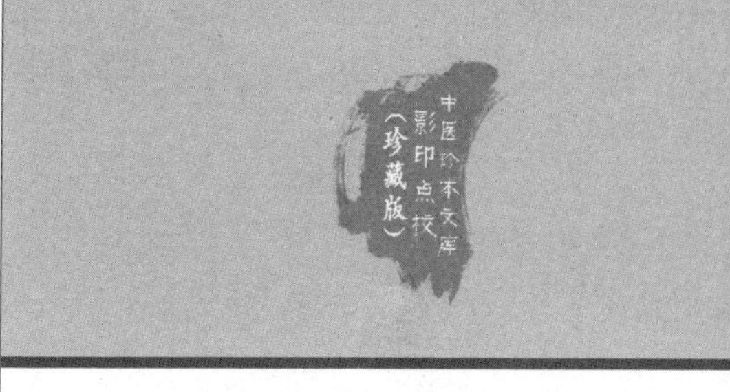

小便類下焦熱閉條

熱結少腹有聚氣時欲攻衝 證見發厥辨諸脈數舌絳面赤睛紅口渴甚溺如沸服溫劑更劇　王孟英

雪羹煎濃湯下豆腐皮包紫雪一錢 見上條

脾氣不升氣墜少腹 辨諸臥則安　曹仁伯

香砂六君丸合雪羹加神麯 上方香附砂仁參朮苓草橘半或去香附用藿香下方海蜇荸薺

肝火鬱久成小腹癰少腹重墜 辨諸身皮甲錯繞臍生瘡小便濇痛　李修之

原案無方 案脈遲緊膿未成用桃仁承氣湯脈洪數膿已成用大黃牡丹湯

龍陽毒瘀結少腹痛青筋闊半寸直衝胸膈拒按　王九峯

生大黃

癥瘕痞癖類 有部位者分載各類

小兒食雞太早成積 證見日漸羸瘦不思乳食　萬密齋

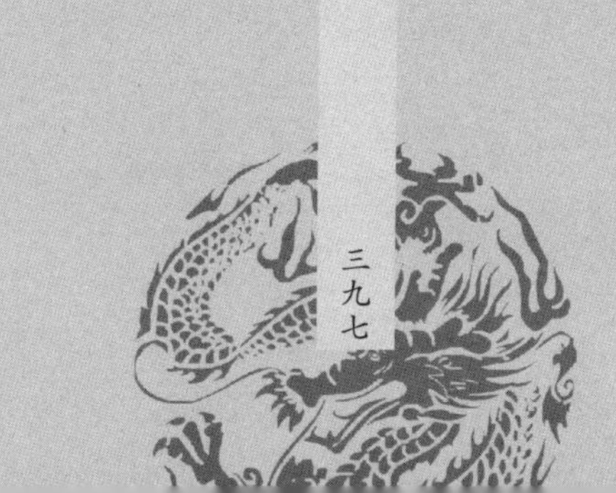

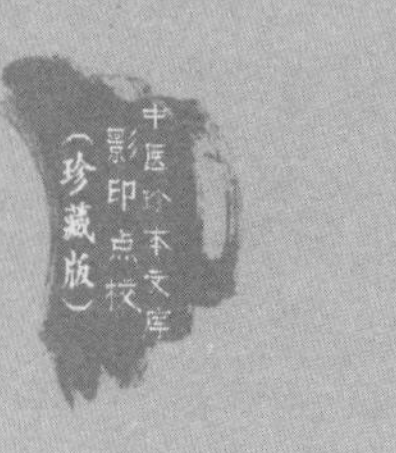

養脾去積丸丁香脾積丸雞肉湯引 上方未詳下方丁木香青陳皮稜蓬茴麯巴豆霜

噉鴨成瘕 證兼胸滿面赤不得飲食 章安醫

秫米

痞如鯽游行劇痛 刀豆殼功專殺痞 錢國賓

先以五味紫金錠後以豆殼乳香沒藥麝香木通再四物枸杞

中虛陽氣不運癖塊痛甚有形痛定無形 證兼吐酸 王旭高

大建中湯

肝脾虛而邪潛入隱癖久居 法宜培補佐以和化 曹仁伯

歸芍六君子湯加雞內金 歸芍參朮苓草橘半

血虛而滯積塊在左 證見上攻作痛似肝積服左金蘆薈俱不應 張三錫

四物加知柏元參丹皮 歸芎地芍

养脾去积丸、丁香脾积丸、鸡肉汤引。上方未详，下方丁木香、青陈皮、棱莲、茴、曲、巴豆霜。

噉鸭成瘕。证兼胸满面赤，不得饮食。　章安医

秫米。

痞如鲫游行，剧痛。刀豆壳，功专杀痞。　钱国宾

先以五味紫金锭，后以豆壳、乳香、没药、麝香、木通，再四物、枸杞。

中虚，阳气不运，癖块痛甚有形，痛定无形。证兼吐酸　王旭高

大建中汤。

肝脾虚而邪潜入，陷癖久居。法宜培补，佐以和化。　曹仁伯

归芍六君子汤加鸡内金。归、芍、参、术、苓、草、橘、半。

血虚而滞，积块在左。证见上攻作痛，似肝积，服左金、芦荟俱不应。　张三锡

四物加知、柏、元参、丹皮。归、芎、地、芍。

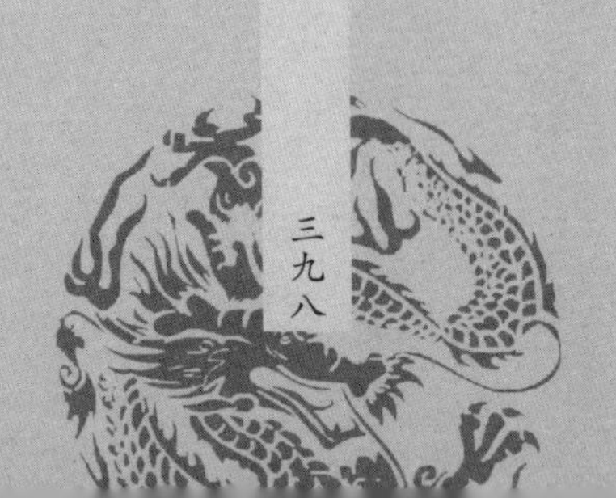

虚弱体病积。辨诸脉无力，自利完谷。　　罗谦甫

原案无方，但云养正，佐以除积。

积未尽，体已虚。辨诸休尫脉大而无力，虽胸腹痛，法宜补上二条，病有浅深，即药分轻重。　　李士材

归脾汤加人参。方载大便类脾虚条。

虫类。因见证知为虫者，分载各类。

土衰生湿，木旺生热，郁蒸肠胃，便赤，虫如柳叶，有口无目。　　李修之

白术、云苓、半夏、芍药、黄连、肉桂、干姜、葛、柴胡、厚朴、乌梅、花椒。

肠虚生风，又蕴湿热化䘌，粪后下小白虫如蛆。证见肛内微痒，时发时止。

林佩琴

四君子汤加归、芍、薏、连、椒、榧、史君、炮姜、槟榔、神曲、糊丸。

【按】有专饮人乳愈者

脾虚湿盛，肠胃生虫，大解出寸白虫。　　李冠仙

归脾去芪，加苦楝根、使君子肉、榧子肉。方载神志类受惊条。

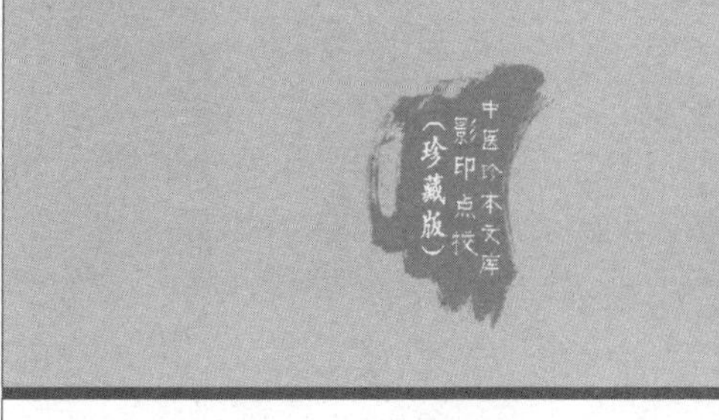

原案無方但云養正佐以除積

積未盡體已虛 辨諸體尫脈大而無力雖胸腹痛法宜補上二條病有淺深即藥分輕重　李士材

歸脾湯加人參 方載大便類脾虛條

蟲類 因見證知爲蟲者分載各類

土衰生濕木旺生熱鬱蒸腸胃便赤蟲如柳葉有口無目　李修之

白朮雲苓半夏芍藥黃連肉桂乾薑葛柴胡厚朴烏梅花椒

腸虛生風又蘊濕熱化䘌糞後下小白蟲如蛆 證見肛內微癢時發時止　林珮琴

四君子湯加歸芍薏蓮椒榧史君炮薑檳榔神麴糊丸 按有專飲人乳愈者

脾虛濕盛腸胃生蟲大解出寸白蟲　李冠仙

歸脾去芪加苦楝根使君子肉榧子肉 方載神志類受驚條

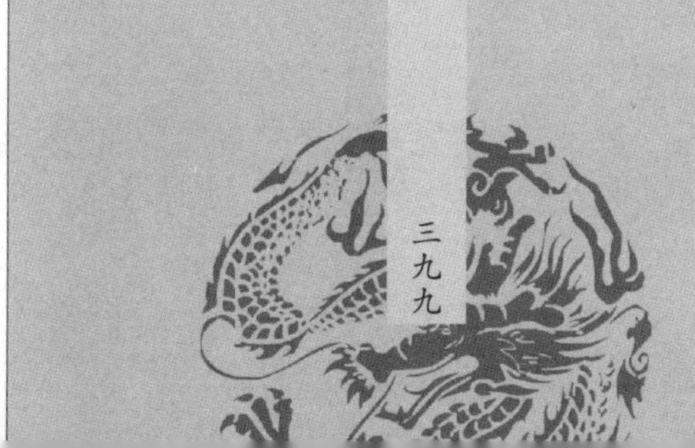

體虛吐蟲便蟲發於月底之夜旋移月初 治宜顧本中佐殺蟲　王旭高

川楝子蕪荑黨參白朮使君子半夏陳皮青皮芎苓麯蔻乾薑榧子

臟寒吐蟲 辨諸殺蟲藥愈服而吐蟲愈多脈細又胃熱甚亦吐蟲須辨　孫兆

硫黃附子研末糯米爲丸

瘧傷太陰中寒吐蚘 辨諸脈沈細不思食　李士材

理中湯加烏梅黃連 參朮薑草

吐瀉霍亂類 單吐單瀉另有類

暑邪吐瀉 證見夏令得八至而數之脈　汪石山

人參白虎湯 知膏粳草參

伏暑兼肝陽吐瀉轉筋 辨諸病先五心煩熱視物作紅色病時頭痛溺血脈弦駛互參筋骨類寒霍亂二條　王孟英

白虎合三黃加木瓜威靈仙上方知膏粳草

体虚吐虫，便虫，发于月底之夜，旋移月初。治宜顾本中佐杀虫　　王旭高

川楝子、芜荑、党参、白术、使君子、半夏、陈皮、青皮、芎、苓、曲、蔻、干姜、榧子。

脏寒吐虫。辨诸杀虫药，愈服而吐虫愈多，脉细。又胃热甚，亦吐虫须辨。　孙兆

硫黄、附子，研末，糯米为丸。

疟伤太阴，中寒吐蛔。辨诸脉沈细，不思食。

李士材

理中汤加乌梅、黄连。参、术、姜、草。

吐泻霍乱类。单吐单泻，另有类。

暑邪吐泻。证见夏令得八至而数之脉。　汪石山

人参白虎汤。知、膏、粳、草、参。

伏暑兼肝阳吐泻转筋。辨诸病先五心烦热，视物作红色，病时头痛，溺血，脉弦驶互参。筋骨类，寒霍乱二条。　王孟英

白虎合三黄，加木瓜、威灵仙。上方知膏、粳草。下方芩、连、柏。

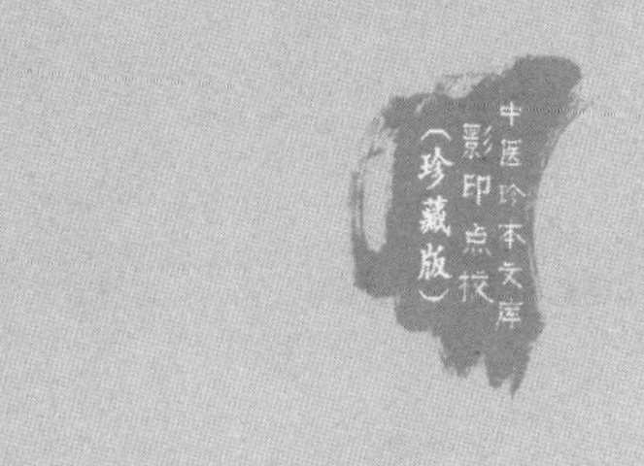

脾胃伏热吐泻。辨诸时令暑热，服温药而加剧，虽米谷不化，乃邪热不杀谷也。

钱仲阳

白虎汤，继用石膏汤，加麦冬，以牛黄、天竺、茯苓、朱砂为衣，成丸。

虚体，伤食吐泻。辨诸黑睛少，白睛多，面色皖白，问得伤食，治法忌下，宜补中兼消。 钱仲阳

消积散。

因土衰而木乘，上呕下泄。法宜补中为主，平肝佐之乘胃则呕，乘脾乘泻。

王旭高

理中汤加茯苓、橘饼。参、术、姜、草。

因木旺而乘土，呕泻迭作。此脾胃不十分虚，因肝横使然，与上条实主有异，法宜泻肝。 曹仁伯

原方失录。

肝木乘脾，脾虚，痰湿结块，经行前必吐下。辨诸身肥善怒，盖经将至，气血行冲动，脾病也。 周慎斋

白术、半夏、生姜、沈香末，白糖和服。

寒痰结胸，将成慢惊，吐泻交作。辨诸六脉弦细而迟，皆不闭塞，知非霍乱吐泻，带有黏涎。 张寿甫

脾胃伏熱吐瀉 雖米穀不化乃邪熱不殺穀也 錢仲陽

白虎湯繼用石膏湯加麥冬以牛黃天竺茯苓硃砂爲衣成丸

虛體傷食吐瀉 辨諸黑睛少白睛多面色皖白問得傷食治法忌下宜補中兼消 錢仲陽

消積散

因土衰而木乘上嘔下泄 法宜補中爲主平肝佐之乘胃則嘔乘脾則瀉 王旭高

理中湯加茯苓橘餅 參朮薑草

因木旺而乘土嘔瀉迭作 此脾胃不十分虛因肝橫使然與上條實主有異法宜瀉肝 曹仁伯

原方失錄

肝木乘脾脾虛痰濕結塊經行前必吐下 辨諸身肥善怒蓋經將至氣血行衝動脾病也 周愼齋

白朮半夏生薑沈香末白糖和服

寒痰結胸將成慢驚吐瀉交作 辨諸六脈弦細而遲皆不閉塞知非霍亂吐瀉帶有黏涎 張壽甫

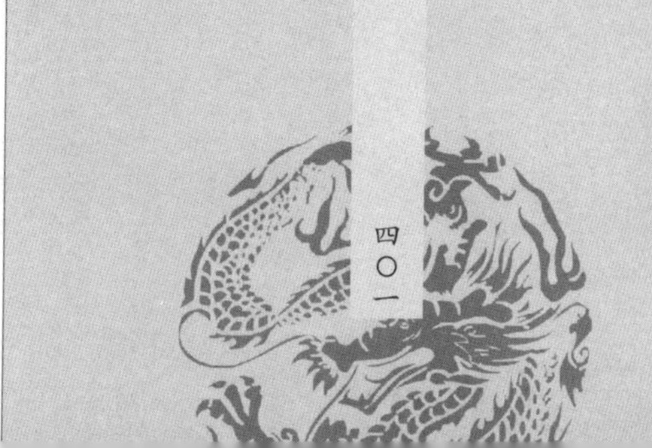

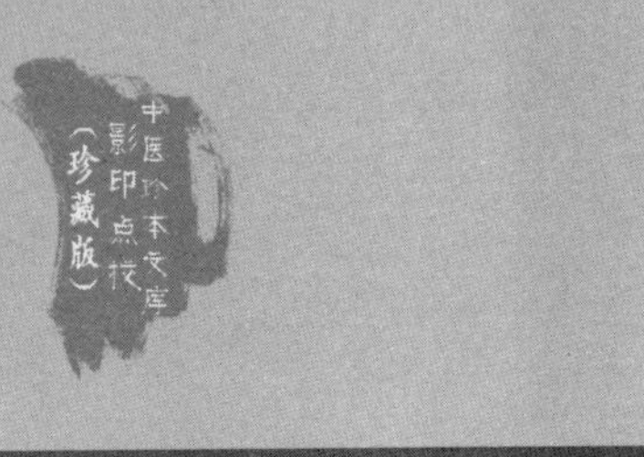

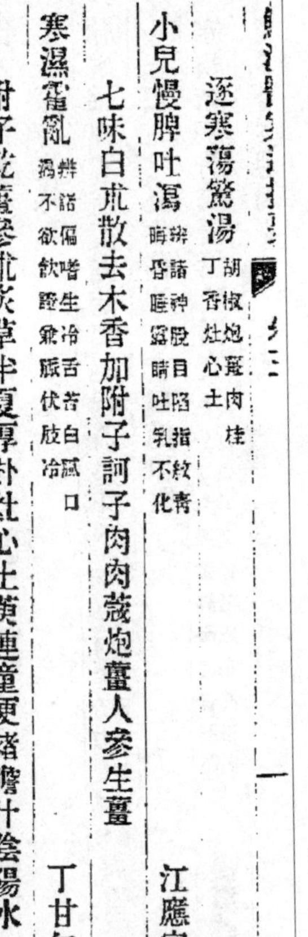
逐寒蕩驚湯 胡椒 炮薑 肉桂 丁香 灶心土
小兒慢脾吐瀉 辨諸神脫目陷指紋青晦昏睡露睛吐乳不化 江應宿
七味白朮散去木香加附子訶子肉肉蔻炮薑人參生薑
寒濕霍亂 辨諸偏嗜生冷舌苔白膩口渴不欲飲證兼脈伏肢冷 丁甘仁
附子乾薑參朮炙草半夏厚朴灶心土萸連童便豬膽汁陰陽水
濕熱霍亂 辨諸口乾欲飲舌苔薄膩而黃證兼脈伏肢冷 丁甘仁
萸連半夏枳實炭黃芩藿香梗神麯赤豬苓白芍陰陽水玉樞丹
暑熱內傷霍亂 辨諸煩渴脈浮數 羅謙甫
新汲水調桂苓白朮散
氣弱不任暑氣霍亂 辨諸酷暑昏冒頭熱牙緊脈七八至洪大無力 王宇泰
甘露飲加茯苓

逐寒荡惊汤。胡椒、炮姜、肉桂、丁香、灶心土。

小儿慢脾吐泻。辨诸神脱目陷，指纹青晦，昏睡露睛，吐乳不化。　江应宿

七味白术散去木香，加附子、诃子肉、肉蔻、炮姜、人参、生姜。

寒湿霍乱。辨诸偏嗜生冷、舌苔白腻、口渴不欲饮，证兼脉伏肢冷。　丁甘仁

附子、干姜、参、术、炙草、半夏、厚朴、灶心土、萸、连、童便、猪胆汁、阴阳水。

湿热霍乱。辨诸口干欲饮，舌苔薄腻而黄，证兼脉伏肢冷。　丁甘仁

萸、连、半夏、枳实炭、黄芩、藿香梗、神曲、赤猪苓、白芍、阴阳水、玉枢丹。

暑热内伤，霍乱。辨诸烦渴。脉浮数。　罗谦甫

新汲水调桂苓白术散。

气弱不任暑气，霍乱。辨诸酷暑昏冒，头热牙紧，脉七八至，洪大无力。

王宇泰

甘露饮加茯苓。

风、湿、暍合邪，霍乱。辨诸途受炎风，证见胸间痛。张子和

六一散。滑石、甘草。

湿邪内阻，霍乱。辨诸胸闷，舌白口腻，额出冷汗，脉弦细。徐澹安

川朴、川连、木瓜、神曲、冬术、泽泻、半夏、陈皮、茯苓。

中寒霍乱。辨诸天气骤寒，肢冷，气息微，脉迟细。雷少逸

人参、高丽参、附片。

腰类

肾热髓枯，水不胜火，腰脊痛，难俯仰。辨诸午后潮热。徐仲光

原方失录。

风乘虚入肾络，腰痛引背。尤在泾

人参、生地、归身、黑大豆、独活、山药、蒺藜、杜仲、炙草、桑寄生。

六一散 滑石甘草

濕邪內阻霍亂 辨諸胸悶舌白口膩額出冷汗脈弦細 徐澹安

川朴川連木瓜神麯冬朮澤瀉半夏陳皮茯苓

中寒霍亂 辨諸天氣驟寒肢冷氣息微脈遲細 雷少逸

人參高麗參附片

腰類

腎熱髓枯水不勝火腰脊痛難俯仰 辨諸午後潮熱 徐仲光

原方失錄

風乘虛入腎絡腰痛引背 尤在涇

人參生地歸身黑大豆獨活山藥蒺藜杜仲炙草桑寄生

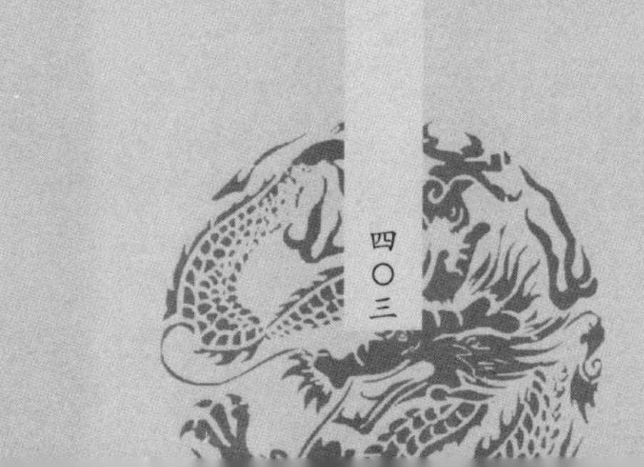

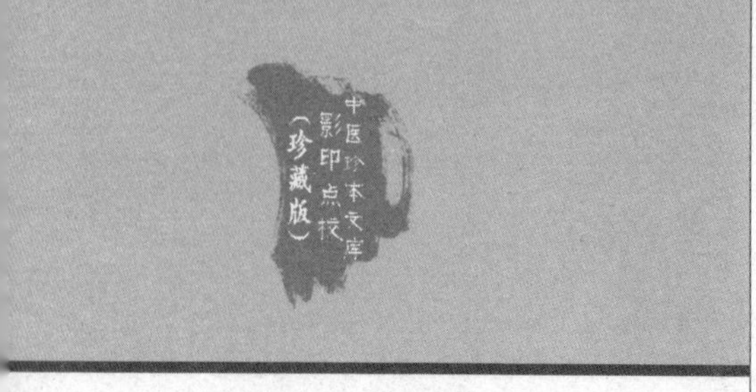

髮瘕腰痛牽心發則氣絶 徐文伯

以油灌之

熱伏於裏腰膝寒冷奇痛 辨諸脈伏而極重按之振指有力小便赤畏飲熱湯 李士材

黄柏龍膽草芩連梔子生薑

濕病腰膝重如帶千錢不能步履 辨諸逢陰雨則發人肥脈沈緩 江應宿

茯苓滲濕丸二陳加蒼朮黄芩

積血腰直不能屈伸 辨諸服溫補下焦藥而加劇知非腎虛 張子和

原方失錄

濕氣腰似折 辨諸胯似冰冷 朱丹溪

附子厚朴蒼朮木香橘半茯苓牛膝杜仲豬苓澤瀉黄柏知母

風邪入腎氣血虛不能托邪外出腰痛偏左如折 辨諸高年因電……

发瘕，腰痛牵心，发则气绝。　徐文伯

以油灌之。

热伏于里，腰膝寒冷，奇痛。辨诸脉伏而极重，按之振指有力，小便赤，畏饮热汤。　李士材

黄柏、龙胆草、芩、连、栀子、生姜。

湿病，腰膝重如带千钱，不能步履。辨诸逢阴雨发，人肥，脉沈缓。　江应宿

茯苓渗湿丸，二陈加苍术、黄芩。

积血，腰直不能屈伸。辨诸服温补下焦药而加剧，知非肾虚。　张子和

原方失录。

湿气，腰似折。辨诸胯似冰冷。　朱丹溪

附子、厚朴、苍术、木香、橘、半、茯苓、牛膝、杜仲、猪苓、泽泻、黄柏、知母。

风邪入肾，气血虚，不能托邪外出，腰痛，偏左如折。辨诸高年因电扇得病，脉浮。　丁甘仁

玉屏风散，改散为饮。芪、术、防风。

寒积小肠，患疝，腰屈难伸。辨诸面色青黄不泽，脐腹阵痛，热熨得缓，脉沈小紧。　　罗谦甫

沈香桂附丸。

久病伤及带脉，腹胀连腰，腰围紧掣如束。　林佩琴

枳实、大腹皮、牛膝、砂仁、木通、当归须、茯苓、郁李仁、郁金。

湿着太阳经隧，腰脊如束。辨诸下体重着，阴晦日病尤甚。　　马培之

苍术、黄柏、牛膝、苡仁、五加皮、萆薢、续断、防己、丝瓜络、桑枝。

瘀滞，腰痛重坠。辨诸行房时反不见重，知肾摇则血行，行即不瘀，并非虚症。　　祝如穹

知、柏、乌药、青皮、红花、桃仁、苏木、穿山甲、木通、甘草、姜、枣。

肾虚腰痛。辨诸卧而逸痛渐轻，行而劳痛加重。　　漏名

原方失录。

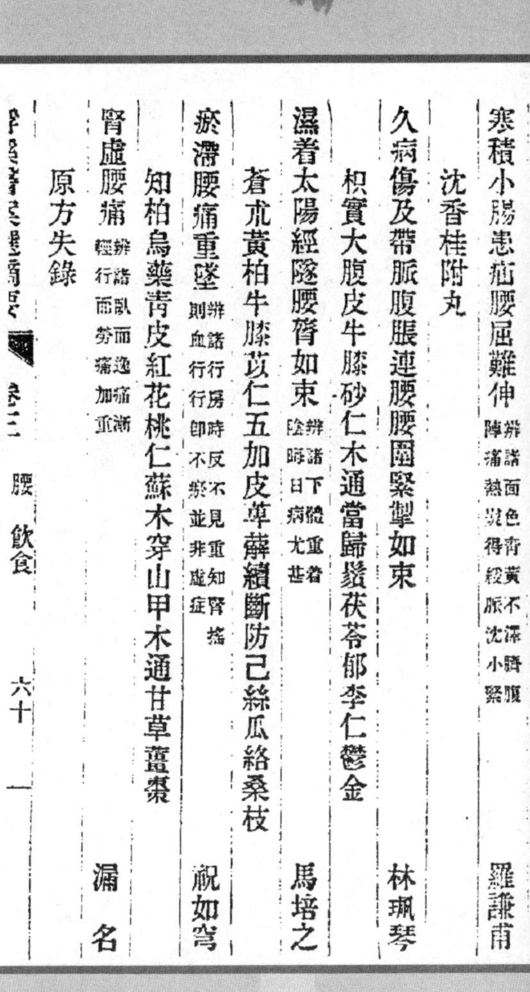
寒積小腸患疝腰屈難伸 辨諸面色青黃不澤臍腹陣痛熱熨得緩脈沈小緊　羅謙甫
沈香桂附丸
久病傷及帶脈腹脹連腰腰圍緊掣如束　林珮琴
枳實大腹皮牛膝砂仁木通當歸鬚茯苓郁李仁鬱金
濕着太陽經隧腰脊如束 辨諸下體重着陰晦日病尤甚　馬培之
蒼朮黃柏牛膝苡仁五加皮萆薢續斷防己絲瓜絡桑枝
瘀滯腰痛重墜 辨諸行房時反不見重知腎搖則血行行即不瘀並非虛症　祝如穹
知柏烏藥青皮紅花桃仁蘇木穿山甲木通甘草薑棗
腎虛腰痛 辨諸臥而逸痛漸輕行而勞痛加重　漏名
原方失錄

卷二　腰　飲食　六十一

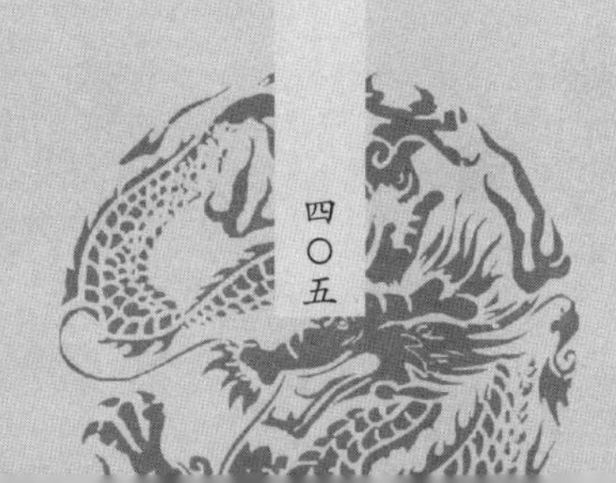

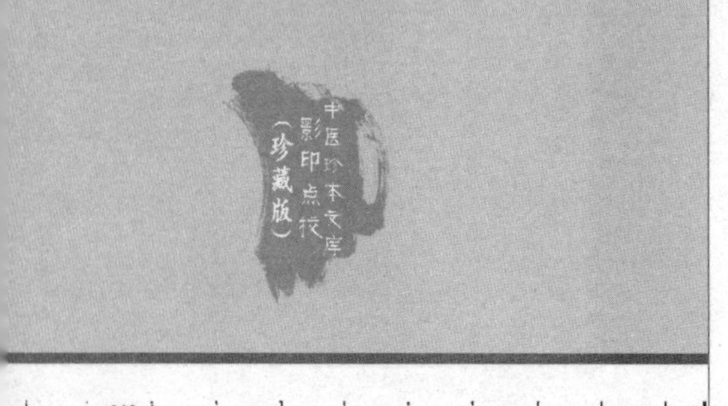

胃中濕痰陷於胯間腰痛 辨諸食減時嘔時吐其痛卧重而行輕初起艱轉側行久漸舒和 裴兆期

初與小胃丹繼以二陳湯加蒼朮澤瀉砂仁去甘草 上方芫花甘遂大戟大黄黄柏大棗

血結腰僂廢夜痛如刺 辨下半身病及夜重多屬血病 喻嘉言

桃仁承氣湯加附子肉桂 桃桂硝黄草

濕從寒化腰痛 辨諸自覺重墜脈沈形寒畏冷宜用溫如木火體質卽蘊濕無不化熱此辨病要訣 朱心農

茅朮葫蘆巴茯苓鹿茸蔻仁大茴香

梅毒留於經絡腰痛 證兼口渴眼赤足底火熱脈六至再問而知之 孫文垣

當歸白芍甘草牛膝鈎籐苡仁木通白鮮皮土茯苓

誤服水銀腰痛 辨諸素信煉餌問而知之 劉立之

鉛粉圍病者腰間使人負金鈴而走毋使鈴聲絕

胃中湿痰陷于胯间腰痛。辨诸食减时呕时吐，其痛卧重而行轻，初起艰转侧行，久渐舒和。 裴兆期

初与小胃丹，继以二陈汤加苍术、泽泻、砂仁，去甘草。上方芫花、甘遂、大戟、大黄、黄柏、大枣。

血结腰偻废，夜痛如刺。辨下半身病及夜重，多属血病。 喻嘉言

桃仁承气汤加附子、肉桂。桃、桂、硝、黄、草。

湿从寒化，腰痛。辨诸自觉重坠，脉沈，形寒畏冷。宜用温，如木火体质，即蕴湿无不化热，此辨病要诀。

朱心农

茅术、葫芦巴、茯苓、鹿茸、蔻仁、大茴香。

梅毒留于经络，腰痛。证兼口渴眼赤，足底火热，脉六至，再问而知之。

孙文垣

当归、白芍、甘草、牛膝、钩藤、苡仁、木通、白鲜皮、土茯苓。

误服水银，腰痛。辨诸素信炼饵，问而知之。

刘立之

铅粉围病者，腰间使人负金铃，而走毋使铃声绝。

饮食类消渴

胃气尚在，病剧痛，痛稍止，饮食如常。凡病皆然，可以隅反。　　汪石山

此以饮食辨胃气盛衰也。然胃实，亦不欲饮食须辨。

阳明痰火有余，饮食倍于曩昔。　　陆成一

姜炒竹茹、天花粉、鸡内金、陈海蜇、鲜荸荠。

胃火内消，饮食无度。辨诸脉弦滑，肌不削，面色如常，知非脉虚无力之消中不治症。　　吴茭山

白虎汤。知、膏、粳、草。

痰饮，阻隔饮食下，若别有一咽喉斜过膈下。证见痞闷，以手按之漉漉有声。　　尤在泾

控涎丹。甘遂、大戟、白芥子，末丸，姜汤下。

痰瘀阻胃脘之口，食必屈曲，下膈梗涩微痛。辨诸起由饮杂酒，脉右关沈涩，左和。　　朱丹溪

生韭汁半斤，冷饮细呷。

胃虚不运，肠胃无阻，饮食入喉即从肠下。喻嘉言

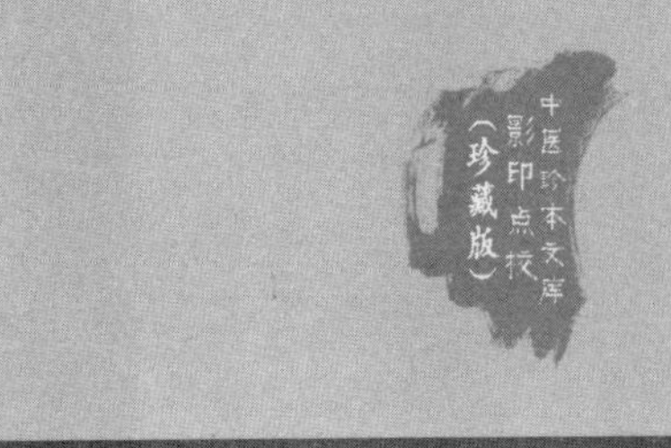

此以飲食辨胃氣盛衰也然胃實亦不欲飲食須辨

陽明痰火有餘飲食倍於曩昔　陸成一

薑炒竹茹天花粉雞內金陳海蜇鮮荸薺

胃火內消飲食無度 辨諸脈弦滑肌不削面色如常知非脈虛無力之消中不治症　吳茭山

白虎湯 知膏粳草

痰飲阻隔飲食下若別有一咽喉斜過膈下 證見痞悶以手按之漉漉有聲　尤在涇

控涎丹 甘遂大戟白芥子末丸薑湯下

痰瘀阻胃脘之口食必屈曲下膈梗澁微痛 辨諸起由飲雜酒脈右關沈澁左和　朱丹溪

生韭汁半斤冷飲細呷

胃虛不運腸胃無阻飲食入喉即從腸下　喻嘉言

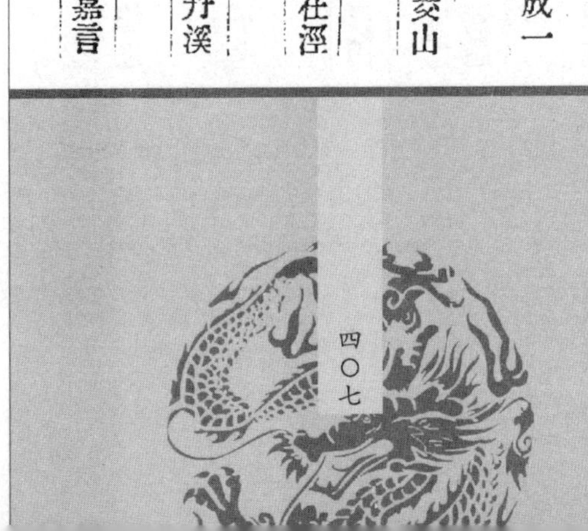

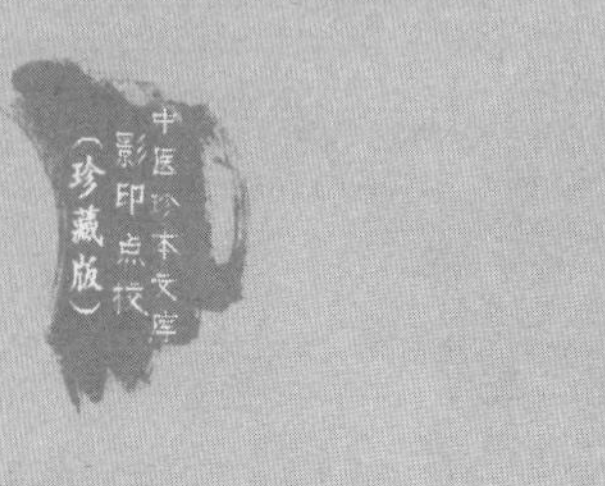

大劑四君子湯 參朮苓草

火土並衰飲食下咽有聲隨即滲出 辨諸久瀉肉脫少腹痛又服厚脾實腸藥均無效 李修之

人參白朮炮薑炙草附子調入赤石脂末

肝鬱不宣因而脾虛不運飲食減少 辨諸兩關軟弱不透於寸法宜重治肝佐治脾 盧不遠

參朮歸芎陳皮防風

下元水火兩虧胃關失職不思飲食 辨諸舌光滑無津脈沈濡兩尺似有若無 何書田

附都氣法加人參能食再加乾紫河車 地萸苓藥丹瀉五味附片

瘀血穢腐積於下焦飲食不消 辨諸脇痛左關沈弦有力 陸養愚

原方失錄

火格於中飲食不進 易思蘭

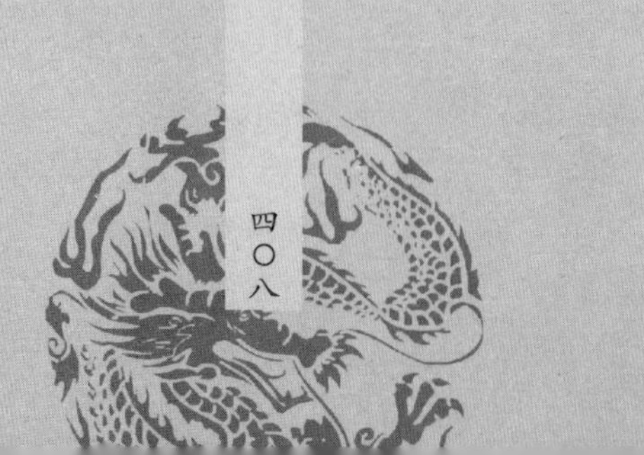

大剂四君子汤。参、术、苓、草。

火土并衰，饮食下咽有声，随即渗出。辨诸久泻肉脱，少腹痛，又服厚脾实肠药，均无效。　　李修之

人参、白术、炮姜、炙草、附子，调入赤石脂末。

肝郁不宣，因而脾虚不运，饮食减少。辨诸两关软弱，不透于寸，法宜重治肝，佐治脾。　　卢不远

参、术、归、芎、陈皮、防风。

下元水火两亏，胃关失职，不思饮食。辨诸舌光滑无津，脉沈濡，两尺似有若无。　　何书田

附都气法加人参，能食再加干紫河车。地、萸、苓、药、丹、泻、五味、附片。

瘀血秽腐积于下焦，饮食不消。辨诸胁痛，左关沈弦有力。　　陆养愚

原方失录。

火格于中，饮食不进。　　易思兰

原方失录。

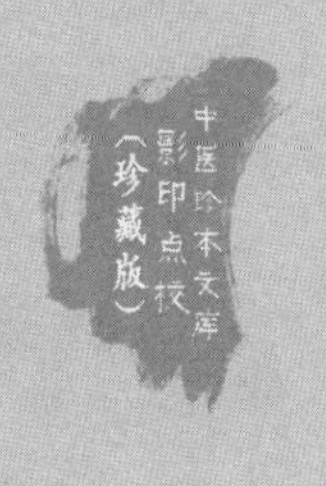

痰壅，血气不得流通，饮食不进。辨诸自能起立，声音响亮，虽容槁，欬沫，脉沈滞若无，知非胃气绝。

陆祖愚

二陈加蔻仁、苏子、黄连、白芥子、石菖蒲、贝母。

气阻贲门，格拒饮食。辨诸知饥，知病不在胃中。

徐澹安

清宁丸，枳壳、郁金。

肾经虚燥，胃关不利，胸满不能饮食。辨诸口燥咽干，二便俱闭，脉虚涩。

马元仪

猪肤汤。

火不生土，胸膈饱闷不能饮食。辨诸脉大而软。

李士材

原方失录。

胃火旺，易饥易饿。

何书田

原案无方。

肝阳化火化风，消烁胃液，善饥。林佩琴

二陳加蔻仁蘇子黃連白芥子石菖蒲貝母

氣阻賁門格拒飲食 辨諸知飢知病不在胃中 徐澹安

清甯丸枳殼鬱金

腎經虛燥胃關不利胸滿不能飲食 辨諸口燥咽乾二便俱閉脈虛澀 馬元儀

猪膚湯

火不生土胸膈飽悶不能飲食 辨諸脈大而軟 李士材

原方失錄

胃火旺易饑易餓 何書田

原案無方

肝陽化火化風消爍胃液善飢 林珮琴

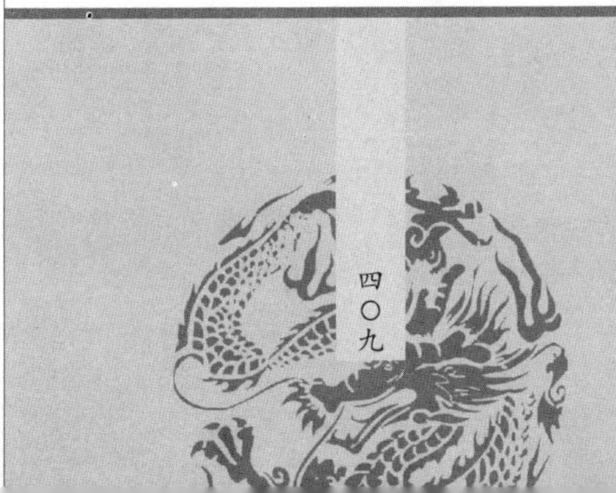

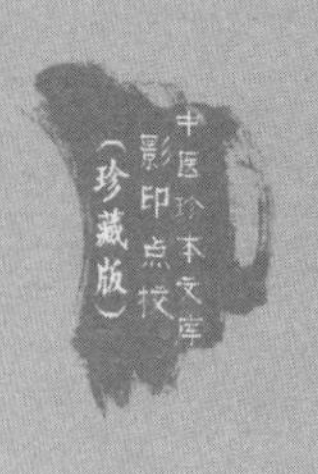

生地白芍丹皮甘菊 擬加生草竹茹鮮蘆根

蚘蟲善啖易飢 證兼面黃　　朱丹溪

白芍湯

蟲症善食腹痛　　萬密齋

安蟲丸

食積食多腹痛　　萬密齋

養脾消積丸

蟲症善食日消斗米　　漏名

蒼朮浸泔水爲丸

病後早食新麥蘊熱成消 證見但覺飢甚口不絕食腹仍飢無大便　　王漢臯

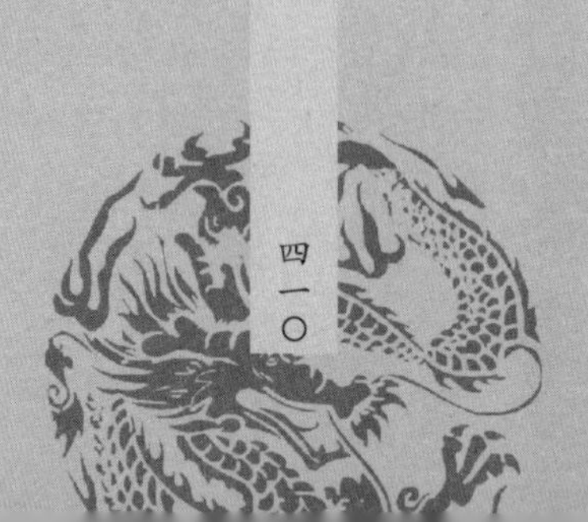

生地、白芍、丹皮、甘菊。拟加生草、竹茹、鲜芦根。

蛔虫，善啖易饥。证兼面黄。　　朱丹溪

白芍汤。

虫症，善食腹痛。

万密斋

安虫丸。

食积，食多腹痛。

万密斋

养脾消积丸。

虫症，善食，日消斗米。

漏名

苍术浸泔水为丸。

病后早食新麦，蕴热成消。证见但觉饥甚，口不绝食，腹仍饥，无大便。

王汉皋

石膏、白芍、知母、黄芩、生地、胡黄连、胆草，接用白虎汤。

痰湿蒸热，阴火内燃，消中善食，易饥。辨诸口中时作酸，时作甜。　张路玉

加味导痰加佩兰叶。

液亏火炽，中消，方食又饥。辨诸由失意事，焦劳起病，饥肉尽削。　张仲华

大生地、麦冬、元参、阿胶、知母、石膏、白芍、女贞子、旱莲草、生甘草。

胃败火盛，骤多食。与胃气复，自少加多者异。

万密斋

原方失录。

【案】此名夺中，不治之症。

肾虚，心悬如饥。

原方失录。

肝火乘脾，脾虚求助于食，能食而痞。辨诸胁痛便溏。　尤在泾

白芍、茯苓、川连、牡蛎、炙草、木瓜、益智仁、阿胶。

胃热脾虚，能食无力。胃气热则消谷，脾气弱则无力。　王旭高

時作酸時作甜　張路玉

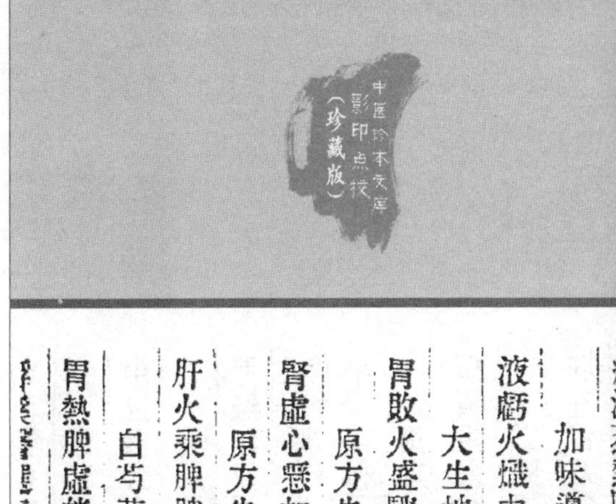

加味導痰加佩蘭葉

液虧火熾中消方食又飢 辨諸由失意事焦勞起病飢肉盡削　張仲華

大生地麥冬元參阿膠知母石膏白芍女貞子旱蓮草生甘草

胃敗火盛驟多食 與胃氣復自少加多者異　萬密齋

原方失錄 案此名奪中不治之症

腎虛心懸如飢　漏名

原方失錄

肝火乘脾脾虛求助於食能食而痞 辨諸脇痛便溏　尤在涇

白芍茯苓川連牡蠣炙草木瓜益智仁阿膠

胃熱脾虛能食無力 胃氣熱則消穀脾氣弱則無力　王旭高

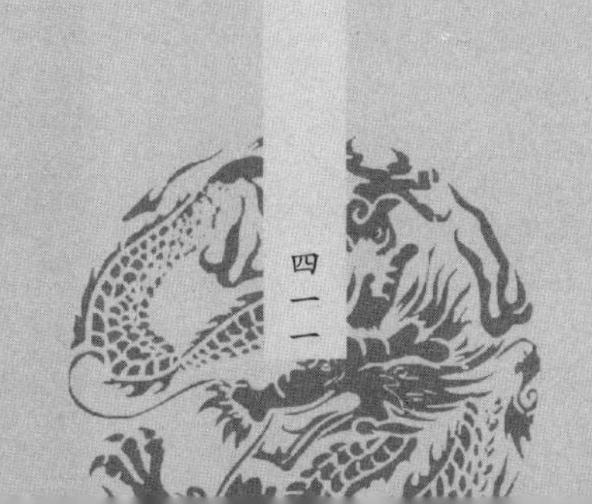

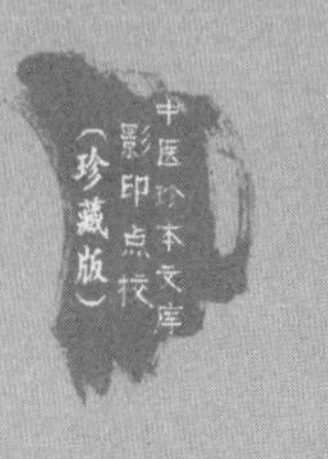

黨參沙苑茯苓川連棗仁知母女貞子白芍冬朮麥冬竹茹

中鼠毒背人竊啖　龔子材

吳茱萸塞入貓口半日再取出食之

胃無汁液不食則饋得食少緩食入不香胃陽虛亦復如是　顧曉瀾

原方失錄

中土陽微下焦濁陰上泛朝食則安暮食則滯證兼腹鳴　王旭高

焦朮川朴陳皮炙草黨參炮姜茯神延胡

痰積阻胃晚食飽脹辨諸脈沈弦而滑右關尤甚大便不實　陸養愚

二陳湯下清氣化痰丸

肝旺胃寒氣噎梗食氣平食入辨諸兩尺脈微右關弦遲　林珮琴

党参、沙苑、川连、枣仁、知母、女贞子、白芍、冬术、麦冬、竹茹。

中鼠毒，背人窃啖。

龚子材

吴茱萸塞入猫口，半日再取出食之。

胃无汁液，不食则嘈，得食少缓，食入不香。胃阳虚，亦复如是。　顾晓澜

原方失录。

中土阳微，下焦浊阴上泛，朝食则安，暮食则滞。证兼腹鸣　王旭高

焦术、川朴、陈皮、炙草、党参、炮姜、茯神、延胡。

痰积阻胃，晚食饱胀。辨诸脉沈弦而滑，右关尤甚，大便不实。　陆养愚

二陈汤下清气化痰丸。

肝旺胃寒，气噎梗食，气平食入。辨诸两尺脉微右关弦迟。　林佩琴

丁香、益智仁、苏子、茯苓、青皮、砂仁、煨姜。

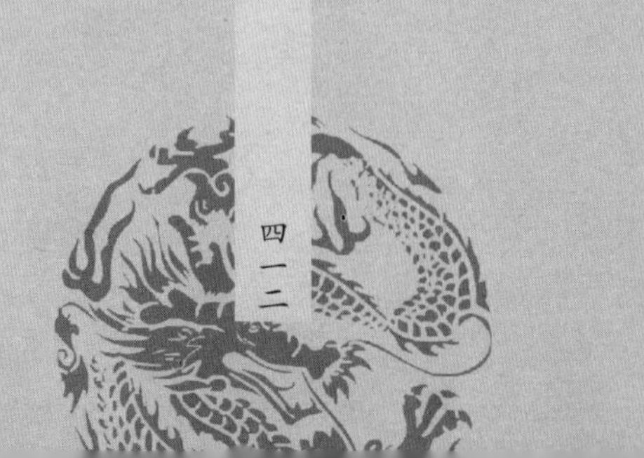

阴衰于下，阳结于上，食入脘阻。辨诸色苍形瘦，木火体质。　　林佩琴

半夏、竹茹、蒌霜、熟地炭、杞子炭、牛膝炭、茯苓、薤白、姜汁。

虚体有积，粒米不入，食即胀满。瘦如柴，脉沈细，似可补。然心胸小腹硬块满着手痛，又当下。　　蒋仲芳

当归、元明粉、大黄、杏仁、麻仁、苏子、桃仁为末，川芎、桔梗煎。

中脘气阻，痰凝，食下则胀。　　尤在泾

草果仁、厚朴、茯苓、半夏、甘草。

火不生土，脾失健运，食入辄胀。　　尤在泾

肾气丸去桂，加沈香、椒目。附、桂、地、萸、苓、药、丹、泻。

脾虚湿阻，食少作胀。辨诸舌白，脉迟。　　曹仁伯

茅术理中汤合四七汤。上方苍术、参、术、姜、草。下方人参、官桂、半夏、甘草、延胡姜。

脾虚湿胜，能纳不能运，食入作膨。即辨诸食入腹膨胀，及溏泻多年。　　顾晓澜

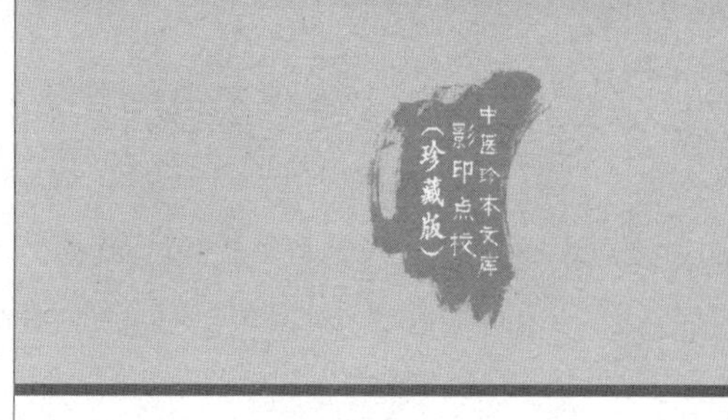

半夏竹茹蔞霜熟地炭杞子炭牛膝炭茯苓薤白姜汁

虛體有積粒米不入食卽脹滿 瘦如柴脈沈細似可補然心胸小腹硬塊滿着手痛又當下 蔣仲芳

當歸元明粉大黃杏仁麻仁蘇子桃仁爲末川芎桔梗煎

中脘氣阻痰凝食下則脹 尤在涇

草果仁厚朴茯苓半夏甘草

火不生土脾失健運食入輒脹 尤在涇

腎氣丸去桂加沈香椒目 附桂地萸苓藥丹瀉

脾虛濕阻食少作脹 辨諸舌白脈遲 曹仁伯

茅朮理中湯合四七湯 上方蒼朮參朮薑草下方人參官桂半夏甘草延胡薑

脾虛濕勝能納不能運食入作膨 卽辨諸食入腹膨脹及溏瀉多年 顧曉瀾

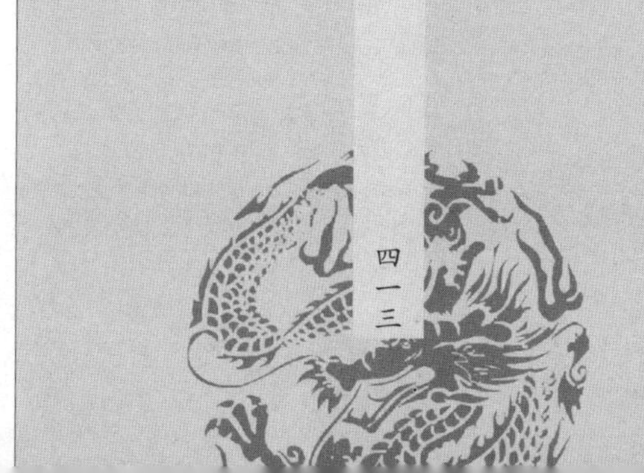

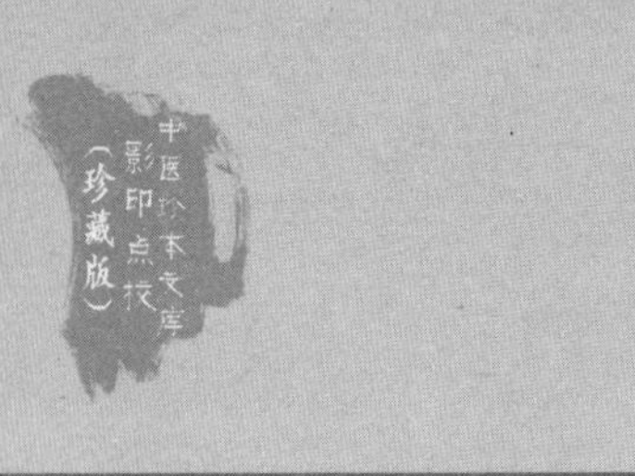

黨參山藥生益智仁炙甘草炙雞內金生南查廣皮香橼皮

寒痰鬱氣凝滯不通食入腹中脹痛 辨諸自覺心胸冷 王旭高

半夏桂枝茯苓蒼朮川朴川芎歸身炙草陳皮丹參枳殼良姜

痰食互積食入作痛 辨諸脈弦數二便黃熱面黃苔白 曹仁伯

茅朮川芎查炭神麯川貝山梔赤苓枇杷葉露杏仁

氣鬱傷中肺胃乾槁食入作痛 辨諸乾咳內熱 王九峯

沙參甘草桔梗麥冬杏仁枇杷葉

蟲症食後滿心攢痛 辨諸飢則遍腹淫走初食攢痛數齧乃定脈大小遲數不等面黃帶青紋 陸肖愚

人參湯送檳榔丸

血虛腸胃收小食入盤旋作痛 辨諸長齋茹素面色不榮 蔣仲芳

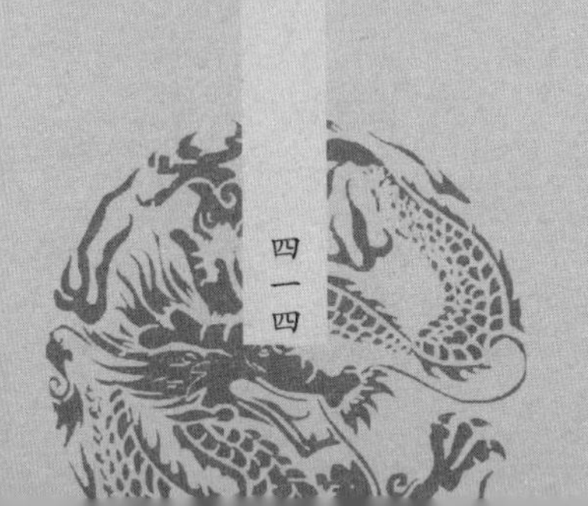

党参、山药、生益智仁、炙甘草、炙鸡内金、生南查（楂）、广皮、香橼皮。

寒痰郁，气凝滞不通食。入腹中胀痛。辨诸自觉心胸冷。　　王旭高

半夏、桂枝、茯苓、苍术、川朴、川芎、归身、炙草、陈皮、丹参、枳壳、良姜。

痰食互积，食入作痛。辨诸脉弦数，二便黄热，面黄苔白。　　曹仁伯

茅、术、川芎、查（楂）炭、神曲、川贝、山栀、赤苓、枇杷叶露、杏仁。

气郁伤中，肺胃干槁，食入作痛。辨诸干咳内热。

王九峰

沙参、甘草、桔梗、麦冬、杏仁、枇杷叶。

虫症，食后满心攒痛。辨诸饥则遍腹淫走，初食攒痛，数脔乃定，脉大小迟数不等，面黄带青纹。　陆养愚

人参汤送槟榔丸。

血虚，肠胃收小，食入盘旋作痛。辨诸长斋茹素，面色不荣。　　蒋仲芳

当归、白芍、川芎、滑石、苏子、甘草。

虫症，心膈嘈杂，好啖肉及鸡。辨诸缺鸡肉即身浮力倦，神魂无措，啖后又腹痛。　　孙文垣

先与雄黄丸，后用腻粉、史君子、鸡子黄为饼。

火不蒸土，食荤油则大便溏。辨诸食少倦怠。

王旭高

党参、五味、山药、紫石英、补骨脂、萸肉、胡桃、茯苓。

瘀痰阻于胸膈，食则作痛作呕。　　曹仁伯

归身、白芍、瓦楞子、芦根、红花、丝瓜络、橘络、竹油、白蜜。

痰阻于膈间，食下不舒，时欲上泛。辨诸酒客。

曹仁伯

七圣散加归身、白芍、薤白、代赭石、藕汁、红花。

肝火，胃痰相搏，食入作呕。辨诸嗜酒多怒。

王旭高

半夏、石菖蒲、陈皮、甘草、枳实、枣仁、茯神、鸡椇子、竹茹。

脾胃阳虚，食入辄呕酸水清涎。证兼腹鸣胸胀。

王旭高

先與雄黃丸後用膩粉史君子雞子黃爲餅

火不蒸土食葷油則大便溏 辨諸食少倦怠　王旭高

黨參五味山藥紫石英補骨脂萸肉胡桃茯苓

瘀痰阻於胸膈食則作痛作嘔　曹仁伯

歸身白芍瓦楞子蘆根紅花絲瓜絡橘絡竹油白蜜

痰阻膈間食下不舒時欲上泛 辨諸酒客　曹仁伯

七聖散加歸身白芍薤白代赭石藕汁紅花

肝火胃痰相搏食入作嘔 辨諸嗜酒多怒　王旭高

半夏石菖蒲陳皮甘草枳實棗仁茯神雞椇子竹茹

脾胃陽虛食入輒嘔酸水清涎 證兼腹鳴胸脹　王旭高

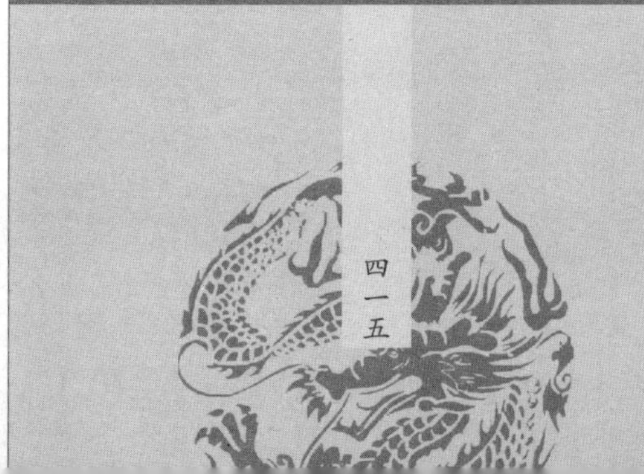

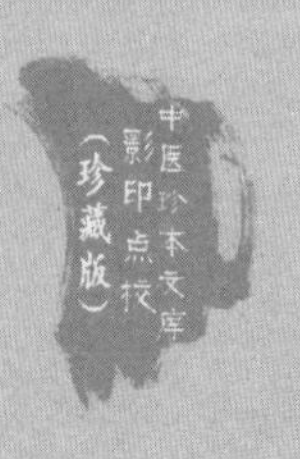

炮姜陳皮蒼朮半夏茯苓白朮黨參枳殼蔻仁穀芽

胃虛不納穀聞穀氣藥氣即嘔　虞恆德

人參白朮茯苓甘草陳皮藿香砂仁神麴陳倉米

膠痰阻結飲食必極熱始下咽微溫即吐 證兼盛夏畏寒辨諸食熱性物病更劇　戴原禮

大承氣湯合黃連導痰湯加竹瀝 上方枳朴硝黃

陽微濁逆吐食 辨諸怯寒吐沫二便少脈細澀　林珮琴

原方失錄

胃氣失降吐食 辨諸投補脾補火藥均不效　林珮琴

原方失錄

脾腎陽衰食入反出 辨諸脈澀尺微　林珮琴

原方失錄

炮姜、陈皮、苍术、半夏、茯苓、白术、党参、枳壳、蔻仁、谷芽。

胃虚不纳谷，闻谷气药气即呕。　虞恒德

人参、白术、茯苓、甘草、陈皮、藿香、砂仁、神曲、陈仓米。

胶痰阻结，饮食必极热，始下咽微温即吐。证兼盛夏畏寒，辨诸食热性物，病更剧。　戴原礼

大承气汤合黄连导痰汤，加竹沥。上方枳、朴、硝、黄。

阳微浊逆吐食。辨诸怯寒吐沫，二便少，脉细涩。　林佩琴

原方失录。

胃气失降吐食。辨诸投补脾补火药均不效。　林佩琴

原方失录。

脾肾阳衰，食入反出。辨诸脉涩尺微。　林佩琴

原方失录。

燥火劫液，胃中枯槁，食入停膈，久仍吐出。辨诸平日准（两）颊微赤，日饮火酒，两寸搏指。　　魏玉横

生熟地、天冬、麦冬、肉苁蓉、北沙参、当归、牛膝。

肝强侮脾，食入良久复出。辨诸瘦长色青，性刚急，右脉缓弱。　　汪石山

四君子汤加陈皮、神曲、黄连。参、术、苓、草。

饮酒食面，湿积脾土，食减。证兼倦怠，便溏，晨必呕痰。　　王宇泰

白术、兔丝子。

心有郁火，食不能化，渐节渐寡，几至废食。辨诸因郁起病，左寸洪。　孙景祥

原方失录。

胃气为药所困，不思食。辨诸脉静舌净，睛光流动，面色开旷，知非邪恋。

张仲华

人参须、麦冬、橘白、北沙参、甘草、石斛、谷芽、野蔷薇露。

湿着气分，不饥不欲食。辨诸头胀，肌色萎黄。

叶天士

生熟地天冬麥冬肉蓯蓉北沙參當歸牛膝

肝强侮脾食入良久復出辨諸瘦長色青性剛急右脈緩弱　汪石山

四君子湯加陳皮神麯黃連參朮苓草

飲酒食麵濕積脾土食減證兼倦怠便溏晨必嘔痰　王宇泰

白朮菟絲子

心有鬱火食不能化漸節漸寡幾至廢食辨諸因鬱起病左寸洪　孫景祥

原方失錄

胃氣爲藥所困不思食辨諸脈靜舌淨睛光流動面色開曠知非邪戀　張仲華

人參鬚麥冬橘白北沙參甘草石斛穀芽野薔薇露

濕著氣分不飢不欲食辨諸頭脹肌色萎黃　葉天士

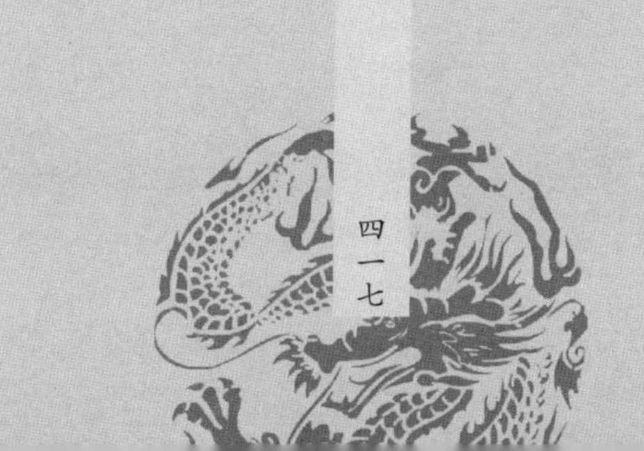

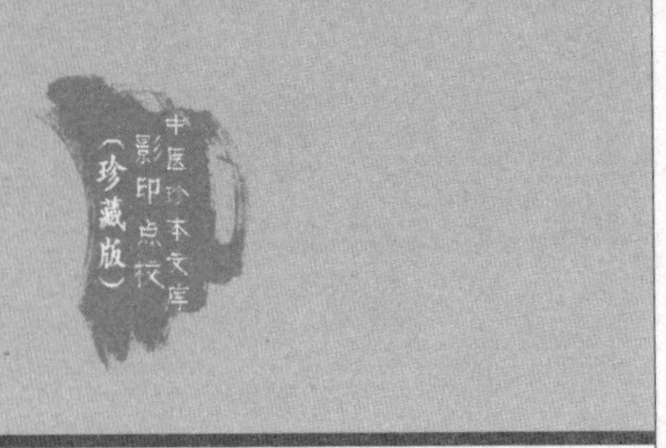

西瓜翠皮滑石米仁蘆根通草鬱金

中氣鬱結虛火上炎不能食辨諸肢微寒手足熱汗兩耳時塞　張路玉

歸脾湯方載大便類脾虛條

胃陽虛嘔逆不食辨諸服寬膈理氣藥反加痞脹脈虛大　張路玉

先用人參後用五味異功散參朮苓草陳皮

肝氣挾痰飲上逆杳不知飢絕粒證見脘痛藥下即吐辨諸按脘有聲便秘溲赤口渴苔黄脈弦　王孟英

先飲雪羹再以此湯煎連茹楝梔枳斛送當歸龍薈丸

中焦痰凝氣滯不飢不食辨諸因氣得病證兼心悸頭運　尤在涇

旋覆代赭湯加石菖蒲枳實陳皮旋赭參草半夏薑棗

風痰相搏於胃口膩不食證兼昏運體痛辨諸右關微滑　尤在涇

西瓜翠皮、滑石、米仁、芦根、通草、郁金。

中气郁结，虚火上炎，不能食。辨诸肢微寒，手足热汗，两耳时塞。　张路玉

归脾汤。方载大便类脾虚条。

胃阳虚，呕逆不食。辨诸服宽膈理气药，反加痞胀，脉虚大。　张路玉

先用人参，后用五味异功散。参、术、苓、草、陈皮。

肝气挟痰饮上逆，杳不知饥，绝粒。证见脘痛，药下即吐。辨诸按脘有声，便秘溲赤，口渴，苔黄，脉弦。　王孟英

先饮雪羹，再以此汤煎连、茹、楝、栀、枳、斛，送当归龙荟丸。

中焦痰凝，气滞，不饥不食。辨诸因气得病，证兼心悸头运。　尤在泾

旋覆代赭汤加石菖蒲、枳实、陈皮。旋、赭、参、草、半夏、姜、枣。

风痰相搏于胃，口腻不食。证兼昏运体痛，辨诸右关微滑。　尤在泾

半夏、秫米、麦冬、橘红、茯苓。

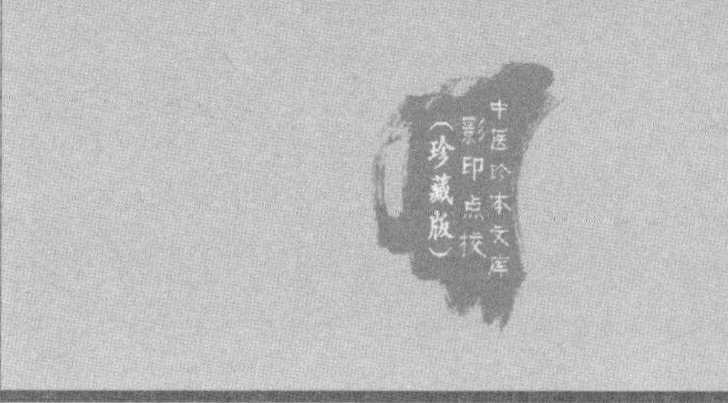

泄泻后元气大虚，腹胀不食。辨诸向内卧，两手置一处不动。　　缪仲淳

人参、橘红、姜汁、竹沥。

肝燥胃槁，病成关格，不食不便。舌苔必薄而干。　　余听鸿

大半夏汤加苁蓉、牛膝，金匮肾气丸绢包同煎，终日炖温频服。

肠胃枯槁，不食不便。　　余听鸿

党参、于术、炙草、干姜、附子、桂枝、当归、白芍、苁蓉、鹿角霜、枸杞、饴枣。

胃气困乏，不司旋运，不食不便。辨诸夙患胃痛，口酸。胃司九窍，上下不宣，并非阴枯阳结之关格症。　　叶天士

大半夏汤。

中暑，不食不便。辨诸诸治不愈，而询得起病于夏月，酷日中长途治丧。　　陈子佩

凉水调六一散。滑石、甘草。

痰火凝结中脘，四旬不食，不溲溺。辨诸脉沈滑而数，此二条与前三条互参，可知关格有虚实。　　施笠泽

人參橘紅姜汁竹瀝

肝燥胃槁病成關格不食不便舌苔必薄而乾　　余聽鴻

大半夏湯加蓯蓉牛膝金匱腎氣丸絹包同煎終日燉溫頻服

腸胃枯槁不食不便　　余聽鴻

黨參於朮炙草乾薑附子桂枝當歸白芍蓯蓉鹿角霜枸杞飴棗

胃氣困乏不司旋運不食不便辨諸夙患胃痛口酸胃司九竅上下不宣並非陰枯陽結之關格症　　葉天士

大半夏湯

中暑不食不便辨諸諸治不愈而詢得起病於夏月酷日中長途治喪　　陳子佩

涼水調六一散滑石甘草

痰火凝結中脘四旬不食不溲溺辨諸脈沈滑而數此二條與前三條互參可知關格有虛實　　施笠澤

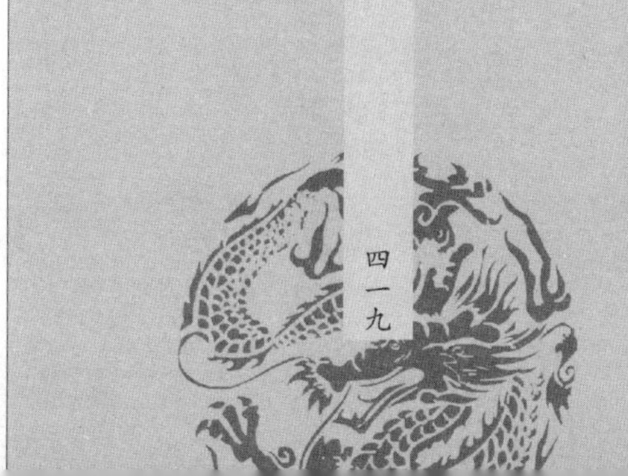

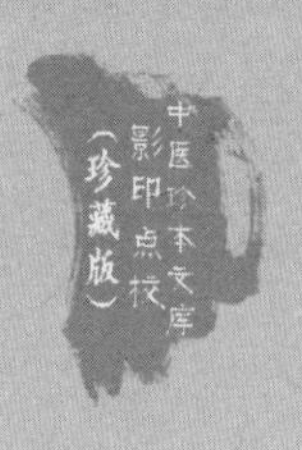

雞膍胵丁香海石研細末枇杷湯下

小兒傷乳不欲食乳　萬密齋

原案云損之

小兒相思症忽不乳食 證見肌肉日消　薛東明

原案無方 案情志類載小兒相思症數條可互叅用之

蟲症飢時有物齧心作痛罷乃解　漏名

原案云煑脯病人旁勿與食久之蟲聞脯香而出急捕勿令逃入

蟲症飲食到喉若有物接 辨諸腹痛嘔涎面色萎黃　李士材

原方失錄

胃氣不足子虛求助於母不嗜米穀祗餐麵食 麥爲心穀米爲脾穀也　陸成一

鸡膍胵、丁香、海石、研细末，枇杷汤下。

小儿伤乳，不欲食乳。

万密斋

原案云损之。

小儿相思症，忽不乳食。证见肌肉日消。　薛东明

原案无方。

【案】情志类，载小儿相思症数条，可互参用之。

虫症，饥时有物啮心，作痛罢乃解。　漏名

原案云：煮脯，病人旁勿与食，久之虫闻脯香而出，急捕勿令逃入。

虫症，饮食到喉，若有物接。辨诸腹痛，呕涎，面色萎黄。　李士材

原方失录。

胃气不足，子虚求助于母，不嗜米谷，只餐面食。麦为心谷，米为脾谷也。

陆成一

白术炭、台参须、生谷芽、藿香梗、茯苓。

胃虚，极能受蔗浆，不耐梨汁。以蔗性和中，梨性达下。　　喻嘉言

即以蔗浆缓调之。

【案】病至不能进药，择食物之对病者缓理，每能渐起，勿訾为果子药而轻之。

湿热痰火，内盛体质，啖蔗必病。证见啖必鼻衄，或疑蔗性大热。

【按】俗传，青皮性凉，红皮性热，备参。　　王孟英

原案云：甘味重，凉性微，水虚火旺者，翻受水变化，热犹火炼成糖。

中虚痰湿盛，稍食甜即病。系喘病，辨诸脉迟弱，苔黄垢不渴。凡食甜发病，不外中虚痰盛不独喘也。

王孟英

参、术、苍、枳、旋、半、薤、朴、杏仁、生姜。

【按】佩兰叶为此病要药。

虫症嗜盐。治法以杀虫药和盐投之，诱其所好也。

钟大延

盐笋干，以药煮，去药食笋。

吞发化虫，好饮油。

漏名

原方失录。

虫症，嗜食生鱼，三斗乃足。　　漏名

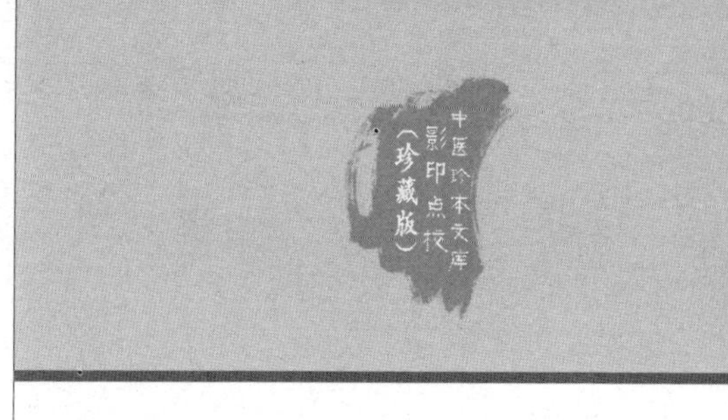

胃虛極能受蔗漿不耐梨汁以蔗性和中梨性達下　喻嘉言

卽以蔗漿緩調之 案病至不能進藥擇食物之對病者緩理每能漸起勿訾爲果子藥而輕之

濕熱痰火內盛體質啖蔗必病 證見啖必鼻衄或疑蔗性大熱 按俗傳青皮性涼紅皮性熱備參　王孟英

原案云甘味重涼性微水虛火旺者翻受水變化熱猶火煉成糖

中虛痰濕盛稍食甜卽病 係喘病辨諸脈遲弱苔黃垢不渴凡食甜發病不外中虛痰盛不獨喘也　王孟英

參朮蒼枳旋半薤朴杏仁生薑 按佩蘭葉爲此病要藥

蟲症嗜鹽 治法以殺虫藥和鹽投之誘其所好也　鍾大延

鹽筍乾以藥煮去藥食筍

吞髮化蟲好飲油　漏名

原方失錄

蟲症嗜食生魚三斗乃足　漏名

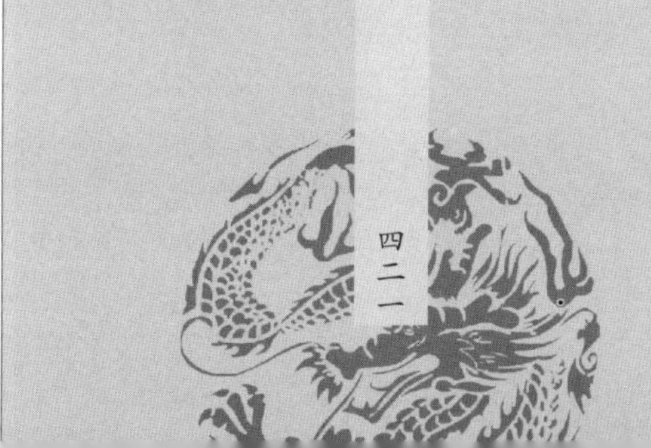

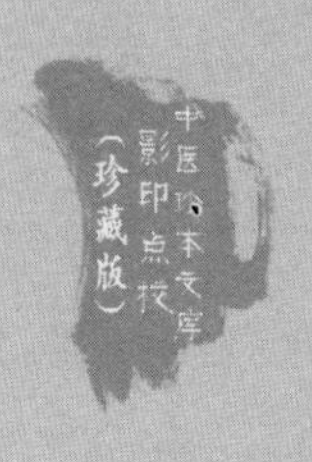

置魚於病人旁勿與食蟲自聞魚香而出

腹中生瘕飽茗二斛乃飽　漏名

原案無方

腹中生癖苦不飽能啖鱠數十斤　漏名

原案無方

腹中生癖嗜酒片時或缺叫呼不絕　漏名

縛柱上將酒與看不與飲

嗜鴉片烟生蟲（烟癮發有呵欠流淚腹痛泄精時欲大解各人不同所傷之臟各異也有虫乃有癮癮之發虫爲患）　李冠仙

就見證知傷何臟即調補何臟而加入雷丸苦楝榧實等殺蟲藥

小兒蟲症吃布　吳孚仙

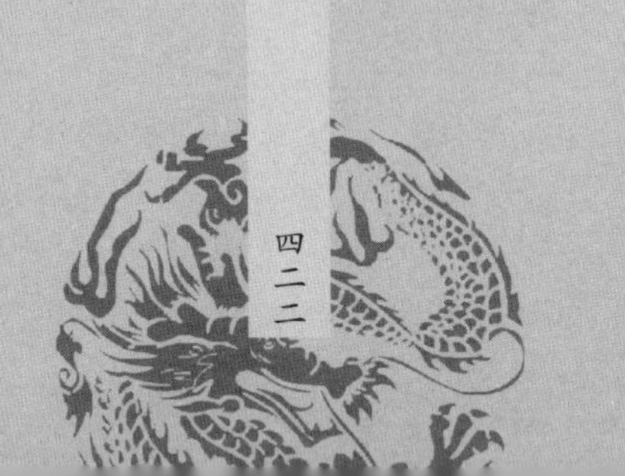

置鱼于病人旁，勿与食，虫自闻鱼香而出。

腹中生瘕，饱茗二斛乃饱。　漏名

原案无方。

腹中生癖，苦不饱，能啖鲙数十斤。　漏名

原案无方。

腹中生癖，嗜酒，片时或缺，叫呼不绝。　漏名

缚柱上，将酒与看不与饮。

嗜鸦片烟生虫。烟瘾发，有呵欠、流泪、腹痛、泄精，时欲大解。各人不同，所伤之脏各异也。有虫乃有瘾，瘾之发，虫为患。　李冠仙

就见证，知伤何脏，即调补何脏，而加入雷丸、苦楝、榧实等杀虫药。

小儿虫症，吃布。

吴孚仙

煎虫丸。

小儿食癖，生虫，嗜食灯花。　李时珍

原案无方，但云用杀虫治癖之药丸。

虫症，喜食生米。证兼面黄，辨诸口流涎沫。

王旭高

茅术、青皮、鹤虱、榧子、芜荑、槟榔、陈米。

腹中生癖好食米。缺则口中清水出，情似忧思。

僧道广

鸡屎白、米，为末。

烧酒伤。　龚子才

黄连解毒汤加知母、贝母、石膏、连翘、元参、花粉、葛根、瓜蒌、桔梗。

过啖瓜果伤。　孙文垣

鹿香、肉桂、高良姜、香附。

糯米粉食伤。　陆祖愚

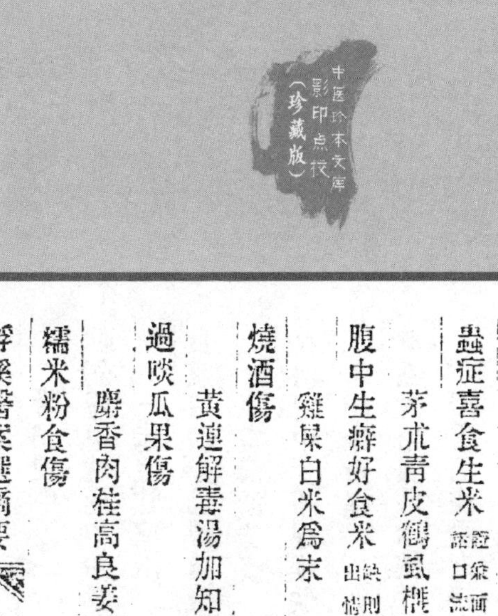

原案無方但云用殺蟲治癖之藥丸

蟲症喜食生米 證兼面黄辨諸口流涎沫　王旭高

茅朮青皮鶴虱榧子蕪荑檳榔陳米

腹中生癖好食米 缺則口中清水出情似憂思　僧道廣

雞屎白米爲末

燒酒傷　龔子才

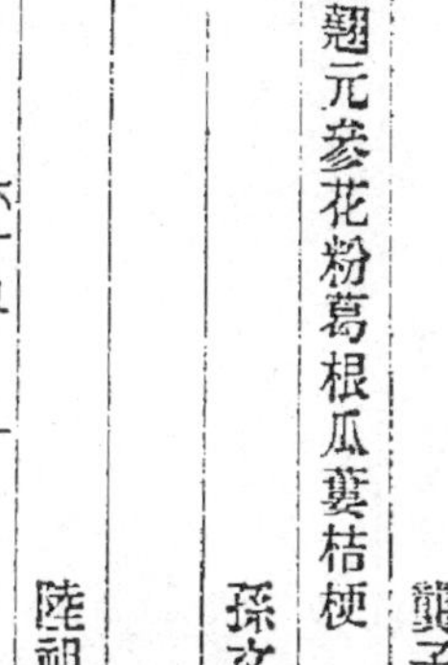

黄連解毒湯加知母貝母石膏連翹元參花粉葛根瓜蔞桔梗

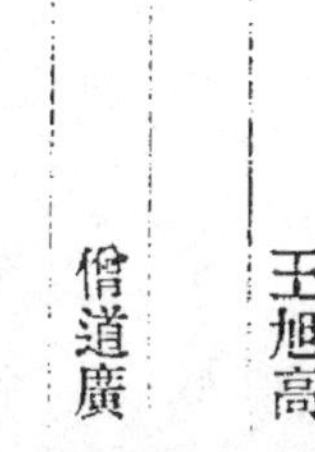

過啖瓜果傷　孫文垣

麝香肉桂高良姜香附

糯米粉食傷　陸祖愚

卷三　飲食　六十九

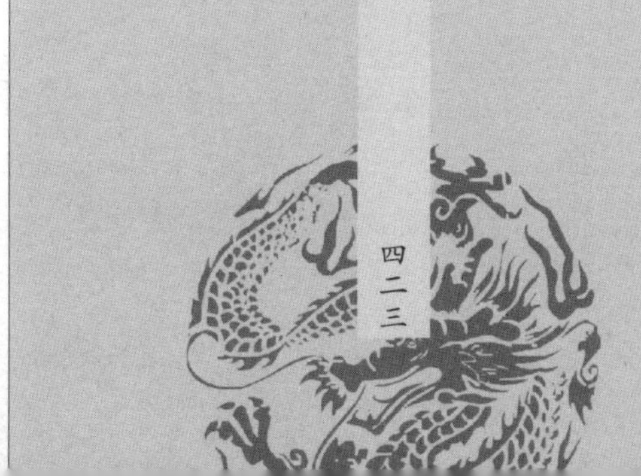

附子理中湯 參朮附草乾薑

飲錫壺中燒酒中鉛毒醉悶不省 龔子才

一味生甘草湯

風痰留滯心包摶嚥爐灰 辨諸脈弦直左寸浮滑 吳孚先

原案云湧其痰

火鬱胃中食不進惟飲涼水 辨諸聞忤言起病吐酸內熱作渴面青赤氣口脈大 漏名

一味黃連

脾熱食倍日飲水數斗溺多 辨諸脾脈旺腎脈不衰知非脾衰腎敗之消渴 張肱

麝香酒濡爲丸枳椇子湯下

濕聚不化津液不潮口渴 熱症口渴人皆知之選此濕症寒症口渴兩條示人以四診須互參也 楊素園

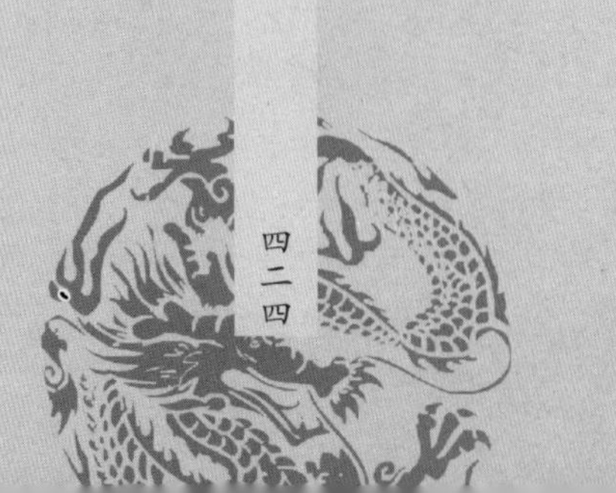

附子理中汤。参、术、附、草、干姜。

饮锡壶中烧酒中铅毒，醉闷不省。 龚子才

一味生甘草汤。

风痰留滞心包，抟嗌炉灰。辨诸脉弦直，左寸浮滑。 吴孚先

原案云：涌其痰。

火郁胃中，食不进，惟饮凉水。辨诸闻忤言起病，吐酸、内热、作渴、面青赤，气口脉大。 漏名

一味黄连。

脾热食倍，日饮水数斗，溺少。辨诸脾脉旺，肾脉不衰，知非脾衰肾败之消渴。 张肱

麝香，酒濡为丸，枳椇子汤下。

湿聚不化，津液不潮，口渴。热症口渴，人皆知之。选此湿症寒症，口渴两条示人，以四诊须互参也。 杨素园

原案无方。但云芳香化湿，甘淡渗湿。

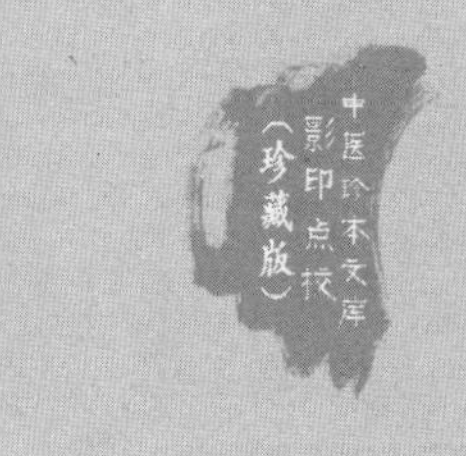

阳虚水不化气，津液不生，口渴。　　章虚谷

原方失录。

火衰，不能蒸化液不上承，口渴引饮。此证属热者多，若见证尽属虚寒，则此为水不蒸气矣。　　陆成一

熟附片，炮姜炭等药。

下元虚寒，阳气不升，渴而多饮。　　孙文垣

原方失录。

阴盛格阳，虚阳上越，渴饮。辨诸小便清长，足胫冷。　　陆成一

原方失录。

湿聚中宫不化，蒸热生燥，反燥渴恣饮。辨诸疟后，中宫必多黄涎恶水。　裴兆期

苍术、半夏、茯苓、泽泻、厚朴、陈皮、砂仁、黄连。

胃液枯，嗜饮浓茶，热饮愈饮愈渴。　　李冠仙

章虛谷

原方失錄

火衰不能蒸化液不上承口渴引飲此證屬熱者多若見證盡屬虛寒則此爲水不蒸氣矣　陸成一

熟附片炮薑炭等藥

下元虛寒陽氣不升渴而多飲　孫文垣

原方失錄

陰盛格陽虛陽上越渴飲辨諸小便清長足脛冷　陸成一

原方失錄

濕聚中宮不化蒸熱生燥反燥渴恣飲辨諸瘧後中宮必多黃涎惡水　裴兆期

蒼朮半夏茯苓澤瀉厚朴陳皮砂仁黃連

胃液枯嗜濃茶熱飲愈飲愈渴　李冠仙

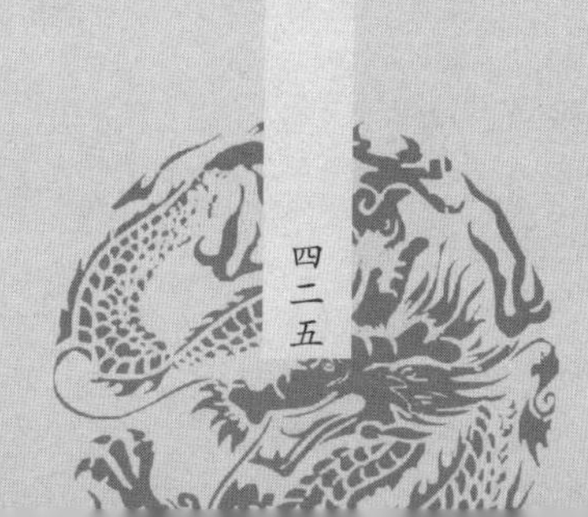

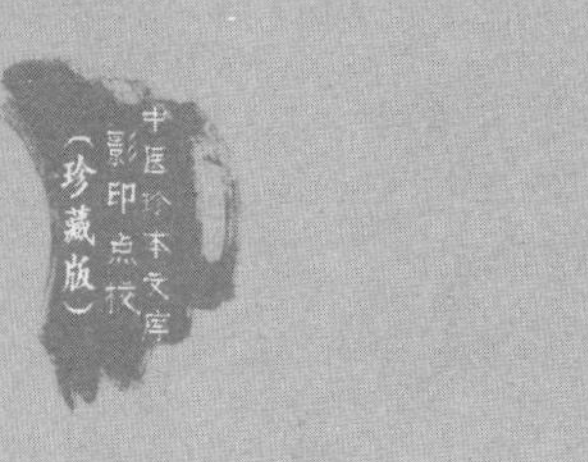

原方失錄

胃熱液耗渴飲不飢 證見面赤宜辛甘涼潤法 葉天士

桔梗兜鈴茯苓甘草象貝

胃汁消乏求助於水入夜渴飲 證兼小便不利 葉天士

蘆根生米仁桑葉

痰飲內阻渴惡熱飲並喜瓜果 辨諸苔膩白罩黃進甘潤即嘔案痰膠則喜飲極熱又一理須互參 周小農

溫膽湯加竹黃竹瀝鬱金菖蒲雪羹等 橘半枳茹苓草又海蜇荸薺

痰塞肺氣熱飲嫌冷 辨諸脈洪數而滑惟右寸見沈平日吐痰多而今忽無 李冠仙

麻黃杏仁石膏甘草

熱處濕中濕居熱外渴喜熱飲 王旭高

原方失錄 案法宜先用辛溫化濕使濕從熱

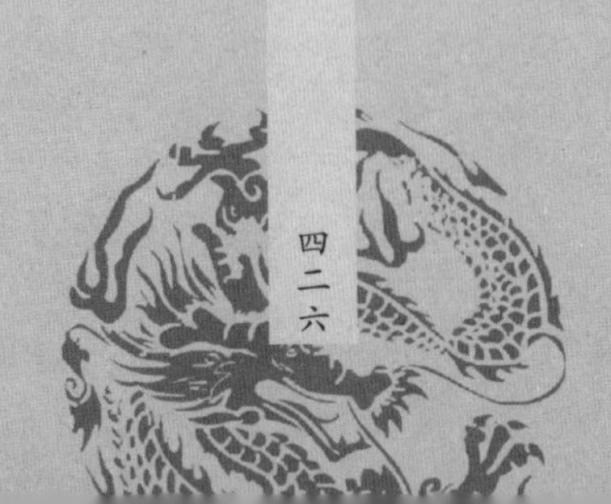

原方失录。

胃热液耗，渴饮不饥。证见面赤，法宜辛甘凉润。

叶天士

桔梗、兜铃、茯苓、甘草、象贝。

胃汁消乏，求助于水，入夜渴饮。证兼小便不利。

叶天士

芦根、生米仁、桑叶。

痰饮内阻，渴恶热饮，并喜瓜果。辨诸苔腻白罩黄，进甘润即恶。

【案】痰胶则喜饮极热。又一理须互参。 周小农

温胆汤加竹黄、竹沥、郁金、菖蒲、雪羹等。橘、半、枳、茹、苓、草，又海蜇、荸荠。

痰塞肺气，热饮嫌冷。辨诸脉洪数而滑，惟右寸见沈，平日吐痰多，而今忽无。

李冠仙

麻黄、杏仁、石膏、甘草。

热处湿中，湿居热外，渴喜热饮。 王旭高

原方失录。

【案】法宜先用辛温化湿，使湿从热化，湿开热透，然后转用清热药。

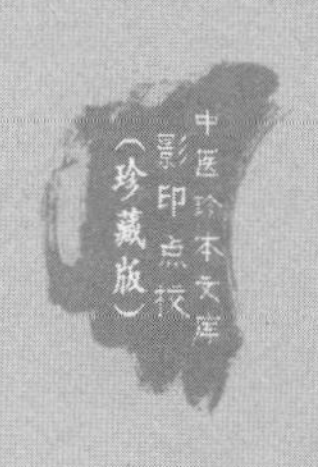

热痰阻碍气机，渴喜热饮。勿误认为虚寒。　王孟英

滑石、知母、花粉、蒌仁、天竺黄、贝母、栀子。

暑湿误用温补，酿痰阻塞气机，喜热饮。证见恶寒胸闷，喜热熨似寒。辨诸脉沈滑数，苔黄腻。　王孟英

原案云：与大剂苦寒药，以芦菔汤煎。

痰热壅结，得热则开，喜饮极热辣汤。易误虚寒症，辨诸夙嗜厚味。　朱丹溪

十枣汤为末，粥和小丸，津咽十九，日三次。炒黑芫花、甘遂、大戟、大枣。

痰阻清阳，渴喜姜汤。此证最多，喜其辛辣能开，与喜热饮理同，据以为寒，而用温误矣。惟生姜辛，胜于温，不忌。　王孟英

原案无方。

热阻气机，嗜饮水，难下膈。证见口腻，呃逆便秘，溺赤。辨诸冬温误汗，误滋误温补，与水至不欲饮大异。

王孟英

紫苑（菀）、知母、花粉、兰草、黄芩、桑叶、杷叶、栀子、橘皮、竹茹、地栗、海蛇。

饮邪阻胃，口干不欲饮。

林佩琴

滑石知母花粉蔞仁天竺黄貝母梔子

暑濕誤用溫補釀痰阻塞氣機喜熱飲證見惡寒胸悶喜熱熨似寒辨諸脈沈滑數苔黃膩　王孟英

原案云與大劑苦寒藥以蘆菔湯煎

痰熱壅結得熱則開喜飲極熱辣湯易誤虛寒症辨諸夙嗜厚味　朱丹溪

十棗湯爲末粥和小丸津嚥十九日三次炒黑芫花甘遂大戟大棗

痰阻清陽渴喜薑湯此證最多喜其辛辣能開與喜熱飲理同據以爲寒而用溫誤矣惟生薑辛勝於溫不忌　王孟英

原案無方

熱阻氣機嗜飲水難下膈證見口膩呃逆便秘溺赤辨諸冬溫誤汗誤滋溫補與水至不欲飲大異　王孟英

紫菀知母花粉蘭草黃芩桑葉杷葉梔子橘皮竹茹地栗海蛇

飲邪阻胃口乾不欲飲　林珮琴

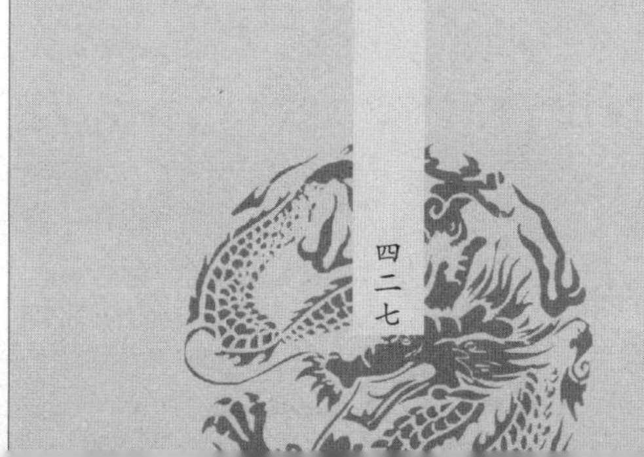

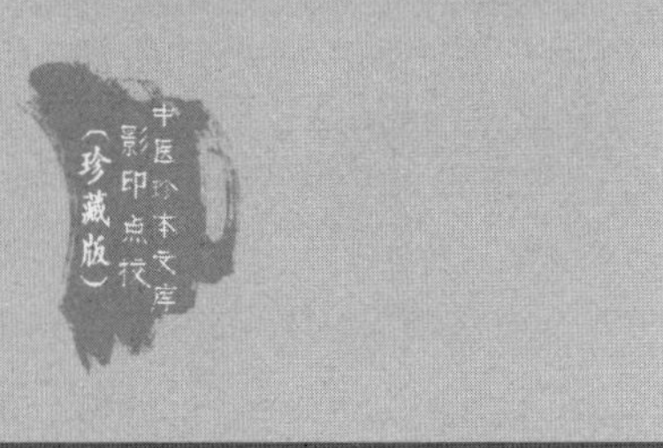

小半夏湯加茯苓枳殼 半夏 生薑

胃弱畏藥不能飲 病爲心脾抑鬱證見晡寒夜熱盜汗咽乾咳嗽脅痛納減經少肌削神疲 王孟英

甘草小麥紅棗藕頻飲 入心脾養氣血潤燥緩急舒鬱雖果品對症能治大病畏藥者可以類推用飲食消息之

痰飲類

飲囊 辨諸飲酒或茶有定數不能不飲亦不能多飲 曹仁伯

原方失錄 按宜以蒼朮爲主藥

風溫化熱釀痰 證兼咳逆熱渴 朱心農

蘆根苡仁桃仁馬兜鈴冬瓜子川貝

痰涎堵塞竅隧體虛難吐難導 治法理脾陽清肺氣 喻嘉言

原方失錄

腎氣上沖痰湧氣急 辨諸脈滑大 李冠仙

小半夏汤加茯苓、枳壳。半夏、生姜。

胃弱畏药，不能饮。病为心脾抑郁，证见哺寒夜热，盗汗咽干，咳嗽胁痛。纳减经少，肌削神疲。　王孟英

甘草、小麦、红枣、藕，频饮。入心脾养气血，润燥，缓急舒郁，虽果品对症，能治大病，畏药者可以类推，用饮食消息之。

痰饮类

饮囊。辨诸饮酒或茶有定数，不能不饮，亦不能多饮。　曹仁伯

原方失录。

【按】宜以苍术为主药。

风温化热酿痰。证兼咳逆热渴。　朱心农

芦根、苡仁、桃仁、马兜铃、冬瓜子、川贝。

痰涎堵塞窍隧，体虚难吐难导。治法理脾阳，清肺气。　喻嘉言

原方失录。

肾气上冲，痰涌气急。辨诸脉滑大而空，痰味咸。

李冠仙

六味地黄加沙参、杏泥、胡桃、橘皮。

【按】此症地宜砂仁炒透，而重用力始下达，少用反助中焦痰浊。

热毒酿痰深锢，坚痰自少腹冲突而上。证见势猛而极热肌削，辨诸凤食河车大汤，热如沸。　王孟英

紫草、银花、遗粮、甘草、绿豆，雪羹冲竹疬，吞腐衣包紫雪。紫雪能搜剔，深藏毒火。

胃热上蒸，肺气阻痹，痰嘶。辨诸先泻而后咳。

王旭高

葶苈子、莱菔子、六一散、枇杷叶。滑石、甘草。

痰饮积久，因感而动，吐臭痰。证见寒热咳嗽，气逆，左胁痛。辨诸醉饱后，素偏左卧，苔黄，脉弦滑数。

王孟英

旋覆、菖蒲、竹茹、蒌仁、冬瓜子、杷叶、省头草、滑石、黄芩、瓜络、芦菔、海蛇。

脾虚湿聚，热蒸，吐痰秽臭。脾主诸臭，臭者气也，入肺气腥，入心气焦，入肝气腐，自入气秽。又辨诸气促，腿足肿，便溏，属脾虚。

汪石山

参、术、苓、草、陈皮、东壁土。

【按】宜加佩兰叶。

肺痈，咳吐臭痰，痰如脓血。证兼舌苔浊厚。

王旭高

葶苈子、冬瓜子、桃仁、桔梗、桑叶、蒌仁、旋覆。

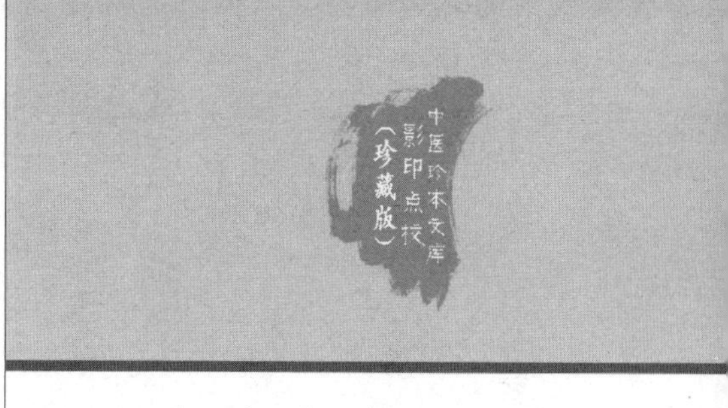

六味地黃加沙參杏泥胡桃橘皮

力始下達少用反助中焦痰濁

熱毒釀痰深錮堅痰自少腹衝突而上 證見勢猛而極熱肌削辨諸鳳食河車大湯熱如沸 王孟英

紫草銀花遺糧甘草菉豆雪羹沖竹瀝吞腐衣包紫雪 紫雪能搜剔深藏毒火

胃熱上蒸肺氣阻痺痰嘶 辨諸先瀉而後咳 王旭高

葶藶子萊菔子六一散枇杷葉 滑石甘草

痰飲積久因感而動吐臭痰 證見寒熱咳嗽氣逆左脇痛辨諸醉飽後素偏左臥苔黃脈弦滑數 王孟英

旋覆菖蒲竹茹蔞仁冬瓜子杷葉省頭草滑石黃芩瓜絡蘆菔海蛇

脾虛濕聚熱蒸吐痰穢臭 脾主諸臭臭者氣也入肺氣腥入心氣焦入肝氣腐自入氣穢又辨諸氣促腿足腫便溏屬脾虛 汪石山

參朮苓草陳皮東壁土 按宜加佩蘭葉

肺癰咳吐臭痰如膿血 證兼舌苔濁厚 王旭高

葶藶子冬瓜子桃仁桔梗桑葉蔞仁旋覆

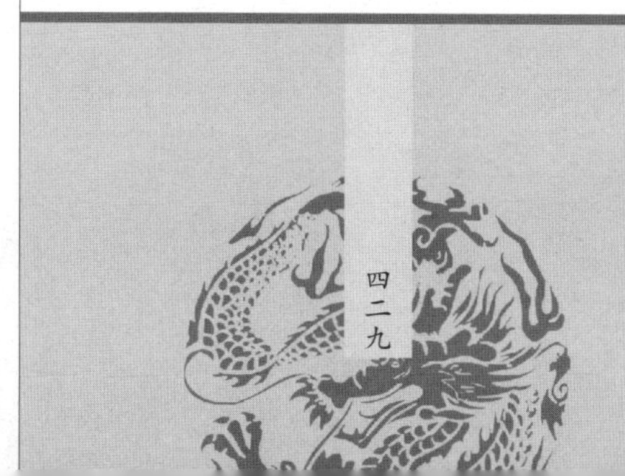

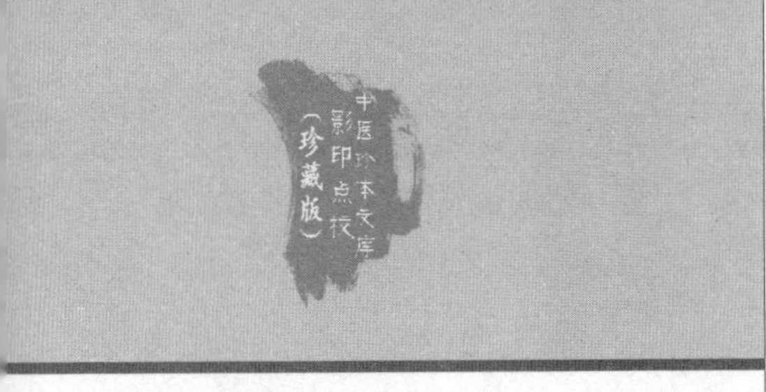

肺痿吐臭痰如汚泥 證兼面青不渴大便溏薄法宜扶陽 王旭高

人參炙草麥冬阿膠生地炮姜肉桂五味紫石英

肺液外泄痰白膩如米粥 宜與吐血類咳白血條同參 余聽鴻

薑桂參草苡棗麥冬麻仁繼用生芪沙參百合玉竹川貝枇杷膏

火症痰色白 辨諸脈洪數有力左甚胸臍間如火烙氣急促與屬寒之脈耎滑無力胸不熱而和氣不急促者異 黃錦芳

原案云病須兼衆證與脈並審不可專指一證爲據 按辨論皆當方不善未選

肝腎陰虛龍火不伏痰咳粉紅 辨諸子時陽動嗽甚證兼食減無味憎寒陰傷及陽忌投酸膩 林珮琴

潞參山藥百合甘草五味白芍牡蠣淡菜蛤炒膠珠

胃有伏熱吐紅痰帶臭 辨諸不咳嗽自覺胃中灼熱 王旭高

犀角射干桃仁當歸苡仁冬瓜子連翹銀花川貝大黃元明粉

風邪伏肝吐粉紅痰變爲青黃 此勞風症即辨諸痰色及左關脈弦硬 曹仁伯

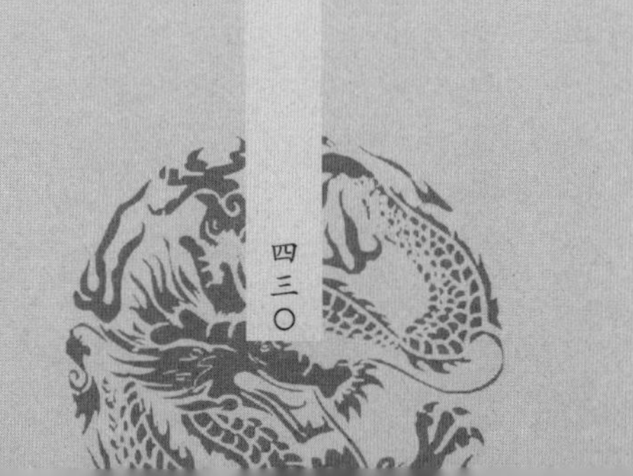

肺痿，吐臭痰，如污泥。证兼面青，不渴，大便溏薄，法宜扶阳。 王旭高

人参、炙草、麦冬、阿胶、生地、炮姜、肉桂、五味、紫石英。

肺液外泄，痰白腻如米粥。宜与吐血类，咳白血条同参。 余听鸿

姜、桂、参、草、苡、枣、麦冬、麻仁，继用生芪、沙参、百合、玉竹、川贝、枇杷膏。

火症，痰色白。辨诸脉洪数有力，左甚，胸脐间如火烙，气急促，与属寒之脉耎滑无力，胸不热而和，气不急促者异。 黄锦芳

原案云：病须兼众证，与脉并审，不可专指一证为据。

【按】 辨论皆当，方不善，未选。

肝肾阴虚，龙火不伏，痰咳粉红。辨诸子时阳动，嗽甚。证兼食减无味，憎寒，阴伤及阳，忌设酸腻 林佩琴

潞参、山药、百合、甘草、五味、白芍、牡蛎、淡菜、蛤炒胶珠。

胃有伏热，吐红痰带臭。辨诸不咳嗽，自觉胃中灼热。 王旭高

犀角、射干、桃仁、当归、苡仁、冬瓜子、连翘、银花、川贝、大黄、元明粉。

风邪伏肝，吐粉红痰，变为青黄。此劳风症，即辨诸痰色及左关脉弦硬。 曹仁伯

柴胡、前胡、乌梅、川连、薤白、童便、猪胆汁、猪脊筋。

阴虚烁液为痰，色红绿。证见欬嗽不眠，便秘，辨诸脉弦细而数，舌绛大渴。　　王孟英

西洋参、花粉、贝母、杏仁、冬瓜子、知母、百合、合欢皮。

肝火挟痰，痰色绿，气臭。证见痰、气逆、肌削患冷、自汗，脉缓大似劳怯。即辨诸痰绿臭，及误补，便坚溺赤。　　王孟英

苇茎汤合雪羹，加白微、花粉、旋覆、蛤壳。

肝邪归肺，吐青黄绿痰，带血点。此劳风逆克肺金，症兼右胁痛。　　曹仁伯

小生地、桑皮、羚角、阿胶、冬瓜子、苡仁、蛤壳、川贝、杏仁、忍冬藤、青黛。

肾虚火旺。吐黑痰。辨诸服温补愈甚，两尺独洪滑。　　汪石山

四物汤加黄柏、知母、白术、陈皮、麦冬。归、芎、地、芍。

阴邪内结，胸痛，呕痰五色。辨诸体倦神烦，脉虚微少神，虽按痛，乃正气内伤，非实症。　　马元仪

黄连汤加重桂枝。人参、炙草、干姜、桂枝、半夏、黄连、大枣。

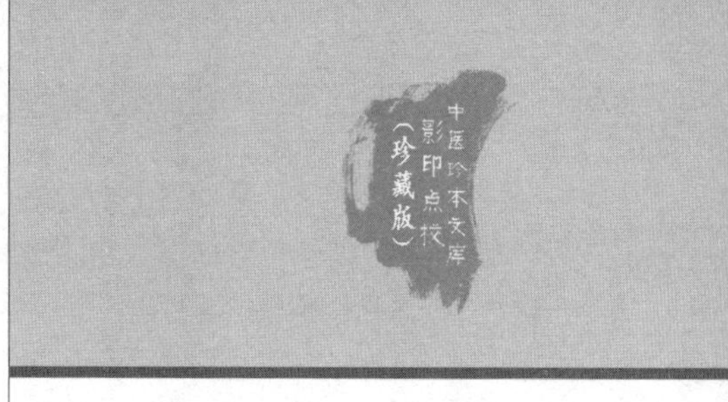

陰虛爍液爲痰色紅綠　證見欬嗽不眠便秘辨諸脈弦細而數舌絳大渴　王孟英

西洋參花粉貝母杏仁冬瓜子知母百合合歡皮

肝火挾痰痰色綠氣臭　證見痰氣逆肌削患冷自汗脈緩大似勞怯即辨諸痰綠臭及誤補便堅溺赤　王孟英

葦莖湯合雪羹加白微花粉旋覆蛤殼

肝邪歸肺吐青黃綠痰帶血點　此勞風逆克肺金症兼右脇痛　曹仁伯

小生地桑皮羚角阿膠冬瓜子苡仁蛤殼川貝杏仁忍冬籐青黛

腎虛火旺吐黑痰　辨諸服溫補愈甚兩尺獨洪滑　汪石山

四物湯加黃柏知母白朮陳皮麥冬　歸芎地芍

陰邪內結胸痛嘔痰五色　辨諸體倦神煩脈虛微少神雖按痛乃正氣內傷非實症　馬元儀

黃連湯加重桂枝　人參炙草乾薑桂枝半夏黃連大棗

卷三　痰飲　七十三

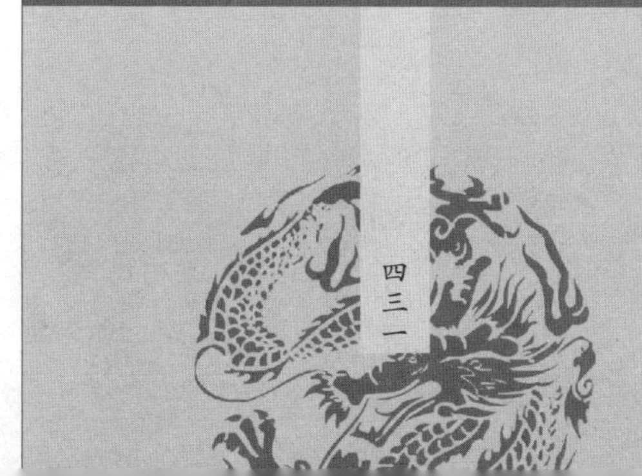

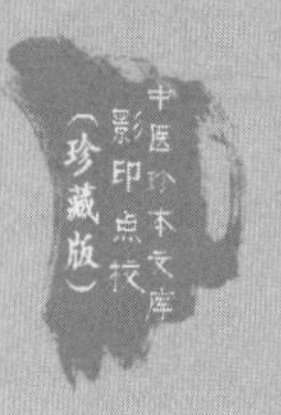

腎陰虧水泛爲痰味鹹 腎陽虧亦有之辨諸脈細證見咳嗽礙臥 王孟英

原案無方但云與大劑熟地藥即安睡

肝氣化火灼液爲痰味鹹 辨諸木火體質可與上條及前腎氣上沖條互參 周小農

决明青鉛紫石英甜杏仁旋覆龜板牛膝炭

肾阴亏，水泛为痰，味咸。肾阳亏亦有之，辨诸脉细，证见咳嗽碍卧。王孟英

原案无方，但云与大剂熟地药即安睡。

肝气化火，灼液为痰，味咸。辨诸木火体质，可与上条及前肾气上冲条互参。

周小农

决明、青铅、紫石英、甜杏仁、旋覆、龟板、牛膝炭。

卷三终

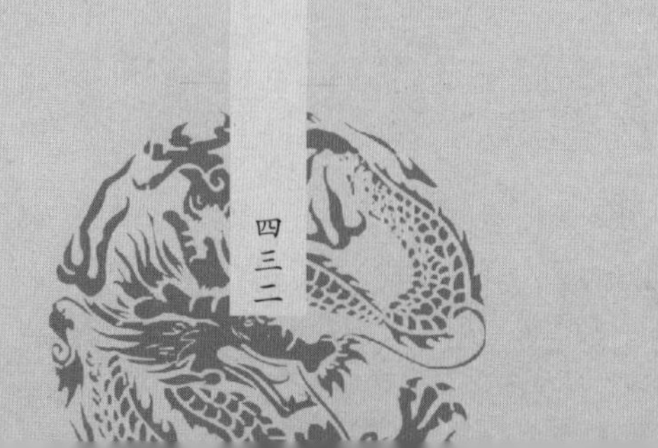

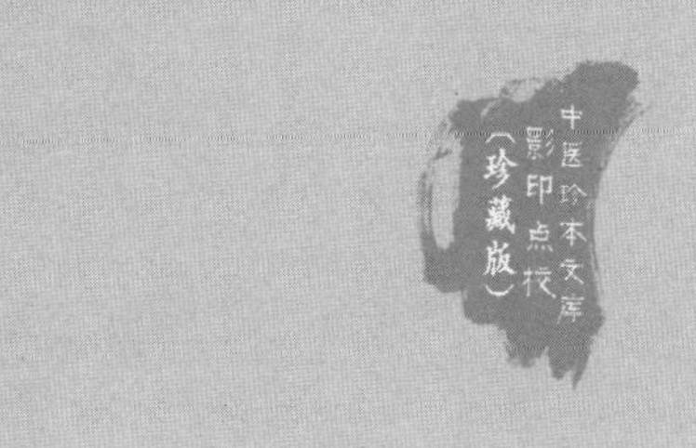

鲟溪医案选摘要卷四

吴郡陆晋笙先生鉴定。
女士陆咏叕佩珣辑

二阴总类海底胯

肾精不足，肝火乘之，二阴气出。证见筋挛骨痿，法宜泄肝固肾（以下二阴总）。　　尤在泾

生地、川楝子、茯苓、阿胶、丹皮、女贞子、牡蛎。

风、湿、热内蕴，二阴生疮。辨诸夙嗜酒醴鱼虾，二便涩，疮出黄汁。　寇宗奭

外涂马齿苋、青黛，内服八正散。瞿、蓄、车、栀、木通、灯心、大黄、滑、草。

温邪乘虚袭入，下焦篡间縻损。辨诸产后寒热头痛，烦呕，汗后复热，血下如豆汁（以下海底）。　　林佩琴

豆豉、山栀、蒌仁、生地、石斛、知母、丹皮、阿胶。

湿热成毒下注，肛前囊后疮溃腥脓。辨诸暴病迅速，气秽异常，知非渐成之悬痈损怯症。　　王孟英

原案无方，云勿敷药遏毒，以有舌强紫赤，脉细数见证，先与清营。

吳郡陸晉笙先生鑒定　　女士陸詠叕佩珣輯

二陰總類海底胯

腎精不足肝火乘之二陰氣出證見筋攣骨痿法宜泄肝固腎（以下二陰總）　尤在涇

生地川楝子茯苓阿膠丹皮女貞子牡蠣

風濕熱內蘊二陰生瘡辨諸夙嗜酒醴魚蝦二便澀瘡出黃汁　寇宗奭

外塗馬齒莧青黛內服八正散瞿蓄車梔木通燈心大黃滑草

溫邪乘虛襲入下焦篡間縻損辨諸產後寒熱頭痛煩嘔汗後復熱血下如豆汁（以下海底）　林珮琴

豆豉山梔蔞仁生地石斛知母丹皮阿膠

濕熱成毒下注肛前囊後瘡潰腥膿辨諸暴病迅速氣穢異常知非漸成之懸癰損怯症　王孟英

原案無方云勿敷藥遏毒以有舌強紫赤脈細數見證先與清營

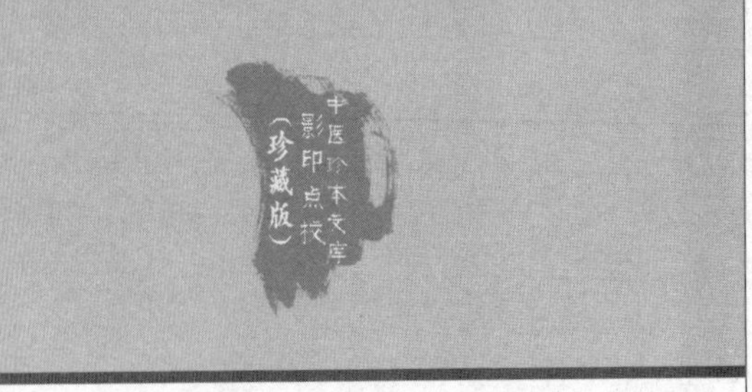

濕熱濁精凝結海底殭塊漫腫（原案云懸癰也惟培正托毒化膿爲宜案此條係體虛症實） 馬培之

黃耆黨參當歸白朮白芍甘草枳殼殭蠶兩頭尖槐角

氣虛不攝敗精瘀阻精道海底會陽穴脹硬（證兼少腹隱痛辨諸勞動短氣夙患遺滑） 馬培之

炙芪冬朮黨參炙草茯神小茴炒白芍當歸苡仁

腎虛懸癰大如雞卵（辨諸左關尺略大而沈按之微） 魏玉橫

大生地麥冬北沙參枸杞子生米仁蔞仁丹皮地丁

脾腎陽衰水飲下溢兩跨筋脹（證兼脛脹難步溺澀氣喘辨諸久瀉後（以下）胯） 徐澹安

眞武湯合五苓散去姜芍猪如茅朮椒目米仁另服濟生腎氣丸

濕熱壅阻兩胯痛（辨諸小便赤澀） 朱丹溪

當歸拈痛湯加滑石木通燈心豬苓澤瀉（方載身體類血虛有濕熱條）

瘀痰下流兼鬱肝火左胯及環跳穴痛（證見二便類數知爲火下迫） 孫文垣

湿热浊精，凝结海底，僵块漫肿。原案云：悬痈也。惟培正托毒化脓为宜。

【案】此条系体虚症实。

马培之

黄耆、党参、当归、白术、白芍、甘草、枳壳、僵蚕、两头尖、槐角。

气虚不摄，败精瘀阻精道，海底会阳穴胀硬。证兼少腹隐痛，辨诸劳动短气，夙患遗精。 马培之

炙芪、冬、术、党参、炙茯神、小茴、炒白芍、当归、苡仁。

肾虚，悬痈大如鸡卵。辨诸左关尺略大而沈，按之微。 魏玉横

大生地、麦冬、北沙参、枸杞子、生米仁、蒌仁、丹皮、地丁。

脾肾阳衰，水饮下溢，两胯筋胀。证兼胫胀难步，溺涩气喘，辨诸久泻后（以下）胯。 徐澹安

真武汤合五苓散，去姜、芍、猪，如茅、术、椒目、米仁，另服济生肾气丸。

湿热壅阻，两胯痛。辨诸小便赤涩。 朱丹溪

当归拈痛汤加滑石、木通、灯心、猪苓、泽泻。方载身体类血虚有湿热条。

瘀痰下流，兼郁肝火，左胯及环跳穴痛。证见二便类数，知为火下迫。 孙文垣

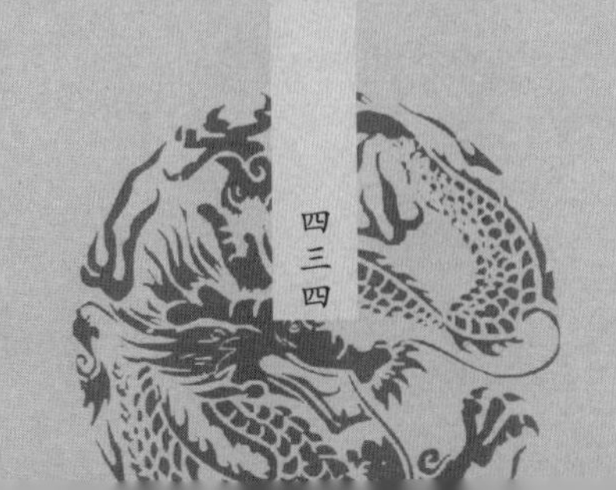

神效瓜蒌散加丹皮、莪术、五灵脂、金银花。

瘀血渍入隧道，两胯作痛。此逾十年失合症，辨诸询系放出宫女，溲痛如淋，便亦痛。

【按】尼寡每患此。

薛立斋

原案无方。

肝络畜瘀化脓，左胯红肿，痛如匏。辨诸病由堕马而起，胯属肝。　孙文垣

外用针破，内服托里十宣散，加参、耆。因红肿处色转青，中隐黑，知已成脓。

阴亏左胯间肿硬作痛。辨诸暮热，溺赤舌绛而渴，脉细数。　王孟英

西洋参、生地、麦冬、楝实、知母、花粉、银花、连翘、甘草、黄柏等。

阳症，疮毒初起，胯间肿硬如皂荚。辨诸焮赤剧痛，知非阴症。　王孟英

金银花、生甘草、皂角刺，水煎和酒服。

【按】他处阳毒初起，皆可用。

湿邪下受，又感风寒，引动内病两胯间结核肿痛。证兼寒热如疟，辨诸地处海滨。　魏筱泉

柴胡桂枝汤合五苓加味。上方参、草、柴、桂、苓、半、姜、枣。下方术、茯、猪、泻、桂。

瘀血潰入隧道兩胯作痛 此踰十年失合症辨諸詢係放出宮女溲痛如淋便亦痛按尼寡每患此　薛立齋

原案無方

肝絡畜瘀化膿左胯紅腫痛如匏 辨諸病由墮馬而起胯屬肝　孫文垣

外用針破內服托裏十宣散加參耆 因紅腫處色轉青中隱黑知已成膿

陰虧左胯間腫硬作痛 辨諸暮熱溺赤舌絳而渴脈細數　王孟英

西洋參生地麥冬楝實知母花粉銀花連翹甘草黃柏等

陽症瘡毒初起胯間腫硬如皂莢 辨諸焮赤劇痛知非陰症　王孟英

金銀花生甘草皂角刺水煎和酒服 按他處陽毒初起皆可用

濕邪下受又感風寒引動內病兩胯間結核腫痛 證兼寒熱如瘧辨諸地處海濱　魏筱泉

柴胡桂枝湯合五苓加味 上方參草柴桂苓半薑棗下方朮茯豬瀉桂

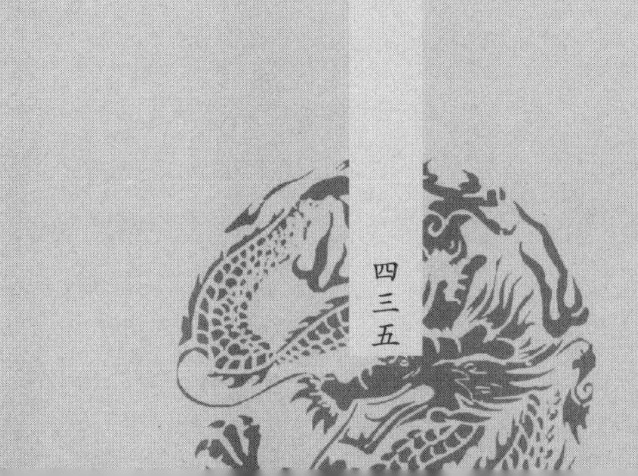

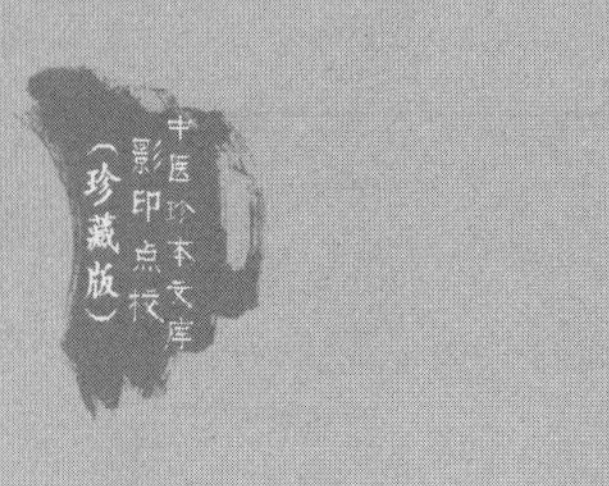

便毒膿血內壅兩胯焮赤如鵝卵　江應宿

知母貝母殭蠶川山甲大黃

二便總類 二便同病者載此另有大便類小便類

誤下氣陷胃關不固飲入自覺趨前溲不禁趨後泄瀉 辨諸誤用西藥峻下　黃體仁

熟附片甘草牡蠣粟殼白朮炮薑炭荷蒂潞黨參淮山藥五味子

五虛證泄利前後 五虛再兼脈細皮寒氣少飲食不入也　張子和

聖散子胃散湯五苓散

腎虛泄瀉前後不止 辨諸尺脈虛弱僅治脾胃無益　陳良甫

木香散

亡陽二便併出 辨諸額汗如雨角弓反張及久瀉後　馮楚瞻

便毒脓血，内壅两胯，焮赤如鹅卵。　江应宿

知母、贝母、僵蚕、川山甲、大黄。

二便总类。二便同病者，载此另有大便类、小便类。

误下气陷，胃关不固，饮入自觉趋前，溲不禁趋后，泄泻。辨诸误用西药峻下。

黄体仁

熟附片、甘草、牡蛎、粟壳、白术、炮姜炭、荷蒂、潞党参、淮山药、五味子。

五虚证，泄利前后。五虚再兼脉细，皮寒气少，饮食不入也。　张子和

圣散子、胃散汤、五苓散。

肾虚，泄泻前后不止。辨诸尺脉虚弱，仅治脾胃无益　陈良甫

木香散。

亡阳，二便并出。辨诸额汗如雨，角弓反张，及久泻后。　冯楚瞻

人参、白术、熟附子。

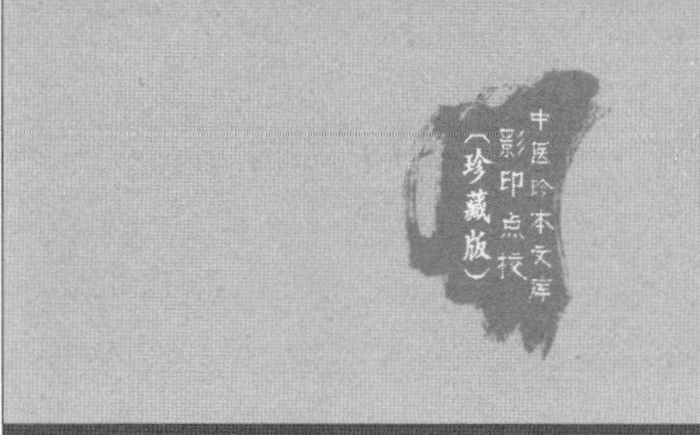

病浊久，气虚下陷，常如欲溺，前溺而后亦滑泄。

林佩琴

升麻、茯苓、猪苓、白术、半夏、炙草、莲子、莲须。

肾虚不固，每欲小便，则大便随出。辨诸年老久泻后，脉两尺微细欲绝。

柴屿青

补中益气汤加热附子、煨肉果、八味。上方参、芪、术、草、归、橘、升、柴、姜、枣。下方附、桂、地、萸、苓、药、丹、泻。

燥屎未除，小便不利，大便乍难乍易。证兼微热，怫郁，不得卧。 张仲景

原方失录，于法宜下。

肺热逼迫，便泻无溺。辨诸脉数而弦，是风温症。证见大渴无苔，是胃汁受烁。

王孟英

天生建中汤，频灌。

【按】即蔗汁一味也。

崩后，气随血走，脾肾亏，便闭溲频，刺痛。辨诸脉细无力，舌无苔，肾主二便，中气虚，溲便变也。

王一仁

熟地、山萸、山药、女贞、沙苑、首乌、参、耆、术、草、升麻。

肾水枯，肝火炎，移热二肠，便秘溲血。辨诸面目青黑，怒则晕，便时疼涩难堪。 萧万兴

升麻茯苓猪苓白朮半夏炙草蓮子蓮鬚

腎氣不固每欲小便則大便隨出 辨諸年老久瀉後脈兩尺微細欲絕 柴嶼青

補中益氣湯加熱附子煨肉果八味 上方參芪朮草歸橘升柴薑棗下方附桂地萸苓藥丹瀉

燥屎未除小便不利大便乍難乍易 證兼微熱怫鬱不得臥 張仲景

原方失錄於法宜下

肺熱逼迫便瀉無溺 辨諸脈數而弦是風溫症證見大渴無苔是胃汁受爍 王孟英

天生建中湯頻灌 按即蔗汁一味也

崩後氣隨血走脾腎虧便閉溲頻刺痛 辨諸脈細無力舌無苔腎主二便中氣虛溲便變也 王一仁

熟地山萸山藥女貞沙苑首烏參耆朮草升麻

腎水枯肝火炎移熱二腸便秘溲血 辨諸面目青黑怒則暈便時疼澀難堪 蕭萬興

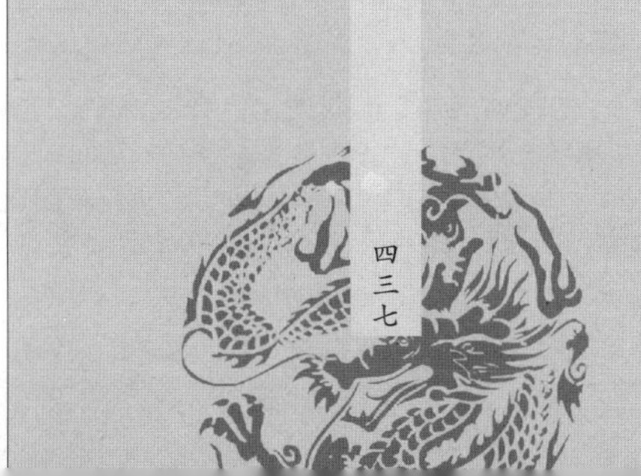

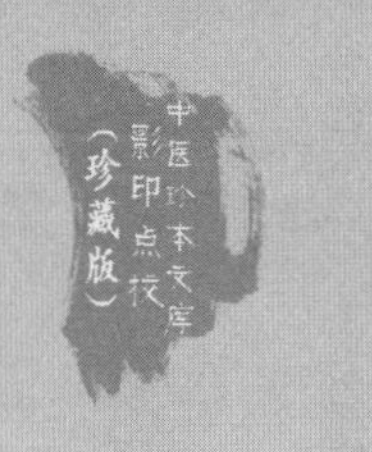

補中益氣及八味丸加減 按方不合宜改用一貫煎等

邪聚於胃便黑溺黃 辨諸右脈弦胃與大腸相連屬故胃病而二便色變也 曹仁伯

芍藥青皮陳皮黑梔丹皮查肉竹油萊菔子延胡青鹽

熱邪下行大便瀉紅水溺則管痛 王孟英

白頭翁湯加銀花通草芩芍茹滑知斛梔楝羚角等

因驚氣亂痰襲竅端二便易位而出 辨諸體肥被盜受驚面青 張路玉

四七湯下礞石滾痰丸

氣火錯亂水滓誤道二便易位而出 辨諸自大怒大飽後驟病男子亦有此症溲黃作糞臭 張仲華

腐衣包明礬淡鹽湯下

瘀血內阻大腸糞溺並從前出 辨諸久病知非驟然氣亂之交腸症 曹仁伯

旋覆花猩絳葱管歸鬚首烏柏子仁薺菜花舊紗帽炙灰酒下

补中益气及八味丸加减。

【按】方不合，宜改用一贯煎等。

邪聚于胃，便黑溺黄。辨诸右脉弦，胃与大肠相连属，故胃病而二便色变也。

曹仁伯

芍药、青皮、陈皮、黑栀、丹皮、查（楂）肉、竹油、莱菔子、延胡、青盐。

热邪下行，大便泻红水，溺则管痛。　王孟英

白头翁汤加银花、通草、芩、芍、茹、滑、知、斛、栀、楝、羚角等。

因惊气乱，痰袭窍端，二便易位而出。辨诸体肥被盗，受惊面青。　张路玉

四七汤下礞石滚痰丸。

气火错乱，水滓误道，二便易位而出。辨诸自大怒大饱后骤病，男子亦有此症，溲黄作粪臭。　张仲华

腐衣包明矾，淡盐汤下。

瘀血内阻大肠，粪溺并从前出。辨诸久病，知非骤然气乱之交肠症。　曹仁伯

旋覆花、猩绛、葱管、归须、首乌、柏子仁、荠菜花、旧纱帽，炙灰酒下。

痛挤肠间，大便从小便出。辨诸肠痛难忍，脉关内芤，知非交肠症。　　李生

云母膏为丸，黄耆汤下。

湿流肠胃，气血停滞，小溲不利，而下秽浊，大便艰难。证兼右少腹板硬作痛。

马培之

乌药、丹皮、桃仁、赤芍、五灵脂、茯苓、延胡、青皮、枳壳、瓜蒌子、藕节。

寒症，二便不下，而大肠流腥秽白膏。　　沈明生

先服五苓散，倍加肉桂，嗣用附子理中汤，更以十全大补汤调理。

下不通反乎上，二便秘，狂吐，粪从口出。　　王孟英

旋覆代赭汤加蜣螂虫。参、草、旋、赭、半夏、姜、枣。

肾精不足，二便闭。

江汝洁

酒洗琐阳，焙干为末，煮粥服。

劳倦伤脾，气滞不行，二便闭结。辨诸病在劳碌后，右脉弱。　　汪石山

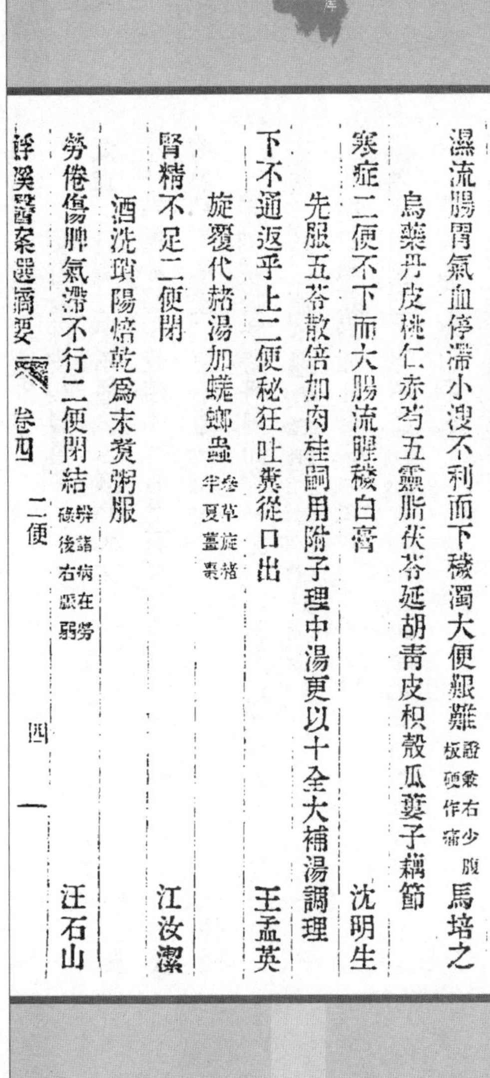

雲母膏爲丸黃耆湯下

濕流腸胃氣血停滯小溲不利而下穢濁大便艱難證兼右少腹板硬作痛　馬培之

烏藥丹皮桃仁赤芍五靈脂茯苓延胡青皮枳殼瓜蔞子藕節

寒症二便不下而大腸流腥穢白膏　沈明生

先服五苓散倍加肉桂嗣用附子理中湯更以十全大補湯調理

下不通返乎上二便秘狂吐糞從口出　王孟英

旋覆代赭湯加蜣螂蟲參草旋赭半夏薑棗

腎精不足二便閉　江汝潔

酒洗瑣陽焙乾爲末煮粥服

勞倦傷脾氣滯不行二便閉結辨諸病在勞碌後右脈弱　汪石山

評溪醫案選摘要　卷四　二便　四一

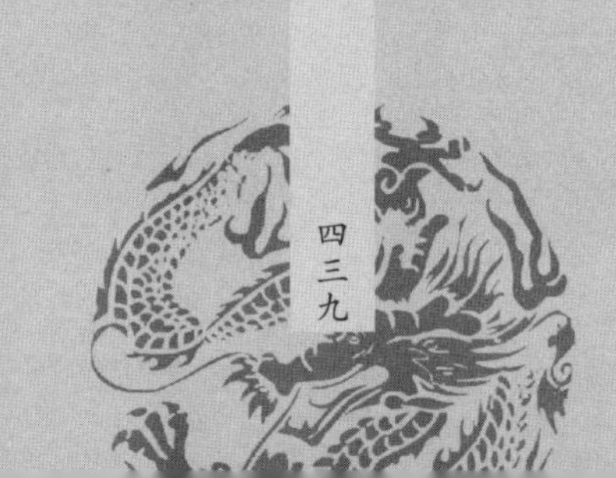

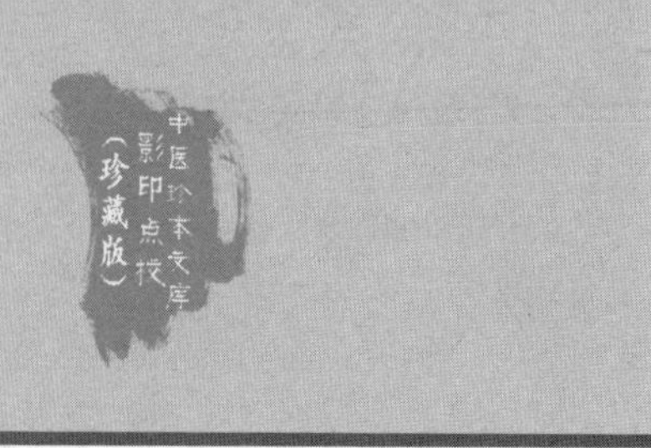

人參歸身陳皮枳殼黃芩

氣血滯妊娠二便不通 辨諸胸腹痞滿腿足心腹刺痛 陳三農

芎歸赤芍枳殼檳榔木通滑石杏仁葱白童便大黃末車前子末蜜

蓄熱積瘀淋後二便不通 辨諸脈弦數 王仲陽

用細灰於臍帶丹田間作一泥塘以新汲水調朴硝傾入灰塘中

產後瘀結二便不通 證兼跨痛如閃辨諸前後肿脹手不敢近近則痛劇 朱丹溪

桃仁承氣湯加紅花 桃桂硝黃甘草

濕熱壅阻精道二便不通 精隧在二陰間故前後並阻辨諸下極脹痛通利無效知病不在大腸膀胱 李時珍

楝實茴香穿山甲牽牛

痰阻中焦氣聚下焦二便不通 朱丹溪

人参、归身、陈皮、枳壳、黄芩。

气血滞，妊娠，二便不通。辨诸胸腹痞满，腿足心腹刺痛。　陈三农

芎、归、赤芍、枳壳、槟榔、木通、滑石、杏仁、葱白、童便、大黄末、车前子，末蜜。

蓄热积瘀，淋后二便不通。辨诸脉弦数。　王仲阳

用细灰于脐带丹田间作一泥塘，以新汲水调朴硝倾入灰塘中。

产后瘀结，二便不通。证兼跨痛如闪，辨诸前后肿胀，手不敢近，近则痛剧。

朱丹溪

桃仁承气汤加红花。桃、桂、硝、黄、甘草。

湿热壅阻精道，二便不通。精隧在二阴间，故前后并阻。辨诸下胀痛，通利无效，知病不在大肠膀胱。

李时珍

楝实、茴香、穿山甲、牵牛。

痰阻中焦，气聚下焦，二便不通。　朱丹溪

二陈加木通服，探吐。

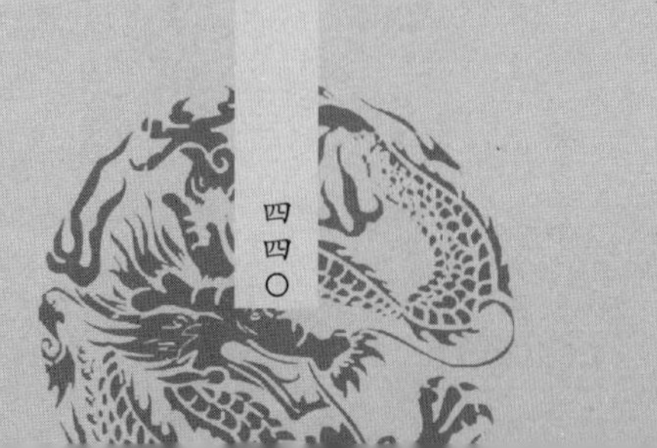

热闭，二便不通。漏名

生大螺、连壳，和盐生捣，用布紧系脐下一寸三分。

误汗气虚，大小便先后虚秘。辨诸脉洪而空，为虚及不便，而虚努迸痛。

朱丹溪

参、术、归、耆、陈皮、甘草、肉汁、琐阳。

男女前阴类 男阴疝、遗精、女阴带下

劳倦伤，肺气不降，手揾阴囊。辨诸色白神怯，又诵读攻苦（以下男阴）。

汪石山

参、耆、白术、熟附子，继去附子。

寒伏任脉，毛际高突，不硬不痛。证兼少腹痿膨。

徐澹安

八珍合二仙，去芎、草，加杞子、小茴、杜仲。

郁火盛，肝经燥热，阳痿。辨诸木火证质，脉数舌红，口燥咽干，知非阳虚症。

徐澹安

六味丸，滋肾丸改丸为汤。上方地、萸、苓、药、丹、泻。下方黄柏、知母、肉桂。

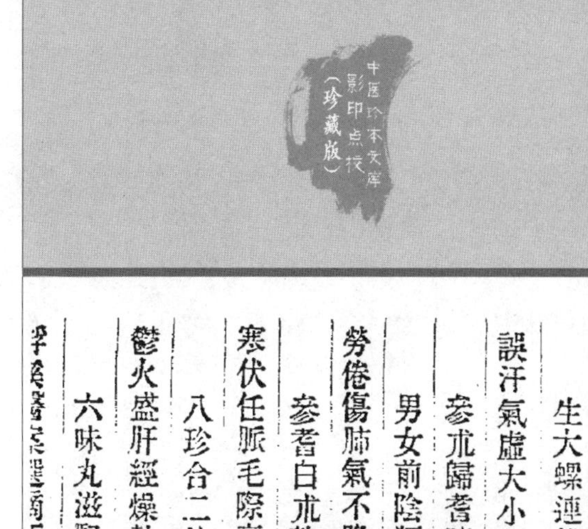

生大螺連殼和鹽生搗用布緊繫臍下一寸三分

誤汗氣虛大小便先後虛秘 辨諸脈洪而空為虛及不便而虛努迸痛

參朮歸耆陳皮甘草肉汁瑣陽　朱丹溪

男女前陰類 男陰疝 遺精 女陰帶下

勞倦傷肺氣不降手揾陰囊 辨諸色白神怯又誦讀攻苦（以下男陰）　汪石山

參耆白朮熟附子繼去附子

寒伏任脈毛際高突不硬不痛 證兼少腹痿膨　徐澹安

八珍合二仙去芎草加杞子小茴杜仲

鬱火盛肝經燥熱陽痿 辨諸木火證質脈數舌紅口燥咽乾知非陽虛症　徐澹安

六味丸滋腎丸改丸爲湯 上方地萸苓藥丹瀉 下方黃柏知母肉桂

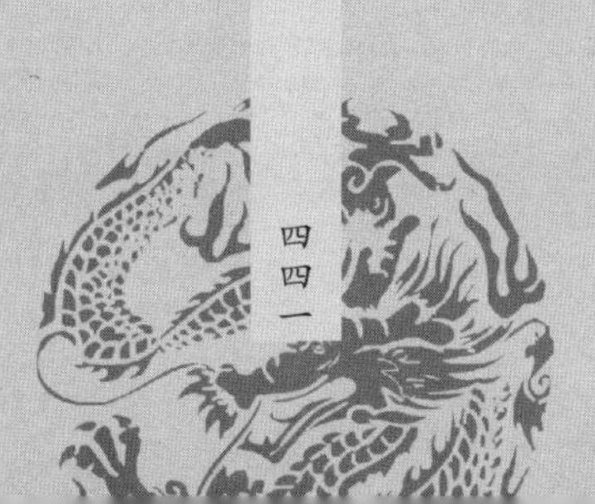

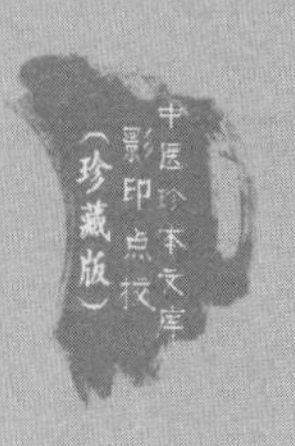

心火內鬱陽痿 辨諸奇貧心鬱鰥居火鬱服溫補反加火升頭不可俯服清降不效 周愼齋

刺蒺藜一味去刺炒香爲末

受寒兩腎縮 是必金水體質與前鬱火盛條對勘 江篁南

硫黃茱萸研大蒜塗腹再以蔄草蛇牀子薰之

陽氣衰弱不充於筋陰縮 尤在涇

八味丸 桂附地萸苓藥丹瀉

陽明熱不潤宗筋莖卵日縮 辨諸脈弦數 沈明生

先用清脾飲加減繼苓梔等藥後用參朮調補

濕熱壅阻不出囊腫陽縮 辨諸苔黃口苦便溏溺短 曹仁伯

原方失錄

心火内郁，阳痿。辨诸奇贫心郁，鳏居火郁，服温补反加火升，头不可俯，服清降不效。 周慎斋

刺蒺藜一味，去刺炒香，为末。

受寒，两肾缩。是必金水体质，与前郁火盛条对堪。 江篁南

硫黄、茱萸，研大蒜涂腹，再以蔄草，蛇床子熏之。

阳气衰弱，不充于筋，阴缩。 尤在泾

八味丸。桂、附、地、萸、苓、药、丹、泻。

阳明热，不润宗筋，茎卵日缩。辨诸脉弦数。 沈明生

先用清脾饮加减，继苓、栀等药，后用参、术调补。

湿热壅阻不出，囊肿阳缩。辨诸苔黄口苦，便溏溺短。 曹仁伯

原方失录。

热伏厥阴，茎缩。证见发热，呕吐腹痛。辨诸脉弦爽而数，苔色黄腻。 王孟英

楝实、通草、栀、连、茹、斛、丝瓜络。

痰阻肺胃，火遏肝胆，茎缩。证见寒热大作，气喘，大汗，眩晕不支。辨诸体丰，脉滑大，苔黄腻，脘下拒按。

王孟英

菖、枳、旋、蒌、栀、豉、连、半、茹、蛇，以芦菔煎汤。

肾水亏，肝火旺，温邪乘之，茎缩。证兼寒战遗精，易误作虚寒。辨诸指甲红，齿结血瓣，溺浑黑而臭。

王孟英

洋参、二冬、二地、花粉、知、蘖、连、楝、斛、芍、石英、牡蛎、龟、鳖、阿胶、鸡黄等。

初生小儿，胎火下注，阴茎肿胀，色晶亮。肿至腹部，溲闭能为大患。魏步宽

先以碎磁刺皮出血水，再以门下千脚泥调薄荷油敷之。

阴疝，阴囊连茎大肿如斗。辨诸六脉沈紧。　宝材

救生汤。

湿热下流，囊肿。证兼寒热如疟，辨诸小溲赤短。

王孟英

五苓合滋肾，加楝实、栀子、木通。上方术、茯、猪、泻、桂。下方知、柏、桂。

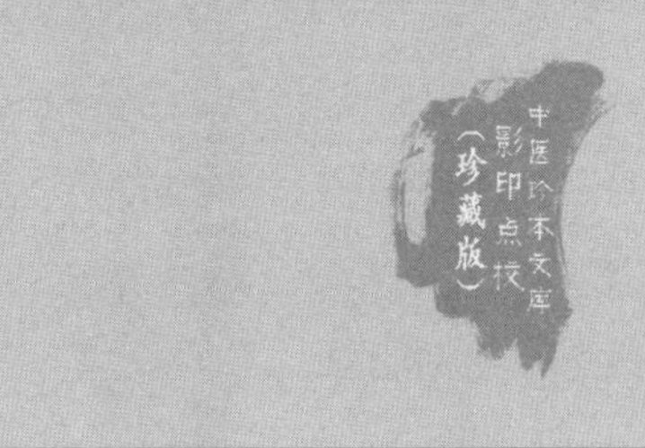

痰阻肺胃火遏肝膽莖縮 證見寒熱大作氣喘大汗眩暈不支辨諸體豐脈滑大苔黃膩脘下拒按 王孟英

菖枳旋蔞梔豉連半茹蛇以蘆菔煎湯

腎水虧肝火旺溫邪乘之莖縮 證兼寒戰遺精易誤作虛寒辨諸指甲紅齒結血瓣溺渾黑而臭 王孟英

洋參二冬二地花粉知蘗連楝斛芍石英牡蠣龜鱉阿膠雞黃等

初生小兒胎火下注陰莖腫脹色晶亮 腫至腹部溲閉能爲大患 魏步寬

先以碎磁刺皮出血水再以門下千脚泥調薄荷油敷之

陰疝陰囊連莖大腫如斗 辨諸六脈沈緊 寶材

救生湯

濕熱下流囊腫 證兼寒熱如瘧辨諸小溲赤短 王孟英

五苓合滋腎加楝實梔子木通 上方朮茯豬瀉桂下方知柏桂

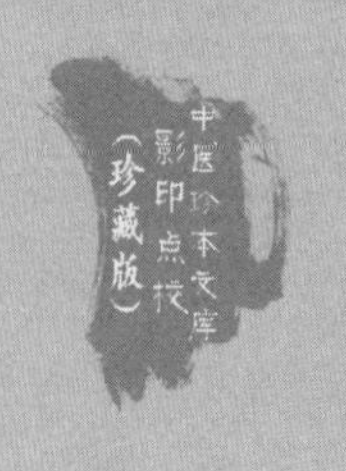

元氣下陷腎囊腫大 辨諸遠行勞倦 王旭高

補中益氣湯加茯苓茴香延胡全蝎木香 方載上二便類腎氣不固條

濕阻身腫病根在肝陰腫溺不出 辨諸肝膽氣行於子丑是時他處腫消獨陰處不消 萬密齋

原方失錄於法勿治脾而治肝

土虛不制腎水患腫起自腎囊 辨諸右關微弱大便溏又小便清長知通利無效 王孟英

原案云用大劑參朮補之

風水腎囊浮腫 辨諸肢面亦浮腫風邪在上也 徐澹安

越婢湯合苓桂朮甘湯去甘草

肝腎陰虛莖中作癢外皮浮腫 薛立齋

八珍加柴胡山梔及六味丸 上方參朮苓草歸芎地芍下方地萸苓藥丹瀉

元气下陷，肾囊肿大。辨诸远行劳倦。　　王旭高

补中益气汤加茯苓、茴香、延胡、全蝎、木香。方载上二便类，肾气不固条。

湿阻身肿，病根在肝阴肿，溺不出。辨诸肝胆气行于子丑，是时他处肿消，独阴处不消。　　万密斋

原方失录，于法勿治脾而治肝。

土虚不制肾水患肿，起自肾囊。辨诸右关微弱，大便溏。又小便清长，知通利无效。　　王孟英

原案云：用大剂参术补之。

风水，肾囊浮肿。辨诸肢面亦浮肿，风邪在上也。　　徐澹安

越婢汤合苓桂术甘汤，去甘草。

肝肾阴虚，茎中作痒，外皮浮肿。　　薛立斋

八珍加柴胡、山栀，及六味丸。上方参、术、苓、草、归、芎、地、芍。下方地、萸、苓、药、丹、泻。

气虚，阴囊胀大如盏，光肿如泡。辨诸六脉濡缓。　　汪石山

人参、黄耆、白术、茯苓、牛膝、升麻、陈皮、甘草梢。

肾亏，囊肿如斗。辨诸醉后入房。　　薛立斋

六味丸加车前、牛膝，作饮，下滋肾丸，稍愈，再加五味、麦冬。

多食荔枝伤肾，外肾肿。脉右关左尺洪。　　王汉皋

荔枝壳煎汤饮。

肾囊痈囊，肿痛。辨诸脉滑数。　　薛立斋

活命饮，更用补阴托里。

肝肾阴亏，血热妄行，肾囊上血出如线。　　顾晓澜

生地、山药、茯苓、丹皮、泽泻、黄柏、知母、条芩、炒橘核。

外感寒湿，睾丸肿如鸭卵。辨诸因坐冷湿布上得病。　　赵养葵

六味地黄加柴胡、肉桂、吴萸、独活。地、萸、苓、药、丹、泻。若厥阴燥火郁结，去萸、桂、独活，加黄柏用之。

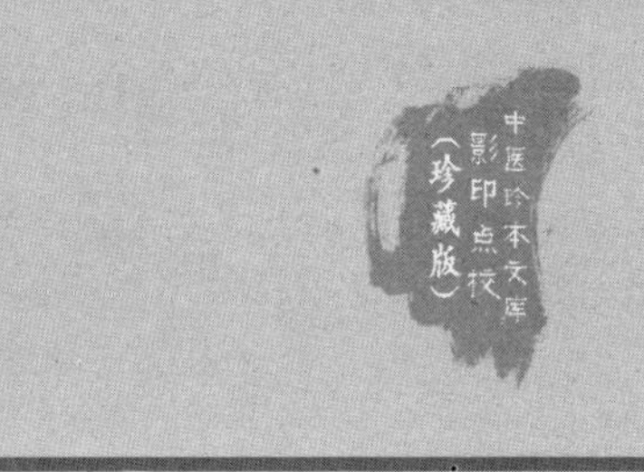

腎虧囊腫如斗 辨諸醉後入房　　薛立齋

六味丸加車前牛膝作飲下滋腎丸稍愈再加五味麥冬

多食荔枝傷腎外腎腫 脈右關左尺洪　　王漢皋

荔枝殼煎湯飲

腎囊癰囊腫痛 辨諸脈滑數　　薛立齋

活命飲更用補陰托裏

肝腎陰虧血熱妄行腎囊上血出如線　　顧曉瀾

生地山藥茯苓丹皮澤瀉黃柏知母條芩炒橘核

外感寒濕睾丸腫如鴨卵 辨諸因坐冷濕布上得病　　趙養葵

六味地黃加柴胡肉桂吳萸獨活 地萸苓藥丹瀉若厥陰燥火鬱結去萸桂獨活加黃柏用之

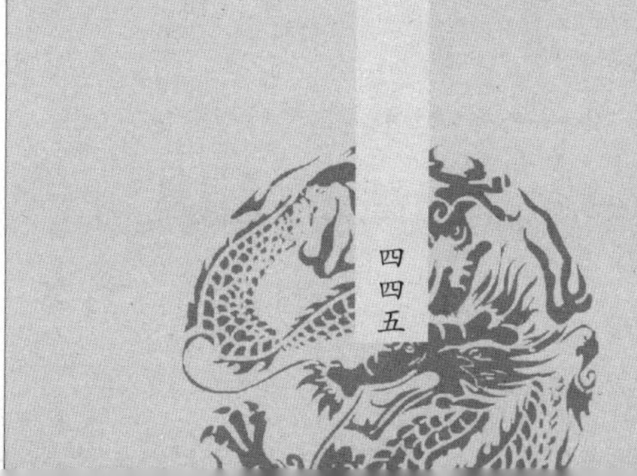

濕熱內蘊寒濕外束右丸腫大如斗辨諸素嗜火酒內病濕熱涉水而起外病寒濕證見腹痛 李士材

胃苓湯加梔子黃柏枳殼茴香二朮桂草橘朴二苓澤瀉按此病必須再用外治法洗熨爲佐

感受濕熱時邪睪丸偏右腫痛辨諸暴病脈膚甚熱誤服茴香盧巴烏藥荔枝痛更甚知非疝 王孟英

原案無方但云按法與清解

濕隨脾氣下陷睪丸脹大辨諸多食生冷苔白不乾肢冷脈小 曹仁伯

大順散加當歸木香荔枝核乾姜肉桂杏仁甘草

濕邪襲入肝絡左睪丸脹硬日大至横骨旁辨諸木而不痛舌苔膩黃小水不清 馬培之

蒼朮酒黃柏澤瀉青皮金鈴烏藥桂枝鹽炒萆薢生薑

小兒胎疝少腹下堅硬長條下連腎囊時發時愈轉矢氣即瘥忌割 丁仲英

烏梅丸去連柏加金鈴延胡烏梅人參當歸桂枝黃連黃柏乾薑蜀椒附子細辛

湿热内蕴，寒湿外束，右丸肿大如斗。辨诸素嗜火酒，内病湿热，涉水而起外病，寒湿证见腹痛。 李士材

胃苓汤加栀子、黄柏、枳壳、茴香。二术、桂、草、橘、朴、二苓、泽泻。

【按】此病必须再用外治法，洗熨为佐

感受湿热时邪，睾丸偏右肿痛。辨诸暴病，脉肤甚热，误服茴香、芦巴、乌药、荔枝，痛更甚，知非疝。

王孟英

原案无方，但云按法与清解。

湿随脾气下陷，睾丸肿大。辨诸多食生冷，苔白不干，肢冷脉小。 曹仁伯

大顺散加当归、木香、荔枝核。干姜、肉桂、杏仁、甘草。

湿邪袭入肝络，左睾丸胀硬，日大至横骨旁。辨诸木而不痛，舌苔腻黄，小水不清。 马培之

苍术、酒黄柏、泽泻、青皮、金铃、乌药、桂枝、盐炒萆薢、生姜。

小儿胎疝，少腹下坚硬，长条下连肾囊。时发时愈，转矢气即瘥，忌割。 丁仲英

乌梅丸去连、柏，加金铃、延胡。乌梅、人参、当归、桂枝、黄连、黄柏、干姜、蜀椒、附子、细辛。

厥阴龙火不靖，偏坠作痛。辨诸气升欲厥，脉弦数，忌辛温。 徐澹安

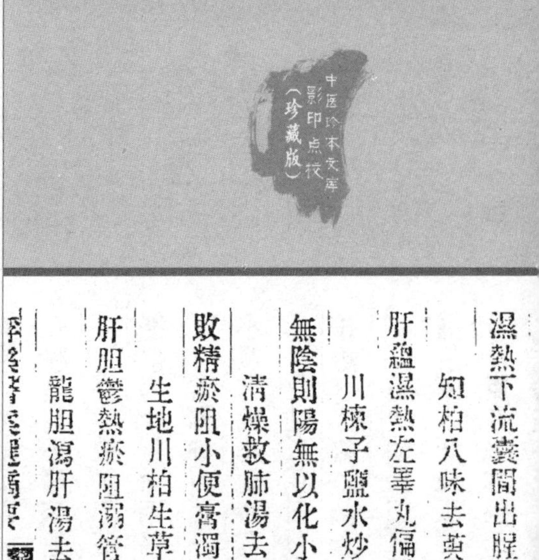

金铃子散，化肝煎，左金加橘核、茯苓，上川楝、延胡。中贝、芍、丹、泻、山栀、青陈皮。下连、萸。

湿热下流囊缩间，出腥黏黄水。证见寒热如疟，辨诸小溲短赤。　王孟英

知柏八味去萸、药，加栀、楝、苡、芍。知、柏、地、萸、苓、药、丹、泻。

肝蕴湿热，左睾丸偏坠，囊肿流水。证兼两胯凹筋痛。　王旭高

川楝子、盐水炒茴香、吴萸、黄柏、查（楂）炭、黑栀、橘核、萆薢、荔枝核。

无阴则阳无以化，小溲茎痛。辨诸病后，知非湿热内阻。　徐澹安

清燥救肺汤，去麻、参，用须草用生，加生地、决明、贝、神、蔗汁。方载气类伏暑条。

败精瘀阻，小便膏浊，茎痛。

生地、川柏、生草梢、通草、滑石、血珀、赤苓、竹叶、生绿豆衣。

肝胆郁热，瘀阻溺管，血淋茎痛。辨诸口苦，脉弦数，阴囊痒。　徐澹安

龙胆泻肝汤，去归、通，加川连、萆薢、血珀、茅根。归、地、龙胆、栀、苓、车、泻、木通、甘草。

濕熱下流囊間出腥黏黃水 證見寒熱如瘧辨諸小溲短赤　王孟英

知柏八味去萸藥加梔楝苡芍 知柏地萸苓藥丹瀉

肝蘊濕熱左睾丸偏墜囊腫流水 證兼兩胯凹筋痛　王旭高

川楝子鹽水炒茴香吳萸黃柏查炭黑梔橘核萆薢荔枝核

無陰則陽無以化小溲莖痛 辨諸病後知非濕熱內阻　徐澹安

清燥救肺湯去麻參用鬚草用生加生地決明貝神蔗汁 方載氣類伏暑條

敗精瘀阻小便膏濁莖痛　徐澹安

生地川柏生草梢通草滑石血珀赤苓竹葉生菉豆衣

肝胆鬱熱瘀阻溺管血淋莖痛 辨諸口苦脈弦數陰囊痒　徐澹安

龍胆瀉肝湯去歸通加川連萆薢血珀茅根 歸地龍胆梔苓車瀉木通甘草

男陰　八

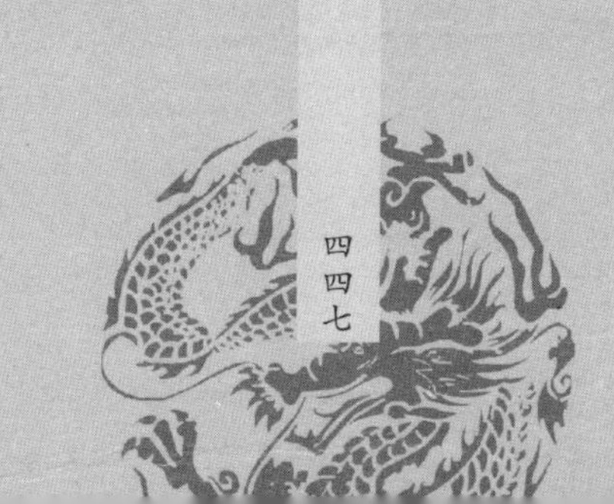

心移熱於小腸瘀迫溺竅血淋莖痛辨諸左寸洪數　林珮琴

導赤散加赤苓丹皮麥冬歸尾燈心生地木通草梢竹葉

憂鬱傷中氣血兩傷陰莖痛辨諸脈浮澁　馬元儀

當歸補血湯加人參炙草桂心秦艽紅花歸芎地芍杜斷翹芷防風羌獨乳沒

小腸有火小便時莖中痛辨諸溲長時即不痛　繆宜亭

熟地炙芪白芍炙草生草梢於朮歸身陳皮茯苓木通淡竹葉

肝熱陰莖腫痛辨諸服五苓散不應脈左關弦數　薛立齋

小柴胡湯加蘆薈丸上方參草柴芍苓半薑棗

濕熱流入肝經玉莖堅挺辨諸色蒼黑善飲溺後即欲飲否則氣不相接　呂滄洲

原案無方但云治厥陰濕熱

心移热于小肠，瘀迫溺窍，血淋茎痛。辨诸左寸洪数

林佩琴

导赤散加赤苓、丹皮、麦冬、归尾、灯心。生地、木通、草梢、竹叶。

忧郁伤中，气血两伤，阴茎痛。辨诸脉浮涩。

马元仪

当归补血汤加人参、炙草、桂心、秦艽、红花。归、芎、地、芍、杜、断、翘、芷、防风、羌、独、乳、没。

小肠有火，小便时茎中痛。辨诸溲长时即不痛。

缪宜亭

熟地、炙芪、白芍、炙草、生草梢、于术、归身、陈皮、茯苓、木通、淡竹叶。

肝热，阴茎肿痛。辨诸服五苓散不应，脉左关弦数。

薛立斋

小柴胡汤加芦荟丸。上方参、草、柴、芍、苓、半、姜、枣。

湿热流入肝经，玉茎坚挺。辨诸色苍黑，善饮溺后即欲饮，否则气不相接。

吕沧洲

原案无方，但云治厥阴湿热。

气乱错经妄行，并于下肾窍漏，气出如烟雾。证见时作时止，并患遗精，胸痞。

张承溪

苏子、山查（楂）、橘红、半夏曲、茯苓、乌药、香附、五谷虫、升麻、柴胡，冲韭汁。

臀仆坐地，大肠损，大便从茎中出。证见粪如逼细稻秆，痛苦不堪，嗣后溺行不带粪，粪下不杂溺。　金尚陶

补中益气汤。方载下小便类中气虚条。原案云：初服效，再发再服不效。王孟英云：此气错，初宜理气，继则参入润肠。

气虚下陷，蛔虫从阳具出。证见痛不可言，三日连出五条。辨诸蛔出后，阴吹甚喧，知气从下走。　俞东扶

补中益气汤。

【按】湿热下流小肠，亦或蛔从具出，勿泥用此方，仍须辨证而治。

肾虚精竭，阳事举而无精可泄。两尺涩微。　魏步宽

赞化血余丹。

【按】精不足者，补之以味，可午餐猪肾，同海参煨食，早晚牛乳，同熟糯米粉拌食。

肾精肝血不足，阳纲不振，虽举不久，精泄无多。脉细涩。　陈莲舫

黄耆、苁蓉、龙眼、沙苑、琐阳、枸杞、朱拌茯神、合欢皮、丹皮、龙骨、莲须。

肾热茎长，兴盛不交，精自出。此强中症。　徐澹安

猪肾荠苨汤。

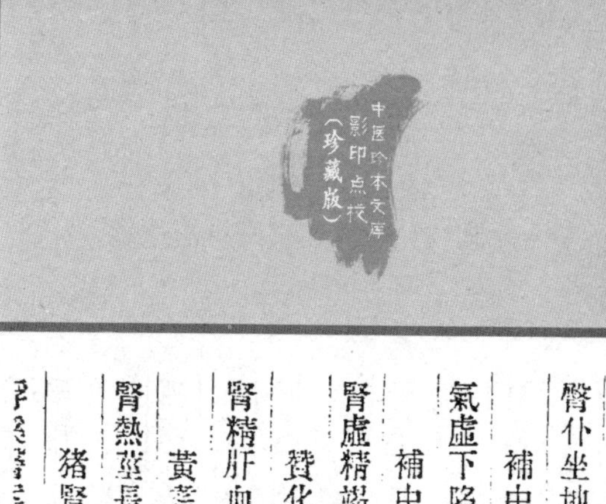

臀仆坐地大腸損大便從莖中出 證見糞如逼細稻稈痛苦不堪嗣後溺行不帶糞糞下不雜溺 金尙陶

補中益氣湯 方載下小便類中氣虛條原案云初服效再發再服不效王孟英云此氣錯初宜理氣繼則參入潤腸

氣虛下陷蚘蟲從陽具出 證見痛不可言三日連出五條辨諸蚘出後陰吹甚喧知氣從下走 俞東扶

補中益氣湯 按濕熱下流小腸亦或蚘從具出勿泥用此方仍須辨證而治

腎虛精竭陽事舉而無精可洩 兩尺濇微 魏步寬

贊化血餘丹 按精不足者補之以味可午餐猪腎同海參煨食早晚牛乳同熟糯米粉拌食

腎精肝血不足陽綱不振雖舉不久精泄無多 脈細濇 陳蓮舫

黃耆蓯蓉龍眼沙苑瑣陽枸杞硃拌茯神合歡皮丹皮龍骨蓮鬚

腎熱莖長興盛不交精自出 此強中症 徐澹安

猪腎薺苨湯

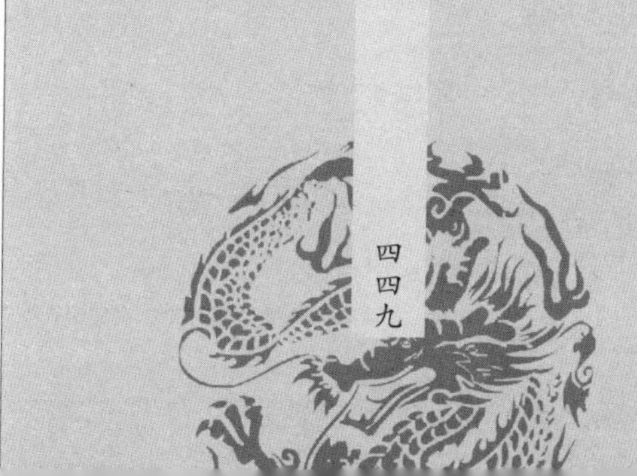

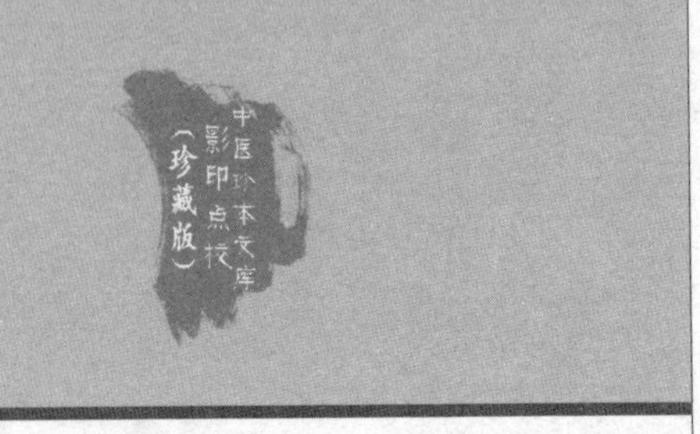

脾氣不升疝氣下墜（以下疝） 曹仁伯

六君子湯加乾薑青皮小茴香萆薢九香蟲 參朮苓草橘半

狐疝臥時入立時出 曹仁伯

補中益氣湯另金匱腎氣丸合小安腎丸 下方香附烏頭川楝茴香熟地川椒

肝火遺精 辨諸口苦便堅左尺不靜左關獨弦獨大獨數舌苔黃燥（以下遺精） 曹仁伯

天冬生地黨參黃柏炙草砂仁龍膽草山梔柴胡

腎氣不納遺精 辨諸日夜氣沖上膈不能臥下蹠浮腫冷小便漸少 尤在涇

都氣丸加牛膝肉桂 地萸苓藥丹瀉五味

肝火疏泄太過遺精 辨諸脈數左關弦急 曹仁伯

四陰煎加陳皮川貝海浮石青黛龍膽草六味湯

腎藏蟄藏不固遺精 辨諸久濁腎 曹仁伯

脾气不升，疝气下坠（以下疝）。 曹仁伯

六君子汤加干姜、青皮、小茴香、萆薢、九香虫。参、术、苓、草、橘、半。

狐疝，卧时入，立时出。 曹仁伯

补中益气汤，另金匮肾气丸，合小安肾丸。下方香附、乌头、川楝、茴香、熟地、川椒。

肝火遗精。辨诸口苦便坚，左尺不静，左关独弦，独大，独数，舌苔黄燥（以下遗精）。 曹仁伯

天冬、生地、党参、黄柏、炙草、砂仁、龙胆草、山栀、柴胡。

肾气不纳遗精。辨诸日夜气冲，上膈不能卧，下跗浮肿冷，小便渐少。 尤在泾

都气丸加牛膝、肉桂。地、萸、苓、药、丹、泻、五味。

肝火疏泄太过，遗精。辨诸脉数，左关弦急。 曹仁伯

四阴煎加陈皮、川贝、海浮石、青黛、龙胆草、六味汤。

肾藏蛰藏不固，遗精。辨诸久浊，肾不固，脉小。 曹仁伯

九龙丹、天王补心丹、猪肚丸。上归、杞、地、芡、石莲、金樱、莲须。中载目类水亏条下，载在面类胃家湿热条。

君不制相，相火妄动，遗精。辨诸病由丧子悲愤抑郁而起。　王旭高

川连、黑栀、延胡、赤苓、沙参、川楝子、鲜地、知母、黄柏、龟板、芡实。

阳虚湿盛，肝气被遏，疏泄失常，遗精。辨诸形丰面白，脉两寸浮大，关尺沈弦。　马培之

白术、陈皮、桂枝、半夏、干姜、炙草、茯苓、青皮。

阳浮于上，阴孤于下，遗精。辨诸服滋阴涩精药无效。　王孟英

桂枝龙骨牡蛎汤加参耆。

气虚不固，遗精。辨诸脉细肢倦，神疲形寒。又养阴固涩，俱罔效。　余听鸿

韭子、杞子、兔丝、党参、于术、鹿角霜、桑螵蛸、黄耆、仙灵脾、巴戟、炙草。

用心过度，二火俱起，茎着物即遗。辨知平日五鼓夜读。　朱丹溪

原案无方，但云服补心安神，调理脾胃、益精等药。

君不制相相火妄動遺精 辨諸病由喪子悲憤抑鬱而起　王旭高

川連黑梔延胡赤苓沙參川楝子鮮地知母黃柏龜板芡實

陽虛濕盛肝氣被遏疏泄失常遺精 辨諸形豐面白脈兩寸浮大關尺沈弦　馬培之

白朮陳皮桂枝半夏乾薑炙草茯苓青皮

陽浮於上陰孤於下遺精 辨諸服滋陰澀精藥無效　王孟英

桂枝龍骨牡蠣湯加參耆

氣虛不固遺精 辨諸脈細肢倦神疲形寒又養陰固澀俱罔效　余聽鴻

韭子杞子菟絲黨參於朮鹿角霜桑螵蛸黃耆仙靈脾巴戟炙草

用心過度二火俱起莖着物即遺 辨知平日五鼓夜讀　朱丹溪

原案無方但云服補心安神調理脾胃益精等藥

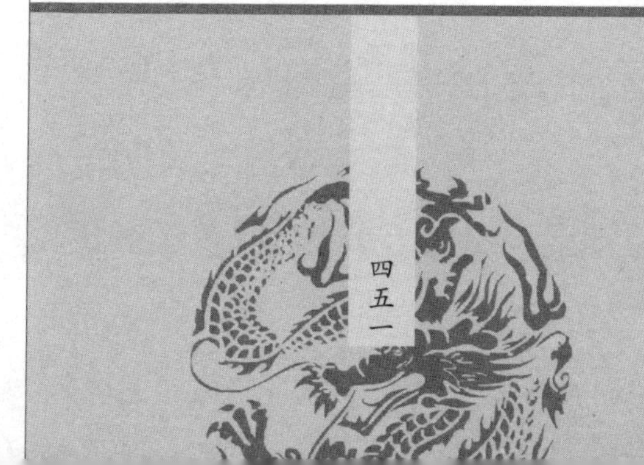

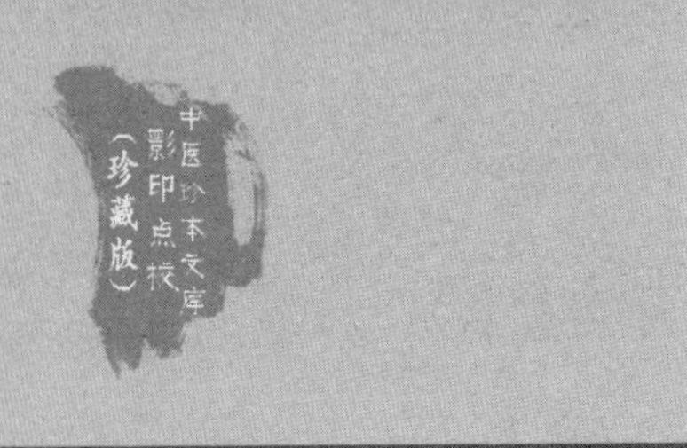

頑痰相火爲患聞脂粉氣即便遺泄辨諸飲食倍常酬應不倦脈長有力 王中陽

原方失錄

痰火熱遺辨諸脈洪腰熱 朱丹溪

沈香和中丸導赤散

督熱夢遺辨諸將遺脊心先熱 朱丹溪

珍珠粉丸猪苓丸終服紫雪

木火太旺疏泄腎精夢泄證兼欬嗽反侮肺金也 曹仁伯

三才封髓丹加白芍龍膽草參地冬草黃柏砂仁

精虛不能化氣溺後漏精先由氣虛不能攝精而來病久加重矣 曹仁伯

三才封髓丹加蛤粉芡實金櫻子載上條

顽痰相火为患，闻脂粉气即便遗泄。辨诸饮食倍常，酬应不倦，脉长有力。

王中阳

原方失录。

痰火热遗。辨诸脉洪腰热。 朱丹溪

沈香和中丸，导赤散。

督热梦遗。辨诸将遗，脊心先热。 朱丹溪

珍珠粉丸，猪苓丸，终服紫雪。

木火太旺，疏泄肾精，梦泄。证兼欬嗽反侮肺金也

曹仁伯

三才封髓丹加白芍、龙胆草。参、地、冬、草、黄柏、砂仁。

精虚不能化气，溺后漏精。先由气虚不能摄精而来，病久加重矣。 曹仁伯

三才封髓丹加蛤粉、芡实、金樱子。载上条。

湿热流入肾中，遗滑。辨诸惊恐自汗，脉数无力。

尤在泾

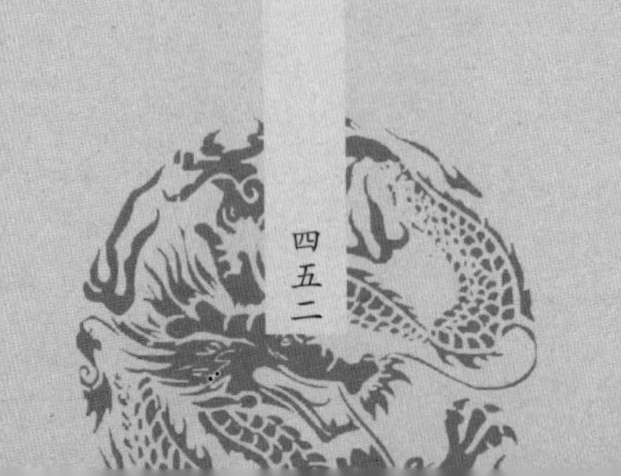

萆薢、砂仁、茯苓、牡蛎、生白术、黄柏、生草、山药、生地、猪苓。

坎离不交，精滑。辨诸惊恐自汗，脉数无力。

何元长

炙芪、枣仁、牡蛎、熟地、五味、山药、茯神、麦冬、川柏、湘莲。

脑中风冷，髓海不固，日夜常走漏。辨诸治心治肾，均无效，而自觉脑冷。 漏名

驱寒散。

阴亏体质，误服桂附，肾火妄行，精流欲脱。证兼汗出昏狂，脉既数且乱，沈取极细。 王孟英

知、柏、元参、龙牡、生地、白芍、生草、百合、石斛、栀子

血燥生风，阴户痒（以下女阴）。 费兰泉

原方失录。

胞宫虚，感受湿热，子户痒。辨诸小水赤涩 林佩琴

龙胆泻肝汤加赤苓、灯心，外用蛇床子、川椒、矾熏洗，杏仁、雄黄，末掺。

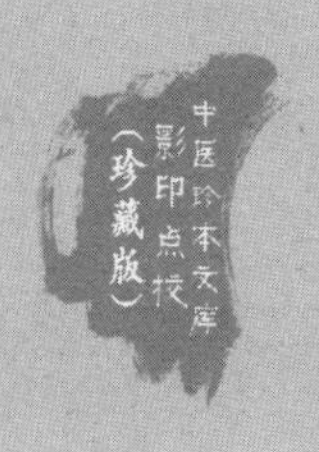

坎離不交精滑（辨諸驚恐自汗脈數無力） 何元長

炙芪棗仁牡蠣熟地五味山藥茯神麥冬川柏湘蓮

腦中風冷髓海不固日夜常走漏（辨諸治心治腎均無效而自覺腦冷） 漏名

驅寒散

陰虧體質誤服桂附腎火妄行精流欲脫（證兼汗出昏狂脈既數且亂沈取極細） 王孟英

知柏元參龍牡生地白芍生草百合石斛梔子

血燥生風陰戶癢（以下女陰） 費蘭泉

原方失錄

胞宮虛感受濕熱子戶癢（辨諸小水赤澀） 林珮琴

龍胆瀉肝湯加赤苓燈心外用蛇牀子川椒礬熏洗杏仁雄黃末摻

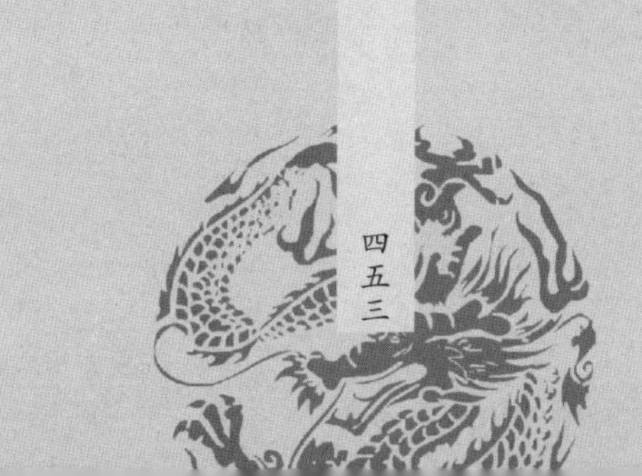

肝火下注玉戶撮急 案腫者多夾濕撮急多偏燥此條宜用凉潤 漏名

原方失錄

肝經蘊水牝戶腫 辨諸上下身腫隨時消長惟丑時肝脈環陰器此獨不消 葉天士

胃苓五皮湯

肝火玉戶腫 辨諸左脈弦數 孫文垣

滑石桃仁當歸白芍柴胡黃連人參川芎甘草桂枝白芷 按參芷不合

少厥兩經陰虛火盛子戶旁腫如雞卵作痛 辨諸脈弦數六至有餘 魏玉橫

生地杞子地丁麥冬當歸銀花甘草黃連蔞仁

濕熱釀痰下流每汎行子戶旁生腫毒 證見針破出白膿而消無瘢辨諸腫而不痛知非毒 孫文垣

煅白螺螄殼爲君南星半夏柴胡甘草麯糊丸

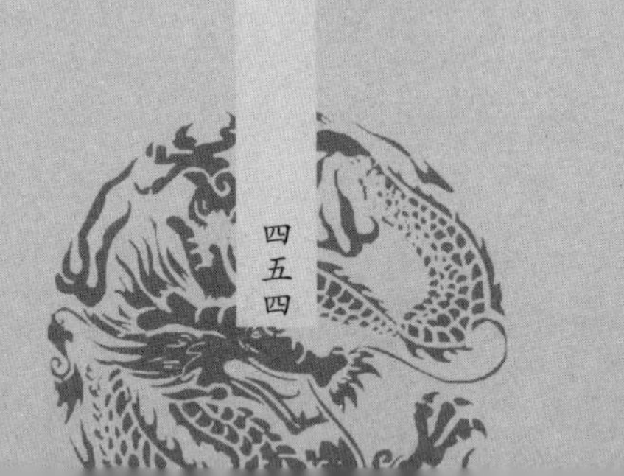

肝火下注，玉户撮急。

【案】肿者多夹湿，撮急多偏燥，此条宜用凉润。

漏名

原方失录。

肝经蕴水，牝户肿。辨诸上下身肿，随时消长。惟丑时肝脉环阴器，此独不消。

叶天士

胃苓五皮汤。

肝火，玉户肿。辨诸左脉弦数。　孙文垣

滑石、桃仁、当归、白芍、柴胡、黄连、人参、川芎、甘草、桂枝、白芷。

【按】参芷不合。

少厥两经，阴虚火盛，子户旁肿如鸡卵，作痛。辨诸脉弦数，六至有余。

魏玉横

生地、杞子、地丁、麦冬、当归、银花、甘草、黄连、蒌仁。

湿热酿痰下流，每泛行，子户旁生肿毒。证见针破出白脓，而消无瘢。辨诸肿而不痛，知非毒。　孙文垣

煅白螺蛳壳为君，南星、半夏、柴胡、甘草，曲糊丸。

肝经湿热，玉户肿痛。辨诸小水涩滞，入晚寒热。

薛立斋

先服龙胆泻肝汤，继用四物汤，兼小柴胡加花粉、木通、山栀。

湿痰随经下流，子户傍肿胀。辨诸出腠即愈，不痛知非毒。　　孙文垣

白螺蛳壳、南星、半夏、柴胡、甘草，曲糊丸。

气虚挟水，孕妇子户出水泡，皮薄光亮。　　漏名

王不留行，明矾煎洗。

痈结小肠，阴中痛。辨诸少阴脉如刀刃切手，胞门扤而数溲则痛。　　吕沧洲

甘草、大黄、麒麟竭、琥珀。

寒湿凝结下坠，溲时有雪白寒冰块塞阴户，抠出方溺。　　慎柔僧

六君子汤加姜桂。参、术、苓、草、橘、半。

血瘀气滞，生石瘕，阴户有物如石塞痛。辨诸经断半年，少腹忽痛。　　青林

四物加桃仁、大黄、三棱、槟榔、元胡索、附子、血竭、泽泻。归、芎、地、芍。

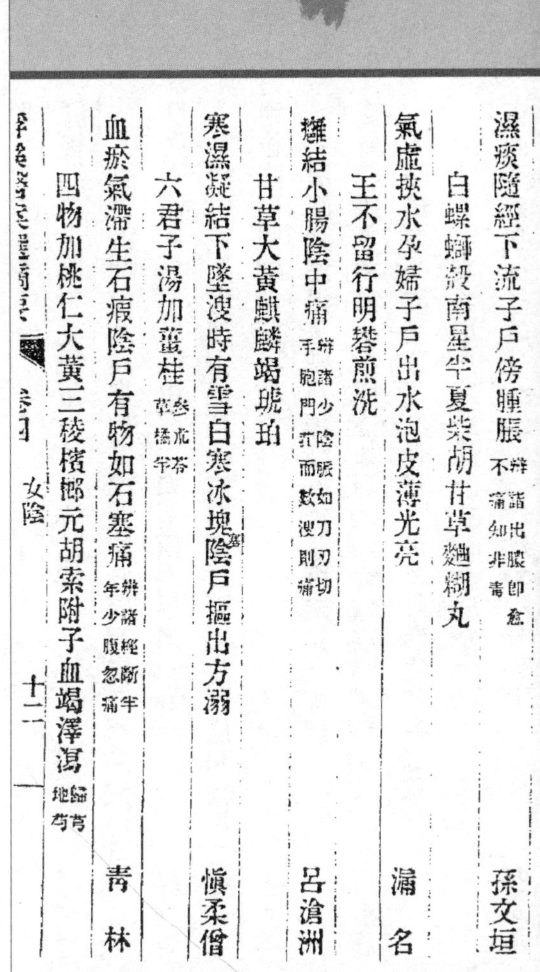

濕痰隨經下流子戶傍腫脹辨諸出腠即愈不痛知非毒　孫文垣

白螺螄殼南星半夏柴胡甘草麯糊丸

氣虛挾水孕婦子戶出水泡皮薄光亮　漏名

王不留行明礬煎洗

癰結小腸陰中痛辨諸少陰脈如刀刃切手胞門扤而數溲則痛　呂滄洲

甘草大黃麒麟竭琥珀

寒濕凝結下墜溲時有雪白寒冰塊塞陰戶摳出方溺　慎柔僧

六君子湯加薑桂參朮苓草橘半

血瘀氣滯生石瘕陰戶有物如石塞痛辨諸經斷半年少腹忽痛　青林

四物加桃仁大黃三稜檳榔元胡索附子血竭澤瀉歸芎地芍

卷三　女陰　十二

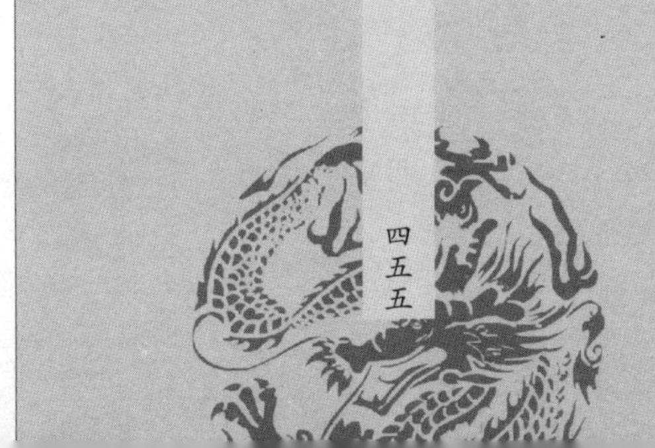

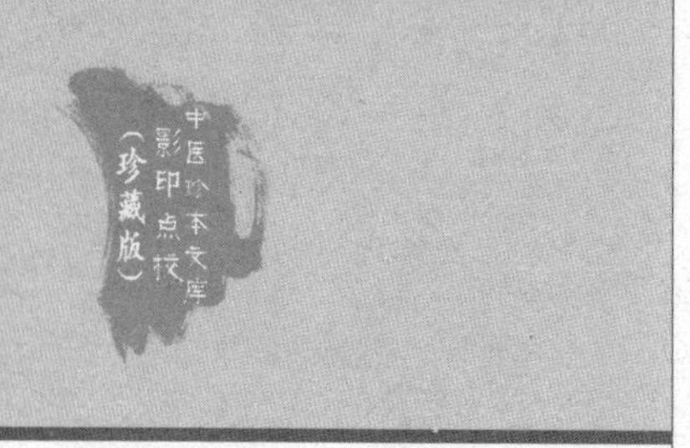

肝經濕熱患陰挺生物五寸許堅赤脹痛　孫文垣

龍膽瀉肝湯及蝟皮散當歸黃芩牡蠣蝟皮赤芍米飲湯下

肝火下注脾氣下陷陰中突出如菌四圍腫痛證兼內熱晡熱　薛立齋

補中益氣湯加山梔茯苓車前青皮更以生猪脂和藜蘆末塗

娩後陰戶墜物如肺不收　王孟英

澤蘭葉濃湯熏洗海螵蛸五倍子細末摻

產時受寒氣滯血凝陰腫墜如茄證見痛楚異常辨諸臘月產難惡露少腹痛　周小農

歸尾赤芍靈脂蒲黃山查香附川芎丹參桃仁益母草

乳香蓬朮炙甲片路路通服前方見陰腫加熱似欲作膿加此四味

產時受寒血凝子宮墜辨諸生產日天氣嚴寒又善飯二便如常知非氣虛下陷　孫文垣

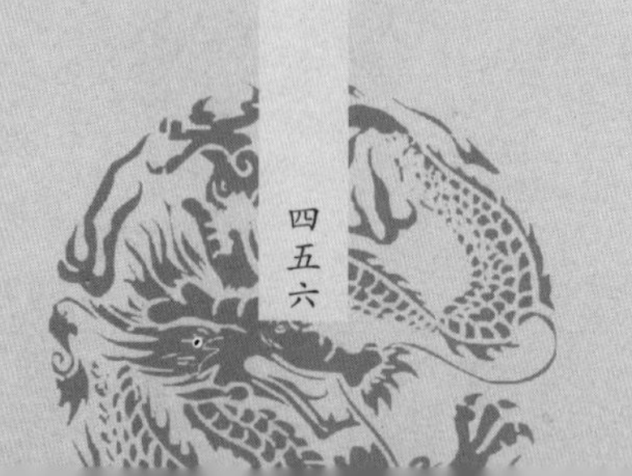

肝经湿热，患阴挺，生物五寸许，坚赤胀痛。

孙文垣

龙胆泻肝汤及猬皮散、当归、黄芩、牡蛎、猬皮、赤芍，米饮汤下。

肝火下注，脾气下陷，阴中突出如菌，四围肿痛。证兼内热晡热　薛立斋

补中益气汤加山栀、茯苓、车前、青皮，更以生猪脂和藜芦末涂。

娩后，阴户坠物，如肺不收。　王孟英

泽兰叶浓汤熏洗，海螵蛸、五倍子，细末掺。

产时受寒，气滞血凝，阴肿坠如茄。证见痛楚异常，辨诸腊月产难，恶露，少腹痛。　周小农

归尾、赤芍、灵脂、蒲黄、山查（楂）、香附、川芎、丹参、桃仁、益母草。

乳香、蓬术、炙甲片、路路通。服前方见阴肿，加热，似欲作脓，加此四味。

产时受寒，血凝，子宫坠。辨诸生产日天气严寒，又善饭，二便如常，知非气虚下陷。　孙文垣

未经水、石灰、韭菜煎汤煮，盆中先熏后洗。

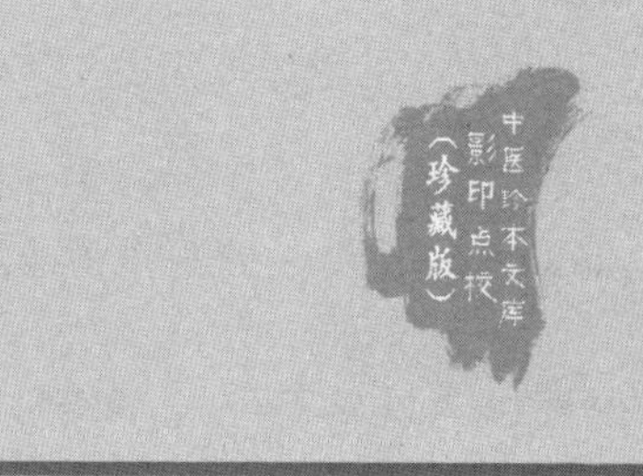

气虚阴脱。辨诸病在产后，两尺空。　　林佩琴

补中益气汤去柴胡，加兔丝、杜仲、芡实，外托龙骨、牡蛎末。

肝郁阴痒，溲中有物，身黑背白，一目似鱼，能游泳。　　尚姓医

原案无方，但云用疏肝之剂。

血枯，二便俱从前阴出。辨诸久病，知非暴病之气乱交肠症。　　喻嘉言

原案失录。

冷热不调，食积，稀粪出前阴。　　张路玉

五苓散、香连丸。上方术、茯、猪、泻、桂枝。

肝胃湿热，临经前玉户出绿色虫。　　汪石山

酒制黄连、白术、香附，粥丸。

阳虚气陷，带多。

【案】阴虚热迫者，亦有之，须辨（以下带下）。

林佩琴

氣虛陰脫 後兩尺空　林珮琴

補中益氣湯去柴胡加兔絲杜仲芡實外托龍骨牡蠣末

肝鬱陰癢溲中有物身黑背白一目似魚能游泳　尚姓醫

原案無方但云用疏肝之劑

血枯二便俱從前陰出 辨諸久病知非暴病之氣亂交腸症　喻嘉言

原案失錄

冷熱不調食積稀糞出前陰　張路玉

五苓散香連丸 上方朮茯豬瀉桂枝

肝胃濕熱臨經前玉戶出綠色蟲　汪石山

酒製黃連白朮香附粥丸

陽虛氣陷帶多 案陰虛熱迫者亦有之須辨（以下帶下）　林珮琴

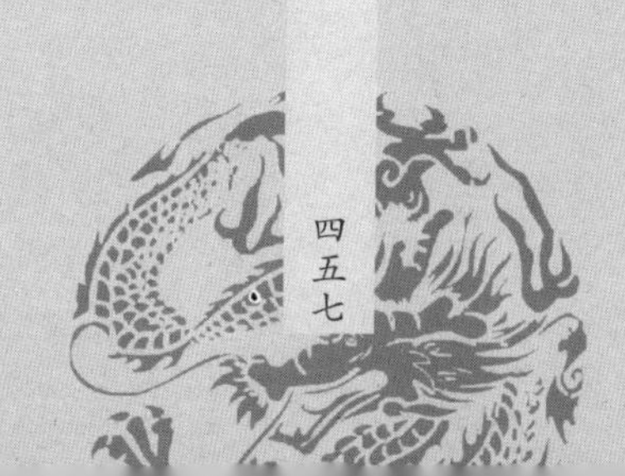

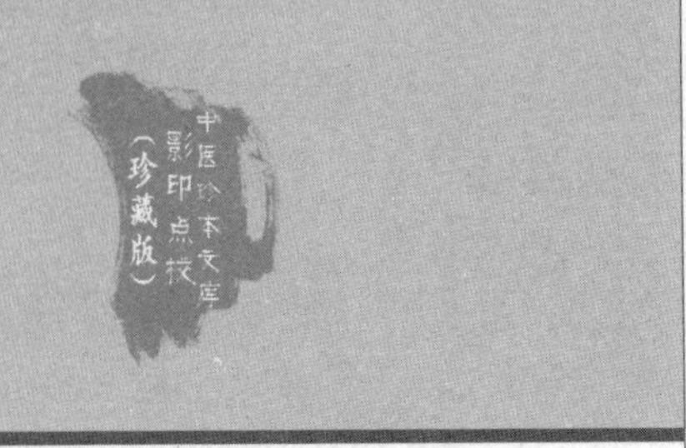

原方失錄

濕火下流帶下 辨諸脈數而長 王孟英

松石猪肚丸 白朮苦參牡蠣雄猪肚

脾虛濕熱下注帶下黃膩臭穢 案傷何臟則帶下何色 余聽鴻

補中益氣去當歸加兎絲龍骨牡蠣 耆參朮草歸橘升柴薑棗

亡陽下帶如注 韓飛霞

鹽製附子薄荷防風姜桂芎歸入井水冷服

腎陰虧肝陽熾逼液下奪帶如注 證見腰腹左痛不得臥汎惌辨諸形消舌絳左關尺弦數無倫 王孟英

龜板烏鰂蓯蓉枸杞歸身楝實竹茹白微黃柏絲瓜絡藕蒲桃乾

產後惡露未盡血化為膿赤白帶下 辨諸脇脹痛拒按便秘 孫文垣

——原方失录。

湿火下流，带下。辨诸脉数而长　王孟英

松石猪肚丸。白术、苦参、牡蛎、雄猪肚。

脾虚，湿热下注，带下黄腻臭秽。

【案】伤何脏，则带下何色。　余听鸿

补中益气去当归，加兔丝、龙骨、牡蛎。耆、参、术、草、归、橘、升、柴、姜、枣。

亡阳，下带如注。　韩飞霞

盐制附子、薄荷、防风、姜、桂、芎、归，入井水冷服。

肾阴亏，肝阳炽，逼液下，夺带如注。证见腰腹左痛，不得卧，泛惌。辨诸形消，舌绛，左关尺弦数无伦。　王孟英

龟板、乌鲗、苁蓉、枸杞、归身、楝实、竹茹、白微、黄柏、丝瓜络、藕、蒲、桃干。

产后恶露未尽，血化为脓，赤白带下。辨诸胁胀痛，拒按，便秘。　孙文垣

泽兰叶、山查（楂）、五灵脂、川芎、当归、茯苓、白芍、益母、香附、青皮。

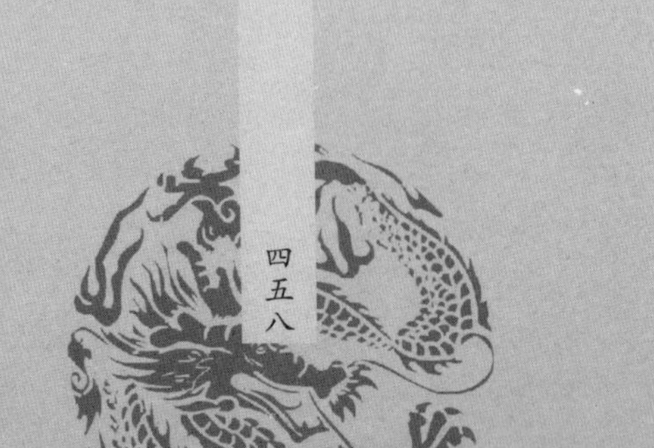

肝藏湿热，随脾气下陷，白带。辨诸脉俱弦细数，而按之右关时一沈。　来天培

升麻、柴胡、苍术、白术、茯苓、半夏、广皮、甘草、黄柏、黄芩。

水不生土，脾虚湿盛，带下不止。辨诸面白身肥，脉微细如丝，舌薄白润。

王鞠仁

附子块、肉桂、参、芪、术、草、苓、陈、归、芎、芡实、苡仁、破故纸、砂仁、益智仁。

痰火内壅，白带秽臭不绝。辨诸面黄食减，依脾虚积冷，治无效。　张子和

治法先涌痰水，后下污水。

肝肾两亏，亏及奇经，白带频频。辨诸半产两次，心神恍惚。　马培之

归身、白芍、干地、淮药、杜仲、兔丝、牡蛎、茯神、芡实、海螵蛸。

真元不固，白带频下。辨诸年十四，天癸未至，干咳夜热。　林佩琴

潞参、山药、茯神、炙草、红枣、甜杏仁、百合、石斛、白芍、丹皮。

【按】下五味为咳热而设。

脾胃气衰，生湿化浊，带下淋漓。　刘文若

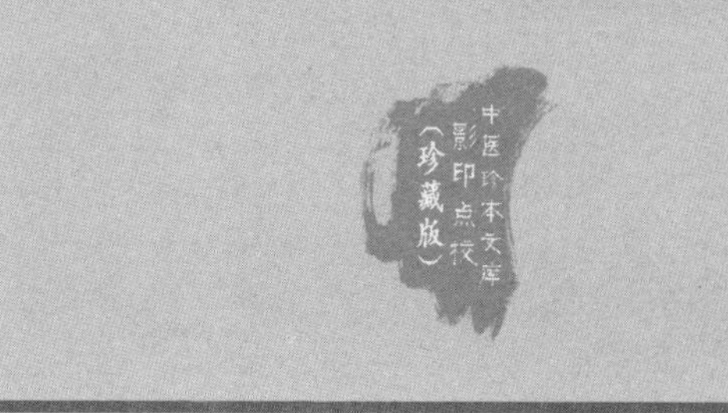

升麻柴胡蒼朮白朮茯苓半夏廣皮甘草黃柏黃芩

火不生土脾虛濕盛帶下不止 辨諸面白身肥脈微細如絲舌薄白潤　王鞠仁

附子塊肉桂參芪朮草苓陳歸芎芡實苡仁破故紙砂仁益智仁

痰水内壅白帶穢臭不絕 辨諸面黃食減依脾虛積冷治治無效　張子和

治法先涌痰水後下污水

肝腎兩虧虧及奇經白帶頻頻 辨諸半産兩次心神恍惚　馬培之

歸身白芍乾地淮藥杜仲菟絲牡蠣茯神芡實海螵蛸

眞元不固白帶頻下 辨諸年十四天癸未至乾咳夜熱　林珮琴

潞參山藥茯神炙草紅棗甜杏仁百合石斛白芍丹皮 按下五味爲咳熱而設

脾胃氣衰生濕化濁帶下淋漓　劉文若

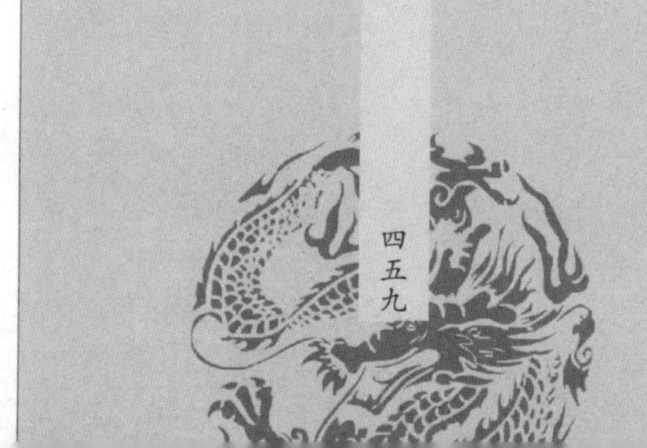

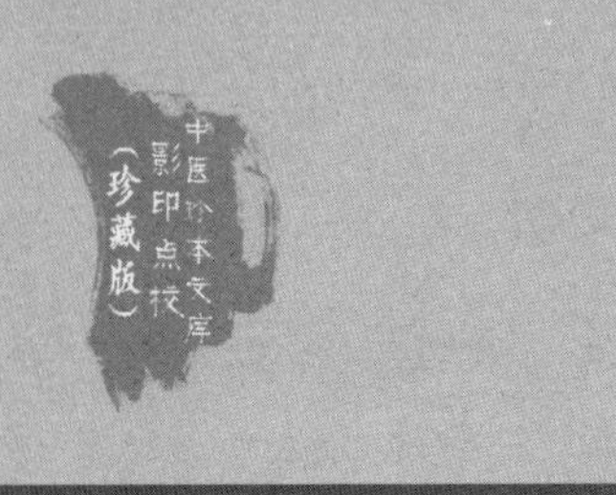

潞參砂仁苡仁白朮茯苓川斷肉炙草陳皮杜仲

衝任虛滑白帶淋瀝不已（辨諸在血崩溺血累病後） 林珮琴

阿膠牡蠣茯神杞子兎絲白芍杜仲續斷熟地蜜丸

脾虛生濕肝虛生熱帶下青色淋漓不止（辨諸脈弦細舌淡紅無苔） 王一仁

歸芎地萸朮苡山藥丹皮鯽骨芡扁白果威喜丸不應再專補脾

血崩後氣血大虧赤帶不斷（辨諸脈虛微頭眩心跳足軟腰痠） 王旭高

女貞子烏賊骨茜草炭旱蓮草黨參茯苓白芍丹皮阿膠荷蒂藕節

小便類（小便溺血淋濁）

氣秘立溺不出臥則流溢（辨諸兩寸脈沈伏有力兩尺不見知病在膈上（以下小便）） 孫文垣

越鞠湯

潞参、砂仁、苡仁、白术、茯苓、川断肉、炙草、陈皮、杜仲。

冲任虚滑，白带淋沥不已。辨诸在血崩溺血，累病后。 林佩琴

阿胶、牡蛎、茯神、杞子、兔丝、白芍、杜仲、续断、熟地、蜜丸。

脾虚生湿，肝虚生热，带下青色，淋漓水上。辨诸脉弦细，舌淡红无苔。

王一仁

归、芎、地、萸、术、苡、山药、丹皮、鲫骨、芡、扁、白果、威喜丸，不应，再专补脾。

血崩后，气血大亏，赤带不断。辨诸脉虚，微头眩，心跳足软，腰痠。 王旭高

女贞子、乌贼骨、茜草炭、旱莲草、党参、茯苓、白芍、丹皮、阿胶、荷蒂、藕节。

小便类 小便、溺血、淋浊。

气秘，立溺不出，卧则流溢。辨诸两寸脉沈伏有力，两尺不见，知病在膈上（以下小便）。 孙文垣

越鞠汤。

气虚下陷，湿热，亦因下流，小便立解不出，卧又畅流。辨诸素嗜饮，及冰浸瓜果。 孙文垣

补中益气汤，加黄柏、知母。方见下中气虚条

肺虚失肃，日中溲短，卧则清长。辨诸久咳，又肾司二便，卧则气归于肾也。

王九峰

沙参、百合、料豆、杏仁、山药、茯苓、女贞、杷叶、橘红、车子、沙苑、夜合花。

铅砂流入膀胱，立则无涓滴，卧则溲微通。辨诸素服黑锡丹　　唐与正

瞿麦汤，下金液丹。

孕妇气闭，紧按小腹方可小便。　　聂久吾

先服牵牛大黄丸，继服青皮、香附。

产后胞破，小便淋沥。

杜壬

生丝绢，丹皮、白芨。

三焦气滞，决渎失职，小溲淋漓不利。辨诸因努力伤气得病，渐小肚作胀。

金鹤琴

小茴香、丝瓜络、川楝丝、通草、升麻、生甘草、瞿麦、带皮苓。

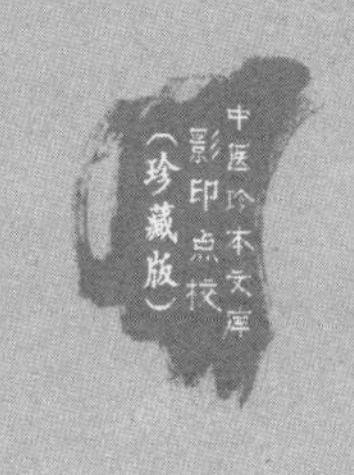

肺虛失肅日中溲短臥則清長 辨諸久咳又腎司二便臥則氣歸於腎也　　王九峯

沙參百合料豆杏仁山藥茯苓女貞杷葉橘紅車子沙苑夜合花

鉛砂流入膀胱立則無涓滴臥則溲微通 辨諸素服黑錫丹　　唐與正

瞿麥湯下金液丹

孕婦氣閉緊按小腹方可小便　　聶久吾

先服牽牛大黃丸繼服青皮香附

產後胞破小便淋瀝　　杜壬

生絲絹丹皮白芨

三焦氣滯決瀆失職小溲淋漓不利 辨諸因努力傷氣得病漸小肚作脹　　金鶴琴

小茴香絲瓜絡川楝絲通草升麻生甘草瞿麥帶皮苓

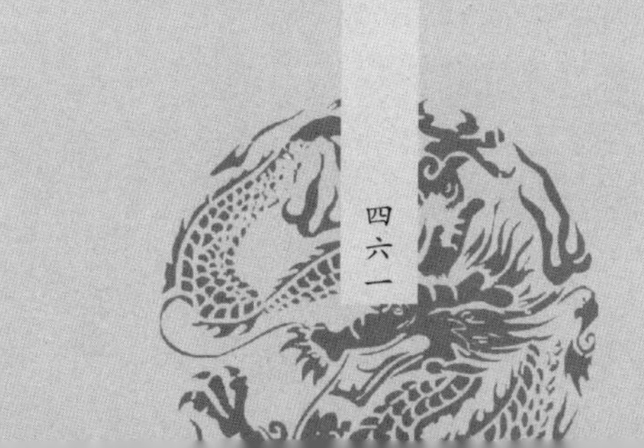

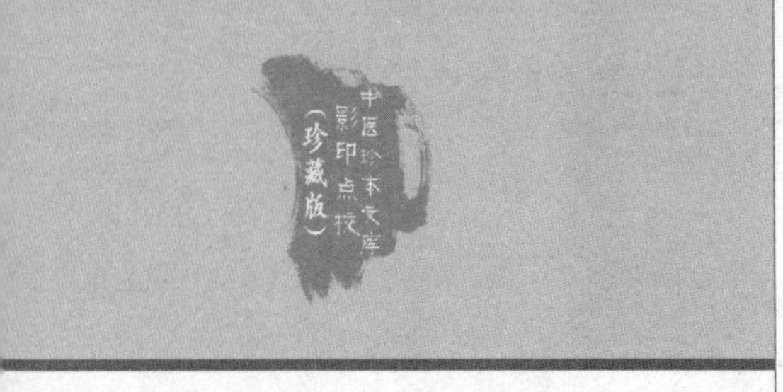

肝熱小便頻數澁痛 證見少腹痠墜不食不寐便閉口渴聞聲即驚悸辨諸通利升提溫補皆不效 王孟英

原案云先與鹹苦泄熱續用甘潤滋陰不必徒治太陽

金被火制氣化不及州都小便淋閉痛澁 辨諸渴飲肺脈獨大餘脈澁 馬元儀

紫菀乾葛杏仁蘇子薄荷枳殼桔梗

勞力傷陰溺澁出粉 即沙淋之輕者 林珮琴

海金砂牛膝歸尾薏苓燈心小茴澁已通去前三味加杞菀益智

中焦陽虛濕盛膀胱不化小便不爽 王旭高

原方失錄

督虛氣墜頻溺點滴不爽 辨諸尻骨先痛分利清熱後加劇作痛 葉天士

鹿茸當歸頭淡蓯蓉巴戟枸杞沙蒺藜

濕熱爲外寒所遏膀胱氣阻小便腫脹癃閉 辨諸小腹硬滿苔白不渴脈沈小 曹仁伯

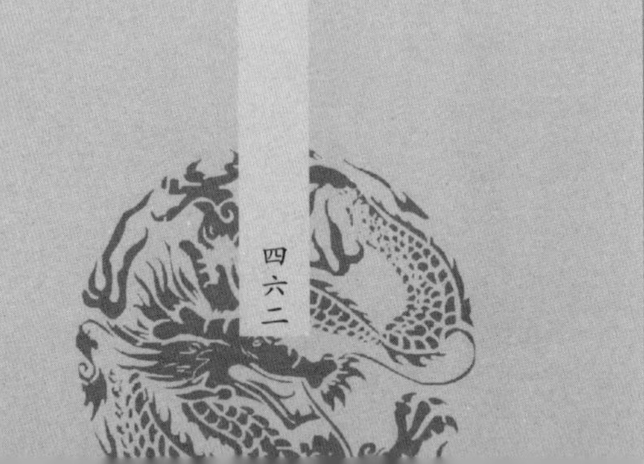

肝热，小便频数，涩痛。证见少腹酸坠，不食不寐，便闭口渴，闻声即惊悸。辨诸通利升提，温补皆不效。

王孟英

原案云：先与咸苦，泄热，续用甘润滋阴，不必徒治太阳。

金被火制，气化不及州都，小便淋闭痛涩。辨诸渴饮，肺脉独大，余脉涩。

马元仪

紫苑（菀）、干葛、杏仁、苏子、薄荷、枳壳、桔梗。

劳力伤阴。溺涩出粉。即沙淋之轻者。　　林佩琴

海金砂、牛膝、归尾、薏、苓、灯心、小茴，涩已通，去前三味、加杞、苑（菀）、益智。

中焦阳虚湿盛，膀胱不化，小便不爽。　　王旭高

原方失录。

督虚气坠，频溺，点滴不爽。辨诸尻骨先痛，分利清热后加剧作痛。　　叶天士

鹿茸、当归头、淡苁蓉、巴戟、枸杞、沙蒺藜。

湿热为外寒所遏，膀胱气阻，小便肿胀，癃闭。辨诸小腹硬满，苔白不渴，脉沈小。　　曹仁伯

肉桂、五苓散，加木香、乌药、枳壳，另用葱、麝香捣饼贴脐。

金燥不生水，溺闭。辨诸咳嗽，右寸数大。 李士材

紫菀（菀）、麦冬、五味、人参。

湿热痢，误服升涩，溺闭。证见少腹胀痛，辨诸脉濡数，舌红苔黄，痢红腻溺，由服烟灰汤而始闭。 周小农

外治用蒜肉、栀仁、食盐三味，捣烂贴脐。

膀胱气不通，过投热药溲闭。 许叔微

原方失录。

转胞，小便闭。先病，二便闭，服巴豆丸便泻，而溲仍闭，更胀闷，脐突二寸余，前阴胀，不能坐卧。

孙文垣

柏树、东行根皮、滑石、延胡、桃仁、当归、瞿麦、韭汁。

原案云：服此，溲稍行，非力努不出，户痛甚。

升麻、桔梗、枳壳、延胡，调入元明粉。接服此方而愈。

【按】以前方分两杯，一杯探吐，吐后再服一杯亦可。

盛暑饮水过度，转脬，小便秘。 孙文垣

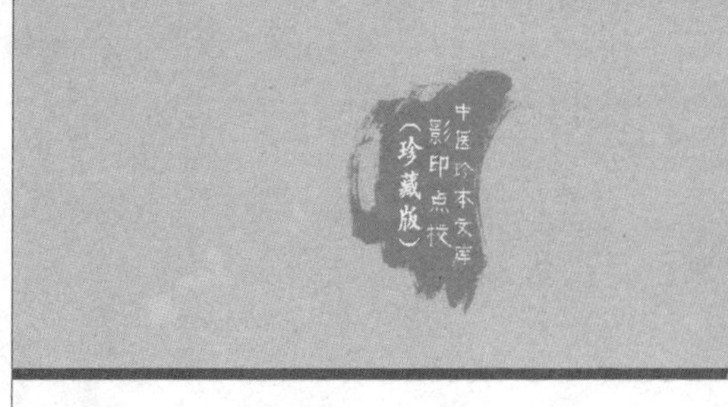

金燥不生水溺閉 辨諸咳嗽右寸數大 李士材

紫菀麥冬五味人參

濕熱痢誤服升濇溺閉 證見少腹脹痛辨諸脈濡數舌紅苔黃痢紅膩溺由服煙灰湯而始閉 周小農

外治用蒜肉梔仁食鹽三味搗爛貼臍

膀胱氣不通過投熱藥溲閉 許叔微

原方失錄

轉胞小便閉 先病二便閉服巴豆丸便瀉而溲仍閉更脹悶臍突二寸餘前陰脹不能坐臥 孫文垣

柏樹東行根皮滑石延胡桃仁當歸瞿麥韭汁 原案云服此溲稍行非力努不出戶痛甚

升麻桔梗枳殼延胡調入元明粉 接服此方而愈按如以前方分兩杯一杯探吐吐後再服一杯亦可

盛暑飲水過度轉脬小便秘 孫文垣

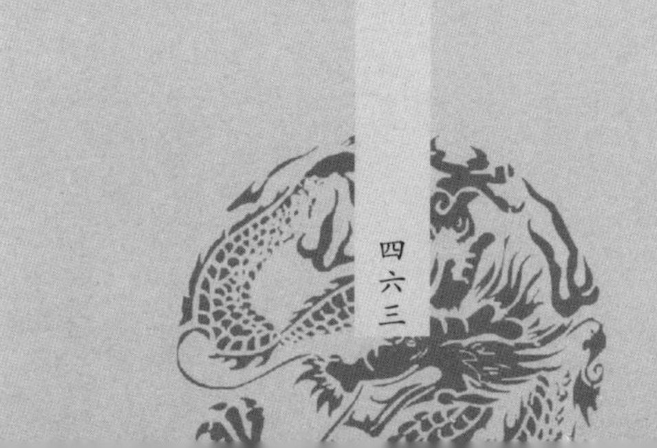

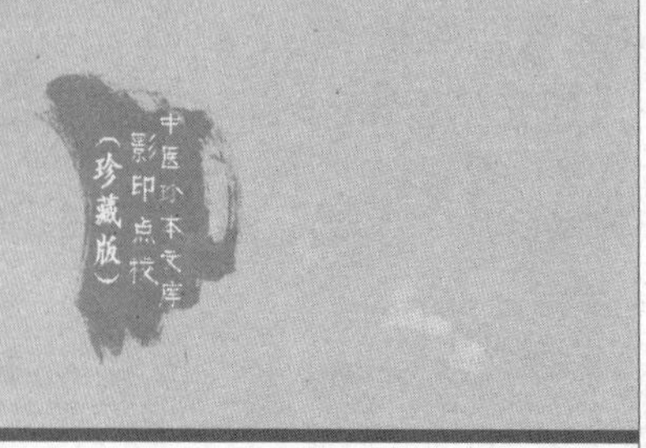

猪尿脬吹氣貫滿旁人投入衝之

下焦熱閉溺秘欲死 辨諸脈堅體厚口渴苔黃 王孟英

知栢梔楝犀苑蔞茹等送當歸龍薈丸 當歸大黃芩連梔柏黛薈龍胆木香麝香

臨產溲入胞中小便不行 王孟英

車前子滑石血餘栝蔞知母梔子牛膝紫草沙苑

產後寒客瘀凝膀胱失化小便不通 辨諸脈細肢寒腹中覺冷 王旭高

歸芎查炭炮薑桃仁車前益母草湯陳酒代水調肉桂血珀甘遂末

熱鬱小便不通 證兼臍突脹時抽痛脈沈數兩尺尤甚 陸養愚

升麻柴葛甘桔後用犀角地黃湯加黃連山梔 犀地丹芍

脾氣虛弱臨產胞壓膀胱小便不通 賀岳

猪尿脬，吹气贯满，旁人投入冲之。

下焦热闭，溺秘欲死。辨诸脉坚，体厚口渴，苔黄。

王孟英

知、柏、栀、楝、犀、苑、蒌、茹等，送当归龙荟丸。当归、大黄、芩、连、栀、柏、黛、荟、龙胆、木香、麝香。

临产，溲入胞中，小便不行。

王孟英

车前子、滑石、血余、栝蒌、知母、栀子、牛膝、紫草、沙苑。

产后寒客，瘀凝失化，小便不能。辨诸脉细，肢寒，腹中觉冷。 王旭高

归、芎、查（楂）炭、炮姜、桃仁、车前、益母草汤，陈酒代水，调肉桂、血珀、甘遂末。

热郁，小便不通。证兼脐突胀，时抽痛，脉沈数，两尺尤甚。 陆养愚

升麻、柴、葛、甘、桔，后用犀角地黄汤加黄连、山栀。犀、地、丹、芍。

脾气虚弱，临产胞压膀胱，小便不通。 贺岳

土炒白术，砂仁。

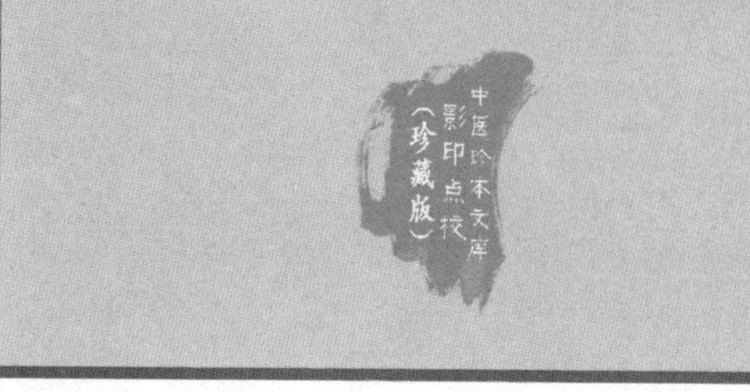

心火刑金，气化不及州都，小便不通。辨诸两寸洪数。　　李士材

黄连、茯神、麦冬、人参、牛膝、五味。

【按】此方欠妥，拟去下三味，换沙参、知母、淡竹叶、白通草。

临产热结膀胱，气不化达，小便不能。辨诸睛赤口干，脉滑数。　　王孟英

车前、滑石、血余、栝蒌、知母、栀子、牛膝、紫苑（菀）、紫草。

【按】非临产，去血余、牛膝，紫草亦可用。

膀胱气热不化，小便不通。辨诸服甘淡渗，泄阳药不效，与下条对勘。　李东垣

滋肾丸。黄柏、知母、肉桂。

膀胱气寒不化，小便不通。辨诸六脉沈细，服凉药冷水过多。　　程仁甫

五苓散倍加肉桂，外用葱白煎水热洗。白茯、猪、泻、桂。

肺经燥热，气不化，小便不通。辨诸服附子太过。

李东垣

黄连、黄芩。

积痰在肺，上窍闭，下窍亦塞，小便不通。辨诸右寸弦滑。　　朱丹溪

心火刑金氣化不及州都小便不通辨諸兩寸洪數　李士材

黃連茯神麥冬人參牛膝五味按此方欠妥擬去下三味換沙參知母淡竹葉白通草

臨產熱結膀胱氣不化達小便不通辨諸睛赤口乾脈滑數　王孟英

車前滑石血餘栝蔞知母梔子牛膝紫苑紫草按非臨產去血餘牛膝紫草亦可用

膀胱氣熱不化小便不通辨諸服甘淡滲泄陽藥不效與下條對勘　李東垣

滋腎丸黃柏知母肉桂

膀胱氣寒不化小便不通辨諸六脈沈細服涼藥冷水過多　程仁甫

五苓散倍加肉桂外用葱白煎水熱洗白茯豬瀉桂

肺經燥熱氣不化小便不通辨諸服附子太過　李東垣

黃連黃芩

積痰在肺上竅閉下竅亦塞小便不通辨諸右寸弦滑　朱丹溪

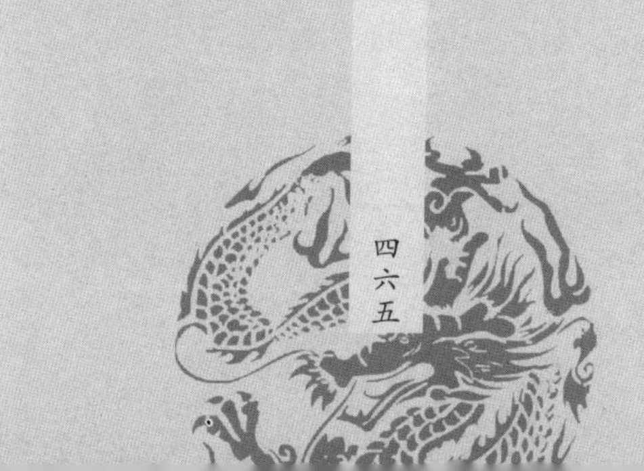

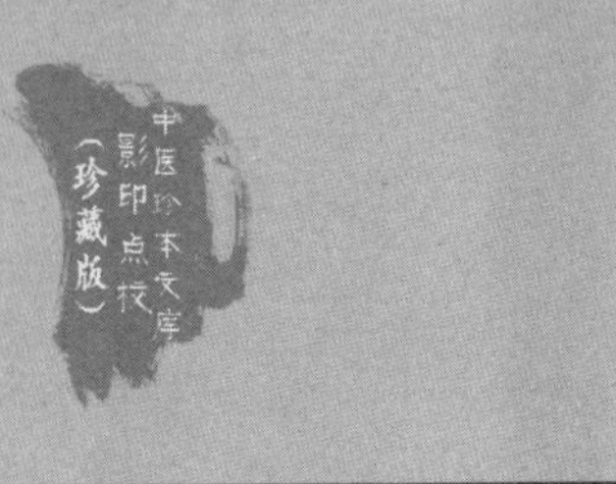

原案云法用大吐

膀胱氣陷小便點滴不通 辨諸久崩漏後夜劇用通絡鎮攝藥無效 林珮琴

升麻菟絲赤苓醋炒延胡當歸阿膠棕炭茴香骨脂沙苑

肺熱清肅失令小便不通 辨諸素嗜燒酒與烟知其肺傷又右寸脈獨大而數 李冠仙

沙參天麥冬黃芩知母甘草梢車前子

中氣不足小便不通 辨諸產時用力太過正氣大傷 李冠仙

補中益氣湯加薑棗冬葵子 方載身類陽虛條

登厠努掙直腸燥糞擠合膀胱小便無路可出脹滿不通 辨諸問 李冠仙

黨參炙耆於朮歸身陳皮炙草生大黃元明粉 因年老氣虛故用補以用下

脾虛土軟濕滯小便不通 喻嘉言

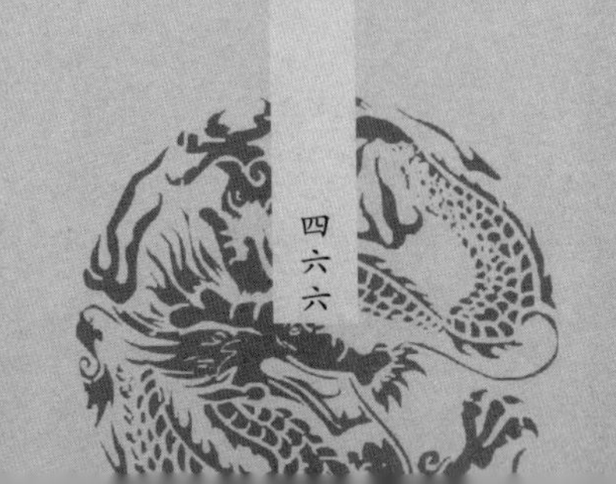

原案云：法用大吐。

膀胱气陷，小便点滴不通。辨诸久崩漏后，夜剧，用通络镇摄药，无效。

林佩琴

升麻、兔丝、赤苓、醋炒延胡、当归、阿胶、棕炭、茴香、骨脂、沙苑。

肺热，清肃失令，小便不通。辨诸素嗜烧酒与烟，知其肺伤。又右寸脉独大而数。　李冠仙

沙参、天麦冬、黄芩、知母、甘草梢、车前子。

中气不足，小便不通。辨诸产时用力太过，正气大伤。　李冠仙

补中益气汤加姜、枣、冬葵子。方载身类阳虚条

登厕努挣，直肠燥粪挤合膀胱，小便无路可出，胀满不通。辨诸问。　李冠仙

党参、炙耆、于术、归身、陈皮、炙草、生大黄、元明粉。因年老气虚，故用补，以用下。

脾虚，土软湿滞，小便不通。　喻嘉言

原方失录。

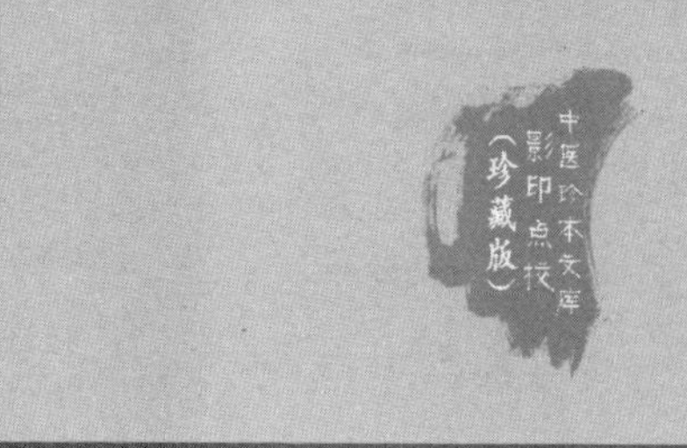

热邪壅阻，小便不行。辨诸脉弦数，舌苔干红，素易动肝火。　　周小农

外治用活田螺肉、车前、葱须，捣烂加麝少许，置脐内布扎。

肾虚，小便浑浊。辨诸两尺软溺　　尤在泾

六味丸加天冬、麦冬、杞子、五味子。地、萸、苓、药、丹、泻。

胆经郁火不清，小溲浑而有秽气。　　王孟英

虎潜丸料熬膏，藕粉和杵为丸。归、龟、地、芍、知、柏、陈皮、虎胫、牛膝、琐阳、羯肉。

瘀血下流，茎急痛溺，下白浓并血。　　王肯堂

酒浸牛膝、长流水、桃仁、红花、当归、木通、生草、苎麻、琥珀、麝香。

湿热下注，精藏溺后，有白精数点。辨诸素嗜酒，六脉滑大。　　孙文垣

白术、茯苓、橘红、甘草、干葛、豆蔻、黄柏。

房劳致病，小便日数十次，如稠米泔。辨诸面色白，神思恍惚，瘦悴食减。

寇宗奭

外治用活田螺肉車前葱鬚搗爛加麝少許置臍內布紥

腎虛小便渾濁 辨諸兩尺軟溺　尤在涇

六味丸加天冬麥冬杞子五味子 地萸苓藥丹瀉

膽經鬱火不清小溲渾而有穢氣　王孟英

虎潛丸料熬膏藕粉和杵爲丸 歸龜地芍知柏陳皮虎脛牛膝瑣陽羯肉

瘀血下流莖急痛溺下白膿並血　王肯堂

酒浸牛膝長流水桃仁紅花當歸木通生草苧麻琥珀麝香

濕熱下注精藏溺後有白精數點 辨諸素嗜酒六脈滑大　孫文垣

白朮茯苓橘紅甘草乾葛豆蔻黃栢

房勞致病小便日數十次如稠米泔 辨諸面色白神思恍惚瘦悴食減　寇宗奭

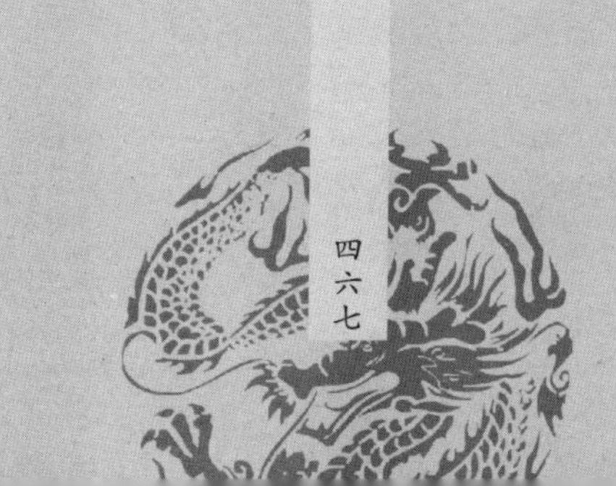

螵蛸遠志菖蒲龍骨人參茯神當歸醋炙龜甲研末人參湯調下

心脾腎並虛溲精 辨諸脈或浮濡而駛或沈弱而緩脈之不常爲虛 汪石山

人參白朮茯神麥冬酸棗仁梔子生草蓮肉山查黃栢陳皮

思慮過度君火不靜小便白濁 辨諸怔忡善忘脈虛大而數 滑伯仁

補中益氣湯硃砂安神丸空心服小坎離丸

脾虛有火小便白濁浮上如油 辨諸右脈弱善飢冬不覺寒 汪石山

參耆朮麥冬白芍天花粉黃栢知母

一水不勝五火溲出如脂湧沸不休 呂滄洲

虎杖滑石石膏黃栢龍腦神砂

敗血凝蓄膀胱溺後如敗膿 辨諸素服烏附有積毒 朱丹溪

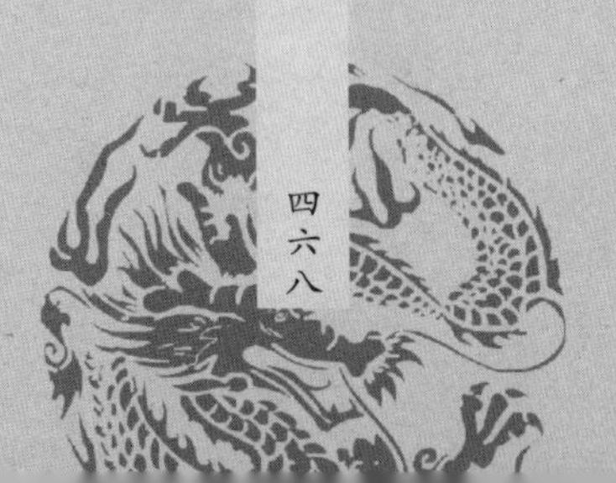

螵蛸、远志、菖蒲、龙骨、人参、茯神、当归、醋炙龟甲，研末，人参汤调下。

心、脾、肾并虚，溲精。辨诸脉或浮濡而驶，或沈弱而缓，脉之不常为虚。

汪石山

人参、白术、茯神、麦冬、酸枣仁、栀子、生草、莲肉、山查（楂）、黄柏、陈皮。

思虑过度，君火不静，小便白浊。辨诸怔忡善忘，脉虚大而数。　滑伯仁

补中益气汤，朱砂安神丸，空心服，小坎离丸。

脾虚有火，小便白浊，浮上如油。辨诸右脉弱，善饥，冬不觉寒。　汪石山

参、耆、术、麦冬、白芍、天花粉、黄柏、知母。

一水不胜五火，溲出如脂，涌沸不休。　吕沧洲

虎杖、滑石、石膏、黄柏、龙脑、神砂。

败血凝蓄膀胱，溺后如败脓。辨诸素服乌附有积毒。

朱丹溪

土牛膝根茎叶，四物汤。归、芎、地、芍。

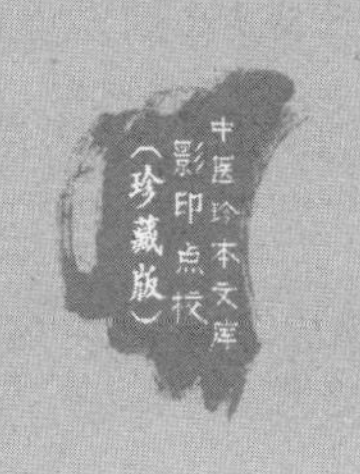

崩漏后成带，髓液下沥，小溲如泔如涕。　　林佩琴

地、芎、阿胶、石斛、洋参、麦冬、茯神、赤石脂、杜仲、杞子、续断、莲子、枣。

劳伤肾阴，溺面浮油，有时推出髓条。证见饮食无味，难施滋腻，故方用补脾以益肾法。　　林佩琴

潞参、茯神、山药、生术、苡仁、杜仲、芡实、莲子、首乌、沙苑。

湿热，溲如赭石汤，浑赤有脚。证兼痰中带血，知病已自气及营。　　王孟英

犀角、地、芎、知、柏、石斛、贝母、苡仁、茅根、滑石、栀子、藕汁、童便。

河间桂苓甘露饮。如无血分见证，宜用此方。

外感风寒，内蕴痰热，溲如苏木汁。辨诸恶寒，头痛发热，并心下痛胀，右部沈滑，苔黄不渴。　　王孟英

葱豉加栀、连、杏、贝、蒌、橘，表解，再用知母、花粉、杏贝、旋、滑、斛、橘、杷、雪羹。

肾水亏，肝火旺，溺短而浑黑，极臭。　　王孟英

洋参、二冬、二地、知柏、连、楝、斛、芎、石英、牡蛎、阿胶等。

地芎阿膠石斛洋參麥冬茯神赤石脂杜仲杞子續斷蓮子棗

勞傷腎陰溺面浮油有時推出髓條證見飲食無味難施滋膩故方用補脾以益腎法　林珮琴

潞參茯神山藥生朮苡仁杜仲芡實蓮子首烏沙苑

濕熱溲如赭石湯渾赤有脚證兼痰中帶血知病已自氣及營　王孟英

犀角地芎知柏石斛貝母苡仁茅根滑石梔子藕汁童便

河間桂苓甘露飲如無血分見證宜用此方

外感風寒內蘊痰熱溲如蘇木汁辨諸惡寒頭痛發熱並心下痛脹右部沈滑苔黃不渴　王孟英

葱豉加梔連杏貝蔞橘表解再用知母花粉杏貝旋滑斛橘杷雪羹

腎水虧肝火旺溺短而渾黑極臭　王孟英

洋參二冬二地知柏連楝斛芎石英牡蠣阿膠等

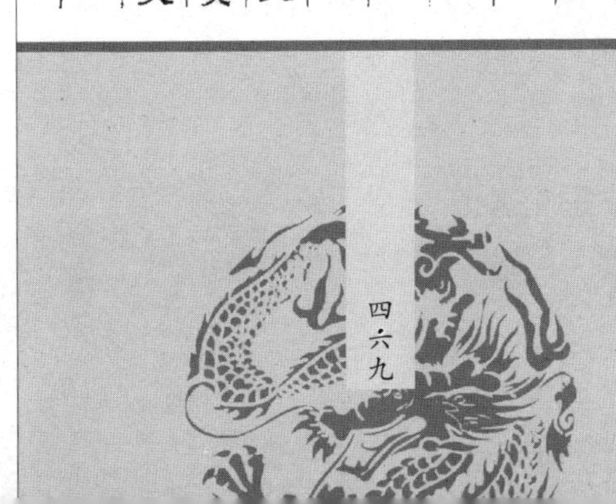

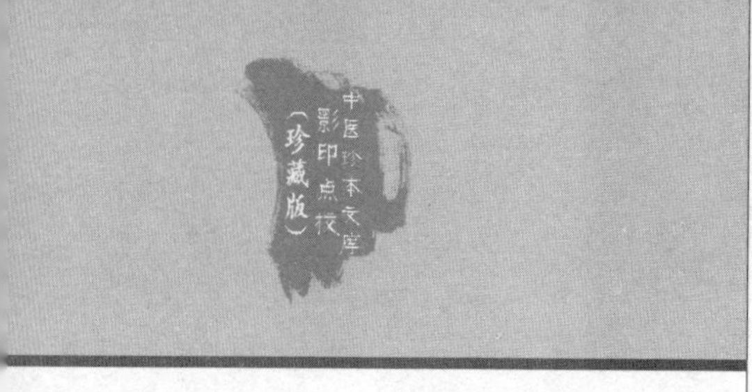

腎絕小溲漸轉黑色旋如墨汁 腎陰偏虛腎陽偏虛陰陽兩虛均有此見證於其轉黑時速進補 漏名

不治之症

水源欲絕木火內焚溲漸少而色綠如胆汁 脈見弦硬 王孟英

原案無方不治之證

厥陰暑濕邪從溺出色深碧如膠漿 可與上條互參一虛一實 章虛谷

證見於服來復丹後

肝火盛溺出色青 辨諸著肉處潰爛知爲火盛 萬密齋

導赤散加山梔條芩胆草黃栢 生地木通生草梢淡竹葉

外感風邪內傷惱怒心肝熱鬱小溲紅 辨諸浴後當風因事發怒 江篁南

先香附湯吞安神丸繼用參朮棗仁枳實歸芎陳皮香附茯苓

肾绝，小溲渐转黑色，旋如墨汁。肾阴偏虚，肾阳偏虚，阴阳两虚，均有此见证，于其转黑时速进补。

漏名

不治之症。

水源欲绝，木火内焚，溲渐少，而色绿如胆汁。脉见弦硬角。 王孟英

原案无方，不治之证。

厥阴暑湿，邪从溺出，色深碧如胶浆。可与上条互参，一虚一实。 章虚谷

证见于服来复丹后。

肝火盛，溺出色青。辨诸著肉处溃烂，知为火盛。

万密斋

导赤散加山栀、条芩、胆草、黄柏。生地、木通、生草梢、淡竹叶。

外感风邪，内伤，恼怒，心肝热郁，小溲红。辨诸浴后当风，因事发怒。 江篁南

先香附汤吞安神丸，继用参、术、枣仁、枳实、归、芎、陈皮、香附、茯苓。

心郁生火，脾郁生湿，小便常红。辨诸有时惊悸，有时溏泄。 王旭高

山药、洋参、黄耆、茯神、赤苓、桔梗、炙草、远志、麝香、朱砂、木香、川连、麦冬。

下元虚寒，阳气不升，患下消渴饮，溲多色清。

孙文垣

原方失录。

痰火阻气，肺热溺频而清。辨诸面赤，左寸关数，右弦滑，心下似阻，勿以霎时十次澄澈如水，疑为虚寒。

王孟英

蛤壳、黄连、枳、楝、旋覆、花粉、橘红、杏仁、百合、瓜络、瓜子、竹茹沥、雪羹。

小肠蕴热，小便热痛。辨诸在便血后，证兼少腹痛。

王旭高

桃仁、丹皮、鲜地、木通、黑栀、滑石、归身、查（楂）炭、生蒲黄、新绛，另回生丹。

下焦摄纳无权，小溲夜多。即辨诸夜多及腰痠，脉细软。 徐澹安

熟地、天冬、覆盆、萸肉、杜仲、杞子、山药、牡蛎。

脬气不足，小便日夜十余次。 吕沧洲

益智仁、乌药、酒制山药，为丸，盐汤下。

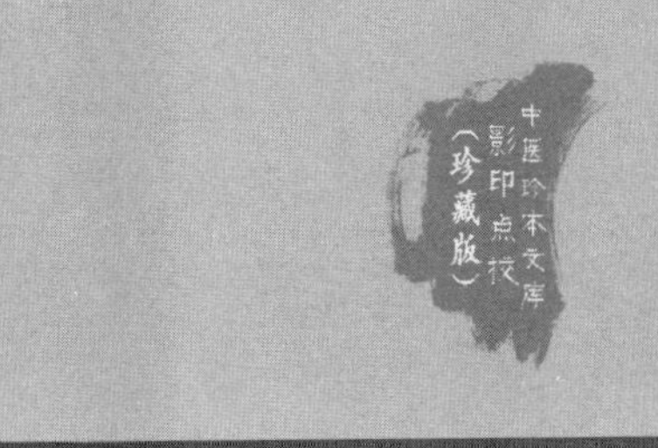

下元虛寒陽氣不升患下消渴飲溲多色清　孫文垣

原方失錄

痰火阻氣肺熱溺頻而清（辨諸面赤左寸關數右弦滑心下似阻勿以霎時數十次澄澈如水疑爲虛寒）　王孟英

蛤殼黃連枳楝旋覆花粉橘紅杏仁百合瓜絡瓜子竹茹瀝雪羹

小腸蘊熱小便熱痛（辨諸在便血後證兼少腹痛）　王旭高

桃仁丹皮鮮地木通黑梔滑石歸身查炭生蒲黃新絳另回生丹

下焦攝納無權小溲夜多（卽辨諸夜多及腰痠脈細軟）　徐澹安

熟地天冬覆盆萸肉杜仲杞子山藥牡蠣

脬氣不足小便日夜十餘次　呂滄洲

益智仁烏藥酒製山藥爲丸鹽湯下

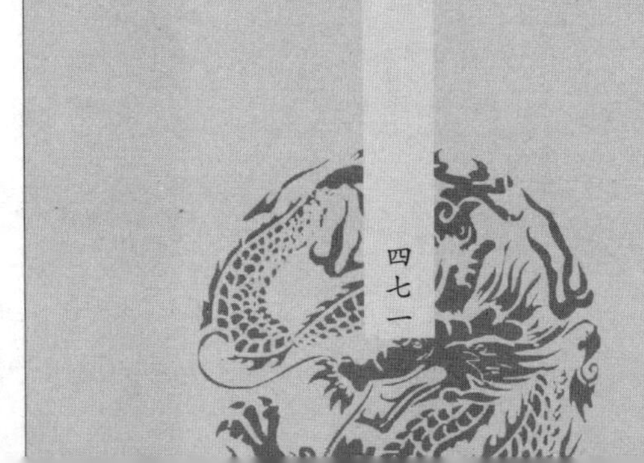

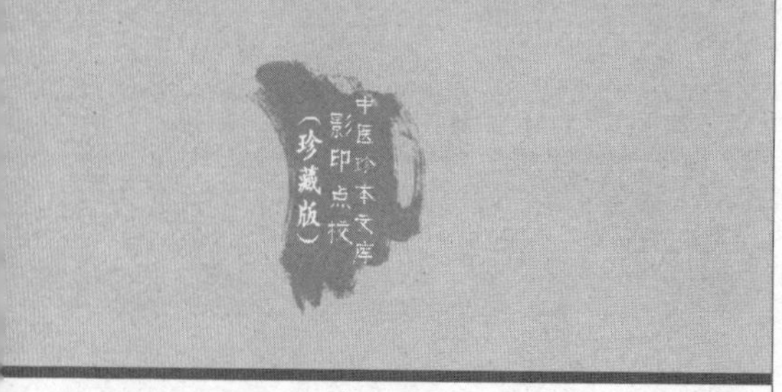

濕熱不化膀胱竅澁小便起數而少 辨諸平素膏粱法宜滲泄分利　羅謙甫

茯苓滑石猪苓琥珀甘草白朮澤瀉桂枝長流甘瀾水

陰虛無以化陽小便頻數刺痛 辨諸木火體質　陸成一

通關滋腎丸 黄柏知母肉桂內桂係反佐之品不可多用查丸方原分量便知

津欲涸小溲全無 即辨諸溲無而與舌絳大渴證同見　王孟英

洋參生地知母花粉石斛麥冬梔子百合竹葉

暑風昏憒遺尿 辨諸兩脈鼓指　柴嶼青

黄連香薷飲加羌活

暑證昏熱遺溺 辨諸面垢口不仁　張路玉

白虎加人參 知膏粳草

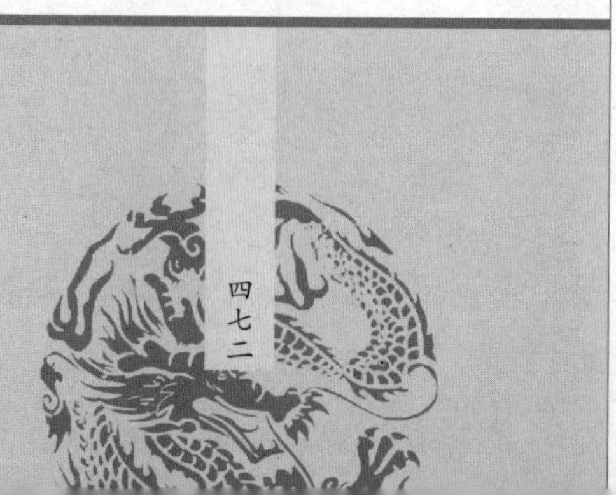

湿热不化，膀胱窍涩，小便起数而少。辨诸平素膏粱，法宜渗泄分利。　罗谦甫

茯苓、滑石、猪苓、琥珀、甘草、白术、泽泻、桂枝，长流甘澜水。

阴虚无以化阳，小便频数刺痛。辨诸木火体质。　陆成一

通关滋肾丸。黄柏、知母、肉桂，内桂，系反佐之品，不可多用，查（楂）丸方，原分量便知。

津欲涸，小溲全无。即辨诸溲无，而与舌绛大渴证同见。　王孟英

洋参、生地、知母、花粉、石斛、麦冬、栀子、百合、竹叶。

暑风昏愦、遗尿。辨诸两脉鼓脂。　柴屿青

黄连香薷饮加羌活。

暑证昏热，遗溺。辨诸面垢，口不仁。　张路玉

白虎加人参。知、膏、粳、草。

妊妇肝火盛，疏泄之令过行，遗尿。辨诸肝脉洪数，胁肋作胀。　薛立斋

八珍逍遥兼服。上方参、术、苓、草、归、芎、地、芍。下方归、芍、术、苓、柴、薄、栀、草、丹皮。

血虚火盛，小便自遗。辨诸前经来过多，脉弦小而数，与下条同病同原，以所辨之证各别，故并选列。

魏玉横

生地、杞子、羚羊角、黑山栀、麦冬、蒌仁、黄连、丹皮、沙参、牛蒡。

产后血虚，火盛，小便自遗。辨诸素服温补，脉两关弦数，尺弱，舌中无苔。

魏玉横

生熟地、杞子、沙参、麦冬、钗斛。

中气虚，气为水母，水亦不蓄小便，数而多。辨诸面淡白，脉虚数。　张希白

补中益气汤。参、耆、术、草、归、橘、升、柴、姜、枣。

命门火衰，升少降多，小便数而多，有时不禁。辨诸面白，脉大无神。　张希白

桂附八味汤，去泽泻。桂、附、地、萸、苓、药、丹、泻。

肾藏虚寒，小便不禁。辨诸六脉沈迟，与下条对勘。

李士材

八味丸兼六君子，加益智子、肉桂。上方桂、附、地、萸、苓、药、丹、泻。下方参、术、苓、草、橘、丹。

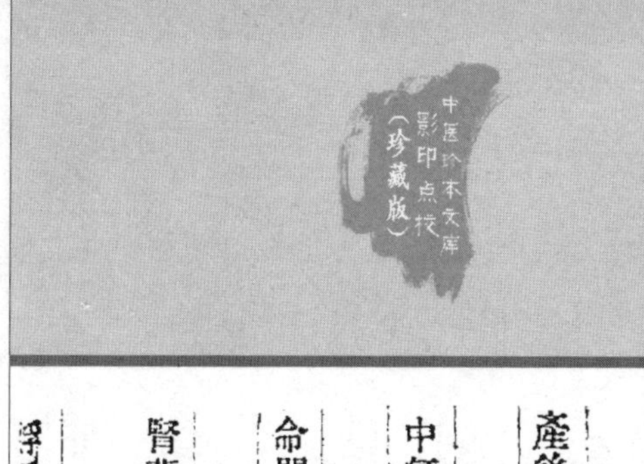

血虛火盛小便自遺 辨諸前經來過多脈弦小而數與下條同病同原以所辨之證各別故並選列 魏玉橫

生地杞子羚羊角黑山梔麥冬蔞仁黃連丹皮沙參牛蒡

產後血虛火盛小便自遺 辨諸素服溫補脈兩關弦數尺弱舌中無苔 魏玉橫

生熟地杞子沙參麥冬釵斛

中氣虛氣爲水母水亦不蓄小便數而多 辨諸面淡白脈虛數 張希白

補中益氣湯 參朮草歸橘升柴薑棗

命門火衰升少降多小便數而多有時不禁 辨諸面白脈大無神 張希白

桂附八味湯去澤瀉 桂附地萸苓藥丹瀉

腎藏虛寒小便不禁 辨諸六脈沈遲與下條對勘 李士材

八味丸兼六君子加益智子肉桂 上方桂附地萸苓藥丹瀉下方參朮苓草橘半

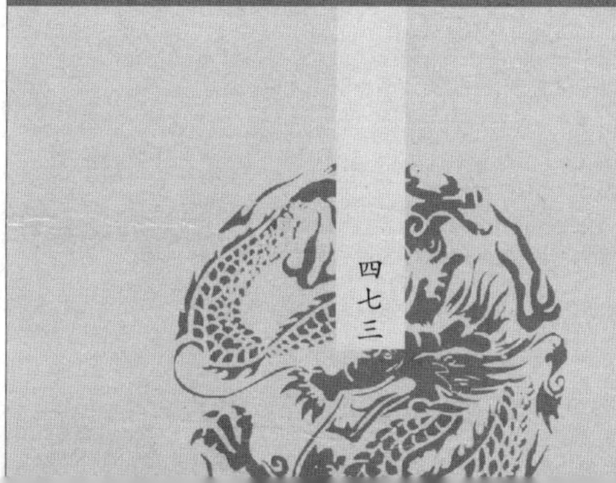

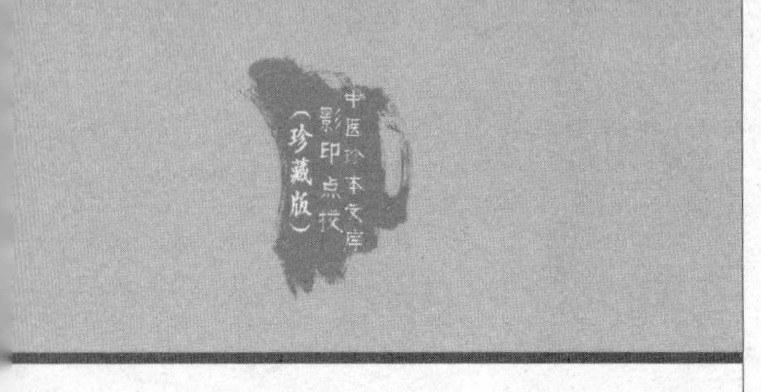

肝腎伏熱小便不禁（辨諸六脈舉之軟按之堅）李士材

丹皮茯苓草梢黃連調黃雞腸

腎氣虛寒消渴小便不禁（辨諸飲少而溲反多屬消症脈遲細屬虛寒）黃體仁

附子理中湯合腎氣丸（上方參朮附草乾薑下方見下膀胱虛寒條）

眞陽欲離小溲短滴不禁（辨諸病已久肢冷舌白脈濡兩尺不應氣促音低呃逆無聲）馬培之

人參附子法半夏炙草破故紙茯苓炮薑白芍

血熱溺血（辨諸溺亦渾濁〔以下溺血〕）曹仁伯

導赤散合火府丹加燈心（上方生地木通甘草淡竹葉下方生地木通黃芩）

陽陷於陰溺血（辨諸脈寸弱尺強自覺氣往下墜法宜升陽和陰）顧曉瀾

水炙芪黨參蒸朮黑歸身黑草梢茯苓白芍蒲黃炒阿膠升麻

肝火內熾溺血（辨諸脈弦數苔黃口苦頭痛溺熱知非）王孟英

肝肾伏热，小便不禁。辨诸六脉举之软，按之坚。

李士材

丹皮、茯苓、草梢、黄连，调黄鸡肠。

肾气虚寒，消渴，小便不禁。辨诸饮少而溲反多，属消症，脉迟细，属虚寒。

黄体仁

附子理中汤合肾气丸。上方参、术、附、草、干姜。下方见下，膀胱虚寒条。

真阳欲离，小溲短滴不禁。辨诸病已久，肢冷舌白，脉濡，两尺不应，气促音低，呃逆无声。　马培之

人参、附子、法半夏、炙草、破故纸、茯苓、炮姜、白芍。

血热溺血。辨诸溺亦浑浊（以下溺血）。　曹仁伯

导赤散合火府丹，加灯心。上方生地、木通、甘草、淡竹叶。下方生地、木通、黄芩。

阳陷于阴，溺血。辨诸脉寸弱尺强，自觉气往下坠，法宜升阳和阴。　顾晓澜

水炙芪、党参、蒸术、黑归身、黑草梢、茯苓、白芍、蒲黄、炒阿胶、升麻。

肝火内炽，溺血。辨诸脉弦数，苔黄口苦，头痛溺热，知非虚证。马元仪用地、芍、苓、薢，肝脾同治。

王孟英

木通、栀子、竹茹、银花、茅根、菊叶，或加龙荟丸。见上下焦热闭条。

肾阴虚溺血。辨诸手足心常发热，两尺搏坚。

张路玉

六味合生脉，加河车、丹皮、甘草、车前。

脾肾两亏，清气下陷，溺血。辨诸不痛属虚。

徐澹安

八珍汤去芎、芍、归，加药、泽、升、龟版。

下元虚，溲纯血。辨诸久病后，六脉沈微。　吴桥

原案云：用温补之剂。

心火旺及绝欲太早，并溺血。辨诸素饮烧酒。

张路玉

心火旺，服导赤散，绝欲太早，服生绿豆汁。

心阳亢，肾水亏，溲血不痛。辨诸茎管不窒，不痛，与淋症异。　尤在泾

熟地炭、人参、石斛、丹皮、泽泻、茯苓、远志、柏子仁、莲肉。

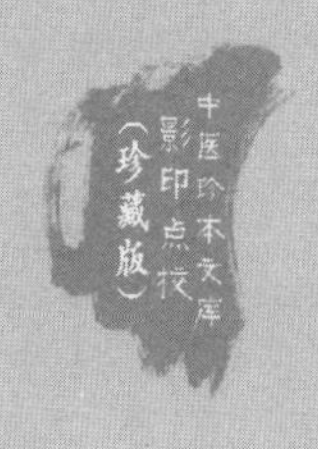

腎陰虛溺血 辨諸手足心常發熱兩尺搏堅　張路玉

六味合生脈加河車丹皮甘草車前

脾腎兩虧清氣下陷溺血 辨諸不痛屬虛　徐澹安

八珍湯去芎芍歸加藥澤升龜版

下元虛溲純血 辨諸久病後六脈沈微　吳橋

原案云用溫補之劑

心火旺及絕慾太早並溺血 辨諸素飲燒酒　張路玉

心火旺服導赤散絕慾太早服生綠豆汁

心陽亢腎水虧溲血不痛 辨諸莖管不窒不痛與淋症異　尤在涇

熟地炭人參石斛丹皮澤瀉茯苓遠志栢子仁蓮肉

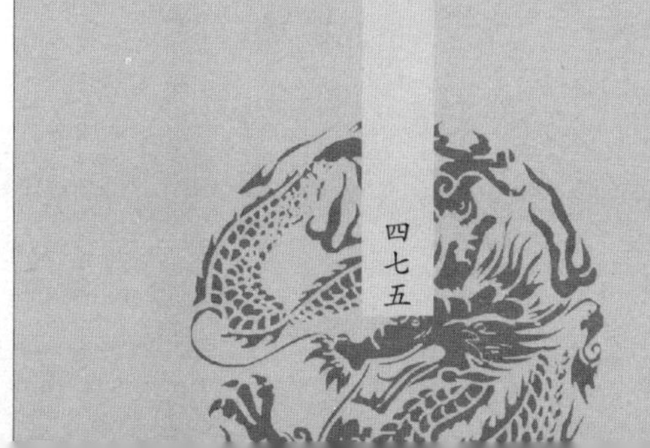

心火下鬱小腸尿中帶血時作時止　曹仁伯

大補陰丸加生地甘草木通竹葉火府丹

老年陽亢溺後出血水（辨諸脈滑數出時甚痛）　王孟英

元參生地犀角梔楝槐蕊側柏知母花粉石斛銀花菉豆甘草梢

肝火凝瘀交阻溲有血縷（辨諸病在經停後）　王旭高

龍膽草小薊炭桃仁大黃山梔冬葵子延胡車前丹皮海金沙

腎虛有火逼迫衝任溺後有血絲血塊（辨諸小便頻數）　王旭高

生地炭阿膠川連龜板赤苓黃栢大黃炭血餘藕血珀

脾虛而蘊濕熱精濁混淆（證兼腹中不和大便不暢）（以下淋濁）　王旭高

萆薢益智仁半夏陳皮黨參黃栢烏藥菖蒲兔絲

心火下郁小肠，尿中带血，时作时止。　曹仁伯

大补阴丸，加生地、甘草、木通、竹叶，火府丹。

老年阳亢，溺后出血水。辨诸脉滑数，出时甚痛。

王孟英

元参、生地、犀角、栀、楝、槐蕊、侧柏、知母、花粉、石斛、银花、绿豆、甘草梢。

肝火凝瘀交阻，溲有血缕。辨诸病在经停后。

王旭高

龙胆草、小蓟炭、桃仁、大黄、山栀、冬葵子、延胡、车前、丹皮、海金沙。

肾虚有火，逼迫冲任，溺后有血丝血块。辨诸小便频数。　王旭高

生地炭、阿胶、川连、龟板、赤苓、黄柏、大黄炭、血余、藕、血珀。

脾虚而蕴湿热，精浊混淆。证兼腹中不和，大便不畅（以下淋浊）。　王旭高

萆薢、益智仁、半夏、陈皮、党参、黄柏、乌药、菖蒲、兔丝。

思欲不遂，败精阻于内窍，淋浊。湿热下注，必新病，辨诸数年不愈。

【案】忍精不放者更多，又妇病亦有。　叶天士

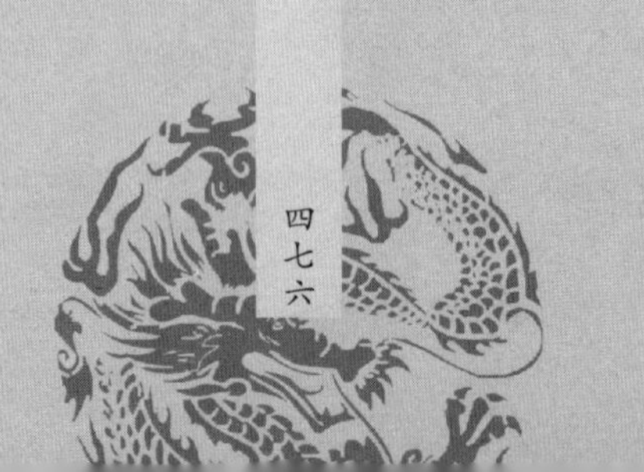

杜牛膝捣汁，冲入麝香少许。

多食酸成淋。以膀胱之胞缩约艰通也　　罗谦甫

原案云：夺饮即已。

【案】可用辛淡药。

虚而有热，膏淋血淋。辨诸下而尚痛，不可独责乎虚。　　曹仁伯

大补阴丸加瓜蒌、瞿麦、牛膝、血余。黄柏、知母、熟地、龟板、猪脊髓，和蜜丸。

瘀血塞道，血淋。辨诸妄学房术　　孙文垣

先服丹参、茅根，继用肾气丸，琥珀、海金沙、黄柏、牛膝、川芎、当归。

膀胱虚寒，阳不化阴，血淋。辨诸脉沈细而弱，两尺更甚。血色瘀晦无光，不鲜不紫，溲便前必先凛寒。

张希白

党参、当归、血余炭，下金匮肾气丸。桂、附、地、萸、苓、药、丹、泻、车前、牛膝。

血少气馁，茎中枯涩，病淋沙石，涩痛。辨诸服通利，病益加，脉濡弱。

汪石山

大补汤加牛膝。

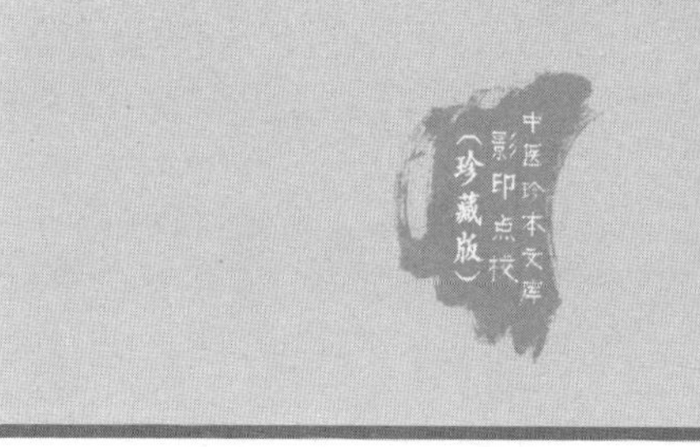

多食酸成淋 以膀胱之胞縮約艱通也　羅謙甫

原案云奪飲即已 案可用辛淡藥

虛而有熱膏淋血淋 辨諸下而尚痛不可獨責乎虛　曹仁伯

大補陰丸加瓜蔞瞿麥牛膝血餘 黃柏知母熟地龜板猪脊髓和蜜丸

瘀血塞道血淋 辨諸妄學房術　孫文垣

先服丹參茅根繼用腎氣丸琥珀海金沙黃栢牛膝川芎當歸

膀胱虛寒陽不化陰血淋 辨諸脈沈細而弱兩尺更甚血色瘀晦無光不鮮不紫溲便前必先凜寒　張希白

黨參當歸血餘炭下金匱腎氣丸 桂附地萸苓藥丹瀉車前牛膝

血少氣餒莖中枯濇病淋沙石濇痛 辨諸服通利病益加脈濡弱　汪石山

大補湯加牛膝

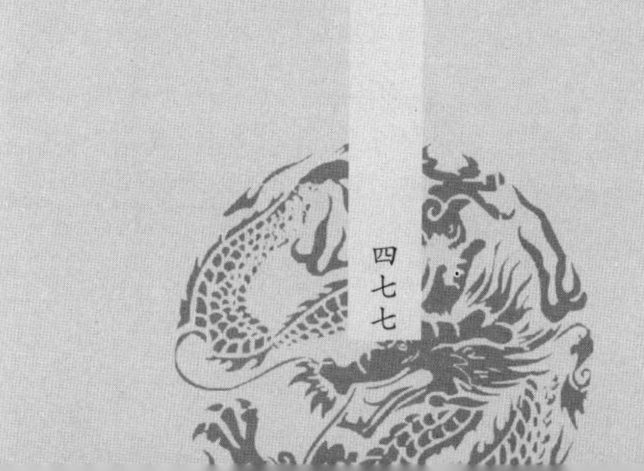

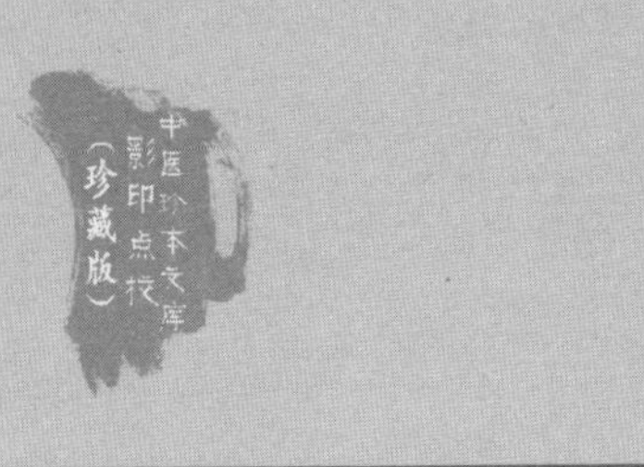

陽虛不運不升濕邪下注爲濁 辨諸身肥脈緩 尤在涇

菟絲茴香車前韭子蒺藜茯苓覆盆子蛇牀子

濕痰下流陽乘於陰白濁 辨諸兩寸短弱兩關滑兩尺洪滑 孫文垣

白螺螄殼牡蠣半夏葛根柴胡苦參黃柏

腎氣衰不化精而化濁白濁 辨諸利濕不應脈虛細不數知非濕熱致病 王一仁

熟地補骨脂肉蓯蓉等

淋病邪漸少正漸虛便後隱痛 辨諸淋薄且少而便時尚不利 曹仁伯

瓜蔞瞿麥去附湯加麥冬萆薢黑梔猪脊筋

後陰類 尻臀肛門痔

督脈虛氣墜尾閭尻骨作痛 一以下尻臀一 葉天士

阳虚不运不升，湿邪下注为浊。辨诸身肥脉缓

尤在泾

菟丝、茴香、车前、韭子、蒺藜、茯苓、覆盆子、蛇床子。

湿痰下流，阳乘于阴，白浊。辨诸两寸短弱，两关滑，两尺洪滑。 孙文垣

白螺蛳壳、牡蛎、半夏、葛根、柴胡、苦参、黄柏。

肾气衰，不化精而化浊，白浊。辨诸利湿不应，脉虚细不数，知非湿热致病。

王一仁

熟地、补骨脂、肉苁蓉等。

淋病邪渐少，正渐虚，便后隐痛。辨诸淋薄且少，而便时尚不利。 曹仁伯

瓜蒌瞿麦去附汤，加麦冬、萆薢、黑栀、猪脊筋。

后阴类尻臀、肛门、痔

督脉虚，气坠尾闾，尻骨作痛（以下尻臀）。

叶天士

鹿茸、当归头、淡苁蓉、巴戟、枸杞、沙蒺藜。

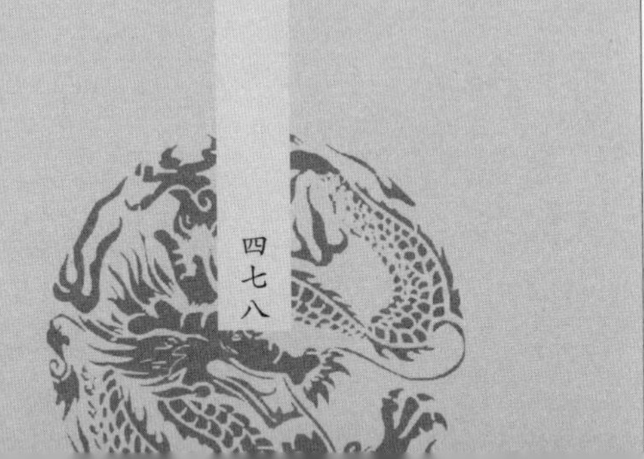

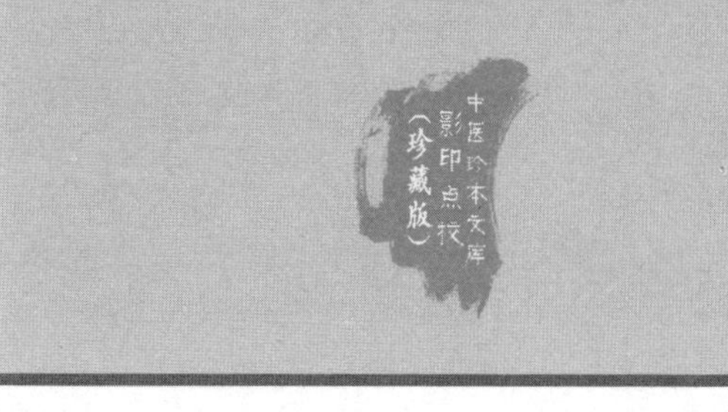

寒湿乘太阳之经，尾闾腰股作痛。太阳为寒水之经，行身之后，同气相求也。

马培之

苍术、桂枝、猪苓、赤苓、泽泻、萆薢、牛膝、苡仁、车前子、陈皮、秦艽、姜皮。

火郁于下，逼阴向外，尻臀冷。辨诸阴汗臊臭，脉沈数有力。　李东垣

原案无方，但云苦寒药下之。

下虚，尻臀生痈，坚硬肿痛。辨诸两尺脉紧，按之无力。　李东垣

羌活、黄柏、防风、藁本、连翘、肉桂、甘草、苍术、陈皮、当归、黄耆酒。

湿蕴下焦，生疡，合篡旁滋蔓肛臀。　王旭高

六君子汤加黄耆、归身、白芍、谷芽，去半夏、茯苓。参、术、苓、草、橘、半。

虚体，臀近肛硬处生痈，红硬肿痛。辨诸面色青惨，四肢冷，食减，脉濡弱。

孙文垣

十全大补汤，继用首乌、人参、枸杞、当归、黄耆、熟地、槐角、秦艽，蜜丸。

病剧时臀穿，病后下焦气血伤残，臀疮不敛。俗名阴疮　王孟英

寒濕乘太陽之經尾閭腰股作痛 身之後同氣相求也　馬培之

蒼朮桂枝豬苓赤苓澤瀉萆薢牛膝苡仁車前子陳皮秦艽薑皮

火鬱於下逼陰向外尻臀冷 辨諸陰汗臊臭脈沈數有力　李東垣

原案無方但云苦寒藥下之

下虛尻臀生癰堅硬腫痛 辨諸兩尺脈緊按之無力　李東垣

羌活黃柏防風藁本連翹肉桂甘草蒼朮陳皮當歸黃耆酒

濕蘊下焦生瘍合篡旁滋蔓肛臀　王旭高

六君子湯加黃耆歸身白芍穀芽去半夏茯苓 參朮苓草橘半

虛體臀近肛硬處生癰紅硬腫痛 辨諸面色青慘四肢冷食減脈濡弱　孫文垣

十全大補湯繼用首烏人參枸杞當歸黃耆熟地槐角秦艽蜜丸

病劇時臀穿病後下焦氣血傷殘臀瘡不斂 俗名陰瘡　王孟英

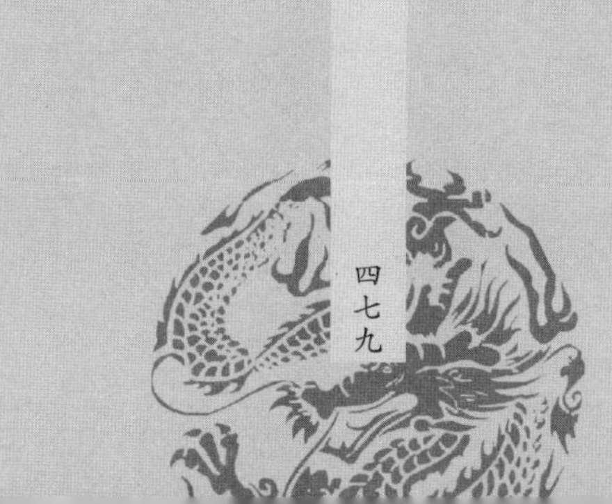

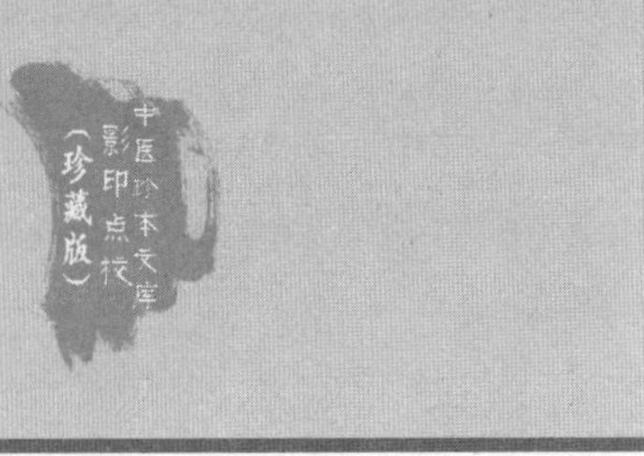

參耆歸芍生地合歡山藥麥冬牛膝石斛木瓜桑梔藕

久病臥牀臀際磨穿經云破䐢俗呼䐃瘡 王孟英

初起時即用廣東洋皮金貼之

產後敗血凝滯肝經後臀近肛一點熱痛即辨諸痛處極熱知非氣血不足而痛 陸肖愚

行血海之瘀滯解經絡之蘊結

氣虛血熱陷於下部肛生腫毒潰膿出血辨諸寸短弱關弦尺洪滑（以下肛門） 孫文垣

黃耆歸身地榆槐花枳殼升麻秦艽荊芥穗甘草酒連連翹

脾腎兩傷肛門漏瘍 王旭高

原方失錄

大腸熱肛門鼠漏腸熱由於陰虛治宜滋補肝腎 尤在涇

六味丸加杞子天冬龜板黃柏知母五味子 地萸苓

参、耆、归、芍、生地、合欢、山药、麦冬、牛膝、石斛、木瓜、桑、栀、藕。

久病卧床，臀际磨穿。经云：破䐢，俗呼䐃疮

王孟英

初起时，即用广东洋皮金贴之。

产后败血凝滞肝经，后臀近肛一点热痛。即辨诸痛处极热，知非气血不足而痛。

陆肖愚

行血海之瘀滞，解经络之蕴结。

气虚血热，陷于下部，肛生肿毒，溃脓出血。辨诸寸短弱，关弦，尺洪滑（以下肛门）。

孙文垣

黄耆、归身、地榆、槐花、枳壳、升麻、秦艽、荆芥穗、甘草、酒连、连翘。

脾肾两伤，肛门漏疡。

王旭高

原方失录。

大肠热，肛门鼠漏。肠热由于阴虚，治宜滋补肝肾

尤在泾

六味丸加杞子、天冬、龟板、黄柏、知母、五味子。地、萸、苓、药、丹、泻。

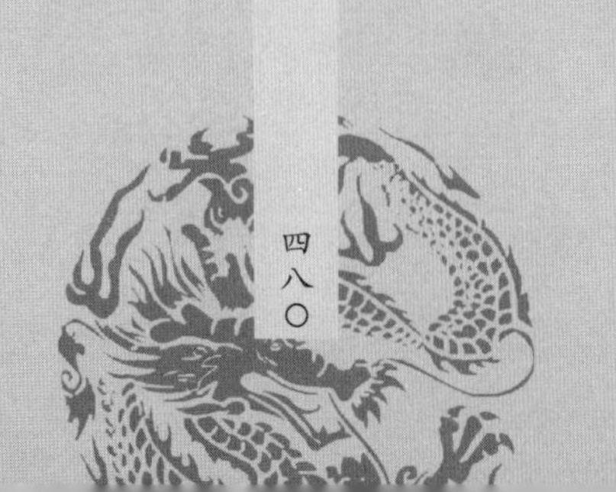

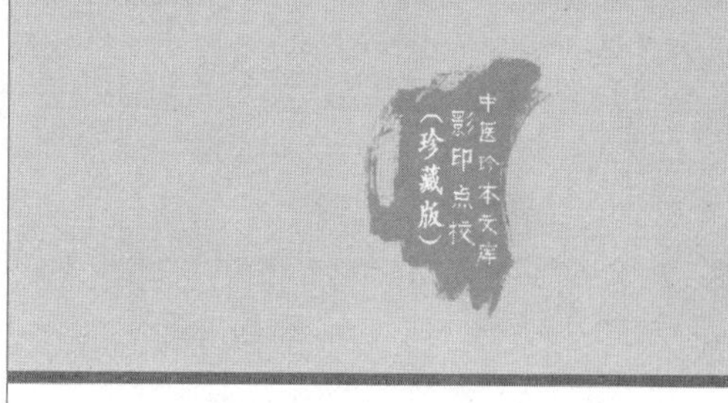

吉林參鬚冬蟲草炒阿膠百合生牡蠣雲茯苓白石英毛燕窩

蛔痔肛門作癢 證兼嘔吐清沫肚脹筋青 薛立齋

大蘆薈丸 蘆薈木香青皮胡黃連川連蕪荑雷丸鶴蝨麝香

下焦廣腸有熱氣墜肛門覺熱 王旭高

黃芩湯 黃芩白芍炙草大棗

肝火下注肛門逼迫 漏名

原方失錄

濕熱下溜大府肛門腫赤 辨諸病先便溏色黃黑不爽溲澀胸悶脈濡病退尚口膩苔黃 周小農

苡米澤瀉豬赤苓槐花知母黃柏炭金鈴子木耳碧玉散

外治方 槐角苦參龍胆草風化硝煎洗患處腫痛退按之尚有指大硬塊另用槐角茜草龍胆胡連研末蚌水調塗

肺虚气弱，大肠不固，肛漏眼细中空，常溢水。辨诸久咳，肺与大肠相表里，脏病传腑也。 陈莲舫

吉林参须、冬虫草、炒阿胶、百合、生牡蛎、云茯苓、白石英、毛燕窝。

蛔痔，肛门作痒。证兼呕吐清沫，肚胀筋青。 薛立斋

大芦荟丸。芦荟、木香、青皮、胡黄连、川连、芜荑、雷丸、鹤虱、麝香。

下焦广肠有热，气坠，肛门觉热。 王旭高

黄芩汤。黄芩、白芍、炙草、大枣。

肝火下注，肛门逼迫。 漏名

原方失录。

湿热下溜大府，肛门肿赤。辨诸病先便溏，色黄黑不爽，溲涩，胸闷脉濡，病退尚口腻，苔黄。 周小农

苡米、泽泻、猪赤苓、槐花、知母、黄柏炭、金铃子、木耳、碧玉散。

外治方。槐角、苦参、龙胆草、风化硝，煎洗患处，肿痛退，按之尚有指大硬块。另用槐角、茜草、龙胆、胡连，研末，蚌水调涂。

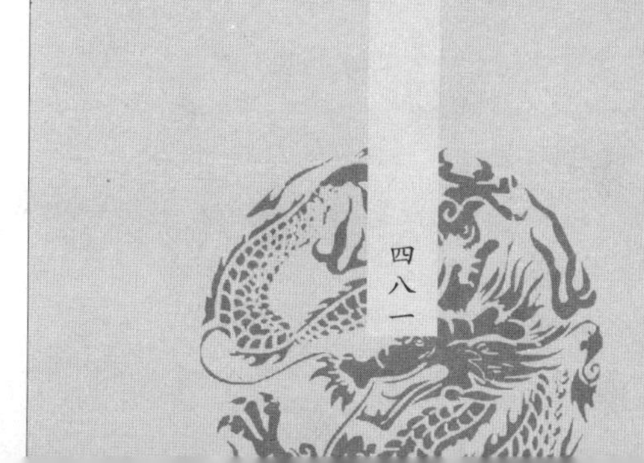

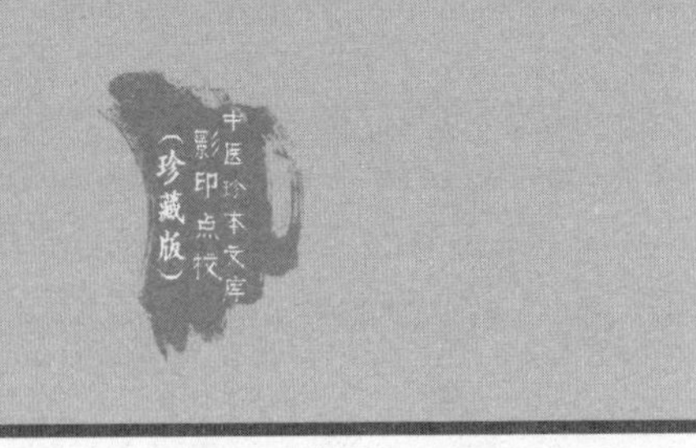

大腸燥熱不時脫肛腫痛（辨諸面紅身熱骨瘦脈細數） 陸肖愚

天冬麥冬生地人參

大腸蘊熱時患脫肛腫痛（辨諸便秘帶血及服補中益氣湯病更甚知非氣虛下陷） 魏筱泉

黄連解毒湯加槐花柏葉續用五仁法（上方苓連梔柏下方火麻郁李松柏桃）

濕熱下注脫肛腫痛出水（辨諸形實嗜酒尺脈洪數知非氣虛下陷） 俞惺齋

樗根白皮川柏訶子肉沒石子鱉頭灰

濕熱下注脫肛（辨諸脈弦滑舌苔黄溲澀知非虛證） 王孟英

原案無方但云清濕熱而痊

乳母憂鬱傷脾累及小兒久瀉脫肛（證兼肢浮腫面痿黄帶青而乳母多鬱便泄） 龔子材

補中益氣湯五味異功散四神丸

大肠燥热，不时脱肛，肿痛。辨诸面红身热，骨瘦，脉细数。 陆肖愚

天冬、麦冬、生地、人参。

大肠蕴热，时患脱肛，肿痛。辨诸便秘带血，及服补中益气汤，病更甚，知非气虚下陷。 魏筱泉

黄连解毒汤加槐花、柏叶，续用五仁法。上方芩、连、栀、柏。下方火麻、郁李、松、柏、桃。

湿热下注，脱肛，肿痛出水。辨诸形实嗜酒，尺脉洪数，知非气虚下陷。

俞惺斋

樗根白皮、川柏、诃子肉、没石子、鳖头灰。

湿热下注，脱肛。辨诸脉弦滑，舌苔黄，溲涩，知非虚证。 王孟英

原案无方，但云清湿热而痊。

乳母忧郁伤脾，累及小儿，久泻脱肛。证兼肢浮肿，面痿黄带青，而乳母多郁便泄。 龚子材

补中益气汤，五味异功散，四神丸。

湿热痢久，肛脱不收。

周小农

外治用槐花、黄柏、升麻、防风、莲蓬壳、生矾，煎水洗。

脾虚不运，湿邪下流大肠，堕重。证见小腹绞痛，食物欲呕。辨诸小腹间无红紫块，知非子宫癌。陈无咎

原案无方，但云健脾通肠，化湿理气。

气虚不摄，大孔如洞不闭。辨诸产后血多，寒战甚，汗多下利，虽自云腹热，口渴，喜饮，知属虚火。

沈尧封

炙芪、北五味、白芍、茯苓、归身、甘草、大枣。王孟英曰：是甘温酸涩法，可知辛热助火走泄之非。

内外痔并发。证见内胀痛，外肿痛脓血，圊后内痔坠出，欲捺进，碍于外痔相抵，痛难坐卧。服苓、连、槐，敷冰片、螺水无效。

俞惺斋

莜麦面，猪胆汁为丸。

大便类 大便、泄泻、痢便血，矢气

胃气败，肠胃洞开，食物药物入喉即从肠出（以下大便）。喻嘉言

人参汤，调赤石脂末。

肺有痰积，大肠之气不固，食后即大便。辨诸胸膈满闷，服参术更甚，右寸滑，如黄豆鼓指。孙文垣

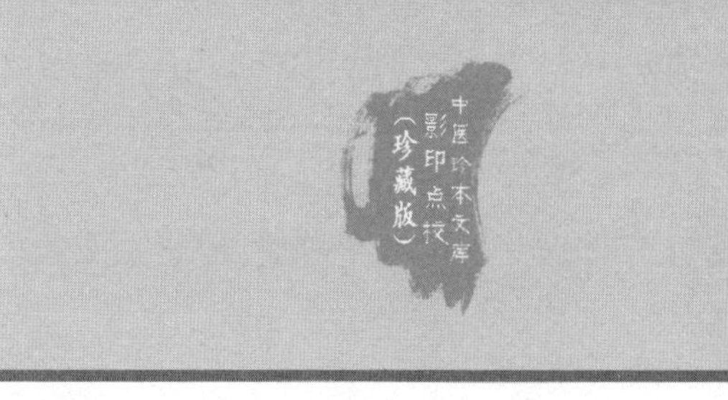

脾虛不運濕邪下流大腸墮重證見小腹絞痛食物欲嘔辨諸小腹間無紅紫塊知非子宮癌　陳无咎

原案無方但云健脾通腸化濕理氣

氣虛不攝大孔如洞不閉辨諸產後血多寒戰甚汗多下利雖自云腹熱口渴喜飲知屬虛火　沈堯封

炙芪北五味白芍茯苓歸身甘草大棗王孟英曰是甘溫酸澀法可知辛熱助火走泄之非

內外痔並發證見內脹痛外腫痛膿血圊後內痔墜出欲捺進礙於外痔相抵痛難坐臥服苓連槐敷冰片螺水無效　俞惺齋

莜麥麵豬膽汁爲丸

大便類大便　泄瀉　痢　便血　矢氣

胃氣敗腸胃洞開食物藥物入喉即從腸出（以下大便）　喻嘉言

人參湯調赤石脂末

肺有痰積大腸之氣不固食後即大便辨諸胸膈滿悶服參朮更甚右寸滑如黃豆鼓指　孫文垣

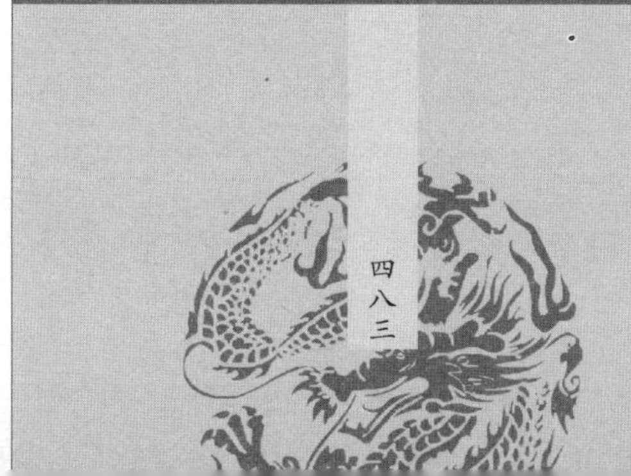

苦桔梗蘆菔子蔻仁橘紅山梔川芎生薑葱白煎服探吐按尺脈無神者忌吐

中氣虛散不收便出不自知　王孟英

原方失錄

陽虛氣陷大便頻滑不自知辨諸自汗膚冷及先由服膠地滋滑而病便滑　林珮琴

於朮山藥半夏牡蠣鹿角霜潞參茯苓棗仁砂仁小麥

中氣腎氣兩虛屢欲大解　李冠仙

原方失錄

肝氣忽升忽降大便艱少常欲如廁辨諸脈弦　林珮琴

旋覆青皮降香白芍炙草當歸薑製半夏

痰鬱於肺大腸之氣不固食後即大便辨諸服參朮胸加悶右寸獨滑如黄豆大鼓指　孫文垣

苦桔梗萊菔子白豆仁橘紅山梔川芎葱薑

苦桔梗、芦菔子、蔻仁、橘红、山栀、川芎、生姜、葱白，煎服探吐。按尺脉无神者，忌吐

中气虚散不收，便出不自知。　王孟英

原方失录。

阳虚气陷，大便频滑不自知。辨诸自汗肤冷，及先由服胶地滋滑而病便滑。　林佩琴

于术、山药、半夏、牡蛎、鹿角霜、潞参、茯苓、枣仁、砂仁、小麦。

中气肾气两虚，屡欲大解。　李冠仙

原方失录。

肝气忽升忽降，大便艰少，常欲如厕。辨诸脉弦　林佩琴

旋覆、青皮、降香、白芍、炙草、当归、姜制半夏。

痰郁于肺，大肠之气不固，食后即大便。辨诸服参术胸加闷，右寸独滑，如黄豆大鼓指。　孙文垣

苦桔梗、莱菔子、白豆仁、橘红、山栀、川芎、葱、姜。

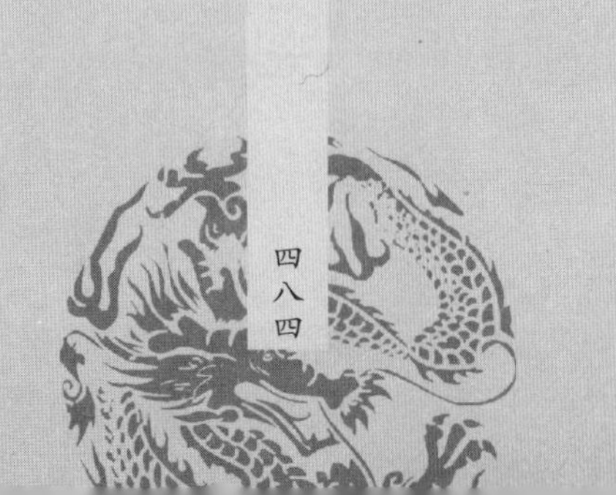

热症误补，气机不降，登圊不能解，卧则稀水自流。即辨诸服补后，及口渴善呕，脉弦滑数。　　王孟英

沙参、竹茹、楝实、栀、连、橘、贝、杏、斛、枇杷叶。

暑热得宣，肺邪移府，便溏。辨诸本系肺热壅塞，患扶肚抬胸，今上病愈而见便溏。　　叶天士

四苓加广皮、木瓜、生谷芽。白术、泽泻、茯苓、猪苓。

肺气郁遏，不得下达外行，直走肠间，便溏。辨诸暴得寒热，无汗，无小便。　　缪宜亭

桂枝、白术、羌活、防风、川芎、独活、桔梗、姜皮、椒目、赤豆。

肠胃湿痰壅滞，大便不实。辨诸素善饮，痰盛。　　钱可久

二陈、芩、连、栀、枳、干葛、泽泻、升麻、黄连。

脾虚肝郁，大便时溏时结。溏属脾虚，结属肝郁。　　曹仁伯

原方失录。

小肠属火，性急，大肠属金，液燥，先下浊水，带红后下燥粪。　　缪宜亭

渴善嘔脈弦滑數

沙參竹茹楝實梔連橘貝杏斛枇杷葉

暑熱得宣肺邪移府便溏　辨諸本係肺熱壅塞患扶肚抬胸今上病愈而見便溏　葉天士

四苓加廣皮木瓜生穀芽　白朮澤瀉茯苓豬苓

肺氣鬱遏不得下達外行直走腸間便溏　辨諸暴得寒熱無汗無小便　繆宜亭

桂枝白朮羌活防風川芎獨活桔梗薑皮椒目赤豆

腸胃濕痰壅滯大便不實　辨諸素善飲痰盛　錢可久

二陳芩連梔枳乾葛澤瀉升麻黃連

脾虛肝鬱大便時溏時結　溏屬脾虛結屬肝鬱　曹仁伯

原方失錄

小腸屬火性急大腸屬金液燥先下濁水帶紅後下燥糞　繆宜亭

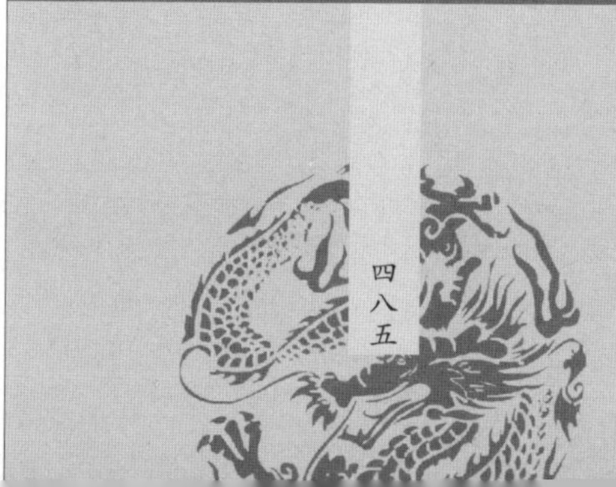

生草紅麯料豆衣鴨血茯苓琥珀猪大腸煮爛和丸夜服威喜丸

腸實胃虛大便欲行不行辨諸素喜厚味病後痞悶不能食脈弱 朱遠齋

清氣養榮湯外用蜜煎導法

飲食停滯大便酸臭 徐仲光

原方失錄

脾虛氣弱痰濕下趨溏糞中夾雜白凍 陳蓮舫

潞參吳萸半夏麯白芍厚朴花於朮木香茯苓會皮穀芽

濕邪伏於腸胃大便白滑膠黏日數十行有燥矢不行迫腸脂自下者須辨 尤在涇

生茅朮製軍熟附子厚朴繼用潤字丸生脈散

寒積大便下白膩色如水晶魚腦辨諸脈弦緊而不數面色青口不渴 王旭高

生草、红曲、料豆衣、鸭血、茯苓、琥珀、猪大肠，煮烂和丸，夜服威喜丸。

肠实胃虚，大便欲行不行。辨诸素喜厚味，病后痞闷，不能食，脉弱。 朱远斋

清气养荣汤，外用蜜煎导法。

饮食停滞，大便酸臭。

徐仲光

原方失录。

脾虚气弱，痰湿下趋，溏粪中夹杂白冻。 陈莲舫

潞参、吴萸、半夏曲、白芍、厚朴花、于术、木香、茯苓、荟皮、谷芽。

湿邪伏于肠胃，大便白滑胶黏，日数十行。有燥矢不行，迫肠脂自下者须辨。

尤在泾

生茅术、制军、熟附子、厚朴，继用润字丸，生脉散。

寒积，大便下白腻，色如水晶鱼脑。辨诸脉弦紧而不数，面色青，口不渴。

王旭高

肉桂五苓散，加砂仁、查（楂）肉。术、茯、猪、泻、肉桂。

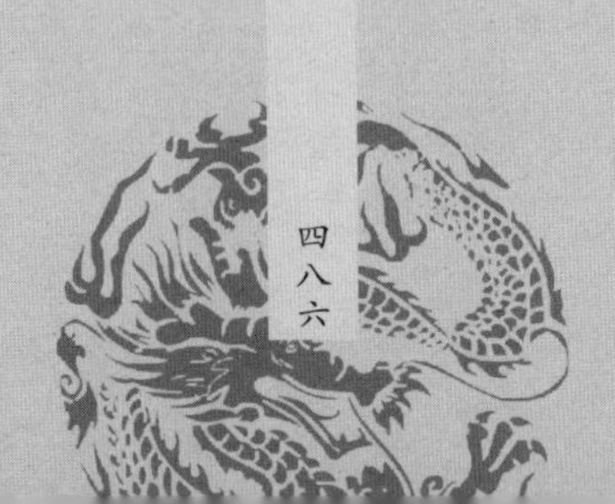

暑邪挟积，阻滞肠胃，大便泄出如脓如血。盘肠流注也　　王旭高

川连、木香、槟榔、当归、查（楂）肉、神曲、黄芩、枳壳、赤苓、砂仁。

木郁土困，胃气日败，肠胃干枯，大便燥如猫矢。辨诸食少，脉细弱如丝。

马培之

归脾汤。方载前脾虚条。

津液素干，平素便如羊矢。寒燥津枯，燥热液少，均有此见证，须辨。王孟英

西洋参、贝母、花粉、梨汁、苇茎。

【按】此中燥热也。如寒燥体质，须用温滋，如肉苁蓉、归身、龙眼肉之类。

中气虚运迟，粪坚黑如弹丸。证见旬余，一更衣极艰涩。辨诸因痹久卧，舌润不渴，溲多，服凉润药无效。

王孟英

大剂参、耆、橘、半，加旋覆、鸡肶胵、血余、苁蓉。

中气不足，糟粕不能直下，大便转丸而出圆如弹子。辨诸脉大而迟缓无神。

冯楚瞻

八味加牛膝、杜仲，食远服，加减归脾，加甜薄桂。

肺脾气虚，小儿便青白，乳物不消。证兼身凉昏睡。

钱仲阳

川連木香檳榔當歸查肉神麯黃芩枳殼赤苓砂仁

木鬱土困胃氣日敗腸胃乾枯大便燥如貓矢辨諸食少脈細弱如絲　馬培之

歸脾湯方載前脾虛條

津液素乾平素便如羊矢寒燥津枯燥熱液少均有此見證須辨　王孟英

西洋參貝母花粉梨汁葦莖按此治燥熱也如寒燥體質須用溫滋如肉蓯蓉歸身龍眼肉之類

中氣虛運遲糞堅黑如彈丸證見旬餘一更衣極艱澀辨諸因痺久臥舌潤不渴溲多服涼潤藥無效　王孟英

大劑參耆橘半加旋覆雞肶胵血餘蓯蓉

中氣不足糟粕不能直下大便轉丸而出圓如彈子辨諸脈大而遲緩無神　馮楚瞻

八味加牛膝杜仲食遠服加減歸脾加甜薄桂

肺脾氣虛小兒便青白乳物不消證兼身涼昏睡　錢仲陽

大便　二十八

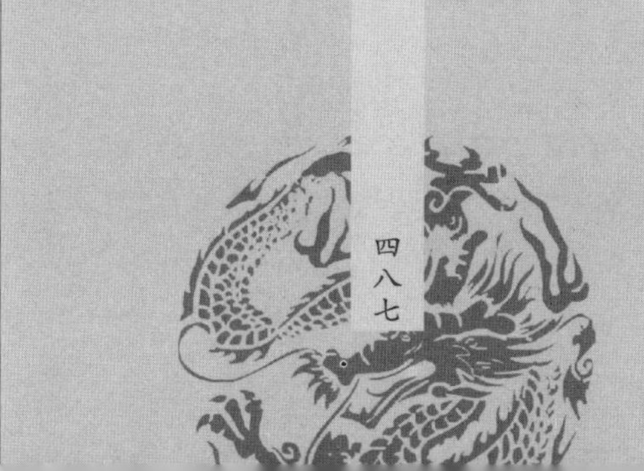

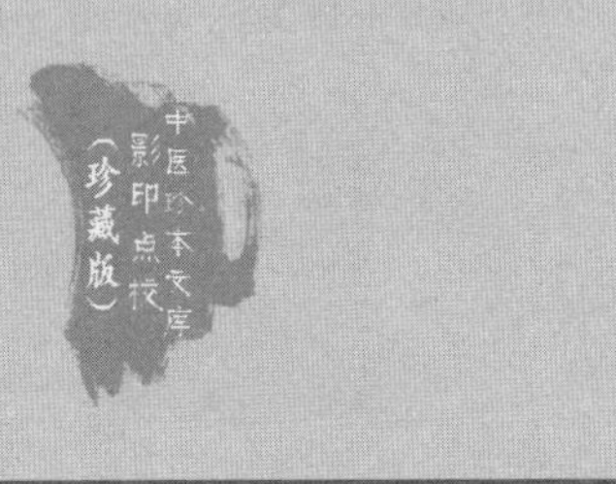

白餅子益脾散

瘀血積留大便黑（辨諸失血後心下痞滿肝脈獨大） 尤在涇

製軍白芍桃仁甘草當歸丹皮降香

寒瘀積於下焦大便稀少如雞糞色黑（辨諸小便自利） 蔣仲芳

當歸活血湯加熟大黃

勞力傷脾瘀凝於胃大便色黑（即辨諸糞黑及病先胃痛痰中帶血） 馬培之

當歸丹參丹皮查肉桃仁神麯枳殼青皮

脾虛濕熱生蟲大解出寸白蟲 李冠仙

歸脾去芪加苦楝根使君子肉榧子肉（參芪朮草歸志茯神棗仁龍眼木香薑棗）

腸虛受風糞後下小白蟲如蛆虹門微癢 林珮琴

白饼子益脾散。

瘀血积留，大便黑。辨诸失血后，心下痞满，肝脉独大。 尤在泾

制军、白芍、桃仁、甘草、当归、丹皮、降香。

寒瘀积于下焦，大便稀少如鸡粪，色黑。辨诸小便自利 蒋仲芳

当归活血汤加熟大黄。

劳力伤脾，瘀凝于胃，大便色黑。即辨诸粪黑及病先胃痛，痰中带血。 马培之

当归、丹参、丹皮、查（楂）肉、桃仁、神曲、枳壳、青皮。

脾虚，湿热生虫，大解出寸白虫。 李冠仙

归脾去芪，加苦楝根、使君子肉、榧子肉。参、芪、术、草、归、志、茯神、枣仁、龙眼、木香、姜、枣。

肠虚受风，粪后下小白虫如蛆，虹门微痒。 林佩琴

四君子汤加归、芍、薏、连、椒、榧、史君、炮姜、槟榔、神曲，糊丸。

【按】 有专饮人乳愈者。

肠燥，大便燥结。辨诸服疏导药暂通，而后更甚。　　张子和

花城煮菠薐葵菜、车前苗、猪羊血。

肾阳伤，开阖无力，便阻。　　章虚谷

附子、干姜、姜制厚朴。

虚风，便闷，不舒时欲努挣。证见汗出头眩，辨诸脉虚弦而弱。　　王孟英

人参、苁蓉、当归、柏子仁、冬虫草、白芍、枸杞、楝实、胡桃肉。

气郁津枯，大便难。辨诸形瘦脉涩，饮食少。　　尤在泾

生地、当归、桃仁、红花、枳壳、麻仁、甘草、杏仁。

血虚风燥，肠胃干枯，便难。辨诸痔血下多后。　　张梦庐

大生地、洋参、阿胶、麦冬、杏仁、麻仁、陈皮、蜜炙石膏、炙草、桑叶。

津液化痰，不滋肠腑，大便艰。辨诸服养血润燥药，泥膈不快，体肥，素嗜膏粱，日吐酸痰乃宽。　　李时珍

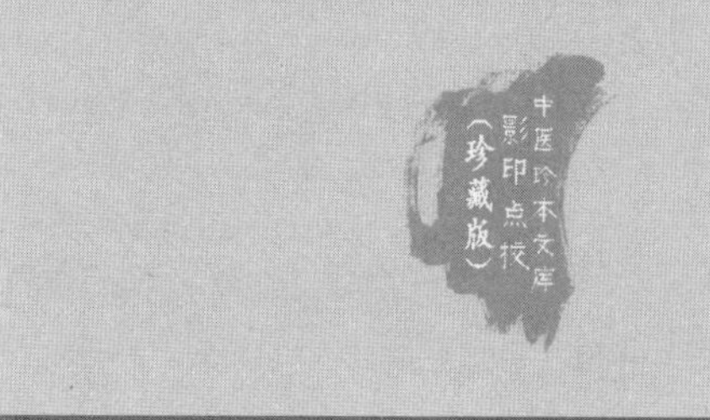

花城煑菠薐葵菜車前苗猪羊血

腎陽傷開闔無力便阻　章虛谷

附子乾薑薑製厚朴

虛風便悶不舒時欲努掙　證見汗出頭眩辨諸脈虛弦而弱　王孟英

人參蓯蓉當歸栢子仁冬蟲夏草白芍枸杞楝實胡桃肉

氣鬱津枯大便難　辨諸形瘦脈濇飲食少　尤在涇

生地當歸桃仁紅花枳殼麻仁甘草杏仁

血虛風燥腸胃乾枯便難　辨諸痔血下多後　張夢廬

大生地洋參阿膠麥冬杏仁麻仁陳皮蜜炙石膏炙草桑葉

津液化痰不滋腸腑大便艱　辨諸服養血潤燥藥泥膈不快體肥素嗜膏粱日吐酸痰乃寬　李時珍

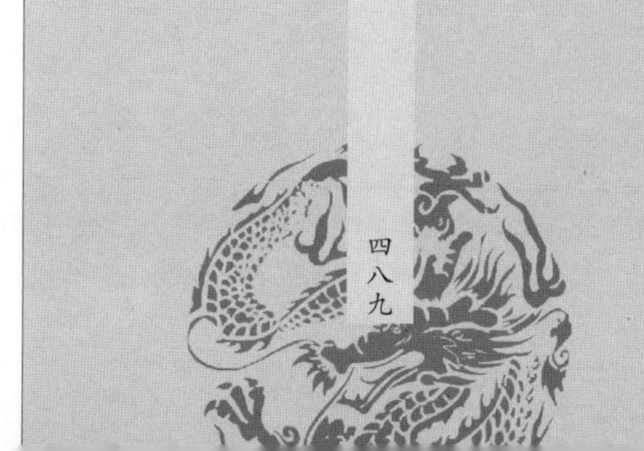

牽牛末皂角膏丸

肝鬱火熾腸燥大便艱　徐澹安

青皮麥冬知母貝母丹皮生地白芍麻仁石决明

腎虧液槁大便艱　徐澹安

固本湯加洋參蓯蓉柏仁麻仁龜板牛膝茯神青鹽

上焦積熱肺氣失肅大便艱 辨諸咽時乾欲飲　徐澹安

四順清涼飲加菀茸全蔞麻仁李仁

清氣下陷大便艱 辨諸兩尺沈大　林珮琴

補中益氣湯去柴胡白朮加桃杏二仁 方載上小便類中氣虛條

小兒胎毒熱結大便艱通 辨諸欲通時腹脹盛　程仁甫

米飲下元明粉

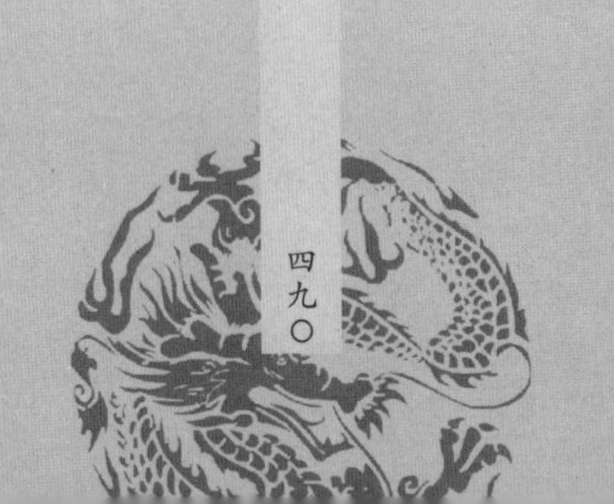

牵牛末皂角膏丸。

肝郁火炽，肠燥，大便艰。　徐澹安

青皮、麦冬、知母、贝母、丹皮、生地、白芍、麻仁、石决明。

肾亏液槁，大便艰。

徐澹安

固本汤加洋参、苁蓉、柏仁、麻仁、龟板、牛膝、茯神、青盐。

上焦积热，肺气失肃，大便艰。辨诸咽时干欲饮。

徐澹安

四顺清凉饮加苑茸，全蒌、麻仁、李仁。

清气下陷，大便艰。辨诸两尺沈（沉）大。林佩琴

补中益气汤去柴胡、白术，加桃杏二仁。方载上小便类中气虚条。

小儿胎毒热结，大便艰通。辨诸欲通时，腹胀盛。

程仁甫

米饮下元明粉。

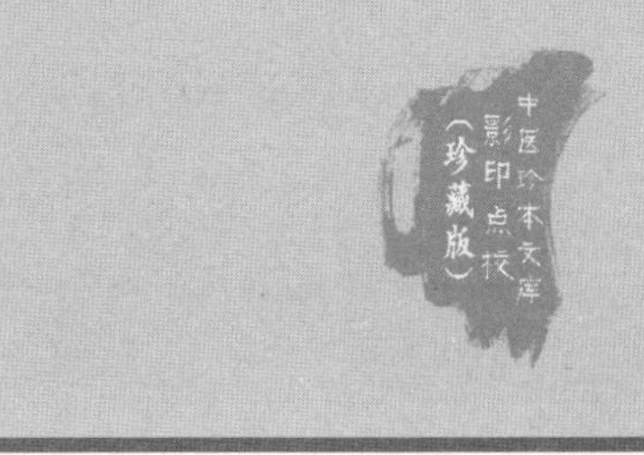

关格将成，大便必极，搥背尻始解。证兼吐痰恶谷。

王孟英

原案无方。

肺气浊，清肃失常，大便秘。 史载之

紫苑（菀）一味。

虚寒体质，浊阴凝结肠胃，便闭。辨诸脉沈细无力，舌苔白腻。 丁济万

附子、党参、白术、炮姜、吴萸、炙草、桂枝、木瓜、半硫丸

痘毒结于大小肠间，大便闭结。证兼肛门连大肠痛甚，辨诸内攻外导皆无效，而在痘初愈后。

小磨香油。

痰火壅阻，大便秘结。辨诸面赤，不思饮食，头时眩晕，右关尺滑大有力。

孙文垣

瓜蒌、滑石、枳实、半夏、莱菔子、姜黄。

忧郁伤脾，大便秘结。辨诸食少体倦。 薛立斋

原案無方

肺氣濁淸肅失常大便秘 史載之

紫苑一味

虛寒體質濁陰凝結腸胃便閉 辨諸脈沈細無力舌苔白膩 丁濟萬

附子黨參白朮炮薑吳萸炙草桂枝木瓜半硫丸

痘毒結於大小腸間大便閉結 證兼肛門連大腸痛甚辨諸內攻外導皆無效而在痘初愈後 虞恆德

小磨香油

痰火壅阻大便秘結 辨諸面赤不思飲食頭時眩暈右關尺滑大有力 孫文垣

瓜蔞滑石枳實半夏萊菔子薑黃

憂鬱傷脾大便秘結 辨諸食少體倦 薛立齋

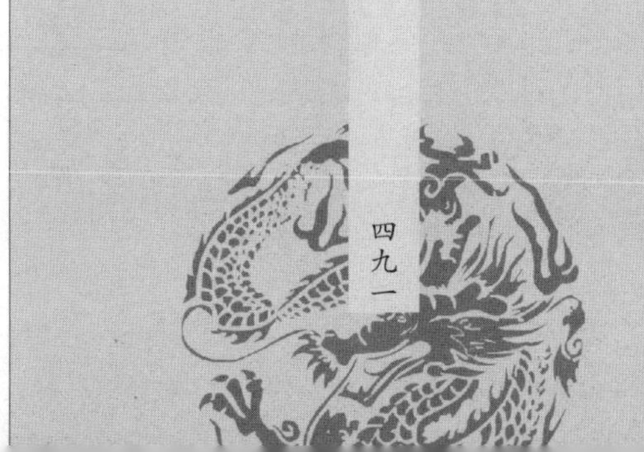

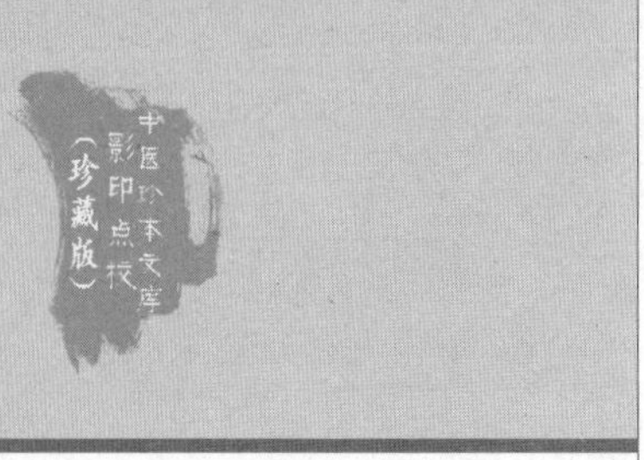

加味歸脾湯繼用八珍湯加蓯蓉麥冬五味

表寒未解裏氣亦窒肺閉腸滯大便秘結 辨諸舌白畏冷脈緊 張仲華

生麻黃前胡枳殼陳皮桑葉杏仁紫苑羌活桔梗

大便雖秘苔尚薄白不黃屎未燥結 治法忌下案苔即轉黃而滑膩未燥厚腹不脹滿尚忌下 王旭高

姜汁炒川連枳實蔞仁半夏萊菔子竹茹

濕痰食滯團結大便不行 辨諸舌垢膩脈沈實以陽虛體質用溫下 張仲華

製附子肉桂乾薑生大黃枳實厚朴

胃氣虛不受藥而血秘大便燥結不通 辨諸六脈沈伏結澀 虞恆德

四物湯加麻仁桃仁煨大黃繼用備急大黃丸

陰火爍液大便不通 辨諸飲食如常肚腹不脹兩尺脈洪大而虛 薛立齋

六味丸 地萸苓

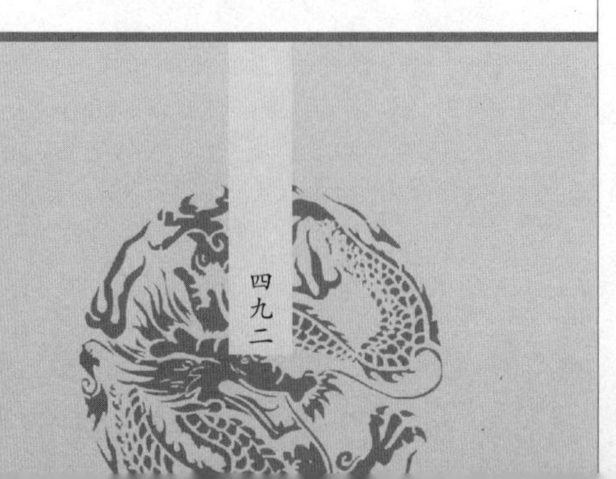

加味归脾汤，继用八珍汤加苁蓉、麦冬、五味。

表寒未解，里气亦室，肺闭肠滞，大便秘结。辨诸舌白，畏冷脉紧。　张仲华

生麻黄、前胡、枳壳、陈皮、桑叶、杏仁、紫苑（菀）、羌活、桔梗。

大便虽秘，苔尚薄白不黄，屎未燥结。治法忌下。

【案】苔即转黄，而滑腻未燥厚，腹不胀满，尚忌下。　王旭高

姜汁炒川连、枳实、蒌仁、半夏、莱菔子、竹茹。

湿痰食滞团结，大便不行。辨诸舌垢腻，脉沈实，以阳虚体质，用温下。　张仲华

制附子、肉桂、干姜、生大黄、枳实、厚朴。

胃气虚，不受药而血秘，大便燥结不能。辨诸六脉沈伏结涩。　虞恒德

四物汤加麻仁、桃仁、煨大黄，继用备急大黄丸。

阴火烁液，大便不通。辨诸饮食如常，肚腹不胀，两尺脉洪大而虚。　薛立斋

六味丸。地、萸、苓、药、丹、泻。

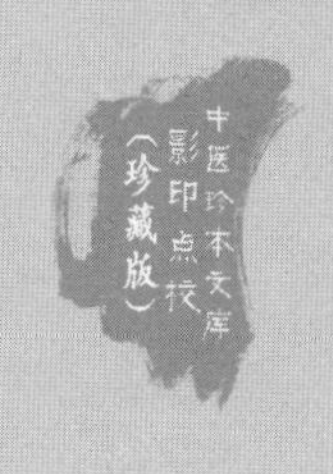

大肠血液燥热，大便不通。辨诸右尺虚数。 林佩琴

生熟地、麻仁、桃仁、当归、红花、生蜜。

中气虚困，液少脾约，不大便。辨诸服药太多，不知饥。 尤在泾

黑芝麻、苏子、人乳、姜汁。

脾虚木乘，食下即泄不变。易误直肠症，须辨（以下泄泻）。 罗山人

五苓散加苍术、羌活、防风、炮姜、半夏、厚朴、芍药。术、茯、猪、泻、桂。

劳力伤胃，勺水粒米入口即时泄下。辨诸脉濡缓而弱。 汪石山

参苓白术散去砂仁，加陈皮肉、豆蔻，姜枣汤下。

热邪下行，大解溏泄。辨诸粪稀而如胶漆，苔黑面红，小溲全无。凡温热暑症皆如是，勿误寒湿而用温燥。 王孟英

黄连、黄芩、黄柏、银花、石斛、栀子、楝实、知母、蒌实。

伤风作泻。辨诸左脉浮急，自汗鼻塞。 张三锡

林珮琴

生熟地麻仁桃仁當歸紅花生蜜

中氣虛困液少脾約不大便 辨諸服藥太多不知飢 尤在涇

黑芝麻蘇子人乳薑汁

脾虛木乘食下即泄不變（易誤直腸症須辨以下泄瀉） 羅山人

五苓散加蒼朮羌活防風炮薑半夏厚朴芍藥 朮茯猪瀉桂

勞力傷胃勺水粒米入口即時泄下 辨諸脈濡緩而弱 汪石山

參苓白朮散去砂仁加陳皮肉豆蔻薑棗湯下

熱邪下行大解溏泄 凡辨溫諸熱糞暑稀症而皆如如膠是漆勿苔誤黑寒面濕紅而小用溲溫全燥無 王孟英

黃連黃芩黃柏銀花石斛梔子楝實知母蔞實

傷風作瀉 辨諸左脈浮急自汗鼻塞 張三錫

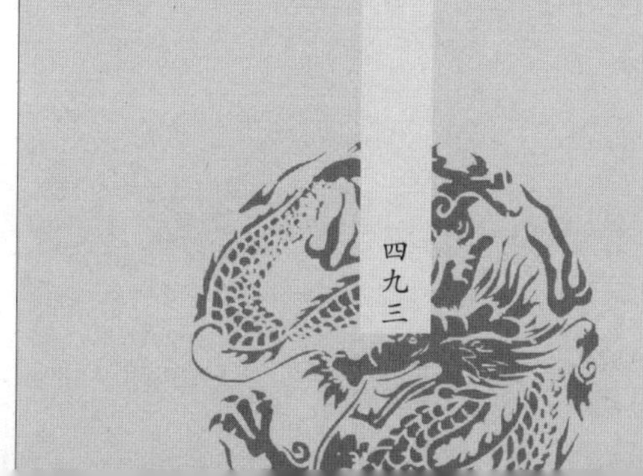

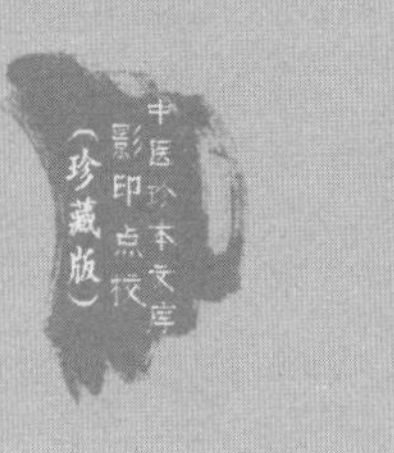

五苓散加防風白芷升麻葛根薑葱 朮茯豬瀉桂

飲邪下滲作瀉 辨諸悶嘔舌白滑脈沈弦溺少 林珮琴

小半夏湯加茯苓川椒目 半夏生薑

中暑作瀉 辨諸思食瓜 王繼先

多食西瓜

孕婦水胎作瀉 吳孚先

四君子加炮薑製附 參朮苓草

胃虛挾暑作瀉 辨諸時在孟秋精神倦怠 汪石山

人參湯

誤服地黃脾濕作瀉 證兼腿足腫 王漢臯

補中益氣湯合四君子湯上方載小便類中氣

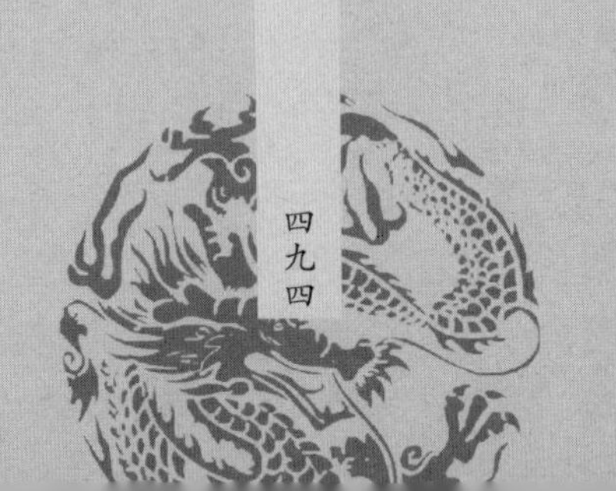

五苓散加防风、白芷、升麻、葛根、姜、葱。术、茯、猪、泻、桂。

饮邪下渗作泻。辨诸闷呕，舌白滑，脉沈弦溺少。

林佩琴

小半夏汤加茯苓、川椒目。半夏、生姜。

中暑作泻。辨诸思食瓜。

王继先

多食西瓜。

孕妇水胎作泻。 吴孚先

四君子加炮姜、制附。参、术、苓、草。

胃虚挟暑作泻。辨诸时在孟秋，精神倦怠。 汪石山

人参汤。

误服地黄，脾湿作泻。证兼腿足肿。 王汉皋

补中益气汤合四君子汤。上方载小便类中气虚条。下方参、术、苓、草。

寒湿体质，产后元气下陷作泻。辨诸六脉沈迟，宜丸末，不宜汤剂。　王憺如

参、耆、苓、术、肉蔻、升麻、防风、甘草、猪肚、莲肉、捣和为丸。

肝强痰盛，久泻。证见脘痛泛不调，间或齿痛，辨诸体丰极畏热，脉不甚显，而隐隐弦滑。　王孟英

原案无方。

【按】与肝强脾弱，晨泄有年条病理同，可去术、桂、苡、苓，加半夏、竹茹、胆星用之。

暑袭肝热，泄泻，辨诸两关洪大有力。　易思兰

黄连香薷饮，通元二八丹。

肺热移肠，泄泻。辨诸肺脉独大，按之数，泻时热而有声，服温剂不减。

李冠仙

天冬、麦冬、孩儿参、地骨皮、桑白皮、甘草、茯苓、山药。

胃中积热，泄泻。辨诸素嗜辛热，脉数。　宾材

黄芩知母汤。

瘀滞泄泻。产后证见面浮，腹胀足肿，舌色如常，小溲通畅，似气虚蓐损。辨诸脉至梗涩，毫无微弱之形。

王孟英

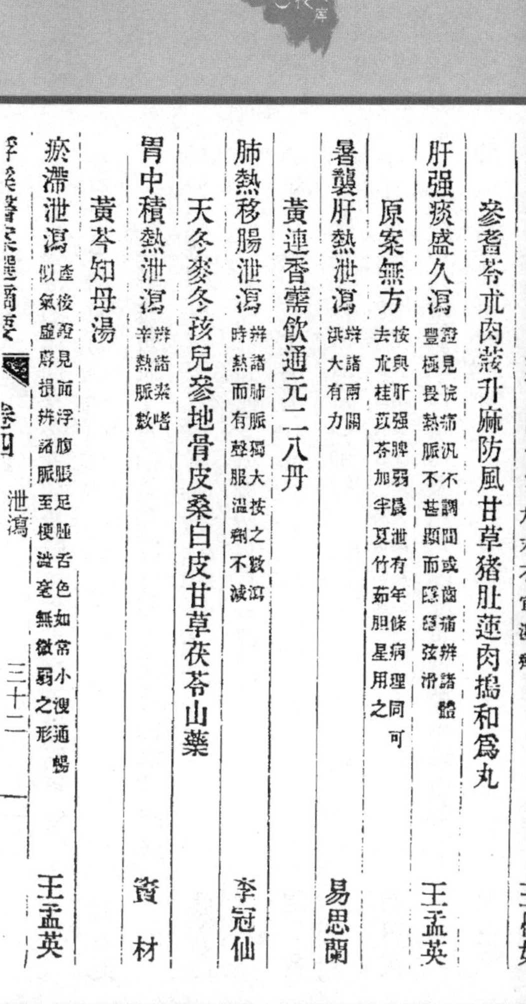

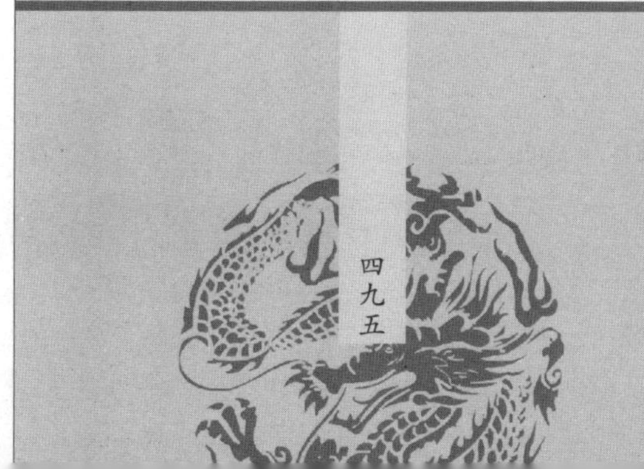

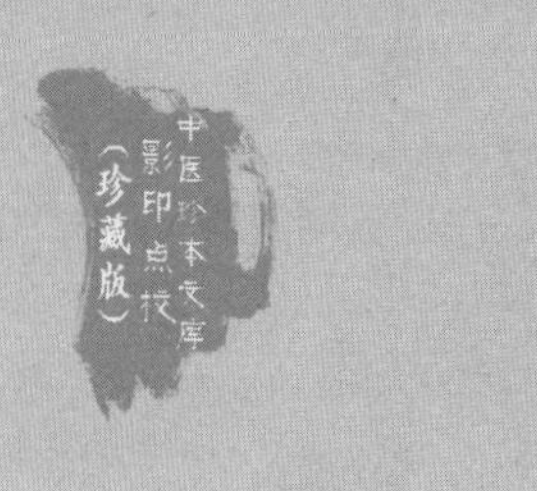

丹參滑石澤蘭茯苓芫蔚蛤殼桃仁海蛇五靈脂豆卷

小兒瓜果傷泄瀉 證見腹脹辨諸苔甚白滑 王孟英

生厚朴生蒼朮丁香柄雞肶胵五穀蟲陳苡仁木香防風

脾胃虛寒濕肝木乘之泄瀉 辨諸面色痿黃帶青身苦冷 陸養愚

參朮耆草炮薑附子升麻防風茯苓澤瀉

心氣虛火不生土泄瀉 辨諸左寸獨弱 漏名

原案無方但云益心補脾

小兒痞蟲泄瀉 辨諸面黃善啖易飢而並不脾困食少知非濕熱 朱丹溪

先治其蟲後用白朮芍藥川芎陳皮黃連胡黃連蘆薈丸

脾虛有濕泄瀉 證兼腹滿足腫 尤在涇

丹参、滑石、泽兰、茯苓、芫蔚、蛤壳、桃仁、海蜇、五灵脂、豆卷。

小儿瓜果伤，泄泻。证见腹胀，辨诸苔甚白滑。 王孟英

生厚朴、生苍术、丁香柄、鸡肶胵、五谷虫、陈苡仁、木香、防风。

脾胃虚寒湿，肝木乘之，泄泻。辨诸面色痿黄带青，身苦冷。 陆养愚

参、术、耆、草、炮姜、附子、升麻、防风、茯苓、泽泻。

心气虚，火不生土，泄泻。辨诸左寸独弱。 漏名

原案无方，但云益心补脾。

小儿痞虫，泄泻。辨诸面黄善啖易饥，而并不脾困食少，知非湿热。 朱丹溪

先治其虫，后用白术、芍药、川芎、陈皮、黄连、胡黄连，芦荟丸。

脾虚有湿、泄泻。证兼腹满足肿。 尤在泾

白术、茯苓、泽泻、广皮、厚朴、川芎、苏叶、姜皮、黄芩。

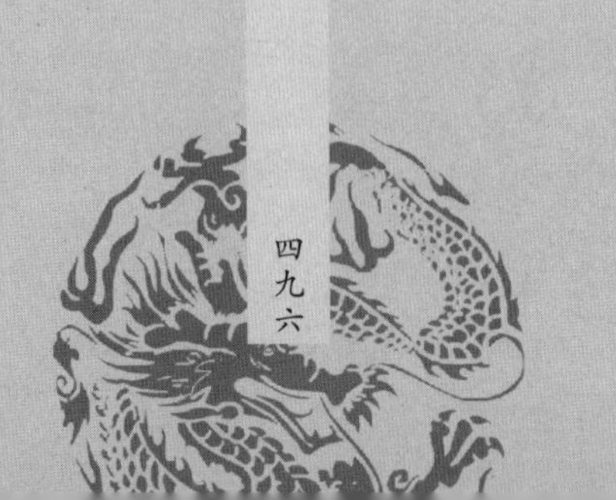

中气虚寒泄泻。证兼火升齿衄。辨诸得冷即泻，知胸中为浮火，腹内实沈寒。

尤在泾

四君子汤加益智仁、干姜。参、术、苓、草。

嗜鱼，痰积在肠，大肠不固，泄泻。辨诸神不悴，膈闷食减。　朱丹溪

茱萸、陈皮、青葱、鹿首根、生姜、沙糖。

风客于胃，病泄。　郝允

藁本汤。

风寒未解，又伤于食，泄利。　聂久吾

前胡、甘草、麦冬、连翘、赤苓、赤芍、花粉、广皮、山查（楂）、厚朴、黄芩、干葛。

上热下寒，大便溏泄。辨诸右尺软如烂棉，两寸实数搏指。　吴孚先

附子、肉果、麦冬、川连、茯苓、甘草。

思虑伤脾，气不输化，遂直趋下降，便泄不止。辨诸神呆，目定若有所思，脉沈涩。　张希白

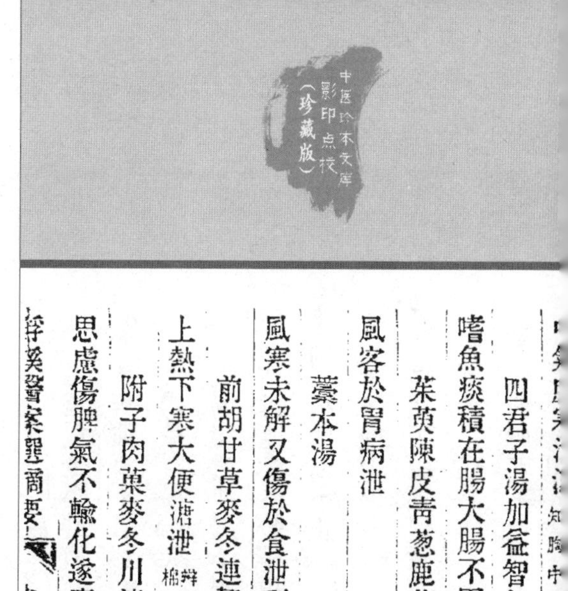

中氣虛寒泄瀉……知胸中爲浮火腹內實沈寒　尤在涇

四君子湯加益智仁乾姜 參朮苓草

嗜魚痰積在腸大腸不固泄瀉 辨諸神不悴膈悶食減　朱丹溪

茱萸陳皮青葱鹿首根生薑沙糖

風客於胃病泄　郝允

藁本湯

風寒未解又傷於食泄利　聶久吾

前胡甘草麥冬連翹赤苓赤芍花粉廣皮山查厚朴黃芩乾葛

上熱下寒大便溏泄 辨諸右尺軟如爛棉兩寸實數搏指　吳孚先

附子肉菓麥冬川連茯苓甘草

思慮傷脾氣不輸化遂直趨下降便泄不止 辨諸神呆目定若有所思脈沈濇　張希白

評琢醫案選摘要　卷四　泄瀉　三十三

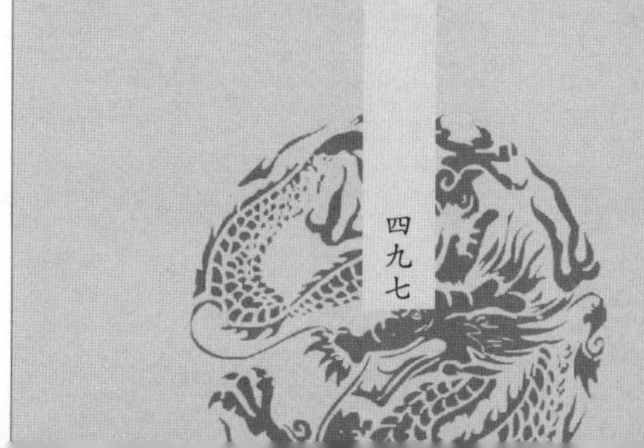

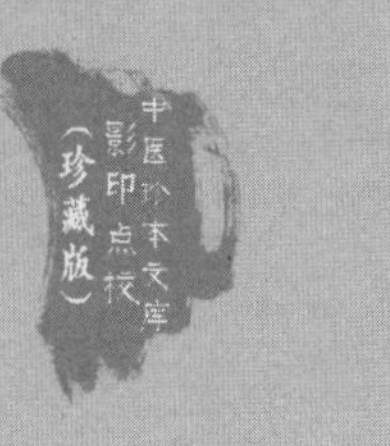

逍遙散合壽脾煎上方歸芍朮苓柴薄梔草丹皮下方參朮薑草當歸山藥棗仁蓮肉遠志

肝鬱於脾泄瀉不已辨諸服分利調理均不應　薛立齋

升陽益胃湯參耆朮草苓芍橘半羌獨防柴黃連澤瀉

攻痞太過轉虛泄瀉不止　李東垣

枯礬龍骨粟殼樗根人參熟附

寒濕凝積泄瀉不止辨諸舌灰黑滑胖脈沈伏而濡　李觀瀾

附子理中湯參朮附草乾薑

津液盡從下脫連瀉黃水不已病由患感胸痞失於開泄所致證見唇焦齒乾苔乾舌難伸目懶開　王孟英

不治之症

肝風傳脾脾弱不化泄瀉無度辨諸兩關並弦將瀉腹先鳴痛　雷少逸

逍遥散合寿脾煎。上方归、芍、术、苓、柴、薄、栀、草、丹皮。下方参、术、姜、草、当归、山药、枣仁、莲肉、远志。

肝郁于脾，泄泻不已。辨诸服分利调理均不应。

薛立斋

升阳益胃汤。参、耆、术、草、苓、芍、橘、半、羌、独、防、柴、黄连、泽泻。

攻痞太过转虚，泄泻不止。　李东垣

枯矾、龙骨、粟壳、樗根、人参、熟附。

寒湿凝积，泄泻不止。辨诸舌灰黑滑胖，脉沈伏而濡。　李观澜

附子理中汤。参、术、附、草、干姜。

津液尽从下脱，连泻黄水不已。病由患感，胸痞失于开泄所致。证见唇焦齿干，苔干舌难伸，目懒开。

王孟英

不治之症。

肝风传脾，脾弱不化，泄泻无度。辨诸两关并弦，将泻腹先鸣痛。　雷少逸

原方失录。

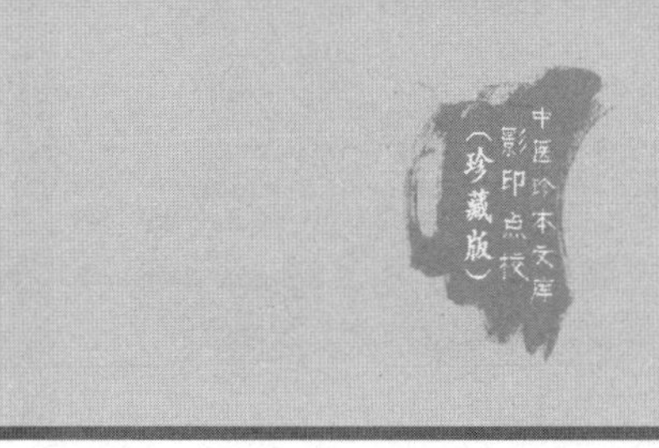

火不生土，土弱木乘，泄泻不禁。证兼腹痛，辨诸脉俱沈，左关微弦，右关尺细濡无力，服左金痛益甚。

何书田

参、术、姜、附、肉桂。

脾肾两虚夹湿，洞泄。辨诸脉神门小弱，舌色不荣，苔薄白。　雷少逸

于术、党参、兔丝、故纸、防风、白芍、泽泻、云苓、煨葛木、香荷叶。

肝热，产前泄泻，产后泻如漏水，不分偏数。辨诸脉左弦数，右大而不空。

王孟英

白头翁汤合伏龙肝丸。

肝强痰盛十余年，久泻。辨诸体肥，脉不显而隐隐弦滑。又肌不瘦，非阴虚，冬不知寒，非阳虚，勿因久泄误补。　王孟英

原案无方。

冷疾，每早大泻。药对症而不效，服不合时也。宜睡时服药。　漏名

原案无方，但云晚食前进热药。

湿邪晨泄。辨诸居在江滨，不渴吐白沫，每阴雨则病加。　林佩琴

參朮薑附肉桂

脾腎兩虛夾濕洞泄 辨諸脈神門小弱舌色不榮苔薄白 雷少逸

於朮黨參菟絲故紙防風白芍澤瀉雲苓煨葛木香荷葉

肝熱產前泄瀉產後瀉如漏水不分偏數 辨諸脈左弦數右大而不空 王孟英

白頭翁湯合伏龍肝丸

肝強痰盛十餘年久瀉 辨諸體肥脈不顯而隱隱弦滑又肌不瘦非陰虛冬不知寒非陽虛勿因久泄誤補 王孟英

原案無方

冷疾每早大瀉 藥對症而不效服不合時也宜睡時服藥 漏名

原案無方但云晚食前進熱藥

濕邪晨泄 辨諸居在江濱不渴吐白沫每陰雨則病加 林珮琴

泄瀉　三十四

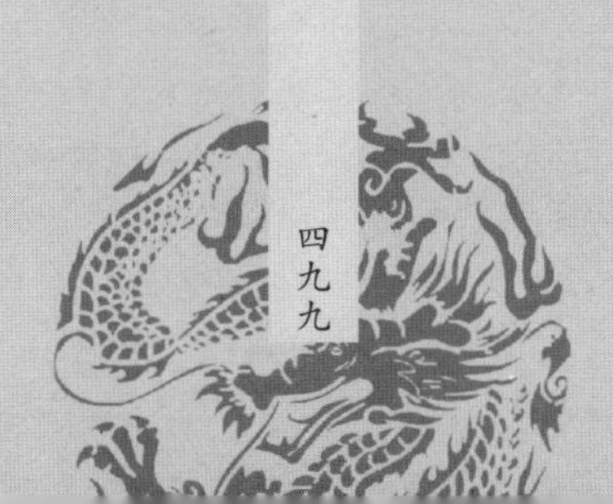

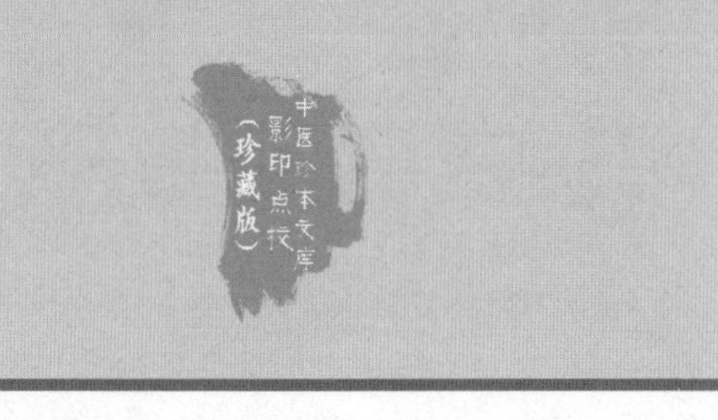

胃苓湯加神麴半夏乾薑 二朮桂草橘朴二苓澤瀉

肝强脾弱木土相凌晨泄有年 辨諸春間尤甚瀉後覺舒不瀉反脹悶減食服四神附桂更劇 王孟英

白朮苡仁黃連楝實桂枝茯苓木瓜芍藥蒺藜橘皮

陽分虧子後便瀉 辨諸怯冷有年寒從背起 林珮琴

鹿角霜潞黨參杞炭茯神杜仲砂仁蓮子龍眼肉

木旺克土五更泄瀉 辨諸瀉則痛止溺短赤而熱面紅帶黃知非腎虛症 顧曉瀾

蒼朮茯苓猪苓桂枝澤瀉白芍炙草滑石厚朴生苡仁

痰食膠積中焦腹脹痛晨瀉糞清 辨諸寸尺無脈兩關沈滑 孫文垣

保和丸加備急丸繼用木香化滯湯

邪火不殺穀食入即瀉瀉已即飢復食復瀉 辨諸身不知寒目畏燈聲雄壯 易思蘭

胃苓汤加神曲、半夏、干姜。二术、桂、草、橘、朴、二苓、泽泻。

肝强脾弱，木土相凌，晨泄有年。辨诸春间尤甚，泻后觉舒，不泻反胀闷，减食，服四神附桂更剧。

王孟英

白术、苡仁、黄连、楝实、桂枝、茯苓、木瓜、芍药、蒺藜、橘皮。

阳分亏，子后便泻。辨诸怯冷有年，寒从背起。

林佩琴

鹿角霜、潞党参、杞炭、茯神、杜仲、砂仁、莲子、龙眼肉。

木旺克土，五更泄泻。辨诸泻则痛止，溺短赤而热，面红带黄，知非肾虚症。

顾晓澜

苍术、茯苓、猪苓、桂枝、泽泻、白芍、炙草、滑石、厚朴、生苡仁。

痰食胶积中焦，腹胀痛，晨泻粪清。辨诸寸尺无脉，两关沈滑。

孙文垣

保和丸加备急丸，继用木香化滞汤。

邪火不杀谷，食入即泻，泻已即饥，复食复泻。辨诸身不知寒，目畏灯，声雄壮。

易思兰

平胃散加黄连及通元二八丹。

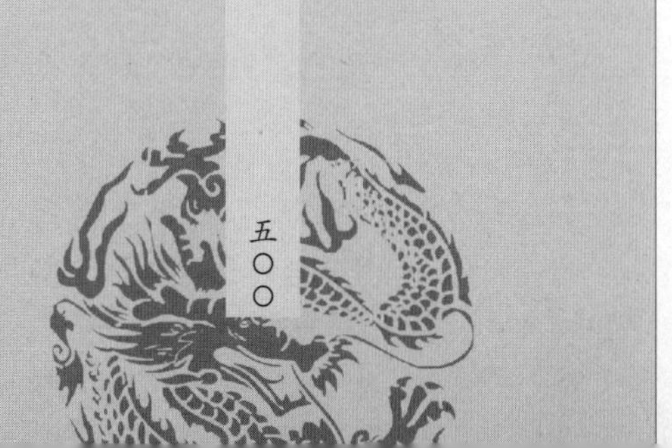

下元虚寒，食冷粥稀馇必作胀泻。辨诸左三部右寸皆濡弱，关滑尺沈微。

孙文垣

补骨脂、杜仲、兔丝、萸肉、人参、山药、茯苓、泽泻、肉果。

肠胃冷积，犯肉食油腻生冷，即作痛溏泄。辨诸脉沈而滑。　李时珍

蜡匮巴豆丸。

伤食泻下酸泄。即辨诸其味酸臭。　万密斋

丁香脾积丸。丁木香、青陈皮、棱莪、神曲、小茴、巴霜。

脾虚腹胀痛，久泻腥水不臭。辨诸过服消导。

喻嘉言

阿胶、地黄、门冬，蜜熬膏，继用理脾药善后。

受惊肠损，泄泻下如油可燃。　孙滋九

补中益气汤，天王补心丸。上方载二便类，肾气不固条。下方载怔忡类心营亏损条。

中巴豆热毒，泄泻清水，白脂上浮。　缪仲涫（淳）

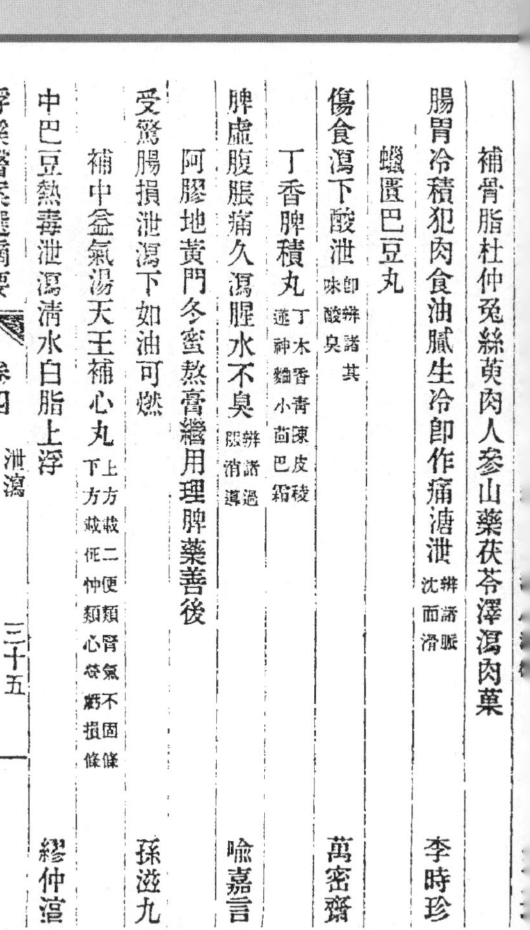

補骨脂杜仲兔絲萸肉人參山藥茯苓澤瀉肉菓

腸胃冷積犯肉食油膩生冷即作痛溏泄辨諸脈沈而滑　李時珍

蠟匱巴豆丸

傷食瀉下酸泄即辨諸其味酸臭　萬密齋

丁香脾積丸丁木香青陳皮稜莪神麯小茴巴霜

脾虛腹脹痛久瀉腥水不臭辨諸過服消導　喻嘉言

阿膠地黃門冬蜜熬膏繼用理脾藥善後

受驚腸損泄瀉下如油可燃　孫滋九

補中益氣湯天王補心丸上方載二便類腎氣不固條下方載怔忡類心營虧損條

中巴豆熱毒泄瀉清水白脂上浮　繆仲淳

卷四　泄瀉　三十五

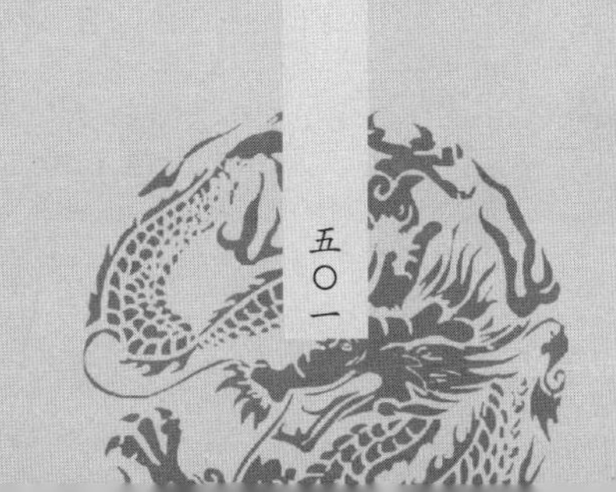

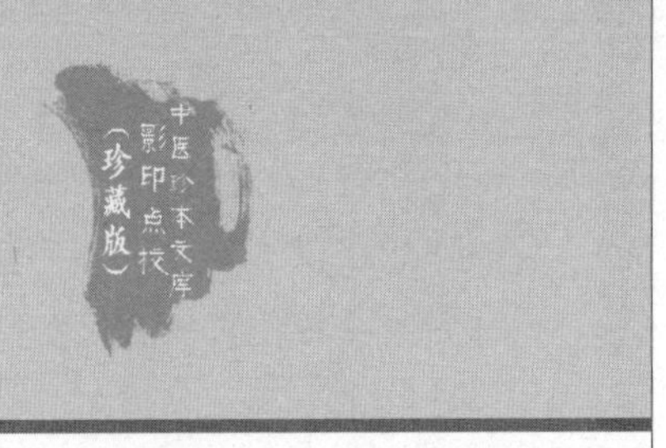

川連白芍橘紅車前扁豆茯苓石斛炙草童便

積熱每日腹痛瀉黃沫 辨諸素嗜酒 張三錫

芩連厚朴炒梔子木通澤瀉赤苓酒蒸大黃丸

溼重於熱下利黃水 辨諸舌白膩脈數中弦 朱心農

蒼朮白通片厚朴神麴澤瀉黃芩滑石

陽明經熱傳府下利稀水 證見身大熱頭劇痛大渴喜飲汗多脈長大病在經辨諸按腹堅痛是有燥糞 張希白

白虎湯合大承氣湯 上方知膏粳米下方枳朴硝黃

脾虛受制於肝瀉出黃色旋變爲青 即辨諸色變 馮鯨川

補脾益黃散加肉豆蔻訶子

風邪內留患瀉完穀不化 辨諸兩關一強一弱而氣口脈不緊知非傷食 雷少逸

川连、白芍、橘红、车前、扁豆、茯苓、石斛、炙草、童便。

积热，每日腹痛，泻黄沫。辨诸素嗜酒。　　张三锡

芩、连、厚朴、炒栀子、木通、泽泻、赤苓，酒蒸大黄丸。

湿重于热，下利黄水。辨诸舌白腻，脉数中弦。

朱心农

苍术、白通片、厚朴、神曲、泽泻、黄芩、滑石。

阳明经热传府，下利稀水。证见身大热，头剧痛，大渴喜饮，汗多，脉长大，病在经。辨诸按腹坚痛，是有燥粪。　　张希白

白虎汤合大承气汤。上方知、膏、粳米。下方枳、朴、硝、黄。

脾虚受制于肝，泻出黄色，旋变为青。即辨诸色变。

冯鲸川

补脾益黄散加肉豆蔻、诃子。

风邪内留，患泻，完谷不化。辨诸两关一强一弱，而气口脉不紧，知非伤食。

雷少逸

理中汤加黄芩、白芍、煨葛、防风。参、术、姜、草。

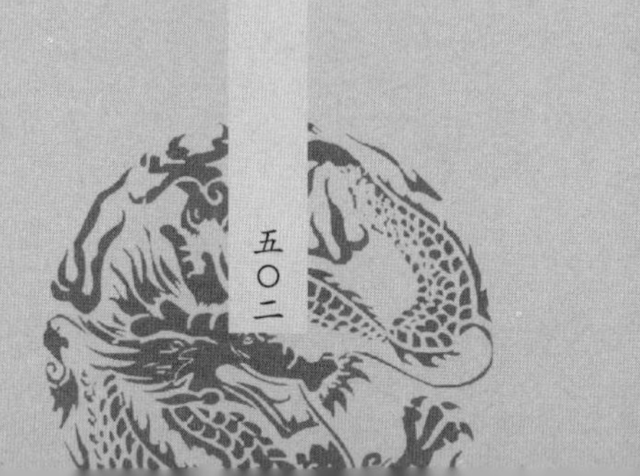

伤风泄泻，水谷不化。辨诸热肠鸣。　　万密斋

黄芩芍药汤加羌活、防风。

伤风飧泄，米谷不化。辨诸腹鸣脉浮。　　张子和

原案云：麻黄服之，大汗愈。

肝风传脾，下利完谷。辨诸两尺寸俱弦长，右关浮于左关一倍，目色青。

吕沧洲

小续命汤减麻黄，加白术。方载猝中类气闭条。

燥矢热结，下利。证兼谵语厥逆，辨诸脉沈数有力。

陆养愚

人参汤送润字丸。

阴盛格阳，下利。辨诸面娇红厥逆，烦躁脉微。

叶天士

白通去猪胆汁，加人尿。

胃气虚寒患泻。辨诸六脉沈伏应指模糊，全不思食。

喻嘉言

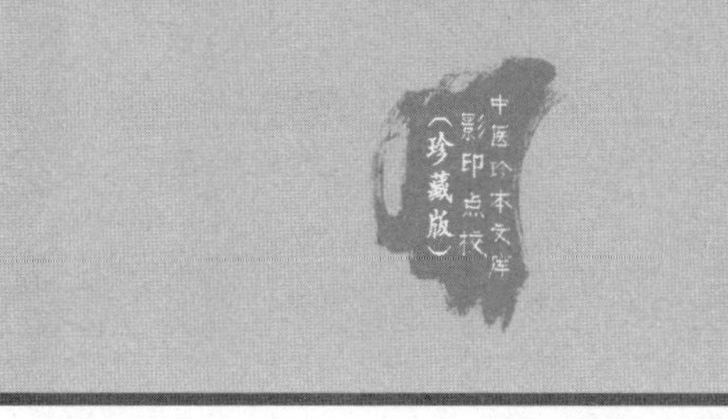

黄芩芍藥湯加羌活防風

傷風飧泄米穀不化 辨諸腹鳴脈浮　　張子和

原案云麻黃服之大汗愈

肝風傳脾下利完穀 辨諸兩尺寸俱弦長右關浮於左關一倍目色青　　呂滄洲

小續命湯減麻黃加白朮 方載猝中類氣閉條

燥矢熱結下利 證兼譫語厥逆辨諸脈沈數有力　　陸養愚

人參湯送潤字丸

陰盛格陽下利 辨諸面嬌紅厥逆煩躁脈微　　葉天士

白通去猪胆汁加人尿

胃氣虛寒患瀉 辨諸六脈沈伏應指模糊全不思食　　喻嘉言

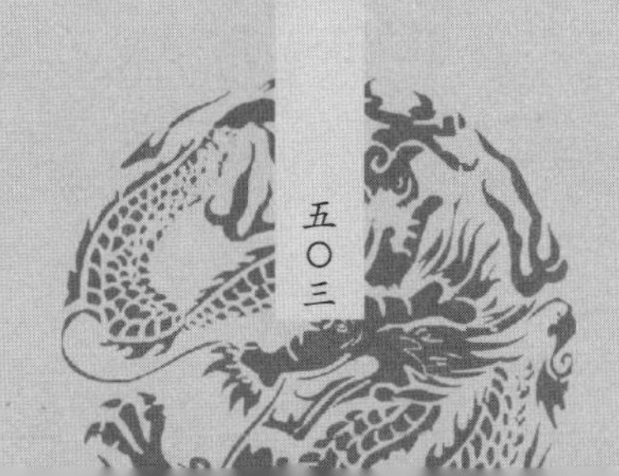

四君子湯加薑蔻橘皮 参术苓草

陽虛體血分積滯下痢 辨諸脈代而細形衰畏冷小便清長（以下痢） 王旭高

附子枳實理中湯送駐車丸

氣虛體質溼熱下痢 辨諸肌柔色白 葉天士

厚朴黄芩川連木香汁山查肉炒銀花麥芽

虛寒病痢 辨諸六脈沈弱 陳良甫

十全大補湯薑棗蜜 参术苓草歸芎地芍芪桂

孕婦下寒患痢 辨諸兩關尺沈細下半身徹冷 馬元儀

人參合附子理中湯 参术附草乾薑

經阻錯行變痢 辨諸痢下無糞大便又另行艱澁且能食病不在腑自痢後經愆腰墜腰痛知理同交腸倒經 王孟英

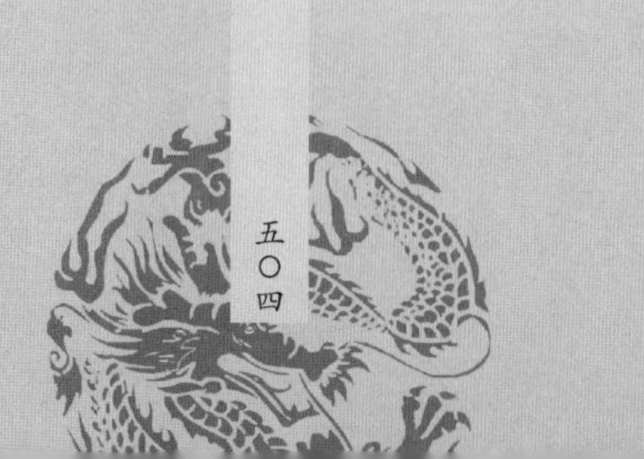

四君子汤加姜、蔻、橘皮。参、术、苓、草。

阳虚体，血分积滞下痢。辨诸脉代而细，形衰畏冷，小便清长（以下痢）。

王旭高

附子枳实理中汤送驻车丸。

气虚体质，湿热下痢。辨诸肌柔色白。 叶天士

厚朴、黄芩、川连、木香汁、山查（楂）肉、炒银花、麦芽。

虚寒病痢。辨诸六脉沈弱。 陈良甫

十全大补汤，姜、枣、蜜。参、术、苓、草、归、芎、地、芍、芪、桂。

孕妇下寒患痢。辨诸两关尺沈细，下半身彻冷。

马元仪

人参合附子理中汤。参、术、附、草、干姜。

经阻错行，变痢。辨诸痢下无粪，大便又另行艰涩，且能食，病不在腑。自痢后，经愆腰坠腰痛，知理同交肠倒经。 王孟英

乌鲗、茜草根、阿胶、鳌干、苁蓉、枸杞、柏仁、黄柏、银花、藕。

食蟹致疾，冷痢。问而知之。　　严防御

莲藕热酒。

中虚湿胜，暑积互结，下痢无度。辨诸素嗜酒，脉细舌白，汗冷肢冷。　　张仲华

附子、厚朴、桂木、藿梗、建曲、赤苓、木香、姜渣、酒炒黄连。

膀胱气寒不化，昼夜赤痢无度。辨诸过饮冰水。　　潘埙

温中丸，天水散加干姜、茴香、升、柴。

湿热成痢，昼夜数十行。辨诸脉弦数，苔黄满布。　　王孟英

重用芩、连，佐以（楂）朴，送服青麟丸四钱。

暑湿郁火，合而成痢，日夜一二百次。辨诸因讼受冤，奔走日中，肛门如烙剧痛，脉弦劲挠指。　　喻嘉言

大黄、黄连、甘草。

气虚下陷，痢疾，后重。辨诸脉微软。　　李士材

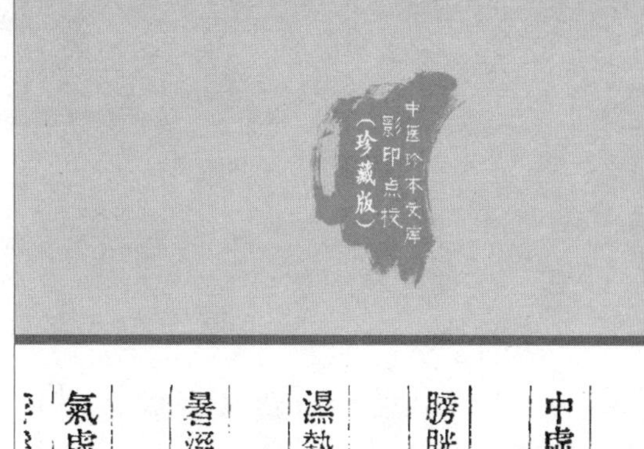

蓮藕熱酒

中虛溼勝暑積互結下痢無度辨諸素嗜酒脈細舌白汗冷肢冷　張仲華

附子厚朴桂木藿梗建麴赤苓木香姜渣酒炒黃連

膀胱氣寒不化晝夜赤痢無度辨諸過飲冰水　潘塤

溫中丸天水散加乾薑茴香升柴

濕熱成痢晝夜數十行辨諸脈弦數苔黃滿布　王孟英

重用芩連佐以查朴送服青麟丸四錢

暑溼鬱火合而成痢日夜一二百次辨諸因訟受冤奔走日中肛門如烙劇痛脈弦勁撓指　喻嘉言

大黃黃連甘草

氣虛下陷痢疾後重辨諸脈微軟　李士材

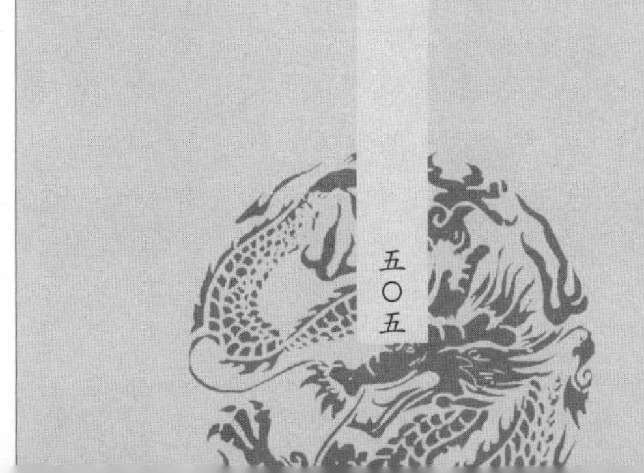

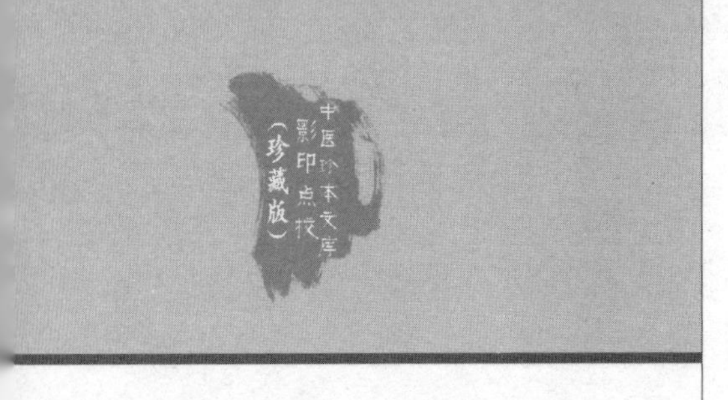

升陽散火湯繼用補中益氣湯

脾氣虛寒患痢後重 辨諸食少及服利氣藥而後重益甚　薛立齋

六君子加木香炮薑 參朮苓草橘半

藏氣虛寒下痢滑脫　王旭高

熟地杞子龍骨茯苓萸肉蓯蓉杜仲烏梅炙草山藥鹿角膠龜板

虛痢下頻而滑 辨諸無裏急後重　裴兆期

人參蓮肉砂仁後用補中益氣湯加桂附 方載小便類中氣虛條

暑熱爲垢濁壅遏氣機被阻痢出覺冷 辨諸脈數舌絳知非寒濕　王孟英

白頭翁湯加芩芍楝實銀花丹皮

下焦陰虛五色痢 辨諸渴飲脈數苔無　雷少逸

升阳散火汤，继用补中益气汤。

脾气虚寒，患痢后重。辨诸食少，及服利气药而后重益甚。　薛立斋

六君子加木香、炮姜。参、术、苓、草、橘、半。

藏气虚寒，下痢滑脱。

王旭高

熟地、杞子、龙骨、茯苓、萸肉、苁蓉、杜仲、乌梅、炙草、山药、鹿角胶、龟板。

虚痢下频而滑。辨诸无里急后重。　裴兆期

人参、莲肉、砂仁，后用补中益气汤加桂、附。方载小便类中气虚条。

暑热为垢浊壅遏，气机被阻，痢出觉冷。辨诸脉数舌绛，知非寒湿。　王孟英

白头翁汤加芩、芍、楝实、银花、丹皮。

下焦阴虚，五色痢。辨诸渴饮，脉数苔无。　雷少逸

银花、生地、白芍、黄芩、炒阿胶、山药、陈皮、石莲，后用六味四君。

肝阴，肾液两亏，赤白痢间五色。辨诸唇红齿燥，口渴引饮，舌绛苔糜，五心热，腹不甚痛，痢不甚腻。

陈良夫

洋参、石斛、归身、白芍、穞豆、枣仁、茯、陈谷芽。

暑夹食，胃虚气阻，五色痢，口噤不纳。　王孟英

北沙参、黄连、鲜莲子、栀子、黄芩、枇杷叶、石斛、扁豆、银花、查（楂）曲、滑石。

暑深入肝，患痢，五色噤口。辨诸面红鼻赤，溺涩，视不明，合目谵语，茎缩易嗔，多恶梦，左脉弦数上溢。

王孟英

冬瓜雪羹代水煎白头翁汤，加菖蒲、贝母、竹茹、银花、竹叶。

暑湿挟积成噤口痢，下红白腻冻。　王旭高

川连、黄芩、白芍、青皮、川朴、陈皮、陈曲、茯苓、沙参、砂仁、谷芽、玫瑰花。

脾湿肠燥，利下赤白，夹有干粪。脾湿，辨诸多食生冷肠燥，辨诸向来肺热。

王旭高

全瓜蒌、当归、木香、川连、甘草、升麻、藕、陈火腿、足骨。

暑湿内蕴，因感而发，似痢非痢，红多白少。辨诸夏秋长途，脉滑数。陈三农

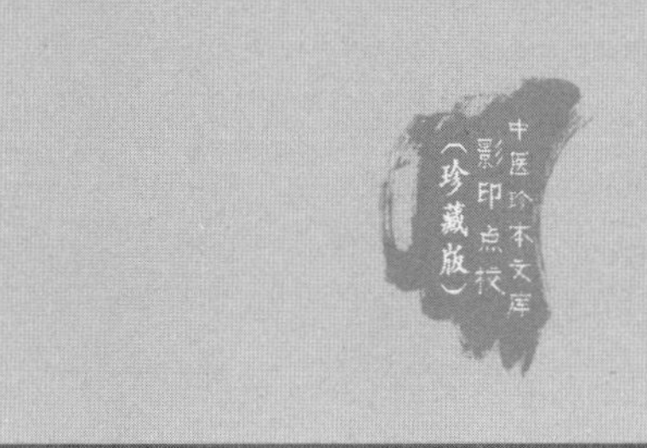

洋參石斛歸身白芍穭豆棗仁茯陳穀芽

暑夾食胃虛氣阻五色痢口噤不納　王孟英

北沙參黃連鮮蓮子梔子黃芩枇杷葉石斛扁豆銀花查麯滑石

暑深入肝患痢五色噤口 辨諸面紅鼻赤溺澁視不明合目譫語莖縮易嗔多惡夢左脈弦數上溢　王孟英

冬瓜雪羹代水煎白頭翁湯加菖蒲貝母竹茹銀花竹葉

暑溼挾積成噤口痢下紅白膩凍　王旭高

川連黃芩白芍青皮川朴陳皮陳麯茯苓沙參砂仁穀芽玫瑰花

脾溼腸燥痢下赤白夾有乾糞 脾溼辨諸多食生冷腸燥辨諸向來肺熱　王旭高

全瓜蔞當歸木香川連甘草升麻藕陳火腿足骨

暑濕內蘊因感而發似痢非痢紅多白少 辨諸夏秋長途脈滑數　陳三農

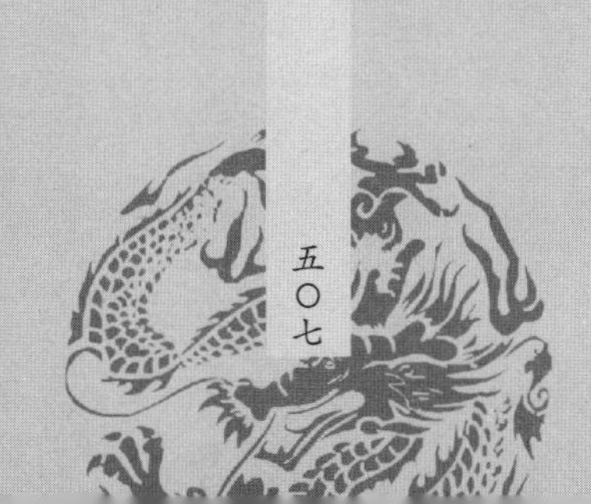

平胃散加羌防蘇藿檳榔木香 蒼朴橘草

肝火下迫下利紅白 辨諸胸脇痛脈弦數小便短赤 魏玉橫

生女貞沙參麥冬川連蔞仁

腸府瘀凝寒積紅痢三年 王旭高

川附當歸蒼朮炭枳實炭地榆炭茯苓通草桃仁大黃

脾土虛寒濕陰絡血凝赤痢 辨諸舌無榮苔薄白脈右遲緩左細濇 雷少逸

補中益氣加炮薑附片 方載小便類中氣虛條

臟毒下痢所下紫晦稠粘 孫文垣

人參樗根白皮米飲

經凝作痢下黃黑色 辨諸脈緊而濇詢知行經時渴飲冷水得病 吳茭山

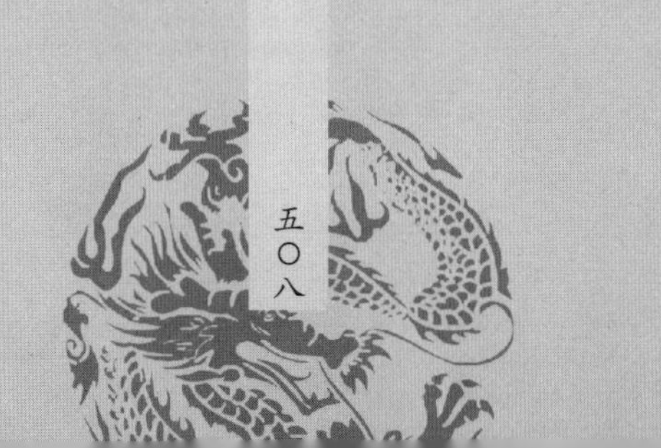

平胃散加羌、防、苏、藿、槟榔、木香。苍、朴、橘、草。

肝火下迫，下利红白。辨诸胸胁痛，脉弦数，小便短赤。 陈三农

生女贞、沙参、麦冬、川连、蒌仁。

肠府瘀凝寒积，红痢三年。 王旭高

川附、当归、苍术炭、枳实炭、地榆炭、茯苓、通草、桃仁、大黄。

脾土虚，寒湿，阴络血凝，赤痢。辨诸舌无荣，苔薄白，脉右迟缓，左细涩。 雷少逸

补中益气加炮姜、附片。方载小便类中气虚条。

脏毒下痢，所下紫晦稠粘。 顾晓澜

人参、樗根白皮、米饮。

经凝作痢下黄黑色。辨诸脉紧而涩，询知行经时渴饮冷水得病。 吴茭山

桃仁承气汤加马鞭草、玄胡索。桃、桂、硝、黄、草。

肝不藏血，患血痢。辨诸因怒病作，左关弦浮，按之微弱。　　薛立斋

六味丸。地、萸、苓、药、丹、泻。

脾胃伤，冷血痢。辨诸食冰水瓜果太多，服苓、芍更加重。　　刘宗序

四君子汤加干姜、附子。参、术、苓、草。

暑毒入营，血痢。

徐澹安

泼火散。

白酒伤胃作痢，下淡血水。辨诸脉弦数，胃脉沈滑。

朱丹溪

参、术、甘草、滑石、槟榔、木香、苍术，下保和丸。

里虚，利下脓血。辨诸脓血清冷，不稠不热。

蒋宝素

参、耆、术、草、地、芍、归、芎、附、桂、炮姜、茯苓。

小儿缺乳，杂食成疳，疳积作痢，脓血相杂。

陆养愚

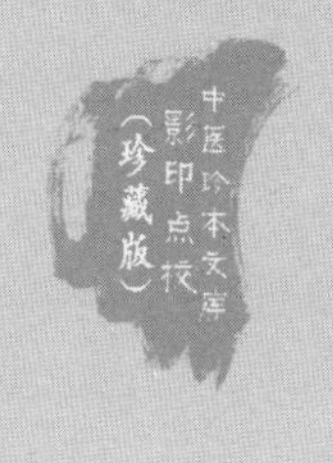

六味丸 地萸苓藥丹瀉

脾胃傷冷血痢 辨諸食冰水瓜菓太多服苓芍更加重　　劉宗序

四君子湯加乾薑附子 參朮苓草

暑毒入營血痢　　徐澹安

潑火散

白酒傷胃作痢下淡血水 辨諸脈弦數胃脈沈滑　　朱丹溪

參朮甘草滑石檳榔木香蒼朮下保和丸

裏虛痢下膿血 辨諸膿血清冷不稠不熱　　蔣寶素

參耆朮草地芍歸芎附桂炮薑茯苓

小兒缺乳雜食成疳疳積作痢膿血相雜　　陸養愚

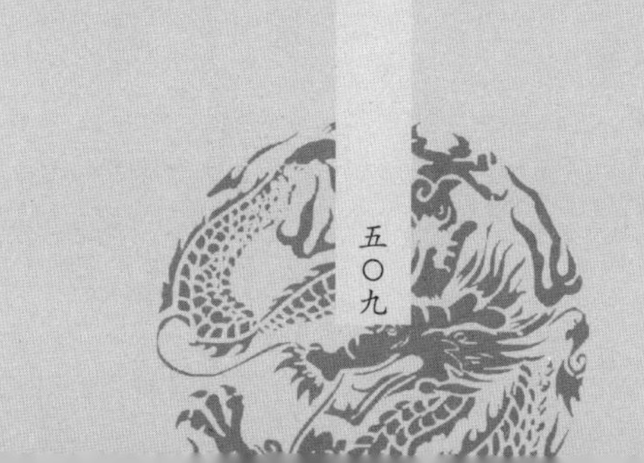

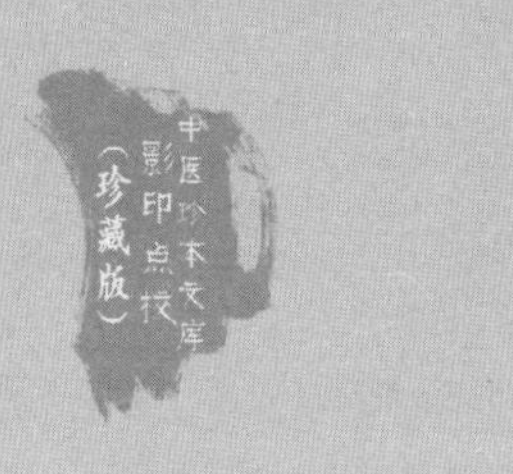

補中益氣湯及生脈散 上方載下脾氣下陷條下方參冬五味 按既食積成疳虛中有實兩方欠當

腎虛痢如爛肉亦白相間 辨之脈緩大無力兩尺尤弱　　陸肖愚

人參附子湯加肉桂肉菓

熱傷氣分下白痢 案白痢屬氣分非必寒病也熱病亦有之紅痢屬血分非必熱病也寒病亦有之　　蔣寶素

白丑末白頭翁黃芩金銀花生木香尖檳榔桂府滑石生甘草

虛寒下白痢 辨諸所下不黏口不渴腹微痛而不脹脈遲微　　王孟英

真武湯加參 附苓朮芍生薑

脾氣下陷裏結白膿似痢　　陳三農

補中益氣湯 參耆朮草歸橘升柴生薑大棗

脾虛受濕痢如豆汁 辨諸六脈沈弱　　王嶒如

補中益气汤及生脉散。上方载下脾气下陷条。下方参、冬、五味。

【按】既食积成疳，虚中有实，两方欠当。

肾虚，痢如烂肉，赤白相间。辨之脉缓大无力，两尺尤弱。　　陆肖愚

人参附子汤加肉桂、肉果。

热伤气分，下白痢。

【案】白痢属气分，非必寒病也，热病亦有之。红痢属血分，非必热病也。寒病亦有之。　　蒋宝素

白丑末、白头翁、黄芩、金银花、生木香尖、槟榔、桂府滑石、生甘草。

虚寒下白痢。辨诸所下不黏口，不渴腹微痛而不胀，脉迟微。　　王孟英

真武汤加参。附、苓、术、芍、生姜。

脾气下陷，里结白脓，似痢。　　陈三农

补中益气汤。参、耆、术、草、归、橘、升、柴、生大枣。

脾虚受湿，痢如豆汁。辨诸六脉沈弱。　　王嶒如

补中益气汤加羌、防、苍、术。见上条。

寒湿伤脾，血痢，淡如苋汁，漏下不知。辨诸脉沈细久，久久如珠丝至。

江应宿

人参、白术、茯苓、泽泻、木瓜、炮姜、附子、甘草、升麻。

中焦阳气亏，饮食所化，阴凝下陷，痢如鱼脑冻胶。辨诸口不渴，唇不焦，脉细软。 张希白

附子理中汤大剂服。参、术、附、草、干姜。

虚寒噤口痢，下瘀，晦如烂鱼肠脑。证兼肩背发毒，辨诸因攻而噤，戴阳，脉细欲绝，毒不赤痛高焮。

张路玉

保元汤。参、芪、草、桂，用伏龙肝代水。

水不生土，利如鱼脑，肠鸣切痛。辨诸脉洪大而无力，左尺更软。 李东垣

人参、熟附、炮姜、白术。

火不生土，内寒外热，口干发热，下痢完谷不化。辨诸腹痛喜按，小便清利。

李士材

附子理中汤，兼进八味丸。上方参、术、姜、草、附。下方桂、附、地、萸、苓、药、丹、泻。

肾虚久痢。辨诸欲圊先腰痛。 沈明生

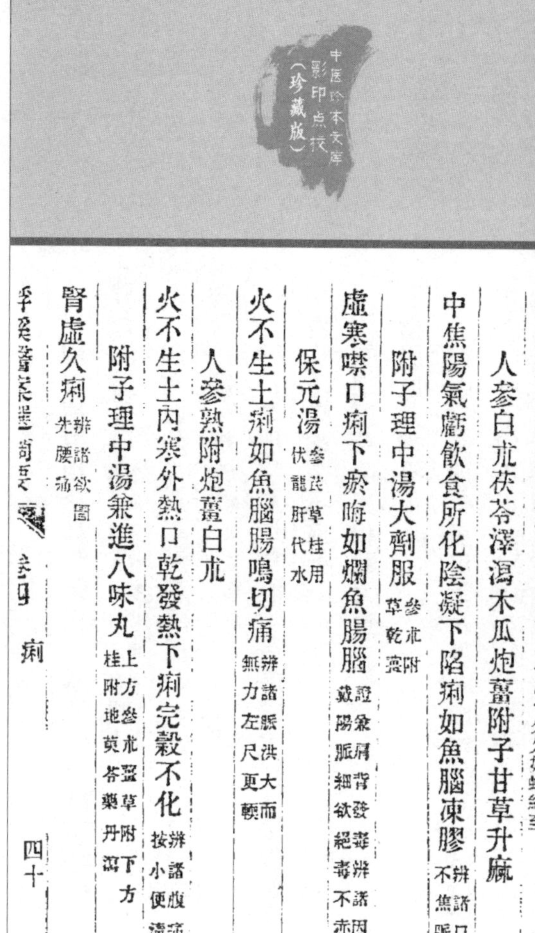

寒濕傷脾血痢淡如莧汁漏下不知 久久如蛛絲至 江應宿
人參白朮茯苓澤瀉木瓜炮薑附子甘草升麻
中焦陽氣虧飲食所化陰凝下陷痢如魚腦凍膠 辨諸口不渴唇不焦脈細軟 張希白
附子理中湯大劑服 參朮附草乾薑
虛寒噤口痢下瘀晦如爛魚腸腦 證兼肩背發毒辨諸因攻而噤戴陽脈細欲絕毒不赤痛高焮 張路玉
保元湯 參芪草桂用伏龍肝代水
火不生土痢如魚腦腸鳴切痛 辨諸脈洪大而無力左尺更軟 李東垣
人參熟附炮薑白朮
火不生土內寒外熱口乾發熱下痢完穀不化 辨諸腹痛喜按小便清利 李士材
附子理中湯兼進八味丸 上方參朮薑草附下方桂附地萸苓藥丹瀉
腎虛久痢 辨諸欲圊先腰痛 沈明生
痢 四十一

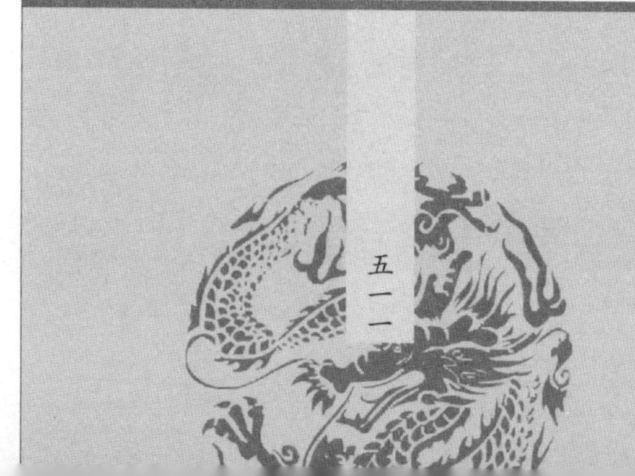

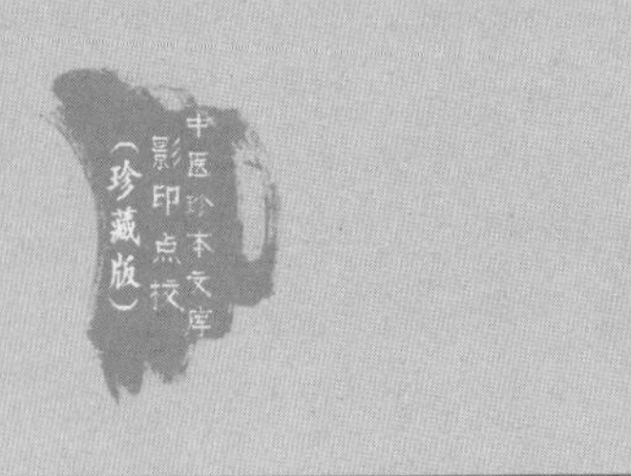

理中補中相合爲劑嗣用八味丸上方參朮薑草中方見前脾氣下陷條下方見上條

脾腎兩虛久痢辨諸病久頻頻虛坐脈小而濇兩尺模糊兩足浮腫　雷少逸

四君四神加銀花炭炒陳皮上方參朮苓草

脾腎兩傷久痢辨諸服調氣利水藥愈甚兜寒無效脈沈弱兩尺尤甚　顧曉瀾

砂仁炒地黑歸身桂酒炒芍黑附子乾薑薑炒連肉果赤苓山梔

積滯失下患痢久不愈辨諸脈滑而有力　李某

香連歸芍陳皮枳殼大黃

寒積腸底久痢不止辨諸脈緊　柴嶼青

補中益氣加茱萸川附八味丸上方載前脾氣下陷條下方載前火不生土條

寒濕成積下痢不止辨諸脈濡遲苔滑白詢由食蔗及冷粥得病　周小農

理中补中相合为剂，嗣用八味丸。上方参、术、姜、草。中方见前脾气下陷条。下方见上条。

脾肾两虚，久痢。辨诸病久，频频虚坐，脉小而涩，两尺模糊，两足浮肿。

雷少逸

四君四神加银花炭、炒陈皮。上方参、术、苓、草。

脾肾两伤，久痢。辨诸服调气利水药愈甚，兜寒无效，脉沈弱，两尺尤甚。

顾晓澜

砂仁炒地黑，归身、桂酒炒芍、黑附子、干姜、姜炒连、肉果、赤苓、山栀。

积滞失下，患痢久不愈。辨诸脉滑而有力。　李某

香、连、归、芍、陈皮、枳壳、大黄。

寒积肠底，久痢不止。辨诸脉紧。　柴屿青

补中益气加茱萸、川附、八味丸。上方载前脾气下陷条。下方载前火不生土条。

寒湿成积，下痢不止。辨诸脉濡迟，苔滑白，询由食蔗及冷粥得病。　周小农

苍术、川朴、茯苓、陈皮、查（楂）炭、木香、姜渣、乌药、红曲，导滞丸。

久痢实症。辨诸能食而形神未脱，虽久未虚。

王汉皋

大黄、槟榔、厚朴、条芩、白芍、查（楂）炭。

胃气将绝，病痢噤口。辨诸连哕不止，关尺俱上涌无根。 喻嘉言

理中汤，后用补中益气。上方参、术、姜、草。下方载前脾气下陷条。

胃阳虚，脾气陷，噤口虚痢。辨诸脉形小缓而怠，知非湿热壅阻胃口之实症。

雷少逸

补中益气去当归、柴胡，加煨葛、石莲、谷芽、仓米。方见前脾气下陷条。

中气虚，升降失常，似痢非痢。辨诸自腹至囊，重绵嫌冷，而足心又热，脉寸强尺弱。 冯楚瞻

附子理中汤加五味子，后服归脾汤，加肉桂、五味、八味丸。

肝脾两伤，转输条达均失其职，气滞似痢。辨诸脉沈迟而滞，素多郁怒思虑。

张希白

逍遥散加香附、砂仁，以党参、干地、柏仁、远志、善其后。归、芍、术、苓、柴、薄、栀、草、丹皮。

暑热挟食，误温转变，燥实痢减，而腹痛剧。辨诸舌苔黄燥，拒按，口渴喜凉，脉强而数。 雷少逸

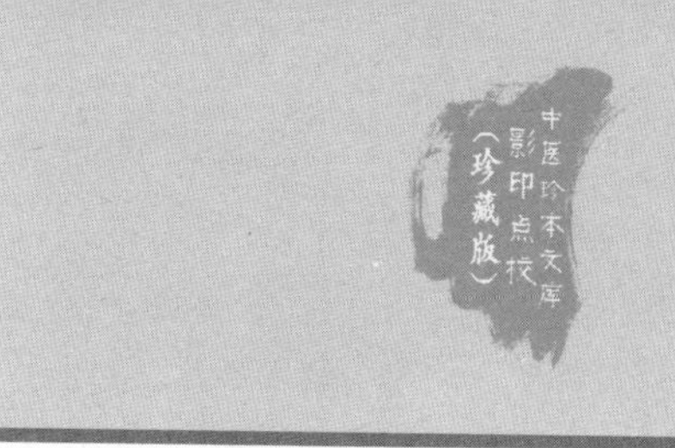

大黃檳榔厚朴條芩白芍查炭

胃氣將絕病痢噤口 辨諸連噦不止關尺俱上湧無根 喻嘉言

理中湯後用補中益氣 上方參朮薑草下方載前脾氣下陷條

胃陽虛脾氣陷噤口虛痢 辨諸脈形小緩而怠知非濕熱壅阻胃口之實症 雷少逸

補中益氣去當歸柴胡加煨葛石蓮穀芽倉米 方見前脾氣下陷條

中氣虛升降失常似痢非痢 辨諸自腹至囊重綿嫌冷而足心又熱脈寸強尺弱 馮楚瞻

附子理中湯加五味子後服歸脾湯加肉桂五味八味丸

肝脾兩傷轉輸條達均失其職氣滯似痢 辨諸脈沈遲而滯素多鬱怒思慮 張希白

逍遙散加香附砂仁以黨參乾地柏仁遠志善其後 歸芍朮苓柴薄梔草丹皮

暑熱挾食誤溫轉變燥實痢減而腹痛劇 辨諸舌苔黃燥拒按口渴喜涼脈強而數 雷少逸

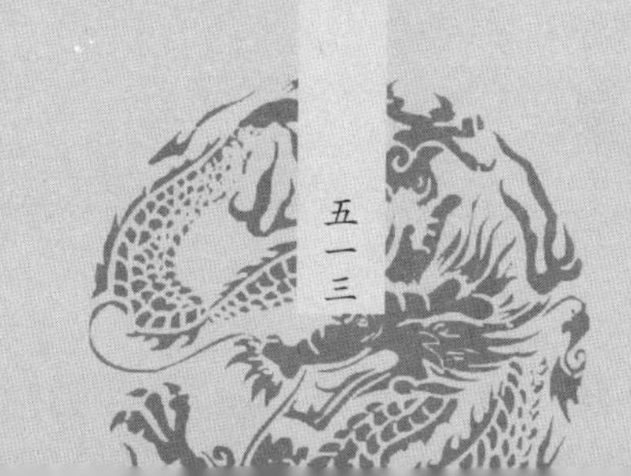

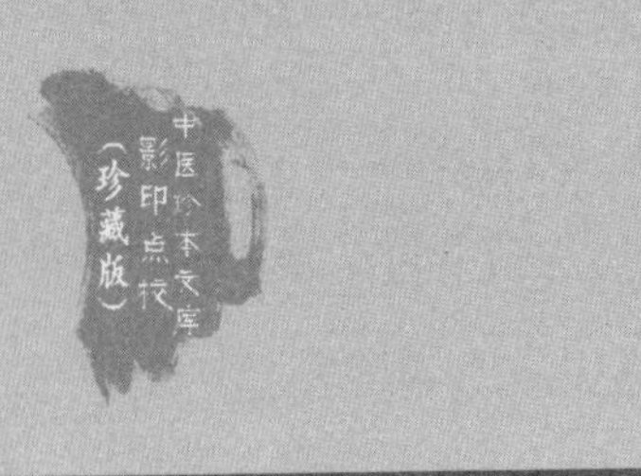

原方失錄

肺熱氣奔大腸瀉痢不止　喻嘉言

黄芩地骨皮甘草杏仁阿膠

腎病傳脾下痢轉瀉　曹仁伯

理中湯合四苓散加陳皮防風伏龍肝（上方參朮薑草　下方朮茯猪瀉）

暑熱痢已淨而時有血隨糞下　王孟英

於應用清理藥中加龍眼肉包鴉胆仁（便血後餘血未淨亦可酌用）

脾腎濕痹便血（辨諸前服滋補無功疏利見效及足痠無力病及腎（以下下血））　尤在涇

萆薢苡仁白朮石斛牛膝生姜

濕聚太陰便血（辨諸發寒不發熱舌灰潤如煙煤）　余聽鴻

原方失录。

肺热气奔，大肠泻痢不止。　喻嘉言

黄芩、地骨皮、甘草、杏仁、阿胶。

肾病传脾，下痢转泻。　曹仁伯

理中汤合四苓散，加陈皮、防风、伏龙肝。上方参、术、姜、草。下方术、茯、猪、泻。

暑热痢已净，而时有血随粪下。　王孟英

于应用清理药中，加龙眼肉包鸦胆仁。便血后，余血未净，亦可酌用。

脾肾湿痹便血。辨诸前服滋补无功，疏利见效，及足酸无力，病及肾（以下下血）。　尤在泾

萆薢、苡仁、白术、石斛、牛膝、生姜。

湿聚太阴，便血。辨诸发寒不发热，舌灰润，如烟煤。　余听鸿

胃苓汤加查（楂）炭、黑干姜，继用白术、猪苓、赤苓、苡仁、泽泻、炮姜、蔻仁。

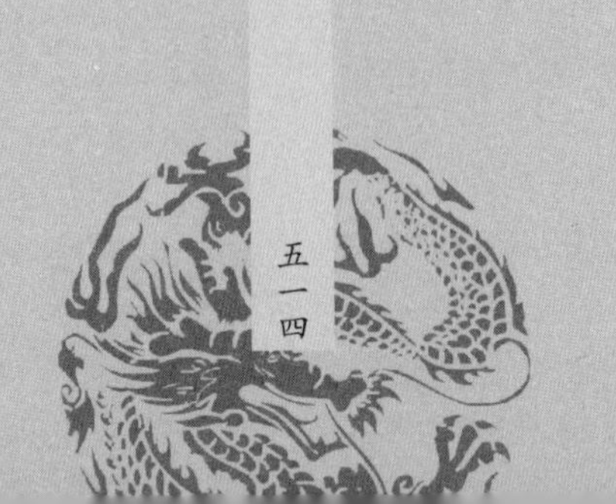

内痔，误认便血。辨诸便血无十余年者，今年更久。又脉弦数，舌苔黄，溺短赤，忌温补。　　王孟英

苇茎合白头翁汤，加枇叶、旋覆、侧柏叶、藕汁。

中气虚寒，脾不摄血，归经，粪前后便血。辨诸面色痿黄，每服寒凉更甚。　　江应宿

补中益气汤加荆芥穗。方见前脾气下陷条。

肾虚火动，闭藏失职，阴血不固，便血。辨诸素纵欲，脉浮洪。　　李修之

熟地、山茱萸、山药、石斛、归身、白芍、秦艽、阿胶，调入棉花子灰。

湿热入营，自寻出路，便血。证见腰背疼胀，不饮食。辨诸苔黄，溺赤，脉涩，投温补脾肾更剧，知非土败阴亏。　　王孟英

海蜇芦菔汤，煎芦根、厚朴、丝瓜筋、通草、白微、栀子、楝实、竹茹。

湿热伤营，久病便血。辨诸左脉细涩，右芤，寸大尺小。　　曹仁伯

黄土汤加大腹皮、桑皮、五茄皮、党参、槐花。灶心土、炮附、白术、炙草、干地、阿胶、黄芩。

火不生土，精微下陷，久患下血。辨诸右尺脉重按虚。　　李修之

又脈弦數舌苔黃溺短赤忌溫補　王孟英

葦莖合白頭翁湯加枇葉旋覆側栢葉藕汁

中氣虛寒脾不攝血歸經糞前後便血 辨諸面色痿黃每服寒涼更甚　江應宿

補中益氣湯加荊芥穗 方見前脾氣下陷條

腎虛火動閉藏失職陰血不固便血 辨諸素縱慾脈浮洪　李修之

熟地山茱萸山藥石斛歸身白芍秦艽阿膠調入棉花子灰

濕熱入營自尋出路便血 證見腰背疼脹不飲食辨諸苔黃溺赤脈澀投溫補脾腎更劇知非土敗陰虧　王孟英

海蜇蘆菔湯煎蘆根厚朴絲瓜筋通草白微梔子楝實竹茹

濕熱傷營久病便血 辨諸左脈細澀右芤寸大尺小　曹仁伯

黃土湯加大腹皮桑皮五茄皮黨參槐花 灶心土炮附白朮炙草乾地阿膠黃芩

火不生土精微下陷久患下血 辨諸右尺脈重按虛　李修之

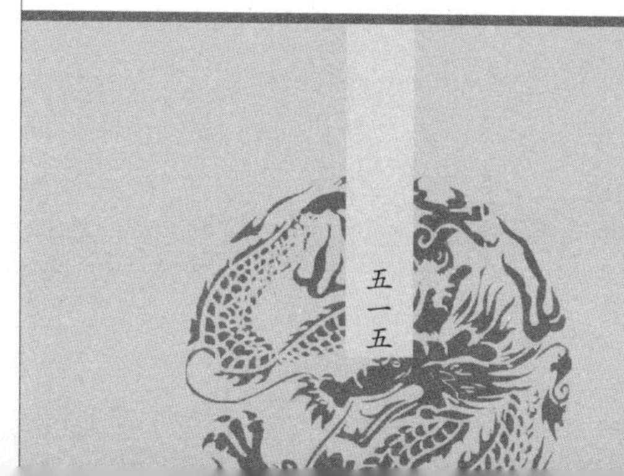

補中益氣湯加阿膠醋炒荊芥 方載痢類脾氣下陷條

元氣虛寒下血 辨諸面青白肢體頻冷小便清利脈沈伏如無 蕭萬輿

十全大補湯去川芎白芍加附子炮薑升麻 參朮苓草歸芎地芍芪桂

肺移熱於大腸下血 辨諸右寸實數 吳孚先

黃芩山梔花粉麥冬桔梗

胃寒腸熱下血 辨諸寸脈數關弦而無力尺洪滑左尤甚 孫文垣

大黃槐花木耳郁李仁皂角刺象牙屑條芩血餘升麻荊芥穗蜜

懷妊熱傷肺下血 辨諸孕已七月爲肺經養胎時咳嗽咽痛如刺 孫文垣

黃連阿膠湯 黃連黃柏梔子阿膠

風痢下血 辨諸兩關俱弦痢前先瀉肛門作墜 雷少逸

补中益气汤加阿胶、醋炒荆芥。方载痢类，脾气下陷条。

元气虚寒，下血。辨诸面青白，肢体频冷，小便清利，脉沈伏如无。　萧万兴

十全大补汤去川芎、白芍，加附子、炮姜、升麻。参、术、苓、草、归、芎、地、芍、芪、桂。

肺移热于大肠，下血。辨诸右寸实数。　吴孚先

黄芩、山栀、花粉、麦冬、桔梗。

胃寒肠热，下血。辨诸寸脉数，关弦而无力，尺洪滑，左尤甚。　孙文垣

大黄、槐花、木耳、郁李仁、皂角刺、象牙屑、条芩、血余、升麻、荆芥穗、蜜。

怀妊热伤，肺下血。辨诸孕已七月，为肺经养胎，时咳嗽咽痛如刺。　孙文垣

黄连阿胶汤。黄连、黄柏、栀子、阿胶。

风痢下血。辨诸两关俱弦，痢前先泻，肛门作坠。　雷少逸

生化汤去桃仁，加芥炭、防风、木香、焦芍、败酱草。归、芎、黑姜、益母、桃仁。

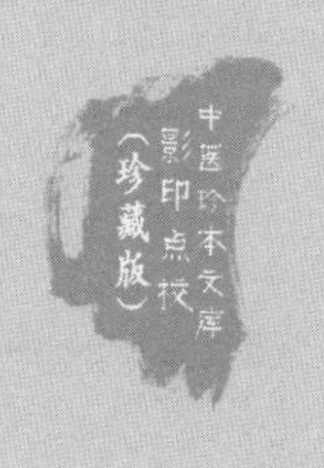

余温未尽，肝脾内伤，痢成休息，下血。辨诸脉弦小而涩，肛门虚坠。 雷少逸

银花、白芍、党参、黄耆、苡仁、秦皮、谷芽、荷叶。

食伤鹿血，血暴下。

孙文垣

槐角子、黄连、枳壳、地榆、贯众。

孕妇气虚血热，卧起血即大下。辨诸六脉滑数。

孙文垣

防风、子芩、白芍、侧柏叶、椿根白皮、蜜。

阴血暴虚，忽然下血不已。辨诸两关虚涩。 马元仪

参附理中汤，继用归脾汤，大造丸。

饮食滞脾，下血不止。辨诸气口沈紧，可知虚不摄血，脾实亦不摄血。 蒋仲芳

沈香末。

脾虚不化湿，血杂水湿，下注不止。证兼面黄。

曹仁伯

餘溫未盡肝脾內傷痢成休息下血 辨諸脈弦小而澀肛門虛墜 雷少逸

銀花白芍黨參黃耆苡仁秦皮穀芽荷葉

食傷鹿血血暴下 孫文垣

槐角子黃連枳殼地榆貫衆

孕婦氣虛血熱臥起血即大下 辨諸六脈滑數 孫文垣

防風子芩白芍側栢葉椿根白皮蜜

陰血暴虛忽然下血不已 辨諸兩關虛澀 馬元儀

參附理中湯繼用歸脾湯大造丸

飲食滯脾下血不止 辨諸氣口沈緊可知虛不攝血脾實亦不攝血 蔣仲芳

沈香末

脾虛不化濕血雜水濕下注不止 證兼面黃 曹仁伯

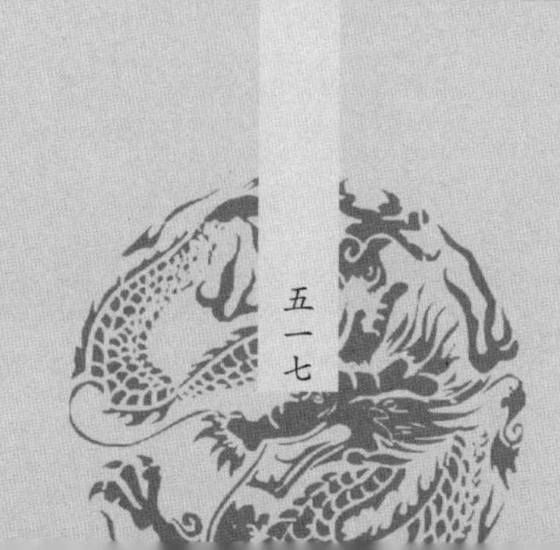

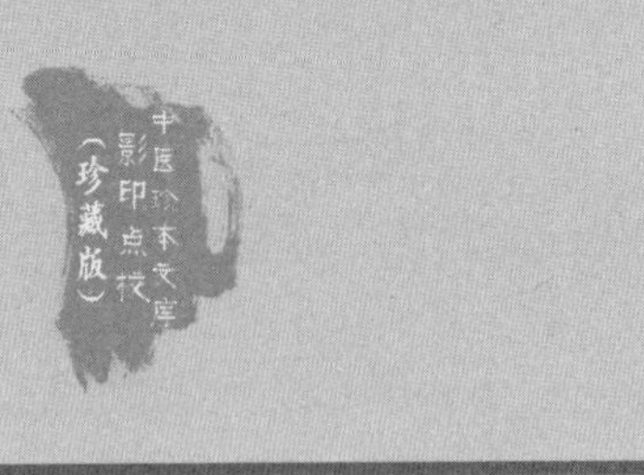

茅朮地榆炭槐花炭鬱金

瓜果傷中便鮮血證兼裏急後重時或不禁辨諸脈耎不數服涼血藥無效　葉天士

醉鄉玉屑生蒼朮生厚朴炒橘皮炙甘草雞肶胵砂仁殼丁香柄此本瓜果致痢方葉以移治便血孟英又移治瓜果致瀉

產後畜血未盡鮮血妄行辨諸脈洪大而數　高鼓峯

醋煑大黃生地桃仁乾漆

土寒木侮下利清血辨諸脈象緩怠而小右關獨見弦強　雷少逸

煖培卑監法加黃連川楝芥炭艾葉

暑濕入營不化痢變便血血色先鮮轉爲紫黑　曹仁伯

駐車丸加木香黨參甘草伏龍肝薺菜花

痰流腸胃下血如腐色紅紫辨諸脈浮滑沈濇而不芤虛數濇知雖下血而病不由血　錢國賓

茅、术、地榆炭、槐花炭、郁金。

瓜果伤中，便鲜血。证兼里急后重，时或不禁。辨诸脉耎不数，服凉血药无效。

叶天士

醉乡玉屑。生苍术、生厚朴、炒橘皮、炙甘草、鸡肶胵、砂仁壳、丁香柄。此本瓜果致痢方，叶以移治便血。孟英又移治瓜果致泻。

产后畜血未尽，鲜血妄行。辨诸脉洪大而数。

高鼓峰

醋煮大黄、生地、桃仁、干漆。

土寒木侮，下利清血。辨诸脉象缓怠而小，右关独见弦强。

雷少逸

暖培卑监法，加黄连、川楝、芥炭、艾叶。

暑湿入营不化，痢变便血，血色先鲜，转为紫黑。

曹仁伯

驻车丸加木香、党参、甘草、伏龙肝、荠菜花。

痰流肠胃，下血如腐，色红紫。辨诸脉浮、滑、沈、滞而不芤、虚、数、涩，知虽下血，而病不由血。

钱国宾

导痰汤加大黄。枳、苓、橘、半、胆星、姜、草。

暑、湿、热成痢，伤及肝肾，痢减而纯下血。辨诸来必阵下，关闸已撤。

张仲华

白头翁、秦皮、丹皮、黄连、地榆炭、白芍、荷蒂、炒黄柏、阿胶。

脾虚便血，时重时轻。辨诸或痛或否，脉形细小，饮食少。 曹仁伯

归脾汤加荠菜花、秫米、荷叶。方载大便类脾虚条。

脾虚不摄血，便后见红。

王旭高

熟地、炮姜、茯苓、泽泻、陈皮、车前、川朴、茅术、五味、丹皮、山药、阿胶。

脾胃两亏，粪后下血。

王旭高

原方失录。

肝气郁，腹痛气满，得矢气则宽。辨诸脉沈，取之数（以下矢气）。 王旭高

半夏、茯苓、桂木、丹皮、白芍、香附、沈香、神曲、归身、甘草、冬术、陈皮、金橘。

肾气不纳，转矢气后气升喘促。辨诸每因劳碌而发。

王旭高

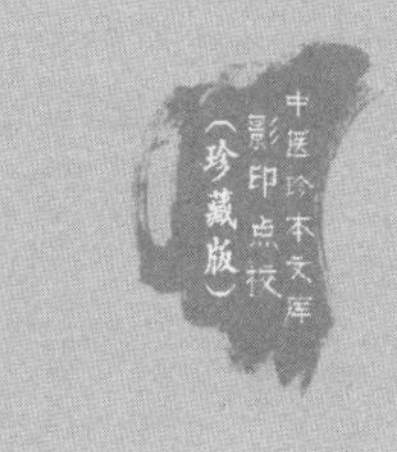

白頭翁秦皮丹皮黃連地楡炭白芍荷蒂炒黃栢阿膠

脾虛便血時重時輕 辨諸或痛或否脈形細小飲食少 曹仁伯

歸脾湯加薺菜花秫米荷葉 方載大便類脾虛條

脾虛不攝血便後見紅 王旭高

熟地炮薑茯苓澤瀉陳皮車前川朴茅朮五味丹皮山藥阿膠

脾胃兩虧糞後下血 王旭高

原方失錄

肝氣鬱腹痛氣滿得矢氣則寬 辨諸脈沈取之數（以下矢氣） 王旭高

半夏茯苓桂木丹皮白芍香附沈香神麯歸身甘草冬朮陳皮金橘

腎氣不納轉矢氣後氣升喘促 辨諸每因勞碌而發 王旭高

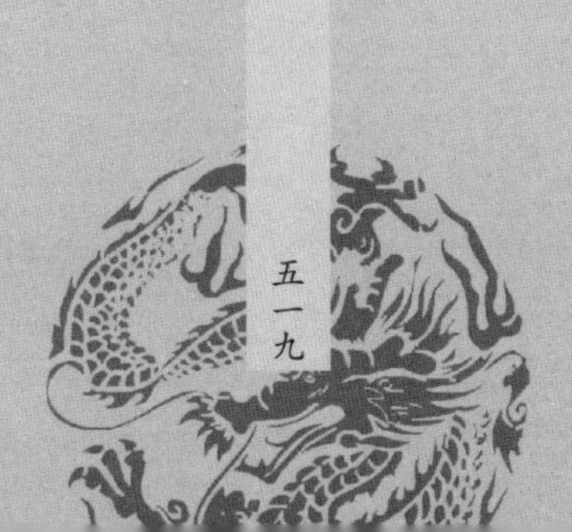

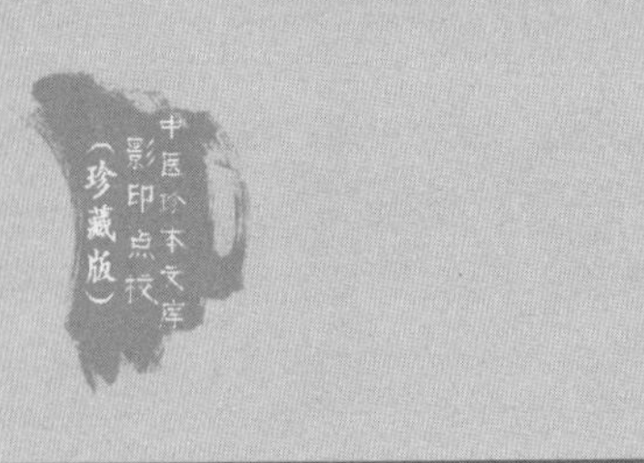

六味地黃丸合生脈散加青鉛 上方地萸苓藥丹瀉 下方參冬五味

月經類 月經崩漏

肝血虛肝氣逆每汛至病發 辨諸腰脊痠痛兩腿腫痛筋掣屬血虛腹脹嘔吐屬氣逆甚則痙厥 王孟英

金鈴子散合左金二陳竹茹枳苓續用歸芍蓯葚杜斷兔絲木瓜

肝熱有瘀痛經 辨諸先期色黑 王旭高

川楝子延胡丹皮當歸白芍澤蘭香附木香茯苓查炭砂仁

瘀凝經前腹痛 辨諸新嫁得病 張仲華

三棱莪朮延胡香附製軍丹皮歸身川芎桃仁枳實

脾虛不攝經多 與血熱妄行經多不同 尤在涇

白芍澤瀉白朮廣皮炙草茯苓牛角腮灰川芎

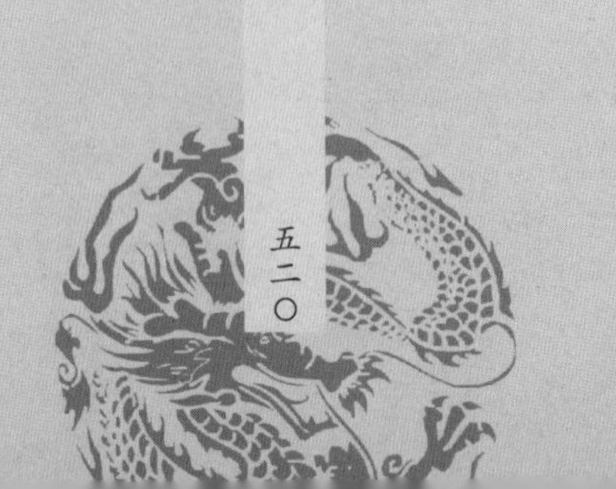

六味地黄丸合生脉散，加青铅。上方地、萸、苓、药、丹、泻。下方参、冬、五味。

月经类月经崩漏

肝血虚，肝气逆，每汛至病发。辨诸腰脊酸痛，两腿肿痛筋掣，属血虚腹胀，呕吐，属气逆，甚则痉厥。

王孟英

金铃子散合左金、二陈、竹茹、枳苓，续用归、芍、苁、葚、杜、断、兔丝、木瓜。

肝热有瘀，痛经。辨诸先期色黑。　王旭高

川楝子、延胡、丹皮、当归、白芍、泽兰、香附、木香、茯苓、查（楂）炭、砂仁。

瘀凝，经前腹痛。辨诸新嫁得病。　张仲华

三棱、莪术、延胡、香附、制军、丹皮、归身、川芎、桃仁、枳实。

脾虚不摄，经多。与血热妄行经多不同。　尤在泾

白芍、泽泻、白术、广皮、炙草、茯苓、牛角腮灰、川芎。

下虚，泛事过多。年逾四秩，证见便溏汗冷，气逆。辨诸体惫，属虚，而心脾脉有神，服参耆日危，知虚不在上中。　王孟英

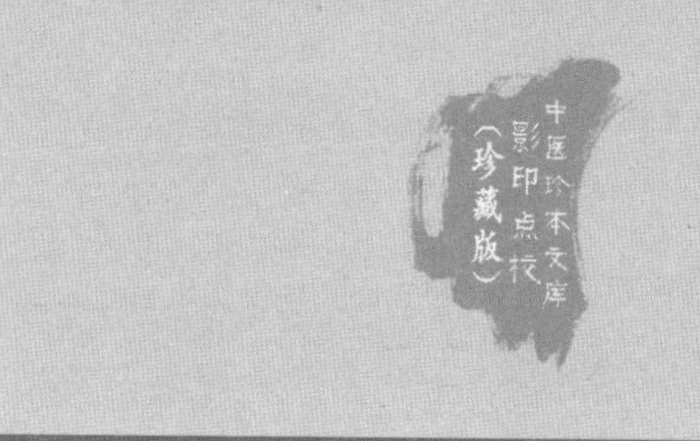

龙骨、牡蛎、龟板、鳖甲、海螵蛸、石英、石脂、禹余粮、熟地、茯苓。

脾阳虚，气不摄血，经时来多。辨诸形肥，脉不数，知非血热。　　朱丹溪

白术、生耆、陈皮、人参、炒柏。

邪热入阴，迫血妄行，经水多，于无病日。辨诸寒热咯血而反多，是乘虚邪陷。

叶天士

阿胶、鸡子黄、生地、白芍、黄连、黄柏。此咸降参入苦寒法。

冲脉不摄，经行速而为日多。　　缪宜亭

熟地炭、羊尾骨、艾炭、阿胶、杞子炭、杜仲、白微、沙蒺藜、螵蛸、兔丝灰。

冲虚不摄五秩，经事频来而多。　　王旭高

党参、黄耆、当归、于术、枣仁、陈皮、茯神、阿胶、荷叶、蒂、藕。

产后阳虚，阴随之走血来不已。辨诸两尺空大无神。

马元仪

人参、白术、附子、茯苓、炙草。

脾陽虛氣不攝血經時來多 辨諸形肥脈不數知非血熱　朱丹溪

白朮生耆陳皮人參炒栢

邪熱入陰迫血妄行經水多於無病日 辨諸寒熱咯血而反多是乘虛邪陷　葉天士

阿膠雞子黃生地白芍黃連黃栢 此鹹降參入苦寒法

衝脈不攝經行速而爲日多　繆宜亭

熟地炭羊尾骨艾炭阿膠杞子炭杜仲白微沙蒺藜螵蛸兎絲灰

衝虛不攝五秩經事頻來而多　王旭高

黨參黃耆當歸於朮棗仁陳皮茯神阿膠荷葉蒂藕

產後陽虛陰隨之走血來不已 辨諸兩尺空大無神　馬元儀

人參白朮附子茯苓炙草

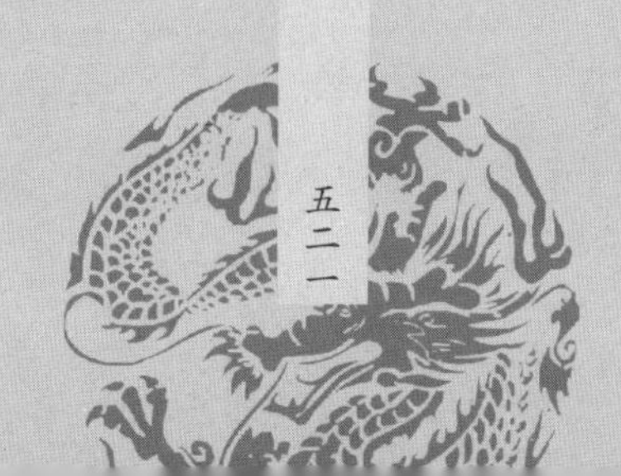

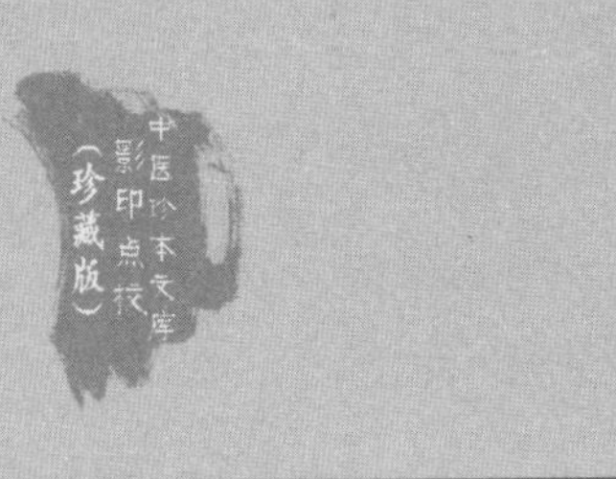

中氣虛因勞火動月經如湧 辨諸平日經遲而少今因勞而仆驟病如湧 薛立齋

補中益氣湯加五味子 方載痢類脾氣下陷條

血虛有熱經事來多去少似崩非崩 王旭高

女貞子白微阿膠黃芩歸身沙苑炭黃栢白芍旱蓮草蓮心

肝虛不藏脾虛不攝天癸當止之年經事一月兩至 馬培之

參芪朮草歸芍茯神棗仁桑寄生艾絨遠志木香廣皮桂元紅棗

熱耗血少月事後期 辨諸口乾唇燥手足心熱脈澁知非虛寒 蔣仲芳

生地當歸條芩山梔白芍川芎丹皮澤蘭知母鼈甲

寒凝血室月經過期而至 辨諸脈沈舌白入夜腹中收痛經色瘀晦 顧曉瀾

茴香炒當歸熟地炭酒炒芎延胡炮薑炭查炭鰂骨艾葉赤沙糖

中气虚，因劳火动，月经如涌。辨诸平日经迟而少，今因劳而仆，骤病如涌。

薛立斋

补中益气汤加五味子。方载痢类，脾气下陷条。

血虚有热，经事来多去少，崩非崩。　王旭高

女贞子、白微、阿胶、黄芩、归身、沙苑炭、黄柏、白芍、旱莲草、莲心。

肝虚不藏，脾虚不摄，天癸当止之年，经事一月两至。　马培之

参、芪、术、草、归、芍、茯神、枣仁、桑寄生、艾绒、远志、木香、广皮、桂元、红枣。

热耗血少，月事后期。辨诸口干唇燥，手足心热，脉涩，知非虚寒。　蒋仲芳

生地、当归、条芩、山栀、白芍、川芎、丹皮、泽兰、知母、鳖甲。

寒凝血室，月经过期而至。辨诸脉沈，舌白，入夜腹中收痛，经色瘀晦。

顾晓澜

茴香、炒当归、熟地炭、酒炒芎、延胡、炮姜炭、查（楂）炭、鲗骨、艾叶、赤沙糖。

中气虚，不能下化，月经过期而少。　薛立斋

补中益气汤。方载小便类中气虚条。

经行饮冷，血凝气阻，经骤止。证兼少腹痛如束带。

徐澹安

香附、赤芍、青皮、五灵脂、泽兰、桃仁。

【按】此系寒凝，故温化，如经行食酸，亦有此症，宜重用辛散。

笄女知识早开，冲脉未充，经行复止。辨诸脉不数，又不内热，腹痛，知非瘀热经闭。　　王一仁

当归、白芍、阿胶、丹参。

子宫热，血海不固，房事后经即来。辨诸尺脉洪滑。

汪石山

丹溪大补丸加山茱萸、白龙骨、乱发灰、白矾灰、黄连、五倍子。

脾虚湿盛，经行必泻。辨诸脉濡弱。　　汪石山

茯苓白术散。

血随气行，气阻泛愆。辨诸脉左缓滑，右耎，两尺有根不弦涩，知非血枯。又呕吐吞酸，二便涩等证，知气机不降。　　王孟英

旋覆、沙参、白前、生白蒺藜、海石、生蛤粉、生冬瓜子、芦根、莱菔。

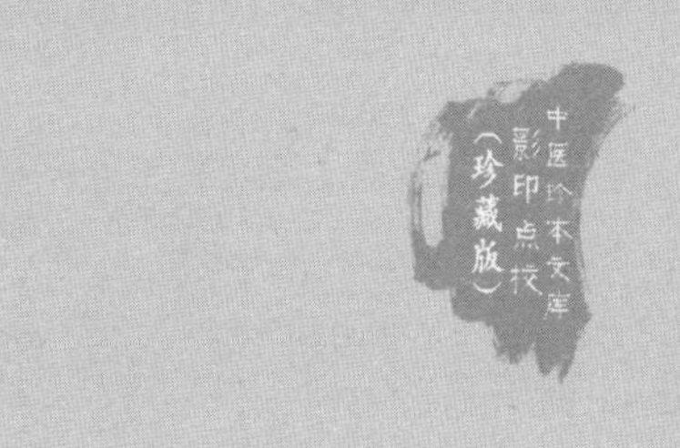

補中益氣湯 中氣虛條

經行飲冷血凝氣阻經驟止 證兼少腹痛如束帶 徐澹安

香附赤芍青皮五靈脂澤蘭桃仁 按此係寒凝故溫化如經行食酸亦有此症宜重用辛散

笄女知識早開衝脈未充經行復止 辨諸脈不數又不內熱腹痛知非瘀熱經閉 王一仁

當歸白芍阿膠丹參

子宮熱血海不固房事後經即來 辨諸尺脈洪滑 汪石山

丹溪大補丸加山茱萸白龍骨亂髮灰白礬灰黃連五倍子

脾虛濕盛經行必瀉 辨諸脈濡弱 汪石山

茯苓白朮散

血隨氣行氣阻汎愆 辨諸脈左緩滑右耎兩尺有根不弦澁知非血枯又嘔吐吞酸二便澁等證知氣機不降 王孟英

旋覆沙參白前生白蒺藜海石生蛤粉生冬瓜子蘆根萊菔

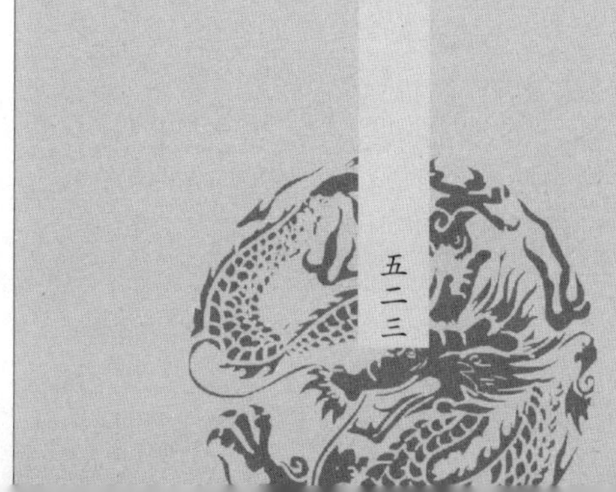

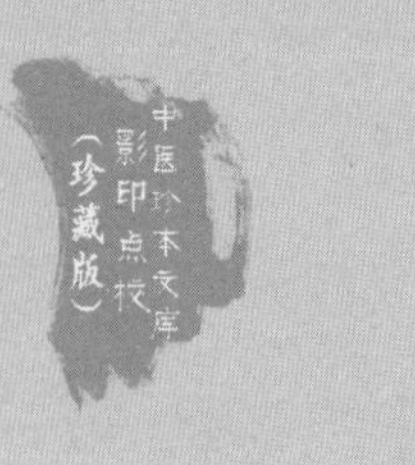

營分不充脾有虛熱經行不暢辨諸兩關細數唇乾皮瞤 顧曉瀾

全當歸丹參石斛柏仁山藥茯苓炙草通草澤蘭葉合歡皮

血熱經水紫黑或前或後辨諸脈細濡近滑兩尺重按洪滑 汪石山

黃連香附歸身尾五靈脂

熱毒留陽明之絡內陷衝脈經色黑不紅辨諸五心恒熱口苦而渴脈滑數在熱病後 王孟英

先吞豆腐皮包紫雪繼用元參丹參白微黃芩青蒿當歸龍薈丸

下焦寒濕病經下如黑豆汁辨諸尺脈沈澀 滑伯仁

原案無方但云用辛散苦溫理血藥

絡有風熱經如黑豆汁與上條互參按囑病家拭經於紙候乾從側遠視之發光亮者屬熱晦暗而淡者屬寒 吳茭山

四物加黃芩川連荊芥穗蔓荊子歸芎地芍

营分不充，脾有虚热，经行不畅。辨诸两关细数，唇干皮瞤。　　顾晓澜

全当归、丹参、石斛、柏仁、山药、茯苓、炙草、通草、泽兰叶、合欢皮。

血热，经水紫黑，或前或后。辨诸脉细濡近滑，两尺重按洪滑。　　汪石山

黄连、香附、归身尾、五灵脂。

热毒留阳明之络，内陷冲脉，经色黑不红。辨诸五心恒热，口苦而渴，脉滑数，在热病后。　　王孟英

先吞豆腐皮包紫雪，继用元参、丹参、白微、黄芩、青蒿、当归龙荟丸。

下焦寒湿病，经下如黑豆汁。辨诸尺脉沈涩。

滑伯仁

原案无方，但云用辛散苦温理血药。

络有风热，经如黑豆汁。与上条互参。

【按】嘱病家，拭经于纸，候干，从侧远视之，发光亮者，属热。晦暗而淡者，属寒。　　吴茭山

四物加黄芩、川连、荆芥穗、蔓荆子。归、芎、地、芍。

脾胃湿痰，经色淡若黄浆。证兼心腹嘈杂。　吴茭山

二陈汤合四物，入细辛、苍术。上方橘、半、苓、草、生姜。下方见上条。

血旺荫胎有余，孕时泛不断。　　王孟英

原案无方。

孕候平昔经期无差，今及期而经止。　　王汉皋

此以经停而辨其为瘀为孕。

痰湿内阻，月事不行。辨诸用行血化瘀药，反脐腹痛，饮食减。　　张子和

原案无方，但云用抑火升水，流湿润燥药。

鬼祟月不至。辨诸面色乍赤乍白，脉象乍大乍小，腹大如娠。　　吕沧洲

桃仁煎。

奇经不能固摄，崩漏。辨诸左脉沈微而缓，血凝成块，知非热妄行（以下崩漏）。　　叶天士

震灵丹，以人参、茯苓、乌鲗骨、鲍鱼，茜草煎汤冲服。

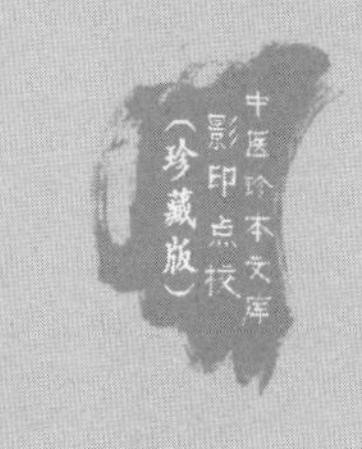

二陳湯合四物入細辛蒼……薑下方見上條

血旺蔭胎有餘孕時汎不斷　　王孟英

原案無方

孕候平昔經期無差今及期而經止　　王漢皋

此以經停而辨其爲瘀爲孕

痰濕內阻月事不行 辨諸用行血化瘀藥反臍腹痛飲食減　　張子和

原案無方但云用抑火升水流濕潤燥藥

鬼祟月不至 辨諸面色乍赤乍白脈象乍大乍小腹大如娠　　呂滄洲

桃仁煎

奇經不能固攝崩漏 辨諸左脈沈微而緩血凝成塊知非血熱妄行（以下崩漏）　　葉天士

震靈丹以人參茯苓烏鰂骨鮑魚茜草煎湯沖服

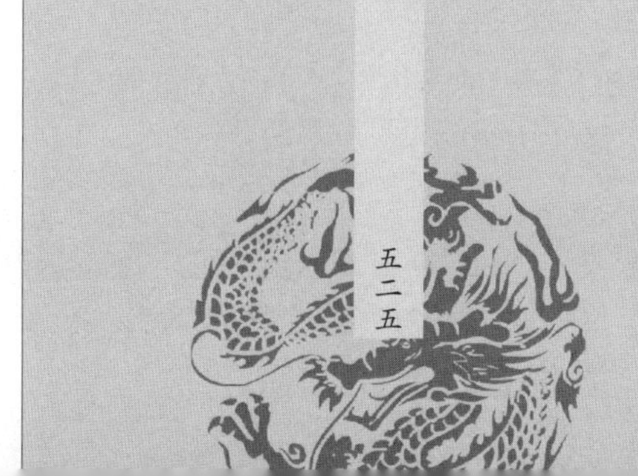

瘀血內結新血不能歸經而下滲崩漏 辨諸血中瘀塊甚多 魏蔭塘

五靈脂散合膠艾四物湯加樗皮地榆

血隨氣滯蓄瘀塞隧新血妄行崩中 辨諸因怒經止旬後患崩脈沈而結服地榆續斷等無效 施笠澤

原案云決壅去滯血自歸經用桃仁大黃行瘀 王孟英曰執暴崩宜補必釀錮疾

產未彌月犯房事血崩 證兼發熱頭暈二便熱六脈洪大 孫文垣

竹茹蒲黃白芍香附茯苓側栢葉炮薑甘草艾葉

虛陽無附二氣欲脫暴崩 辨諸額汗頭震聞聲驚惕多語神煩脈微虛軟暴崩屬虛 張仲華

附子鹿角霜杞子炭熟地五味白芍人參龜板天冬山藥

陰氣暴虧陽無所附小產後暴崩 辨諸齦腫喉痛暈惡胸中煩熱法宜降氣 繆仲淳

蘇子青蒿子麥冬白芍鱉甲牛膝生地枸杞五味棗仁續斷橘紅

瘀血内结，新血不能归经，而下渗崩漏。辨诸血中瘀块甚多。 魏荫塘

五灵脂散，合胶艾四物汤，加樗皮、地榆。

血随气滞，蓄瘀塞隧，新血妄行，崩中。辨诸因怒经止，旬后患崩，脉沈而结，服地榆续断等无效。 施笠泽

原案云：决壅去滞，血自归经，用桃仁、大黄行瘀。王孟英曰：执暴崩宜补，必酿锢疾。

产未弥月犯房事，血崩。证兼发热头晕，二便热，六脉洪大。 孙文垣

竹茹、蒲黄、白芍、香附、茯苓、侧柏叶、炮姜、甘草、艾叶。

虚阳无附，二气欲脱，暴崩。辨诸额汗头震，闻声惊惕，多语神烦，脉微虚软，暴崩属虚。 张仲华

附子、鹿角霜、杞子炭、熟地、五味、白芍、人参、龟板、天冬、山药。

阴气暴亏，阳无所附，小产后暴崩。辨诸龈肿喉痛晕恶，胸中烦热，法宜降气。 缪仲淳

苏子、青蒿子、麦冬、白芍、鳖甲、牛膝、生地、枸杞、五味、枣仁、续断、橘红。

血热妄行，血崩胎堕，堕后仍崩。辨诸脉弦洪而数，舌苔黄黑燥，勿拘执产后宜温，暴崩宜补之说。 王孟英

犀角、石膏、元参、知母、花粉、竹沥、麦冬、银花、栀子、石斛、旋覆、白薇。

阴不蓄阳，肝风妄动，血崩有块，色紫。辨诸脉浮大，作血热妄行，气虚不摄血，治皆不应。　张希白

人参、生地、阿胶、杞子、杜仲、苁蓉、麦冬、归身、石斛、白芍、肉桂。

阳虚，气不卫外，阴亦失守，血崩如注。辨诸面色青黄，脉虚大无力。　李修之

补中益气汤加熟附、五味、艾叶。方载二便类肾气不固条。

老妇血热，久崩。辨诸温补不效。　张子和

黄连解毒汤加香附子、炒白芍、焙当归。芩、连、栀、柏。

虚体，小产后血下崩，势将下脱。证见头汗，辨诸面灰白，脉微，舌淡白。

周小农

吉林参、归身炭、黄芪、白芍、侧柏炭、龙骨、牡蛎、牛角䚡、淮麦、震灵丹。

营分不摄，淋漓。辨诸两尺浮，知肾失闭藏。左关弦，知肝过疏泄。　王孟英

三甲、二地、二至、蒿、微、柏叶、螵蛸、黄柏。

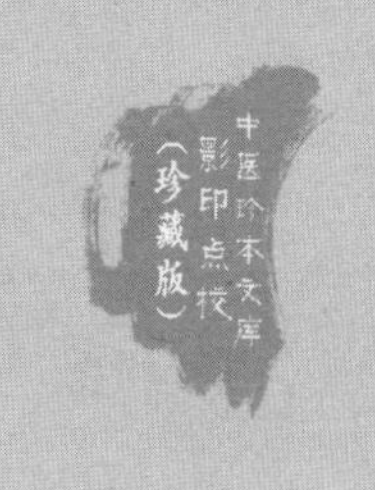

陰不蓄陽肝風妄動血崩有塊色紫 辨諸脈浮大作血熱妄行氣虛不攝血治皆不應 張希白

人參生地阿膠杞子杜仲蓯蓉麥冬歸身石斛白芍肉桂

陽虛氣不衛外陰亦失守血崩如注 辨諸面色青黃脈虛大無力 李修之

補中益氣湯加熟附五味艾葉 方載二便類腎氣不固條

老婦血熱久崩 辨諸溫補不效 張子和

黃連解毒湯加香附子炒白芍焙當歸 芩連梔柏

虛體小產後血下崩勢將下脫 證見頭汗辨諸面灰白脈微舌淡白 周小農

吉林參歸身炭黃芪白芍側栢炭龍骨牡蠣牛角䚡淮麥震靈丹

營分不攝淋漓 辨諸兩尺浮知腎失閉藏左關弦知肝過疏泄 王孟英

三甲二地二至蒿微栢葉螵蛸黃栢

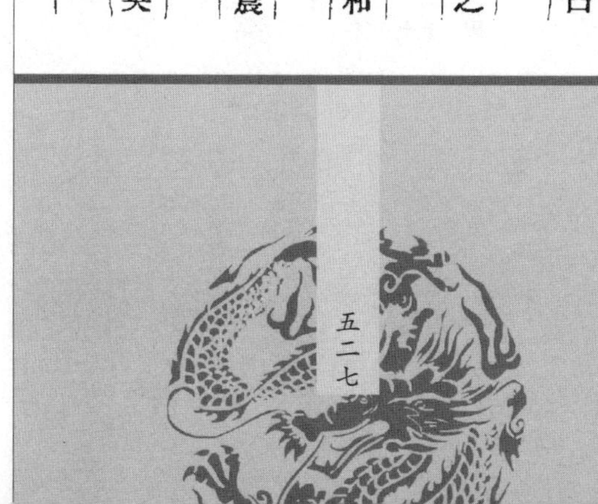

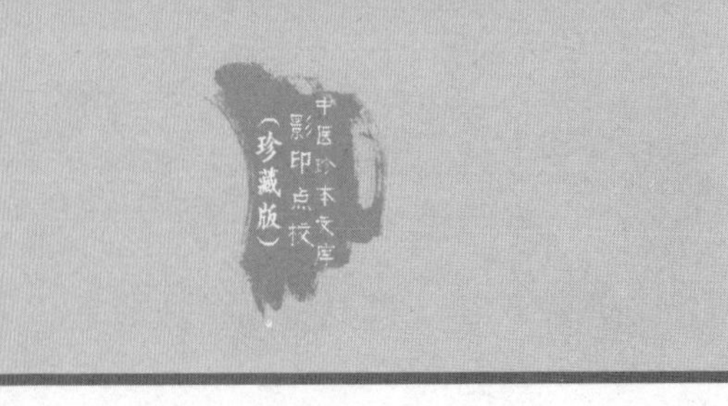

肝脾兩虧傷及奇經經事斷續甚則淋漓 辨諸左半身痛少腹墜脹肝病便溏食減脾病 馬培之

黃芪黨參白朮白芍炙草川斷杜仲兔絲紅棗桂元香附歸脾丸

胎孕類 胎前難產產後凡孕時產後病有類可分者分載各類

懷孕預藥 每產後痙厥辨諸脈弦滑厥前作脹便瀉覺顛痛飲食不減知肝風挾痰按類推各病皆可就證預藥以療之 王孟英

蠲飲六神湯合雪羹加蔞仁竹瀝三十劑 按肝風挾痰體質則預服此方非產前通用方也

氣不攝血胎元失蔭不長逾兩載不產 辨諸按月經行兼見乳汁按此必水土體質 林珮琴

熟地潞參歸芎白朮炙草杜仲杞子續斷砂仁蓮棗 原案云服二十劑又九月乃產

氣實血熱懷孕漏血踰二年不產 辨諸腹中動脈滑數有力漏則血不蔭胎氣實因又不墜 王孟英

先進清營藥繼用洋參石斛知母竹茹生芍重用烏梅

痰入血海狀如懷孕 辨諸脈浮沈長短去來至止上下不一知非胎 錢國賓

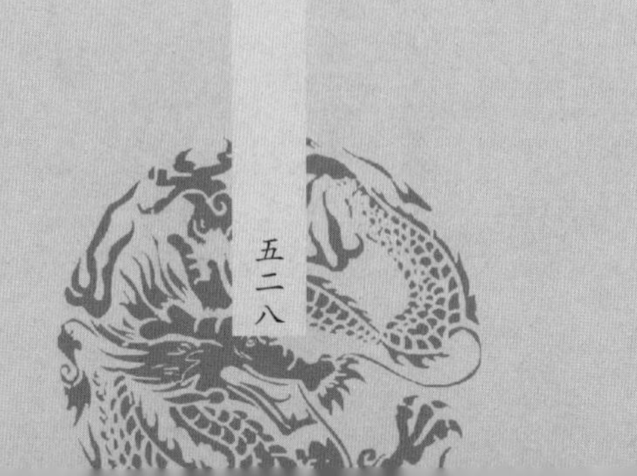

肝脾两亏，伤及奇经，经事断续，甚则淋漓。辨诸左半身痛，少腹坠胀，肝病便溏，食减脾病。　马培之

黄芪、党参、白术、白芍、炙草、川断、杜仲、兔丝、红枣、桂元、香附、归脾丸。

胎孕类胎前、难产、产后，凡孕时产后病有类可分者，分载各类。

怀孕预药。每产后痉厥，辨诸脉弦滑，厥前作胀，便泻，觉颠痛，饮食不减，知肝风挟痰。按类推各病，皆可就证预药以疗之。王孟英

蠲饮六神汤，合雪羹，加蒌仁、竹沥，三十剂。

【按】肝风挟痰体质，则预服此方，非产前通用方也。

气不摄血，胎元失荫不长，逾两载不产。辨诸按月经行，兼见乳汁，按此必水土体质。　林佩琴

熟地、潞参、归、芍、白术、炙草、杜仲、杞子、续断、砂仁、莲、枣。原案云：服二十剂，又九月乃产。

气实血热，怀孕漏血，逾二年不产。辨诸腹中动，脉滑数有力，漏则血不荫胎，气实，因又不坠。　王孟英

先进清营药，继用洋参、石斛、知母、竹茹、生芍，重用乌梅。

痰入血海，状如怀孕。辨诸脉浮沈长短，去来至止，上下不一，知非胎。钱国宾

归、芎、地、芍、贝母、天冬、半夏、香附、白芥子、茯苓、陈皮、枳壳。

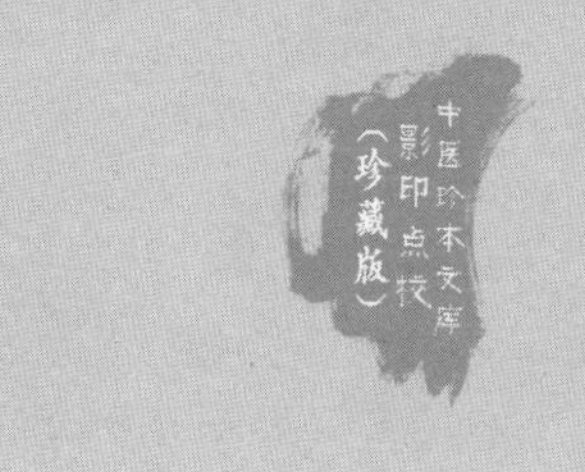

郁伤肝脾，气湿互结，经停八月，腹日大如孕。辨诸食减体倦，面黄，舌苔白滑，食入作胀。　魏荫塘

萆薢、蚕沙、车前、通草、木通、橘皮、郁金。

鬼胎。辨诸神色憔悴，脉来不等。　漏名

原方失录。

妊娠血盛，月信不断。辨诸体肥者，血盛气衰，勿作漏治。　熊宗古

不可作漏治，勿药可愈。

妊娠肝旺，胎漏。辨诸两关弦数。　漏名

生地、杞子、沙参、麦冬、川楝。

妊娠跌磕，胎动下血。　魏玉横

熟地、杞子、白芍、甘草、枣仁。

怀孕争竞致伤，腹痛见红。辨诸六脉如常，舌色红活，知非胎死。　柴屿青

舌苔白滑食入作脹　魏荫塘

萆薢蠶沙車前通草木通橘皮鬱金

鬼胎辨諸神色憔悴脈來不等　漏名

原方失錄

妊娠血盛月信不斷辨諸體肥者血盛氣衰勿作漏治　熊宗古

不可作漏治勿藥可愈

妊娠肝旺胎漏辨諸兩關弦數　漏名

生地杞子沙參麥冬川楝

妊娠跌磕胎動下血　魏玉橫

熟地杞子白芍甘草棗仁

懷孕爭競致傷腹痛見紅辨諸六脈如常舌色紅活知非胎死　柴嶼青

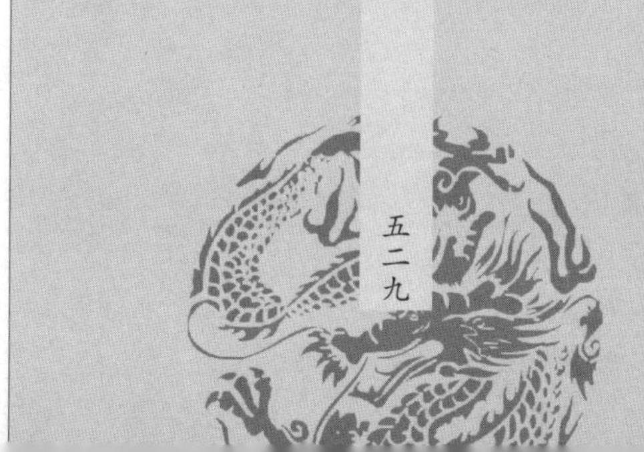

原案無方但云安胎養血

血虛火炎胎上衝 辨諸脈寸大於關關大於尺俱弦數　陸祖愚

清氣養榮湯磨沈香牛黃

痰滯火盛胎湊心脈胎氣上衝 辨諸胸滿內熱舌黃口渴　魏玉橫

七寶散去參芎生薑加石膏熟地 參草歸芎陳皮腹皮川芎紫蘇莖葉葱薑

子懸胎氣上衝作痛 辨諸舌不青雖兩脈絕是子懸而非胎死　陳良甫

紫蘇飲 參芍歸芎陳皮腹皮蘇葉薑草

下元虛冷兒湊心溫胎上塞心　楊乘六

八味丸 桂附地萸苓藥丹瀉

子懸重症因勞動胎升至胸氣塞不通　沈堯封

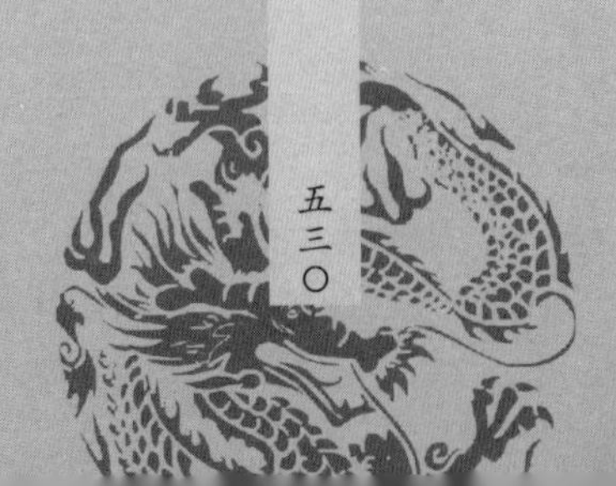

原案无方，但云安胎养血。

血虚火炎，胎上冲。辨诸脉寸大于关，关大于尺，俱弦数。　陆祖愚

清气养荣汤，磨沈香、牛黄。

痰滞火盛，胎凑心脉，胎气上冲。辨诸胸内热，舌黄口渴。　魏玉横

七宝散去参、芎、生姜，加石膏、熟地。参、草、归、芎、陈皮、腹皮、川芎、紫苏、茎叶、葱、姜。

子悬，胎气上冲，作痛。辨诸舌不青，虽两脉绝，是子悬而非胎死。　陈良甫

紫苏饮。参、芍、归、芎、陈皮、腹皮、苏叶、姜、草。

下元虚冷，儿凑心温，胎上塞心。　杨乘六

八味丸。桂、附、地、萸、苓、药、丹、泻。

子悬重症，因劳动，胎升至胸，气寒不通。　沈尧封

代赭汁。

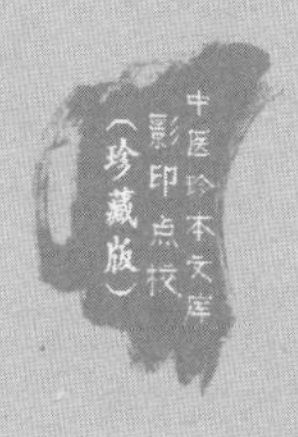

气弱不束，腹满胎坠，下迫。　　万密斋

人参、升麻。

虚寒体无阳，不长滑胎。辨诸面皝白，带青口淡，不渴形寒，脉细濡。　　费兰泉

原方失录。

肺不清肃，屡患半产。辨诸孕后病，右寸脉滑大搏指，每怀孕服温，补保胎药，卒无效。　　王孟英

原案无方，云胎不固，由元气弱，宜补由病气侵，宜治病，纯与清肺。

气虚难产。辨诸形肥，素勤女工（以下难产）。

朱丹溪

大全方，紫苏饮，加补气药。

痰涎壅塞，胃口气滞不行，难产。

裴兆期

半夏、苍术、泽泻、茯苓、人参、黄连、厚朴、橘红、白蔻仁、姜汁。

心中怀惧，气结不行，产不下。　　龙（庞）安常

萬密齋

人參升麻

虛寒體無陽不長滑胎（辨諸面皝白帶青口淡不渴形寒脈細濡）　費蘭泉

原方失錄

肺不清肅屢患半產（辨諸孕後病嗽右寸脈滑大搏指每懷孕服溫補保胎藥卒無效）　王孟英

原案無方云胎不固由元氣弱宜補由病氣侵宜治病純與清肺

氣虛難產（辨諸形肥素勤女工（以下難產））　朱丹溪

大全方紫蘇飲加補氣藥

痰涎壅塞胃口氣滯不行難產　裴兆期

半夏蒼朮澤瀉茯苓人參黃連厚朴橘紅白蔻仁薑汁

心中懷懼氣結不行產不下　龍安常

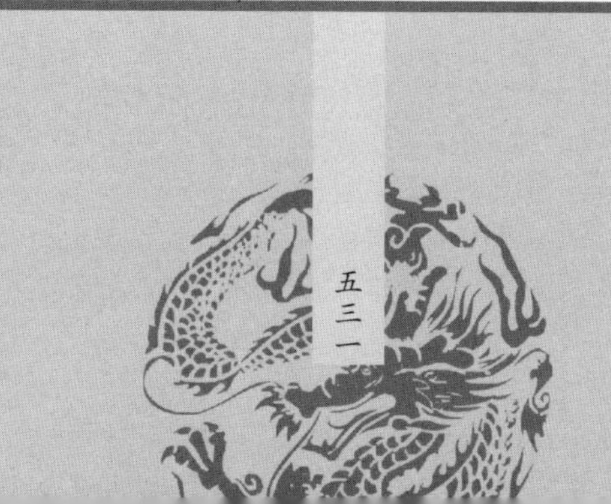

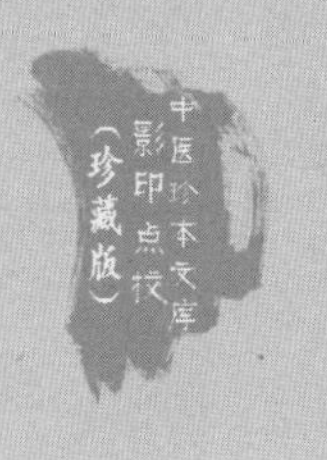

蘇葉腹皮人參川芎陳皮白芍當歸甘草薑葱

血液枯涸胎澁難下辨諸體陰虧 魏玉横

熟地杞子當歸

瀝漿生胞水早破陰液不足胎澀難下即辨諸胞水早破知非他故 王孟英

鮮猪肉洗淨切大塊急火煎湯吹去浮油恣飲

嚴冬血凝不行難産身僵若死 劉復眞

紅花

虛體難産口鼻之氣有出無入 漏名

先接其氣後服人參歸身熟地熟附童便

雙胎及門不能下用力則有物衝胸 孫文垣

苏叶、腹皮、人参、川芎、陈皮、白芍、当归、甘草、姜、葱。

血液枯涸，胎涩难下。辨诸素体阴亏。 魏玉横

熟地、杞子、当归。

沥浆生，胞水早破，阴液不足，胎涩难下。即辨诸胞水早破，知非他故。

王孟英

鲜猪肉洗净，切大块，急火煎汤，吹去浮油，恣饮。

严冬血凝不行，难产，身僵若死。 刘复真

红花。

虚体难产，口鼻之气，有出无入。 漏名

先接其气，后服人参、归身、熟附、童便。

双胎及门不能下，用力则有物冲胸。 孙文垣

益元散，紫苏汤下。

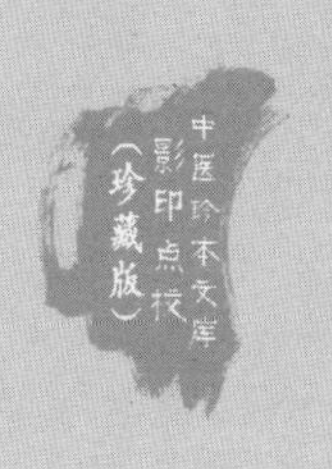

用力太早，难产横生，儿手出不得入。　　亟斋

徐徐托手送入，一面服芎归汤。

并非正产，届八个月，坐蓐，儿头已抵产门。辨诸脉未离经，宜安胎。　　亟斋

原案无方，但云安胎药。

脾虚失职，产后恶露，胞衣不下。辨诸平素怯弱，脉细耎，口不燥渴，内无烦渴，神情瞀乱。　　俞东扶

原案无方，但云用参、术、归、附等药而下。

脾失统血，胎衣不下。辨诸脉细耎，口不渴不烦热。

俞东扶

黄耆、当归、人参、白术、白芍、茯苓、甘草。

瘀蓄胞中，包衣不下。证兼呕逆，腹大痛极。

朱心农

野茺实叶汤，送回生丹。

产时去血过多，气随血走，正气不下达，胞衣未下。证见神糊自汗，肢冷脉伏。

丁甘仁　薛逸山

徐徐托手送入一面服芎歸湯

並非正產屆八個月坐蓐兒頭已抵產門 辨諸脈未離經宜安胎　　亟齋

原案無方但云安胎藥

脾虛失職產後惡露胞衣不下 辨諸平素怯弱脈細耎口不燥渴內無煩渴神情瞀亂　　俞東扶

原案無方但云用參朮歸附等藥而下

脾失統血胎衣不下 辨諸脈細耎口不渴不煩熱　　俞東扶

黃耆當歸人參白朮白芍茯苓甘草

瘀蓄胞中包衣不下 證兼嘔逆腹大痛極　　朱心農

野茺實葉湯送回生丹

產時去血過多氣隨血走正氣不下達胞衣未下 證見神糊自汗肢冷脈伏　　丁甘仁 薛逸山

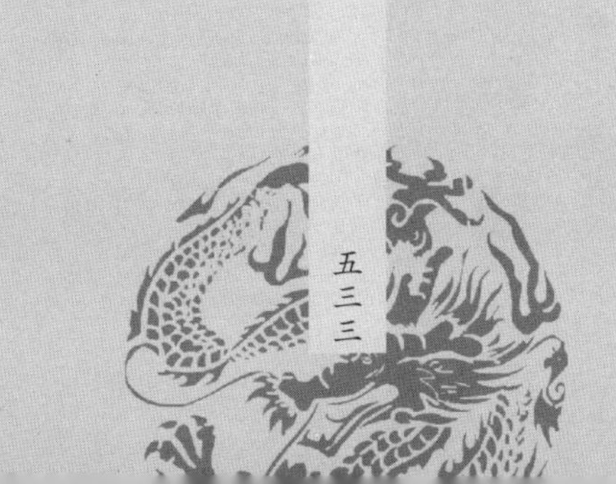

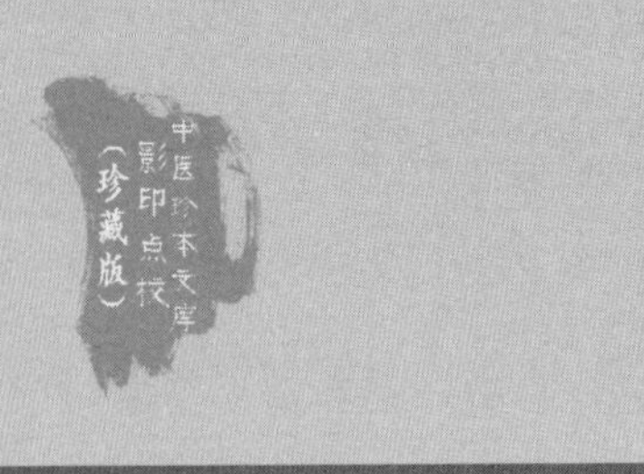

潞黨參全當歸紫降香

產後陰虛陽實熱犯肝陰惡露變成腥水（非產後而經化腥水亦同此理一以下產後一）葉天士

牡蠣烏梅黄芩茯苓皮川連鬱金秦皮炒山查

中氣虛產後腸不收（察其體質當於產前多服補中升氣藥）江應宿

醋及冷水調和噀母面或以草麻子搗爛貼頂心

血虛產後無惡露（辨諸腹不脹別無痛苦）王孟英

方載後血虛產後無乳條

血虛產後無乳（辨諸惡露亦無而腹不脹大虛之候）王孟英

黄耆當歸甘草杜仲大棗糯米脂麻藕用羊肉湯煑藥

產後痰犯心包恍惚譫語頭掉涎流（辨諸少醒復發非若敗血冲心之一任昏迷不能少醒）于平施

潞党参、全当归、紫降香。

产后阴虚阳实，热犯肝阴，恶露变成腥水。非产后而经化腥水，亦同此理（以下产后）。　　叶天士

牡蛎、乌梅、黄芩、茯苓皮、川连、郁金、秦皮、炒山查（楂）。

中气虚，产后肠不收。察其体质，当于产前多服，补中升气药。　　江应宿

醋及冷水调和噀母面，或以草麻子捣烂，贴顶心。

血虚产后，无恶露。辨诸腹不胀，别无痛苦。

王孟英

方载后血虚产后无乳条。

血虚产后无乳。辨诸恶露，亦无而腹不胀，大虚之候。　　王孟英

黄耆、当归、甘草、杜仲、大枣、糯米、脂麻藕，用羊肉汤煮药。

产后，痰犯心包，恍惚谵语，头掉涎流。辨诸少醒复发，非若败血冲心之一，任昏迷不能少醒。　　于平施

导痰汤。橘、半、枳、苓、胆星、姜、草。

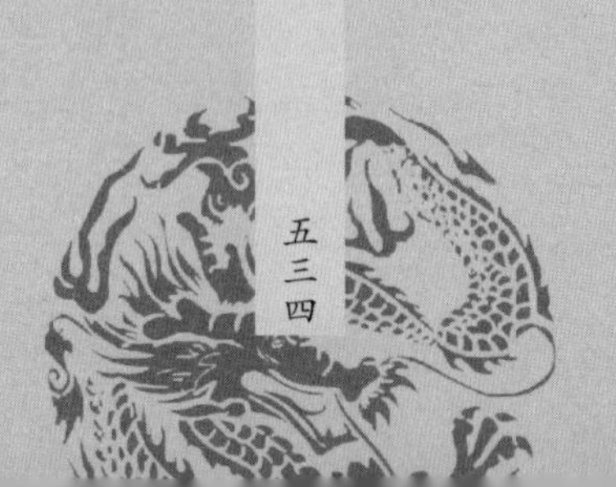

产后感温化热。辨诸肝阳素旺，病属暴起，渴汗热烦，面赤舌绛。

【按】产后宜温，言其常也。载此条，以见不可泥执。　　朱心农

羚羊、丹皮、生地、连翘、元参、竹叶心、郁金、炒蒲黄、川贝、蔗浆、清米饮。

四肢类 四肢、臂、手、指、腿膝、足、爪甲。

下虚，足不任身，后难举物。辨诸尺脉无力。

曹仁伯

熟地、苁蓉、川附、牛膝、石斛、远志、巴戟、甘菊。

气血不周行，右手足软不举。辨诸脉洪大，久按无力。　　冯楚瞻

熟地、麦冬、炒白术、牛膝、五味子、附子、人参汁。

湿邪下受蔓延络隧，手足难动。辨诸地处潮湿，初患脚肿冷，膝湾，筋胀痛，肌肉麻木。　　周小农

萆薢、川断、伸筋草、当归、橘络、海桐皮、鸡血藤、络石藤、薏仁、蚕沙。

外治用苍术、蚕沙、艾叶、杉木、生姜、葱须，大剂熏洗。

脾气虚，肝风乘侮，驱痰入络，右肢不用。辨诸脉洪大而滑，年逾七十。

马培之

羚羊丹皮生地連翹元參竹葉心鬱金炒蒲黃川貝蔗漿清米飲

四肢類 四肢臂手指腿膝足爪甲

下虛足不任身手難舉物 辨諸尺脈無力　　曹仁伯

熟地蓯蓉川附牛膝石斛遠志巴戟甘菊

氣血不周行右手足攤軟不舉 辨諸脈洪大久按無力　　馮楚瞻

熟地麥冬炒白朮牛膝五味子製附子人參汁

濕邪下受蔓延絡隧手足難動 辨諸地處潮濕初患脚腫冷膝滑筋脹痛肌肉麻木　　周小農

萆薢川斷伸筋草當歸橘絡海桐皮雞血籐絡石籐薏仁蠶沙

外治用蒼朮蠶沙艾葉杉木生薑葱鬚大劑薰洗

脾氣虛肝風乘侮驅痰入絡右肢不用 辨諸脈洪大而滑年逾七十　　馬培之

四肢　五十二

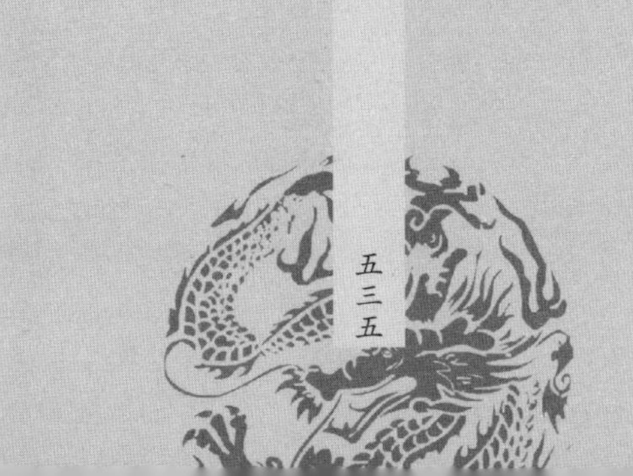

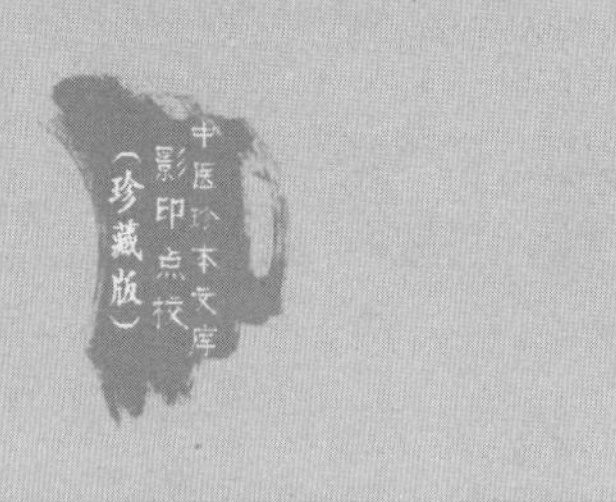

黃芪皮全當歸製南星桂枝天麻續斷白芍秦艽白朮桑枝紅棗

氣血兩虛榮衛不利右肢日細無力辨諸肌膚筋骨內外皆時常畏冷脈濡緩　黃體仁

熟附片桂枝虎骨合桃肉巴戟益智油松節當歸骨脂黃芪加皮

中虛溼勝木侮左肢不用辨諸口歪流涎舌苔膩便溏溺少脈弦遲　曹仁伯

牽正散二陳湯加川附桂枝白芍製蠶

水不涵木肝陽化風挾痰趨絡左肢不能舉動　馬培之

歸身白芍半夏陳皮生地茯苓桑寄生枸杞子

虛寒手足不用辨諸脈象沈細　吳東暘

理中加附子桂枝阿膠歸芍羌防參朮薑草

脾爲香蝕四肢痿痺辨諸房中香盃流蘇香味太盛　葛可久

黄芪皮、全当归、制南星、桂枝、天麻、续断、白芍、秦艽、白术、桑枝、红枣。

气血两虚，荣卫不利，右肢日细无力。辨诸肌肤筋骨内外皆时常畏冷，脉濡缓。

黄体仁

熟附片、桂枝、虎骨，合桃肉、巴戟、益智、油松节、当归、骨脂、黄芪、加皮。

中虚湿胜，木侮，左肢不用。辨诸口歪流涎，舌苔腻，便溏溺少，脉弦迟。

曹仁伯

牵正散，二陈汤加川附、桂枝、白芍、制蚕。

水不涵木，肝阳化风，挟痰趋络，左肢不能举动。

马培之

归身、白芍、半夏、陈皮、生地、茯苓、桑寄生、枸杞子。

虚寒，手足不用。辨诸脉象沈细。　吴东旸

理中加附子、桂枝、阿胶、芍、羌、防。参、术、姜、草。

脾为香蚀，四肢痿痹。辨诸房中香杯流苏，香味太盛。　葛可久

掘土坎，令病人卧其中。

水不涵木，肝风暴动，右肢猝痿。辨诸舌赤，脉浮数动。　　尤在泾

地黄饮子去桂、附，加天冬、阿胶。方载言语类阴虚条。

肝风欲动，预兆肢麻。证兼头运。　　尤在泾

羚羊角、白术、刺蒺藜、茯苓、炙草、天麻、白芍、广皮。

气血运行不周，左半手足麻痹。辨诸脉虚涩，食不知味。　　尤在泾

桂枝、茯苓、归身、半夏、炙草、黄耆、天麻、首乌。

中毒药，四肢麻痹。毒药伤肺，肺热叶焦，辨诸右寸濡而无力。　　顾晓澜

北沙参、甘草、人中黄、绿豆皮、丝瓜络、忍冬藤、防已、白芍、桂枝、归身。

气弱，左手右腿，右大次指麻木。　　李东垣

人参益气汤。参、耆、芍、草、升、柴、五味。

脾饮肝风合病，手指连肩麻木，两腿痠痒。辨诸脉濡，按之弦。　　尤在泾

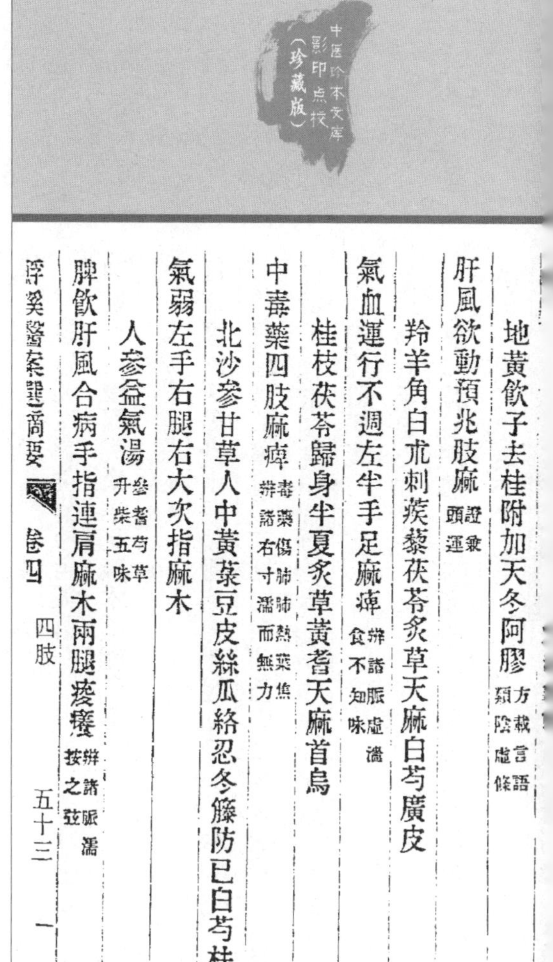

地黃飲子去桂附加天冬阿膠 方載言語類陰虛條

肝風欲動預兆肢麻 證兼頭運 尤在涇

羚羊角白朮刺蒺藜茯苓炙草天麻白芍廣皮

氣血運行不週左半手足麻痺 辨諸脈虛濇食不知味 尤在涇

桂枝茯苓歸身半夏炙草黃耆天麻首烏

中毒藥四肢麻痺 毒藥傷肺肺熱葉焦辨諸右寸濡而無力 顧曉瀾

北沙參甘草人中黃菉豆皮絲瓜絡忍冬籐防已白芍桂枝歸身

氣弱左手右腿右大次指麻木 李東垣

人參益氣湯 參耆芍草升柴五味

脾飲肝風合病手指連肩麻木兩腿痠癢 辨諸脈濡按之弦 尤在涇

浮溪醫案選摘要 卷四 四肢 五十三

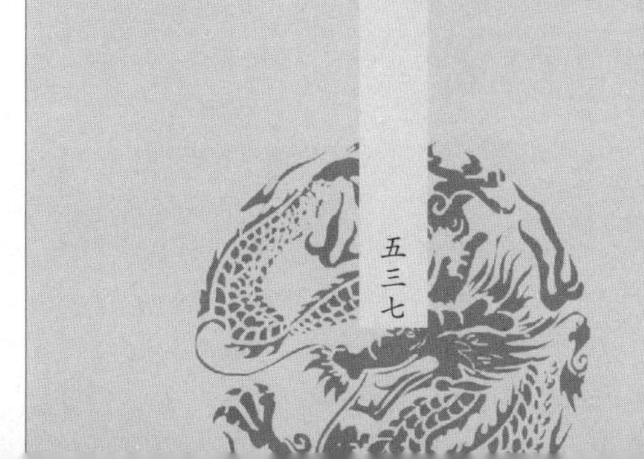

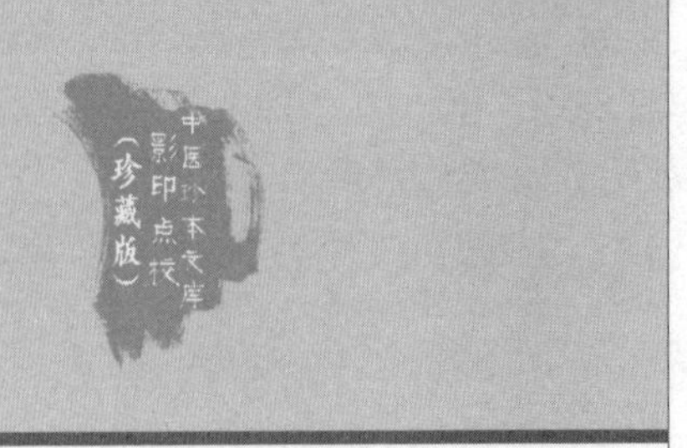

首烏天麻刺蒺藜羚角炙草茯苓半夏白芍丹皮廣皮姜汁竹瀝

脾氣渙散機關失束手足麻木不能自主解㑊症證兼怔忡恍惚臥不甯子盜母氣也 李修之

歸脾湯多服方載大便類脾虛條

風寒濕成痹周身串痛誤服凉劑手足如縛辨諸舌冷如膩粉脈沈澁 顧曉瀾

熟地猺桂黑附子茴炒歸白芍酒桑枝片薑黃茯苓瓜絡薏米

肝胃火熾液涸筋縮周身若在網中手足如縛可與上條寒主收引互參 趙晴初

阿膠雞子黃

營虛內熱手足心如烙 林珮琴

歸脾湯去耆朮木香歸薑加白芍丹皮熟地甘菊方載大便類脾虛條

勞心心火內熾手足心熱 呂東莊

首乌、天麻、刺蒺藜、羚角、炙草、茯苓、半夏、白芍、丹皮、广皮、姜汁、竹沥。

脾气涣散，机关失束，手足麻木不能自主。解㑊症，证兼怔忡恍惚，卧不宁，子盗母气也。 李修之

归脾汤多服。方载大便类虚条。

风、寒、湿成痹，周身串痛，误服凉剂，手足如缚。辨诸舌冷如腻粉，脉沈涩。

顾晓澜

熟地、猺桂、黑附子、茴炒归、白芍、酒桑枝、片姜黄、茯苓、瓜络、薏米。

肝胃火炽，液涸筋缩，周身若在网中，手足如缚。可与上条寒主收引互参。

赵晴初

阿胶、鸡子黄。

营虚内热，手足心如烙。

林佩琴

归脾汤去耆、术、木香、归、姜，加白芍、丹皮、熟地、甘、菊。方载大便类脾虚条

劳心，心火内炽，手足心热。 吕东庄

连翘、黄芩、麦冬、生地、丹皮、丹参、茯苓、石斛、滑石、辰砂、白豆蔻。

胃弱，手足冷，按之热。

徐仲光

原方失录。

湿热内结，气机不运，肢冷。证见腹痛自汗，息微，脉沈伏难寻，似虚。辨诸苔黄腻，口干溺赤。　王孟英

连、朴、楝、栀、延胡、蚕沙、省头草等。

腹有燥矢，气机壅遏，肢冷。证兼脉无，不能言。辨诸按其腹，两手拒护趺阳，脉有力。　李士材

大承气汤。枳、朴、硝、黄。

暑温误遏邪陷，四末冷。辨诸身热如火，脉举按不应，沈取滑数。　雷少逸

大顺散加附子、老蔻。继用清凉法，去淡豉，加细地、麦冬、蝉衣、荷叶。

热厥，手足如冰。证见骤昏，辨诸初发热，鼻干口渴，便秘，渐至发厥，异于阴症。一起便唇青面白，体冷不渴，便利。　喻嘉言

调胃承气汤。

【按】热厥有邪在胃经，不在胃府，须用白虎汤者，如无便闭见证，此汤缓用。

伏热，手足冷过肘膝。辨诸脉沈滑数，面赤苔黄，溲涩少。另一案，脉亦伏，辨诸渴饮溲赤，知一起即厥，冷过肘膝，难定为寒。

王孟英

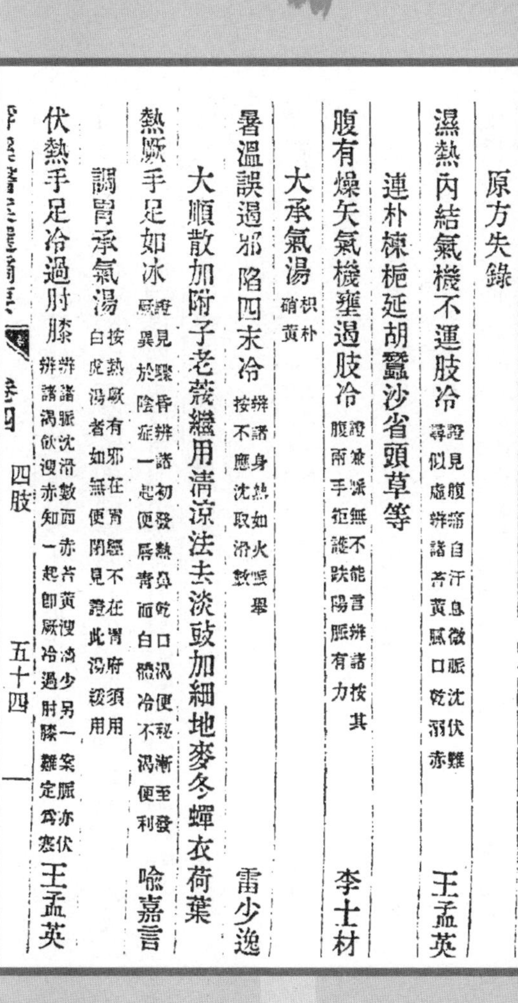

原方失錄

濕熱內結氣機不運肢冷 證見腹痛自汗息微脈沈伏難尋似虛辨諸苔黃膩口乾溺赤 王孟英

連朴楝梔延胡蠶沙省頭草等

腹有燥矢氣機壅遏肢冷 證兼脈無不能言辨諸按其腹兩手拒護趺陽脈有力 李士材

大承氣湯 枳朴硝黃

暑溫誤遏邪陷四末冷 辨諸身熱如火脈舉按不應沈取滑數 雷少逸

大順散加附子老蔻繼用清涼法去淡豉加細地麥冬蟬衣荷葉

熱厥手足如冰 證見驟昏辨諸初發熱鼻乾口渴便秘漸至發厥異於陰症一起便唇青面白體冷不渴便利 喻嘉言

調胃承氣湯 按熱厥有邪在胃經不在胃府須用白虎湯者如無便閉見證此湯緩用

伏熱手足冷過肘膝 辨諸脈沈滑數面赤苔黃溲澀少另一案脈亦伏辨諸渴飲溲赤知一起即厥冷過肘膝難定為寒 王孟英

卷四　四肢　五十四

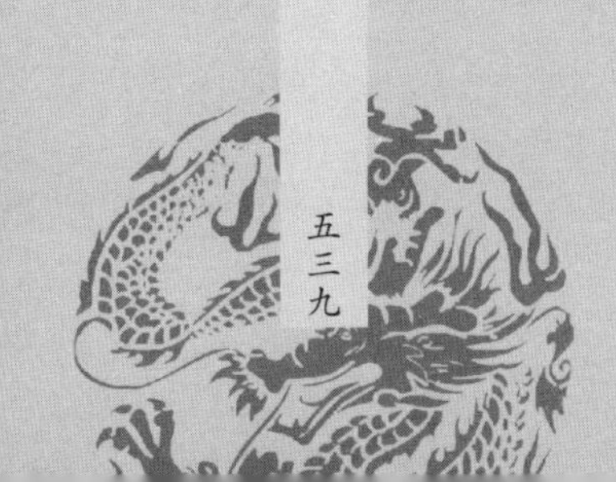

芩連梔楝滑石丹皮砂仁延胡查麯銀花草决明

暑熱爲冷飲冰伏胸中大氣不能轉旋四肢冷過肘膝易誤陰厥症須辨　王孟英

六一散淡鹽湯攪後澄清服下紫雪丹上方滑石甘草下方載舌類感症誤用温補條

肝風挾痰上逆氣窒不通肢冷自汗　尤在涇

原方失錄

欲戰汗手足厥冷辨諸脈不至獨左寸厥厥動搖　張路玉

勿藥但與熱薑湯

陰盛格陽陽氣不行於四末肢厥證見煩躁面赤辨諸下利脈微　葉天士

白通去膽汁加童便

太陰脾中寒肢厥辨諸多食瓜果又受暴寒得病舌白不能飲脘脹微嘔冷汗　葉天士

芩、连、栀、楝、滑石、丹皮、砂仁、延胡、查（楂）曲、银花、草决明。

暑热为冷饮冰伏，胸中大气不能转旋，四肢冷过肘膝。易误阴厥症，须辨。　王孟英

六一散，淡盐汤，搅后澄清，服下紫雪丹。上方滑石、甘草。下方载舌类感症，误用温补条。

肝风挟痰上逆，气室不通，肢冷自汗。

原方失录。

欲战汗，手足厥冷。辨诸脉不至，独左寸厥厥动摇。　张路玉

勿药，但与热姜汤。

阴盛格阳，阳气不行，于四末肢厥。证见烦躁面赤，辨诸下利脉微。　叶天士

白通去胆汁，加童便。

太阴脾中寒，肢厥。辨诸多食瓜果，又受暴寒得病，舌白不能饮，脘胀微呕，冷汗。　叶天士

生草果、生术、藿梗、干姜、厚朴、丁香柄。

少阴肾中寒，肢厥。辨诸尺脉沈微下利。　叶天士

生附子、炮干姜、炙草。

血不荣筋，乘虚湿袭，由筋流入支节，左手足时冷至节。辨诸酒客。　顾晓澜

蒸于术、归须、酒桑枝、木瓜、秦艽、桂、酒炒白芍、独活、生苡、丝瓜络。

阳明经热，宗筋伤，周身拘挛，四肢不能伸。　杨华轩

于应用药中重用生石膏。

液烁无以灌溉经络，手足拘挛。证见痛极难屈伸，辨诸肤燥起鳞，舌绛无津，脉弦数。　王孟英

洋参、生地、二冬、元参、知母、银花、石斛、甘草、瓜络、竹沥、梨蔗汁。

血寒筋紧，四肢不随，手足挛拳。　朱丹溪

二陈汤加防风、虎胫骨、当归、杜仲、牛膝、续断、金毛狗脊、巴戟、石斛。

气血两虚，四肢瘦削，挛痛节肿，筋露。辨诸脉微涩，两尺缓弱尤其。陆养愚

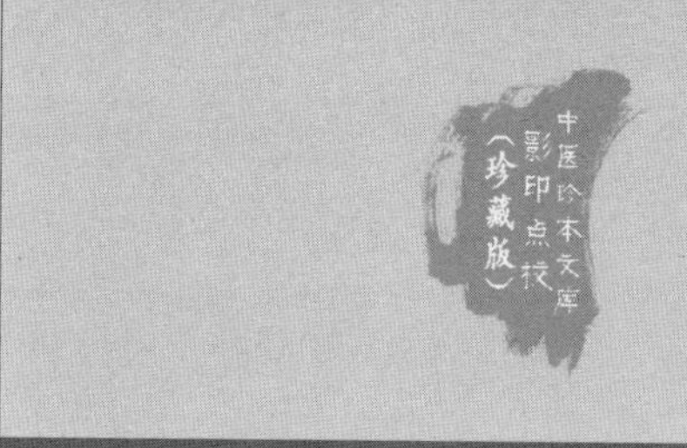

生附子炮乾姜炙草

血不榮筋乘虛濕襲由筋流入支節左手足時冷至節 辨諸酒客 顧曉瀾

蒸於朮歸鬚酒桑枝木瓜秦艽桂酒炒白芍獨活生苡絲瓜絡

陽明經熱宗筋傷周身拘攣四肢不能伸 楊華軒

於應用藥中重用生石膏

液爍無以灌溉經絡手足拘攣 證見痛極難屈伸辨諸膚燥起鱗舌絳無津脈弦數 王孟英

洋參生地二冬元參知母銀花石斛甘草絲瓜絡竹瀝梨蔗汁

血寒筋緊四肢不隨手足攣拳 朱丹溪

二陳湯加防風虎脛骨當歸杜仲牛膝續斷金毛狗脊巴戟石斛

氣血兩虛四肢瘦削攣痛節腫筋露 辨諸脈微澁兩尺緩弱尤甚 陸養愚

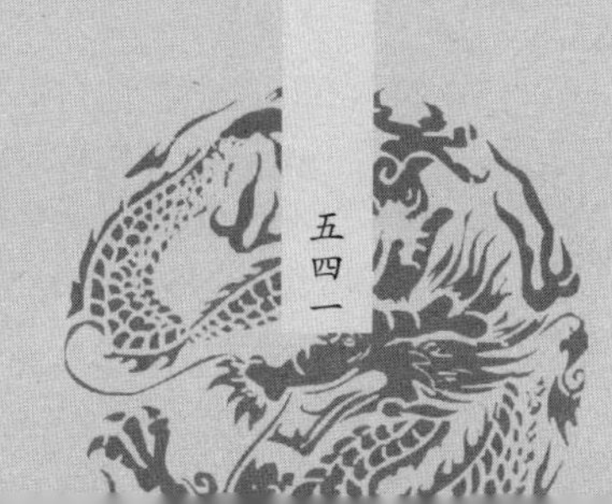

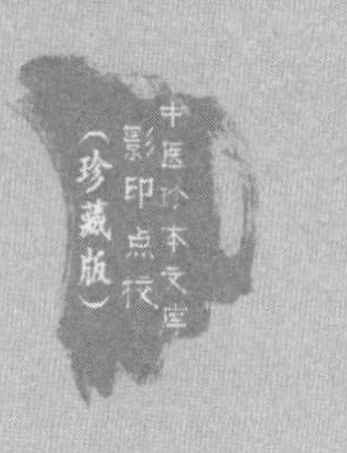

人參川芎當歸首烏肉桂秦艽虎潛丸鹿角膠

濕熱傷筋肢節痛 辨諸素有酒積 孫文垣

二陳湯加威靈仙蒼朮黃柏五加皮枳實葛根山梔子

太陽濕熱外襲肢節腫痛 辨諸自汗頭痛 薛立齋

麻黃左金湯

下虛濕火流注手足腫痛 辨諸大小腿肉皆削屬下虛肌瘦屬火腫則屬濕 孫文垣

五加皮蒼朮黃柏蒼耳子當歸紅花苡仁羌活防風秦艽紫荆皮

濕流關節四肢腫痛 辨諸素嗜酒身重而倦面色痿黃脈沈緩 羅謙甫

羌活獨活升麻威靈仙防風蒼朮澤蘭茯苓

脾虛濕勝血虛風勝肢節腫痛 顧曉瀾

人参、川芎、当归、首乌、肉桂、秦艽、虎潜丸，鹿角胶。

湿热伤筋，肢节痛。辨诸素有酒积。　孙文垣

二陈汤加威灵仙、苍术、黄柏、五加皮、枳实、葛根、山栀子。

太阳湿热外袭，肢节肿痛。辨诸自汗头痛。　薛立斋

麻黄左金汤。

下虚，湿火流注，手足肿痛。辨诸大小腿肉皆削，属下虚。肌瘦，属火肿，则属湿。　孙文垣

五加皮、苍术、黄柏、苍耳子、当归、红花、苡仁、羌活、防风、秦艽、紫荆皮。

湿流关节，四肢肿痛。辨诸素嗜酒，身重而倦，面色痿黄，脉沈缓。　罗谦甫

羌活、独活、升麻、威灵仙、防风、苍术、泽兰、茯苓。

脾虚湿胜，血虚风胜，肢节肿痛。　顾晓澜

原方失录。

胃中血鳅为患，手足肿痛难动。孙文垣

芫花、海金砂。

痰饮流注经络，关节肿痛，此愈彼剧。辨诸夙嗜酒，胸闷。朱丹溪

原方失录。

痰热壅遏经络，手足弯红肿，热痛不能动。辨诸脉弦数。孙文垣

苍术、姜黄、苡仁、威灵仙、秦艽、知母、桑皮、黄柏、酒芩、麻黄，七制化痰丸。

肝脾郁火，经前四肢发红紫块，胀痛。辨诸脉驶。

孙文垣

青皮、香附、柴胡、川芎、乌药、白芍、丹参、元胡、郁金、酒炒黄连、栀子。

产后败血流入经络，四肢浮肿。辨诸两胁痛。

吴茭山

旋覆花汤，小调经散，泽兰梗。

湿痰流注关节，肢节疼。辨诸体肥，疼处肿，脉缓滑，知非虚。漏名

芫花海金沙

痰飲流注經絡關節腫痛此愈彼劇 辨諸夙嗜酒胸悶 朱丹溪

原方失錄

痰熱壅遏經絡手足彎紅腫熱痛不能動 辨諸脈弦數 孫文垣

蒼朮薑黃苡仁威靈仙秦艽知母桑皮黃栢酒芩麻黃七製化痰丸

肝脾鬱火經前四肢發紅紫塊脹痛 辨諸脈駛 孫文垣

青皮香附柴胡川芎烏藥白芍丹參元胡鬱金酒炒黃連梔子

產後敗血流入經絡四肢浮腫 辨諸兩脇痛 吳茭山

旋覆花湯小調經散澤蘭梗

濕痰流注關節肢節疼 辨諸體肥疼處腫脈緩滑知非虛 漏名

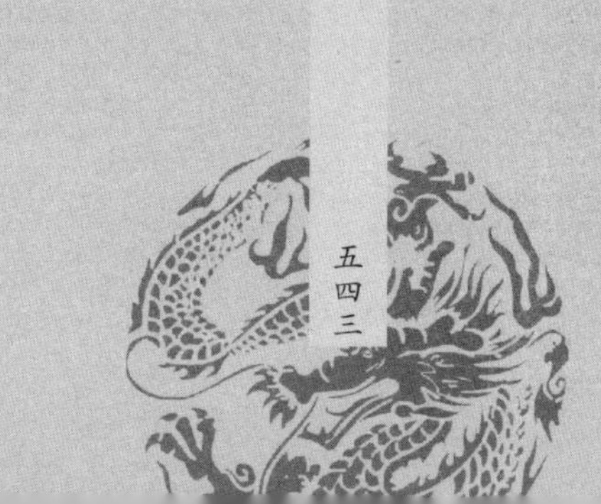

天麯山查橘紅白朮茯苓枳實神麯竹瀝

風寒客於太陽肢節痛不能轉側辨諸夏不去衣脈浮緊　薛立齋

甘草附子湯

暑熱入於隧絡四肢痛不能屈伸　王孟英

桑枝竹葉扁豆葉絲瓜絡羚羊豆卷知母黃芩白薇梔子

寒濕中於經絡四肢痛不能屈伸與前條互參　吳天士

原方未見

濕流肢節左手足痹痛凡邪走絡侵骨皆能致此今辨諸嗜酒舌滑節冷　顧曉瀾

原方失錄

氣虛濕勝四肢痛痹右腕甚辨諸脈沈緩舌中白滑　顧曉瀾

蒸冬朮蒼朮防風湯炒芪桂酒炒芍歸鬚木瓜油松節絡石桑枝

天曲、山查（楂）、橘红、白术、茯苓、枳实、神曲、竹沥。

风寒客于太阳，肢节痛，不能转侧。辨诸夏不去衣，脉浮紧。　薛立斋

甘草附子汤。

暑热入于隧络，四肢痛，不能屈伸。　王孟英

桑枝、竹叶、扁豆叶、丝瓜络、羚羊、豆卷、知母、黄芩、白薇、栀子。

寒湿中于经络，四肢痛不能屈伸。与前条互参。

吴天士

原方未见。

湿流肢节，左手足痹痛。凡邪走络侵骨，皆能致此。今辨诸嗜酒，舌滑节冷。

顾晓澜

原方失录。

气虚湿胜，四肢痛痹，右腕甚。辨诸脉沈缓，舌中白滑。　顾晓澜

蒸冬术、苍术、防风汤，炒芪、桂酒、炒芍、归须、木瓜、油松节、络石、桑枝。

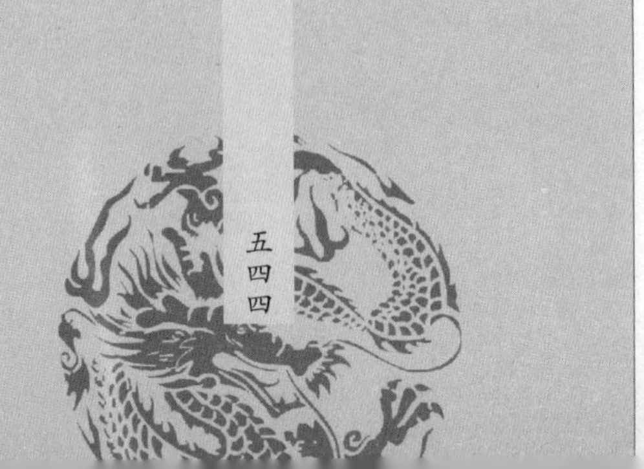

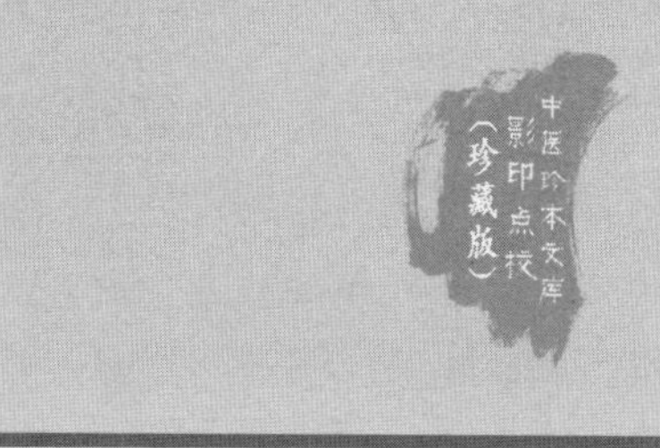

血虚，逢经期四肢抽痛。 顾晓澜

原方失录。

水不涵木，肝阳内动，化风，四肢战震。辨诸自幼乏乳，阴气本亏。 马培之

蛤粉、炒大生地、柏子仁、沙参、鸡黄、炒蒺藜、龙齿、夜交藤、橘红、钩勾。

脾胃气衰，四肢振颤。证兼头运。 尤在泾

归芍六君子汤加黄耆、天麻。归、芍、参、术、苓、草、橘、半。

元气亏弱，手足颤振。辨诸脉虚细无力而无弦象。 薛生白

原方失录。

寒痰壅闭，手足抽掣。 陈文中

芎蝎散，又油珠膏，又补脾益真汤，又前胡厚朴散，长生丸。

脾虚生风，手足抽掣动摇。辨诸弄舌吐沫，面白唇青。 江应宿

血虛逢經期四肢抽痛 顧曉瀾

原方失錄

水不涵木肝陽內動化風四肢戰震 辨諸自幼乏乳陰氣本虧 馬培之

蛤粉炒大生地柏子仁沙參雞黃炒蒺藜龍齒夜交籐橘紅鈎勾

脾胃氣衰四肢振顫 證兼頭運 尤在涇

歸芍六君子湯加黃耆天麻 歸芍參朮苓草橘半

元氣虧弱手足顫振 辨諸脈虛細無力而無弦象 薛生白

原方失錄

寒痰壅閉手足抽掣 陳文中

芎蝎散又油珠膏又補脾益眞湯又前胡厚朴散長生丸

脾虛生風手足抽掣動搖 辨諸弄舌吐沫面白脣靑 江應宿

[illegible] 卷四 四肢 五十七 一

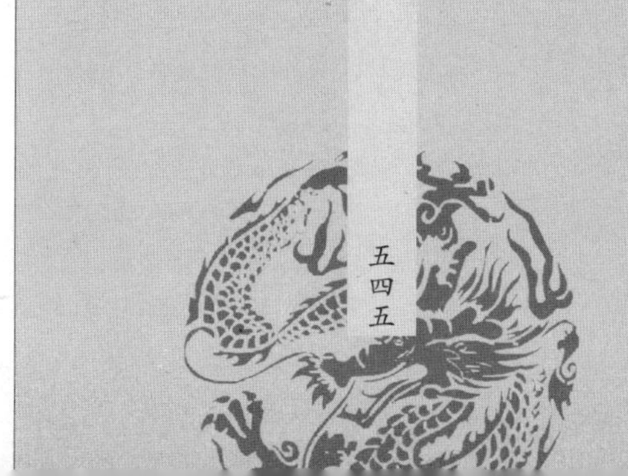

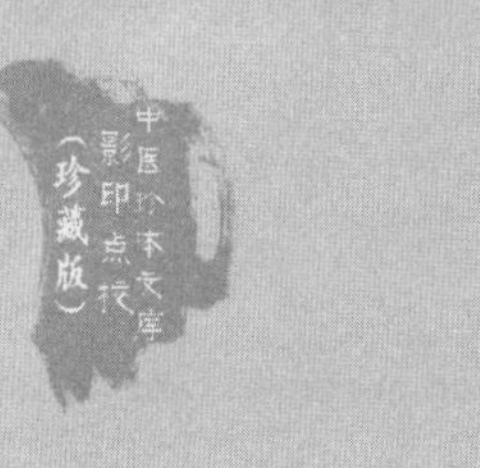

歸脾湯加桂附參耆方載大便類脾虛條非肝熱生風忌用羚鈎桑菊等

暑熱爍金木無所制風動手足抽搐辨諸脣焦齒燥脈洪大而數與前數條須互勘　　雷少逸

清離定巽法加石膏甘草橘紅扁豆花

小兒慢驚手足微冷似搐非搐辨諸吐瀉後面色青白　　吴孚先

白朮人參甘草黄耆半夏炒冬瓜仁炮薑製附

痰塞心竅驚搐　　萬密齋

黄連枳實半夏硃砂寒水石甘遂麝香神麯

宿食成痰痰壅作搐　　陳自明

先針湧泉繼用黄連山梔膽星附子茯神遠志石菖蒲硃砂麝香

心火勝手足搐搦小兒病此忌襁抱太急　　張子和

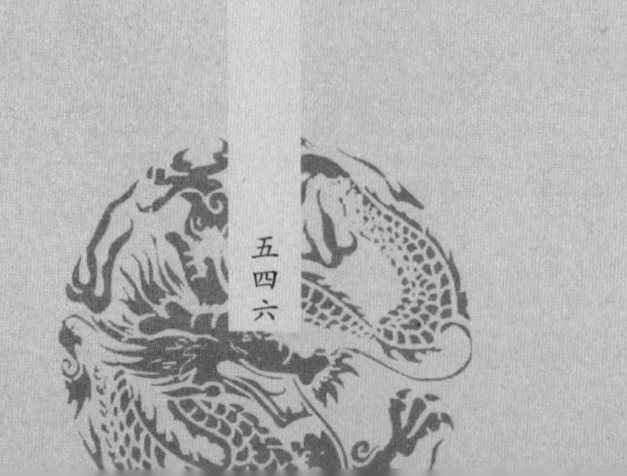

归脾汤加桂、附、参、耆。方载大便类脾虚条，非肝热生风，忌用羚、钩、桑、菊等。

暑热烁金，木无所制，风动，手足抽搐。辨诸唇焦齿燥，脉洪大而数，与前数条须互勘。　　雷少逸

清离定巽法，加石膏、甘草、橘红、扁豆花。

小儿慢惊，手足微冷，似搐非搐。辨诸吐泻后，面色青白。　　吴孚先

白术、人参、甘草、黄耆、半夏、炒冬瓜仁、炮姜、制附。

痰塞心窍，惊搐。

万密斋

黄连、枳实、半夏、朱砂、寒水石、甘遂、麝香、神曲。

宿食成痰，痰壅作搐。

陈自明

先针涌泉，继用黄连、山栀、胆星、附子、茯神、远志、石菖蒲、硃砂、麝香。

心火胜，手足搐搦。小儿病此，忌褓抱太急。

张子和

卧病人于极湿地。

心火发搐。　　万密斋

泻青丸。归、芎、羌、防、栀仁、龙胆、大黄

脾虚，风寒袭入，风淫末疾，四肢发搐。辨诸体气弱，时令寒。　　汪石山

独参汤。

劳倦伤脾，土极似木，手足瘈疭。辨诸脉服缓而濡，按之无力。　　汪石山

参、术、甘草、陈皮、归身、黄柏、麦冬、白芍。

阳明液虚，生热动风，手足瘈疭。辨诸口干烦躁。

马元仪

生首乌、地黄、黄连、黄芩、秦艽、半夏曲、枳壳、桔梗。

产后畜血，手足瘈疭。辨诸恶露绝无，并误服参。

孙文垣

川芎、山查（楂）、泽兰叶、陈皮、半夏、茯苓、香附。

阴中伏阳症，以药透之换阳，烦躁狂热，手足躁扰。汗出自愈。　　许叔微

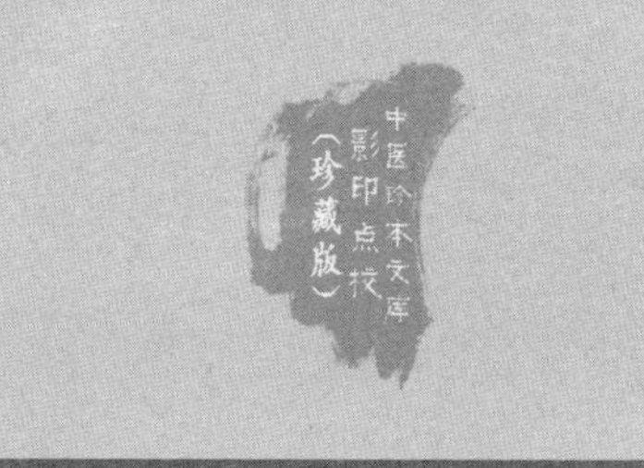

萬密齋

瀉青丸 歸芎羌防梔仁龍膽大黃

脾虛風寒襲入風淫末疾四肢發搐 辨諸體氣弱時令寒　汪石山

獨參湯

勞倦傷脾土極似木手足瘈瘲 辨諸脈浮緩而濡按之無力　汪石山

參朮甘草陳皮歸身黃栢麥冬白芍

陽明液虛生熱動風手足瘈瘲 辨諸口乾煩躁　馬元儀

生首烏地黃黃連黃芩秦艽半夏麯枳殼桔梗

產後畜血手足瘈瘲 辨諸惡露絕無并誤服參　孫文垣

川芎山查澤蘭葉陳皮半夏茯苓香附

陰中伏陽症以藥透之換陽煩躁狂熱手足躁擾 汗出自愈　許叔微

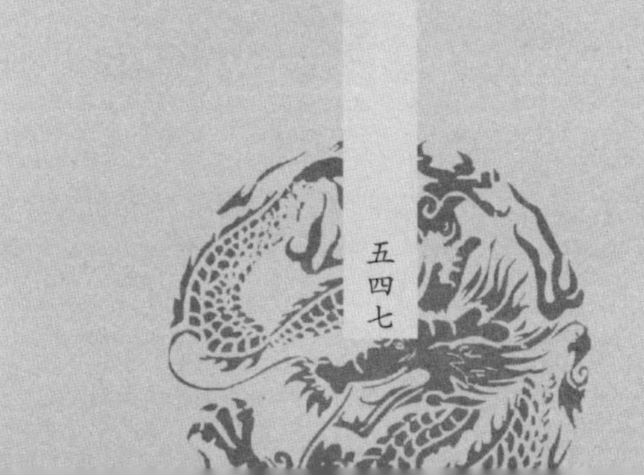

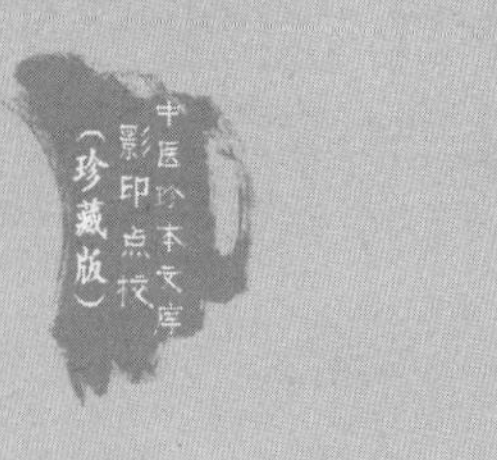

冷鹽湯下破陰丹 硫黃水銀青皮陳皮

欲戰汗揚手擲足 證兼揭衣去被臥不安席臂冷身戰辨諸在疫病服達原飲後 林珮琴

勿藥自愈

虛極手足戰搖不定甚至反張 證兼汗出如雨常昏暈 江篁南

參耆白朮陳皮附子天麻麻黃根

風濕生蟲成癬發於四肢關節 癬必因風生蟲辨諸厚皮如肉在肢節者屬濕勝 馬培之

百部蒼朮苦參防風鶴虱胡麻牛膝丹皮蘚皮浮萍

肺受濕氣薰蒸清肅失權右臂不仁（以下臂） 薛生白

原方失錄

風寒濕雜入經隧右臂不能高舉 證兼體痛項強辨諸遇冷則發服補更劇 張仲華

酒炒威靈仙羌活秦艽旋覆獨活桑枝狗脊油松節

冷盐汤下破阴丹。硫黄、水银、青皮、陈皮。

欲战汗，扬手掷足。证兼揭衣去被，卧不安席，臂冷身战。辨诸在疫病服达原饮后。　林佩琴

勿药自愈。

虚极，手足战摇不定，甚至反张。证兼汗出如雨，常昏晕。　江篁南

参、耆、白术、陈皮、附子、天麻、麻黄根。

风湿生虫成癣，发于四肢关节。癣必因风生虫，辨诸厚皮如肉在肢节者，属湿胜。　马培之

百部、苍术、苦参、防风、鹤虱、胡麻、牛膝、丹皮、藓皮、浮萍。

肺受湿气熏蒸，清肃失权，右臂不仁（以下臂）。　薛生白

原方失录。

风、寒、湿杂入经隧，右臂不能高举。证兼体痛项强，辨诸遇冷则发，服补更剧。　张仲华

酒炒威灵仙、羌活、秦艽、旋覆、独活、桑枝、狗脊、油松节。

太阴经络风湿，肩臂痛。辨诸行动气促，胸肤高起。

尤在泾

大活络丹。

凉入筋骨，臂痛。辨诸久卧竹榻得病。曹仁伯

熟地、当归、白芍、虎掌、阿胶、半夏、橘红、枳壳、沈香、党参、于术、风化硝。

风寒中于经络，臂挛痛。辨诸遇寒则剧，脉细紧。

缪仲淳

舒筋汤，更以四物汤加丹皮、泽泻、白术。

脾经寒湿旁流经络，右臂及指酸痛。辨诸脉软，舌苔白滑。徐韵英

参、术、茯苓、陈皮、甘草、瓜络、乳香、没药、桑枝、木瓜，又生附热熨痛处。

肤内生虫，手臂奇痒。辨诸在虫窠下乘凉，逢毒得病。马培之

用布扎臂两端，以铜匙盛沸桐油频熨，视有小虫，以针挑出。

忧虑伤血，右膊外廉结核起红线，过肩绕背胁。

李东垣

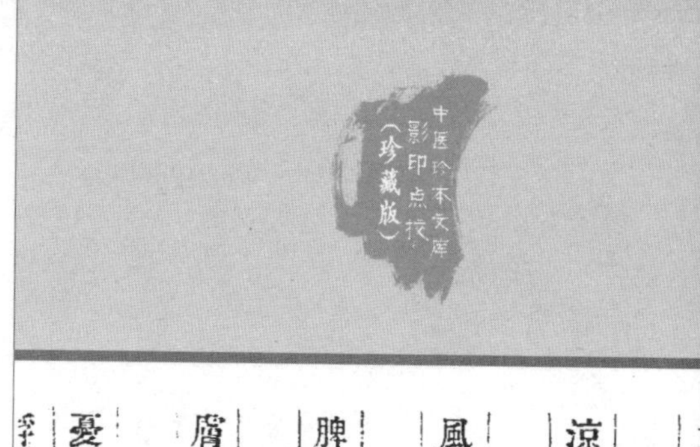

太陰經絡風濕肩臂痛 促胸膚高起 尤在涇

大活絡丹

涼入筋骨臂痛 辨諸久臥竹榻得病 曹仁伯

熟地當歸白芍虎掌阿膠半夏橘紅枳殼沉香黨參於朮風化硝

風寒中於經絡臂攣痛 辨諸遇寒則劇脈細緊 繆仲淳

舒筋湯更以四物湯加丹皮澤瀉白朮

脾經寒濕旁流經絡右臂及指痠痛 辨諸脈軟舌苔白滑 徐韻英

參朮茯苓陳皮甘草瓜絡乳香沒藥桑枝木瓜又生附熱熨痛處

膚內生蟲手臂奇癢 辨諸在蟲窠下乘涼逢毒得病 馬培之

用布紮臂兩端以銅匙盛沸桐油頻熨視有小蟲以針挑出

憂慮傷血右膊外廉結核起紅線過肩繞背脇 李東垣

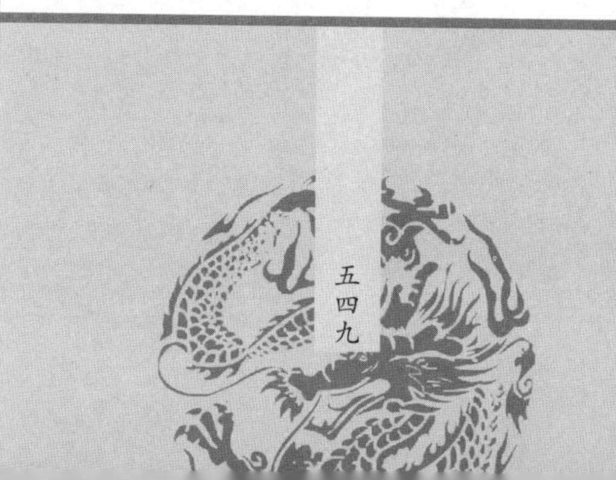

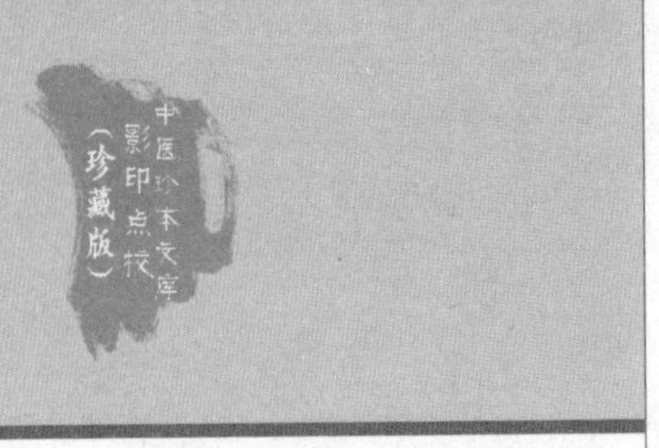

人參膏合芎朮生薑汁

孕婦胎壞手臂青紫腫亮　喻嘉言

瀉白散加芩桔　桑皮骨皮生草粳米

熱毒內蘊兩肘生白疱大如扁豆　證見舌上有一顆辨諸脈弦滑數面赤熱躁胸悶肢腫疼便閉　王孟英

滑石知母銀花花粉人中白蔞仁貝母桑葉梔子

痰熱久病左手不能舉動　辨諸病已三年非痰不能久延（以下手）　汪石山

茶子去殼挼散滾湯摅汁熱水溫服

痰熱入絡右手痛不能上頭　辨諸右脈浮滑左平口渴煩躁　孫文垣

二陳湯倍加威靈仙酒芩白殭蠶秦艽　橘半苓草生薑

上焦積痰右手風攣　辨諸多年久病爲痰右脈浮大洪數　朱丹溪

人参膏合芎、术、生姜汁。

孕妇胎坏，手臂青紫肿亮。　喻嘉言

泻白散加芩、桔。桑皮、骨皮、生草、粳米。

热毒内蕴，两肘生白疱，大如扁豆。证见舌上有一颗，辨诸脉弦滑数，面赤热躁，胸闷肢肿疼，便闭。　王孟英

滑石、知母、银花、花粉、人中白、蒌仁、贝母、桑叶、栀子。

痰热久病，左手不能举动。辨诸病已三年，非痰不能久延（以下手）。　汪石山

茶子去壳，挼散，滚汤摅汁，热水温服。

痰热入络，右手痛不能上头。辨诸右脉浮滑左平，口渴烦躁。　孙文垣

二陈汤倍加威灵仙、酒芩、白僵蚕、秦艽。橘、半、苓、草、生姜。

上焦积痰，右手风挛。辨诸多年久病为痰，右脉浮大洪数。　朱丹溪

莱菔子擂和浆水蜜探吐之。

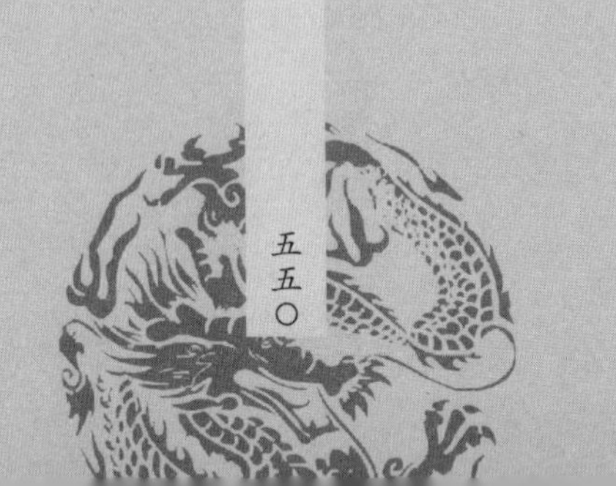

上焦风痰，手冷挛急。

曹仁伯

蠲痹汤去防，合指迷茯苓丸。

气血虚，筋痿，手挛掉。辨诸体瘦而白，寝食大减。

孙文垣

五加皮、苡仁、红花、人参、鹿角胶、龟板、虎骨、当归、丹参、地黄、骨碎补。

土虚，木乘风动，手掉。辨诸冷汗时出，饭后便溏。

顾晓澜

沙参、阿胶、五味、生地、决明、谷精草、霍、斛、山药、朱茯神、小麦、红枣。

肝阳化风内动，手战。辨诸询得郁怒未解，病暴发。

林佩琴

牡蛎、钩藤、山栀、桑叶、白芍、茯神、菊花。

被惊，痰袭机窍，昏后苏省，弃衣摸空。证见失志颠倒。　王中阳

滚痰丸。礞石、沈香、大黄、黄芩、百药煎。

惊怒挟痰，手撮空。辨诸拈著衣被，尽力拉摘，知非手势散漫之虚症。　张路玉

蠲痺湯去防合指迷茯苓丸　曹仁伯

氣血虛筋痿手攣掉　辨諸體瘦而白寢食大減　孫文垣

五加皮苡仁紅花人參鹿角膠龜板虎骨當歸丹參地黃骨碎補

土虛木乘風動手掉　辨諸冷汗時出飯後便溏　顧曉瀾

沙參阿膠五味生地決明穀精草霍斛山藥硃茯神小麥紅棗

肝陽化風內動手戰　辨諸詢得鬱怒未解病暴發　林珮琴

牡蠣鉤藤山梔桑葉白芍茯神菊花

被驚痰襲機竅昏後甦省棄衣摸空　證見失志顛倒　王中陽

滾痰丸　礞石沈香大黃黃芩百藥煎

驚怒挾痰手撮空　辨諸拈著衣被盡力拉摘知非手勢散漫之虛症　張路玉

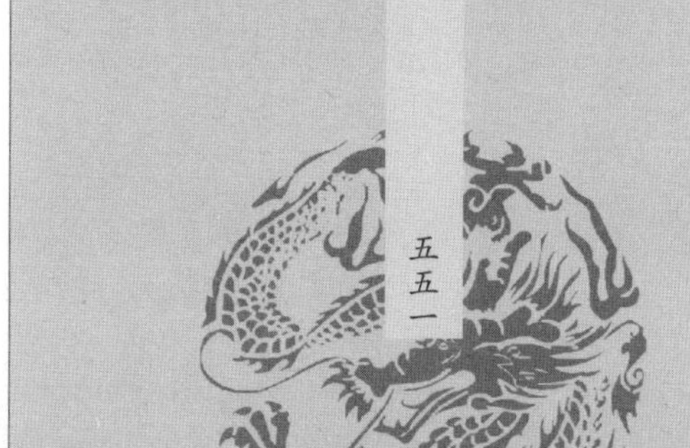

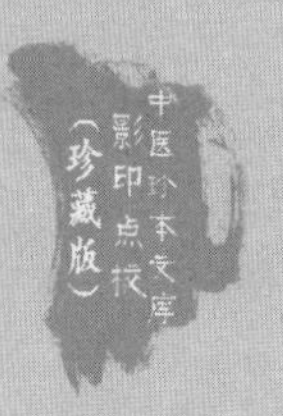

鈎籐竹瀝薑汁牛黃

氣血大虛手撮空　許叔微

補劑中加桂

肝熱淫胃手循衣縫兩手撮空捻物屬肝熱者多　許叔微

小承氣湯枳朴大黃

肝病兩手如撚物狀虛實皆有之　萬密齋

原方失錄

下元虛寒憒時牵被斂衣證兼醒時下體惡寒　沈堯封

原方失錄

熱酒傷胃結瘀化動掌紫黑　朱丹溪

钩藤、竹沥、姜汁、牛黄。

气血大虚，手撮空。

许叔微

补剂中加桂。

肝热淫胃，手循衣缝，两手撮空。捻物属肝热者多。

许叔微

小承气汤。枳、朴、大黄。

肝病，两手如捻物状。虚实皆有之。　万密斋

原方失录。

下元虚寒，愦时牵被敛衣。证兼醒时下体恶寒。

沈尧封

原方失录。

热酒伤胃，结瘀化动，掌紫黑。　朱丹溪

原方失录。

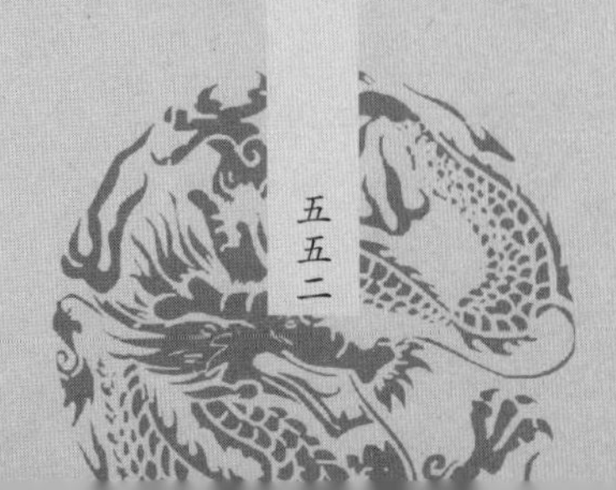

火郁于内，日夜常手握铁器，或浸冷水乃适。

程仁甫

升阳益火散。

肝乘脾，虚动风，手足指痒（以下指趾）。 缪宜亭

于术、茯苓、半夏、橘红、决明、丹皮、川斛、料豆衣、木瓜、甘菊、桑叶。

寒证患疟，手趾甲俱青。辨诸寒时面青异状，战栗，脉沈细。 江篁南

温脾汤，继进铁煎散，五更下鹤顶丹，午前理中汤下黑锡丹。

气虚，十指麻木（以下指）。 朱丹溪

补中益气汤加木香、附子、麦冬、羌活、防风、乌药。方载小便类中气虚条。

忧愁悲哀，气弱血枯，十指挛拳。 薛立斋

鹿角胶及麝香等。

肝急，指节能屈不能伸。

尤在泾

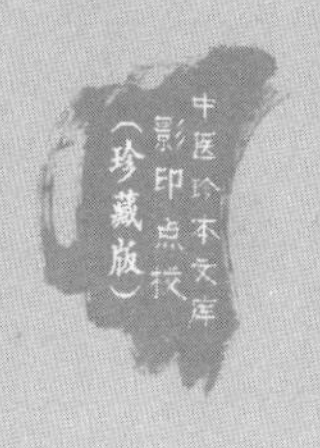

程仁

升陽益火散

肝乘脾虛動風手足指癢（以下指趾） 繆宜亭

於朮茯苓半夏橘紅決明丹皮川斛料豆衣木瓜甘菊桑葉

寒證患瘧手趾甲俱青 辨諸寒時面青異狀戰慄脈沈細 江篁南

溫脾湯繼進鐵煎散五更下鶴頂丹午前理中湯下黑錫丹

氣虛十指麻木（以下指） 朱丹溪

補中益氣湯加木香附子麥冬羌活防風烏藥 方載小便類中氣虛條

憂愁悲哀氣弱血枯十指攣拳 薛立齋

鹿角膠及麝香等

肝急指節能屈不能伸 尤在涇

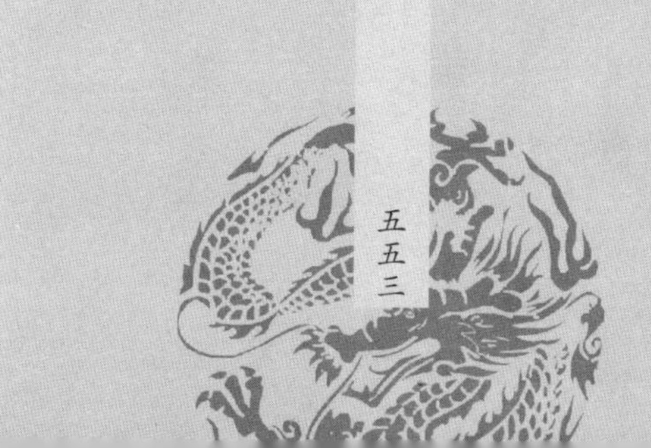

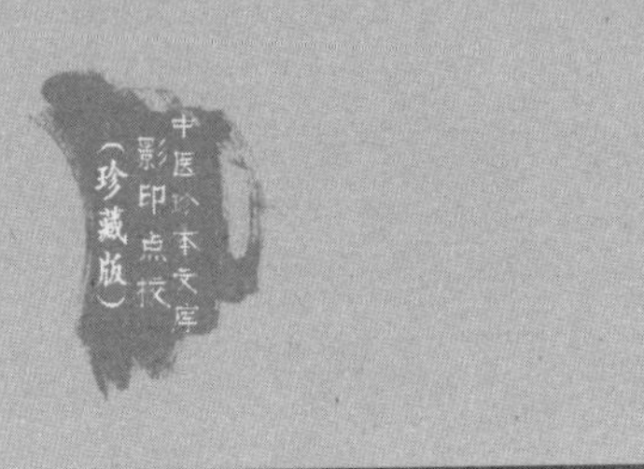

人參茯苓半夏白朮炙草橘紅麥冬竹瀝姜汁當歸

肺大腸血燥右手大次兩指屈不能伸筋短縮也　萬密齋

人參黃耆麥冬生熟地當歸官桂

腎氣傷殘成黑痺手指映日俱黯辨諸陽事早痿腰軟不耐久坐足冷　張仲華

方載肌膚類肌膚發黑條

肝火鬱脾氣不流行氣滯血凝十指紫黑作痛脈弦數而細　張路玉

加味逍遙散加桂枝

痰火相搏手指甲青黑辨諸胸腹脹因怒起痛知非寒症　橘泉翁

柴胡枳殼芍藥芩連

蛇頭疔指甲中生肉管長赤能動　乞兒醫

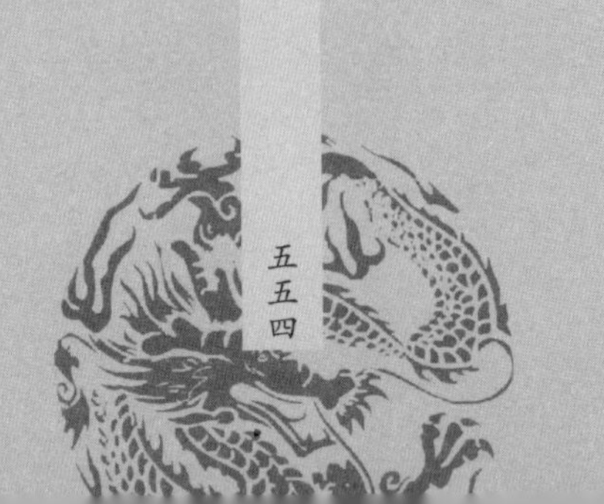

人参、茯苓、半夏、白术、炙草、橘红、麦冬、竹沥、姜汁、当归。

肺大肠血燥，右手大次两指屈不能伸。筋短缩也。

万密斋

人参、黄耆、麦冬、生熟地、当归、官桂。

肾气伤残成黑痺，手指映日俱黯。辨诸阳事早痿，腰软不耐久坐，足冷。

张仲华

方载肌肤类肌肤发黑条。

肝火郁脾，气不流行，气滞血凝，十指紫黑作痛。脉弦数而细。　张路玉

加味逍遥散加桂枝。

痰火相搏，手指甲青黑。辨诸胸腹胀，因怒起痛，知非寒症。　橘泉翁

柴胡、枳壳、芍药、芩、连。

蛇头疔，指甲中生肉管，长赤能动。　乞儿医

以蛇首与肉管相向，蛇能以气吸之。

寒湿下袭，足胫寒，搔之不知痛痒。辨诸常履革湿（以下腿胫）。 罗谦甫

艾灸气海、三里、三阴交，内服附子、干姜、官桂、白术、半夏、人参、豆蔻。

小肠生痈，左腿脚不能举动。辨诸腹痛，脉洪数，痛有定处。 孙文垣

营卫反魂汤加金银花酒。

小肠蓄瘀，生痈成脓，左腿屈不能伸。辨诸产后恶露未畅，腹左坚痛溲痛，脉洪数，痛处扪之热。 魏步宽

大黄牡丹汤加蒌、贝、栀子、竹茹、扁、蓄、车前。大黄、丹皮、桃仁、甜瓜子，后下芒硝。

大肠生痈，右腿脚不能伸缩。证兼小腹右有块。

虞恒德

五香连翘汤，炙蜈蚣。

外湿入络，腿股痠楚，不能屈伸。辨诸暑雨潮湿，舌苔白，身微寒热。 王旭高

防已、苡仁、萆薢、秦艽、独活、寄生、牛膝、木通、防风、归尾、延胡、丝瓜络。

雨湿乘虚侵骨，腿股酸重，不能举动。辨诸长斋，精血枯，大雨淋身。 王旭高

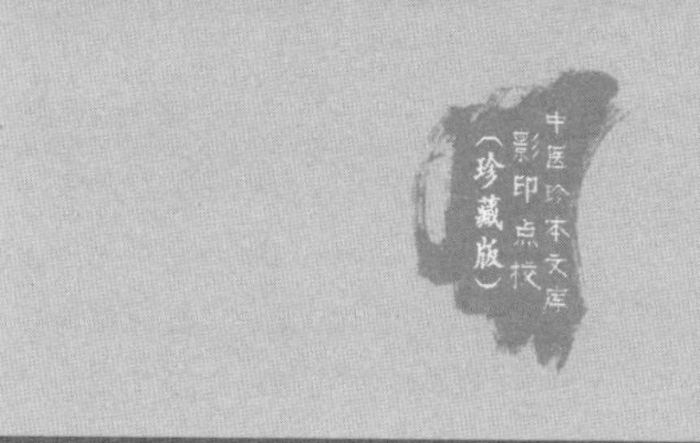

寒濕下襲足脛寒搔之不知痛癢（以下腿脛）

艾灸氣海三里三陰交內服附子乾薑官桂白朮半夏人參豆蔻

小腸生癰左腿脚不能舉動 辨諸腹痛脈洪數痛有定處 孫文垣

營衛反魂湯加金銀花酒

小腸蓄瘀生癰成膿左腿屈不能伸 辨諸產後惡露未暢腹左堅痛溲痛脈洪數痛處捫之熱 魏步寬

大黃牡丹湯加蔞貝梔子竹茹扁蓄車前 大黃丹皮桃仁甜瓜子後下芒硝

大腸生癰右腿脚不能伸縮 證兼小腹右有塊 虞恒德

五香連翹湯炙蜈蚣

外濕入絡腿股痠楚不能屈伸 辨諸暑雨潮濕舌苔白身微寒熱 王旭高

防已苡仁萆薢秦艽獨活寄生牛膝木通防風歸尾延胡絲瓜絡

雨濕乘虛侵骨腿股痠重不能舉動 辨諸長齋精血枯大雨淋身 王旭高

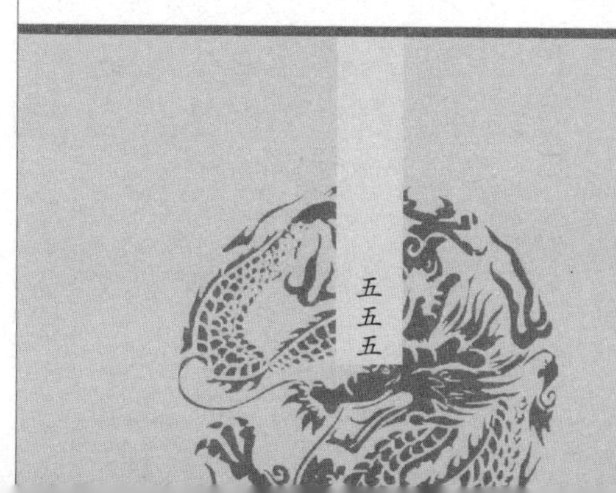

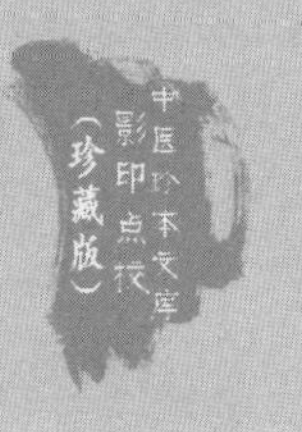

麻黃蒼朮白芷當歸川芎白芍防風熟地桂枝獨活牛膝桑枝

血不養筋濕邪襲入足膝痲木無力　馬培之

生地當歸牛膝杜仲川斷天麻加皮毛脊冬朮瓜絡桑寄生

蹻維脈衰兩腿內外肉脫痲木 辨諸年老寢食如常脈沈緩知非三氣雜感　葉天士

蓯蓉枸杞牛膝茯苓白蒺藜木瓜川萆薢金毛狗脊

虛火上升午後兩腿痲冷 證兼背寒即辨諸冷在午後時交陰分　汪石山

參苓朮草白芍枳實

陽衰脛冷 辨諸食少神衰冷涎上泛　林珮琴

桂枝炮薑煨草果

腎虛足冷至膝 辨諸脈虛小　尤在涇

鹽花湯送腎氣丸 桂附地萸

麻黄、苍术、白芷、当归、川芎、白芍、防风、熟地、桂枝、独活、牛膝、桑枝。

血不养筋，湿邪袭入，足膝麻木无力。　马培之

生地、当归、牛膝、杜仲、川断、天麻、加皮、毛脊、冬术、瓜络、桑寄生。

跻维脉衰，两腿内外肉脱麻木。辨诸年老寝食如常，脉沈缓，知非三气杂感。

叶天士

苁蓉、枸杞、牛膝、茯苓、白蒺藜、木瓜、川萆薢、金毛狗脊。

虚火上升，午后两腿麻冷。证兼背寒，即辨诸冷在午后时交阴分。　汪石山

参、苓、术、草、白芍、枳实。

阳衰胫冷。辨诸食少神衰，冷涎上泛。　林佩琴

桂枝、炮姜、煨草果。

肾虚，足冷至膝。辨诸脉虚小。　尤在泾

盐花汤送肾气丸。桂、附、地、萸、苓、药、丹、泻。

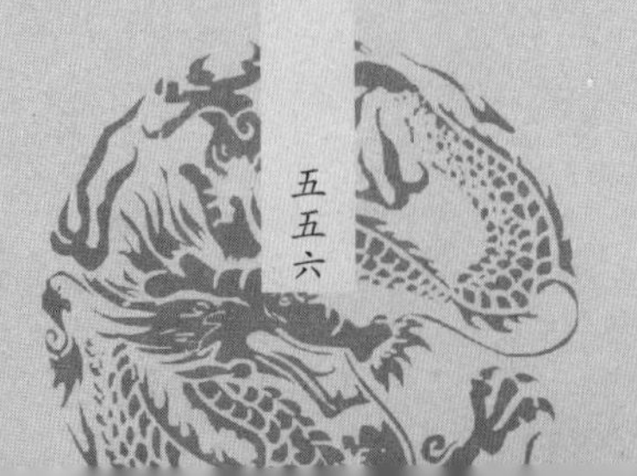

热伏于里，腰膝寒冷，奇痛。辨诸脉伏而极重，按之振指有力，小便赤，畏饮热汤。　　李士材

黄柏、龙胆草、芩连、栀子、生姜。

湿火乘虚下注虚处，两膝常冷，邪袭足骱，又常热。辨诸体肥性躁。　　王旭高

生地、阿胶、五加皮、归身、木瓜、天麻、冬、术、独活、瓜络、牛膝、茯苓、萆薢。

血不养筋，腿软而挛。辨诸平素肝气不平。　钱国宾

河车、人乳、枸杞、首乌、芎、归、地黄、牛膝、红花，外用童便盛大钵熏腿。

肾虚，风、寒、湿乘之，腰腿挛痛。　　陈三农

独活寄生汤。

肾虚，两腿痛。腿亦属肾。　　徐仲光

原方失录。

脾阴不足，腿痛不能行立。辨诸产后病多虚。

繆仲淳

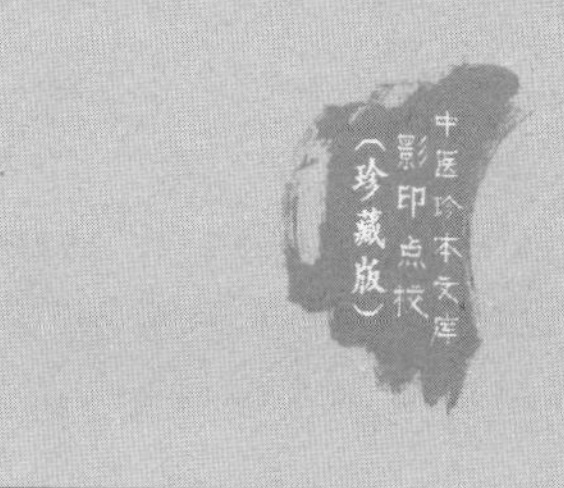

熱伏於裏腰膝寒冷奇痛辨諸脈伏而極重按之振指有力小便赤畏飲熱湯　李士材

黃栢龍膽草芩連梔子生薑

濕火乘虛下注虛處兩膝常冷邪襲足骱又常熱辨諸體肥性躁　王旭高

生地阿膠五加皮歸身木瓜天麻冬朮獨活瓜絡牛膝茯苓萆薢

血不養筋腿輭而攣辨諸平素肝氣不平　錢國賓

河車人乳枸杞首烏芎歸地黃牛膝紅花外用童便盛大鉢薰腿

腎虛風寒濕乘之腰腿攣痛　陳三農

獨活寄生湯

腎虛兩腿痛腿亦屬腎　徐仲光

原方失錄

脾陰不足腿痛不能行立辨諸產後病多虛　繆仲淳

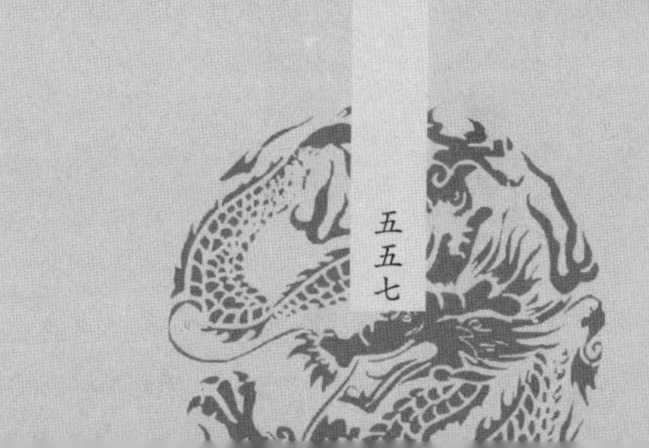

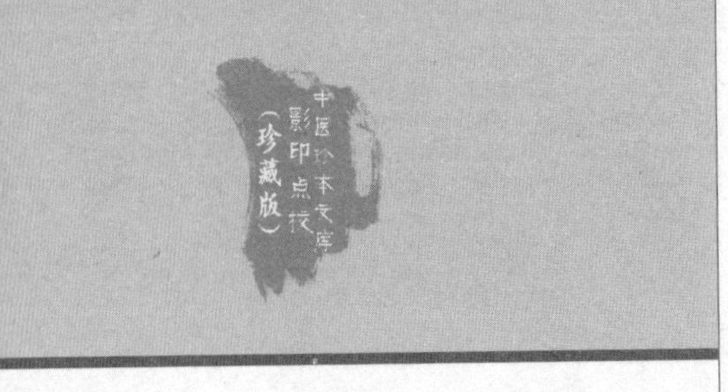

石斛木瓜牛膝白芍酸棗仁生地枸杞茯苓黃栢甘草車前

陰虛而痰滯肝經環跳穴痛旋下左骸移右骸（證見轉筋畏熱溲短便堅舌紅） 王孟英

蓯蓉鼠矢竹茹瓜絡橘核雪羮茴炒歸萸炒連椒炒烏梅延胡炒楝

濕熱挾虛足熱自踝上衝腿膝輭痛（辨諸脈細而數） 張三錫

蒼朮黃栢牛膝龜板虎脛骨防已當歸人參山藥

風寒濕合邪成痹氣血閉塞髀連腿足痛不能步（即辨諸痹痛知非痿躄） 丁甘仁

歸芎茯苓桂枝秦艽牛膝炙草丹參獨活防已胡索木瓜海風籐

病後熱久傷陰腿筋抽痛 漏名

於應用方中加生苡石斛

氣血不能榮養筋骨足脛痛（辨諸不紅不腫） 徐仲光

原方失录

石斛、木瓜、牛膝、白芍、酸枣仁、生地、枸杞、茯苓、黄柏、甘草、车前。

阴虚而痰滞肝经，环跳穴痛，旋下左骨移右骨。证见转筋畏热，溲短便坚，舌红。

王孟英

苁蓉、鼠矢、竹茹、瓜络、橘核、雪羹、茴炒归、萸炒连、椒炒乌梅、延胡、炒楝。

湿热挟虚足热，自踝上冲，腿膝软痛。辨诸脉细而数。

张三锡

苍术、黄柏、牛膝、龟板、虎胫骨、防己、当归、人参、山药。

风、寒、湿合邪成痹，气血闭，寒髀连腿足痛，不能步。即辨诸痹痛，知非痿躄。

丁甘仁

归、芎、茯苓、桂枝、秦艽、牛膝、炙草、丹参、独活、防己、胡索、木瓜、海风藤。

病后热久伤阴，腿筋抽痛。

漏名

于应用方中加生苡，石斛。

气血不能营养筋骨，足胫痛。辨诸不红不肿。

徐仲光

原方失录。

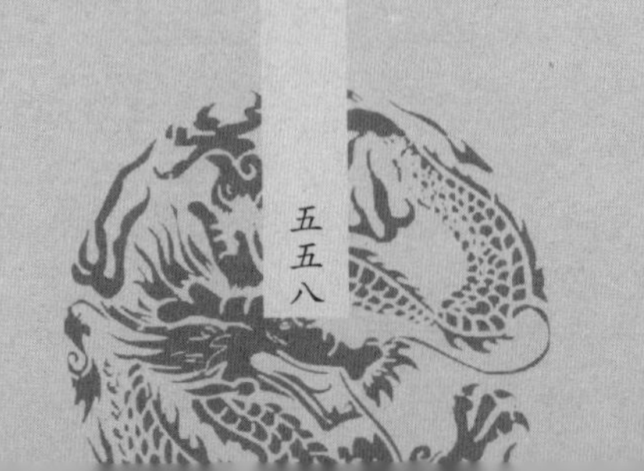

水湿下流，胫赤肿痛。辨诸体肥，嗜酒食面。

李东垣

当归拈痛汤。方载身体类，血虚有湿热条。

湿袭阴络，右腿髀骨痹痛。辨诸问得素嗜酒，曾涉水。

林佩琴

桂心、茯苓、牛膝、杜仲、二术、当归、独活、桑枝，又防风、桂枝、豨莶、葱洗。

痰火为外寒束于经络，腿节肿痛。辨诸夙服温补，而冬单袴立溪边得病。

孙文垣

先逐经络凝滞，然后健脾消痰。

肝火，两腰痛肿。辨诸筋掣欲厥，脉弦、滑、数，溺热如沸，乃知便泻是木侮土，不渴是有伏痰，非寒湿症。

王孟英

栀、柏、芩、连、茹、楝、通草、半夏、蚕沙、丝瓜络。

湿热下流，腿足红肿痛。证兼胯中核如蛋。辨诸素嗜酒，脉滑数，舌苔黄腻，症名流火。

郑指南

归、芎、苡仁、桂枝、白术、赤苓、防已、木瓜、牛膝、桑寄生、泽泻、甘草、滑石。

瘀湿随气，右膝肿痛，熨之攻左，熨左攻右，并熨攻腹，上胸。

徐可豫

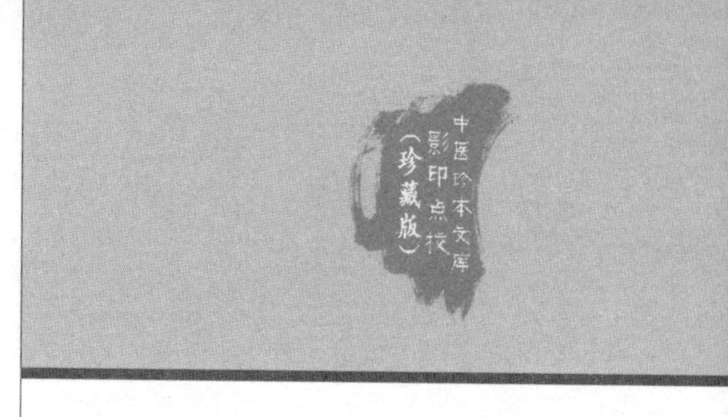

當歸拈痛湯 方載身體類血虛有濕熱條

濕襲陰絡右腿髀骨痺痛 辨諸問得素嗜酒曾涉水 林珮琴

桂心茯苓牛膝杜仲二朮當歸獨活桑枝又防風桂枝豨薟葱洗

痰火爲外寒束於經絡腿節腫痛 辨諸夙服溫補而冬單袴立溪邊得病 孫文垣

先逐經絡凝滯然後健脾消痰

肝火兩腰痛腫 辨諸筋掣欲厥脈弦滑數溺熱如沸乃知便瀉是木侮土不渴是有伏痰非寒濕症 王孟英

梔栢芩連茹楝通草半夏蠶沙絲瓜絡

濕熱下流腿足紅腫痛 證兼胯中核如蛋辨諸素嗜酒脈滑數舌苔黃膩症名流火 鄭指南

歸芎苡仁桂枝白朮赤苓防已木瓜牛膝桑寄澤瀉甘草滑石

瘀濕隨氣右膝腫痛熨之攻左熨左攻右並熨攻腹上胸 徐可豫

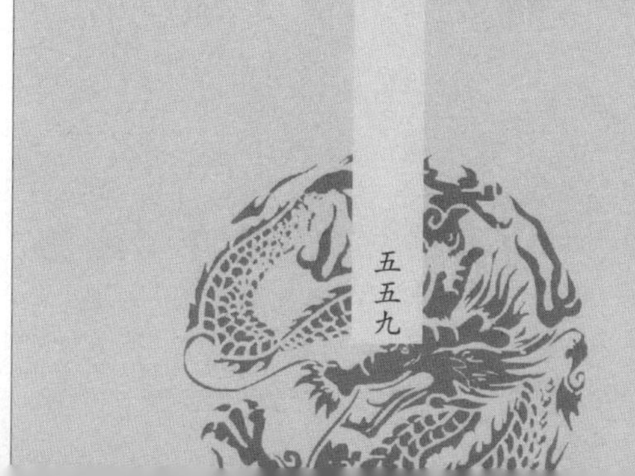

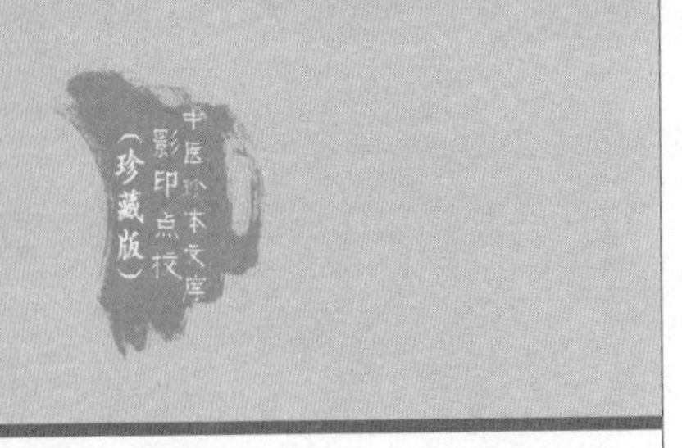

原案無方但云先用吐法

腎藏風上攻一腿發腫如匏證見腰以下巨細通爲一律痛不可忍欲轉側必兩人扶持方可動　尤在涇

張子和方連珠甘遂一兩去殼木鱉雌雄各一個研末以一錢摻擯猪腰兩個紙裹煨熟五更細嚼米飲下另以赤烏散塗膝

熱病後陰虧未復右腿腫痛不能屈伸證見膚蜕成片各恙皆安惟腿有恙　王孟英

洋參地斛蓯蓉桑葚木瓜歸芍二冬杞菊楝實牛膝白蒲桃乾

跌挫瘀留化膿左股髀樞腫痛辨諸詳問　陸肖愚

針出膿血後用參耆托裏散

中氣衰脾腎寒濕下注右膝腫痛辨諸色不赤脈遲緩　尤在涇

人參半夏木瓜炒秔米茯苓廣皮益智仁

濕熱下流左膝腫痛證兼大便瀉　孫文垣

原案无方，但云先用吐法。

肾藏风上攻一腿，发肿如匏。证见腰以下，巨细通为一律痛不可忍，欲转侧，必两人扶持方可动。尤在泾

张子和方。连珠甘遂一两，去壳，木鳖雌雄各一个研末，以一钱掺揝猪腰两个，纸裹煨熟，五更细嚼，米饮下，另以赤乌散涂膝。

热病后阴亏未复，右腿肿痛不能屈伸。证见肤蜕成片，各恙皆安，惟腿有恙。

王孟英

洋参、地斛、苁蓉、桑葚、木瓜、归、芍、二冬、杞菊、楝实、牛膝、白蒲、桃干。

跌挫瘀留化脓，左股髀枢肿痛。辨诸详问。陆肖愚

针出脓血后，用参耆托里散。

中气衰，脾肾寒温，下注右膝肿痛。辨诸色不赤，脉迟缓。　尤在泾

人参、半夏、木瓜、炒粳米、茯苓、广皮、益智仁。

湿热下流，左膝肿痛。证兼大便泻。　孙文垣

苍术、黄柏、苡仁、泽泻、猪苓、五加皮、炙草、防风、桂枝、木通。

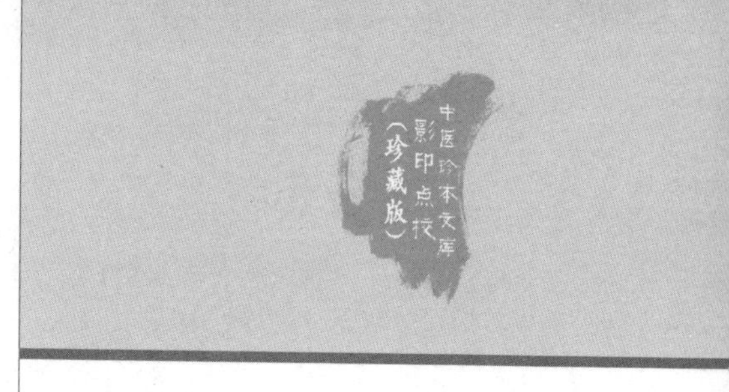

湿郁两膝痛，不红不硬。辨诸身重脉濡，天阴更甚。　张三锡

羌活胜湿汤加减。二活、防、芎、藁本、蔓荆、甘草。

虚寒体受感腿肿。　赵养葵

补中益气汤加羌活、防风。方载痢类脾气下陷条。

寒湿乘太阳经，气不行，积湿，两腿肿。辨诸腰股尾闾，太阳经部位痛，证兼小水不利。　马培之

苍术、桂枝、猪苓、泽泻、草薢、牛膝、苡仁、车前、陈皮、姜皮、秦艽、桑枝。

痰窜隧络，膝腿肿。辨诸膝上下内外凹凸，迥判与脾虚下陷症，湿盛症。其肿形势相贯者不同。　王孟英

知柏、贝母、花粉、旋覆、橘络、瓜络、楝实、葱须、豆卷、苡仁、竹沥。

气虚下陷，腿足肿。辨兼腹如釜，囊如斗。辨诸气精，面色白，脉形沈弱不振，用牛膝、车前等加剧。　张希白

调中益气汤去木香，加附子、人参、炙耆、炙草、苍术、木香、陈皮、升麻、柴胡。

湿热乘虚下注，两膝先软后肿，不能屈伸。　尤在泾

虛寒體受感腿腫　趙養葵

補中益氣湯加羌活防風 方載痢類脾氣下陷條

寒濕乘太陽經氣不行積溼兩腿腫 辨諸腰股尾閭太陽經部位痛證兼小水不利　馬培之

蒼朮桂枝豬苓澤瀉萆薢牛膝苡仁車前陳皮薑皮秦艽桑枝

痰竄隧絡膝腿腫 辨諸膝上下內外凹凸迥判與脾虛下陷症濕盛症其腫形勢相貫者不同　王孟英

知栢貝母花粉旋覆橘絡瓜絡楝實葱鬚豆卷苡仁竹瀝

氣虛下陷腿足腫 辨兼腹如釜囊如斗辨諸氣粗面色白脈形沈弱不振用牛膝車前等加劇　張希白

調中益氣湯去木香加附子 人參炙耆炙草蒼朮木香陳皮升麻柴胡

濕熱乘虛下注兩膝先軟後腫不能屈伸　尤在涇

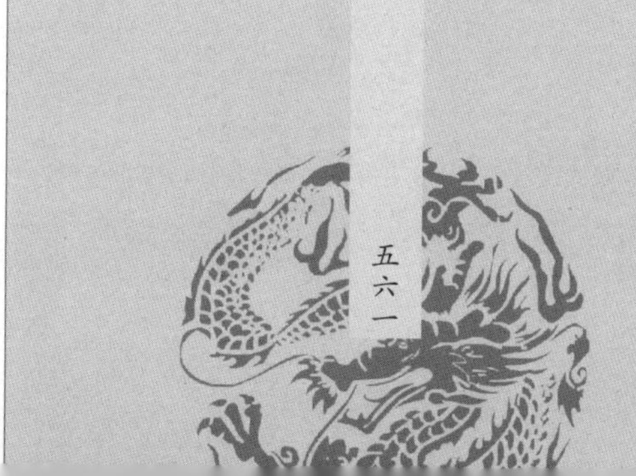

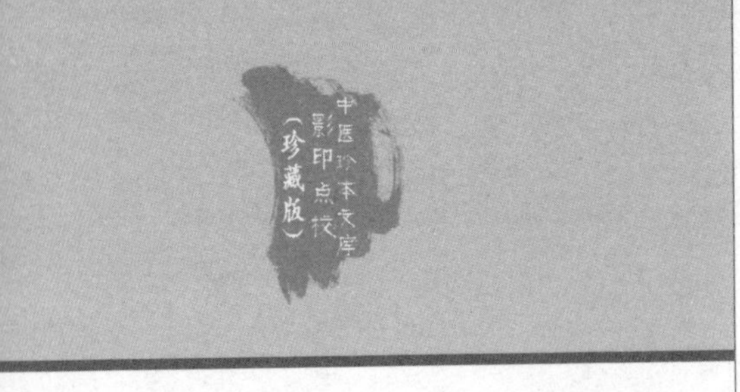

生地牛膝茯苓木瓜丹皮苡仁山藥萸肉澤瀉萆薢

脾氣虛濕聚跗腫漸漸過膝 辨諸病後得此足冷脈沈細無力 顧曉瀾

生芪生朮半夏陳皮茯苓桂酒炒白芍枳實木瓜車前

肝腎陰虛兩膝痠腫 辨諸朝收暮腫 何元長

炒熟地炒苡仁木瓜茯苓枸杞澤瀉歸身焦朮鹿角霜酒炒桑枝

氣血兩虧濕熱內阻經絡右膝蓋腫痛如斗 辨諸口渴舌糙脈數知非寒濕症鶴膝風 丁甘仁

生芪石斛赤芍防已知母花粉牛膝桑枝忍冬籐地龍六一散

風寒濕三氣成痺膝骨日大上下漸細 曹仁伯

羚羊角歸身白芍杏仁羌活知母桂枝苡仁秦艽製蠶茯苓竹瀝

因湯爛腿腫爛如斗孔 王洪緒

老蟾破腹身刺數孔以肚實填患孔蟾身覆之煎葱椒湯洗

生地、牛膝、茯苓、木瓜、丹皮、苡仁、山药、萸肉、泽泻、萆薢。

脾气虚，湿聚跗肿，渐渐过膝。辨诸病后得此足冷，脉沈细无力。 顾晓澜

生芪、生术、半夏、陈皮、茯苓、桂酒、白芍、枳实、木瓜、车前。

肝肾阴虚，两膝酸肿。辨诸朝收暮肿。 何元长

炒熟地、炒苡仁、木瓜、茯苓、枸杞、泽泻、归身、焦术、鹿角霜、酒炒桑枝。

气血两亏，湿热内阻经络，右膝盖肿痛如斗。辨诸口渴舌糙，脉数，知非寒湿症，鹤膝风。 丁甘仁

生芪、石斛、赤芍、防己、知母、花粉、牛膝、桑枝、忍冬藤、地龙、六一散。

风、寒、湿三气成痹，膝骨日大，上下渐细。

曹仁伯

羚羊角、归身、白芍、杏仁、羌活、知母、桂枝、苡仁、秦艽、制蚕、茯苓、竹沥。

因汤烂腿肿，烂如斗孔。

王洪绪

老蟾破腹，身刺数孔，以肚实填患孔，蟾身覆之，煎葱椒汤洗。

湿毒，左足前臁起，蔓延腐烂。湿毒流注也。

王旭高

防己、苍术、黄柏、南星、木通、威灵仙、防风、归身、独活、红花、萆薢、滑石。

梅疮后，余毒下窜，两腿肿硬结块，破流污水。

魏步宽

银花、生草、石决明、苡仁、木瓜、木通，土茯苓汤下，西圣复煎丸。

受惊胆伤，胻外臁患疮，流脓水。　　张子和

原案云上涌之。

脾气下陷，湿热下流，患臁疮。治法疏补并用。

蒋仲芳

补中益气汤加黄柏、苍术、茯苓、泽泻，外敷陈石灰、侧柏叶汁、火酒。

肺经血分热，右腿内臁生肿毒。　　李东垣

蒌仁、黄药子、赤芍、归头、条芩、青皮、角刺、桂枝、草节，外忍冬藤捣敷。

脾寒移肝，近环跳穴生毒，腿不能伸。辨诸尺脉沈紧。　　漏名

濕毒左足前臁起蔓延腐爛注也　王旭高

防已蒼朮黃栢南星木通威靈仙防風歸身獨活紅花萆薢滑石

梅瘡後餘毒下竄兩腿腫硬結塊破流污水　魏步寬

銀花生草石决明苡仁木瓜木通土茯苓湯下西聖復煎丸

受驚膽傷胻外臁患瘡流膿水　張子和

原案云上涌之

脾氣下陷濕熱下流患臁瘡 治法補疏並用　蔣仲芳

補中益氣湯加黃栢蒼朮茯苓澤瀉外敷陳石灰側栢葉汁火酒

肺經血分熱右腿內臁生腫毒　李東垣

蔞仁黃藥子赤芍歸頭條芩青皮角刺桂枝草節外忍冬籐搗敷

脾寒移肝近環跳穴生毒腿不能伸 辨諸尺脈沈緊　漏名

乳香定痛丸更以助胃壯血氣藥

先天不足氣血難周腿癰白腫而冷 辨諸體浮胖色㿠白脈沈細 馮楚瞻

八味湯加牛膝杜仲 桂附地萸苓藥丹瀉

腿癰堅如石 辨諸形神堅實可內消 馬銘鞠

牛膝米仁地榆生地牛蒡銀花連翹甘草

跌傷左環跳骨尚未脫骱 辨諸遍足俱痛如已脫骱須先接骱 石曉山

地芎歸尾芎杜牛膝寄生狗脊乳沒地鼈桑枝瓜絡桃仁落得打

外治用韭菜葱炒熨痛處間服嵺峒丸

地歸杜斷杞膝首烏苓藥蒺芄寄生桑枝舒筋草再造丸 接服此等藥

跌傷後腿足痠痛定但輭弱無力 石曉山

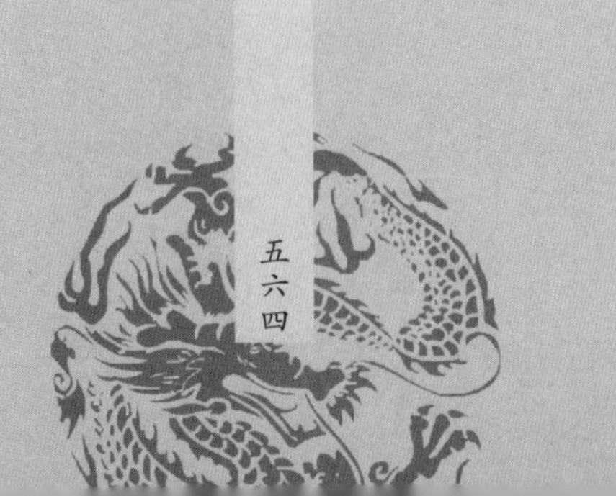

乳香定痛丸，更以助胃壮血气药。

先天不足，气血难周，腿痈白肿而冷。辨诸体浮胖，色㿠白，脉沈细。　冯楚瞻

八味汤加牛膝、杜仲。桂、附、地、萸、苓、药、丹、泻。

腿痈坚如石。辨诸形神坚实，可内消。　马铭鞠

牛膝、米仁、地榆、生地、牛蒡、银花、连翘、甘草。

跌伤，左环跳骨尚未脱骱。辨诸遍足俱痛，如已脱骱，须先按骱。　石晓山

地、芍、归尾、芎、杜、牛膝、寄生、狗脊、乳没、地鳖、桑枝、瓜络、桃仁、落得打。

外治用韭菜，葱炒熨痛处，间服嵺峒丸。

地、归、杜、断、杞、膝、首乌、苓、药、蒺、芄、寄生、桑枝、舒筋草、再造丸。接服此等药。

跌伤后，腿足酸痛定，但软弱无力。　石晓山

地、归、杜、断、杞、膝、首乌、苓、药、寄生、桑枝、舒筋草，加参、芪、阿胶，食鹿筋。

跌伤后，逢节令，腿伤处作痛。　　周小农

外以治通用伤膏，加枫香脂、虎骨、乳香、没药。

【案】原病伤腿，故入此类他处伤痛，均可仿用。

筋软不束骨，两足不酸不痛，行难正步。法宜益金制木（以下足）。　　孙文垣

人参、黄耆、白芍、苡仁、虎骨、龟板、杜仲、铁华、粉蜜。

筋软不能束骨，两足行动偏斜，扭坠。辨诸不痠不痛，知属虚症，用益金制木法。　　孙文垣

参、耆、白芍、苡仁、虎骨、龟板、杜仲。加铁华粉，炼蜜丸。

不得土气，八岁未能步履。证兼肌肉软脆，筋骨柔弱。　　龚子才

地黄丸加人参、鹿茸、牛膝、虎胫骨。

肝肾阴亏，脚弱酸楚无力。证见小便难，必久立始通。　　何嗣宗

六味地黄丸加黄牛骽骨髓。原案云：大补肝肾不应，何加牛髓而愈。可见的对药直达病所，所加一味而即效。

大病后，虚未复元，两足少力。辨诸病愈，脉平，知已无邪。　　顾晓澜

外以治通用傷膏加楓香脂虎骨乳香沒藥　案原病傷腿故入此類他處傷痛均可倣用

筋輭不束骨兩足不痠不痛行難正步　法宜益金制木（以下足）　孫文垣

人參黃耆白芍苡仁虎骨龜板杜仲鐵華粉蜜

筋輭不能束骨兩足行動偏斜扭墜　辨諸不痠不痛知屬虛症用益金制木法　孫文垣

參耆白芍苡仁虎骨龜板杜仲加鐵華粉煉蜜丸

不得土氣八歲未能步履　證兼肌肉輭脆筋骨柔弱　龔子才

地黃丸加人參鹿茸牛膝虎脛骨

肝腎陰虧脚弱痠楚無力　證見小便難必久立始通　何嗣宗

六味地黃丸加黃牛骽骨髓　原案云大補肝腎不應何加牛髓而愈可見的對藥直達病所加一味而即效

大病後虛未復元兩足少力　辨諸病愈脈平知已無邪　顧曉瀾

健步虎潛丸

痰涎鬱聚走絡脚弱　尤在涇

首烏橘紅茯苓苡仁木瓜鈎藤刺蒺藜半夏炙草

痰火入絡足耎證兼腰痛辨諸脈不弱數形不枯瘁知非虛症　尤在涇

半夏炙草秫米橘紅茯苓竹茹遠志石菖蒲

濕痰流於肢節兩足耎痿辨諸胸脇痞悶揉按微痛脈沈緩滑　陸養愚

二陳加蒼朮威靈仙黃柏白芥子苡仁

腎精不足兩足痿輭辨諸皮枯肉削尺脈細軟　余聽鴻

六味地黃湯加虎骨龜板鹿筋蓯蓉魚線膠鹿角霜另服虎潛丸

濕熱下流兩足痿輭辨諸皮潤肉腫口臭脈數　余聽鴻

萆薢豬苓澤瀉苡仁木通黃柏牛膝土茯苓草梢桑支桑枝

健步虎潜丸。

痰涎郁聚走络，脚弱。

尤在泾

首乌、橘红、茯苓、苡仁、木瓜、钩藤、刺蒺藜、半夏、炙草。

痰火入络，足耎。证兼腰痛，辨诸脉不弱数，形不枯瘁，知非虚症。　尤在泾

半夏、炙草、秫米、橘红、茯苓、竹茹、远志、石菖蒲。

湿痰流于肢节，两足耎痿。辨诸胸胁痞闷，揉按微痛，脉沈缓滑。　陆养愚

二陈加苍术、威灵仙、黄柏、白芥子、苡仁。

肾精不足，两足痿软。辨诸皮枯肉削，尺脉细软。

余听鸿

六味地黄汤加虎骨、龟板、鹿筋、苁蓉、鱼线胶、鹿角霜，另服虎潜丸。

湿热下流，两足痿软。辨诸皮润肉肿，口臭脉数。

余听鸿

萆薢、猪苓、泽泻、苡仁、木通、黄柏、牛膝、土茯苓、草梢、桑枝。

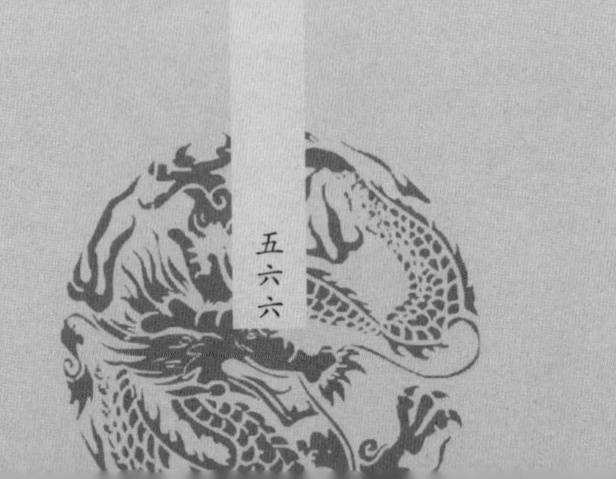

痢后气血两虚，脚软难行。　　王又逸

八味汤加牛膝、杜仲、木瓜、苡仁。桂、附、地、萸、苓、药、丹、泻。

脾虚下陷，二足酸软。辨诸脉皆冲和，惟脾脉重取涩而无力。　　李士材

补中益气倍用升麻。方载二便类，肾气不固条。

纵欲脚软而疼。辨诸素好色，其寝处高明，衣履燥洁，知非受湿。　　孙琳

杜仲酒煎。

湿滞痰凝，寒郁成痹，左足麻木难名。辨诸遇阴雨病发。　　李修之

黄芪、苍术、桂枝、半夏、羌活、独活、防己、灵仙。

实热内蒸，心阳独亢，脉痿足废。辨诸六脉有力，饮食如常。　　李士材

承气汤。此方欠当。

湿热，足重难举。辨诸平居痛饮，六脉沈数。

张三锡

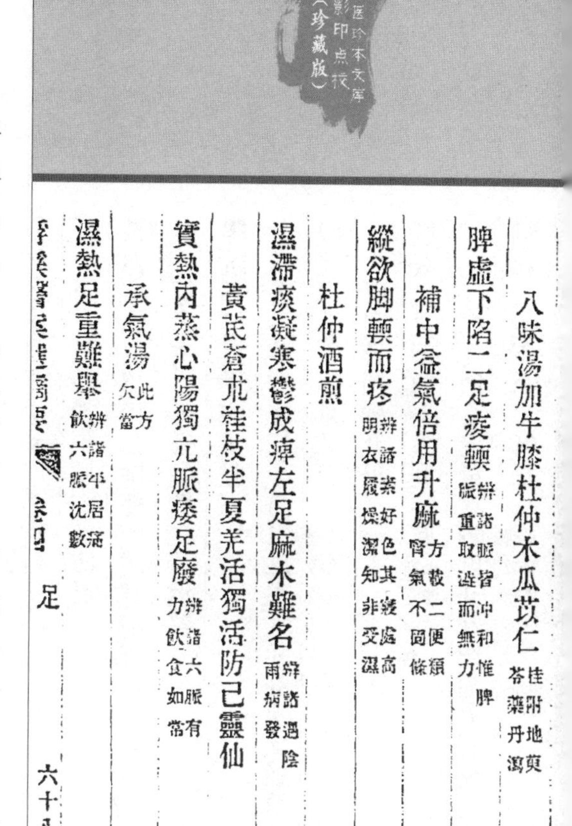

八味湯加牛膝杜仲木瓜苡仁 桂附地萸苓藥丹瀉

脾虛下陷二足痠輭 辨諸脈皆冲和惟脾脈重取澁而無力　李士材

補中益氣倍用升麻 方載二便類腎氣不固條

縱欲脚輭而疼 辨諸素好色其寢處高明衣履燥潔知非受濕　孫琳

杜仲酒煎

濕滯痰凝寒鬱成痺左足麻木難名 辨諸遇陰雨病發　李修之

黃芪蒼朮桂枝半夏羌活獨活防已靈仙

實熱內蒸心陽獨亢脈痿足廢 辨諸六脈有力飲食如常　李士材

承氣湯 此方欠當

濕熱足重難舉 辨諸平居痛飲六脈沈數　張三錫

足　六十八

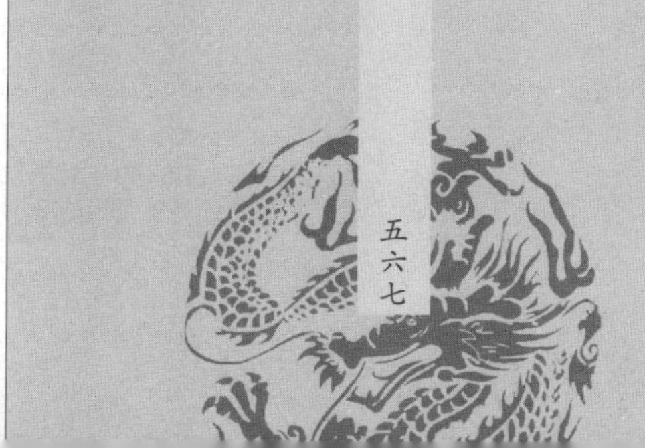

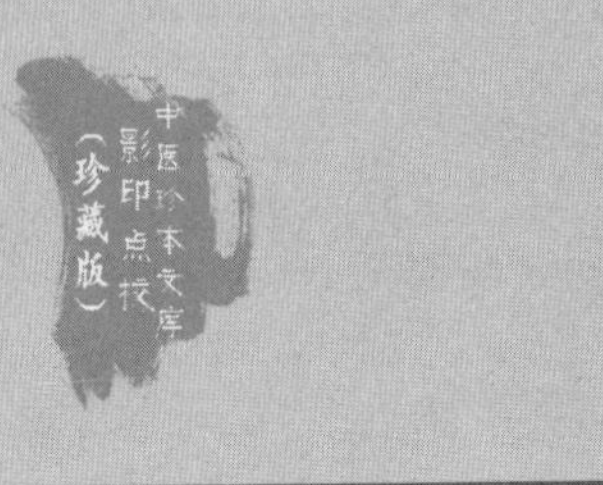

四苓二妙加牛膝木通防己

精血虛濕熱盛兩足腫痛痠重難行（辨諸脈三部皆大如葱管無力）　朱丹溪

原案無方但云益精血清濕熱

脾虛不運濕下注足腫　王旭高

黨參葶藶杏仁澤瀉腹皮半夏赤苓陳皮通草冬瓜子枇杷葉棗

脾虛濕邪下陷足腫無力（辨諸服下行藥愈憊）　吳孚先

原案云補脾升舉

風濕自足背起上大腿浮腫（證兼發熱大便瀉）　孫文垣

蒼朮苡仁桑皮青蒿防風升麻柴胡大腹皮五加皮

濕痰流注下焦足腫痛（辨諸脈輭而滑又補血補氣皆加劇）　李修之

四苓、二妙，加牛膝、木通、防己。

精血虚，湿热盛，两足肿痛，酸重难行。辨诸脉三部皆大，如葱管无力。

朱丹溪

原案无方，但云益精血，清湿热。

脾虚不运，湿下注足肿。

王旭高

党参、葶苈、杏仁、泽泻、腹皮、半夏、赤苓、陈皮、通草、冬瓜子、枇杷叶、枣。

脾虚，湿邪下陷，足肿无力。辨诸服下行药愈惫。

吴孚先

原案云补脾升举。

风湿自足背起，上大腿浮肿。证兼发热，大便泻。

孙文垣

苍术、苡仁、桑皮、青蒿、防风、升麻、柴胡、大腹皮、五加皮。

湿痰流注下焦，足肿痛。辨诸脉软而滑，又补血补气皆加剧。　李修之

陈皮、半夏、云苓、独活、苍术、厚朴、桔梗、灵仙。

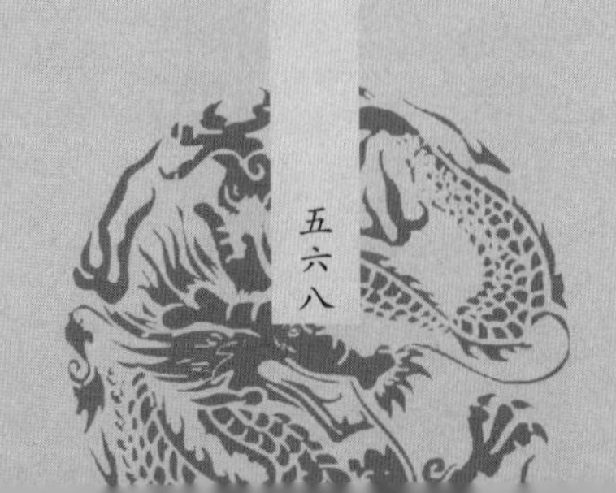

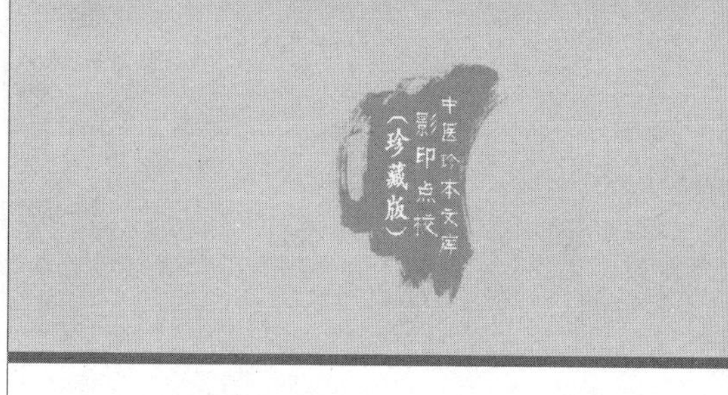

湿热下注，腰脚墳肿赤痛。辨诸饮食不节。江应宿

平胃散加茯苓、泽泻、苡仁、木瓜、山查（楂）、神曲。苍、朴、橘、草。

受寒湿，脚跟肿痛，不能步。辨诸由足跟常浸冷水得病。江篁南

干土圾挖一凹，炭火烧红，醋一碗沃之，渗干后，以足跟临土圾。

下焦血虚，受湿，脚底如锥刺痛，胕肿。证兼大便滑泄。项彦章

健步丸。桂、草、乌头、二防、羌、柴、苦参、蒌根、滑石、泽泻。

寒体，少阴虚火上游，脚痛难点地。辨诸时吐冷涎，足以热手紧按，痛方定。黄锦芳

姜汁炒半夏、桂、附、仙茅、乳香、没药、杜仲、续断。

阴血虚，足跟热痛。辨诸遇劳则发。薛立斋

圣愈汤。

冲任虚，足跟痛。辨诸腰膝痠软，筋脉收引，肢足寒栗恶寒，带多。徐澹安

濕熱下注腰脚墳腫赤痛 辨諸飲食不節 江應宿

平胃散加茯苓澤瀉苡仁木瓜山查神麯 蒼朴橘草

受寒濕脚跟腫痛不能步 辨諸由足跟常浸冷水得病 江篁南

乾土圾挖一凹炭火燒紅醋一碗沃之滲乾後以足跟臨土圾

下焦血虛受溼脚底如錐刺痛胕腫 證兼大便滑泄 項彥章

健步丸 桂草烏頭二防羌柴苦參蔞根滑石澤瀉

寒體少陰虛火上游脚痛難點地 辨諸時吐冷涎足以熱手緊按痛方定 黃錦芳

姜汁炒半夏桂附仙茅乳香沒藥杜仲續斷

陰血虛足跟熱痛 辨諸遇勞則發 薛立齋

聖愈湯

衝任虛足跟痛 辨諸腰膝痠軟筋脈收引肢足寒慄惡寒帶多 徐濬安

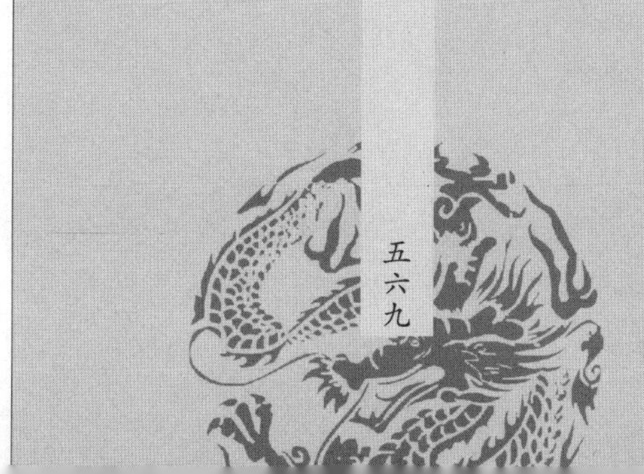

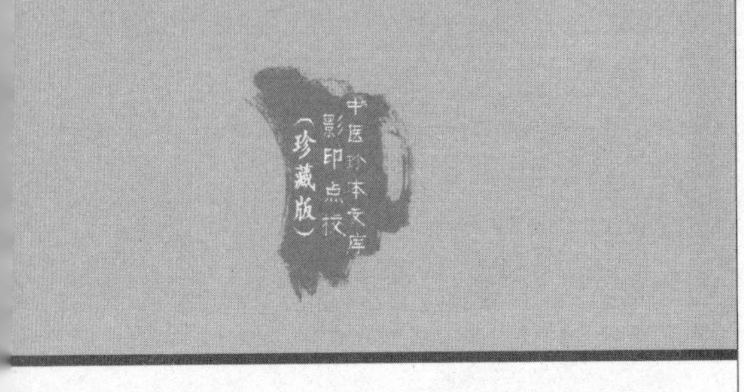

八珍湯去芎朮加附子牡蠣山藥杜仲秦艽桑枝鯽骨 参朮苓草歸芎地芍

下元精血虧足跟痛 即辨諸跟痛及形弱脈小腰痠耎　葉天士

鰉魚膠虎骨膠沙苑子枸杞子首烏牛膝茯神柏子仁

去血過多肝腎兩傷足心時作痛 即辨諸足心屬腎肝腎同部痛在大失血後　呂東莊

都氣飲子加肉桂牛膝

腎藏風毒脚心如中箭　王裕

原案無方但云用瀉腎之藥

肝熱筋膜乾足攣 辨諸由意淫得病口苦寒熱往來陽事不起　陸養愚

歸地枸萸參耆白朮丹皮黃栢蒿膝羌艽桂枝 案此方欠當

三陰虧損筋絡空虛兩足蹉攣　王旭高

生地當歸牛膝川斷狗脊苡仁鱉甲羚羊角桑枝

八珍汤去芎、术，加附子、牡蛎、山药、杜仲、秦艽、桑枝、鲫骨。参、术、苓、草，归、芎、地、芍。

下元精血亏，足跟痛。即辨诸跟痛及形弱脉小，腰痠耎。　叶天士

鳇鱼胶，虎骨胶、沙苑子、枸杞子、首乌、牛膝、茯神、柏子仁。

去血过多，肝肾两伤，足心时作痛。即辨诸足心属肾，肝肾同部，痛在大失血后。　吕东庄

都气饮子加肉桂、牛膝。

肾藏风毒，脚心如中箭。　王裕

原案无方，但云用泻肾之药。

肝热，筋膜干，足挛。辨诸由意淫得病，口苦，寒热往来，阳事不起。陆养愚

归、地、枸、萸、参、耆、白术、丹皮、黄柏、蒿、膝、羌、艽、桂枝。

【案】此方欠当。

三阴亏损，筋络空虚，两足蹉挛。　王旭高

生地、当归、牛膝、川断、狗脊、苡仁、鳖甲、羚羊角、桑枝。

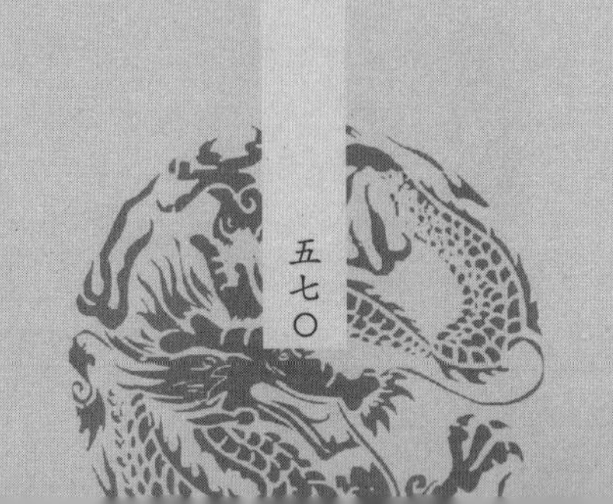

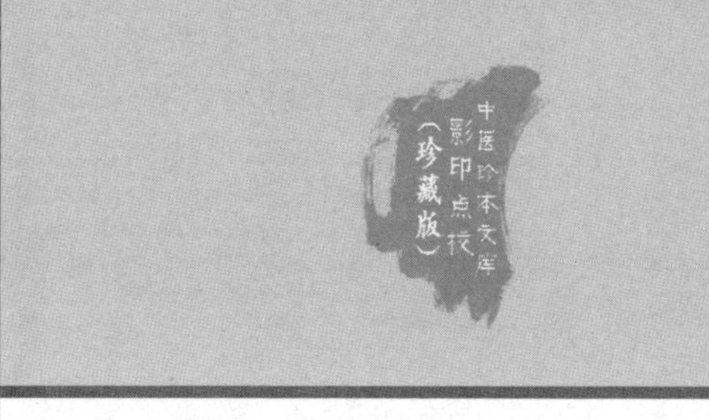

肾气冷热不和，足心凸硬。　　罗谦甫

炮川乌，韭菜。

肺为痰阻，气不下降，足冷。辨诸右寸关急搏不调，知病在肺胃，右尺数，知非下元阳虚。　　王孟英

石膏、知母、花粉、黄芩等。

肝肾阴亏，火亢足冷。辨见面赤耳聋，欬逆痰咸，腹胀气冲，颠疼，辨诸溲赤，心热口辣，舌赤无液，知非阴盛阳越。　　王孟英

蛎、芍、茹、冬、楝、斛、丹参、小麦、龟板、鳖甲，吞磁朱丸。

肺胃热壅，失降，夏令足冷，以火烘。辨诸发热甚，于未申苔黄，痰嗽渴饮。

王孟英

撤去火，生附子贴涌泉，梨蔗两汁代茶服人参白虎汤。知、膏、粳、草、参。

脾气下陷，肾气亦郁，足冷不能行动。辨诸尺脉沈大，知证见自汗，乃肺失脾养之故。　　周慎斋

参、耆、山药，稍佐以桂。

肝肾虚寒，足冷不能行动。辨诸尺脉沈细。　　缺名

炮川烏韭菜

肺爲痰阻氣不下降足冷辨諸右寸關急搏不調知病在肺胃右尺數知非下元陽虛　王孟英

石膏知母花粉黄芩等

肝腎陰虧火亢足冷辨見面赤耳聾欬逆痰鹹腹脹氣衝顛疼辨諸溲赤心熱口辣舌赤無液知非陰盛陽越　王孟英

蠣芍茹冬楝斛丹參小麥龜板鱉甲呑磁硃丸

肺胃熱壅失降夏令足冷須以火烘辨諸發熱甚於未申苔黄痰嗽渴飲　王孟英

撤去火生附子貼涌泉梨蔗兩汁代茶服人參白虎湯知膏粳草參

脾氣下陷腎氣亦鬱足冷不能行動辨諸尺脈沈大知證見自汗乃肺失脾養之故　周愼齋

參耆山藥稍佐以桂

肝腎虛寒足冷不能行動辨諸尺脈沈細　缺名

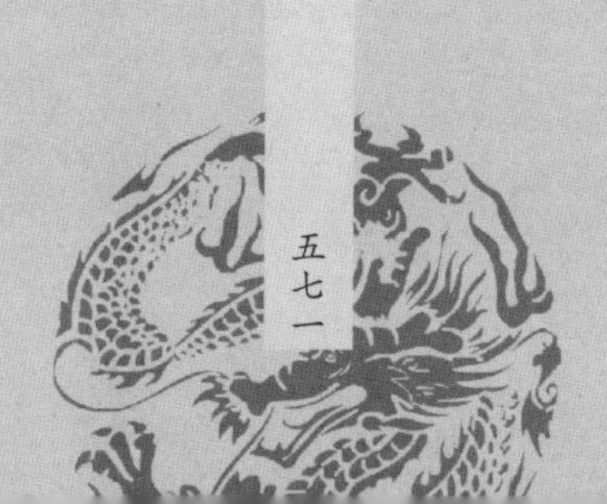

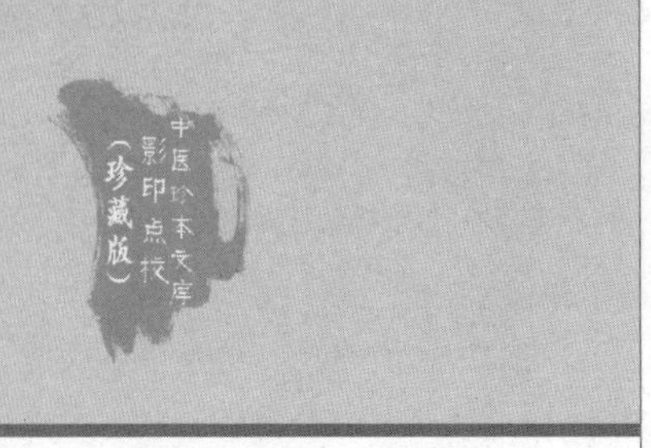

熟地枸杞蓯蓉鹿茸節附

暑濕迭傷兩足逆冷至膝下 辨諸自汗腹滿而臂不冷知非下厥上行之陰症 孫兆

五苓散 朮茯豬瀉桂

腎藏水虧火旺熱起足心 辨諸尺脈洪大餘脈虛浮 薛立齋

補中益氣湯及六味地黃 按補中益氣湯不合六味方地萸苓藥丹瀉

志願不遂心火鬱熱起足心 辨諸因落第起病左寸短弱 孫文垣

調肝益神湯另熟地龜板枸杞人參麥冬五味茯苓蜜丸

肝腎陰虛足心如烙 辨諸夙患夢洩口乾夜熱尺脈偏旺 林珮琴

六味湯熟地炒鬆加石斛麥冬淡菜 地萸苓藥丹瀉

脚氣衝心 證兼腹疼胸滿嘔吐 尤在涇

熟地、枸杞、苁蓉、鹿茸、节、附。

暑湿迭伤，两足逆冷，至膝下。辨诸自汗腹满而臂不冷，知非下厥上行之阴症。

孙兆

五苓散。术、茯、猪、泻、桂。

肾藏水亏，火旺，热起足心。辨诸尺脉洪大，余脉虚浮。 薛立斋

补中益气汤及六味地黄。

【按】补中益气汤不合，六味方，地、萸、苓、药、丹、泻。

志愿不遂，心火郁，热起足心。辨诸因落第起病，左寸短弱。 孙文垣

调肝益神汤，另熟地、龟板、枸杞、人参、麦冬、五味、茯苓，蜜丸。

肝肾阴虚，足心如烙。辨诸夙患梦泄，口干夜热，尺脉偏旺。 林佩琴

六味汤，熟地炒松，加石斛、麦冬、淡菜。地、萸、苓、药、丹、泻。

脚气冲心。证兼腹疼，胸满呕吐。 尤在泾

犀角、槟榔、茯苓、枳实、杏仁、橘红、半夏、木通、木瓜。

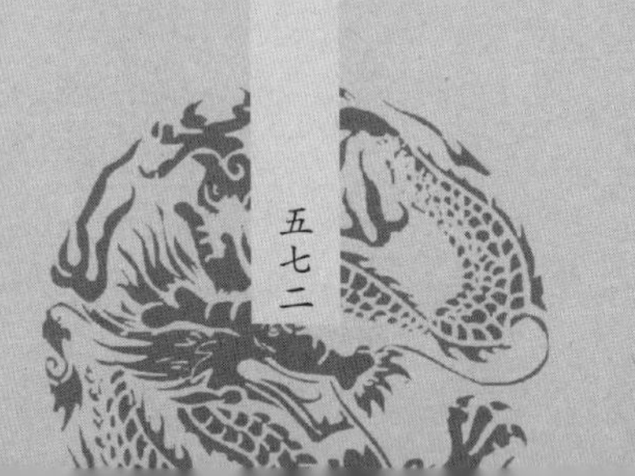

阴分素蕴寒湿，脚气每交夏发，串痛上逆。即辨诸夏交，地气上升。　顾晓澜

原案无方，但云宜服温疏。

真阴大亏，脚气屡发。辨诸骽痛，形不赤肿，知非湿热。平素带下多，知阴液漏泄。又腰酸筋掣，口干脉芤而弦数。　王孟英

二地、二冬、二至、知、柏、楝、栀、桑、菊、蒿、微、龟板、鳖甲、藕，继进螵鳔、阿胶。

肾虚髓空，足跟作响。其证渐响渐上，能至头如雷声，尺脉必芤大。　钱国宾

六味丸加紫河车膏，虎骨膏、猪髓、枸杞、杜仲。方见数条前。

湿热下注，脚背红肿起泡，如蒲桃大一二十枚。辨诸脉沈滑，苔黄，小溲涩少。　王孟英

白头翁、赤芍、海蛇、银花、草决明、芩、连、栀、楝。

风热，两足如柱溃黄水。　项彦章

神芎丸，继用舟车神佑丸。

营阴大亏，内踝患疮。辨诸初起无寒热，疮不红肿，知非火毒，渐黑陷而无脓，知阴虚。　王孟英

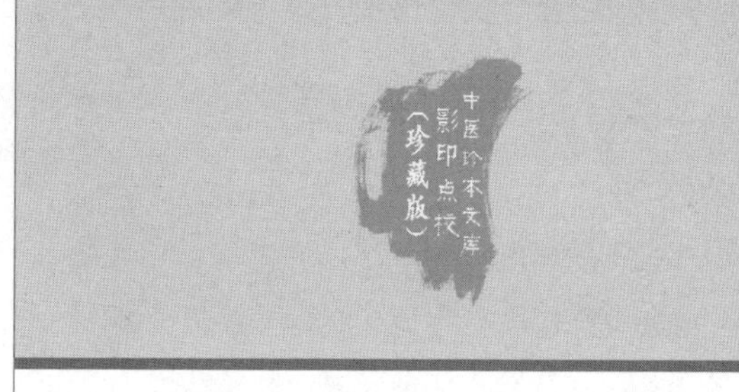

地氣上升　顧曉瀾

原案無方但云宜服溫疏

眞陰大虧脚氣屢發 辨諸骽痛形不赤腫知非濕熱平素帶下多知陰液漏泄又腰痠筋掣口乾脈芤而弦數　王孟英

二地二冬二至知栢楝梔桑菊蒿微龜板鱉甲藕繼進螵鰾阿膠

腎虛髓空足跟作響 其證漸響漸上能至頭如雷聲尺脈必芤大　錢國賓

六味丸加紫河車膏虎骨膏豬髓枸杞杜仲 方見數條前

濕熱下注脚背紅腫起泡如蒲桃大一二十枚 辨諸脈沈滑苔黃小溲澁少　王孟英

白頭翁赤芍海蛇銀花草决明芩連梔楝

風熱兩足如柱潰黃水　項彥章

神芎丸繼用舟車神佑丸

營陰大虧內踝患瘡 辨諸初起無寒熱瘡不紅腫知非火毒漸黑陷而無膿知陰虛　王孟英

卷四　足　爪甲　七十一

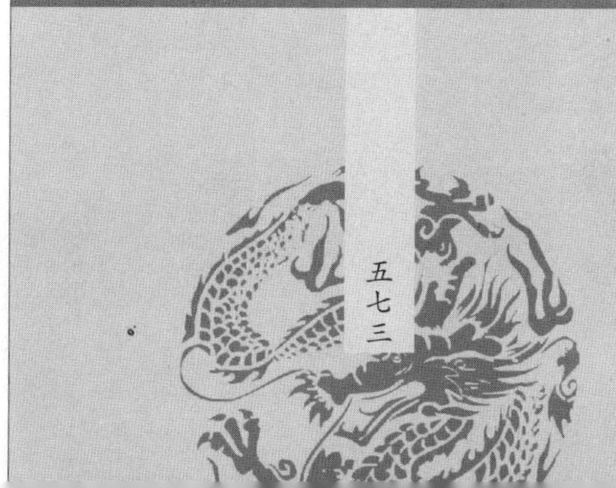

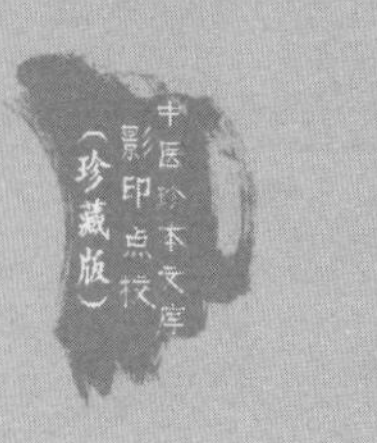

歸身枸杞子葱牛膝血餘冬蟲夏草白蒲桃乾

外治用葱煎水洗患處又生附子搗爛貼湧泉穴

蛇生脚中患瘡冬愈夏爛　道人醫

生蝦蟆搗敷

受驚時驚叫叫必左脚提起　吳孚先

原案云用補肝腎及鎮心安神等藥

濕傷筋絡脚跟骨脫落 證見動之則痛艱於行步　葉天士

炒苦葶藶爲君防已木香茯苓木通人參末棗肉丸

痰熱爪甲青黑 按爪甲屬肝膽（以下爪甲）　漏名

原方失錄 案可用膽星薑炒竹茹

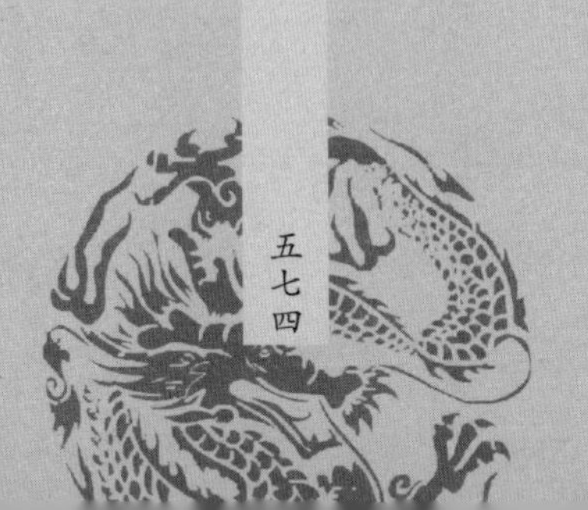

归身、枸杞子、葱、牛膝、血余、冬虫夏草、白蒲、桃干。

外治，用葱煎水洗患处。又生附子捣烂贴涌泉穴。

蛇生脚中患疮，冬愈夏烂。　道人医

生虾蟆捣敷。

受惊时惊叫，叫必左脚提起。　吴孚先

原案云用补肝肾及镇心安神等药。

湿伤筋络，脚跟骨脱落。证见动之则痛，艰于行步。

叶天士

炒苦葶苈为君，防己、木香、茯苓、木通、人参末，枣肉丸。

痰热，爪甲青黑。

【按】爪甲属肝胆（以下爪甲）。　漏名

原方夫录。

【案】可用胆星，姜炒竹茹。

中气虚寒，爪甲青黑。辨诸足胫至腰冰冷，气息欲绝，脉沈细微。　罗谦甫附子、干姜、草蔻、炙草、智仁、白芍、丁香、藿香、白术、人参、陈皮、吴萸。

邪祟类。与神志情志类参看，又目类有见鬼数条可互参。

偏信神仙，引鬼附身。辨诸平素性诚信乩证，见神情恍惚，消瘦异常，自言自语，有仙依附。　李冠仙

原案云：气血两补兼定魄安魂，及宝贵灵通之品，加桃奴、雄黄。

痰热内结，邪附时作缢状。邪附人身，非凭痰火，即乘虚弱，或补或泻，或兼施各就体质治之。　朱心农

菖蒲、羚羊角、大黄、厚朴、木通、枳实、胆星、连翘、生铁落。

肝火内盛，魂不得归舍，每晚有巨鬼伏身上。证见二便秘涩，脉小弦，舌红薄，非真鬼也。　吴少云

鲜生地自然汁，甘蔗浆和，频饮。

阳虚，鬼乘夜半，见鬼撩腰穴不可动。辨诸目直视，面晦证，见身热无汗。

王汉皋

八珍汤加紫苑（菀）、柴、葛。参、术、苓、草、归、芎、地、芍。

鬼物乘阳气大虚，凭附成疯，欲自戕。辨诸脉乍数乍疏，按之细弱。　李冠仙

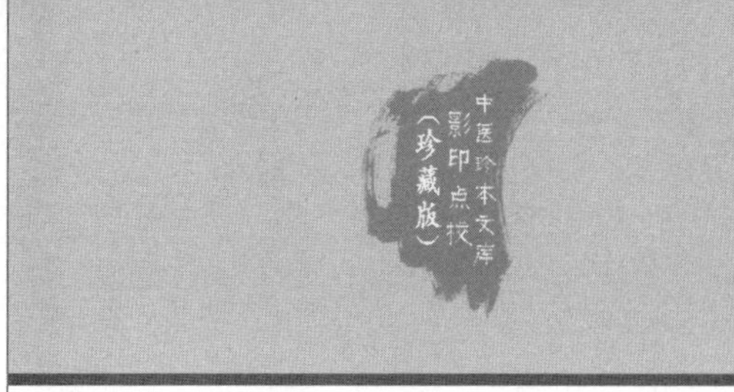

邪祟類（與神志情志類參看又目類有見鬼數條可互參）

偏信神仙引鬼附身（辨諸平素性誠信乩證見神情恍惚消瘦異常自言有仙依附）　李冠仙

原案云氣血兩補兼定魄安魂及寶貴靈通之品加桃奴雄黃

痰熱內結邪附時作縊狀（邪附人身非憑痰火即乘虛弱或補或瀉或兼施各就體質治之）　朱心農

菖蒲羚羊角大黃厚朴木通枳實胆星連翹生鐵落

肝火內盛魂不得歸舍每晚有巨鬼伏身上（證見二便秘澀脈小弦舌紅薄非真鬼也）　吳少雲

鮮生地自然汁甘蔗漿和頻飲

陽虛鬼乘夜半見鬼撩腰穴不可動（辨諸目直視面晦證見身熱無汗）　王漢臯

八珍湯加紫苑柴葛（參朮苓草歸芎地芍）

鬼物乘陽氣大虛憑附成瘋欲自戕（辨諸脈乍數乍疏按之細弱）　李冠仙

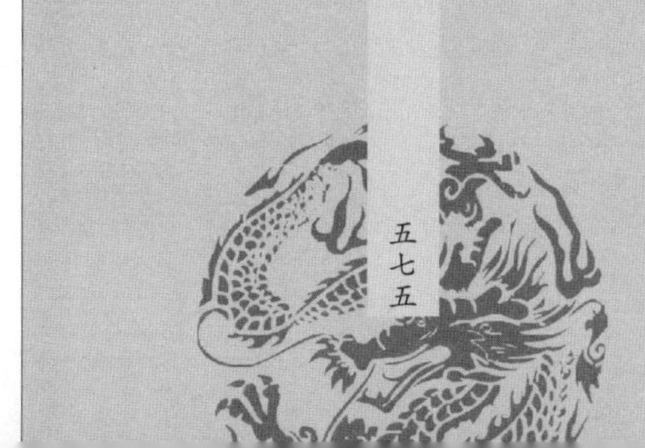

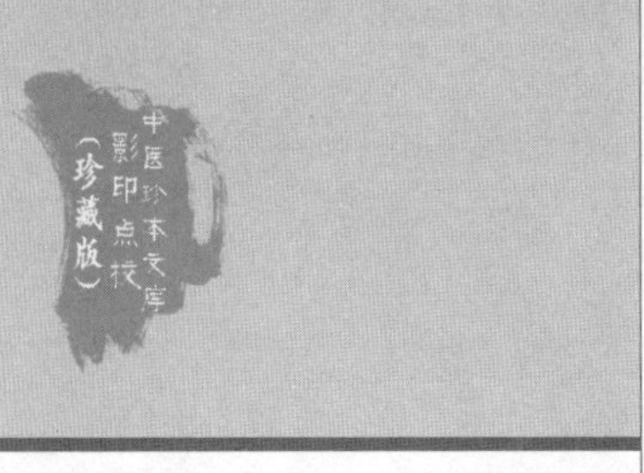

參附理中加黃耆茯神鬼箭羽硃砂龍齒虎骨雄黃麝香

邪祟匿胆生風生火挾痰成瘋跳詈欲自殺辨諸脈數大不定左關尤大而有力　李冠仙

半夏橘紅茯神生草麩炒枳實鮮竹茹丹皮龍膽草硃砂猪膽汁

痘類

血熱而鬱出痘灰白色辨諸身熱脈洪有力知非虛寒凡人面白唇淡舌淺紅有血少熱鬱者同此理　陳文中

八物湯加翹桔犀屑木通半夏紫草石膏杏枳連芩前胡蔞實

寒閉漿不化辨諸肢冷如冰惡寒身重欲寐舌苔白滑證兼咽喉痛水飲不能下大便閉　劉雲香

附片肉桂黃耆白朮甘草白蔻仁

痘症內陷塌下不起　石涵玉

爆竹數枚於病人耳畔燃放內陷察非由虛治宜通竅驚之則心竅開也

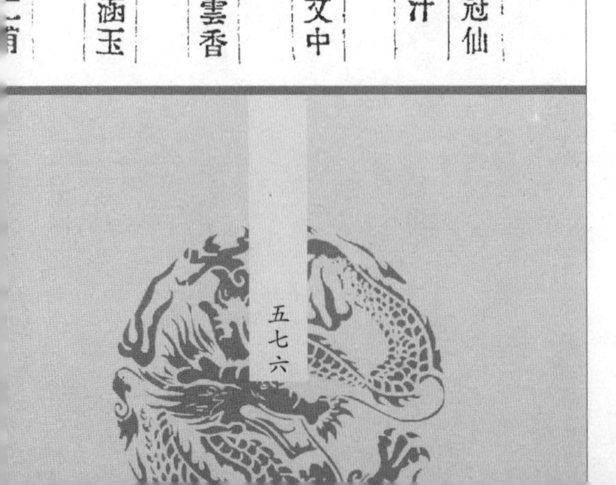

参附理中加黄耆、茯神、鬼箭羽、硃砂、龙齿、虎骨、雄黄、麝香。

邪祟匿胆，生风生火，挟痰成疯，跳詈欲自杀。辨诸脉数大不定，左关尤大，而有力。　李冠仙

半夏、橘红、茯神、生草、麸炒枳实、鲜竹茹、丹皮、龙胆草、硃砂、猪胆汁。

痘类

血热而郁，出痘灰白色。辨诸身热，脉洪有力，知非虚寒。凡人面白唇淡，舌浅红，有血少热郁者，同此理。

陈文中

八物汤加翘、桔、犀屑、木通、半夏、紫草、石膏、杏、枳、连、芩、前胡、蒌实。

寒闭，浆不化。辨诸肢冷如冰，恶寒身重欲寐，舌苔白滑，证兼咽喉痛，水饮不能下，大便闭。　刘云香

附片、肉桂、黄耆、白术、甘草、白蔻仁。

痘症内陷，塌下不起。

石涵玉

爆竹数枚，于病人耳畔燃放。内陷察非由虚治，宜通窍，惊之则心窍开也。

痘毒未尽，生黑疔。

程仁甫

保元汤加术、苓、归、芎、翘、柴、荆、通，外涂芒硝、猪胆膏。参、耆、桂、草。

外症类疮疖、疱、漏管，有部位者，分载各类。

体虚湿乘，遍身生疥，红痛焮痒，黄水淋漓。

陆养愚

苍术、苡仁、茯苓、人参、白术、黄耆、甘草、连翘、蝉退、葛根、白芷。

中紫河车毒，患天疱疮。

漏名

原案无方。

食自死牛受毒，身患紫疱。　　陈自明

神仙毒丸。

流注穿漏，垂死。

姚应凤

原案云：取药作糜，周身封以败楮隙、肩井穴吸之。

【按】是何药，原案未载。

疡漏成管。　　王旭高

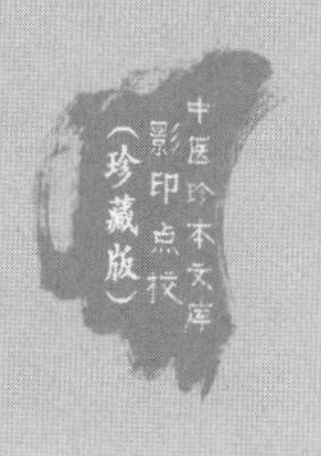

外症類瘡癤疱漏管有部位者分載各類

體虛濕乘遍身生癤紅痛焮癢黃水淋漓　陸養愚

蒼朮苡仁茯苓人參白朮黃耆甘草連翹蟬退葛根白芷

中紫河車毒患天疱瘡　漏名

原案無方

食自死牛受毒身患紫疱　陳自明

神仙毒丸

流注穿漏垂死　姚應鳳

原案云取藥作糜周身封以敗楮隙肩井穴吸之按是何藥原案未載

瘍漏成管　王旭高

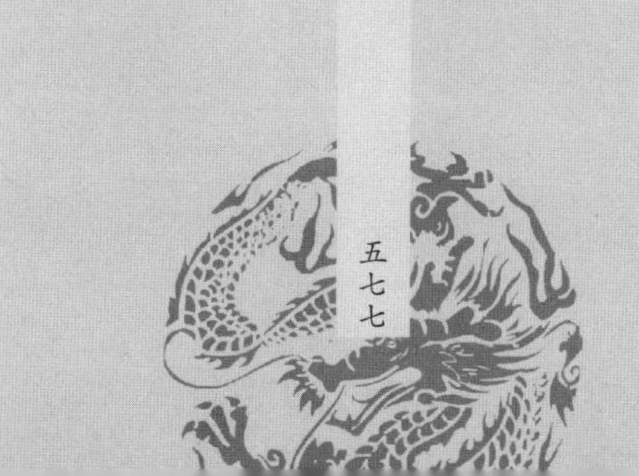

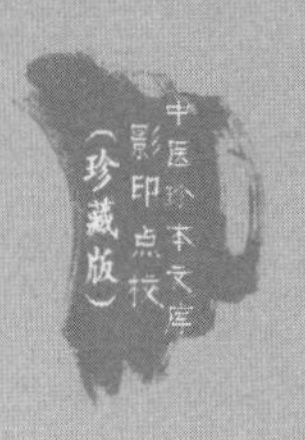

胡黃連刺蝟皮象牙屑五棓蟾酥陳硬明角燈蜜雄精金銀花

衞氣散失不斂刃瘡膿水迸流久不收口辨諸滋陰養血止痛生肌藥不應脈虛微　李修之

養營湯大劑多服

跌傷後已治愈逢節令傷處作痛　周小農

外治法於通用傷膏中加楓香脂虎骨乳香沒藥敷貼

胡黄连、刺蝟皮、象牙屑、五棓（倍）、蟾酥、陈硬明角灯，蜜、雄精、金银花。

卫气散失不敛，刃疮脓水迸流，久不收口。辨诸滋阴养血，止痛生肌药不应，脉虚微。　李修之

养营汤，大剂多服。

跌伤后已治愈，逢节令，伤处作痛。　周小农

外治法于通用伤膏中，加枫香脂、虎骨、乳香、没药，敷贴。

卷四终

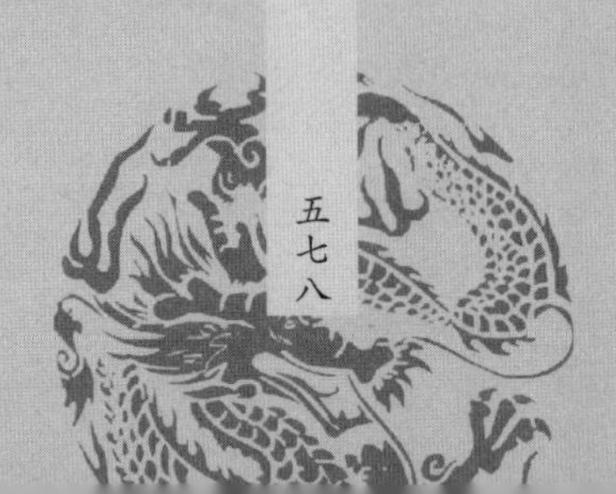

附

一、古今重量换算

（一）古称以黍、铢、两、斤计量而无分名

汉、晋：1 斤 =16 两，1 两 =4 分，1 分 =6 铢，1 铢 =10 黍。

宋代：1 斤 =16 两，1 两 =10 钱，1 钱 =10 分，1 分 =10 厘，1 厘 =10 毫。

元、明、清沿用宋制，很少变动。

古代药物质量与市制、法定计量单位换算表解

时代	古代用量	折合市制	法定计量	时代	古代用量	折合市制	法定计量
秦代	一两	0. 5165 市两	16. 14 克	隋唐	一两	0. 0075 市两	31. 48 克
西汉	一两	0. 5165 市两	16. 14 克	宋代	一两	1. 1936 市两	37. 3 克
东汉	一两	0. 4455 市两	13. 92 克	明代	一两	1. 1936 市两	37. 3 克
魏晋	一两	0. 4455 市两	13. 92 克	清代	一两	1. 194 市两	37. 31 克
北周	一两	0. 5011 市两	15. 66 克				

注：以上换算数据系近似值。

（二）市制（十六进制）重量与法定计量的换算

1 斤（16 市两） =0. 5 千克 =500 克

1 市两 =31. 25 克

1 市钱 =3. 125 克

1 市分 =0. 3125 克

1 市厘 =0. 03125 克

（注：换算时的尾数可以舍去）

（三）其他与重量有关的名词及非法定计量

古方中“等分”的意思是指各药量的数量多少全相等，大多用于丸、散剂中，在汤剂、酒剂中很少使用。其中，1 市担 =100 市斤 =50 千克，1 公担 =2 担 =100 千克。

二、古今容量换算

（一）古代容量与市制的换算

古代容量与市制、法定计量单位换算表解

时代	古代用量	折合市制	法定计量	时代	古代用量	折合市制	法定计量
秦代	一升	0.34 市升	0.34 升	隋唐	一升	0.58 市升	0.58 升
西汉	一升	0.34 市升	0.34 升	宋代	一升	0.66 市升	0.66 升
东汉	一升	0.20 市升	0.20 升	明代	一升	1.07 市升	1.07 升
魏晋	一升	0.21 市升	0.21 升	清代	一升	1.0355 市升	1.0355 升
北周	一升	0.21 市升	0.21 升				

注：以上换算数据仅系近似值。

（二）市制容量单位与法定计量单位的换算

市制容量与法定计量单位的换算表解

市制	市撮	市勺	市合	市升	市斗	市石
换算		10 市撮	10 市勺	10 市合	10 市升	10 市斗
法定计量	1 毫升	1 厘升	1 公升	1 升	10 升	100 升

（三）其他与容量有关的非法定计量

如刀圭、钱匕、方寸匕、一字等。刀圭、钱匕、方寸匕、一字等名称主要用于散剂。方寸匕，作匕正方一寸，以抄散不落为度；钱匕是以汉五铢钱抄取药末，以不落为度；半钱匕则为抄取一半；一字即以四字铜钱作为工具，药末遮住铜钱上的一个字的量；刀圭即十分之一方寸匕。

1 方寸匕≈2 克（矿物药末）≈1 克（动植物药末）≈2.5 毫升（药液）

1 刀圭≈1/10 方寸匕

1 钱匕≈3/5 方寸匕